临床肿瘤学专业系列教材

临床肿瘤内科学

主　编　茅国新　徐小红　周　勤

科学出版社

北　京

内 容 简 介

本书为五年制临床医学专业肿瘤学方向学生的临床肿瘤内科学教材。全书共分两篇:第一篇总论,介绍了临床肿瘤内科的基础知识、原理和原则;第二篇各论,介绍了临床常见肿瘤的发生发展、临床表现、诊断和规范化内科治疗。本书的特点是系统、全面,理论联系实际,注重临床肿瘤内科实践,重点突出,实用性强,易学,易掌握。

本书除供临床医学专业肿瘤学方向五年制本科生使用外,对肿瘤学研究生和临床肿瘤专业医生也具有重要的参考价值。

图书在版编目(CIP)数据

临床肿瘤内科学/茅国新,徐小红,周勤主编. —北京:科学出版社,2015.2

ISBN 978-7-03-043277-3

Ⅰ. 临… Ⅱ. ①茅… ②徐… ③周… Ⅲ. 肿瘤学-内科学-医学院校-教材 Ⅳ. R73

中国版本图书馆CIP数据核字(2015)第024389号

责任编辑:胡治国/责任校对:李 影

责任印制:李 彤/封面设计:陈 敬

科学出版社出版

北京东黄城根北街16号

邮政编码:100717

http://www.sciencep.com

北京凌奇印刷有限责任公司 印刷

科学出版社发行 各地新华书店经销

*

2015年2月第 一 版 开本:787×1092 1/16

2023年3月第六次印刷 印张:31 1/4

字数:739 000

定价:188.00元

(如有印装质量问题,我社负责调换)

丛书编写委员会

临床肿瘤内科学作者名单

主　编　茅国新　徐小红　周　勤

副主编　陈　平　杨　磊　王纯斌　季学磊

钱　俐　王建红

编　委　(按姓氏笔画排序)

丁令池　南通大学附属肿瘤医院

王纯斌　南通大学第六附属医院(盐城市第三人民医院)

王建红　南通大学附属肿瘤医院(南通市肿瘤医院)

王　燕　南通大学附属肿瘤医院(南通市肿瘤医院)

卞伟钢　南通大学第四附属医院(盐城市第一人民医院)

丛智荣　南通大学附属肿瘤医院(南通市肿瘤医院)

刘　凡　南通大学附属医院

刘　军　南通大学附属医院

刘鹏英　南通大学芜湖临床学院(芜湖市第二人民医院)

江　伟　南通大学芜湖临床学院(芜湖市第二人民医院)

江　棋　南通大学附属肿瘤医院(南通市肿瘤医院)

严晓梅　南通大学第四附属医院(盐城市第一人民医院)

苏小琴　南通大学附属肿瘤医院(南通市肿瘤医院)

杨　磊　南通大学附属肿瘤医院(南通市肿瘤医院)

李瑞中　南通大学第四附属医院(盐城市第一人民医院)

吴克伟　南通大学芜湖临床学院(芜湖市第二人民医院)

吴越菲　南通大学芜湖临床学院(芜湖市第二人民医院)

何　烨　南通大学芜湖临床学院(芜湖市第二人民医院)

汪泽兴　南通大学芜湖临床学院(芜湖市第二人民医院)

沈　茜　南通大学附属肿瘤医院(南通市肿瘤医院)

沈　浮　南通大学附属医院

宋　丽　南通大学附属肿瘤医院(南通市肿瘤医院)

张晓东　南通大学附属肿瘤医院(南通市肿瘤医院)

张　章　南通大学芜湖临床学院(芜湖市第二人民医院)

陆俊国　南通大学附属肿瘤医院（南通市肿瘤医院）
陈　平　南通大学第四附属医院（盐城市第一人民医院）
陈传荣　南通大学芜湖临床学院（芜湖市第二人民医院）
茅国新　南通大学附属医院
季丛飞　南通大学附属肿瘤医院（南通市肿瘤医院）
季学磊　南通大学芜湖临床学院（芜湖市第二人民医院）
季建美　南通大学附属肿瘤医院（南通市肿瘤医院）
周　勤　南通大学芜湖临床学院（芜湖市第二人民医院）
姜　珍　南通大学附属医院
顾术东　南通大学附属医院
钱　俐　南通大学附属医院
倪苏婕　南通大学附属医院
徐小红　南通大学附属肿瘤医院（南通市肿瘤医院）
徐爱兵　南通大学附属肿瘤医院（南通市肿瘤医院）
黄月娇　南通大学附属肿瘤医院（南通市肿瘤医院）
曹永峰　南通大学附属肿瘤医院（南通市肿瘤医院）
章　俊　南通大学芜湖临床学院（芜湖市第二人民医院）
盖　领　南通大学附属医院
谌　琴　南通大学芜湖临床学院（芜湖市第二人民医院）
彭春雷　南通大学附属肿瘤医院
谭清和　南通大学附属肿瘤医院
缪捷飞　南通大学附属医院

丛书前言

随着全球人口的日益老龄化以及环境污染不断加重，癌症的发病率持续升高，已成为当前威胁人类健康最严重的疾病之一，癌症死亡已跃居人类死因第1位。我国的肿瘤发病率及病死率亦在逐年增加，这使肿瘤的防治任务十分艰巨。近年来全国各地纷纷建立肿瘤专科医院，综合医院也都设立肿瘤中心、肿瘤科，这使肿瘤专业医学人才的需求激增，加速培养肿瘤防治专业人才也成为当务之急。随着人们对癌症的发生、发展的分子机制认识的加深、人类基因组和蛋白组学研究的兴起、内镜检新技术的应用及CT、MRI、PET-CT等影像技术的不断更新，使得肿瘤的早期诊断率和治疗效果不断提高。而建立多学科专家协作团队(multidisciplinary team)并以外科为主的多学科综合治疗的理念越来越得到临床医生的认可。

目前临床医学专业教学中有关肿瘤学的内容，大都分散于内科学、外科学、妇科学、儿科学等教科书中，不能全面体现肿瘤学的系统性、先进性、关联性、专业型、外延性。例如：肿瘤流行病学内容；快速发展的肿瘤微创治疗、内镜下肿瘤治疗、肿瘤靶向药物治疗、肿瘤生物治疗等治疗学内容；快速扩展的肿瘤标志物、核素诊断与治疗；新兴的肿瘤康复、肿瘤姑息治疗、肿瘤特殊护理等专业内容。上述相关内容有待教材中修改和补充。因此，有必要将临床肿瘤学作为专门的教科书从临床医学教材中独立出来。

为此，南通大学杏林学院在临床医学专业中开设临床肿瘤学专业方向，以培养临床肿瘤学方面专门人才为目标，并重新构建以我国《本科医学教育标准——临床医学专业》为标准，以临床医学专业主干学科和核心课程、临床肿瘤学课程为主体的临床肿瘤学专门人才培养体系。为了实现以上目标，南通大学杏林学院成立了由南通大学七所附属医院相关专业的专家教授组成的“临床肿瘤学系列教材”编委会，经过近3年的调研和探讨，编写出本套适合培养临床肿瘤学专门人才的系列教材。主要由《临床肿瘤学概论》、《临床肿瘤外科学》、《临床肿瘤内科学》、《临床肿瘤妇科学》、《临床肿瘤放射治疗学》、《临床肿瘤病理学》6本教材以及与之相匹配的临床肿瘤学专业学生所用的《内科学》、《外科学》、《妇产科学》、《儿科学》4本教材，后4本教材中省略了相关肿瘤疾病的内容。

临床肿瘤学系列教材借鉴国内、外同类教材的编写模式，遵循“新、全、实用、高质”的总体思路编写而成。旨在提供一套为临床肿瘤学专业学生及有相关需求的医学工作者所用的教材。力求做到体系创新、理念创新及编写精美。内容上将现有临床医学专业相关教材进行重组和有机融合，按照肿瘤学专门人才培养的逻辑和规律，将教学内容分为普通疾病和肿瘤疾病进行编写。

由于我们的认识深度和编写水平有限，本系列教材在编写过程中可能存在不足之处，欢迎广大医学教育专家及同行们提出宝贵意见。

“临床肿瘤学专业系列教材”编写委员会

2014年12月

前　　言

近年来恶性肿瘤已成为我国居民的常见病，也是导致我国居民死亡的首要原因。为适应我国发病疾病谱的改变和患者临床就诊的需求，国内多家高等院校开设了肿瘤学方向的临床医学专业，但目前国内尚少有针对该专业方向的临床肿瘤学教材。因此，南通大学组织编写了“临床肿瘤学系列教材”，《临床肿瘤内科学》就是其中的一本。

临床肿瘤内科学是一门正在不断发展的新兴学科。目前正从姑息性治疗向根治性治疗过渡。近年来，新一代多种化疗药物相继应用于临床，提高了临床化疗的疗效。分子靶向治疗药物在临床的使用，不仅改变了传统抗癌药物的面貌，而且丰富了肿瘤内科药物治疗的内涵。肿瘤基因治疗、免疫治疗、抗肿瘤转移等方面也取得了可喜的进展。肿瘤内科治疗已从经验医学发展到了循证医学，规范化诊治和个体化医疗。各项治疗更加完善，治疗效果也大大提高。多学科综合治疗是肿瘤治疗的发展方向，肿瘤内科治疗在多学科综合治疗中具有非常重要的地位。

本书共分两篇：第一篇总论，介绍了临床肿瘤内科学的基础知识、原理和原则；第二篇各论，介绍了临床常见恶性肿瘤的发生发展、临床表现、诊断和规范的内科治疗。本书的特点是密切结合临床实践，突出重点，易学习、易掌握。同时为拓宽学生视野，介绍了国内外最新的临床肿瘤研究进展。

本书的46名编者，均来自于南通大学各附属医院，他们长期工作在肿瘤内科医疗、教学和科研的第一线，具有丰富的医疗、教学经验。他们以严谨、认真的治学态度，将自己的学识、经验和智慧淋漓尽致地体现在了本书中。在此谨向各位辛勤工作的编写人员表示衷心的感谢。

虽然全体编者为本书付出了辛勤的工作，但由于编者水平有限，书中一定存在不尽完善之处，敬请广大读者批评指正。

茅国新　徐小红　周　勤

2015年1月

目　　录

第一篇　总　　论

第二篇　各　　论

第一篇 总 论

第一章 肿瘤的多学科综合治疗

学习目标

1. 掌握肿瘤多学科综合治疗的概念。
2. 熟悉多学科综合治疗的基本原则与模式。
3. 了解肿瘤综合治疗团队的组成。

2014 年,世界卫生组织(WHO)下属的国际癌症研究机构发表的《2014 年世界癌症报告》显示,全球癌症负担正在以惊人的速度不断加重,平均每 8 个死亡病例中就有 1 人死于癌症。报告指出,2012 年全球新增癌症病例 1400 多万,癌症死亡人数 820 万。预计在未来 20 年达到每年 2200 万的水平,同期癌症死亡人数也将飙升至 1300 万。无论是在发达国家还是在发展中国家,癌症都已经成为人类死亡的主要杀手之一,其中,肝癌、食管癌、肺癌、胃癌为四大癌症。同时报告还指出,中国新诊断的癌症病例为 307 万,占全球总数的 21.8%。癌症死亡人数约 220 万,占全球癌症死亡人数的 26.9%。中国已经成为全世界第一癌症大国(该数据略低于中国本国 2012 年的统计结果,中国肿瘤登记中心记录的每年新增病例为 350 万,死亡人数为 250 万)。面对如此严峻的形势,癌症的治疗进展实在不尽人意,无论是传统治疗"三板斧"——外科手术、化学治疗(化疗)、放射治疗(放疗),还是方兴未艾的生物治疗、靶向治疗、基因治疗、热疗,每一种治疗手段都存在着不足,合理利用多种治疗手段可以取得更加显著的治疗效果。综合治疗的理念由此产生,多学科相互协作互为补充,目前它已成为恶性肿瘤治疗的基本原则,标志着恶性肿瘤的治疗已走向规范化。

第一节 多学科综合治疗的概念

随着现代医学模式对肿瘤治疗方法的演变及人们对肿瘤认识的不断深入,多学科综合治疗的观念在肿瘤治疗中逐渐形成了。国内孙燕早在 1976 年出版的《实用肿瘤学》中就对综合治疗给出了定义:"根据患者的机体状况,肿瘤的病理类型、侵犯范围(病期)和发展趋向,有计划地、合理地应用现有的治疗手段,以期较大幅度地提高治愈率"。1995 年,美国 Abeloff 等在其所著的《临床肿瘤学》中也首次列出了综合治疗章节。其后随着"以人为本"意识在医疗行为中的加深,我们治疗肿瘤的目的不再片面强调治愈率,还应考虑到患者的生活质量。因而目前综合治疗的概念为:根据患者的身心状况,肿瘤的部位、病理类型、侵犯范围(病期)和发展趋势,结合细胞分子生物学的改变,有计划地、合理地应用现有的多学科各种有效治疗手段,以最适当的经济费用取得最大限度地消除或控制肿瘤的治疗效果,同时最大限度地改善患者的生活质量。

这一概念除考虑了肿瘤的情况(部位、类型、进展情况和生物学特性),还强调了患者的机体状况(生理和心理两方面),同时提出的"有计划和合理应用不同学科所有有效治疗手段"符合成本效益的社会医学观点及卫生资源的合理应用。治疗上,消灭肿瘤不再是唯一的治疗目的,还可以是控制肿瘤,患者可以带瘤生存,使其与机体处于相对的平衡状态,防止过度治疗,从而为患者谋得较好的生活质量,不致因强烈的治疗手段使机体功能严重受损甚至丧失。

第二节　恶性肿瘤主要治疗方法的发展与评价

恶性肿瘤是人类最古老和最复杂的疾病之一。古生物病理学家发现人类早在公元前3400年已有骨肿瘤,公元前3000年古埃及木乃伊已有肿瘤存在的证据,公元前2800年古埃及纸草文记载有皮肤"溃疡"、"乳房隆起的肿块"。被誉为"医学之父"的希波克拉底(Hippocrates)(公元前460—公元前377年)把肿瘤分为浅表性生长和隐匿性生长两大类,并认为肿瘤由体液中的黑胆汁积聚而成。公元200年,盖伦发展了希波克拉底的体液学说,随后的1000多年中人们想尽办法纠正"体液失调",采用各种各样的有机物、无机物、植物提取物甚至人的排泄物治疗,当然这种治癌法收效甚微。我国对肿瘤的认识也很早,追溯到几千年前的殷墟甲骨文就有"瘤"这个病名,两千多年前的《周礼》已记载有专治肿疡的医生,称之为"疡医",至今日本和朝鲜仍将肿瘤称为"肿疡"。

一、肿瘤外科学的发展

外科手术是肿瘤治疗的最古老的方法。《三国志·华佗传》中有我国东汉时期华佗首创以手术治疗内脏肿瘤的记载:"若病结积在内,针药所不能及,当须刳割者,使饮其麻沸散,需臾使于醉死,无所知,因破取,病若在肠中,使断肠湔洗,缝腹膏摩……"公元7世纪,《晋书》有云:"初帝目有瘤疾,使医割之。"

1809年,美国医生McDowell为一妇女切除了10.2kg重的卵巢肿瘤,术后患者生存了30年,从此拉开了肿瘤外科治疗的序幕。1846年,Warren在美国麻省总医院首次实施了在乙醚麻醉下切除颌下腺。1867年,消炎药物在外科中开始应用。随着麻醉学、消炎药物和消毒灭菌方法的出现,肿瘤的手术治疗迅猛发展。Billroth在1860~1890年间首次实施了胃切除术、喉切除术和食管切除术,为胃癌、喉癌和食管癌的根治性切除开辟了新途径;1890年,Halsted提出了原发癌瘤连同区域淋巴结整块切除的原则,并以此设计了乳腺癌根治术,即沿用至今的著名的Halsted术式。合理的手术原则和良好的疗效对肿瘤外科的发展有很大的促进作用。随后,按此原则的许多实体瘤根治术式都陆续出现,直至1935年最复杂的胰十二指肠切除成功,几乎人体所有重要器官的恶性肿瘤都可经手术治疗。20世纪60年代,无瘤观念得到了普遍的认同,肿瘤外科蓬勃地发展成为了一门专门学科。近20年来,随着显微外科技术、微创外科技术、腹腔镜、胸腔镜和机器人手术在临床的相继开展,这些技术除了能根治切除肿瘤外还因在患者术后恢复状况、肿瘤活检和肿瘤诊断等方面具有诸多优势而备受推崇。

二、肿瘤放疗的发展

放疗作为恶性肿瘤的主要治疗手段已有100多年的历史。1895年11月8日,德国物理学家伦琴发现了X线,为放疗奠定了物质基础。其后不久即用于治疗皮肤癌、白血病和淋巴瘤,肿瘤的放疗由此诞生。放疗的第二个里程碑是居里夫妇提炼出了放射元素Ra(1898年),并偶然发现了Ra可以导致皮肤烧灼,开启了Ra在临床治疗方面的应用。1905年,美国Abbe医师首次用Ra插植在肿瘤中进行治疗,开拓了肿瘤放疗的另一种方法:组织间插植疗法。第一次世界大战后,X线照射与Ra联合应用使肿瘤放疗进入了一个新阶段。剂量测定仪通过深部X线照射和联合Ra敷贴治疗子宫颈癌获得了良好的效果。1941年发现了^{60}Co,1948年安装了第1台^{60}Co机,1953年第1台直线加速器问世。这样,深部X线、^{60}Co、直线加速器便形成了目前肿瘤放疗的基本格局。近二三十年来,影像技术、放射物理,特别是电子计算机技术的发展使放疗技术不断更新。20世纪60年代,日本放疗专家高桥提出了适形放疗,使得肿瘤靶区得到高剂量均匀照射,而周围正常组织受到很少辐射,从而有效地提高了局部控制率。CT模拟机及三维治疗计划系统使如今的适形放疗更加精确。立体定向放疗技术(γ刀和X刀)可治疗手术无法切除的脑部肿瘤。血管内照射等近距离治疗、质子治疗和重离子治疗已投入临床,它们将掀起肿瘤放疗的又一次革命。

三、肿瘤内科治疗的发展

肿瘤的化疗研究历时最短但发展迅猛。我国《黄帝内经》中就有药物治疗肿瘤的记载。西方最早的尝试是1865年Lissamer使用亚砷酸溶液治疗白血病。现代化疗的开端普遍认为是耶鲁大学的Gilman、Goodman和Lindskog将氮芥(chlormethino, HN_2)试用于淋巴瘤的治疗并取得了较好的疗效。随着抗癌药物的不断涌现,特别是1957年氟尿嘧啶(fluorouracil,5-Fu)和环磷酰胺(cyclophosphamide,CTX)的合成,使化疗的应用更为广泛,迄今它们仍是化疗的基础药物。1961年,Rousselot采用5-Fu肠腔化疗加全身化疗提高了结直肠癌根治术的疗效。同年李明秋报告联合应用甲氨蝶呤(methotrexate,MTX)、苯丙酸氮芥和放线菌素D(dactinomycin,ACTD)治疗睾丸肿瘤获得了成功,开启了肿瘤联合化疗的进程。1968年,Karnofsky正式提出了肿瘤内科学(medical oncology)的概念,这标志着肿瘤化疗从过去单一寻找新药发展成为包括药物治疗、细胞增殖动力学的应用、肿瘤病理学和免疫学在内的一个新学科。细胞增殖动力学的研究,促进了抗代谢类化疗药物的发展和大剂量化疗方法的应用。近10余年,分子靶向药物治疗(molecular targeted drug treatment)蓬勃发展,肿瘤的内科治疗又赢来了新的突破。如今已有不少肿瘤可以通过化疗治愈。通过抗肿瘤药物的研发、肿瘤化疗策略的改进,相信肿瘤化疗的效果会不断提高,真正实现从姑息性治疗向根治性治疗的过渡。

四、肿瘤生物治疗的发展

20世纪80年代,Rosenberg等建立了现代肿瘤生物治疗的理论和基础。生物治疗已成为肿瘤综合治疗中的第四种模式。肿瘤生物治疗是指通过机体防御机制或生物制剂的作用以调节机体自身的生物学反应,从而抑制或消除肿瘤,可分为肿瘤基因治疗和肿瘤免疫治疗两大类。肿瘤生物治疗的主要方法包括：细胞因子疗法、特异性主动免疫治疗、继承性细胞免疫治疗、抗体介导的被动免疫治疗、分化诱导治疗、肿瘤分子靶向治疗、放射免疫靶向治疗、基因治疗和生物化疗等。有别于传统的“毁损性”治疗，生物治疗着眼于调动机体自身的抗癌能力，强调抗癌“特异性”（只针对肿瘤而不针对正常细胞），尽管大多数治疗方法还处于实验研究和临床试验阶段，许多学者认为生物治疗将会是癌症的“终结者”，具有广泛的应用前景。

五、肿瘤靶向治疗的发展

肿瘤靶向治疗技术是指在无创或微创条件下以肿瘤为目标，采用有选择、针对性较强、患者易于接受、反应小的局部或全身治疗，最终达到以有效控制肿瘤，减少肿瘤周围正常组织损伤为目的的各种手段的总称。近些年肿瘤靶向治疗凭借其特异性与靶向性，在肿瘤治疗中异军突起成为肿瘤治疗的主攻方向。

（一）生物靶向治疗

生物性靶向治疗中，比较成熟的是过继性细胞免疫治疗。它的理念是利用人体自身的、具有杀伤肿瘤细胞活性的免疫细胞体外扩增后重新输回体内，从而杀死肿瘤细胞同时增强人体的免疫功能，抑制肿瘤细胞生长。该技术经历了 LAK 细胞治疗、TIL 细胞治疗、CIK 细胞治疗、DC-CIK 细胞治疗、EAAL 细胞治疗等阶段，其临床疗效和特异性逐步提高了。

（二）分子靶向治疗

肿瘤分子靶向治疗（molecular targeted therapy）是指在肿瘤分子生物学的基础上，利用肿瘤组织或细胞所具有的特异性结构分子作为靶点，使用某些能与这些靶分子特异性结合的抗体、配体等达到直接治疗或导向治疗目的的一类疗法。目前，分子靶向药物的治疗途径主要包括干扰细胞信号传导通路、促进肿瘤细胞凋亡、阻断细胞周期及抗血管新生等。现将常用的靶向药物列举如下：

1. 单抗类分子靶向药物

（1）利妥昔单抗（rituximab，美罗华）：1997 年 11 月美国食品药品监督管理局（FDA）批准用于某些复发、难治、CD20 阳性的非霍奇金淋巴瘤（NHL）。

（2）西妥昔单抗（cetuximab，Erbitux，爱必妥）：是第一个用于结直肠癌的抗表皮生长因子受体（EGFR）人鼠嵌合单克隆抗体和 EGFR 的细胞外配体直接结合，抑制肿瘤的生长，并与放化疗有协同作用。

（3）曲妥珠单抗（transtuzumab，Herceptin 赫赛汀）：一种重组 DNA 人源化 IgG 单克隆抗体，与人表皮生长因子受体 2（HER-2）调控的细胞表面蛋白结合，通过内吞噬作用离开包膜进入核体内，使肿瘤细胞受到抑制而处于稳定状态。该药普遍用于 HER-2/neu 过度表达乳腺癌患者的治疗，近期又被批准用于胃癌 HER-2 过度表达患者的治疗。

（4）贝伐珠单抗（bevacizumab，Avastin，安维汀）：为一种基因工程单克隆抗体，为新型的抗血管内皮生长因子（VEGF）受体的人源化单克隆抗体，通过 VEGF 抑制新生血管的形成，2004 年 2 月获批用于晚期结直肠癌的一线治疗。

2. 单靶点酪氨酸激酶抑制剂

(1) 伊马替尼(imatinib,格列卫):是合成的苯胺嘧啶衍生物,能抑制酪氨酸激酶第 571 号信号转导,属小分子化合物,主要用于治疗慢性粒细胞白血病和胃肠道间质瘤,单药可使 98% 的慢性粒细胞白血病患者获得临床血液学的完全缓解(complete response,CR)。伊马替尼的成功是肿瘤内科历史上的里程碑事件。

(2) 厄洛替尼(erlotinib,特罗凯):是一种 EGFR-酪氨酸激酶拮抗剂,2002 年 9 月,FDA 批准其用于标准方案治疗无效的晚期非小细胞肺癌的二线或三线治疗方案。它通过抑制 EGFR 自身磷酸化,从而抑制下游信号转导和细胞增殖。

(3) 吉非替尼(geftinib,易瑞沙):是一种口服 EGFR-酪氨酸激酶拮抗剂,属小分子化合物,2003 年 5 月被 FDA 批准用于治疗经含铂类或多西他赛方案化疗失败的晚期非小细胞肺癌患者。

3. 多靶点酪氨酸激酶抑制剂

(1) 索拉非尼(sorafenib,多吉美):是一种独特的、多靶点的抗肿瘤药物。它的抗肿瘤作用,一方面是通过抑制 RAF/MEK/ERK 信号传导通路直接抑制肿瘤生长,另一方面是通过抑制 VEGF 和血小板源性生长因子 PDGF 受体从而阻断肿瘤新生血管的形成。2005 年被 FDA 批准用于晚期肾细胞癌的一线治疗,2007 年被 FDA 批准用于治疗不能切除的肝癌。

(2) 舒尼替尼(sunitinib,索坦):是一种新型多受体酪氨酸激酶抑制剂,是一种阻断 VEGF、PDCF 受体的药物,它能够在抑制肿瘤生长的同时阻断癌细胞血供。2006 年美国和欧洲批准其用于采用细胞因子疗法后无效的晚期或转移性肾癌患者。

六、恶性肿瘤各种治疗手段的评价

前述多学科综合治疗的概念中强调应用现有的各种有效治疗手段,现有的各种疗法在综合治疗中的作用不尽相同,而其应用方式也随着人们对肿瘤治疗认识的加深而有所改变。

在肿瘤治疗的诸多方法中,临床上仍以手术、放疗、化疗为主,因其各有特点,互为补充。迄今,约有 60% 的肿瘤主要靠外科手术治疗,尤其是实体肿瘤,但有些肿瘤由于位置特殊,如鼻咽癌常常位于较为隐匿的部位,不宜进行手术,则以放疗为主。对于非实体肿瘤如恶性淋巴瘤、白血病,放射与手术皆不能治愈,药物化疗是最重要的治疗手段。可见,在肿瘤治疗中,三种治疗手段各有所长,都有无法替代的地位。特别是在当代肿瘤治疗中更需三者有机结合,以求良好效果。

从治疗效应来看,外科手术和放疗都属局部治疗方法,它们的任务主要是消除或杀灭局部肿瘤,阻止其发展和扩散,但当肿瘤业已发展、扩散时,它们显得无能为力了。化疗则属于全身效应的方法,它除了能控制局部肿瘤发展之外,还着重于抑制肿瘤的发展和扩散。基于对肿瘤细胞增殖动力学和抗癌药物机制的认识,肿瘤内科专家不断推出各种联合化疗方案,对恶性肿瘤实施辅助化疗、新辅助化疗和晚期患者姑息化疗。现在单纯化疗对妊娠期绒癌、霍奇金病、睾丸干细胞癌、急性淋巴细胞白血病、非霍奇金淋巴瘤(某些亚型)和毛细胞白血病可能达到治愈。当然,制订化疗方案时应明确治疗目的是根治还是姑息,如果以姑息为目的,在制订具体方案时不应给患者带来太大的风险和痛苦,必须衡量得失;若以根治为目的,则应最大限度地消灭肿瘤细胞,并采用必要的巩固和强化治疗,以达到治愈。

近年来诱导缓解→扶正治疗→消除肿瘤→巩固治疗+扶正治疗的治疗模式和程序已广泛应用于临床。

介入放射学(interventional radiology)自20世纪60年代兴起,它是指在X线、CT、超声等的引导下,将特制的穿刺针、导管插入所要到达的人体部位,进行X线诊断与治疗的技术,分为血管性介入放射学和非血管性介入放射学。血管内灌注化疗药物治疗肝肿瘤已是一种成熟的姑息性治疗措施,并获得了一定的疗效。非血管性的介入包括瘤内注射、瘤内激光治疗、瘤内微波治疗、瘤内射频治疗等,这些疗法均属辅助性姑息性治疗,对局部病灶有一定控制作用,以弥补放化疗之不足。

肿瘤热疗(tumor hyperthermia)是利用热效应治疗肿瘤的一种物理方法,即利用有关物理能量在组织中聚集而产生热效应,使肿瘤组织温度上升到有效治疗温度(41~43℃),并维持一段时间,以达到既使肿瘤缩小或消除,又不损伤正常组织目的的一种治疗方法。它用于肿瘤治疗的时间不长,但它与化疗、放疗联合已显示出有一定的临床应用前景,现阶段作为辅助治疗方法。

中医中药的辨证施治和扶正祛邪的观点,能配合手术、放疗、化疗,以增强患者体质,减少毒性副作用,所以在肿瘤治疗中主要发挥保驾护航的作用。

第三节　多学科综合治疗的基本原则与模式

一、基本原则

虽然抗肿瘤治疗在手术、放疗和化疗的基础上不断涌现出新的治疗手段,包括生物治疗、热疗、介入治疗、中西医结合治疗等。但是综合治疗绝非将这些治疗手段简单叠加或轮番使用。如果使用不当,往往会适得其反,加重患者的病情,甚至加速死亡。如何制订合理的治疗方案就显得尤为重要。肿瘤治疗失败主要有三方面的原因:一是局部控制不理想,如手术切除不完全或放疗未控;二是发生远处转移且控制不佳,如化疗不敏感或使用剂量不足;三是机体免疫功能下降导致肿瘤复发或第二原发肿瘤形成。为此,在制订方案时应遵循下列几个基本原则:

(一)局部与全身并重的原则

一般而言,恶性肿瘤的自然发展过程为由局部扩散到全身,早期的肿瘤多局限于器官局部,由小变大,继而由浸润周围组织发展至远处转移,但是肿瘤发生转移的时相目前尚不能准确预测。所谓局部与全身并重的原则,是指在处理局部病变时应考虑到肿瘤的转移同时实施全身治疗;在针对晚期肿瘤进行全身治疗时,不忘对局部病灶加以适当处理。从乳腺癌的治疗发展史可见一斑。20世纪六七十年代盛行乳腺癌根治术和扩大根治术,然而术后生存率无法进一步提高,远处转移使治疗失败。后来对乳腺癌的生物学特性有了进一步的了解,缩小了手术范围,施行了改良根治术或单纯切除加腋淋巴结清扫术,但加强了全身化疗和内分泌治疗,生存率明显提高了,患者的生活质量也较扩大根治术更佳。此外,美国胃肠肿瘤研究组GITSG-7175随机试验表明直肠癌术后放化疗的治疗效果比单纯手术者有显著改善,5年局部复发率11%∶20%;远处转移率26%∶36%;5年生存率59%∶44%。晚期结直肠癌如不处理原发灶,仅进行全身化疗,在治疗中可能发生急性肠梗阻、穿孔或出血,这样往往危及生命,所以在化疗前应对局部进行适当处理,施行姑息性切除或作肠造口。可见局部与全身治疗在多学科综合治疗中同样重要。

(二) 分期治疗的原则

目前,临床上常根据TNM分期对患者进行治疗,TNM的不同组合决定了恶性肿瘤不同的临床分期。同一恶性肿瘤不同的临床分期,其综合治疗方案不同;相同的临床分期,不同的恶性肿瘤其综合治疗方案也不同。因此,这种分期的多样性便决定了综合治疗方案的多样化。Ⅰ期乳腺癌可以采用保乳手术加放化疗,但Ⅰ期非小细胞肺癌,则以根治性肺叶切除为主。胰腺癌肝转移和结肠癌肝转移,均属Ⅳ期,但是处理不尽相同:对结肠癌原发病灶要求根治性切除,辅以有效的化疗后再行肝病灶切除;对胰腺癌则不宜要求根治性切除,只能做减瘤手术,以避免过大的创伤,因为晚期胰腺癌肝转移至今未有良好的对策,强行胰十二指肠切除徒然增加患者痛苦。因此,不同的肿瘤、不同的分期应有不同的综合治疗方案。

(三) 个体化治疗的原则

临床上常遇到同一肿瘤、同一病理类型、同一分期、同一治疗方法,但预后却不一样,有的长期生存,有的却过早死亡。究其原因,可能一是同类肿瘤存在异质性;二是患者存在个体差异(如功能状态、心理状况和社会影响等)。所谓个体化治疗就是要根据具体患者的预期寿命、功能状态、心理状况、治疗耐受性、期望的生活质量、患者的愿望及肿瘤异质性来设计具体的多学科综合治疗方案。治疗前应对患者进行综合评价,如评价患者功能状态的行为状态(performance status,PS)和日常生活能力(activities of daily living,ADL)、伴随病情况的伴随病等级(comorbidity scales)、生活质量(quality of life,QOL)等。癌症患者的预期寿命可由年龄、功能状态和伴随病情况来估计;治疗的耐受性可由功能状态、伴随病情况、活动能力和社会支持的有效性来预测;生活质量是针对特定癌瘤用若干手段加以测量的;个人愿望则由患者自身来表达,或由患者家属和受委托人来解释,至于肿瘤异质性则有赖于肿瘤分子分期的进一步研究。由此可见,个体化治疗是多学科综合治疗规范化的最高境界,也是未来发展的方向。

(四) 适度治疗的原则

虽然恶性肿瘤治疗的疗效已经有了明显的提高,但必须承认,由于肿瘤诊治的复杂性,相当多的患者就诊时已属中晚期,目前尚无根治办法。面对这个残酷的现实,面对患者的求生欲望与求治要求,如何提供恰当的适度治疗、避免过度治疗是肿瘤医生每天都会遇到的问题。造成过度治疗的原因很多,有管理体制和经济利益驱动的影响,当然更多的还是我们对肿瘤认识的未知性与局限性。从当前的医疗技术、经济水平出发,考虑患者生活质量的同时给予患者恰当的处置,这就是适度医疗。适度治疗以临床最佳证据为依据,在充分交流的基础上,尊重患者的意愿和选择。

(五) 生存率与生活质量并重的原则

随着生物-心理-社会医学模式的建立,提高患者生活质量已成为恶性肿瘤治疗的重要目的之一。目前的趋势主要表现在:一是尽量减少破坏性治疗手段,正在从巨创→微创→无创发展,如乳腺癌手术趋向于保守及乳房再造;骨肿瘤保留肢体的术式;直肠癌的保肛手术；腹腔镜手术从多孔发展到单孔甚或通过自然通道（NOTES）进行。二是重视姑息和支持治疗，尽可能减少晚期癌症患者的痛苦，最突出的是WHO倡导的癌症三阶梯止痛法，如吗啡普遍用于癌症止痛且从按需给药发展到按时给药。

所谓生存率与生活质量并重的原则就是通过综合治疗既要延长患者的生存时间又要通过治疗明显改善患者的生活质量，如果只顾消除肿瘤病灶，使患者获得生存，而漠视其生活质量，是医疗上极大的错误。然而，如何评价患者的生活质量，目前尚未有令人满意的量化评价表，不同患者有不同的生活质量评价指标。

以往的癌症治疗片面追求彻底消除病灶以提高生存率，而现在则既要提高患者的生存率又要使其有良好的生活质量，所以近年已达成一个共识：把癌症作为一种慢性病对待，如高血压、糖尿病一样，不勉强一下子去除原发灶，在保证生活质量前提下，让“人”与“瘤”并存。

（六）不断求证更新的原则

多学科综合治疗的模式、方案尚在不断探索中。结直肠癌的辅助化疗从20世纪50年代开始，由最初的认为无效加以否定，到20世纪90年代初确立氟尿嘧啶（5-Fu）/左旋咪唑（Lev）为Ⅲ期结肠癌有效的术后化疗方案，继后又证明5-Fu/甲酰四氢叶酸钙（CF）方案更优，随着几种新型化疗药物如奥沙利铂（oxaliplatin，L-OHP）、伊立替康（irinotecan，CPT-11）、卡培他滨（capecitabine）的问世，更优的辅助化疗方案如FOLFOX、XELOX等相继应用，这都是经过不断求证、不断进行临床试验的结果。乳腺癌的外科治疗从扩大根治术发展到目前保乳手术加放化疗和内分泌治疗，也是不断求证的典型例子。

（七）中西医结合的原则

中医药是我国的伟大宝库，是几千年来我国人民与疾病斗争的过程中积累起来的理论和实践的结晶。中医着重辨证施治，对肿瘤治疗强调调节和平衡的原则，通过双向调节、整体调节、自我调节和功能调节等方法恢复和增强机体内部的抗瘤能力，从而达到阴阳平衡、治疗疾病的目的。

临床上应用手术、化疗、放疗等方式治疗肿瘤，往往对机体正常组织器官和功能造成严重损害。如果辅以中医中药，则能够有效地提高机体的防御能力，减少手术、化疗、放疗的副作用，保证患者的生活质量，巩固和加强肿瘤的治疗效果，这就是中西医结合治疗肿瘤的优越性所在。

（八）遵循费效比最优的原则

恶性肿瘤多学科综合治疗的费用比单一治疗高得多，这是我们不得不考虑的问题，如何权衡疗效的提高与经济上的代价，要考虑下列几点：

（1）成本最低原则（cost-minimization）：如果有多种治疗模式或方案，而疗效基本一致，宜选用费用最低的模式或方案。如可切除的皮肤基底细胞癌既可用手术切除，又可用放疗，则宜选择较简单的手术切除。

（2）成本效果原则（cost-effectiveness）：有两种可选择的方案，将其效果与成本进行比较。预计生存年为分母，成本为分子。权衡两者的生存年差异，择优选用。

（3）成本效用原则（cost-utility）：这是一种同时考虑生存时间和生存质量的经济分析方

法，其衡量单位是质量调整生存年（quality-adjusted life-year，OALY），在成本同样的情况下，选择在预算内能达到最大质量调整生存年的治疗模式。

（4）成本效益原则（cost-benefit）：用货币为单位进行计算，获取效益大的首选。

在多学科综合治疗方案制订时，考虑成本与效果既是为了合理有效地利用有限的卫生资源，也是从患者及其家属着想，并不违背人道主义。

二、模　　式

多学科综合治疗的模式是多种多样的，根据不同肿瘤、不同分期、不同个体状况采用不同的模式。模式的建立必须通过严格的临床试验，并与时俱进，在循证医学的基础上不断改进。

（一）能手术的实体恶性肿瘤

（1）手术+化疗，±生物治疗，中医中药治疗；

（2）手术+放疗或放化疗，±生物治疗，中医中药治疗；

（3）新辅助治疗-手术-辅助治疗，±生物治疗，中医中药治疗。

（二）不能手术的恶性肿瘤

（1）放化疗±生物治疗，中医中药治疗；

（2）诱导化疗-放化疗±生物治疗，中医中药治疗；

（3）诱导化疗-化疗±放疗，±生物治疗，中医中药治疗。

无论肿瘤能否手术或放化疗，对患者的营养支持、对症处理都要适当进行。

第四节　肿瘤综合治疗团队的组成

多学科综合治疗协作组（multidisciplinary team，MDT）可通过多学科的会诊解决患者在诊断和治疗中的难题，制定最合理的治疗方案。在国外大型医疗中心MDT已经成为了肿瘤治疗的重要模式，在国内也处于快速发展的阶段，避免了单一学科治疗无法满足患者整个治疗阶段的需求。传统的治疗体系在治疗前不能制订整体治疗计划，治疗中随意性很强，无法为患者提供全方位的诊疗策略，往往会延误治疗时机，降低治疗效果。

一、肿瘤综合治疗团队的构成

肿瘤的综合治疗需要有各学科的参与，其基本组成包括肿瘤外科医生、肿瘤内科医生、放射科医生、病理科医生、放射诊断医生、肿瘤基础研究人员（肿瘤生物学和分子生物学的研究）、护士、社会工作者等。Lichter在《临床肿瘤学》中提出了更多的参与者，诸如心理学家、物理治疗和语言治疗专家等（表1-1）。对MDT的组成多数肿瘤学家能够理解和易于接受，临床工作的难点是如何有效地开展和实施肿瘤的综合治疗。专业的偏见和对肿瘤综合治疗内涵理解的差异是影响综合治疗实行的主要因素。克服专业偏见，加强不同学科间的沟通、互动和良好协作才能确保综合治疗的有效运行。

表 1-1 肿瘤综合治疗团队的组成成员

肿瘤学科医生	非肿瘤学科医生	非医学专业的健康服务提供者
外科医生(普通外科或肿瘤外科)	病理科医生(包括分子病理)	社会工作者
肿瘤内科医生/小儿肿瘤科医生	内科医生/家庭医生	营养学家
放射治疗科医生	精神病学医生	心理学家
	放射诊断科医生	药剂师
	康复医学医生	职业/物理治疗师
	麻醉医生	语言治疗专家
	护士(肿瘤学科或相关学科)	
	中医科医生	

二、多学科综合治疗协作组的优势

(1) 缩短了从诊断到治疗的时间:MDT 中不同专科的医生能够在同一时间看到全部的临床诊断资料,经过多学科的会诊和讨论,根据大家认同的临床指南和治疗原则,能更加准确地进行分期和临床评估,做出适合具体患者的(个体化)、完整的最佳治疗方案。

(2) 促进学科的发展:各专科医生通过具体病例的会诊和讨论,能进一步增进不同学科间的交流和了解,对肿瘤学知识有一个较为全面的把握,制订出合理的方案,以获得高水平的医疗质量和治疗疗效。

(3) 多功能:肿瘤综合治疗协作组的功能并不仅仅局限于制订临床治疗方案,它具有设计和实施临床研究计划(clinical trial)、开展基础研究(basic research)、将基础研究成果向临床应用转化(translation)等功能。具备多学科综合治疗协作的肿瘤医院和肿瘤研究中心更易获得科研经费的资助,担负着医学教育的责任,要为政府卫生政策的制订提供依据。

第五节 多学科综合治疗存在的问题与发展方向

肿瘤现代治疗已有 200 年的历史,治疗方法和治疗技术已有长足的发展,治疗效果也相应地提高了,但仍不尽如人意。学者们近 30 年来意识到任何单一治疗手段都难以治愈恶性肿瘤,于是产生了综合治疗(synthetic therapy)或多方法治疗(multimodality therapy)的想法和要求,但单以治疗手段或方法简单相加并不能达到目的。多学科综合治疗的提法更确切地体现了这种治疗模式强调不同学科从理论到实践对肿瘤治疗的参与,而不单是不同治疗手段或方法的叠加。

然而,肿瘤多学科综合治疗迄今仍处于探索的阶段,存在不少的问题有待解决。

一、存在的问题

(一) 临床实践中存在随意性和盲目性

不少医师,特别是非肿瘤科医师,对肿瘤患者施治时只凭个人经验或因对各种治疗方法的作用片面了解,在宁滥勿缺思想的指导下,随意选取治疗方法,造成过度治疗。也有的医师只相信自己熟悉的学科,认为“一把刀”或“某一仪器设备”或“某一化疗方案”就可以达到根治肿瘤的目的,造成治疗不足,使患者治疗后短期内即发生肿瘤复发转移。造成这种随意性、盲目性的原因是缺乏规范的多学科综合治疗的临床实践指南,以及缺乏监督遵守该“指南”的机制。

(二) 缺乏科学性的临床实践指南的指导

有指导性的文件,才能使临床工作不致随意化、盲目化。但这种指导规范的多学科治疗的模式或方案,必须通过严格的、多中心、前瞻性、随机对照的临床试验,并获得有意义的结果后才能称为模式。凡是没有经过大样本临床随机对照研究验证的临床治疗手段,不管是单一学科还是多学科,都不能称为模式,都不应该作为临床工作的指南。

(三) 多学科发展不均衡

有些治疗方法尚不够成熟,在现代肿瘤治疗的长河中,最成熟又最被认可的是外科手术,其次是放疗和化疗。近年出现的高温疗法、电化学疗法、冷冻疗法等新治疗方法,增加了人们对付癌症的武器,但作为多学科综合治疗的组成部分,这些新方法尚不够成熟,应通过临床试验正确认识这些方法并做出适当的评价。新方法、新技术的“过热”,既对患者不利,也对其自身研究不利。目前盛行的微创手术,也有适应证的限制,不宜一律“微创”,有时“微创”也会给患者带来“巨创”,所以“微创”有所为,也有所不为。当然,“过热”的对立面是墨守成规、遵循守旧。经过200年的演进,现代癌症治疗方法取得了不少的成就,使某些医师形成墨守成规的观念,不愿也不去探索新的方法,这种观念同样不利于肿瘤多学科综合治疗的发展。

(四) 就医环境和条件不足

肿瘤治疗涉及多个领域,然而医学发展使临床专科越分越细,对专科范围的疑难问题能搞深搞透,但由于“太专”,在思维方法上,比较容易出现重专科而忽视整体的现象,加上目前的医疗体制和就医程序,患者就诊只进入某一专科,很少能得到多学科医师的共同诊治。另一方面,由于目前医疗保障制度和卫生资源所限,在一定程度上使肿瘤患者难以接受多学科综合治疗。

二、发展方向

(一) 切实加强细胞分子生物学研究

多学科综合治疗中各种治疗手段的合理应用尚有很大的困难。尽管目前对估计治疗效应的“预测因子”的研究相当热门,但真正能为肿瘤临床所用的预测因子寥寥无几,所以未来对这方面的深入研究,寻找更多、更有意义的预测因子,指导制订前瞻性的有效综合治疗方案,将为真正的个体化、多学科综合治疗奠定必不可少的基础。今后,药物治疗的地位会不断提升,特别是分子靶向治疗,目前至少有300种针对酪氨酸激酶的靶向药物正在进行试验,2010年临床试验的药物有5000种,其中许多是靶向药物,可以想象未来外科手术和放疗的作用范围将不似从前。

（二）组织大样本多中心随机临床试验

为了制订具有指导性的临床实践指南，必须通过大量的临床试验总结和随机临床试验。美国国立综合癌症网络（NCCN）对几十种肿瘤做出了临床实践指南，并且每年都对临床实践指南进行更新。近年来其与中国肿瘤专家讨论并出版的临床实践指南（中国版），无疑地对我国的肿瘤多学科综合治疗起到了促进的作用。但是，由于我国的医疗条件和就医环境等有别于美国，所以我们还应根据我国的国情，通过自身的临床试验制订出适合我国的临床实践指南，该项工作正在起步并不断完善中。

（三）加强学科间联系，组织专病多学科诊治队伍

恶性肿瘤从开始发病就不是一个局部的疾病，而是全身性的，涉及整个生命的根本问题，因此治疗时既要针对局部又要统观全身，牵涉多个学科。所以要真正做到多学科综合治疗就必须组成一个多学科医师参加的治疗研究整体，其中应有病理科医师、内科医师、外科医师、放射科医师，甚至还要有心理、免疫科、内分泌科医师等，成立专家会诊中心，设立单病种专家组及首席专家，打破以往“一对一”的医疗模式，实行“多对一”高级医疗服务。

（四）各学科自身研究的深化

外科手术的精细化和微创化，内科化疗新的和更好的药物不断出现，新的放疗技术如三维适形治疗（three-dimensional conformal therapy）、超分割或加速超分割技术在多学科综合治疗中使用的研究等，为多学科综合治疗方案增添了更多的选择。

随着医学科学的发展，肿瘤的多学科综合治疗也必将日臻完善，对各种治疗方法的效果评价及临床使用也应在严谨、科学的临床试验基础上，按照循证医学的原则加以选择，以期最大限度地提高肿瘤的临床治愈率、生存率和改善患者的生活质量。

（倪苏婕　茅国新）

第二章 临床肿瘤内科治疗的基本原则

学习目标

1. 掌握肿瘤化疗的目的。
2. 熟悉化疗药物的剂量强度概念。
3. 了解化疗药物的给药途径。

临床肿瘤内科学(medical oncology)是一门迅速发展的学科。近半个世纪以来,肿瘤内科治疗方法已成为多数常见肿瘤综合治疗中不可或缺的重要手段之一。它的主要任务涵盖6个方面:阐释恶性肿瘤的病史、症状和体征;合理运用肿瘤化疗技术,包括配合手术和放疗的辅助性化疗、根治性化疗及晚期肿瘤的姑息治疗;正确应用以生物反应调节剂(BRM)、各种细胞因子(cytokine)、靶向药物为主的肿瘤生物治疗及激素治疗;参与抗肿瘤新药的临床研究;诊断和治疗各种肿瘤的并发症;协助心理、营养支持等方面的治疗。这一章主要阐述肿瘤内科治疗中所需遵循的基本原则。

一、化学治疗与肿瘤细胞增殖动力学

细胞生长调节异常是恶性肿瘤的一大特征。熟悉肿瘤细胞增殖动力学有助于了解肿瘤细胞群的生物学特性,对于临床化疗具有重要的指导意义。肿瘤细胞在相当长的时间内呈指数函数生长,1个癌细胞经过10次分裂,增长为2^{10}个,即10^{24}个癌细胞。传至30代为10^9个,即约10亿个癌细胞,临床上可见到瘤体达$1cm^3$,质量为1g。如果传到40代为2^{40}个,相当于约1万亿个癌细胞,瘤体达$10cm^3$,质量约1kg,此数目的恶性肿瘤细胞即可使人衰竭死亡。故若能在肿瘤早期给予有效的根治性治疗,则肿瘤治愈的希望较大。大多数常用的抗癌药物杀灭肿瘤细胞遵循"一级动力学"(first order kinetics)的规律,即一定量的抗癌药物杀灭一定比例的,而非固定数量的肿瘤细胞。这意味着每次化疗只能杀伤一定比例而不是相同数量的肿瘤细胞,因此需用多个疗程才能尽可能杀灭所有的肿瘤细胞。假设在开始化疗时的肿瘤细胞数目为10^{10}个,如果每一疗程的化疗可杀灭99.9%的肿瘤细胞,在化疗间隙肿瘤细胞可生长一个对数,则需5个疗程的化疗才能除去最后一个肿瘤细胞,这只是在所有肿瘤细胞均对化疗药物敏感,而且在肿瘤治疗过程中也没有产生耐药现象的理想情况的一种假设,实际临床治疗中这是不可能的,因为影响化疗的因素是多种多样的。由此说明了为什么肿瘤化疗需要多疗程的反复治疗。所谓的临床完全缓解是指肿瘤细胞数目降低到10^9个以下,但并不等于治愈。如果此时停止治疗,残留的肿瘤细胞又会开始倍增,一段时间后将超出10^9个,形成临床复发。因此,根治性化疗必须杀灭所有的恶性细胞,即所谓完全杀灭。有效的根治性化疗应包括诱导缓解化疗阶段和缓解后的巩固与强化治疗阶段。诱导缓解化疗阶段是使肿瘤细胞数降至10^9个以下,以达到临床完全缓解,而缓解后的巩固与强化治疗阶段是使肿瘤细胞继续受到杀伤,直至全部杀灭。但经反复给药后,肿瘤细胞往往产生抗药性,使治疗敏感性降低。因此,巩固与强化期的治疗往往更为困难,需要反复强烈的多疗程化疗，有时需要换用或加用与原诱导方案无交叉抗药性的、新的有效的治疗方案才有希望取得真正的治愈。

二、化疗药物的剂量强度

对药物敏感的肿瘤，影响其化疗疗效的因素通常是合适的药物剂量。在一定范围内药物剂量与疗效成正相关。实验及临床研究显示，按常规剂量的 80% 给药，完全缓解率明显下降，而且在达到完全缓解后的巩固治疗中，将药物剂量降低 20%，复发率也会增高。有报道指出药物剂量减少 50%，可使肿瘤细胞的存活率增加 98%。因此，对有治愈机会的患者，为达治愈目的，应保证足量给药，不应随意减少标准化疗方案中的药物剂量。

一些肿瘤内科的专家学者（如 Hryniuk 等）在分析了大量肿瘤的治疗效果后，提出了剂量强度（does intensity）的概念，用于比较不同药物剂量的治疗效果。所谓的剂量强度，是指疗程中单位时间内所给药物的剂量，均以 $mg/(m^2 \cdot W)$ 表示。而相对剂量强度（relative dose intensity）则指实际给药剂量强度与人为的标准剂量强度之比。如果是联合化疗，则可计算出几种药物的剂量强度及平均相对剂量强度。由于剂量强度是指整个疗程中平均每周所接受的剂量，故在临床化疗中不论是减少每次给药剂量，或是延长间隔时间，剂量强度均有下降。在临床治疗中，对有治愈可能的患者，应尽可能使用可耐受的最大剂量强度的化疗以保证疗效。在临床应用中常有这样的状况，医生和患者由于顾虑化疗药物的急性毒性作用，使患者的治疗剂量经常被减少、化疗间期被延长，最后治疗效果也会明显下降。近年来，国内外均开展了在自身造血干细胞移植保护下的超大剂量化疗，对某些敏感肿瘤的治疗取得了一定的疗效。但剂量强度的增加，必然会带来毒副作用的增大，因此在没有合适的防治毒副作用的相应措施时，不应盲目地提高剂量强度。剂量强度的概念主要适用于细胞毒性药物，而对其他类型的抗肿瘤药物，如生物治疗药物，因其疗效往往不与剂量成正比，应寻找“最佳生物反应剂量”。半个多世纪前美国哥伦比亚大学医学院的内科学教授 Robert F Loeb 提出了著名的 Loeb 治疗法则：有效不更方；无效须停药；未明不开方；利弊细衡量。尽管岁月流逝，但这一法则至今仍有指导意义，其精辟地概括了在临床应用抗肿瘤药物时必须牢记的重要原则。第一条法则，有效不更方，即某种化疗方案治疗后有效，应继续使用，不要随便换药。一般评价化疗是否有效，应连续使用 2 个周期后复查，出现客观疗效即完全缓解和（或）部分缓解（partial response，PR）判为近期有效。第二条法则，无效须停药，若连续使用两个周期后，未见客观疗效，则须更换治疗方案或药物。第三条法则，未明不开方，在未确定恶性肿瘤的组织病理学诊断前，不得给予抗肿瘤药物的试验性治疗。不仅如此，在未明确患者的肿瘤范围前，也不要匆忙使用化疗药物。第四条法则，利弊细衡量，强调重视治疗效果与毒副作用之间的权衡。任何时候，任何情况下，肿瘤治疗带来的危害不能超过肿瘤本身的风险。

三、给药途径

化疗主要的给药途径包括：静脉给药、肌内注射、口服、腔内化疗、鞘内化疗、动脉内化疗和灌注化疗。

（一）静脉给药

静脉给药是临床上最常见的给药方式，又可分为：静脉注射法和静脉滴注法。化疗药物是静脉注射还是静脉滴注，由化疗药物本身的作用机制来决定。从理论上来说，细胞周期特异性药物的疗效与滴注时间有关，药物与肿瘤细胞接触的时间越长，疗效越好；反之接触的时间短，疗效就差。所以这类药大都采用静脉持续滴注。细胞周期非特异性药物疗效也与使用时间有关，但它是时间短效果好，时间长反而不好，所以这类药要从静脉注射。虽然原理是这样但各种药物还有其自身的特点，有的药物在使用上还不完全是这样，还要由医生来掌握。总之，在各方案中各类药物要合理地搭配以达到提高疗效、减少不良反应的目的。

为了避免反复穿刺和化疗药物对外周血管的破坏及对局部组织的损伤，许多需要中长期静脉输液的肿瘤患者，临床上采用中心静脉置管给药法，常用的有外周静脉置入中心静脉导管（PICC）和经锁骨下静脉置入中心静脉导管（CVC）。

（二）肌内注射

肌内注射适用于对组织无刺激性的药物。如塞替派（chiophosphoramide，TSPA）、博来霉素（bleomycin，BLM）、平阳霉素（pingyangmycin，PYM）等。

（三）口服

口服化疗药物，可避免传统静脉给药治疗给患者带来的不便和负担，因为无须使用静脉导管的置入，从而也避免了由此引起的静脉炎等让患者难以接受的各种并发症和后遗症。例如，口服化疗药物卡培他滨获批用于治疗进展期胃癌，胃癌化疗的传统定义从此被改写，药物只有抵达肿瘤组织后才释放出能准确杀死癌细胞的5-Fu，因而增加了疗效，降低了毒副作用。不需要住院，在家口服即可。

（四）腔内化疗

腔内化疗是对于恶性体腔积液的患者给予胸、腹、心包腔灌注化疗药物以控制病情，从而提高治疗效果。一般选用可重复使用，局部刺激较小的药物。每次注药前抽尽积液，注药后需协助患者变换体位，使药液充分与腔壁接触，最大限度地发挥药物的作用。

1. 胸膜腔内化疗　胸膜腔内化疗是治疗恶性胸腔积液的局部治疗方法。可通过闭合的胸膜腔给药以直接杀灭肿瘤细胞而达到治疗目的。目前临床应用最多的药物是四环素和BLM。

2. 腹膜腔内化疗　腹膜腔内化疗与胸膜腔内化疗相似。一般选择曲线下面积（AUC）比值高，刺激较少的药物，以免引起腹痛和肠粘连。为了使药物更均匀地分布，需先将药物溶解于较大量的溶液中，再注入腹腔，腹膜腔内化疗最适合于卵巢癌术后残留病灶小或全身化疗获完全缓解，但有复发危险的患者，恶性间皮瘤疗效次之，消化道肿瘤疗效较差。GOG172研究显示，卵巢癌术后给予标准静脉化疗联合顺铂（cisplatin，DDP）/紫杉醇（taxol，paclitaxel，PTX）腹膜腔内化疗方案与标准的静脉化疗组相比，联合组的Ⅲ期卵巢癌患者生存时间延长了1年4个月。

3. 心包腔内化疗　心包腔内化疗是指对恶性心包积液患者在心包腔穿刺，抽尽积液后注入抗癌药物。心包腔内化疗可选用DDP、卡铂（carboplatin，CBP）、BLM等药物。

（五）鞘内化疗

鞘内化疗是指通过腰椎穿刺或 Ommagu Reservoir（一种埋在皮下的药泵）给药。导管于侧脑室相连，经长时间灌注将抗癌药物带到脑脊液中，这种给药方法，药物分布均匀，有效率高，复发率低。另外，常规腰椎穿刺注射药物的患者，如果连续平卧一段时间，可明显改善药物的分布。目前鞘内用药仍以 MTX、阿糖胞苷（cytarabine，Ara-C）和肾上腺皮质激素为主。对于中枢神经系统的肿瘤可以通过鞘内化疗以提高疗效。

（六）动脉内化疗

为了提高抗癌药物在肿瘤局部的有效浓度，可用动脉内给药治疗。目前，局部动脉给药的条件包括以肿瘤局部侵犯为主，少远处转移，如动脉内化疗较适合于结肠癌肝转移的治疗；给药动脉主要供应肿瘤而较少供应正常组织；所用抗肿瘤药物，局部组织摄取快，全身灭活或排泄快，特别是药物第一次通过肿瘤时即被绝大部分吸收。对于一些不能手术切除（癌块过大）或不宜手术切除的肝癌（肝癌复发）及肝癌未能完全手术切除或考虑有残留病灶者，经肝动脉栓塞化疗是其较理想的治疗方法。

1. 直接动脉注射 直接动脉注射即根据肿瘤部位选择靶向血管注入抗癌药物。如恶性肿瘤脑转移，直接经颈动脉穿刺注入抗癌药物；下肢恶性软组织肿瘤可经股动脉穿刺给药。另外对于手术中不能切除的恶性肿瘤如肝癌，可经所暴露的肝动脉直接注入抗癌药物。

2. 通过导管的动脉注射 通过导管的动脉注射即采用手术方法，在 X 线的导引下将导管置入肿瘤供血的动脉内。如经股动脉选择靶向血管灌注抗癌药物或栓塞剂，如肝癌、卵巢癌等的介入疗法。

（七）灌注化疗

灌注化疗即将药物直接灌注到肿瘤所在区域的局部化疗，可以增加与抗肿瘤药物接触的机会，同时可减少全身的不良反应。非浸润性膀胱癌给予局部电切治疗后需进行膀胱灌注治疗。

四、联合化疗

联合化疗是指在 1 个化疗疗程中同时或先后使用数种化疗药物。与之相对的是 1 个疗程仅仅使用 1 种药物，称之为单药治疗。目前，临床多数癌症的治疗都采用联合化疗方案。联合化疗有着单药治疗不可比拟的优势：首先，联合化疗在机体可耐受的每 1 种药物的毒性范围内和不减量的前提下，可杀死最多的肿瘤细胞，有助于增强疗效；其次，在异质性肿瘤细胞群中联合化疗可杀死更多的耐药细胞株；最后，联合化疗可以预防或减慢新耐药细胞株的产生。

组建和实行联合化疗方案须注意以下几条原则：

（1）只有当单药治疗同一肿瘤能获得部分疗效时才可用于联合化疗。那些能使部分患者获得完全缓解的药物与仅产生部分缓解的药物相比要优先考虑前者。

（2）尽量选择作用机制和耐药机制不同、作用时相各异的药物组成联合化疗方案，以便更好地发挥协同作用。

(3) 当同类药物中有几种药物可供选择且疗效相同时,应遵循其毒性不与联合化疗中其他药物的毒性叠加的原则加以选择,虽然这种选择方式使毒副作用涉及的范围更广,但可避免不同药物对同一器官产生的多重毒性,将致死性损伤的风险降到最低。同时,可最大限度地增大剂量强度。

(4) 选择药物的最佳剂量和用法。

(5) 联合化疗应定期实施,因为延长化疗间期会降低剂量强度,在最敏感的正常组织得以恢复的前提下,应尽可能缩短周期间隔时间。

(6) 最重要的是,所设计的联合化疗方案应通过严密的临床试验证明其确实有用价值。

(7) 联合化疗过程中不应随意去掉一种药物,这样可使对此药物敏感而对其他药物耐药的肿瘤细胞过度生长。此外,也不应轻易降低某一有效药物的剂量,这样可使最有效药物的剂量低于有效阈值,丧失了用联合化疗治愈某些患者的机会。

五、明确治疗目的

在给患者进行化疗之前,临床医生一定要明确治疗目的,其后再制订相应的策略与具体方案。临床上根据治疗目的,肿瘤的化疗通常用于以下几种情况:作为晚期肿瘤患者的根治性化疗;局部治疗后的辅助治疗;局部晚期肿瘤患者的新辅助治疗;作为晚期肿瘤患者的姑息性化疗,包括体腔置管化疗或者肿瘤主要侵犯部位的定向灌注治疗;探索新的药物、新的治疗方案及新的适应证的研究性化疗。

1. 根治性化疗　对化疗可能治愈的部分肿瘤,如急性淋巴细胞白血病、恶性淋巴瘤、睾丸癌和绒癌等,应进行积极的全身化疗。这些肿瘤患者除化疗外,通常缺乏其他有效的治疗方法,应该一开始就采用化疗。近期的目标是取得完全缓解。根治性化疗更重要的观察指标是无复发生存率(relapse-free survival),表示患者取得治愈的潜在可能性。

按照化疗药物杀灭肿瘤细胞遵循的"一级动力学"原理。根治性化疗必须利用由作用机制不同、毒性反应各异而且单药使用有效的药物所组成的联合化疗方案,使用足够的剂量及疗程,尽量缩短化疗间隔,以求完全杀灭体内的癌细胞。应该注意的是,即使是化疗效果很好的恶性肿瘤,经常也需要综合治疗。

2. 辅助化疗　辅助化疗是指肿瘤原发灶经手术和放疗控制后给予的全身性化疗。由于局部治疗后,肿瘤负荷减至最小,应用化疗可提高治愈率,辅助化疗的主要目的是针对机体内可能存在的微转移病灶,防止癌症的复发转移。事实上,许多肿瘤在手术前已经存在超出手术范围外的微小病灶。原发肿瘤切除后,残留的肿瘤反跳式生长,增殖比率(generation fraction,GF)增高,对药物的敏感性增加,且肿瘤体积小,更易杀灭。辅助化疗选用的化疗方案参考晚期肿瘤化疗的疗效。是否需要辅助化疗,视单用局部治疗后平均复发危险度而定,无复发生存率是重要的终期指标。最重要的是必须经随机临床试验证实。例如,骨肉瘤手术后用辅助化疗已被证明能明显改善疗效;对于高危乳腺癌患者,多中心随机研究的结果也证明辅助化疗能改善生存率及无病生存率。目前,辅助化疗多用于颈部癌、乳腺癌、结直肠癌、骨肉瘤和软组织肉瘤的综合治疗。最近证实用第三代药物联合铂类的二药联合化疗可明显延长ⅠB期~ⅢA期非小细胞肺癌患者的生存期。

3. 新辅助化疗 新辅助化疗是指对临床表现为局限性肿瘤、可用局部治疗手段者，在手术或放疗前先使用化疗，希望通过化疗使局部肿瘤缩小，以减少手术或放疗造成的损伤，或使部分局部晚期的患者也可以手术切除。另外，化疗可清除或抑制可能存在的微转移灶从而改善预后。现已证实新辅助化疗在部分肿瘤如肛管癌、膀胱癌、乳腺癌、喉癌、骨肉瘤、软组织肉瘤等的治疗上有应用价值，并提示以后可能在多种肿瘤包括非小细胞肺癌、食管癌、胃癌、子宫颈癌、卵巢癌、鼻咽癌及其他头颈部癌的综合治疗中产生一定的作用。

4. 姑息性化疗 目前，临床最常见的恶性肿瘤，如非小细胞肺癌、肝癌、胃癌、结直肠癌、胰腺癌、食管癌、头颈部癌的化疗疗效仍不满意，对此类肿瘤的晚期病例，已失去手术治疗的价值，化疗也仅为姑息性的。主要目的是减轻患者的痛苦，提高其生活质量，延长患者的寿命。应避免因治疗过度而使患者的生活质量下降。姑息性化疗除全身性化疗的途径外，经常还使用其他特殊途径的化疗，如胸膜腔内、腹膜腔内、心包内给药治疗癌性积液，肝动脉介入化疗治疗晚期肝癌等。

5. 研究性化疗 肿瘤化疗是一门发展中的学科，研究探索新的药物和新的治疗方案，不断提高疗效是很有必要的，但试验应该有明确的目的、完善的试验计划、详细的观察和评价方法，更重要的是应通过伦理审查，取得患者的同意并努力保障受试者的安全。研究性化疗应符合临床药物试验的 GCP 原则。标准化疗方案的形成主要通过Ⅰ期临床试验确定最大耐受剂量和主要毒性，Ⅱ期临床试验证明安全有效，Ⅲ期随机对照试验证明优越性，同时需要重复验证或 meta 分析确立肯定的疗效，达成临床共识。而标准化疗方案的建立与更替也是经Ⅲ期随机对照研究证明新方案的优越性，可取代旧的标准方案或形成新的标准方案。

六、个体化治疗

肿瘤患者的治疗决策受诸多因素的影响，包括肿瘤分期、病理类型、体能状况、伴随疾病合并症、治疗意愿、经济条件、药物的毒副作用及是否可以使用靶向药物。考虑到上述诸多因素，我们不应把患者看成标准体，而要综合各种因素对具体患者做出合适的针对性方案。在提倡个体化治疗的今天，遵循“标准患者，标准治疗；年老体弱患者，慎重治疗；合并症患者，调整治疗”显得尤为重要。

（倪苏婕　茅国新）

第三章　抗肿瘤药物

学习目标

1. 掌握抗肿瘤药物的分类及作用机制。
2. 熟悉临床常用抗肿瘤药物的适应证及毒副作用。

抗肿瘤药物(antineoplastic drugs)是一类对肿瘤细胞有杀灭作用或干扰其生长和代谢的药物。经过近50年的发展,药物治疗已经成为肿瘤治疗的主要手段之一,已由姑息性治疗过渡到根治性治疗的阶段。抗肿瘤药物在肿瘤的综合治疗中占有极为重要的地位,虽然传统的细胞毒类抗肿瘤药在目前的肿瘤化疗中仍起主导作用,但以分子靶向药物为代表的新型抗肿瘤药物治疗手段已取得了突破性的进展,其重要性不断上升。传统的肿瘤化疗存在两大主要障碍,包括毒性反应和耐药性的产生,细胞毒类抗肿瘤药由于对肿瘤细胞缺乏足够的选择性,在杀伤肿瘤细胞的同时,对正常的组织细胞也产生不同程度的损伤作用,毒性反应成为肿瘤化疗时药物用量受限的关键因素,化疗过程中肿瘤细胞容易对药物产生耐药性是肿瘤化疗失败的重要原因,亦是肿瘤化疗急需解决的难题。近年来,随着肿瘤分子生物学和转化医学的发展,抗肿瘤药已从传统的细胞毒性作用向针对分子靶点等多环节作用的方向发展。分子靶向治疗是指在肿瘤分子生物学的基础上,将与恶性肿瘤相关的特异性分子作为靶点,使用单克隆抗体、小分子化合物等的特异性干预调节肿瘤细胞生物学行为的信号通路,从而抑制肿瘤的发展,同时弥补了化疗药物毒性反应大和容易产生耐药性的缺点,具有高选择性和高治疗指数的特点。

第一节　抗肿瘤药物的分类

目前临床应用的抗肿瘤药种类较多且发展迅速,尚无统一的分类标准。抗肿瘤药物主要包括细胞毒类和非细胞毒类两大类药物。细胞毒类抗肿瘤药即传统化疗药物,主要通过影响肿瘤细胞的核酸和蛋白质的结构与功能,直接抑制肿瘤细胞增殖和(或)诱导肿瘤细胞凋亡,如烷化剂、抗代谢药和抗微管蛋白药等。非细胞毒类抗肿瘤药是一类发展迅速的、具有新作用机制的药物,该类药物主要以肿瘤分子病理过程的关键调控分子为靶点,如调节体内激素平衡的药物和分子靶向药物等。目前常用的抗肿瘤药物分类方法有3种:即临床分类法、作用机制分类法和细胞动力学分类法。

一、临床分类法

临床分类法主要依据药物的来源和性质分类。

1. 烷化剂　具有活泼的烷化基团,能与细胞中DNA或蛋白质分子中的氨基、巯基、羟基、羧基和磷酸基等起作用,以其本身的烷基取代这些基团的氢原子而起烷化作用,然后释放活泼的烷化基团,攻击重要基团,形成分子内、外交联,使DNA断裂,导致细胞死亡。主要有 CTX、异环磷酰胺(ifosphamide,IFO)、洛莫司汀(lomustine,CCNU)、司莫司汀(semustine,MeCCNU)、塞替派(thiophosphoramide,TSPA)等。

2. 抗代谢类　抗代谢药多是模拟正常机体代谢物质(如叶酸、嘌呤碱、嘧啶碱等)的化学结构而合成的类似物,因此能与有关代谢物质发生特异性的对抗作用,从而干扰核酸,尤其是 DNA 的生物合成,阻止肿瘤细胞的分裂繁殖。主要有 5-Fu、MTX、Ara-C、巯嘌呤(mercaptopurine,6-MP)等。

3. 抗肿瘤抗生素类　抗肿瘤抗生素的作用主要是抑制 DNA、RNA 和蛋白质的合成。主要有多柔比星(doxorubixin,ADM,阿霉素)、表柔比星(epirubicin,EADM)、BLM、丝裂霉素(mitomycin,MMC)、ACTD 等。

4. 植物碱类　主要有紫杉醇(paclitaxel,PTX)、多西他赛(taxotere,TTX)、依立替康(irinotecan,CPT-11)、长春碱(vinblastine,VLB)、长春新碱(vincristine,VCR)、长春地辛(vindesine,VDS)、长春瑞滨(vinorelbin,NVB)、依托泊苷(etoposide,VP-16)、替尼泊苷(teniposide,VM-26)等。

5. 激素类　主要有泼尼松(prednisone)、地塞米松(dexamethasone,)、他莫昔芬(tamoxifen,三苯氧胺)、来曲唑(letrozole)、己烯雌酚(diethylstilbestrol)、甲地孕酮(megestrol)等。

6. 杂类　主要有 DDP、CBP、L-OHP、门冬酰胺酶(L-asparaginase,L-ASP)、达卡巴嗪(dacarbazine,DTIC)等。

7. 单克隆抗体　主要有利妥昔单抗、曲妥珠单抗、西妥昔单抗、贝伐珠单抗等。

8. 小分子靶向药物　主要有伊马替尼、吉非替尼、拉帕替尼、舒尼替尼、索拉非尼,厄洛替尼等。

二、作用机制分类法

从抗癌药物分子水平的作用机制来进行分类,可以把抗癌药物分为以下几类:

1. 阻断 DNA 复制　这类药物包括以 CTX 为代表的烷化剂和亚硝脲类药物,主要破坏 DNA 的结构。MMC、BLM 等抗生素与 DDP 等金属化合物也可直接破坏 DNA 的结构。5-Fu 可与胸腺嘧啶核苷酸合成酶结合,抑制脱氧尿嘧啶核苷酸与酶结合,使之不能甲基化,影响 DNA 的复制。

2. 影响 RNA 转录　如 ACTD 嵌入 DNA 双螺旋内,抑制 RNA 聚合酶的活性,抑制 RNA 的合成。ADM 嵌入 DNA 后,使 DNA 链裂解,阻碍 DNA 及 RNA 的合成。

3. 抑制蛋白质合成　化疗药 L-ASP 可将血清中门冬酰胺分解,使肿瘤细胞缺乏门冬酰胺,从而使其蛋白质合成发生障碍。而正常细胞可自己合成门冬酰胺,受影响较小。

4. 阻止细胞分裂　植物药长春碱类能抑制微管蛋白的聚合,使之不能形成纺锤丝,从而抑制细胞有丝分裂。PTX 使微管蛋白过度聚合成团块和束状,抑制纺锤丝形成而不能解聚,阻止细胞的有丝分裂。

5. 拓扑异构酶抑制剂　DNA 复制时,此类药物如 CPT-11,与拓扑异构酶Ⅰ和 DNA 形成稳定复合物,使 DNA 单链断裂,无法重新连接,DNA 复制受阻,细胞死亡。鬼臼毒素类药物如 VP-16 作用于拓扑异构酶Ⅱ,使 DNA 双链断裂,阻碍 DNA 复制。

6. 阻断肿瘤新生血管　恶性肿瘤的生长和转移与肿瘤区域的血管密切相关,VEGF 及其受体就是关键的因素。肿瘤区域的新生毛细血管是肿瘤赖以生长和进展的物质基础,肿瘤细胞需要新生血管为迅速生长的肿瘤提供营养和排出代谢废物。因此，抑制肿瘤血管形成作为肿瘤治疗的一个途径，已发展成为当今肿瘤领域研究的主攻方向之一。抗 VEGF 单抗（贝伐珠单抗）联合化疗治疗结直肠癌获得了明显延长患者生存的效果。其他抗 VEGF 的小分子靶向药物主要通过抑制其信号转导起作用，如索拉非尼、舒尼替尼等。

7. 肿瘤细胞信号转导抑制剂　肿瘤细胞表面抗原、生长因子受体或细胞内信号转导通道中重要的酶或蛋白质（如 EGFR、c-Kit、K-ras、B-raf、mTOR 等）在肿瘤的生长侵袭过程中起重要作用，通过抑制这些重要的酶或蛋白质可以控制肿瘤的生长，这些有针对性的分子靶点药物的作用，包括对肿瘤细胞分化、细胞周期、凋亡、细胞迁移、浸润转移等过程的调控而起作用，并不直接破坏 DNA 或 RNA 等遗传物质的结构。而且所选择的靶点均是与肿瘤发展有关的关键酶或蛋白质，所以对正常细胞组织的影响比较小，如伊马替尼作用于干细胞因子受体（c-Kit），吉非替尼作用于 EGFR。

三、细胞动力学分类法

根据抗癌作用与细胞增殖周期的关系，将直接抗癌药物分成细胞周期特异性药物和细胞周期非特异性药物两大类。

1. 细胞周期非特异性药物　细胞周期非特异性药物（cell cycle nonspecific agents，CCNSA）直接破坏 DNA 或影响其复制与功能，杀死处于增殖周期中各期的细胞，甚至包括处于休眠期的 G_0 期细胞。其作用强度随药物剂量的增加而增加，一次给药剂量的大小与抗肿瘤效果成正比。这类药物包括烷化剂、大部分抗癌抗生素及铂类药物。

2. 细胞周期特异性药物　细胞周期特异性药物（cell cycle specific agents，CCSA）仅对增殖周期的某些期敏感，对处于 G_0 期的细胞不敏感。如作用于 M 期的各种植物类药，作用于 S 期的抗代谢药（5-Fu、MTX）。这些药物作用于细胞周期中某一阶段的肿瘤细胞，由于只有部分细胞处于这一阶段，药量过分增大并不能成正比地增加对细胞的杀伤。若能在有效药物浓度下维持一定的时间，使所有细胞都有机会进入这一周期而被杀伤，则疗效更好。

第二节　抗肿瘤药物的药动学

药动力学是应用动力学原理，研究药物在体内的命运，并用数学方法描述药物在体内动态变化规律的科学。药动学在药物发挥作用的过程中占有重要的地位，药物的疗效和毒性从根本上来说取决于药物及其活性代谢物在作用部位所具有的浓度和维持作用的时间。药动学知识是制定安全有效剂量及合理用药的基础。抗肿瘤药物的药动学主要研究抗肿瘤药物在人体内的吸收、分布、代谢和排泄，与抗肿瘤药物到达肿瘤部位的浓度及治疗疗效均有密切关系。

一、抗肿瘤药物的吸收

抗肿瘤药物的给药可通过口服、肌内注射与静脉注射途径，其中以静脉注射吸收最快，药物经静脉注射后可在 2~3 次循环的时间内均匀地分布于血浆，目前大部分抗肿瘤药物均采用静脉途径给药。有些抗肿瘤药物的半衰期特别短而且是细胞周期特异性药物，如 5-Fu，可以通过延长静脉滴注时间的方式来维持稳定的血浆浓度，既可提高疗效，又可降低不良反应。抗肿瘤药物皮下或肌内注射后,一般 15 分钟可完全吸收,但由于大部分抗肿瘤化学药物的毒性较大,局部刺激性大,很少采用肌内或皮下注射的方式。而大部分生物因子药物通常采用肌内或皮下注射给药。抗癌药物口服吸收个体差异较大,有些化疗药物在胃肠道吸收不完全,生物利用度低,也可能被消化酶破坏或在肝脏代谢而失活。口服给药的方式比较方便,如新开发的卡培他滨、复方替加氟,降低了毒性,每日口服可以维持一定的血药浓度,而且也便于患者门诊治疗。小分子靶向药物大部分都是采用口服给药的途径。为了提高抗肿瘤药物在肿瘤局部的浓度,特别是剂量与疗效密切的药物,有时可经动脉给药。对肿瘤进行局部动脉给药一般要求所治疗的肿瘤主要侵犯局部,而无远处转移,如局限于盆腔的卵巢癌、无转移的四肢骨和软组织肿瘤;并且给药动脉主要供应肿瘤而较少供应正常组织,如原发性肝癌;所使用的药物较为稳定,局部组织摄取快,全身灭活或排泄快,如氟尿嘧啶脱氧核苷(5F-dUMP)。

二、抗肿瘤药物的分布

抗肿瘤药物经静脉注射后,多数的血浓度下降很快,可迅速而广泛地分布于各组织,但能选择性地集中于肿瘤局部的药物很少。为了使药物能更多地进入肿瘤局部,除了局部动脉给药外,药物化学家一直在为抗肿瘤药物寻找一个合适的载体。希望抗肿瘤药物结合载体后能更多地进入肿瘤组织,从而减少对正常组织的损伤,如以脂质体为载体,在水溶液中可形成微球,将抗肿瘤药物包埋在内,减少了药物与血浆蛋白的结合,延长了稳定血药浓度的时间,使药物能更多地进入肿瘤。通常情况下,脂质体药物的毒性有所减轻,如目前使用的 ADM 脂质体和 PTX 脂质体。不同给药途径也能明显影响药物的体内分布,静脉给予抗肿瘤药物后,药物在体腔内的分布很少,如果要提高体腔内的药物浓度,就需要采用局部给药的方法。过去认为,除了强脂溶性抗肿瘤药物外,其他类型的药物均不易透过血脑屏障进入中枢神经系统,水溶性抗肿瘤药物必须鞘内注射,方能起效。目前认为,脑或脊髓的肿瘤内血管供应十分丰富,肿瘤新生血管内皮细胞形成的毛细血管壁不完整,因此全身给药虽不能进入正常脑或脊髓组织,但仍能部分进入肿瘤组织。目前发展的大部分小分子靶向药物相对分子质量小,容易透过血脑屏障,对实体瘤的脑转移有效。

三、抗肿瘤药物的代谢

抗肿瘤药物的代谢是药动学的主要研究内容。药动学参数是决定药物剂量和疗程的主要参考因素,药物代谢的半衰期、清除率和浓度-时间曲线下的面积(AUC)是最重要的参数。半衰期是指药物的血浆浓度或体内的药物量降低 50% 所需要的时间。肝功能障碍会明显影响药物的代谢,从而影响药物的半衰期。AUC 代表血浆浓度和时间的总和作用,也是药动学或药物毒性的重要参数,AUC 与药物的给药剂量直接相关,CBP 用药剂量常以 AUC 作为参考。

四、抗肿瘤药物的排泄

抗癌药的主要排泄器官是肝脏的胆管系统与肾脏。在体内化学结构不改变的抗肿瘤药物主要由肾脏排泄,而在肝脏代谢的抗癌药主要的排泄器官为胆管。肝脏通过胆管排泄抗肿瘤药物及其代谢产物的能力会受到食物的影响。有肝、肾功能障碍时，使用抗肿瘤药物应慎重。一方面，抗肿瘤药物可进一步加重肝、肾功能的损害；另一方面，也可因抗肿瘤药物的排泄障碍而影响药物在体内的存留时间和药量，从而加重药物的毒性。肝功能改变的程度与清除抗肿瘤药物能力间的数量关系尚不清楚，因此转氨酶不一定能反映肝脏清除抗肿瘤药物的能力，而直接反映肝脏代谢能力的直接胆红素常作为衡量肝脏清除抗肿瘤药物能力的特异性检测指标。在肾脏排泄抗肿瘤药物方面，若肾功能小于正常值的70%或病变肾脏排泄抗肿瘤药物能力减退超过正常排泄量的1/3时，就会影响肾脏排泄药物的能力，此时必须减少药物的用药剂量。肌酐清除率是常用来衡量肾脏排泄药物能力的指标。

五、药动学和药效学的临床应用

1. 根据毒性调整药物剂量　在实践中，对超毒性药物通常是减少剂量，但是超毒性的原因各不相同，一般按药动学和药效学来区分。如果降低药物的剂量水平则有可能造成疗效下降，那么为了减少药效学上较高的毒性而降低剂量，对患者是不适的。相反，对清除率改变的患者，剂量减少仍可保持满意的AUC。假定患者的清除率正常，只是有超毒性，最好是改变治疗的方法，而不是降低到亚治疗剂量的AUC。

2. 根据清除障碍调整药物剂量　在开始治疗和后续治疗之前，通常要评价肝和肾的功能，但是这种剂量的调整多凭临床经验，一般常用肾脏肌酐清除率来评价肾脏排泄药物的能力和血清胆红素水平来评价肝脏功能。

3. 根据药效学的改变调整药物剂量　人们认为，接受过大剂量药物治疗的患者药效反应较低，这是由于药效学发生了改变，骨髓对抑制性化疗的敏感性增加，且常伴有肿瘤耐药。在此情况下继续进行化疗，应预料到蕴含着的高度毒性，发生骨髓抑制的可能性增高了，通过减少剂量来预防骨髓抑制毒性，在这种情况下有较好的效果。

第三节　抗肿瘤药物的药理作用和耐药机制

一、抗肿瘤药物的作用机制

1. 细胞毒类抗肿瘤药物的作用机制　几乎所有的肿瘤细胞都具有一个共同的特点，即与细胞增殖有关的基因被开启或激活，而与细胞分化有关的基因被关闭或抑制，从而使肿瘤细胞表现为不受机体约束的无限增殖状态。从细胞生物学角度来讲，抑制肿瘤细胞增殖和（或）诱导肿瘤细胞凋亡的药物均可发挥抗肿瘤的作用。肿瘤干细胞学说认为肿瘤是一种干细胞疾病，干细胞在长期的自我更新过程中，由于多个基因的突变导致干细胞生长失去调控而停止在分化的某一阶段，无限增殖所形成的异常组织。肿瘤干细胞是肿瘤生长、侵袭、转移和复发的根源，有效地杀死肿瘤干细胞是肿瘤治疗的新策略。肿瘤细胞群包括增殖细胞群、静止细胞群（G_0期）和无增殖能力细胞群。肿瘤增殖细胞群与全部肿瘤细胞群之比称为生长比率（growth fraction，GF）。肿瘤细胞从一次分裂结束到下一次分裂结束的时间称为细胞周期，共经历4个时相：即DNA合成前期（G_1期）、DNA合成期（S期）、DNA合成后期（G_2期）和有丝分裂期（M期）。抗肿瘤药物通过影响细胞周期的生化事件或细胞周期调控对不同周期或时相的肿瘤细胞产生细胞毒作用并延缓细胞周期的时相过渡。依据药物对各周期或时相肿瘤细胞的敏感性不同,大致将药物分为两大类:细胞周期非特异性药物能杀灭处于增殖周期各时相的细胞甚至包括 G_0 期细胞,如直接破坏 DNA 结构,以及影响其复制或转录功能的药物(烷化剂、抗肿瘤抗生素及铂类化合物等),此类药物对恶性肿瘤细胞的作用往往较强,能迅速杀死肿瘤细胞,其杀伤作用呈剂量依赖性,在机体能耐受的药物毒性限度内,作用随剂量的增加而成倍增强;细胞周期特异性药物仅对增殖周期的某些时相敏感,而对 G_0 期细胞不敏感,如作用于 S 期细胞的抗代谢药物和作用于 M 期细胞的长春碱类药物,此类药物对肿瘤细胞的作用往往较弱,其杀伤作用呈时间依赖性,需要一定的时间才能发挥作用,达到一定剂量后即使剂量再增加其作用也不再增强。

2. 非细胞毒类抗肿瘤药物的作用机制 随着在分子水平对肿瘤发病机制和细胞分化增殖和凋亡调控机制认识的深入,研究者开始寻找以肿瘤分子病理过程的关键调控分子作为靶点的药物,这些药物实际上超越了传统的直接细胞毒类抗肿瘤药。这些药物包括改变激素平衡失调状态的某些激素或其拮抗药;以细胞信号转导分子为靶点的蛋白酪氨酸激酶抑制剂、法尼基转移酶抑制剂、MAPK 信号转导通路抑制剂和细胞周期调控剂;针对某些与增殖相关细胞信号转导受体的单克隆抗体;破坏或抑制新生血管生成,能有效阻止肿瘤的生长和转移的新生血管生成抑制剂;减少癌细胞脱落、黏附和基膜降解的抗转移药;以端粒酶为靶点的抑制剂;促进恶性肿瘤细胞向成熟分化的分化诱导剂等。

二、抗肿瘤药物的耐药机制

肿瘤细胞对抗肿瘤药物产生耐药性是化疗失败的重要原因。有些肿瘤细胞对某些抗肿瘤药物具有天然耐药性(natural resistance),即对药物开始就不敏感,如处于非增殖的 G_0 期肿瘤细胞一般对多数抗肿瘤药不敏感。亦有的肿瘤细胞对于原来敏感的药物,治疗一段时间后才产生不敏感的现象,称之为获得性耐药(acquired resistance),其中表现最突出、最常见的耐药性是多药耐药(multidrug resistance,MDR),即肿瘤细胞在接触一种抗肿瘤药后,产生了对多种结构不同、作用机制各异的其他抗肿瘤药的耐药性。MDR 的共同特点是:一般为亲脂性的药物,分子质量在 300~900kDa 之间;药物进入细胞通过被动扩散;药物在耐药细胞中的积聚比敏感细胞少,使细胞内的药物浓度不足以产生细胞毒作用;耐药细胞膜上多出现一种称为 P-糖蛋白(P-glycoprotein,P-gp)的跨膜蛋白。耐药性产生的原因十分复杂,不同药物其耐药机制不同,同一种药物可能存在着多种耐药机制,目前的研究认为导致肿瘤耐药的机制主要有以下几个方面:

1. 肿瘤细胞的自发突变 肿瘤细胞可因其固有的遗传不稳定性,易于发生突变而获得耐药性。与细菌对抗生素的耐药机制相似,这种因自发突变而产生的耐药性,可以是在接触药物之前就存在于肿瘤细胞群中的天然耐药基因变异型,也可以是在接触药物后诱发基因突变而产生的获得性耐药基因变异型。肿瘤细胞群中耐药细胞出现的时间早晚,与耐药细胞的数量、化疗疗效和肿瘤是否有潜在的治愈可能有关。也就是说,耐药细胞出现得越早,意味着治疗后耐药细胞的相对数量越多、出现肿瘤进展的时间越早,疗效越差。理论上只有在没有耐药细胞存在的情况下,肿瘤才有被药物治愈的可能。

2. 细胞凋亡与耐药 在生理状态下,细胞的凋亡机制可以使发生基因突变或异常改变的细胞进入凋亡程序而被清除。凋亡调控通路的异常,不仅是细胞发生恶性转化的原因之一,也是肿瘤耐药的重要机制。抗凋亡能力不仅可以使发生异常改变的细胞存活下来,也使细胞对基因损伤等的打击更加耐受。因为大多数的细胞毒类药物是通过对细胞 DNA 的损伤，最终激活凋亡通路而杀伤肿瘤细胞的，所以，凋亡通路的失活将导致耐药的产生。凋亡调控系统中任何组成部分的去功能化或功能缺失，都可能通过不同的途径导致细胞程序性死亡功能的缺陷，使肿瘤细胞更容易发生天然、广谱或早发的耐药。

3. 肿瘤细胞增殖动力学与耐药　处于增殖周期中不同时相的肿瘤细胞对化疗药物的敏感性存在差异，通常静止期（G_0 期）的细胞对药物最不敏感。而作用于某一特定周期时相的药物，如抑制 DNA 合成的药物，对于没有进入 DNA 合成期（S 期）的细胞则完全无效。因细胞周期动力学变化导致的耐药，与基因水平改变所产生的耐药不同，前者是可以恢复的暂时性耐药，理论上如果有效药物的浓度可以维持足够长的时间，所有的细胞包括 G_0 期细胞均可以进入对药物敏感的细胞周期时相中，而因基因改变产生的耐药，即使细胞从 G_0 期进入到了增殖周期，依然不会恢复对药物的敏感性。

4. 肿瘤耐药的生物化学机制　如果可以获得药物与细胞作用后的分子水平信息，就有可能发现药物细胞毒性减弱的原因。在耐药细胞中，发现了数量庞大的生物化学改变，并且这些发现随着新药的出现和研究水平的进步还在与日俱增。大多数药物发挥作用的过程包括：首先通过细胞膜进入胞内，部分药物还需要在细胞内被激活，而后活性药物与细胞内的靶分子结合，发挥作用，以上作用环节中任意环节的改变，都可能导致耐药的出现，高度耐药细胞通常是多种耐药机制的综合体。

5. 肿瘤负荷与耐药　肿瘤化疗的疗效与治疗开始时肿瘤细胞的数量明显相关，负荷大的晚期肿瘤很难治愈，术后辅助化疗因切除了大部分肿瘤，更有可能被治愈。增殖的肿瘤细胞群中始终存在一定比例的自发突变，肿瘤细胞数越多，发生自发性突变的细胞数量就越多，也就越容易出现耐药，耐药细胞的发生率与肿瘤大小（或肿瘤细胞数量）呈正相关。

三、肿瘤耐药的克服

多种治疗策略对克服肿瘤耐药有一定的效果，包括多药联合化疗、在肿瘤负荷低的时候开始治疗、应用新药对抗耐药、通过提高给药剂量来克服耐药等。实验证实，如果细胞在某一剂量水平耐药，进一步提高剂量则可能恢复敏感性。这可能与剂量提升后，肿瘤细胞内的药物浓度随之升高，并使药物的作用靶点饱和有关。高剂量化疗联合造血干细胞移植无疑可以治愈部分常规剂量化疗无法治愈的肿瘤，如高剂量化疗在白血病、淋巴瘤和生殖细胞肿瘤等的治疗中，体现了较好的疗效。但是对于一些化疗不敏感的肿瘤，一味提高化疗药物的剂量，并不能对抗肿瘤细胞的耐药，反而会导致严重的毒副作用。

第四节　细胞毒类抗肿瘤药

细胞毒类抗肿瘤药依据药物的来源和性质可分为 6 类，即烷化剂、抗代谢药物、抗肿瘤抗生素、植物碱类药物、铂类和其他未分类药物。以上分类方法不能代表药物的作用机制，来源相同的药物作用机制之间可能存在差异。

一、烷　化　剂

烷化剂作用于 DNA，具有细胞毒性、致突变性及致癌性。所有药物都可以通过形成中间产物而产生烷基化。烷化剂通过烷化生物大分子的氨基、羧基、巯基或磷酸基来影响细胞的功能，重要的是，核酸（DNA 和 RNA）和蛋白质亦可被烷基化。DNA 和 RNA 的 N-7 位嘌呤处是最易受到烷基化的位点，O-6 鸟嘌呤被亚硝脲烷基化，鸟嘌呤的烷基化导致核苷酸序列的异常、信使 RNA 密码的错配、DNA 交联双链不能复制、DNA 双链断裂，以及遗传物质转录和翻译的其他损伤。烷化剂的主要作用方式是交联 DNA 双链，细胞毒性可能是由于损伤 DNA 模版，而不是失活 DNA 聚合酶或其他与合成 DNA 有关的酶，DNA 链断裂也是细胞毒性作用一个次要的原因。烷化剂是细胞周期非特异性药物，一定剂量的药物可杀死固定比例的细胞。肿瘤耐药可能与细胞修复核酸损伤的能力有关，也可能通过结合谷胱甘肽（glutathione，GSH）来失活药物。

本类药物可分为氮芥类、亚硝脲类、乙烯亚胺类、甲烷磺酸酯类，主要药物有 HN_2、苯丁酸氮芥（chlorambucil，CLB）、CTX、IFO、美法仑（melphalan，MEL）、TSPA、白消安（busulfan，BU）、六甲蜜胺（HMM）、卡莫司汀（carmustine，BCNU）、尼莫司汀（ACNU）、MeCCNU 等。多数药物对恶性淋巴瘤、白血病、乳腺癌、卵巢癌有效；部分药物对消化道肿瘤、肺癌、睾丸癌、肉瘤有效；少数药物对甲状腺癌、鼻咽癌、膀胱癌、恶性黑色素瘤等有效；亚硝脲类对脑瘤及脑转移瘤有效。

使用注意事项：对本类药物过敏的患者、妊娠及哺乳期妇女禁用；有肝肾功能损害、骨髓抑制、感染的患者禁用或慎用；有骨髓转移、多程放化疗患者应适当减低剂量；尽量减少与其他烷化剂联合使用或同时接受放疗；HN_2可使血及尿中的尿酸增加，血浆胆碱酯酶浓度减低，应定期检测血清中尿酸的水平；有严重呕吐的患者应进行血生化（氯化物、钠、钾、钙）检测；CLB、BU 应慎用于有癫痫史、头部外伤或使用其他潜在致癫痫药物的患者；使用 CTX、IFO 时应鼓励患者多饮水，大剂量给药时应水化利尿，给予保护剂美司钠；BCNU、MeCCNU 可抑制身体免疫机制，使疫苗接种不能激发身体产生抗体，化疗结束后 3 个月内不宜接种活疫苗。

HN_2是双氯乙胺类烷化剂的代表，它是一种高度活泼的化合物，在中性或弱碱性条件下能迅速与多种有机物质的亲核基团相结合，HN_2 最重要的反应是与鸟嘌呤第 7 位氮呈共价结合，产生 DNA 的双链内不同碱基的交叉联结，G_1 期及 M 期细胞对 HN_2 的细胞毒作用最为敏感，高剂量时对各周期的细胞和非增殖细胞均有杀伤作用。由于 HN_2 具有高效、速效的特点，尤其适用于纵隔压迫症状明显的恶性淋巴瘤患者。常见的不良反应为恶心、呕吐、骨髓抑制、脱发、耳鸣、听力丧失、眩晕及男性不育等。

CTX 是 HN_2 与磷酸胺基结合而成的化合物，为潜伏化药物，需要活化才能起作用，CTX 体外无活性，进入体内后经肝微粒体细胞色素 P450 氧化，裂环生成中间产物醛磷酰胺，在肿瘤细胞内分解出磷酰胺氮芥而发挥作用。CTX 抗瘤谱广，为目前临床广泛应用的烷化剂，对恶性淋巴瘤疗效显著，对多发性骨髓瘤、急性淋巴细胞白血病、肺癌、乳腺癌、卵巢癌、神经母细胞瘤和睾丸肿瘤等均有一定的疗效。常见的不良反应有骨髓抑制、恶心、呕吐、脱发等。大剂量 CTX 可引起出血性膀胱炎，可能与大量代谢物丙烯醛经泌尿道排泄有关，同时应用美司钠可预防发生。

IFO 是 CTX 的异构体，与 CTX 的不同之处是有一个氯乙基接在环上的 N 原子上，这一差异使其溶解度增加，代谢活性增强。其生物作用类似 CTX，即其作用在于激活磷酸异噁唑环 C-4 上的羟基化，主要干扰 DNA 的合成。主要用于骨及软组织肉瘤、非小细胞肺癌、乳腺癌、头颈部癌、子宫颈癌、食管癌等肿瘤的治疗。不良反应中限制剂量提高的主要毒性为泌尿道刺激，如不给尿路保护剂，18%～40%的患者可出现血尿，所以一般必须配合应用尿路保护剂美斯纳使用，并给予适当水化；肾毒性主要表现为血肌酐升高，高剂量时甚至可导致肾小管坏死，其他不良反应有骨髓抑制、恶心、呕吐、脱发等。

TSPA是乙烯亚胺类烷化剂的代表，抗恶性肿瘤的机制类似HN_2，活性烷化基团为在体内产生的乙烯亚胺基，本药为细胞周期非特异性药，抗瘤谱较广。主要用于治疗乳腺癌、卵巢癌、肝癌、黑色素瘤和膀胱癌等。不良反应为骨髓抑制，可引起白细胞和血小板减少。局部刺激性小，可作静脉注射、肌内注射、动脉内注射和腔内给药。

BU又名马利兰，属甲烷磺酸酯类，在体内解离后起烷化作用。小剂量即可明显抑制粒细胞生成，可能与对粒细胞膜药物的通透性较强有关。对慢性粒细胞性白血病疗效显著，对慢性粒细胞白血病急性病变无效。口服吸收良好，组织分布迅速，半衰期为2～3小时，绝大部分代谢成甲烷磺酸由尿排出。主要不良反应为消化道反应和骨髓抑制，久用可致闭经或睾丸萎缩。

BCNU又名氯乙亚硝脲、卡氮芥，为亚硝脲类烷化剂，虽然其结构上有一个氯乙胺基，但化学反应与HN_2不同，进入体内后，先裂解为两个部分，分别发挥烷化作用及与蛋白质结合破坏某些酶的功能。本品属周期非特异性药，与一般烷化剂无完全的交叉耐药。BCNU具有高度脂溶性，并能透过血脑屏障。主要用于原发或颅内转移脑瘤，对恶性淋巴瘤、骨髓瘤等有一定的疗效。主要不良反应有骨髓抑制、胃肠道反应及肺部毒性等。

二、抗代谢药

抗代谢药，是模拟正常代谢物质，如叶酸、嘌呤碱、嘧啶碱等的化学结构所合成的类似物，与有关代谢物质发生特异性的拮抗作用，从而干扰核酸，尤其是DNA的生物合成，阻止肿瘤细胞的分裂繁殖，它们对于细胞周期中的S期作用最强，是细胞周期特异性药物。当细胞增殖速度较快时，抗代谢药物最为有效。这类药物的动力学具有非线性的量-效曲线特点，达到一定剂量之后，再增加剂量杀伤作用不再增加。由于新细胞不断进入细胞周期，药物的杀伤作用与细胞暴露于药物的时间成正比。主要有二氢叶酸还原酶抑制剂、胸苷酸合成酶抑制剂、嘌呤核苷合成酶抑制剂、核苷酸还原酶抑制剂、DNA多聚酶抑制剂。

（一）二氢叶酸还原酶抑制剂

本类药物主要有MTX、培美曲塞(pemetrexed)等。主要不良反应有骨髓抑制，皮肤系统、消化系统、泌尿系统、中枢神经系统反应等。MTX主要用于治疗急性白血病，特别是急性淋巴细胞白血病，恶性葡萄胎，绒癌，乳腺癌，恶性淋巴瘤，头颈部癌，肺癌，成骨肉瘤等。培美曲塞可联合DDP用于治疗无法手术的恶性胸膜间皮瘤、非小细胞肺癌等。

注意事项：MTX禁用于严重营养不良、肝肾功能不全、骨髓抑制、免疫缺陷者及孕妇；对于有感染、消化性溃疡、溃疡性结肠炎、体弱、年幼或高龄的患者应慎用；可能发生肺炎，特别是卡氏肺孢子虫病肺炎；大剂量MTX治疗仅能由专家、在有必需设备和人员的医院内使用，同时应采用“亚叶酸解救”；要密切监测肾功能和血清MTX水平以发现潜在的毒性，建议碱化尿液及增大尿量；培美曲塞禁用于对本品或该药的其他成分有严重过敏史的患者，治疗前需预服皮质类固醇和维生素等药物。

MTX的化学结构与叶酸相似，对二氢叶酸还原酶具有强大而持久 的抑制作用，它与该酶的结合力比叶酸大106倍，呈竞争性抑制作用。药物与酶结合后，使二氧叶酸（FH_2）不能变成四氢叶酸（FH_4），从而使5，10-甲酰四氢叶酸产生不足，使脱氧胸苷酸（dTMP）合成受阻，DNA合成障碍，MTX也可以阻止嘌呤核苷酸的合成，故能干扰蛋白质的合成。临床上用于治疗儿童急性白血病和绒癌，鞘内注射可用于中枢神经系统白血病的预防和症状的缓解。不良反应包括消化道反应如口腔炎、胃炎、腹泻、便血；骨髓抑制最为突出，可致白细胞、血小板减少，严重者可出现全血细胞下降；长期大剂量用药可致肝肾功能损害；妊娠早期应用可致畸胎、死胎。为减轻MTX的骨髓毒性，可在应用大剂量MTX一定时间后肌内注射甲酰四氧叶酸钙作为救援剂，以保护正常骨髓细胞。

培美曲塞为合成的新型多靶位抗叶酸类抗肿瘤药物，它和它的多聚谷氨酸盐能竞争性地抑制多种酶，包括二氢叶酸还原酶、胸腺嘧啶核苷酸合成酶及甘氨酰胺核苷酸甲基转移酶等叶酸依赖性酶，造成叶酸代谢和核苷酸合成过程的异常，从而抑制肿瘤细胞的生长繁殖。用于治疗不宜手术的恶性胸膜间皮瘤、非小细胞肺癌，对蒽环类和紫杉类药物治疗失败的乳腺癌也有效，还有试用于结直肠癌、胰腺癌、头颈部癌和膀胱癌的治疗。用药前需给予地塞米松，每次4mg，口服，一日2次，在培美曲塞给药的前天、当日和之后1天（共3天），给予地塞米松可降低皮肤毒性的发生率和严重程度；叶酸，口服400～1000μg，每日1次，给培美曲塞7日起至化疗后的3周内给药；维生素B_{12}，每次1mg，肌内注射，在培美曲塞给药前7日1次，以后可于培美曲塞用药同1天给药1次（即每3周期给药1次），叶酸和维生素B_{12}，可减轻培美曲塞的胃肠道反应和骨髓抑制。不良反应有骨髓抑制（主要为中性粒细胞减少），发热，感染，皮疹和脱屑，胃肠道反应有腹泻和恶心、呕吐，黏膜炎有口腔炎和咽炎等，若出现严重血液学毒性或神经系统不良反应，应及时停药并对症治疗。

（二）胸苷酸合成酶抑制剂

本类药物主要有5-Fu、卡培他滨、替加氟、卡莫氟、替吉奥、去氧氟尿苷、氟尿苷等。主要用于治疗消化道肿瘤、乳腺癌。部分药物还可用于肺癌、子宫颈癌、卵巢癌、膀胱癌、皮肤癌及鼻咽癌的治疗。较大剂量5-Fu可治疗绒癌。替吉奥主要用于治疗晚期胃癌。

注意事项：对本类药物过敏者、孕妇禁用；当伴发水痘或带状疱疹时，衰弱患者禁用5-Fu；正接受抗病毒药索立夫定或其同型物（如溴夫定）治疗的患者禁用去氧氟尿苷、替吉奥和卡培他滨；卡培他滨禁用于已知二氢嘧啶脱氢酶（DPD）缺陷的患者；禁用于严重肝肾功能损伤的患者；高龄、骨髓功能低下、肝肾功能不全、营养不良者慎用；用药期间定期检查白细胞、血小板，若出现骨髓抑制，应酌情减量或停药；卡培他滨的心脏毒性与氟尿嘧啶类药物类似，包括心肌梗死、心绞痛、心律不齐、心脏停搏、心力衰竭和心电图改变；既往有冠脉疾病病史的患者心脏不良事件可能更常见；使用5-Fu、卡莫氟时不宜饮酒或同用阿司匹林类药物，以减少消化道出血的可能；去氧氟尿苷使用时应注意感染症状、出血倾向的发生；去氧氟尿苷和卡培他滨可能会引起严重的肠炎与脱水；当发生严重的腹部疼痛、腹泻及其他症状时，立即停药并对症治疗；卡培他滨可引起高胆红素血症及手足综合征（手掌-足底感觉迟钝或化疗引起的肢端红斑）。

5-Fu是尿嘧啶5位上的氢被氟取代的衍生物，5-Fu在细胞内转变为5F-dUMP，而抑制脱氧胸苷酸合成酶，阻止脱氧尿苷酸（dUMP）甲基化转变为脱氧胸苷酸（dTMP），从而影响DNA的合成。此外，5-Fu在体内可转化为氟尿嘧啶核苷，以伪代谢产物的形式掺入RNA中干扰蛋白质的合成，故对其他各期细胞也有作用。5-Fu口服吸收不规则，需静脉给药，吸收后分布于全身体液，肝和肿瘤组织中浓度较高，主要在肝代谢灭活，变为CO_2和尿素，分别由呼气和尿排出，半衰期为10~20分钟。对消化系统癌(食管癌、胃癌、肠癌、胰腺癌、肝癌)和乳腺癌疗效较好，对子宫颈癌、卵巢癌、绒癌、膀胱癌、头颈部肿瘤也有效。对骨髓和消化道的毒性较大，出现血性腹泻应立即停药，可引起脱发、皮肤色素沉着，偶见肝肾功能损害。

卡培他滨是一种对肿瘤细胞有选择性活性的口服细胞毒类制剂，其本身无细胞毒性，但可转化为具有细胞毒性的5-Fu，其结构通过肿瘤的相关性血管因子胸腺嘧啶磷酸化酶在肿瘤的所在部位进行转化，从而最大限度地降低了5-Fu对人体正常细胞的损害。主要毒性包括腹泻、腹痛、恶心、呕吐、胃炎及手足综合征。近半数接受本品治疗者会诱发腹泻，对发生脱水的严重腹泻患者应严密监测并给予补液治疗；手足综合征的发生率也很高，但多为1~2级，3级综合征者不多见，多数可以消失，但需要暂时停止用药或减少用量。

(三) 嘌呤核苷合成酶抑制剂

本类药物主要有6-MP、硫鸟嘌呤、溶癌呤等。主要用于治疗绒癌、恶性葡萄胎、急性淋巴细胞白血病、非淋巴细胞白血病、慢性粒细胞白血病的急变期。

注意事项：骨髓抑制并出现明显的出血现象者，严重感染、肝肾功能损害、胆道疾病患者，有痛风病史、尿酸盐肾结石病史者，4~6周内已接受过细胞毒性药物或放疗者慎用；老年性白血病确需服用本品时，则需加强支持疗法，并严密观察症状、体征及周围血象等的动态改变，及时调整剂量；白血病时有大量白血病细胞破坏，在服用本品时则破坏更多，血液及尿中尿酸的浓度明显增高，严重者可产生尿酸性肾结石。

6-MP是腺嘌呤6位上的—NH_2基团被—SH基团取代的衍生物，在体内先经过酶的催化变成硫代肌苷酸(TIMP)后，阻止肌苷酸转变为腺核苷酸及鸟核苷酸，干扰嘌呤代谢，阻碍核酸合成，对S期细胞作用最为显著，对G_1期有延缓作用。肿瘤细胞对6-MP可产生耐药性，因耐药细胞中6-MP不易转变成硫代肌苷酸或产生后迅速降解。6-MP起效慢，主要用于急性淋巴细胞白血病的维持治疗，大剂量对绒癌亦有较好的疗效。毒副作用常见骨髓抑制及消化道黏膜损害，少数患者可出现黄疸和肝功能损害。

(四) 核苷酸还原酶抑制剂

本类药物主要有羟基脲、肌苷二醛、腺苷二醛等。主要用于治疗慢性粒细胞白血病、对BU耐药的慢性粒细胞白血病、黑色素瘤、肾癌、头颈部癌、子宫颈鳞癌。

注意事项：水痘、带状疱疹及各种严重感染者禁用；骨髓抑制为剂量限制性毒性，有胃肠道反应、致睾丸萎缩、致畸胎和引起药物热的报道；偶有中枢神经系统症状和脱发；用药期间避免接种死或活病毒疫苗；用本品期间应适当增加液体的摄入量，以增加尿量及尿酸的排泄。

羟基脲(hydroxyurea，HU)能抑制核甘酸还原酶、阻止胞苷酸转变为脱氧胞苷酸，从而抑制DNA的合成，对S期细胞有选择性杀伤作用，属于周期特异性药物。由于它能使G_1/S的过渡发生阻滞，使细胞集中于G_1期，故可用作同步化药物，以增加化疗或放疗的敏感性。治疗慢性粒细胞白血病有显著疗效，对黑色素瘤有一定作用。主要毒性为骨髓抑制，并有轻度消化道反应。肾功能不良者慎用，可致畸胎，故孕妇禁用。

(五) DNA多聚酶抑制剂

本类药物主要有Ara-C、吉西他滨(gemcitabine，GEM)等。Ara-C主要用于治疗急性非淋巴细胞白血病、急性淋巴细胞白血病、慢性髓细胞白血病(急变期)、儿童非霍奇金淋巴瘤、鞘内应用预防和治疗脑膜白血病。GEM 主要用于治疗局部晚期或已转移的非小细胞肺癌、局部晚期或已转移的胰腺癌。

注意事项:对本类药物过敏者禁用。GEM 禁与放疗同时应用,严重肾功能不全患者禁联合使用 GEM 与 DDP;可抑制骨髓,需密切观察骨髓情况;可引起严重的血小板减少。有时需要输注血小板;阿糖胞苷综合征表现为发热、肌痛、骨痛、偶尔胸痛、斑丘疹、结膜炎和全身不适,通常发生于用药后 6~12 小时,可给予皮质类固醇预防和治疗。Ara-C 可引起继发于肿瘤细胞快速分解的高尿酸血症;使用苯甲醇作为溶媒,禁止用于儿童肌内注射;鞘内应用和大剂量治疗时,不要使用含苯甲醇的稀释液;鞘内注射后最常见的不良反应是恶心、呕吐和发热;放疗的同时给予 $1000mg/m^2$的 GEM 可导致严重的肺或食管病变。如果 GEM 与放疗连续给予,由于严重辐射敏化的可能性,GEM 化疗与放疗至少间隔 4 周,如果患者情况允许可缩短间隔时间。吉西他滨滴注时间延长和用药频率增加可增加其毒性。

Ara-C 在化学结构上是脱氧胞苷的类似物,在体内经脱氧胞苷激酶催化成二或三磷酸胞苷,进而抑制 DNA 多聚酶的活性而影响 DNA 的合成,也可掺入 DNA 中干扰其复制,使细胞死亡。与常用抗肿瘤药无交叉耐药性。临床上用于治疗成人急性粒细胞白血病或单核细胞白血病。有严重的骨髓抑制和胃肠道反应,静脉注射可致静脉炎,对肝功能有一定影响。

GEM 为核苷同系物,属细胞周期特异性抗肿瘤药。主要杀伤处于 S 期的细胞,同时也阻断细胞增殖由 G_1 期向 S 期过渡的进程,在细胞内由核苷激酶代谢成有活性的二磷酸核苷和三磷酸核苷,其细胞毒性源于这两种核苷抑制 DNA 合成的联合作用。主要用于非小细胞肺癌、胰腺癌、膀胱癌、乳腺癌及其他实体肿瘤。毒副作用主要为骨髓抑制,表现为白细胞和血小板减少,贫血,消化道反应,肝肾功能损害及过敏反应等。

三、抗肿瘤抗生素类

抗肿瘤抗生素通常来源于微生物,多为细胞周期非特异性药物,对低生长指数的慢性生长肿瘤尤为有效,通过多种机制来杀伤肿瘤细胞。本类药物主要有蒽环类、放线菌素类、丝裂霉素类、博来霉素类等。主要用于治疗头颈部肿瘤、消化道肿瘤、皮肤癌、肺癌、乳腺癌、子宫颈癌。此外,MMC 对膀胱肿瘤有效;BLM 对恶性淋巴瘤和神经胶质瘤有效;PYM 对恶性淋巴瘤、阴茎癌、外阴癌有效。

注意事项:禁用于对本类药物有过敏史,有严重肺、肝、肾功能障碍,严重心脏疾病的患者;胸部及其周围接受放疗者,骨髓功能抑制者,合并感染患者,水痘患者禁用或慎用;MMC 有时会引起严重骨髓功能抑制,故应定期进行临床检验(血液检查、肝功能及肾功能检查等)。充分注意可能出现的感染、出血倾向。BLM 或 PYM 用药过程中出现咳嗽、咳痰、呼吸困难等肺炎样症状,同时胸部 X 线出现异常,应停止给药,进行胸部 X 线检查,血气分析、动脉氧分压、一氧化碳扩散度等相关检查,可给予类固醇激素和适当的抗生素。对于肺功能较差、60 岁以上高龄患者 BLM 的总药量应在 150mg 以下。PYM 给药后如患者出现发热现象,可给予退热药;对出现高热的患者,在以后的治疗中应减少剂量,缩短给药时间,并在给药前后给予解热药或抗过敏剂。

（一）蒽环类

本类药物主要有柔红霉素（daunorubicin，DNR）、米托蒽醌（novantrone，NVT）、ADM、EADM、吡柔比星（pirarubicin，THP）等。骨髓抑制及心脏毒性是最重要的副作用，某些患者甚至发生严重的骨髓再生障碍。主要用于治疗急性白血病、恶性淋巴瘤、肉瘤；ADM、EADM、THP 还可用于治疗乳腺癌、肺癌、消化道肿瘤、头颈部恶性肿瘤、泌尿生殖系统肿瘤；DNR 对神经母细胞瘤有效；EADM 对黑色素瘤、多发性骨髓瘤有效。

注意事项：禁用于严重器质性心脏病或心功能异常患者、对本类药物过敏者、妊娠及哺乳期妇女；严重感染患者不提倡使用；过去曾用过足量 DNR、EADM 及 ADM 者不能再用。EADM 总限量为 $800mg/m^2$；心脏毒性可表现为心动过缓、室上性心动过缓和心电图改变；心脏毒性与累积剂量相关，用药期间应严密监测心功能，以减少发生心力衰竭的危险；心力衰竭有可能在完全缓解期或停药几周后发生，在累积剂量很高时，心力衰竭可随时发生，而心电图预先无任何改变。DNR、EADM 可迅速溶解肿瘤细胞而致血中尿素和尿酸升高，必要时给予充足的液体和别嘌醇，以避免尿酸性肾病；骨髓抑制及消化道反应明显，脱发常见；应监测血象及肝肾功能。本类药物漏出外周血管外可导致局部组织坏死。

ADM 为蒽环类抗生素，能嵌入 DNA 碱基对之间，并紧密结合到 DNA 上，阻止 RNA 转录过程，抑制 RNA 合成，也能阻止 DNA 复制，属细胞周期非特异性药物，S 期细胞对它更为敏感。ADM 抗瘤谱广、疗效高，主要用于急性淋巴细胞白血病或粒细胞白血病、恶性淋巴瘤、乳腺癌、卵巢癌、小细胞肺癌、胃癌、肝癌及膀胱癌等。最严重的毒性反应为可引起心肌退行性病变和心肌间质水肿，心脏毒性的发生可能与 ADM 生成自由基有关，右丙亚胺作为化学保护剂可预防心脏毒性的发生，使用总剂量不宜超过 $450\sim550mg/m^2$，以避免发生严重的心脏毒副作用。此外，还有骨髓抑制、消化道反应、皮肤色素沉着及脱发等不良反应。

EADM 在结构上与 ADM 的区别是在氨基糖部分 4′位的羟基由顺式变成了反式，这种立体结构的细微变化导致其心脏及骨髓毒性明显降低。本品为橘红色粉末状结晶，可溶于水，在生理盐水中稳定，当 pH 为 7 时呈橘红色，其主要作用是直接嵌入 DNA 碱基对之间，干扰转录过程，阻止 mRNA 的形成。它既能抑制 DNA 的合成也能抑制 RNA 的合成，所以对细胞周期的各个阶段均有作用，为细胞周期非特异性药物；对细胞膜和转运系统均有作用，但最主要的作用部位还是细胞核。EADM 主要用于乳腺癌、恶性淋巴瘤、软组织肉瘤、胃癌、卵巢癌等。其不良反应主要为消化道反应、骨髓抑制、脱发及心脏毒性，但都明显低于 ADM。EADM 的主要急性毒性及剂量限制性毒性，表现为白细胞下降和轻度血小板下降，一般在给药后第 10 天降至最低点，第 21 天恢复正常。

THP 在结构与 ADM 相似，是 ADM 的氨基糖部分第 4′位 OH 基上的一个异构体。THP 的主要作用机制为抑制 DNA 聚合酶 α 和 β，阻止核酸的合成，并对 G_2 期有阻断作用，半衰期较短，静脉给药 15 分钟后能很快从血液进入肿瘤组织，给药后 48 小时经胆道排出 20%、经肾排出 9%，在肝组织中的药物浓度明显低于 ADM。THP 主要用于头颈癌、乳腺癌、泌尿生殖系统肿瘤、卵巢癌、子宫癌、恶性淋巴瘤和急性白血病等。毒副作用主要是骨髓抑制、胃肠道反应、口腔黏膜炎和脱发，少部分患者有心电图改变。

（二）放线菌素类

本类药物通过影响细胞核酸转录而发挥抗肿瘤作用。主要有 ACTD、阿克拉霉素等。

常见不良反应包括骨髓抑制、胃肠道反应等。ACTD 主要用于治疗霍奇金病(HD)、神经母细胞瘤、无转移的绒癌、睾丸癌、儿童肾母细胞瘤(Wilms 瘤)、尤因肉瘤、横纹肌肉瘤。阿克拉霉素主要用于治疗肺癌、乳腺癌、消化道癌。

注意事项:ACTD 禁用于有水痘病史者;有骨髓功能低下、出血倾向、痛风病史、肝功能损害、感染、尿酸盐性肾结石病史、近期接受过放疗或抗癌药物者慎用。ACTD 的剂量限制性毒性为骨髓抑制;胃肠道反应多见于每次剂量超过 500μg 时,为急性剂量限制性毒性;当 ACTD 漏出血管外时,应立即用 1% 的普鲁卡因局部封闭,或用 50~100mg 氢化可的松局部注射及冷湿敷。

ACTD 为多肽类抗恶性肿瘤抗生素,能嵌入到 DNA 双螺旋中相邻的鸟嘌呤和胞嘧啶碱基之间,与 DNA 结合成复合体,阻碍 RNA 多聚酶的功能,阻止 RNA 特别是 mRNA 的合成,属细胞周期非特异性药物,但对 G_1 期作用较强,且可阻止 G_1 期向 S 期的转变。抗瘤谱较窄,对恶性葡萄胎、绒癌、霍奇金病、恶性淋巴瘤、肾母细胞瘤、骨骼肌肉瘤及神经母细胞瘤疗效较好。与放疗联合应用,可提高肿瘤对放疗的敏感性。消化道反应如恶心、呕吐、口腔炎等较常见;骨髓抑制先出现血小板减少,后出现全血细胞减少;少数患者可出现脱发、皮炎和畸胎等。

(三) 丝裂霉素类

丝裂霉素类抗生素包括丝裂霉素 A、丝裂霉素 B 和丝裂霉素 C。目前,临床使用的主要是 MMC。

MMC 化学结构中有乙撑亚胺及氨甲酰酯基团,具有烷化作用。能与 DNA 的双链交叉联结,可抑制 DNA 复制,也能使部分 DNA 链断裂,属细胞周期非特异性药物。其抗瘤谱广,用于胃癌、肺癌、乳腺癌、慢性粒细胞白血病、恶性淋巴瘤等。不良反应主要为明显而持久的骨髓抑制,其次为消化道反应,偶有心、肝、肾毒性及间质性肺炎的发生,注射局部刺激性大。

(四) 博来霉素类

博来霉素类药物主要有 BLM、PYM、匹莱霉素、利莱霉素等,其主要作用机制为引起 DNA 链断裂。

BLM 为含多种糖肽的复合抗生素,主要成分为 A2。BLM 能与铜或铁离子络合,使氧分子转成氧自由基,从而使 DNA 单链断裂,阻止 DNA 的复制,干扰细胞分裂繁殖,属细胞周期非特异性药物,但对 G_2 期细胞作用较强。主要用于鳞状上皮癌(头、颈、口腔、食管、阴茎、外阴、子宫颈等),也可用于淋巴瘤的联合治疗。不良反应有发热、脱发等。肺毒性最为严重,可引起间质性肺炎或肺纤维化,可能与肺内皮细胞缺少使 BLM 灭活的酶有关。

PYM 为由我国平阳县土壤中分离得到的放线菌培养液中分离得到的抗肿瘤抗生素,经研究与国外的 BLM 成分相近,主要成分为单一的 A5,对鳞癌疗效较好,肺毒性相对较低。主要抑制胸腺嘧啶核苷掺入 DNA,与 DNA 结合使之破坏,另外它也能使 DNA 单链断裂,并释放部分游离核碱,可能因此破坏 DNA 模板,阻止 DNA 的复制。对皮肤癌、头颈部鳞癌、淋巴瘤、食管癌等疗效较好,对其他部位的鳞癌如肺、子宫颈及恶性黑色素瘤、睾丸肿瘤也有效。不良反应有发热、胃肠道反应、皮肤反应(色素沉着、皮炎、角化增厚、皮疹等)、脱发、肢端麻痛、口腔炎等。本品与 BLM 相比引起化学性肺炎或肺纤维化的机会较少。

四、植物碱类

植物碱类指来源于植物的具有抗肿瘤作用的药物，具有效成分中以生物碱占多数，其按作用机制大致分为：作用于微管和微管蛋白的VLB和紫杉类；作用于拓扑异构酶的喜树碱和鬼臼毒素类；抑制肿瘤细胞DNA合成的三尖杉酯碱类。

（一）紫杉类

紫杉类药物是从短叶紫杉或我国红豆杉的树干、树皮或针叶中提取或半合成的有效成分。由于紫杉醇类独特的作用机制和对耐药细胞也有效，是近年来受到广泛重视的抗恶性肿瘤新药。紫杉醇类能促进微管聚合，同时抑制微管的解聚，从而使纺锤体失去正常的功能、细胞有丝分裂停止。其对卵巢癌和乳腺癌有独特的疗效，对肺癌、食管癌、大肠癌、黑色素瘤、头颈部癌、淋巴瘤、脑瘤也都有一定疗效。PTX的不良反应主要包括骨髓抑制、神经毒性、心脏毒性和过敏反应。PTX的过敏反应可能与赋形剂聚氧乙基蓖麻油有关。TXT的不良反应相对较少。本类药物主要有PTX、TXT、PTX脂质体。主要用于治疗乳腺癌、非小细胞肺癌；PTX还可用于治疗卵巢癌、头颈部癌、食管癌、精原细胞瘤、复发非霍奇金淋巴瘤等。

注意事项：禁用于对紫杉类及赋形剂过敏、基线中性粒细胞计数<1500个/mm^3、妊娠及哺乳期妇女、肝功能有严重损害的患者。PTX的剂量限制性毒性是骨髓抑制，具有剂量和时间依赖性，可逆转且不蓄积。为预防PTX发生过敏反应，治疗前须预防给药。紫杉类药物的常见不良反应还可有发热、贫血、感染、低血压、神经毒性、脱发、皮肤反应、指甲改变、肝功能异常、恶心、呕吐、腹泻、黏膜炎、脱发、浮肿等；TXT由于可能发生较严重的过敏反应，应具备相应的急救设施，注射期间密切监测主要功能指标。

PTX（泰素，紫素，特素）的作用机制有别于长春花生物碱类抗微管药物，能特异地结合到小管的β位上，导致微管聚合成团块和束状并促使其稳定，干扰细胞的分裂和增殖，起到抗肿瘤的作用，属于细胞周期特异性药物。DDP的存在可能增加了PTX的毒性，而先用PTX，后使用DDP，则毒性减小，对肿瘤细胞的杀伤作用增大。主要用于晚期卵巢癌的一线和后继治疗，乳腺癌的术后辅助治疗，转移性乳腺癌的一线或二线化疗，非小细胞肺癌的一线治疗，并且对头颈部癌、食管癌、胃癌、膀胱癌等均有一定疗效。使用前为防止发生严重的过敏反应，接受PTX治疗的所有患者应事先进行预防用药，可用地塞米松20mg口服，通常在用PTX治疗之前12小时及6小时给予，苯海拉明40mg或其同类药物肌内注射和西咪替丁400mg或雷尼替丁50mg静脉注射，在用PTX之前30~60分钟前给予。不良反应主要有过敏反应，一般发生率约为39%，其中严重过敏反应发生率不足2%，最常见的表现为支气管痉挛性呼吸困难、心动过速、血压迅速降低等，遇到这种情况应迅速停止PTX注射液的滴入，给予相应的抗过敏、升压等治疗，其他较轻的症状包括脸红、皮疹和低血压等，这些过敏反应多数为Ⅰ型变态反应，一般发生在第1次用药后最初1个小时内，严重反应常发生在用药后2~10分钟；其他不良反应还有骨髓抑制、神经毒性（主要为周围神经病变）、肌肉痛与关节痛、胃肠道反应、发热、脱发、肝肾功能损害等。

PTX脂质体（paclitaxel liposome，力扑素）的主要成分为PTX，辅料为卵磷脂、胆固醇、苏氨酸和葡萄糖。PTX脂质体的毒性较PTX低，耐受性好。PTX因其高度亲脂，常规使用聚氧乙烯蓖麻油和无水乙醇作为助溶剂,但该助溶剂可促进人体释放组胺,而引发过敏反应、中毒性肾损伤、神经毒性、心脏毒性等。PTX 脂质体不含聚氧乙烯蓖麻油和无水乙醇,预处理更方便,激素用量小于 PTX 注射液,过敏反应和肌肉疼痛等副作用发生率低,血液毒性、肝毒性和心脏毒性亦小于紫杉醇注射液,并且 PTX 脂质体具有肿瘤靶向性和淋巴靶向性。主要用于卵巢癌、乳腺癌、非小细胞肺癌和胃癌等的治疗。为预防 PTX 脂质体可能发生的过敏反应,在用药前 30 分钟,给予地塞米松 5~10mg 静脉注射,苯海拉明 40mmg、西咪替丁 300mg 静脉注射。PTX 脂质体只能用 5% 的葡萄糖注射液溶解和稀释,不可用生理盐水或其他溶液溶解和稀释,以免发生脂质体聚集。不良反应有食欲缺乏、恶心、呕吐、脱发、肌肉关节痛、面部潮红、白细胞、中性粒细胞和血小板减少等。

TXT 与 PTX 属于同类药物,作用机制与 PTX 相同,通过干扰细胞有丝分裂而发挥抗肿瘤作用。TXT 通过加速游离微管蛋白的聚合,同时也抑制其解聚,致使细胞的有丝分裂不能进行,细胞阻断于有丝分裂期,从而达到抗肿瘤的作用,为细胞周期特异性药物。TXT 促进微管稳定的作用比 PTX 大 2 倍。用于乳腺癌术后或转移性乳腺癌、局部晚期或转移性非小细胞肺癌的治疗,对卵巢癌、头颈部癌、小细胞肺癌、胃癌等也有疗效。为了减轻过敏反应及体液潴留,所有患者在接受 TXT 注射液治疗前均必须预防服用糖皮质激素类药物,如地塞米松在 TXT 滴注一天前开始服用,每次 8 mg,每 12 小时 1 次,连用 3 天。不良反应有骨髓抑制、过敏反应、体液潴留、皮肤毒性、恶心、呕吐、脱发、肌肉关节痛、神经毒性、肝肾功能损害、心脏毒性等。

(二) 长春碱类

本类药物主要有 VLB、VCR、VDS、NVB 等。VLB(长春碱)及 VCR 为夹竹桃科长春花植物所含的生物碱,VDS 和 NVB 均为长春碱的半合成衍生物。长春碱类药物的作用机制为与微管蛋白结合,抑制微管聚合,从而使纺锤丝不能形成,细胞有丝分裂停止于中期,对有丝分裂有抑制作用。VLB 的作用较 VCR 强,属细胞周期特异性药物,主要作用于 M 期细胞。此外长春碱类药物还可干扰蛋白质合成和 RNA 多聚酶,对 G_1 期细胞也有作用。VLB 主要用于治疗急性白血病、恶性淋巴瘤及绒癌;VCR 对儿童急性淋巴细胞白血病疗效好、起效快,常与泼尼松合用作诱导缓解药;VDS 主要用于治疗肺癌、恶性淋巴瘤、乳腺癌、食管癌、黑色素瘤和白血病等;NVB 主要用于治疗肺癌、乳腺癌、卵巢癌和淋巴瘤等。长春碱类药物的毒性反应主要包括骨髓抑制、神经毒性、消化道反应、脱发及注射局部刺激等。VCR 对外周神经系统毒性较大。

注意事项:禁用于妊娠、哺乳期妇女。严重肝功能不全、骨髓功能低下和严重感染者禁用或慎用。骨髓抑制,VLB、VDS 最常见的为白细胞降低,并成为剂量限制性因素;NVB 的血液系统毒性表现为粒细胞减少和中度贫血,粒细胞减少属局限性毒性。VCR 的剂量限制性毒性是神经系统毒性,主要引起外周神经症状,如手指、足趾麻木,腱反射迟钝或消失,外周神经炎;运动神经、感觉神经和脑神经也可受到破坏;NVB 的外周神经毒性一般限于腱反射消失,感觉异常少见,长期用药可出现下肢无力;植物神经毒性主要表现为小肠麻痹引起的便秘。呼吸道毒性:可引起呼吸困难或支气管痉挛,可在注药后数分钟或数小时内发生;有局部组织刺激反应,可引起静脉炎,药液应避免漏出血管外和溅入眼内。VLB 仅用于静脉给药,严禁鞘内注射(可致死)。

VCR 为夹竹桃科植物长春花中提取的有效成分,作用于细胞有丝分裂期 的微管蛋白,抑制微管蛋白的聚合，干扰纺锤体微管的形成，使有丝分裂期细胞停止于中期，为细胞周期特异性药物。VCR 还可以干扰蛋白质的代谢及抑制核糖核酸聚合酶的活性，并抑制细胞膜类脂质的合成和氨基酸在细胞膜上的转运，主要用于急性淋巴细胞白血病、恶性淋巴瘤、横纹肌肉瘤、尤因肉瘤、神经母细胞瘤、肾母细胞瘤、多发性骨髓瘤等的治疗。外周神经毒性为剂量限制性毒性，表现为手指（趾）麻木、腱反射迟钝或消失、感觉异常，也可表现为腹痛、腹胀、便秘，有时出现麻痹性肠梗阻或表现为运动神经和脑神经的损害，并产生相应的症状，神经毒性与累积剂量相关。药物有局部组织刺激作用，药液外漏，可引起局部组织坏死。

NVB 为一种半合成长春碱类化合物，与 VCR、VLB 在结构上的不同主要是 VLB 母环的改变。其抗肿瘤机制为，阻滞微管蛋白聚合成微管并诱导微管解聚，从而干扰细胞有丝分裂达到抗肿瘤的作用，属于细胞周期特异性药物。NVB 对神经轴索微管的亲和力差，高浓度时才对轴索微管产生影响，因而神经毒性较低。主要用于非小细胞肺癌、乳腺癌、卵巢癌、头颈部肿瘤、霍奇金淋巴瘤（HL）等的化疗。NVB 常引起注射部位的血管静脉炎、疼痛、肢体麻木感，重者局部可出现皮肤红肿、起水疱。药液渗出或漏出血管外，可导致局部组织坏死和溃疡。骨髓抑制为剂量限制性毒性，表现为粒细胞减少，其中Ⅲ/Ⅳ度白细胞下降达 11%～51%，与剂量相关，可出现中度贫血、血小板减少。

（三）鬼臼碱类

本类药物主要有 VP-16（鬼臼乙叉苷，足叶乙苷）和 VM-26（鬼臼噻吩苷，替尼泊苷），为植物西藏鬼臼的有效成分鬼臼毒素的半合成衍生物。鬼臼毒素能与微管蛋白相结合，抑制微管聚合，从而破坏纺锤丝的形成。但 VP-16 和 VM-26 不同，主要抑制 DNA 拓扑异构酶Ⅱ的活性，从而干扰 DNA 的结构和功能，属细胞周期特异性药物，主要作用于 S 期和 G_2 期细胞，临床用于治疗肺癌及睾丸肿瘤有良好效果，也用于恶性淋巴瘤的治疗。VM-26 对脑瘤亦有效，不良反应有骨髓抑制及消化道反应等。

VP-16 系鬼臼毒的半合成衍生物，作用于细胞内脱氧核糖核酸拓扑异构酶Ⅱ，并抑制其功能，使脱氧核糖核酸断裂重新连接的反应受到干扰，抑制细胞的有丝分裂，达到抗肿瘤作用，属于细胞周期特异性药物。用于小细胞肺癌、睾丸癌、霍奇金淋巴瘤、非霍奇金淋巴瘤、急性粒细胞白血病、绒癌、恶性葡萄胎等的治疗。临床上广泛用于小细胞肺癌、生殖细胞恶性肿瘤及恶性淋巴瘤的一线及复发后的治疗，VP-16 联合 DDP 或 CBP 是小细胞肺癌的一线标准化疗方案。不良反应主要有：骨髓抑制、周围神经毒性、恶心、呕吐、腹泻、脱发等。

（四）喜树碱类

喜树碱类是作用于 DNA 复制的拓扑异构酶抑制剂，主要包括：拓扑异构酶Ⅰ抑制剂，如 CP-11、拓扑替康（topotecan，TPT）、羟基喜树碱（hydroxycampto-thecin，HCPT）。喜树碱是从我国特有的植物喜树中提取的一种生物碱。HCPT 为喜树碱羟基衍生物，TPT 和 CPT-11 为喜树碱的人工合成衍生物。喜树碱的主要作用靶点为 DNA 拓扑异构酶，真核细胞 DNA 的拓扑结构由两类关键酶 DNA 拓扑异构酶Ⅰ（TOPO-Ⅰ）和 DNA 拓扑异构酶Ⅱ（TOPO-Ⅱ）调节，这两类酶在 DNA 复制、转录及修复中，在形成正确的染色体结构，以及染色体分离浓缩中发挥重要作用。喜树碱类能特异性抑制 TOPO-Ⅰ活性，从而干扰 DNA 结构和功能，使 DNA 不能复制，造成不可逆的 DNA 链破坏，而发挥细胞毒作用，从而导致肿瘤细胞死亡，属细胞周期特异性药物，对 S 期的作用强于 G_1 和 G_2 期。喜树碱类对胃癌、绒癌，恶性葡萄胎、急性及慢性粒细胞白血病等有一定疗效，对膀胱癌、大肠癌及肝癌等亦有一定疗效，CPT-11 用于治疗晚期结直肠癌，托泊替康用于治疗小细胞肺癌及初始化疗或序贯化疗失败的转移性卵巢癌。不良反应主要有泌尿道刺激症状、消化道反应、骨髓抑制及脱发等。

注意事项：对本类药物过敏者，严重骨髓抑制者，妊娠、哺乳期妇女禁用；CPT-11 禁用于慢性炎性肠病和(或)肠梗阻者、血清胆红素超过正常值上限 3 倍者；CPT-11 的剂量限制性毒性为延迟性腹泻(用药 24 小时后发生)和中性粒细胞减少。出现严重腹泻的患者，在下个周期用药时应减量。单药治疗 9% 的患者出现急性胆碱能综合征，可用阿托品治疗。其他不良反应包括对胃肠道、呼吸系统、免疫系统、肝功能等的影响。

CPT-11 为半合成喜树碱衍生物，抗肿瘤机制为抑制脱氧核糖核酸拓扑异构酶Ⅰ，CPT-11 与抑制脱氧核糖核酸拓扑异构酶Ⅰ形成稳定复合物，干扰断裂脱氧核糖核酸单链重新修复，阻止脱氧核糖核酸的复制，为细胞周期特异性药物。用于晚期结直肠癌、肺癌、卵巢癌、子宫颈癌等的化疗。用药期间或用药后 24 小时内可出现胆碱能综合征：表现为多汗、多泪、唾液分泌物增多、视物模糊、痉挛性腹痛、"早期"腹泻等，轻度可自行缓解，严重者需给予阿托品 0.25mg 皮下注射。用药 24 小时后可出现延迟性腹泻：表现为用药后第 3～5 天，呈水样便腹泻，平均持续约 4 天，同时伴有食欲缺乏、恶心、呕吐、体重减轻等症状，发生频率和严重程度与用药剂量大小相关，为剂量限制性毒性，大剂量洛哌丁胺治疗有效，首剂 4mg 口服，以后 2mg，2 小时 1 次，直至末次水样便后继续用药 12 小时，用药最长时间不超过 48 小时。骨髓抑制以中性粒细胞减少为主，为剂量限制性毒性。

(五) 三尖杉生物碱类

三尖杉生物碱类包括三尖杉酯碱和高三尖杉酯碱，是从三尖杉属植物的枝、叶和树皮中提取的生物碱。可抑制蛋白合成的起始阶段，并使核蛋白体分解，释放出新生肽链，但对 mRNA 或 tRNA 与核蛋白体的结合无抑制作用，属细胞周期非特异性药物，对 S 期细胞作用明显。对急性粒细胞白血病疗效较好，也可用于急性单核细胞白血病慢性粒细胞白血病、及恶性淋巴瘤等的治疗。不良反应包括骨髓抑制、消化道反应、脱发等，偶有心脏毒性。

注意事项：原有心律失常及各类器质性心血管疾病患者应慎用或不用；骨髓功能抑制或血象呈严重粒细胞减少或血小板减少；有肝肾功能损害、痛风或尿酸盐肾结石病史的患者、孕妇及哺乳期妇女慎用；对骨髓各系列的造血细胞均有抑制作用，对粒细胞系列的抑制较重，红细胞系列次之，对巨核细胞系列的抑制较轻；较常见的心脏毒性有窦性心动过速、房性或室性期外收缩、心电图出现 ST 段变化及 T 波平坦等心肌缺血表现。但高三尖杉酯碱每次剂量>3.0mg/m^2 时，部分患者于给药 4 小时左右会出现血压降低的现象、常见的消化系统不良反应。白血病时有大量白血病细胞破坏，采用本品时破坏会增多，血液及尿中尿酸浓度可增高。

五、铂　　类

铂类药物为一类细胞周期非特异性药物，主要靶点是增殖细胞的 DNA，有类似烷化剂双功能基团的作用，可以和细胞内的碱基结合，使 DNA 分子链内和链间交叉键联，因而失去功能不能复制，高浓度时也抑制 RNA 及蛋白质的合成。顺铂分子中心的铂原子是抗肿瘤作用的核心，而且只有顺式有活性。铂类药物的抗肿瘤效果可能和细胞凋亡有关，铂类药物对非增殖细胞的作用机制主要不是抑制 DNA 的合成，而是使细胞停留在 G_2 期。本类药物作用的另一特点是对乏氧细胞也有作用。进入人体后可扩散通过带电的细胞膜。铂类药物的耐药问题已经广泛研究，主要机制为和 DNA 形成一个复合体从而使药物的运输系统改变、DNA 修复增加。但几种铂类化合物并无完全交叉耐药。本类药物主要有 DDP、CBP、L-OHP 等。DDP 和 CBP 主要用于治疗肺癌、卵巢癌、膀胱癌、头颈部鳞癌和生殖细胞癌；DDP 还可用于治疗骨肉瘤及神经母细胞瘤等；CBP 亦可用于治疗食管癌和间皮瘤等；L-OHP 主要用于治疗转移性结直肠癌、原发肿瘤完全切除后的Ⅲ期结肠癌。

注意事项：对含铂化合物有过敏史者、孕妇、哺乳期妇女、严重肾功能不全者及严重骨髓抑制患者禁用。DDP 的主要限制性毒性是肾功能不良，一般剂量每日超过 $90mg/m^2$ 即为肾毒性的危险因素，治疗时应特别注意水化问题；神经损害如听神经损害所致的耳鸣、听力下降较常见，避免使用与肾毒性或耳毒性叠加的药物，如氨基糖苷类抗生素、两性霉素 B、头孢噻吩等；几乎所有患者均可发生不同程度的恶心、呕吐，应对症治疗；静脉滴注时需注意避光。CBP 的剂量限制性毒性是骨髓抑制，在治疗前后应定期复查血象，出血性肿瘤患者禁用。L-OHP 的剂量限制性毒性是神经系统毒性反应，治疗停止后，神经系统症状通常可以改善。

DDP，又名顺氯氨铂（CDDP），为目前最常用的铂类药物。抗瘤谱广，但对肾、神经系统及胰腺有毒性。静脉注射后肝、肾、膀胱中分布最多，其次是卵巢、子宫、皮肤、骨等，在血浆中迅速消失。DDP 的清除主要通过和生物学大分子结合，包括蛋白质的巯基，而内部失活，血中消减呈二室模型，分布半衰期约 41～49 分钟，清除半衰期约 57～73 小时，静脉注射 1 小时后血浆含量为 10%左右，90%与血浆蛋白结合，排出较慢，给药后 6 小时排除 15%～27%，一天内尿中排出 19%～34%，4 天内尿中仅排出 25%～44%，水化和利尿剂可以使清除半衰期缩短，铂排出加快，因而肾毒性减低。对多数实体肿瘤均有效，如睾丸肿瘤、乳腺癌、头颈部癌、卵巢癌、骨肉瘤及黑色素瘤等。不良反应主要为消化道反应、骨髓抑制、听神经毒性及肾脏毒性，均与所用剂量的大小及总剂量有关。在使用 DDP 前尤其是高剂量时，应先检查肾脏功能及听力，并注意多饮水或输液强迫利尿。高剂量 DDP 的不良反应可以很严重，包括恶心、呕吐、肾小管损伤、耳蜗毛细胞高频听力受损、伴随治疗出现的周围神经损伤导致感觉运动障碍。使用 DDP 必须严格掌握适应证，有肾功能损害和听神经损害的患者，包括既往有过肾病和听神经损伤的患者应当尽量不用，以免引起严重的不良反应。DDP 的剂量与疗效相关，剂量过低会影响疗效，高剂量必须相应水化和应用止吐药，以免引起肾损伤和严重呕吐，最好避免长期应用 DDP，因可导致低血钾、低血钙、低血镁，并易引起胰腺和中枢神经损伤。应用过较多 DDP 的患者应当长期随诊，特别是对其高频听力和肾功能的监测。

CBP 为第二代铂类抗肿瘤药，其生化特征与 DDP 相似，但肾毒性、消化道反应及耳毒性均较低。作用机制与 DDP 相似，主要是引起靶细胞 DNA 的链间及链内交叉键联，破坏 DNA 而抑制肿瘤的生长。CBP 的药动学和毒性与 DDP 不同，CBP 的半衰期比 DDP 延长了 4～6 小时，主要由肾脏排出。但 CBP 对肾脏的毒性较低，恶心、呕吐反应也低于 DDP。CBP 除了高剂量以外，无明显神经毒性，但和 DDP 不同是，CBP 对骨髓的抑制明显，而且对血小板的抑制比粒细胞更为突出，CBP 和其他抑制骨髓的药物同时用药时，常因骨髓抑制而需要减低剂 量。CBP 为广谱抗肿瘤药，主要用于小细胞肺癌、卵巢癌、睾丸肿瘤、头颈部鳞癌等，也可用于非小细胞肺癌、膀胱癌、子宫颈癌、胸膜间皮瘤、黑色素瘤及子宫内膜癌等。不良反应主要为骨髓抑制,半数以上的患者可存在不同程度的白细胞和血小板减少,肾毒性较轻,不必像 DDP 那样需要水化、利尿,但既往有肾功能损伤的患者用药后损伤可能加重,因之应慎用或减量,其他反应如恶心、呕吐,较 DDP 轻微而少见,神经毒性、耳毒性及脱发均较罕见。

L-OHP 为第三代铂类药物,与 DDP 结构上的差异在于 DDP 的氨基被 1,2-二氨环己烷基团所代替。L-OHP 与 DDP 的药动学特点有明显差别,DDP 的 DNA 结合动力学特点呈两室模型,分布相约需 15 分钟,清除相结合需 4~8 小时,而 L-OHP 则可在 15 分钟内完成全部 DNA 结合,并且 L-OHP 可特异性地与红细胞结合,产生蓄积性,但不引起严重贫血,其游离铂对肾脏无损害,主要经尿排泄。主要为胃癌、结直肠癌的治疗,但此药对头颈部癌、乳腺癌、淋巴瘤、肺癌和其他肿瘤均有一定疗效。不良反应方面 L-OHP 与 DDP 相比,Ⅲ~Ⅳ度消化道反应少见,主要不良反应为外周感觉神经毒性,累及感觉神经末梢,遇冷刺激时加重,具有可逆性;其次为胃肠道反应,骨髓抑制相对较轻,无耳毒性、肾毒性,可用于肾功能损害者,该药剂量限制毒性主要是神经损伤。

六、其他细胞毒药物

(一) L-ASP

L-ASP 通过分解肿瘤细胞增殖所必需的门冬酰胺而起到抗肿瘤作用。门冬酰胺是蛋白质合成及细胞增长、增殖所必需的氨基酸,正常细胞能够自身合成 L-ASP,但某些肿瘤细胞如淋巴细胞白血病细胞不能合成门冬酰胺酶,必须依赖宿主供给自体生长代谢所需,L-ASP 能水解血浆中的门冬酰胺为门冬氨酸和氨,使肿瘤细胞缺乏门冬酰胺,从而抑制蛋白质的合成,干扰 DNA、RNA 的合成,作用于细胞增殖周期 G_1 期,是抑制该期的细胞周期特异性药物。主要用于急性白血病、慢性淋巴细胞白血病、霍奇金病、非霍奇金淋巴瘤、黑色素瘤等的治疗。禁用于对本品有过敏史或皮试阳性者,有胰腺炎病史或胰腺炎者,以及患水痘、广泛带状疱疹等严重感染者。主要不良反应为胃肠道反应,其次还有发热、高氨血症、休克等。给药期间应监测纤维蛋白原、纤维蛋白溶酶原、抗凝血酶-Ⅲ(AT-Ⅲ)、蛋白 C 等。

(二) 亚砷酸

亚砷酸的化学名为三氧化二砷,是砒霜的主要成分,对急性早幼粒细胞白血病细胞有诱导分化、促凋亡作用。早幼粒细胞白血病的染色体易位产生 *PML-RARa* 融合基因,过度表达 *PML-RARa* 蛋白,抑制细胞的分化凋亡。实验发现,三氧化二砷可以降低细胞内 *PML-RARa* 的水平,抑制肿瘤细胞生长,促使肿瘤细胞凋亡。主要用于治疗急性早幼粒细胞白血病。常见毒副作用有皮肤干燥、红斑、色素沉着、恶心、呕吐、腹胀、腹泻、肌肉关节酸痛、心电图异常、尿素氮增高、头痛、指尖麻木、血清转氨酶和胆红素升高等。

(三) 维 A 酸

维 A 酸的化学名为全反式维 A 酸。维生素 A(视黄醇)进入人体后转变成视黄醛,再经氧化变成维 A 酸,维 A 酸是第三代维 A 酸,其构型最为稳定。维 A 酸受体(RAR)包含有 DNA 结合区域,维 A 酸与维 A 酸受体结合直接作用于靶基因 *PML-RARa*,诱导早幼粒细胞白血病细胞分化成熟，同时维A酸对多种肿瘤细胞具有诱导分化、抑制增殖，促进凋亡的作用。主要用于治疗急性早幼粒细胞白血病。不良反应有唇炎、唇干、头痛、口干、甲沟炎、皮肤黏膜干燥、面部脱屑、瘙痒、结膜炎、光过敏、轻度夜盲、恶心、呕吐、腹痛、腹胀、骨骼肌肉疼痛、肝肾功能损害、多浆膜腔积液、精神异常、维A酸综合征(RAS)等。

第五节　非细胞毒类抗肿瘤药物

一、激素类抗肿瘤药物

某些肿瘤如乳腺癌、前列腺癌、甲状腺癌、子宫颈癌、卵巢癌和睾丸肿瘤与相应的激素失调有关，因此，应用某些激素或其拮抗药来改变激素平衡失调状态，以抑制激素依赖性肿瘤的生长。严格来讲，该类药物不属于化疗药物，应为内分泌治疗药物。目前的内分泌治疗中除甲状腺激素对甲状腺癌的控制以外，都涉及甾体类激素浓度或活性的改变。甾体类激素，包括雌激素、孕激素、雄激素和肾上腺皮质激素等，这些激素都有共同的基本结构——甾核。激素类药物在乳腺癌、前列腺癌及子宫内膜癌的治疗中发挥了重要的作用。激素类药物虽然没有细胞毒类抗肿瘤药的骨髓抑制等毒性反应，但因作用部位广泛，使用不当也会造成其他不良反应，在治疗过程中应密切观察疗效、药物毒性，并在肿瘤进展或毒性超出临床获益时，对治疗药物进行替换。

1. 雌激素类药物　常用于恶性肿瘤治疗的雌激素是己烯雌酚，可通过抑制下丘脑及脑垂体，减少脑垂体促间质细胞激素(ICSH)的分泌，从而使来源于睾丸间质细胞与肾上腺皮质的雄激素分泌减少，也可直接对抗雄激素促进前列腺癌组织生长发育的作用，故对前列腺癌有效。

2. 雄激素类药物　常用于恶性肿瘤治疗的有二甲基睾丸酮、丙酸睾丸酮和氟羟甲酮，可抑制脑垂体前叶分泌的促卵泡激素，使卵巢分泌的雌激素减少，并可对抗雌激素作用，雄激素对晚期乳腺癌，尤其是骨转移者疗效较佳。

3. 孕激素类药物　主要有甲羟孕酮和甲地孕酮，为合成的黄体酮衍生物，作用类似天然黄体酮，主要用于肾癌、乳腺癌、子宫内膜癌，并可增强患者的食欲、改善一般状况。

4. 糖皮质激素类药物　常用于恶性肿瘤治疗的是泼尼松和泼尼松龙等。糖皮质激素能作用于淋巴组织，诱导淋巴细胞溶解。对急性淋巴细胞白血病及恶性淋巴瘤有较好疗效，作用快，但不持久，易产生耐药性；对慢性淋巴细胞白血病，除可降低淋巴细胞数目外，还可降低血液系统并发症(自身免疫性溶血性贫血和血小板减少症)的发生率或使其减轻。常与其他抗肿瘤药物合用，治疗霍奇金病及非霍奇金淋巴瘤。对其他恶性肿瘤无效，而且可因抑制机体免疫功能而使恶性肿瘤进展。仅在恶性肿瘤引起发热不退、毒血症状明显时，可少量短期应用以改善症状。

5. 抗雌激素类药物　抗雌激素类药物主要包括他莫昔芬(tamoxifen)和托瑞米芬(toremifene)。乳腺癌细胞的胞质内存在雌激素受体，他莫昔芬和雌激素均可自由通过细胞膜，并与雌激素竞争性结合胞质内的雌激素受体，形成他莫昔芬受体蛋白复合物。该复合物进入乳腺癌细胞核内，不能像雌激素与受体结合的复合物一样促使癌细胞的DNA与mRNA结合，结果抑制了雌激素依赖性蛋白质的结合，并最终抑制了乳腺癌细胞的生长与增殖。他莫昔芬是目前临床上最常用的内分泌治疗药物，为合成的抗雌激素药物，是雌激素受体的部分激动剂,具有雌激素样作用,但强度仅为雌二醇的 1/2;同时也有一定抗雌激素的作用,从而抑制雌激素依赖性肿瘤细胞的生长。主要用于治疗乳腺癌(雌激素受体/孕激素受体阳性患者,绝经前后均可使用)、化疗无效的晚期卵巢癌和晚期子宫内膜癌。托瑞米芬是选择性的雌激素受体调节剂(SERM),竞争性结合雌激素受体,抑制雌激素受体阳性的乳腺癌生长。托瑞米芬与雌激素竞争性地与乳腺癌细胞质内的雌激素受体相结合,阻止雌激素诱导肿瘤细胞 DNA 合成及细胞增殖作用,主要用于治疗妇女雌激素受体阳性的乳腺癌。

6. 芳香化酶抑制剂类 芳香化酶抑制剂(AI)通过抑制芳香化酶的活性,阻断卵巢以外组织的雄烯二酮及睾酮经芳香化作用转化成雌激素,以达到抑制乳腺癌细胞生长、治疗肿瘤的目的。由于其不能抑制卵巢功能,故不能用于绝经前患者。主要有非甾体类芳香化酶抑制剂如来曲唑、阿那曲唑,甾体类芳香化酶灭活剂,如依西美坦。来曲唑为选择性非甾体类芳香化酶抑制剂,通过竞争性与细胞色素 P450 酶亚单位的血红素结合,从而抑制芳香化酶,减少雌激素的生物合成,主要用于绝经后雌激素或孕激素受体阳性的乳腺癌治疗。依西美坦为一种不可逆性甾体芳香化酶灭活剂,结构上与该酶的自然底物雄烯二酮相似,为芳香化酶的伪底物,可通过不可逆地与该酶的活性位点结合而使其失活(该作用也称自毁性抑制),从而明显降低绝经妇女血液循环中的雌激素水平,但对肾上腺皮质激素和醛固酮的生物合成有明显影响,主要用于绝经后雌激素或孕激素受体阳性的乳腺癌治疗。

7. 黄体生成素释放激素类药物 促黄体素释放素类似物(lutesnizing hormone releasing hormone analog,LHRHa)包括戈舍瑞林、曲普瑞林和亮丙瑞林。该类药物主要作用于垂体-性腺轴,通过负反馈机制抑制垂体促性腺激素释放激素(GnRH)[又称促黄体素释放激素(LH-RH)]的生成和释放,导致垂体分泌促黄 体素(LH)和促卵泡激素(FSH)的水平下降,进而抑制睾丸和卵巢生成睾酮和雌二醇。通过长期应用 LHRHa 而使男性血清中的睾酮和女性血清中的雌二醇水平维持在手术去势后的水平,这种药物作用是可逆的。使用这类药物可暂时增加男性血清睾酮和女性血清雌二醇的浓度,而使性激素依赖性肿瘤出现“暂时恶化”的现象,继而通过负反馈抑制脑垂体 LH 和 FSH 的合成,使血清 LH 和 FSH 的水平降低,从而降低睾酮和雌二醇的生成。该类药可用于绝经前及围绝经期晚期乳腺癌的治疗,以及前列腺癌的治疗,主要有戈舍瑞林和亮丙瑞林。

戈舍瑞林是 LH-RH 的一种类似物,长期使用戈舍瑞林抑制脑垂体 LH 的合成,从而引起男性血清睾丸酮和女性血清雌二醇的下降。主要用于前列腺癌,适用于可用激素治疗的前列腺癌;乳腺癌,适用于可用激素治疗的绝经前期及绝经期妇女的乳腺癌;子宫内膜异位症,缓解症状包括减轻疼痛并减少子宫内膜损伤的大小和数目。

亮丙瑞林为 LH-RH 的高活性衍生物,在首次给药后能立即产生一过性的垂体-性腺系统兴奋作用(急性作用),然后抑制垂体生成和释放促性腺激素,还可进一步抑制卵巢和睾丸对促性腺激素的反应,从而降低雌二醇和睾丸酮的生成(慢性作用)。主要用于绝经前且雌激素受体阳性的乳腺癌和前列腺癌的治疗。

8. 抗雄激素类药物 氟他胺(氟硝丁酰胺)是一种口服的非甾体类雄激素拮抗剂,氟他胺及其代谢产物 2-羟基氟他胺可与雄激素竞争雄激素受体,并与雄激素受体结合成复合物进入细胞核,与核蛋白结合,抑制雄激素依赖性的前列腺癌细胞生长,同时氟他胺还能抑制睾丸微粒体 17-α-羟化酶和 17,20 裂合酶的活性,因而能抑制雄激素的生物合成。主要用于前列腺癌。

二、分子靶向药物

随着分子生物学技术和细胞遗传学等领域的发展,对肿瘤发生、发展过程中的分子机制,包括染色体异常、癌基因扩增、生长因子及其受体的过表达、肿瘤相关信号传导通路的激活等的认识不断深入,越来越多的针对不同靶点的分子靶向药物用于肿瘤治疗,迅速扩展着肿瘤药物治疗的领域,推进肿瘤的治疗观念和理论的发展。分子靶向治疗,是指针对参与肿瘤发生、发展过程中的细胞信号传导和其他生物学途径的治疗手段。靶向药物可以通过多种机制干扰肿瘤细胞的增殖和播散。主要机制有:干扰或阻断与细胞分裂、迁移和细胞外信号转导等参与细胞基本功能调控的信号转导分子,抑制肿瘤细胞增殖或诱导凋亡;直接作用于凋亡相关分子,诱导肿瘤细胞的凋亡;通过刺激或激活免疫系统,直接识别和杀伤肿瘤细胞或通过携带毒性物质杀伤肿瘤细胞。广义的分子靶向治疗的分子靶点包括参与肿瘤细胞分化、周期、凋亡、迁移、侵袭性行为、淋巴转移、全身转移等多过程,从DNA到蛋白或酶水平的任何亚细胞分子。

(一) 分子靶向药物的主要作用靶点

分子靶向药物主要针对恶性肿瘤发生、发展过程中的关键靶点进行治疗干预,一些分子靶向药物在相应的肿瘤治疗中已经表现出了较好的疗效。尽管分子靶向药物对其所针对的肿瘤有较好疗效,并且耐受性较好、毒性反应较轻,但一般认为在相当长的时间内分子靶向药物还不能完全取代传统的细胞毒类抗肿瘤药,临床上更常见的情况是两者联合应用。分子靶向药物的作用机制和不良反应与细胞毒类药物有所不同,使用中不一定非要达到剂量限制性毒性和最大耐受量,与常规化疗、放疗合并应用一般会有更好的疗效。此外,肿瘤细胞携带的分子靶点在治疗前、后的表达和突变状况往往决定靶向药物的疗效和疾病的预后,这就对靶向药物的个体化治疗提出了更高的要求,目前分子靶向治疗药物的主要作用靶点有:

(1) 与信号传导相关的酶抑制药:如针对BCR-ABL融合蛋白和c-Kit激酶的抑制药、EGFR酪氨酸激酶抑制药、RA-MERK-ERK信号传导通路抑制药等。

(2) 抗新生血管生成药物:如抗VEGF抗体、VEGF受体抗体、VEGF受体酪氨酸激酶抑制剂和血管内皮抑素(endostatin,恩度)等。

(3) 单克隆抗体:如针对B淋巴细胞表面CD20抗原、上皮肿瘤细胞表面HER-2抗原和表皮生长因子受体(EGFR)的单克隆抗体等。

(4) 泛素-蛋白酶体抑制药:如硼替佐米(bortezomib)。

(5) 作用于细胞周期的药物:如周期素依赖性激酶(cycling kinase CDK)抑制药和有丝分裂中Aurora激酶的抑制药等。

(6) 其他:如蛋白激酶C抑制药、组蛋白去乙酰化酶抑制药、法尼基转移酶抑制药和金属蛋白酶抑制药等。

(二) 分子靶向药物的分类

分子靶向药物目前尚无统一的分类方法,一般可根据药物的化学结构分为单克隆抗体和小分子化合物两类:单克隆抗体类药物多数不能穿透细胞膜,通过作用于肿瘤细胞生长的微环境和细胞表面的分子发挥作用;小分子化合物则可以穿透细胞膜,通过与细胞内的靶分子结合发挥作用。

1. 单克隆抗体类

(1) 作用于细胞膜分化相关抗原的单克隆抗体:细胞膜分化抗原是指在细胞分化、成熟及活化的过程中出现或消失的表面标志,通常以分化抗原簇(CD)来代表。血细胞表面的分化抗原通常称之为白细胞分化抗原,在一些血液系统恶性肿瘤中会出现高表达。单克隆抗体与白细胞分化抗原结合后通过 CDC 和 ADCC 效应杀伤肿瘤细胞,还可以直接诱导肿瘤细胞凋亡。部分 CD 单克隆抗体可与化学药物、放射性核素构成单克隆抗体偶联物,将杀伤肿瘤细胞的活性物质特异性地输送到肿瘤细胞,以提高疗效。

目前临床常用的药物有:利妥昔单抗是一种针对 CD20 抗原的人鼠嵌合型单克隆抗体,CD20 抗原位于前 B 和成熟 B 淋巴细胞的表面,但在造血干细胞、正常血细胞或其他正常组织中不存在。利妥昔单抗可与 CD20 特异性结合导致 B 细胞溶解,从而抑制 B 细胞增殖,诱导成熟 B 细胞凋亡,临床用于治疗非霍奇金淋巴瘤,主要不良反应为畏寒、发热和寒战等与输液相关的不良反应。阿仑珠单抗(alemtuzumab,坎帕斯)是一种靶向 CD52 抗原的人源化、非结合型抗体,与带 CD52 的靶细胞结合后,通过宿主效应的补体依赖的细胞溶解作用、抗体依赖的细胞毒作用和细胞凋亡等机制导致细胞死亡,临床用于治疗慢性淋巴细胞白血病,主要不良反应有发热、恶心、呕吐、感染、失眠等。

(2) 作用于表皮生长因子受体(HER)单克隆抗体:生长因子是一种对细胞生长有高效调节作用的多肽物质,通过与细胞膜上特异性受体结合而产生生物效应。生长因子及其受体发生基因突变将导致细胞生长、增殖失控,引起肿瘤。单克隆抗体与相应生长因子受体结合,阻断细胞增殖信号转导,抑制肿瘤细胞生长,同时也能通过诱导免疫应答杀伤肿瘤细胞。针对细胞因子及其受体的单克隆抗体主要有 EGFR 单克隆抗体、VEGFR 单克隆抗体、IGFR 单克隆抗体等。

目前临床应用的 EGFR 单克隆抗体主要有以下几种:曲妥珠单抗为重组人单克隆抗体,选择性地结合 HER-2 的细胞外区域,阻断 HER-2 介导的 PI3K 和 MAPK 信号通路,抑制 HER-2 过度表达的肿瘤细胞增殖。临床单用或者与紫杉类联合治疗 HER-2 高表达的转移性乳腺癌。主要不良反应为头痛、腹泻、恶心和寒颤等;西妥昔单抗和帕尼单抗(panitumumab)针对 HER-1 的细胞外区域,前者属于人/鼠嵌合型 IgG1 单克隆抗体,后者则是完全人源化的 IgG2 单克隆抗体,作用主要为拮抗 EGFR 信号转导通路后抑制由该受体介导的肿瘤增殖作用,主要用于治疗转移性结直肠癌,西妥昔单抗亦可用于治疗头颈部肿瘤;尼妥珠单抗(nimotuzumab,泰欣生)是我国研发的人源化单抗,用于 HER-1 阳性表达的Ⅲ/Ⅳ期鼻咽癌治疗。

(3) 用于 VEGF 的单克隆抗体:肿瘤的生长和转移必须有新生血管的形成,VEGF 作为重要的促血管生长因子,与受体结合后能够诱导肿瘤血管形成,促进肿瘤生长。VEGFR 不仅在血管内皮细胞上表达,而且在肿瘤细胞上过表达。单克隆抗体与 VEGF 结合后不仅抑制肿瘤血管新生,同时还可以抑制肿瘤细胞增殖,促进肿瘤细胞凋亡。贝伐珠单抗为重组人源化单克隆抗体,可选择性地与 VEGF 结合。阻碍 VEGF 与其位于肿瘤血管内皮细胞上的受体结合,抑制肿瘤血管生成,从而抑制肿瘤细胞生长。临床主要用于转移性结直肠癌、晚期非小细胞肺癌、转移性肾癌等的治疗。不良反应主要为高血压、蛋白尿、胃肠穿孔及阻碍伤口愈合等。

2. 小分子化合物类

（1）单靶点抗肿瘤小分子化合物：EGFR 酪氨酸激酶抑制剂（EGFR-TKI），目前已应用于临床的药物有吉非替尼、厄洛替尼和埃克替尼。EGFR-TKI 通过竞争 EGFR-TKI 催化区域上的 Mg-ATP 结合位点，阻断其信号传递，抑制有丝分裂原活化蛋白激酶的活化，促进细胞凋亡，并能抑制肿瘤血管生成。研究发现，只有存在 EGFR 敏感突变的非小细胞肺癌才能从 EGFR-TKI 治疗中获益。临床用于 EGFR 外显子突变阳性（如 19 外显子缺失突变或 21 外显子 L858 的突变等）的晚期非小细胞肺癌的一线治疗；既往化疗失败的晚期非小细胞肺癌的二线、三线治疗；厄洛替尼单药或联合 GEM 可用于治疗进展期胰腺癌。不良反应主要为腹泻、恶心、呕吐等消化道症状及丘疹、瘙痒等皮肤症状。

伊马替尼是针对 BCR-ABL 酪氨酸激酶的小分子抑制剂，与 ATP 竞争结合于酪氨酸激酶的 ATP 结合袋中，从而抑制该激酶的活性。此外，伊马替尼还可以抑制 血小板衍生生长因子受体（PDGFR）、c-Kit 的酪氨酸激酶，大多数胃肠道间质瘤（GIST）存在 c-Kit 基因表达突变，对伊马替尼治疗有效率可达 90%。用于治疗费城染色体阳性的慢性髓系白血病的慢性期、加速期或急变期；成人复发的或难治的费城染色体阳性的急性淋巴细胞白血病；不能切除和（或）发生转移的恶性胃肠道间质瘤的成人患者；用于 c-Kit（CD117）阳性的 GIST 手术切除后具有明显复发风险的成人患者的辅助治疗。轻、中度不良反应多见，如消化道症状、液体潴留、肌肉骨骼疼痛及头痛乏力等，较为严重的不良反应主要为血液系统毒性和肝脏损伤。

依维莫司（everolimus）是西罗莫司类半合成衍生物，为一种 mTOR 抑制剂，可与细胞内的 FK506 结合蛋白结合形成复合物，再与 mTOR 的 FRB 区相结合，由此抑制 mTOR 的激酶活性，依维莫司还可以抑制缺氧诱导因子的表达，并可下调 VEGF，从而抑制肿瘤细胞增殖，抑制血管生成。用于舒尼替尼或索拉非尼治疗失败的晚期肾细胞癌、室管膜下巨细胞性星形细胞瘤的治疗，还可用于复发的晚期乳腺癌的治疗。

硼替佐米是一种二肽硼酸盐，属可逆性蛋白酶体抑制剂，可选择性地与蛋白酶活性位点的苏氨酸结合，抑制蛋白酶体 26S 亚单位的糜蛋白酶和（或）胰蛋酶活性。26S 蛋白酶体是一种大的蛋白质复合体，可降解泛蛋白，泛蛋白酶体通道在调节细胞内特异蛋白的浓度中起到重要作用，以维持细胞内环境的稳定，蛋白水解会影响细胞内多级信号串联，这种对正常细胞内环境的破坏会导致细胞死亡。临床用于多发性骨髓瘤和套细胞淋巴瘤的治疗。乏力、腹泻、恶心、呕吐、发热、血小板减少等为主要不良反应。

（2）多靶点抗肿瘤的小分子化合物：索拉非尼是多靶点酪氨酸激酶抑制剂，其作用靶点包括 PDGFR、VEGF 受体（VEGFR2 和 VEGFR3）、c-Kit、Fms 样酪氨酸激酶 3（FLT3）和 RAF，通过抑制肿瘤增殖和抑制肿瘤新生血管生长两方面作用抑制肿瘤生长。用于治疗不能手术的晚期肾癌和无法手术或远处转移的原发性肝癌。不良反应有乏力、体重减轻、皮疹、脱发、腹泻、恶心、腹痛等。

舒尼替尼能抑制多个受体型酪氨酸激酶（RTK），对 PDGFR（α 和 β）、VEGF 受体（VEGFR1、VEGFR2 和 VEGFR3）、c-Kit、FLT3、1 型集落刺激因子受体（CSF-1R）和胶质细胞衍生的神经营养因子受体（RET）等活性均具有抑制作用，其中某些受体型酪氨酸激酶参与肿瘤生长、病理性血管形成和肿瘤转移的过程。用于既往治疗失败的胃肠道间质瘤，*c-Kit* 基因 9 号外显子突变的胃肠道间质瘤患者用伊马替尼治疗不理想，但用舒尼替尼疗效较好；还可用于治疗不能手术的晚期肾癌。不良反应有乏力、发热、腹泻、恶心、黏膜炎、高血压、皮疹等。

拉帕替尼是小分子靶向双重酪氨酸激酶抑制剂，在治疗剂量可同时阻断 ErbB1/EGFR 和 ErbB2/HER-2 的酪氨酸激酶活性，通过阻断 EGFR 和 HER-2 的同质和异质二聚体下调信号，抑制肿瘤的增殖和转移。临床用于晚期和转移性乳腺癌的治疗。不良反应有胃肠道反应，包括恶心、腹泻、口腔炎和消化不良等，还有皮肤干燥、皮疹、背痛、呼吸困难及失眠等。

（三）其他

重组人血管内皮抑素为我国研发的内源性肿瘤血管生成抑制剂血管内皮抑素的基因工程药物，可通过多种通路抑制肿瘤血管生成。药理作用机制为抑制肿瘤血管内皮细胞的增殖和迁移进而抑制肿瘤血管的生成，阻断肿瘤细胞的营养供给，从而达到抑制肿瘤增殖或转移的目的。临床主要用于配合化疗，治疗不能进行手术的非小细胞肺癌。心脏毒性为其主要不良反应，此外还有消化系统不良反应如腹泻、肝功能异常和皮疹等。

（顾术东　茅国新）

第四章　恶性肿瘤化疗的适应证和禁忌证

学习目标

1. 掌握恶性肿瘤化疗的适应证和禁忌证。
2. 熟悉化疗药物的应用原则。

在对恶性肿瘤进行化疗前，必须全面了解，周密考虑，才能治疗得当，取得良好效果，否则可能适得其反。首先要对患者情况有一系统的了解，包括年龄，体质状况，既往重要病史，心、肝、肾功能状况，目前的一般状况，既往抗肿瘤治疗情况，如手术及手术后对患者的影响，放疗日期、照射部位和剂量，尤其对既往化疗情况需作详细的了解，如化疗各疗程的起止日期，每周期所用药物、剂量、用法和疗程的周期数，以及药物的不良反应（近期和远期的）、程度和恢复情况，特别是造血功能状况；其次是了解肿瘤情况，肿瘤病理性质和分化程度，原发肿瘤部位、波及的范围，肿瘤对周围组织和功能的影响；再次就是对可能选择的药物，对该肿瘤的敏感性、需要的有效剂量、给药途径、用法、疗程及患者可能承受的能力要进行了解。选择治疗之前必须认清以下几个问题：要明确此次化疗的目的和预计治疗后可能达到的结果；诊断明确，摸清肿瘤波及的范围；患者当前需要解决的主要矛盾，全身治疗和局部治疗的关系；要有肿瘤综合治疗的观念，是否需要综合治疗及治疗的总体安排。

第一节　化疗药物的应用原则

临床中常采用单药、两药或多药联合组成化疗方案的形式进行抗肿瘤治疗，只有在了解药物作用机制、药动学、肿瘤生物学特点及患者临床特点的基础上，针对不同治疗目的，把握好用药时机，合理选择药物的组合、剂量和疗程等，以达到最佳疗效。

一、联合化疗

联合化疗是肿瘤内科治疗最重要的原则之一，目前大多数肿瘤的标准化疗方案中都包括两种或两种以上的抗肿瘤药。

肿瘤具有异质性，并且肿瘤细胞在组织中分别处于不同周期时相，对药物敏感性各异，单用一种药物很难完全杀灭。如将不同作用机制的药物联合应用，有助于更快速地杀灭不同类型、不同时相的肿瘤细胞，减少耐药的发生，提高疗效。细胞动力学研究表明，肿瘤是由处于细胞周期不同时相的肿瘤细胞组成，各类抗癌药物由于作用机制不同，有些仅对处于增殖状态的细胞有作用，有些对 G_0 期细胞也有作用。多数肿瘤都包含了对化疗药物敏感不同的细胞，因此联合应用作用于不同细胞周期时相的抗癌药物，有助于提高化疗的疗效。联合化疗的药物通常需要兼顾不同的细胞周期，规避相同的毒性，而且应该是由单独应用有效的药物组成，以获得最好的疗效，同时使不良反应得到最大限度的控制。理想状况下，联合给药应出现协同效应。联合用药的另一个关键因素是不良反应是否会叠加。遗憾的是多数细胞毒类药物的不良反应类似，主要为骨髓抑制，这就需要在联合给药时予以减量。而且两次给药的间隔也是无法避免的，主要就是为了能有足够的时间从严重的不良反应中得到恢复。抗肿瘤化疗，最为重要的是提高疗效，同时不良反应可以接受，但不影响患者的生活质量。

联合化疗并非随意选择几种药物进行简单相加拼凑，在设计方案时需要遵循一定的原则，包括：①选用的药物一般应为单药应用有效的药物，只有在已知有增效作用，并且不增加毒性的情况下，方可选择单用无效的药物；②选择不同作用机制的药物或作用于不同细胞周期的药物；③各种药物之间有或可能有互相增效的作用；④毒性作用的靶器官不同，或者虽然作用于同一靶器官，但是作用的时间不同；⑤各种药物之间无交叉耐药性；⑥合适的剂量和方案，根据药动学及作用机制安排给药顺序，避免拮抗。需要注意的是，在进行合理思考和设计后，联合方案的疗效和安全性仍然必须经临床研究证实，特别是考虑替代现有的标准治疗时，更加需要进行严谨的比较。

联合化疗对于提高疗效的重要性已经在临床实践中得到了广泛的证实。例如，急性淋巴细胞白血病单药化疗时，完全缓解率不足 40%，治愈率为 0%，而目前的标准联合化疗方案完全缓解率超过 95%，治愈率可达到 80%。大多数细胞毒类药物的毒性较大，临床上使用患者所能耐受的最大剂量时，单一药物的疗效仍不够满意，联合使用多种药物是进一步提高疗效的必要手段。

二、多周期化疗

根据对数杀伤理论，化疗药物按比例杀伤肿瘤细胞，鉴于目前化疗药物的有效率，即使对于较小的肿瘤，单周期化疗也难以将肿瘤细胞减少到可治愈的数量级。多周期治疗即通过定期给予的多次用药，实现肿瘤细胞数目的持续逐级递减，可以提高疗效。

三、合适的用药剂量、时间和顺序

多数化疗药物的治疗窗狭窄，在组成联合方案时尤其需要谨慎确定剂量。通过临床研究进行剂量爬坡确定各种药物的推荐剂量，并根据患者的体表面积计算具体用量，目前描述剂量使用情况的度量单位仍为剂量强度，是指化疗周期内单位时间内给予的药物剂量，单位为 mg/m^2。虽然临床研究确定了化疗方案中各种药物推荐的标准剂量，但是在治疗前和治疗过程中还需根据患者的耐受性进行调整，在患者能耐受的前提下，应给予充足剂量的治疗，随意减低剂量会降低疗效。

药物给药的持续时间、间隔时间和顺序都可能会影响其疗效和毒性，其设定需依据所选药物的作用机制。如化疗药物主要作用于增殖旺盛的细胞，因此剂量限制性毒性往往为骨髓毒性和消化道等其他系统或器官的毒性反应，一定的给药间隔是保证正常组织及时修复所必需的，在不良反应消失或减低至Ⅰ度前不宜给予同种药物或具有相同毒性的其他药物。细胞周期非异性药物的剂量反应曲线接近直线，药物峰浓度是决定疗效的关键因素，对于细胞周期特异性药物，其剂量反应曲线是一条渐近线，达到一定剂量后，疗效不再提高，而延长药物的作用时间，可以让更大比例的细胞进入细胞周期中对药物敏感的时相，以提高疗效。因此，细胞周期非特异性药物常常一次性静脉注射，在短时间内一次给予本周期内全部剂量，而细胞周期特异性药物则通过缓慢静脉滴注、肌内注射或口服来延长药物的作用时间。

药物的给药间隔时间可能影响其疗效和毒性。细胞毒类药物对正常细胞也会产生毒性，常见的如骨髓毒性和胃肠道反应，这些毒性需要一定时间以恢复，在毒性恢复前不宜给予同种药物或具有相同毒性的其他药物。考虑到不同药物对细胞周期和其他药物代谢的影响，合适的间隔时间是重要的，如 MTX 滴注 6 小时后再滴注 5-Fu 的疗效最好而且毒性减低。

出于细胞周期和药动学的考虑，一些化疗方案中规定了给药顺序。联合化疗中常用的策略之一为先使用细胞周期非特异性药物，以减小肿瘤负荷，待更多 G_0 期细胞进入增殖周期后，再使用细胞周期特异性药物，以杀灭增殖活跃的肿瘤细胞。又如，DDP 可使 PTX 的清除率减低，若使用 DDP 后再给 PTX，可产生较为严重的骨髓抑制，因此应先给予 PTX，再给予 DDP。

四、合适的给药途径

化疗药物的给药途径可分为静脉给药、口服给药和局部给药等方式。各种方式分别具有不同的优缺点，治疗时应根据治疗的目的，选择合适的给药途径。

1. 静脉给药　静脉给药可以减小药物吸收过程中的差异，便于准确给予剂量，同时也可避免刺激性药物对胃肠道、皮肤和肌肉的毒性，因此是最常用的给药途径。但是静脉给药多为一次性或短时间内几次给予，一旦给药后发生严重的不良反应，可能会持续一段时间或者出现后延加重，恢复过程受制于肝肾功能及药物本身的代谢清除特点。

2. 口服给药　口服药物治疗具有药物作用持久、平缓、用药方便和毒性低的特点，并且易于随时调整或撤除药物，但也受到药物生物利用度等的影响，部分药物胃肠道吸收不完全，可能会影响疗效。

3. 局部给药　在一些特殊的情况下，需要通过局部给药以达到最佳治疗效果。局部给药包括腔内化疗、鞘内化疗和动脉内化疗。腔内化疗又分为胸膜腔内化疗、腹膜腔内化疗、心包内化疗和膀胱灌注。这种治疗模式是通过药物直接与局部肿瘤细胞接触，杀死局部肿瘤细胞，而对全身正常组织影响较少，能够减轻全身的毒性反应。胸膜腔内化疗还能产生局部化学性炎症，导致胸膜腔闭塞而起到控制胸腔积液的作用。腔内给药，药物仅能渗透到肿瘤大约 1mm 的深度，对治疗体积较大的肿瘤效果并不理想，但对于弥漫性肿瘤引起的体腔积液有较好的效果。腔内给药既可给予单药，也可根据肿瘤类型联合应用几种药物，一般选择局部刺激性小的药物，以免引起剧烈胸痛或腹痛。由于多数药物不能透过血脑屏障，在中枢神经系统受侵或受侵风险大时，需要鞘内注射药物。对于浓度依赖性的抗肿瘤药物，局部药物浓度对于疗效是至关重要的，而动脉内给药化疗既可提高肿瘤局部浓度，又不增加全身毒性。药动学表明，动脉内药物的灌注术，药物首先进入靶器官，使靶器官的药物分布量不受血液分布的影响，同时靶器官的首过效应使其成为全身药物分布最多的部位。动脉内给药对于某些实质性器官肿瘤的治疗具有优越性，如原发性肝癌的动脉内化疗可以使肿瘤缩小，从而达到可手术的水平，并能够最大程度地减少对肝功能的损害。

五、不同化疗方案的合理安排

为避免肿瘤细胞发生耐药的最佳策略是尽早给予足够强度的多药联合治疗，最大程度地杀灭肿瘤细胞。因此，选取最有效且毒性不相重叠的药物组成联合化疗方案，多周期给药，是临床上最常用的方法。但这种方法也存在不足，多种药物存在相同的毒性时，毒性叠加会限制药物剂量。此外药物间的作用可能存在竞争性的干扰，这些都限制了联合治疗方案的疗效、化疗的周期数及在一个方案中能联合应用的有效药物的数量。为克服以上不足，人们对化疗方案的使用策略进行了调整，提出了序贯化疗、交替化疗、维持化疗和巩固治疗等一些治疗方法。交替化疗是将非交叉耐药的药物或联合化疗方案交替使用，更易于使药物达到最适治疗剂量，与序贯化疗相比，更能保障尽早使用多种非交叉耐药的药物，并且与同时使用多种药物相比，其毒性较低。序贯化疗是指先后给予一定周期数的非交叉耐药的药物或化疗方案，然后再序贯给予另一药物或化疗方案，通过序贯化疗，药物易于达到较高的剂量，并且可以避免单一化疗方案对耐药细胞的选择作用。此外，当序贯治疗采用联合方案时，也易于实现在整个治疗过程中使用更多种类的药物，从而减少发生耐药的可能性。序贯化疗在乳腺癌的辅助治疗中显示出了一定的优势。序贯化疗模式的优势可能归功于剂量密度的增加，而交替治疗与序贯化疗相比，可能会降低某些优势药物的剂量密度，从而影响其疗效。维持治疗和巩固治疗都是在完成初始化疗既定的周期数并达到最大的肿瘤缓解疗效后，继续进行的延续性治疗，其中维持治疗采用初始治疗中包括的药物，而巩固治疗采用与初始治疗不同的药物。如前所述，当肿瘤负荷减小时，细胞增殖加快，如果此时不继续治疗，不仅肿瘤增长加速，而且可能产生继发耐药，给今后的治疗带来困难。维持治疗前的初始治疗可以作为体内药敏试验，为维持治疗选择合适的药物，而巩固治疗则设想在肿瘤负荷较小时尽早使用非交叉耐药的药物以防止耐药发生。并且，在初始治疗后肿瘤进展时，部分患者由于耐受下降等原因难以接受二线治疗，维持治疗和巩固治疗可以为更多的患者争取到接受后续治疗的机会，以期提高疗效。维持治疗和巩固治疗的疗效已经在淋巴细胞白血病和非小细胞肺癌取得了一定的疗效，但在多数肿瘤中的地位尚未确立。

第二节　化疗在恶性肿瘤治疗中的应用

随着新机制及新剂型药物的不断研发，化疗亦从单纯的姑息性治疗向根治性治疗过渡，在肿瘤治疗中发挥着日益重要的作用。但是单纯通过药物即能够治愈的肿瘤依旧较少，多数仍需要配合放疗、手术等局部治疗手段进行多学科综合治疗，以最终达到提高疗效及延长生存期的目的。根据化疗的目的，化疗可分为以下几类：

一、根治性化疗

有些肿瘤经积极化疗后有望治愈，如急性白血病（特别是小儿急性淋巴细胞白血病），绒癌、恶性葡萄胎、霍奇金淋巴瘤、非霍奇金淋巴瘤及睾丸癌等。一旦确诊，应尽早给予正规化疗，强调足剂量、足疗程的标准化疗；应积极给予强力止吐药物、集落刺激因子等对症支持治疗，以保证治疗的安全性、患者的耐受性和依从性。尽量避免减低剂量及延长化疗后间隙期，不可在取得临床完全缓解后即终止治疗，应要求患者完成根治性的全程治疗方案，治疗不正规或半途而废将会使患者失去宝贵的治愈机会。

二、辅助化疗

辅助化疗是指恶性肿瘤在局部有效治疗(手术或放疗)后所给予的化疗。目前辅助化疗越来越受到广泛的重视,这是因为近年来对肿瘤开始转移时间的看法较过去有显著改变,而且通过辅助化疗使许多肿瘤患者获得了生存的益处。过去普遍认为肿瘤开始时仅是局部疾病,以后才向周围侵犯,并由淋巴结和血液向全身转移,因此,治疗肿瘤的步骤是早期将肿瘤彻底切除,手术范围力求广泛,如根治术、扩大根治术等。但是,近年来已认识到肿瘤自发生后,肿瘤细胞就不断自瘤体脱落并进入血液循环,其中的大部分虽能被自身的免疫防御机制所消灭,但有少数未被消灭的肿瘤细胞却会成为复发和转移的根源。因此,当临床发现肿瘤并进行手术时,大部分患者事实上已有远处转移。是否需要辅助化疗是根据疾病的复发概率、病理变化(浸润和细胞分化程度)、疾病分期(侵犯程度和淋巴结转移状态)来确定的,而且要参考所用的化疗方案所带来的不良反应。对化疗敏感或复发危险性较大的患者,辅助化疗的意义更大。早期肿瘤,局部治疗即可治愈,复发的概率很小,相对于化疗的不良反应,其给患者带来的收益不大,不需要辅助化疗,如ⅠA期非小细胞肺癌、低危的Ⅱ期结肠癌等。事实上,是否需要辅助化疗及采用什么方案用于辅助化疗,是基于大样本随机对照研究的结果来确定的。只有那些能够显著降低术后复发并带来生存优势的方案才会被推荐应用于辅助化疗。一般认为,辅助化疗应在术后1个月内进行,单一疗程不足以杀灭所有残留的肿瘤细胞,需要多疗程化疗。目前,辅助化疗主要用于乳腺癌、结直肠癌、骨 肉瘤、胃癌、非小细胞肺癌等。

三、新辅助化疗

新辅助化疗是指局限性肿瘤在手术或放疗前给予的化疗。对于未发生远处转移的局部进展期肿瘤患者,在接受手术或放疗前,先进行化疗,主要作用在于:缩小肿瘤体积,降低临床分期,提高手术切除率;在不影响治愈率的前提下,提高乳腺癌、骨肉瘤、头颈部鳞癌和直肠癌的器官保全率和患者的生活质量;可清除或抑制可能存在的微转移灶;作为体内药敏试验,为进一步药物治疗提供重要指导。新辅助化疗策略已应用于局部晚期乳腺癌、骨肉瘤、头颈部鳞癌、直肠癌和胃癌等的治疗。根据新辅助化疗的目的,可以看到,追求肿瘤体积缩小、降期是其特点。因此,在选择药物时强调高效药物的强强联合,针对可能发生的不良反应,提早预防积极处理,避免因此而影响疗效;在决定治疗方案和时限时既要考虑疗效又要兼顾安全性,不能增加围术期合并症;同姑息性化疗仅依赖于影像学判断疗效不同,新辅助化疗后可以获得手术标本,因此病理学观察肿瘤退缩分级也将提供重要的参考价值,决定后续治疗。

四、姑息性化疗

晚期肿瘤多已全身扩散,不再适合手术或放疗等局部治疗手段,化疗往往是主要的治疗手段,大多数实体肿瘤是无法通过单纯药物治疗来实现治愈的。晚期肿瘤通过药物治疗,可使部分患者的肿瘤体积缩小,症状减轻,疾病得以控制,延长生存期。尽管不能治愈肿瘤,但通过姑息性化疗可以延长患者的中位生存期(median survival time,MST)。更重要的是，伴随着肿瘤体积的缩小，肿瘤所导致的相关症状缓解了、肿瘤负荷所导致系统反应综合征减轻了、营养状况改善了、患者生活质量提高了。总之，姑息性化疗的主要目的为提高患者生活质量和延长生存期。

第三节 恶性肿瘤化疗的适应证和禁忌证

恶性肿瘤化疗前应获得病理或细胞学诊断，个别确实难以取得组织学或细胞学材料的病例，也应通过临床物理学及实验室检查获取比较确切的诊断依据，并结合临床征象体检，充分了解肿瘤的侵犯范围，在经验丰富的专家指导下，获取充分的临床证据以支持诊断，并考虑到化疗可能给患者带来的益处远远超过其害处时，再酌情使用化疗。接受化疗的患者体质状况应比较好，生活基本能自理。无伴发其他严重的疾病，血常规、肝肾功能及心电图均正常。凡骨髓或肝肾功能有轻度损伤时，可参照有关标准调整化疗药物的用量。

化疗必须在肿瘤专业医生指导下进行，应该让患者熟悉有关药物的常见副作用，加强临床观察和复查生化及血细胞分析等检查，详细了解药物不良反应的发生情况，做好各项指标的监测，以便及时发现情况，做出相应的处理，尽可能减轻毒副作用，提高治疗效果。应根据肿瘤病理类型和分期，是否存在高危复发因素，按初治或复治等情况，制订合适的策略，选择合理的、最佳的化疗方案。化疗方案应选择经实践检验过的、疗效肯定的、国内外通用的“标准”联合化疗方案，必要时可邀请有关专科（如肿瘤外科、放疗科）医生共同研究制订综合治疗计划。对有望治愈的患者，应争取首次治疗取得完全缓解，此后再予巩固强化治疗，争取达到根治的目的。化疗期间应加强化疗药物过敏、粒细胞减少及并发感染、恶心、呕吐等常见毒副作用的观察和处理。应帮助患者树立战胜肿瘤的信心，消除对化疗的恐惧心理，对可能出现的消化道反应及脱发要有足够的思想和心理准备，需及早采取预防措施，尽量减轻化疗的不良反应。治疗期间应注意卧床休息，进清淡、富于营养、易消化吸收的饮食，也要补充适量的新鲜水果及液体以便促进药物的代谢物从尿中排泄。此外，必须注意保持口腔清洁，防止黏膜损伤，减少并发感染的机会。

一、恶性肿瘤化疗的适应证

（1）对化疗敏感的恶性肿瘤，化疗为首选治疗。对于这类肿瘤，部分患者可通过化疗治愈，如白血病、精原细胞瘤等。

（2）化疗是综合治疗的重要组成部分，可以控制远处转移，提高局部缓解率，如恶性淋巴瘤、肾母细胞瘤等。

（3）辅助化疗用于以手术为主要治疗方式的肿瘤，可消除微小残留病灶，有利于降低术后复发率。

（4）为了局限肿瘤，在应用局部治疗手段前先使用新辅助化疗，可促使局部肿瘤缩小，清除或抑制可能存在的微小转移灶，达到降低分期、缩小手术和放疗范围、增加手术切除率的目的，有利于最大限度地保持机体功能、防止转移、延长患者的生存时间。

（5）无手术或无放疗指征的播散性晚期肿瘤患者，或术后、放疗后复发转移的患者。

（6）因病情需要，选择经胸、腹膜腔，骨髓，椎管内及动脉内插管，给予局部区域化疗。

二、恶性肿瘤化疗的禁忌证

化疗药物一般都有明显的毒副作用，不宜用于预防性、诊断性治疗，或作为安慰剂使用，使用时需要权衡利弊得失。有下列情况之一者，应禁用或慎用：

（1）一般情况较差、年老体弱、恶病质等无法耐受化疗者。

（2）骨髓功能差、严重贫血、白细胞和血小板低于正常范围而无法满足正常化疗要求者（治疗前中性粒细胞计数$<1.5\times10^9/L$，血小板计数$<80\times10^9/L$者）。

（3）伴有心、肝、肾、肺功能异常，肾上腺功能不全，有出血倾向者，慎行化疗，并禁用对有关器官功能有严重毒副作用的药物。

（4）以往做过多程化疗、骨髓转移者慎行化疗；进行重大手术及大面积放疗者，应避免同时进行化疗。

（5）过敏体质，尤其对化疗药物过敏者，应慎行化疗。

（6）严重感染、高热、出血、失水、电解质紊乱、酸碱平衡失调等并发症及有其他严重内科疾病的患者忌行化疗。

（7）精神病未能控制及无法自控的患者；由于依从性差，无法对化疗毒副作用进行及时全面的观察和处理者，慎行化疗。

（8）食管、胃肠道有穿孔倾向或肠梗阻患者。

三、化疗过程中需要调整药物的情况

在化疗中如出现以下情况应考虑减药、停药或换药：

（1）判断化疗无效者，如化疗 1 个周期后在间歇期中发生病情恶化，或治疗 2 个周期后病变评价为进展者。

（2）出现 3~4 级血液学毒性或非血液学毒性，如骨髓抑制，心、肝、肾功能损害，化学性肺炎等，应根据情况决定是否要在下个周期调整用药或停药。

（3）出现严重的相关并发症，如胃肠道出血、穿孔、大咯血等。

（4）出现较为严重的化疗药物过敏反应。

（5）因患者无法耐受或经济等原因，拒绝进一步化疗者。

四、注 意 事 项

（1）化疗必须在有经验医师的指导下进行，治疗中应根据病情变化和药物毒副作用随时调整治疗用药，以及进行必要的处理。

（2）治疗过程中密切观察血象、肝肾功能和心电图变化，定期检查血象（包括血红蛋白、白细胞和血小板计数），一般每周检查 1~2 次，当白细胞和血小板降低时每周检查 2~3 次，直到化疗疗程结束后血象恢复正常为止；肝肾功能于每周期前检查 1 次，疗程结束时检查 1 次，如有异常应进行相应的治疗，并增加复查的次数；心电图根据情况复查。

（3）年龄 65 岁以上或一般状况较差者应酌情减量用药。

(4) 有骨髓转移者应密切注意观察。

(5) 既往化疗、放疗后骨髓抑制严重者用药应注意。

(6) 全骨盆放疗后应注意患者血象,并根据情况调整用药。

(7) 严重贫血的患者应先纠正贫血。

(顾术东　茅国新)

第五章 肿瘤化疗常见毒副作用及处理

学习目标

1. 掌握化疗可引起的毒副作用。
2. 熟悉最常见毒副作用的特点。
3. 了解一些特殊化疗药物的特殊毒副作用。

第一节 骨髓抑制

绝大多数细胞毒类药物都有骨髓抑制性。由于血细胞的半寿期不同,化疗药物对其的影响也不同。对化疗药物最敏感的是白细胞,其次是血小板,多疗程化疗也会引起血红蛋白降低。不同化疗药物导致骨髓抑制发生的时间、持续时间、严重程度均不相同。影响骨髓抑制的因素除药物外,还与患者个体骨髓储备能力密切相关。而肝病、脾功能亢进、曾接受过抗肿瘤治疗者更易引起明显的骨髓抑制。

一、中性粒细胞减少

化疗引起的白细胞减少以中性粒细胞减少为主。中性粒细胞减少时,感染的机会明显增加。感染发生的危险与中性粒细胞减少的程度和持续时间有关。中性粒细胞减少至 $0.5\times10^9/L$ 以下并持续 10~14 天时,感染的危险性将明显增加。对中性粒细胞抑制较明显的药物有:亚硝脲类、蒽环类、紫杉类、NVB、VLB、MMC、VP-16、IFO 等。大部分的细胞毒类药物出现中性粒细胞减少的时间为 7~14 天,一般于 21 天恢复正常。部分药物表现为延迟性骨髓抑制(如亚硝脲类),中性粒细胞减少发生于化疗后 28~35 天,42~60 天才得以恢复。临床上,粒细胞集落刺激因子(G-CSF)可缩短与细胞毒化疗有关的严重中性粒细胞缺乏持续的时间,使感染的机会减少。

接受普通剂量化疗时,G-CSF 的用法有 3 种:第 1 个周期化疗后预防性地给予 G-CSF;化疗导致了发热性的中性粒细胞减少,下周期化疗后预防性地给予 G-CSF;化疗后出现发热性的中性粒细胞减少时给予 G-CSF 治疗。

化疗导致发热性的中性粒细胞减少后,下一疗程可以考虑减量,延长休息时间或预防性地应用 G-CSF。如果减量将影响患者的疗效和生存期(如恶性淋巴瘤,化疗缓解率和生存率与剂量强度有关),则需要预防性地应用 G-CSF。如果化疗以姑息性治疗为目的,应考虑减量。

G-CSF 推荐剂量为每天 5μg/kg,用于外周血干细胞动员时为每天 10μg/kg,皮下注射。预防性应用时,在化疗后 24~48h 给予 G-CSF。G-CSF 应持续给药至中性粒细胞绝对计数达 $(2\sim3)\times10^9/L$。近年来,长效 G-CSF 已经被批准用于临床。每疗程化疗仅需要应用长效 G-CSF 一次,疗效和普通剂量 G-CSF 相当。

二、血小板减少

血小板减少是临床常见化疗药物剂量限制性毒性反应。对血小板影响较明显的细胞毒类药物有 MMC、CBP、GEM、亚硝脲类等。严重的血小板下降会引起凝血功能障碍,可伴有出血并危及生命。对血小板减少的患者应密切注意出血倾向,防止重要器官出血的发生,同时避免使用有抗凝作用的药物。

对于化疗引起的血小板减少,输注血小板仍然是最主要的预防和治疗措施。在药物筛选中,已发现了多种具有促进血小板生长潜能的因子,如 IL-1、IL-3、IL-6、IL-11,巨核细胞生长和发育因子(MGDF)、血小板生成素(TPO)等。其中,重组人 IL-11(rhIL-11)较常用于治疗化疗引起的血小板减少症。临床试验结果表明,化疗后给予 IL-11 可减少需要输注血小板的机会。IL-11 推荐剂量为每天 50μg/kg,皮下注射,主要不良反应为发热、水肿、心动过速、结膜充血等。TPO 的主要临床作用就是作为血小板减少症的治疗药物,特别是因放化疗而导致的血小板减少症。重组人 TPO(rhTPO)具有刺激巨核细胞生成的作用,其临床应用致使更低的血小板输注率,出血风险减少且不良反应较少。

三、贫　血

癌性贫血的原因包括癌症本身、放化疗引起的骨髓抑制、肿瘤侵犯骨髓、溶血、脾大、失血、铁生成障碍和促红细胞生成素(EPO)缺乏。DDP 是最容易引起贫血的化疗药物,因 DDP 对肾小管损伤而使 EPO 产生减少,是导致贫血的原因之一。其他化疗药物多疗程治疗后也会导致贫血。脊髓和盆腔放疗,因照射范围包括了主要造血的部位,因此也会导致贫血。包括治疗因素在内的各种原因引起的癌性贫血,使患者的生活质量受到了影响。

内源性 EPO 产生于肾脏,对红细胞的生成起调节作用。当发生缺氧或红细胞携带氧的能力下降时,EPO 生成增加并促进红细胞生长。基因重组 EPO 最早被批准用于治疗慢性肾衰竭导致的贫血。EPO 可缓解癌性贫血,减少输血的需要,改善患者的一般状况。化疗后血红蛋白(Hb)≤100g/L 可治疗性给予 EPO;当 Hb<120g/L 时,可根据临床情况决定是否使用 EPO。EPO 剂量为 150U/kg,每周 3 次,连续 4 周。EPO 治疗超过 6~8 周仍然无效的患者应停药,继续治疗将无临床获益。应检查患者是否存在缺铁。

除此之外,输血也是一种可选择的治疗措施。癌性贫血是一种慢性过程,患者对贫血的耐受性明显好于急性失血者。因此,Hb>100g/L 很少考虑输血。当 Hb<70g/L 时可考虑输注红细胞。Hb 为 70~100g/L 时应根据患者的具体情况决定是否输血。一般老年患者耐受性较差,如伴有其他心、肺疾病者,输注红细胞改善贫血症状可使患者获益。

第二节　恶心、呕吐

恶心、呕吐是化疗最常见的不良反应之一,总体发生率为 70%~80%。接受不同的化疗药物或不同的药物剂量强度会产生不同程度的恶心、呕吐。化疗引起的恶心、呕吐是严重影响患者治疗耐受性和依从性的不良反应。严重的恶心、呕吐不仅明显影响患者的生活质量,而且将使患者对于今后的治疗失去信心。化疗前给予预防性使用抗呕吐药物可全部或部分缓解急性呕吐。

一、化疗致呕吐的机制

化疗引起恶心、呕吐最常见的机制是化疗药物间接或直接地激活了大脑化学受体触发区(chemo-receptortrigger-zone,CTZ)。其一,导致呕吐的化学物质通过脑脊液或血液直接送达CTZ,化疗药物和CTZ相互作用后释放多种神经递质,这些物质激活了呕吐中枢,引起呕吐。CTZ释放的神经递质包括多巴胺、5-羟色胺(5-HT)、组胺、去甲肾上腺素、阿扑吗啡、血管紧张素Ⅱ、肠多肽、胃泌素、抗利尿激素、促甲状腺素释放激素、亮氨酸-脑啡肽和P物质等。其中,5-HT是引起急性呕吐的重要因素。其次,化疗药物损伤消化道黏膜(特别是回肠黏膜),导致肠上皮嗜铬细胞释放5-HT,刺激传入迷走神经的5-HT3受体,从而使呕吐中枢兴奋引起呕吐。P物质是另一个与化疗引起呕吐有关的重要神经递质。P物质通过中枢机制,与位于脑干的神经激肽1(NK1)受体结合导致呕吐。NK1受体的激活与后期的急性呕吐及延迟性呕吐有关。动物实验和临床研究表明,NK1受体的抑制剂可缓解DDP所致的急性和延迟性呕吐。

其他相关的机制包括前庭机制及味觉损伤。化疗药物存在于血液或唾液腺中,影响口腔黏膜和味蕾,使口中产生异味和味觉改变。化疗后味觉损伤,口中的异味、苦味会引起呕吐。化疗药物直接或间接作用于大脑皮质引起呕吐。

二、化疗所致呕吐的类型

1. 急性呕吐　发生于化疗后24h内,通常在给药后1~2h内出现,给药后4~6h最严重。

2. 延迟性呕吐　发生于化疗24h后,可持续48~72h。常见于接受了明显致吐的化疗药物后,如DDP、CBP、CTX和ADM。虽然延迟性呕吐的严重程度不如急性呕吐,但对患者营养与进食影响很大,可导致脱水和电解质紊乱。

3. 预期性呕吐　可发生于化疗给药前、给药中和给药后。主要原因是以往化疗过程中未能很好地控制呕吐,不愉快的经历导致以后化疗的预期性呕吐。因此,在首次化疗时如能有效地给予止吐药物控制呕吐,有助于减少预期性呕吐的发生。治疗预期性呕吐可用镇静药物,如苯二氮䓬类药物。不同的化疗药物引起呕吐的发生率和强度明显不同,相同的化疗药物也因所给予的剂量不同而导致呕吐的程度不同。其中,DDP是引起呕吐最严重的药物。因此在评价止吐药物的疗效时,通常都选用含DDP的化疗方案表5-1。

表5-1　常用化疗药物致呕吐的程度

程度	药　物
重度致吐(90%患者)	DDP、BUNC、CTX、DTIC、洛莫司丁
中度致吐(30%~90%患者)	DDP、CTX、ADM、EADM、IFO、CBP、CP-11、Ara-C、L-OHP
轻度致吐(10%~30%患者)	MTX、5-Fu、米托蒽醌、GEM、MMC、PTX、TXT、培美曲塞、硼替佐米、西妥昔单抗
很少致吐(<10%患者)	卡培他滨、VCR、VLB、NVB、VP-16、MTX、BLM、氟达拉滨、贝伐珠单抗

三、治　疗

1. 5-HT3 受体拮抗剂　5-HT3 受体拮抗剂可同时作用于中枢和外周的 5-HT3 受体，对于化疗药物引起的急性呕吐具有明显的抑制作用。对于中度致吐药物引起呕吐的完全控制率达 50% ~90%，对于重度致吐药物(如 DDP)引起呕吐的完全控制率也可达 50% ~70%。5-HT3 受体拮抗剂与地塞米松合用可提高呕吐的完全控制率。但 5-HT3 受体拮抗剂对于延迟性呕吐的控制率在 50%以下。5-HT3 受体拮抗剂的同类药物有多种，各种药物的半衰期和与受体的亲和力有所差别，但这类药物的疗效和不良反应相似，均可选用。剂型包括口服和静脉给药，两者疗效相当。给药方案为：使用最低有效剂量，化疗前单剂给药，联合地塞米松可增加止吐效果。5-HT3 受体拮抗剂对于延迟性呕吐的效果有限，和单用地塞米松相比，加 5-HT3 受体拮抗剂不增加疗效。常用的药物有昂丹司琼、格雷司琼、托烷司琼、阿扎司琼、帕洛诺司琼等。

2. NK1 受体拮抗剂　如前所述，NK1 受体的激活与后期的急性呕吐及延迟性呕吐有关。阿瑞吡坦(aprepitant)是 NK1 受体拮抗剂。临床研究表明，与 5-HT3 受体拮抗剂加地塞米松的两药联合方案相比，阿瑞吡坦加 5-HT3 受体拮抗剂加地塞米松的三药联合方案对于预防高致吐性化疗的急性呕吐效果更明显，化疗第 1 天呕吐的完全缓解率分别为 89% 和 78%。在预防延迟性呕吐的两项双盲试验中比较了阿瑞吡坦加地塞米松和单用地塞米松的疗效，完全缓解率分别是 75% 和 68%，56% 和 47%，阿瑞吡坦加地塞米松的疗效优于单用地塞米松。因此对于延迟性呕吐，推荐阿瑞吡坦 80mg 口服加地塞米松，DDP 用药后第 2~3 天给药。

第三节　口腔黏膜炎

口腔黏膜上皮是更新较快的组织。在生理状态下，口腔黏膜上皮每 7~14 天更新一次，以修复因化学和机械等原因造成的损伤。因此，口腔黏膜也是对化疗和放疗损伤敏感的组织。化疗或放疗后短期内，上皮组织释放细胞因子产生炎性反应，进而造成组织损伤。化疗 4~5 天后，上皮细胞增生修复低下，上皮萎缩。化疗后 1 周左右，口腔黏膜产生溃疡。而此时恰好是化疗后粒细胞缺乏时期，黏膜溃疡可伴有细菌或真菌等感染。患者出现明显的症状，如口腔疼痛、吞咽困难、进食减少。一些化疗药物，如氟尿嘧啶，引起口腔黏膜炎的同时可能伴有腹泻，导致患者水电解质平衡紊乱。一般情况下，2~3 周后黏膜溃疡修复，口腔疼痛缓解。

一、化疗致口腔黏膜炎

总体来说，约 40% 的患者化疗后将发生口腔黏膜炎，其中一半的患者因症状明显需要治疗和止痛。黏膜炎的发生因化疗药物、剂量及给药方案的不同而发生率及严重程度均不相同。在普通剂量下，MEL、TSPA、ADM、EADM、NVT、PTX、VP-16、MTX、5-Fu 及衍生物、Ara-C 等均有不同程度的致口腔黏膜炎。部分细胞毒类药物，当提高给药剂量后，黏膜炎便成为剂量限制性毒性。例如，大剂量 EADM(120~150mg/m^2)、大剂量 VP-16、MTX 和 Ara-C 等化疗后口腔溃疡的发生率可高达 80%。48% 的多发性骨髓瘤接受含大剂量 MEL 动员方案加自体外周血干细胞移植的患者,可发生溃疡性口腔黏膜炎。给药方法也与黏膜炎的发生有关。PTX24h 静脉滴注时黏膜炎加重,而每周给药时黏膜炎是剂量限制性毒性。5-Fu 持续静脉滴注时,黏膜炎是剂量限制性毒性,而 5-Fu 静脉注射时黏膜炎较轻。卡培他滨口服后,其有效血药浓度时间延长,黏膜炎的发生也相应增加了,严重黏膜炎约占 3%。ADM 脂质体的黏膜炎发生较 ADM 多见,发生率为 30%,其中Ⅲ~Ⅳ度黏膜炎发生率为 9%。

二、治　疗

将要进行化疗的患者在治疗 2 周前应接受口腔科医师的全面检查和相应治疗。如需拔牙或治疗口腔炎症,均应在 2 周前完成,使放化疗前伤口得以愈合,以免存在潜在的感染灶。同时,要教育患者注意口腔清洁和养成良好的口腔卫生习惯,进食后勤漱口、刷牙,如已经发生黏膜炎时要避免使用质地较硬的牙刷,可使用纱布或棉签清洁。

硫糖铝治疗消化性胃肠溃疡的疗效已得到了临床肯定。硫糖铝悬液漱口用以预防和治疗化疗引起的口腔溃疡也有一系列的研究。

palifermin 是重组人角化细胞生长因子,已被美国和欧盟批准用于需造血干细胞移植或骨髓移植的造血系统恶性肿瘤患者,以减少严重口腔溃疡的发生率和持续时间。接受 palifermin 的患者报告,日常活动功能如吞咽、进食、谈话和睡眠均有显著改善,阿片类镇痛药物的使用明显减少了。

第四节　心脏毒性

化疗引起的心脏毒性中,对蒽环类药物的研究最多。蒽环类药物引起的心脏心脏毒性包括 3 种临床表现:急性、亚急性和迟发性。急性心脏毒性表现为:室上性心动过速、室性异位搏动、心内膜下心肌炎、明显的心电图改变、心肌病,甚至死亡。严重急性心脏毒性的发生率低,大多为轻度的可逆反应。亚急性心脏毒性出现在末次给药的 1 年内,高峰通常在给药后的第 3 个月。迟发性心脏毒性一般在给药 5 年后出现。急性心脏毒性的发生与蒽环类药物的剂量无关,而迟发性心脏毒性与蒽环类药物的累积剂量有关。迟发性心脏毒性是不可逆的,严重者表现为充血性心力衰竭(CHF),是蒽环类药物主要的剂量限制性毒性。

CHF 的发生率和蒽环类药物的累积剂量显著相关。ADM 剂量>450~550mg/m^2,EADM>900~1000mg/m^{2}时,发生 CHF 的危险性明显增加。ADM 的累积剂量为 550mg/m^2、600 mg/m^{2}和 1000mg/m^{2}时,CHF 的发生率分别为 1%~5%、30%和 50%。其他相关危险因素包括高血压、既往心脏病史、老年人、纵隔放疗、女性和体质指数(BMI)明显超过正常。与其他抗肿瘤药物联合可能增加蒽环类药物的心脏毒性,如曲妥珠单抗、紫杉类等。蒽环类药物相关的心脏毒性一旦发生应积极给予药物治疗,包括联合应用利尿剂、血管紧张素转换酶抑制剂、β 受体阻滞剂和洋地黄。肿瘤稳定患者可考虑行心脏移植术。

蒽环类药物的心脏毒性与其累积剂量相关,但仍有少数患者在较少累积剂量时已发生明显的心脏毒性,而有各种危险因素的患者只能接受较低的累积剂量。心电图对于蒽环类药物引起心脏毒性的预测没有肯定的价值。虽然应用超声心动图或放射性核素的方法测定左室射血分数(left ventricular ejection fraction,LVEF)也不能很好地预测 CHF,但目前仍然是临床应用最多的方法。对于有危险因素的患者,应每 1~2 个疗程随访 LVEF。对于无危险因素的患者，当ADM的累积剂量>300mg/m^{2}时也应随访LVEF。心内膜下心肌活检可发现心肌损害，但创伤性的方法使其难以被广泛接受。近年来的研究发现，血浆肌钙蛋白是心肌受损的标记，测定肌钙蛋白可早期预测CHF。研究显示，肌钙蛋白T水平和蒽环类药物相关的心肌损害有关，对预测CHF的发生有一定的价值。

ADM脂质体是在ADM周围包裹脂质体。ADM脂质体无法通过连接紧密的心肌细胞，使药物在心肌的峰浓度降低。但ADM脂质体可通过炎症和肿瘤区的血管，使药物在肿瘤部位的暴露不受影响。Batist等的临床研究比较了ADM脂质体或传统多柔比星加CTX治疗晚期乳腺癌患者的心脏毒性和疗效。心脏毒性发生率有明显差别，分别为ADM脂质体组6%，传统ADM组21%。两组的肿瘤疗效和生存率相似。

抗代谢药5-Fu引起心脏毒性的报道最早见于1975年。以后的研究发现，5-Fu所致心脏毒性的发生率为3%。5-Fu持续静脉滴注时心脏毒性的发生率可增加到7.6%，无症状性心电图改变可高达68%。5-Fu持续滴注时少数患者出现心前区疼痛，心电图可出现类似心肌梗死的图形，但心肌酶谱没有异常改变，提示冠状动脉痉挛是可能的原因。

曲妥珠单抗是人源化的HER-2单抗，已被批准用于治疗HER-2过度表达的乳腺癌。在早期的临床试验中，曲妥珠单抗的心脏毒性就已经被认识到了，主要为LVEF下降和CHF。曲妥珠单抗联合ADM的心脏毒性发生率最高为27%，曲妥珠单抗联合PTX心脏毒性的发生率也会增加为13%，而曲妥珠单抗单药心脏毒性的发生率较低，为2%～8%。曲妥珠单抗引起的心脏毒性和其剂量无关，停药后及给予抗心力衰竭治疗可使80%的患者症状改善。临床使用曲妥珠单抗时建议定期复查LVEF，当LVEF值较基础值下降超过15%时，建议暂停使用曲妥珠单抗。

第五节　肺　毒　性

多种化疗药物可引起肺毒性，除BLM外，大部分化疗药物引起肺毒性的机制并不清楚。可引起肺毒性的细胞毒类药物包括BLM、BU、BCNU、CLB、CTX、Ara-C、TXT、VP-16、氟达拉滨、GEM、MTX、MMC、PTX、丙卡巴肼、VLB。靶向治疗药物吉非替尼、利妥昔单抗和硼替佐米亦有肺毒性的报道。

BLM是化疗药物中引起肺毒性研究最多的药物，主要用于霍奇金淋巴瘤或生殖细胞肿瘤患者的化疗。霍奇金淋巴瘤患者接受ABVD方案化疗后急性肺毒性的发生率为25%～31%，但约10%的患者同时接受了放疗。BLM是多肽类抗癌抗生素，早在20世纪60年代已被认知其可引起肺毒性。其发生机制为：肿瘤坏死因子诱导的免疫反应；与Fe^{3+}形成复合物激活氧自由基。BLM引起的肺毒性主要表现为肺纤维化，少数为对BLM超过敏，后者较纤维化易于控制。临床表现为呼吸困难、干咳、乏力，可伴有发热。激素治疗可使部分患者缓解，但发生肺纤维化者难以逆转。BLM引起肺毒性的危险因素包括：BLM的累积剂量、肾功能减退、年龄、吸烟、纵隔放疗和高氧。当博来霉素的累积剂量>300 000IU时，肺毒性的发生率可明显增加；累积剂量<450 000IU时肺毒性的发生率约5%，而累积剂量达550 000IU时，其致死性肺毒性高达10%。BLM进入人体后，50%～70%以原型从肾脏清除。正常肾功能者半衰期为2～5h，肾小球滤过率下降者半衰期可延长到30h。肾功能减退者，BLM的暴露时间延长，肺毒性的危险增加。因此，对于肾功能减退患者，或同时应用DDP等具有肾毒性的药物时，应密切监测并调整BLM的剂量。

吉非替尼是小分子酪氨酸激酶抑制剂，作用于 EGFR 阻断信号转导，抑制肿瘤细胞增殖。临床研究表明，吉非替尼对于东方人种的非小细胞肺癌具有肯定的疗效，特别是女性、不吸烟、腺癌患者。美国和欧洲的研究发现，吉非替尼可导致间质性肺炎，发生率为 1.1%。但日本患者的发生率较高。部分患者接受了肺活检，病理检查显示肺间质性炎症和纤维化。吸烟男性比不吸烟女性发生间质性肺炎的危险明显增加了（OR 值为 20.5），女性不吸烟者的发生率仅 0.4%。治疗以激素为主，同时用抗生素治疗未增加疗效。

第六节　肾和膀胱毒性

一、化疗引起的肾毒性

1. DDP　化疗引起的肾毒性，以 DDP 为著。DDP 已在临床应用多年，至今仍然广泛应用于多种恶性肿瘤的治疗，对其肾毒性的产生和预防也有比较充分的研究。DDP 以代谢产物的形式从肾脏清除。DDP 引起的肾毒性主要是对近端肾小管的损害，可能累及集合管，但对肾小球无影响。DDP 对肾小管的破坏不仅有重金属直接损伤的原因，也可能是 DDP 和肾小管上皮细胞 DNA 产生交叉联结所致。

DDP 肾毒性的产生和其剂量有关，单次剂量 $<50mg/m^2$ 时发生肾功能损害的机会很小。单次剂量 $>50mg/m^2$ 时必须同时给予水化，不然将造成不可逆的肾功能损害。水化是预防 DDP 引起肾毒性的有效方法。水化可以使顺铂接触肾小管的药物浓度降低，接触时间缩短。因此，DDP 用药前、后应给予大量生理盐水，使尿量保持在 100ml/h 以上。如 DDP 剂量 $>75mg/m^2$，则水化还要加强。水化的同时经常给予甘露醇或利尿剂，但是否能够进一步减少肾损害并不十分肯定。同时应用其他肾毒性药物将加重顺铂肾毒性的危险，如氨基糖苷类抗生素、长期应用非甾体解热镇痛药物等。

除使用水化方法减少 DDP 引起的肾毒性外，尚有一些研究致力于寻找具有减少肾毒性的药物，其中比较成功的是氨磷汀。氨磷汀在体外没有活性，在体内经碱性磷酸酶水解脱磷酸后成为含自由巯基的活性代谢产物 WR-1065。自由巯基能直接与烷化剂和铂类药物的活性基团结合，减少烷化剂和铂类药物对 DNA 的破坏；另一方面，自由巯基可清除化疗药物产生的氧自由基，减少自由基对细胞膜及 DNA 的损伤。氨磷汀对正常细胞具有选择性的保护作用，与细胞毒类药物同时应用不减少其抗肿瘤作用。临床研究显示，卵巢癌患者接受含 DDP 方案化疗，加或不加氨磷汀保护。两组患者疗效相当，加氨磷汀组的肾毒性明显降低了。

2. 氨基蝶呤　MTX 给药后主要从肾脏排泄，通过肾小球滤过和肾小管主动分泌，很快从尿液中清除。普通剂量的 MTX 很少引起肾毒性。当排泄至肾小管的 MTX 和其代谢产物浓度很高时，药物即在肾小管上的沉积，导致急性肾衰竭。尿液在正常生理 pH 时，药物处于充分离子化状态，不易在肾小管产生沉积。但当尿液 pH 呈酸性（$pH<5.7$）时，药物易沉积于肾小管。大剂量 MTX 治疗时，水化和碱化尿液是有效防止其肾毒性的方法。水化可使尿液中的药物浓度减低，同时给予碳酸氢钠可使尿液的 pH 呈碱性（$pH>8$），从而减少了药物在肾小管上的沉积。尿液的排泄量应保持在 100ml/h 以上。大剂量 MTX 治疗时必须进行血药浓度监测，同时给予四氢叶酸解救。

3. IFO　IFO 和 CTX 是同分异构体，两者具有相似的抗肿瘤活性和毒性。但 CTX 并无肾毒性，而 IFO 却可能产生不同程度的肾毒性，甚至为不可逆的肾衰竭，需血液透析或肾移植，严重者可威胁生命。IFO 引起肾毒性的机制可能是其代谢产物中有较多的氯乙醛，并且 IFO 对近端肾小管有直接影响。肾小管损伤后可表现为氨基酸尿、蛋白尿、肾小管酸毒症和低钾血症等。IFO 肾毒性的发生率为 5%～30%。儿童对 IFO 特别易感，可导致肾性软骨病和生长迟缓。危险因素包括累积药物剂量，患者年龄较轻（特别是<5 岁的儿童）、单侧肾切除、肾脏接受过放疗、后腹膜肿块、既往或同时接受 DDP 或其他具有肾毒性的药物。药物剂量是 IFO 导致肾毒性的重要相关因素。早期临床研究发现，单次大剂量给予 IFO 将造成肾小管急性坏死，几天内即出现肾衰竭。IFO 分次给药可明显降低肾毒性。因此，IFO 一般为 3～5 天分次给药，也有医生采用持续静脉滴注给药。美司钠对 IFO 引起的出血性膀胱炎有预防作用，但不能减轻其肾毒性。

二、出血性膀胱炎

大剂量 CTX 和 IFO 都有明显的尿路毒性。大剂量 CTX 引起出血性膀胱炎的发生率为 5%～35%。IFO 导致的严重出血性膀胱炎的发生率为 40%，而接受过盆腔放疗的患者发生率高达 70%。CTX 和 IFO 两者均产生代谢产物丙烯醛，后者经肾脏排泄至膀胱，是引起尿路毒性的主要物质。动物实验显示，丙烯醛使尿路上皮出现溃疡、炎性反应和水肿。临床上，出血性膀胱炎表现为血尿和下尿路刺激症状。预防出血性膀胱炎传统的治疗方法为给予大量液体水化和利尿，或同时进行膀胱冲洗。

美司钠是一种含有巯基的化合物，对大剂量 CTX 和 IFO 引起的出血性膀胱炎具有预防作用，并比其他巯基化合物具有更好的尿路保护作用。静脉给药后，美司钠完全由肾脏排泄。美司钠在血液中没有活性，经肾脏排泄至尿液后重新被激活。在尿液中，美司钠中的巯基和丙烯醛结合，形成无活性的物质而排出，对尿路不再具有刺激损伤作用。

美司钠应在 CTX 和 IFO 给药前、给药后 4h 及 8h 分别给予，每次用量为 CTX、IFO 剂量的 20%。当应用大剂量 CTX 进行骨髓移植前化疗时，美司钠的剂量可相应地提高到相当于 CTX 剂量的 120%和 160%。以持续静脉滴注的方式给予 IFO 时，美司钠可以在给药前先给予相当于 IFO20%的剂量，然后再按照 IFO 剂量的 100%与其同步输注。IFO 输注结束后，还应继续输注美司钠（相当于 IFO 剂量的 50%）6～12h，以便能更好地保护泌尿系统。

第七节　神经毒性

一、长春花生物碱的神经毒性

长春花生物碱是一类具有神经毒性的细胞毒类药物，包括 VCR、VLB、VDS 和 NVB。长春花生物碱可抑制肿瘤细胞有丝分裂时微管蛋白的聚合，使纺锤丝形成受阻，有丝分裂停止于中期，导致肿瘤细胞死亡。长春花生物碱同时也非选择性地和微管 p 亚单位结合，干扰了神经轴突微管的功能，其中以感觉神经受损最明显。

长春花生物碱引起的神经毒性临床表现相似，以指（趾）末端感觉异常和深部腱反射减退为主要特征。腱反射减退一般为无症状性的，体检方能发现。随药物累积剂量的增加，指（趾）末端感觉异常的范围可扩大到整个手足，感觉由麻木加重至烧灼感。维生素对此类神经毒性无肯定的治疗作用。停药后神经毒性将逐渐减轻。长春花生物碱对副交感神经的功能也有影响,可导致患者便秘、排尿困难,严重者出现肠梗阻。对自主神经产生影响时可发生直立性低血压。

神经毒性是VCR的剂量限制性毒性。VCR的单次给药剂量和累积剂量都和神经毒性的发生有关。VCR的单次给药剂量应不>2mg,年龄>70岁的患者应酌情减量至1mg。VCR的累积剂量超过25mg时,神经毒性明显增加。VLB、VDS和NVB的剂量限制性毒性则为骨髓抑制,神经毒性较VCR为弱,但同样与单次给药剂量和累积剂量有关。NVB和其他具有神经毒性的细胞毒类药物联合可能加重神经毒性的程度,如NVB联合L-OHP可导致严重便秘,但NVB和DDP联合并不增加神经毒性。

二、紫杉类药物的神经毒性

PTX和TXT引起神经毒性的机制和长春花生物碱相似。紫杉类药物作用于神经元的微管,使神经轴突破坏和脱髓鞘。临床表现为“手套(袜子)”型的感觉异常及麻木感,严重时表现为烧灼感。深部腱反射减退,震动觉消失,直立性低血压。视神经损害可引起短暂的黑矇,运动功能受影响时出现下肢无力。

紫杉类药物引起的神经毒性和药物单次剂量及累积剂量均有关。当PTX 250mg/m^2,每3周给药,或PTX超过100mg/m^2,每周给药时,神经毒性成为剂量限制性毒性。累积剂量和神经毒性的发生有关。但无论PTX还是TXT,并无绝对的剂量极限。

一旦发生神经毒性,停药是最主要的方法。大部分患者经较长时间后可获得症状缓解。目前尚无疗效肯定的预防或治疗神经毒性的药物。

三、DDP和L-OHP的神经毒性

神经毒性是DDP仅次于肾毒性的主要毒性之一,与DDP的累积剂量关系密切。DDP的累积剂量达300~500mg/m^{2}时,神经毒性的发生率明显增加。DDP引起神经毒性的原因并不十分清楚,可能的原因是与重金属铂离子在神经元的累积有关,这种损伤往往难以逆转。DDP引起的神经毒性表现为周围感觉神经病、自主神经病、癫痫发作、脑病、短暂的皮质性失明、球后视神经炎、声带麻痹、视网膜损伤和高频区听力损伤。周围感觉神经病变时,以足趾和脚麻木多见。可发生腱反射减退,但运动神经受损少见。停止应用DDP后,部分患者神经毒性可缓慢恢复,但约30%的患者神经毒性不可逆。细胞保护剂氨磷汀对于DDP引起的神经毒性可能具有预防作用。

L-OHP是近年来得到广泛应用的铂类药物,周围神经毒性是其最常见的毒性之一。L-OHP引起的累积性神经毒性是剂量限制性毒性。临床表现为肢体末端或口唇周围感觉异常、感觉性共济失调、肌肉痉挛、注射药物的手臂疼痛、咀嚼时下颌疼痛等。这些症状可能仅持续数分钟至数小时。L-OHP特征性的神经毒性表现为类似于喉痉挛的呼吸困难,但并无解剖学的异常改变。这种呼吸困难由感觉异常所致,并不伴有喉头或支气管水肿和痉挛,停药后可恢复。另一特征是,这些神经毒性在患者遇冷时会加重,如进食冷的食物、接触冷水或金属物质。神经毒性在停药后会缓慢恢复,至停药后6个月,约3/4的患者可减轻或消失。当L-OHP的累积剂量超过800mg/m^{2}时,有可能导致永久性的感觉异常和功能障碍。有研究表明,同时应用谷胱甘肽可减轻L-OHP的神经毒性。在L-OHP前、后注射钙和镁,可能有助于预防神经毒性。

四、沙利多胺的神经毒性

沙利多胺具有抗肿瘤新生血管的作用,已被批准用于多发性骨髓瘤的治疗,但其神经毒性为剂量限制性毒性。沙利多胺的神经毒性发生率为25%~70%,和该药物应用时间的长短有关。神经毒性的本质为轴突性神经病。典型的临床表现为周围性末梢感觉异常,或疼痛性感觉异常。感觉丧失以手和足为主,可同时伴有运动和位置觉减退。接受沙利多胺治疗时间的长短和神经毒性的发生有关。有报道显示,沙利多胺每日剂量>400mg时,发生神经毒性的危险性明显增加,但累积剂量和神经毒性的关系存在争议。

五、硼替佐米的神经毒性

硼替佐米是蛋白酶体抑制剂,目前已用于多发性骨髓瘤和套细胞淋巴瘤的治疗。和既往接受的治疗有关,多发性骨髓瘤接受过沙利多胺治疗者,更易于发生神经毒性,发生率为30%~60%。主要为周围感觉神经病,极少数为感觉运动神经病。

第八节　性腺功能障碍

一、化疗对儿童性腺的影响

现代化疗已能够使一些肿瘤患者获得长期生存。在肿瘤得到控制后,长期生存者生活质量的保证已成为重要问题。特别是儿童或青年期肿瘤患者,接受抑制性腺功能的化疗药物将不同程度地影响这些患者今后的生活质量。化疗药物对性腺功能的影响早在20世纪40年代后期就已经受到了关注。当时已认识到HN_2会引起男性精子缺乏、女性闭经。至今,已有许多研究评价了烷化剂对性腺功能的影响。其他对性腺功能影响较大的细胞毒类药物类包括丙卡巴肼、DTIC和铂类化合物,可能对性腺有抑制的药物还包括蒽环类,而抗代谢药对性腺的影响不大。

烷化剂和DDP、CBP是最容易引起不育的药物。烷化剂中仅CTX和CLB被证实单药可引起不育,其他药物的评价都是从联合化疗中获得的,结果可能受到其他药物的影响。CBP是DDP的类似物,但临床试验显示CBP所致不育的危险性小于DDP。化疗药物对性腺的影响程度因化疗药物的选择、药物累积剂量、患者的性别和接受化疗时患者的年龄而不同。

一般来说,青春期前男孩和女孩的性腺对化疗不敏感,因为生殖上皮还未开始增殖。化疗对青春期前男孩性功能损伤的发生率为0~24%,成人为68%~95%。和成年男性一样,丙卡巴肼、CTX、CLB对青春期前男孩的影响最大,而不含烷化剂的化疗可能不影响青春期的精子发育,不影响成年后的精子数和生育能力。化疗不影响产生睾酮的睾丸间质细胞,因此一般青春发育期无明显延迟,青春期后的睾酮水平也在正常水平。化疗对青春期前性腺的抑制也存在剂量依赖关系。相同的化疗对女孩今后生育能力的影响小于男孩。大部分化疗不会导致女孩发育停止,青春发育和青春期后的卵巢功能正常。甚至患霍奇金病接受 MOPP(HN_2、VCR、丙卡巴肼、泼尼松)化疗的女孩,90% 发育正常。但大剂量化疗还是会对青春期前的卵巢功能造成损害,但一般不影响正常发育。

二、化疗对成人性腺的影响

化疗引起不育,是由于化疗损害了睾丸基底上皮和成人卵巢的卵泡及生长期卵母细胞。烷化剂和 DDP、CBP 引起男性精子缺乏、女性闭经的危险性最大。青春期后,男性睾丸生殖上皮终身对烷化剂的损伤敏感,其敏感性是青春期前的 5 倍。烷化剂可引起精子减少或缺乏,导致不育。接受低剂量化疗的患者,1~3 年内精子水平可能恢复正常。如果化疗损伤了精原干细胞,有可能导致永久的精子缺乏。烷化剂和丙卡巴肼对男性性腺的损害最明显。烷化剂可导致 85%~95% 男性和 50% 女性不育。MOPP 是治疗霍奇金病的有效方案,接受 MOPP 方案化疗者有 97% 出现精子缺乏,而接受 ABVD 方案者有 54% 出现精子缺乏,且几乎所有患者均恢复精子生成。由于 ABVD 方案疗效与 MOPP 相等,致不育及第二肿瘤的危险比 MOPP 小,因此,ABVD 已很大程度上替代了 MOPP。

卵巢对烷化剂的敏感性随年龄的增长而增加。年龄<30 岁的妇女 CTX 导致闭经的危险是年龄>40 岁妇女的 1/4。大部分化疗药物引起的闭经是暂时的,持续数月或数年后可恢复。但年长女性化疗后可能导致提前绝经。可能的解释是,细胞毒类药物加速了卵母细胞的排空。年轻女性的卵巢拥有众多的卵母细胞,化疗可能减少了存活的卵母细胞数,但影响不大。化疗药物加速了年长女性卵母细胞的正常排空过程,导致了提前绝经。烷化剂是可能导致永久性卵巢功能损害的主要化疗药物,并与累积剂量有关。

三、化疗对妊娠的影响

细胞毒类药物对胎儿的影响与妊娠时间有关。在妊娠前 3 个月,化疗可致流产和畸胎。妊娠后期,化疗可使新生儿体重不足,但很少引起先天性畸形。临床研究发现,儿童或少年期接受过化疗的长期生存者,他们所生子女中先天性畸形或遗传性疾病的发生率并不比普通人群高。除外遗传性肿瘤(如视网膜母细胞瘤),这些长期生存者的子女恶性肿瘤的发生也未明显增加。

四、预　　防

在预期可获得长期生存的肿瘤患者接受抗肿瘤治疗前,应评价其性腺的功能状况和生育情况。由于烷化剂对性腺的毒性最大,在选择化疗药物前应考虑治疗后对性腺的远期影响。在疗效相当的情况下,选择毒性较小的药物。如以 ABVD 方案替代 MOPP 方案治疗霍奇金病。对于需要保存生育能力的患者,在接受烷化剂治疗前可将精子和卵子采集后保存起来。

第九节　第二原发肿瘤

第二原发肿瘤是抗肿瘤治疗相关远期毒性中最严重的并发症。自 20 世纪 70 年代以来,已有许多研究评价了抗肿瘤治疗与第二肿瘤的相关性。美国的研究表明,儿童肿瘤患者治疗后发生第二肿瘤的危险性是普通人群的 5.9 倍。化疗引起白血病已被很多研究所证实，而治疗相关的实体瘤更多地与放疗有关。霍奇金病、睾丸癌和儿童肿瘤是化疗提高患者生存率最明显的肿瘤，这些患者的发病年龄一般比较轻，对于长期生存患者第二肿瘤的研究也最多。其次为乳腺癌和卵巢癌。值得注意的是，第二肿瘤的发生并不都与治疗有关，生活方式、遗传因素、免疫缺陷等都是第二肿瘤的相关原因。

化疗药物中，烷化剂、鬼臼毒素、蒽环类和铂类药物被认为具有致癌性，并随其累积剂量的增加而危险性增加。可能引起白血病的烷化剂包括 NH_2、CLB、CTX、MEL、MeCCNU、CCNU、BCNU、BU 等，而 CTX 致白血病的危险性相对较小。烷化剂相关白血病的危险性在化疗后 1~2 年开始增加，高峰在 5~10 年，10 年后危险性降低。化疗引起的白血病主要为急性粒细胞白血病（AML），占所有白血病的 10%~20%。其次为急性淋巴细胞白血病（ALL）、慢性粒细胞白血病（CML）和骨髓增生异常综合征（MDS）。烷化剂相关的 AML 发生率为 1%~20%，50% 病例以 MDS 为先期表现，而原发 AML 很少有这种情况。

霍奇金病传统 MOPP 方案治疗后长期生存患者的第二原发白血病的危险性明显增加，主要与 NH_2 和丙卡巴肼有关。MOPP 10~12 个疗程比 6 个疗程致白血病的危险性增加 3~5 倍。20 世纪 80 年代后，ABVD 方案逐渐取代了 MOPP 方案。铂类药物的作用机制与烷化剂相似，广泛应用于各种肿瘤的治疗。在卵巢癌的研究中发现，含铂类药物的联合方案化疗显著增加了白血病的危险。许多大型研究显示，他莫昔芬可降低对侧乳腺癌的危险。据早期乳腺癌协作组统计，服他莫昔芬 5 年的患者可相对降低 47% 对侧乳腺癌的危险的。但长期服用他莫昔芬有致子宫内膜癌的危险。服用他莫昔芬 2 年，患子宫内膜癌的危险性增加 2 倍；服用他莫昔芬 5 年，患子宫内膜癌的危险性增加 4~8 倍。对于乳腺癌术后需要进行辅助内分泌治疗的患者来说，他莫昔芬治疗后生存期的提高和对侧乳腺癌的减少带来的益处，远大于子宫内膜癌所带来的害处。但必须对长期服用他莫昔芬的患者进行子宫内膜癌的监测，特别是以往有雌激素替代治疗史的患者。

（刘　凡）

第六章　肿瘤的多药耐药

学习目标

1. 熟悉多药耐药的概念和多药耐药产生的机制。
2. 了解目前抗多药耐药的策略。

肿瘤细胞对抗肿瘤药物产生耐药，是抗肿瘤化疗失败的重要原因，也是目前困扰临床的主要难题之一。据美国癌症协会估计，90%以上因肿瘤死亡的患者在不同程度上受到了耐药的影响。肿瘤细胞对抗肿瘤药物的耐药性根据耐药性产生的时间分为天然耐药（未接触药物时已存在）和获得性耐药（接触药物后产生）两大类；根据耐药谱又可分为原药耐药（primary drug resistance，PDR）和多药耐药（multidrug resistance，MDR）。PDR是指肿瘤细胞只对所接触的抗肿瘤药物，以及与其结构和功能相似的药物产生耐药，而对其他非同类型药物依然敏感；如果肿瘤细胞不但对所接触的某种化疗药物产生耐药，而且对其他结构相异、作用机制不同的药物也产生耐药，这种广谱耐药现象称为MDR。

第一节　MDR的机制

研究发现，MDR由多种途径诱导，是一个多基因、多因素和多步骤的复杂过程，其发生机制十分复杂，可以概括为以下几方面：药物的转运和摄取过程障碍；药物的活化障碍；靶酶质和量的改变；增加利用内在的代谢途径；分解酶增加；修复机制增加；由于特殊的膜糖蛋白增加，而使细胞排出药物增多；DNA链间或链内交联减少；激素受体减少或功能丧失等。但是具体机制尚未完全明确。由MDR基因编码的P-糖蛋白（P-gp）过度表达介导的药物外排是目前研究最多的，机制最为明确的MDR产生途径，因此被称为MDR的经典途径。此外，多药耐药相关蛋白（multidrug resistance-associated protein，MRP）、肺耐药相关蛋白（lung resistance-associated protein，LRP）、乳腺癌耐药相关蛋白（breast cancer resistance protein，BCRP）、谷胱甘肽（GSH）和谷胱甘肽-S-转移酶（glutathione-S-transferase，GST）等的含量、活性增加，DNA拓扑异构酶（TOPO）的活性、含量下降，DNA损伤修复能力增强，肿瘤细胞凋亡抑制，细胞膜能量依赖性内运系统障碍等被称为MDR的非经典机制。

一、MDR的经典机制

1976年，Juliano RL和Ling V等首先在耐秋水仙碱的中国仓鼠卵巢细胞中发现MDR与细胞内药物浓度的降低有关，并证实肿瘤细胞内的一种分子质量为170 kDa的糖基化细胞膜蛋白介导了细胞内药物浓度的降低，故命名P-糖蛋白（P-gp）。P-gp由位于7号染色体长臂2区1带的MDR基因1（*MDR*1）编码，由约1280个氨基酸组成。P-gp是一种ATP依赖性跨膜转运蛋白，属于ATP结合盒（ATP-binding cassette，ABC）转运蛋白超家族成员。P-gp由两个同源的单体组成，每个单体包括1个含6个跨膜α螺旋的疏水性跨膜区（TMD）和1

个位于胞浆内的 ATP 结合区也就是核苷酸结合区(NBD)。近年来发现 P-gp 有多种拓扑结构,这些不同的拓扑结构可能反映了其本身存在的多种结构,也可能反映其在药物运输中的不同构象。P-gp 具有能量依赖性跨膜药物外输泵功能,通过水解 ATP 提供能量,将进入细胞内的药物泵出细胞外,使得细胞内药物的浓度不断下降,最终使药物细胞毒作用减弱甚至丧失出现耐药。P-gp 能够运输多种结构不同的底物,这些底物大多是天然来源和疏水性药物如长春碱类(VLB、VCR)、紫杉类(PTX),也包括一些合成药物(如米托蒽醌)。这些药物可以通过扩散的方式经细胞膜进入细胞质。当这些药物进入胞质后,P-gp 可以识别并与这些药物结合,引起一个 ATP 结合区的活化,使 P-gp 构象改变,将药物逆浓度梯度泵出细胞外。随后,第 2 个 ATP 分子水解,P-gp 恢复到原来的状态,循环进行。肿瘤细胞以此方式将化疗药物从细胞内泵出到细胞外形成经典的 MDR。另一方面,它通过抑制 Caspase(天冬氨酸特异性的半胱氨酸蛋白水解酶)的激活来调节由多种因素诱发的细胞凋亡,特别是依赖 Caspase 激活的凋亡途径,产生凋亡耐受型 MDR。有研究显示,P-gp 还可促使药物在体细胞内的再分布,使药物从目的细胞器转移到与治疗目的无关的细胞器,从而降低作用靶点的药物浓度,导致耐药。

P-gp 在大部分人类正常组织中的表达水平很低,但在具有排泌作用的大肠、小肠、肝胆管和肾近端小管的上皮细胞表面有很高的表达量。进一步研究发现,几乎所有的人类肿瘤细胞都有不同程度的 P-gp 表达。不同来源的人体肿瘤 *MDR*1 基因的表达水平存在明显差异,人们根据肿瘤组织不同的 P-gp 表达水平,可将肿瘤分为三大类:第一类为化疗前就高水平表达 P-gp 的肿瘤群,而且这些肿瘤一般起源于高度或中度表达 P-gp 的正常组织或器官,包括肝癌、胰腺癌、肾癌、结肠癌等;第二类为中度水平表达 P-gp 的肿瘤,包括乳腺癌、软组织肉瘤、神经细胞瘤等;第三类则为 P-gp 表达水平较低或检测阴性的肿瘤,如头颈部癌、非小细胞肺癌、急性白血病等。

一般来讲,P-gp 表达水平与细胞耐药程度相关。*MDR*1 基因表达水平较高的肿瘤细胞往往对化疗不敏感。临床研究发现,*MDR*1 基因和(或)P-gp 表达水平较高的患者,化疗缓解率及缓解后持续的时间明显低于低水平表达者。研究还发现,肿瘤细胞长期接触化疗药物后,*MDR*1 基因可被诱导而扩增,并大量表达 P-gp,导致继发性耐药。不过研究也发现,一些 *MDR*1 基因低表达的肿瘤(如非小细胞肺癌)对化疗药物并不敏感,而个别 *MDR*1 基因高表达的肿瘤(如急性淋巴细胞白血病)对化疗药物比较敏感,提示可能有其他耐药机制的参与。

二、MDR 的非经典机制

(一) 多药耐药相关蛋白

Cole 等发现在 2 种非 P-gp 介导的 MDR 细胞中有一种膜转运蛋白过度表达,称之为多药耐药相关蛋白(MRP)。*MRP* 基因定位于人染色体 16P13.1 区,MRP 蛋白是分子质量为 190kDa 的糖蛋白,MRP 与 P-gp 同属 ABC 转运蛋白超家族成员,并参与耐药株的早期形成。它可直接将药物以囊泡转运或者胞吐的方式排出细胞外;或将药物转入亚细胞器,间接影响药物的分布,降低药物在细胞核内的浓度;也可以通过改变细胞内环境的 pH,导致药物外排;还可使药物活性成分脱离其作用部位,使细胞产生耐药。MRP 特异性的转运底物是胞内与还原型谷胱甘肽共轭结合的化疗药物,如 VP-16、DNR、DDP 和 NVT 等,介导包括重金属在内的一些毒物的外排。故 MRP 介导的药物转运可受谷胱甘肽-S-转移酶水平的调节。

（二）肺耐药相关蛋白

肺耐药相关蛋白(lung resistance-associated protein,LRP)最早在 1993 年由荷兰学者 Scheper 等从无 P-gp 过度表达的人非小细胞肺癌细胞系 SW21573 的 MDR 株 SW21573/2R120 中发现,并因此而得名。其实 LRP 还可以在来源不同的肿瘤细胞系中过度表达。LRP 是一种依赖 ATP 能量的穹隆体主蛋白(major vault protein,MVP),主要分布在细胞质,少量分布于细胞核核孔附近。LRP 主要是通过阻止以细胞核为靶点的药物通过核孔进入核内,降低药物的核质分布比率,或将已进入核内的药物运出细胞核或将细胞质中的药物转运至囊泡,从而隔离药物并通过胞吐机制排出细胞外产生耐药性。其主要介导以 DNA 为药物靶点的抗肿瘤药物耐药。

（三）乳腺癌耐药相关蛋白

1998 年,Doyle 等在 P-pg 和 MRP 均为阴性表达的人乳腺癌耐药细胞系 MCF-7/Adr 中克隆到一段高表达的 mRNA,且发现其与 MCF-7/Adr 细胞的耐药性有关,称为乳腺癌耐药相关蛋白(breast cancer resistance protein,BCRP)(但非乳腺癌所特有)。BCRP 由位于 4 号染色体 ABCG2 基因编码,也属于 ATP 依赖性膜转运蛋白超家族成员,主要转运亲水性或半亲水性分子,可对 ADM 等产生交叉耐药,其机制同样以泵的形式减少胞内药物蓄积而导致耐药。

（四）拓扑异构酶Ⅱ

拓扑异构酶(topoismerase,Topo)是细胞增殖的重要细胞核酶类,它们能引起 DNA 二维及三维结构的改变,参与 DNA 的重组、修复、转录、复制过程。真核细胞中,TopoⅡ在 DNA 复制、转录、有丝分裂、染色体分离、修复中起关键作用。TopoⅡ是 VP-16 等数种化疗药物的靶酶,当这些抗癌药物与 TopoⅡ共价结合后,能干扰基因正常断裂重接过程,导致基因破坏和靶细胞死亡。肿瘤细胞内 TopoⅡ水平越高则对抗肿瘤药物的敏感性越高。相反,细胞内 TopoⅡ含量降低或酶活性减弱时,使得化疗药物的作用靶点减少,可使化疗药物由于结合障碍而耐药。与典型的 MDR 比较,细胞内的药物浓度没有变化,P-gp 蛋白亦无过度表达。多数情况下,该情况是可逆的。

（五）谷胱甘肽与谷胱甘肽-S-转移酶

谷胱甘肽转移酶系统是一组多功能的药物代谢酶,与细胞内解毒功能密切相关,该系统是存在于动、植物体内重要的解毒酶系统。谷胱甘肽是机体中含量较高的一种含硫基三肽,主要功能为避免氧化剂对巯基的破坏与保护细胞膜中含巯基蛋白质和含巯基酶不被氧化。在谷胱甘肽-S-转移酶的催化下,谷胱甘肽与化学药物结合,从而降低了化学药物的细胞毒作用。其过度表达不仅可以催化亲电性烷化剂与谷胱甘肽结合,使其更有极性而加强外排,还可直接与亲电物质结合,消除自由基或过氧化物,保护肿瘤细胞。在人体内很多抗肿瘤药物如 CTX、MEL、CLB、BCNU、DDP、ADM 和 MMC 等都可通过该系统失活。谷胱甘肽-S-转移酶水平增高及活性增强是肿瘤细胞产生多耐药性的重要机制之一,在 MDR 表型的细胞系中,谷胱甘肽-S-转移酶呈高表达。其中,谷胱甘肽-S-转移酶 α、谷胱甘肽-S-转移酶

μ、谷胱甘肽-S-转移酶π均与MDR有关。同工酶谷胱甘肽-S-转移酶π在肿瘤细胞系和组织中最常见，有研究认为，其高表达是耐药性的标志之一。谷胱甘肽-S-转移酶π在肿瘤细胞系的胞质中广泛分布，其导致MDR的机制有：谷胱甘肽-S-转移酶π能催化谷胱甘肽与亲电性抗癌药物结合形成谷胱甘肽-S-转移酶药物复合物，增大了底物的极性从而促进了底物分子的排出。谷胱甘肽的结构是MRP泵的底物，所以谷胱甘肽-S-转移酶π可参与调节MRP的耐药程度。利用谷胱甘肽-S-转移酶π非特异性结合作用，协助药物通过P-gp，导致了耐药性的产生。

（六）磷酸激酶C

磷酸激酶C(phosphokinase C，PKC)是一种Ca^{2+}、磷脂依赖性蛋白激酶，由于PKC能够催化多种转运蛋白磷酸化，所以它在细胞跨膜信号转导过程中扮演重要的角色。PKC大约有12种同工酶亚型。其中，PKC-α与肿瘤细胞MDR的产生关系密切。PKC-α能通过直接介导P-gp的磷酸化，增强其外排功能，导致MDR。另外，PKC-α还可通过对*MDR*1转录因子的磷酸化而调控*MDR*1的转录水平，进而影响P-gp的表达，从而参与了肿瘤MDR的产生和维持。

（七）核转录因子-Kappa B

核转录因子-Kappa B(nuclear factor-kappa B，NF-κB)是一种重要的转录因子，与肿瘤细胞的发生、增殖、分化、凋亡及耐药密切相关。NF-κB一般存在于细胞质中，但当细胞受到外界的刺激后(如肿瘤细胞受到放化疗时)，则转入细胞核内，与多种基因启动子部位结合，增强基因转录，保护自己免于凋亡。Bentires M等证实，MDR1启动子区域的第一外显子上有NF-κB的结合位点，且NF-κB复合物能够激活MDR1启动子促进该基因转录，从而上调P-gp的表达。目前已发现应用于临床的多种化疗药物如多柔比星、长春新碱、紫杉醇等在杀伤肿瘤细胞的同时均可激活NF-κB，使其进入细胞核内激活*MDR*1基因，从而产生耐药。

（八）MicroRNA

MicroRNA(miRNA)是一类长度为18～25个核糖核苷酸的非编码内源性单链小分子RNA，由基因组DNA编码，通过与靶mRNA特异性的碱基配对引起靶mRNA的降解或者抑制其翻译，从而对基因进行转录后水平的调控。miRNA在多种生理和病理过程中发挥作用。研究发现，miRNA通过调节一些与细胞凋亡、增殖、药物转运及靶酶相关的基因导致肿瘤细胞耐药现象的产生。

大多数化疗药物的抗肿瘤效应最终是通过引起细胞凋亡来实现的，因此，miRNA通过与凋亡抑制因子的作用或其他途径参与肿瘤细胞内凋亡通路的异常，影响药物作用的发挥，导致耐药的产生。Bcl-2(B cell lymphoma/lewkmia-2)是调节肿瘤生长发育的重要因子及抗凋亡蛋白，在Bcl-2过度表达的细胞中，药物虽然仍可以进入细胞内诱导细胞损伤，但这种损伤却不能非常有效地转换成细胞凋亡的信号，以致在化疗期间那些表达Bcl-2的肿瘤细胞又能以较快的速率重新迅速生长，降低细胞对放化疗的敏感性，导致耐药现象的产生。胃癌耐药株SGC7901/VCR与亲本株SGC7901相比，靶向凋亡抑制基因Bcl-2的miR-15b和miR-16显著下调，与此同时Bcl-2水平却明显上调，这就增加了SGC7901/VCR细胞株对VCR、ADM、VP-16和DDP的耐药性。Caspase在凋亡过程中起着必不可少的作用。

Casp3 是细胞凋亡过程中的启动酶，Let-7a 表达上调负向调控抑制肿瘤细胞分化凋亡从而增强肿瘤对 ADM、PTX 的耐药性。

PI3K/Akt 信号通路是一条重要的信号转导通路，参与调控诸多重要的生物学过程，与肿瘤的发生、转移、耐药机制密切相关。研究发现，如果 PI3K/Akt 信号通路过度激活，就会造成细胞的无限增殖，从而促进了肿瘤的进展，进而使肿瘤细胞对抗肿瘤药物的敏感性降低。众多的研究表明，PI3K/Akt 通路的过度激活是肿瘤细胞对 DDP、PTX、ADM 等抗肿瘤药物耐药的关键因素之一。*PTEN*(phosphatase tension homolog deleted onchromosome ten)是近年来新确定的重要的抑癌基因。*PTEN* 同时具有磷酸酯酶活性和蛋白磷酸酶活性，在 PI3K/Akt 信号途径中起重要的抑制作用，即对 PI3K/Akt 途径有负调节作用，其突变或者缺失可导致 PI3K/Akt 信号通路活化，促进细胞的恶性转化和肿瘤的耐药。因此，*PTEN* 基因是 PI3K/Akt 通路的拮抗剂，可增强肿瘤细胞对化疗药物的敏感性，诱导恶性细胞凋亡，发挥抗肿瘤作用。卵巢癌研究发现，miR-214 通过与 *PTEN* 的 3′UTB 区发挥作用进而下调 PTEN 蛋白的表达，过度激活 Akt 路径从而使细胞无限增殖并获得对 DDP 的耐药性。肝外胆管癌表达上调 miR-21 可通过抑癌基因 *PTEN* 使 PI3K 信号通路激活，抑制吉西他滨(GEM)诱导的细胞凋亡，反之，抑制 miR-21 可提高高度耐药的胆管癌细胞对 GEM 的敏感性，减轻肿瘤耐药。

药物在细胞内蓄积及分布的异常使药物不能有效地作用于细胞内的靶分子导致肿瘤细胞的耐药。这也是目前研究比较明确的肿瘤 MDR 的主要机制。在 S1 结肠癌耐药细胞株中，ABCG2 的 3′UTR 区域正好包含 miR-519c 的作用结合位点，若该区域发生突变，miR-519c 则无法与之结合，从而导致 ABCG2 的高表达，进而导致肿瘤耐药的产生。在耐药细胞系 MCF7/MX100 中 miR-328 的表达会受到抑制，而被抑制的 miR-328 无法下调 BCRP/ABCG2 蛋白水平，从而导致 BCRP/ABCG2 蛋白过度表达，促进药物的外运，导致对化疗药物的不敏感。人类卵巢癌 A2780DX5 耐药细胞株中 miR-27a 及 miR-451 的表达明显增加，进一步研究提示 miR-27a 及 miR-451 可以直接诱导耐药蛋白 MDR/p-gp 的表达。

(九) 其他

研究表明，在胃癌、乳腺癌、甲状腺癌等人类大多数癌症中环氧化酶-2(cyclooxygenase 2，COX-2)均过度表达。COX-2 与 LRP 在胃癌组织中存在着明显的正相关，表明 COX-2 有可能通过调控 LRP 在胃癌组织中的表达介导胃癌 MDR。二氢叶酸还原酶(DHFR)是 MTX 药物作用的关键酶，其含量的改变与肿瘤细胞的耐药性密切相关。正常情况下，miR-24 可下调 DHFR 的表达，使细胞对 MTX 敏感。但研究发现，当 DHFR 基因的 3′UTR 区靠近 miR-24 结合区的一个单核苷酸多态性(SNP)位点处发生 829C→T 的单碱基突变时，miR-24 与 DHFR 的 mRNA 正常配对受到干扰，导致 DHFR 的 mRNA 半衰期延长，结果 DHFR 的含量增加。药物作用酶的积聚最终导致 MTX 对肿瘤细胞的作用减弱，产生了耐药现象。

第二节　逆转 MDR 的研究

(一) P-gp 抑制剂

P-gp 抑制剂多是一些离子通道抑制剂，通过与细胞毒类药物竞争性地结合 P-gp，减少细胞毒类药物的外排,从而逆转肿瘤 MDR。它们是开发较早的一类 MDR 逆转剂,已发展到第三代。从第一代的环孢菌素、维拉帕米等到第三代的取代二芳基咪唑衍生物(ONT-093)等,这些抑制剂从低效高毒、无特异性作用靶点、竞争性地作用于细胞色素 P450 同工酶 3A4 干扰抗癌药物的体内药代动力学过程,经结构修饰和改造后逐渐成为了作用力强、作用靶点明确、不干扰化疗药物的体内过程、毒性更小的 MDR 逆转剂。

目前开发的抑制肿瘤细胞 MDR 的化学药物大部分是 P-gp 抑制剂,通过直接竞争性或非竞争性地与 P-gp 上的药物结合位点作用,抑制药物的转运。根据它们的特点可以分为三代:

1. 第一代 P-gp 抑制剂 20 世纪 80 年代生产了第一代 P-gp 抑制剂,主要包括:钙离子通道阻滞剂、钙调蛋白抑制剂、蛋白激酶 C 抑制剂、免疫抑制药物、抗生物素类化合物及表面活化剂等。这些药物可通过与化疗药物竞争性或非竞争性地结合 P-gp,抑制其跨膜泵作用,减少化疗药物的外排。但是它们与 P-gp 的结合特异性非常低,而且需要增大应用剂量才能达到抑制 P-gp 的功能,这对人体将产生很强的毒副作用,而某些逆转剂本身就是体内其他转运系统和酶系统的底物,这样会干扰体内的一些正常代谢,特别是与化疗药物之间可产生药代动力学方面的影响。这在很大程度上限制了它们的临床应用。例如,体外研究表明,维拉帕米可以使 VCR 的抗癌效果提高 84 倍。但其逆转 MDR 所需要的浓度已远超过其体内中毒剂量。这就限制了第一代抑制剂的进一步发展。

2. 第二代 P-gp 抑制剂 第二代 P-gp 抑制剂是在第一代抑制剂结构的基础上改造合成的,主要包括右旋维拉帕米(dexverapamil)、右尼古地平(dexniguldipine)、PSC-833(环孢素 D 衍生物)、Biricodar 和 VX-710 等。它们和 P-gp 的亲和力更强,细胞毒性副作用较小,并且没有免疫抑制副作用。有研究发现,PSC-833 逆转 MDR 的作用比环孢菌素 A 强 10~20 倍、比右旋维拉帕米强 10 倍,既能避免环孢菌素 A 的免疫抑制作用和肾毒性,又不出现维拉帕米的心肌毒性。但它们同样缺乏特异性,同样可抑制正常组织的 P-gp 功能,而且还可抑制细胞色素 P4503A 的功能,影响药物代谢。例如,PSC-833 和 VX710 等是细胞色素 P450 同工酶 3A4 的底物,而大部分抗肿瘤药物是 P-gp 和 P450 3A4 的双重底物,因此,会干扰抗肿瘤药物的药动学参数,导致药物副作用的产生。因此它们的研究也受到一定的限制。

3. 第三代 P-gp 抑制剂 以新型氨基哌啶类逆转剂(S9788)、吖叮酮酸酰胺衍生物(GFI20918)、苯甲酰亚胺衍生物(tariquidar XR9576)、环丙基二苯并环庚烷类物质(zosuquidar LY335979, lanquidar R101933)等为代表的第三代 P-gp 抑制剂本身不是 P-pg 的底物,其与 P-pg 的结合是特异性的、非竞争性的。它们结合在 P-pg 的 ATP 位点上,通过抑制 ATP 酶的活性起作用。它和 P-pg 的亲和力非常高,其抑制作用明显超过第一代和第二代 P-gp 抑制剂,能在较低的浓度范围内逆转 MDR,而且对细胞色素 P450 3A 的影响很小,不影响抗肿瘤药物的药动学参数,然而它们在达到抑制 P-gp 的功能剂量时,仍有一定的细胞毒性,目前 tariquidar、zosuquidar 等第三代 P-gp 抑制剂还处于临床试验阶段。

(二) 抑制耐药相关基因的表达

除了上述的药物抑制剂外,还可以通过抑制耐药相关基因的表达来逆转肿瘤细胞的 MDR。随着基因分子生物学的发展,反义核酸技术、核酶技术及 RNA 干涉技术给耐药逆转提供了新的高效特异性的方法,相比传统化学药物逆转 MDR 的方法有较多优势。反义寡核苷酸(antisense oligonucleotide,asON)是与靶基因或 mRNA 某一区段互补的核酸片段,可以通过碱基互补原则结合于靶基因/mRNA 上,从而封闭基因,阻止 mRNA 的转录、翻译,使蛋白质表达受阻。asON 包括反义 DNA,反义 RNA,其来源可有人工合成和体内表达两类。Nadali 等利用反义寡核苷酸在转录水平逆转了白血病细胞的 MDR。但是反义寡核苷酸容易发生降解,以致作用短暂。核酶是正常存在于细胞内的一类具有 RNA 限制性内切酶活性的小分子 RNA,它能与靶 RNA 分子特定位点特异性结合,切割、阻断目的基因的表达,因此可以设计针对 *MDR*1 基因的核酶,使其在特定位点对靶 RNA 进行切割,阻断 P-gp 的形成,从而逆转 MDR。目前研究较深入、使用更广泛的是 RNA 干扰技术。RNA 干扰技术(RNA interference,RNAi)是将外源性或内源性双链 RNA 导入细胞后,与细胞内切酶形成诱导沉默复合体(RNA induced silencing complex,RISC),然后以小分子干扰 RNA(small interfering RNA,siRNA)为模板,特异性地识别与其同源的靶 mRNA,诱导其产生特异性的降解,从而抑制基因的表达,这种发生在转录后的基因沉默现象称为 RNA 干扰。siRNA 是长度为 21~23 个核苷酸的双链 RNA,具有很高的特异性,能够通过直接降解相应的靶 mRNA,调节肿瘤 MDR,既不影响其他蛋白的表达,也不会影响体内的药代动力学,在逆转肿瘤 MDR 方面具有独特的优势。通过构建以 *MDR*1 基因为靶标的 siRNA 重组质粒,转染肾癌细胞株 A498 后,细胞中 *MDR*1 基因的表达明显下调,对 DDP 的敏感度显著增高。Lim 等用两种 siRNA 序列转染典型的 MDR 细胞 K562/ADR,发现这两种序列都可以下调 *MDR*1 的表达,提高细胞对化疗药物的敏感性。与传统反义技术相比,RNAi 设计更简便、作用更迅速、效果更明显。该技术虽还未应用于肿瘤 MDR 的临床治疗,但它作为一个研究肿瘤耐药的重要手段,已得到了广泛的应用。RNAi 通过干扰靶基因的表达来研究靶基因的功能,确认靶基因的表达是否与肿瘤的 MDR 的发生过程有关,为逆转肿瘤 MDR 找到新的表观遗传学干涉靶点。例如,通过 RNAi 沉默人卵巢癌耐药细胞株 A2780/DDP 中的 *EZH*2 基因能有效逆转该耐药细胞株对 DDP 的耐药,提示 *EZH*2 基因在卵巢癌 DDP 耐药中具有重要作用。

(三) 基因工程抗体

抗 P-gp 单克隆抗体也可以作为抑制肿瘤 MDR 的药物。单克隆抗体可特异性地结合 P-gp 抗原表位,且不会影响细胞色素 P450 3A 依赖的药物代谢。目前通过基因工程手段已经可以制备人源化单克隆抗体、完全人源抗体、小分子人源抗体等。例如,以耐药细胞或耐药组织细胞膜蛋白作为抗原,筛选出抗 P-gp 的小分子人源抗体,可特异性地识别、结合 P-gp 的胞外膜部分,从而逆转 MDR。另外还可将具有细胞毒性的化疗药物与小分子抗体相连,借助抗原抗体结合的特性可实现药物的靶向运输,因小分子抗体的相对分子质量小,在体内更容易进行跨膜转运,从而深入到表达 P-gp 的肿瘤组织中,同时其代谢速度快对正常的组织细胞影响小,而且人源小分子抗体在逆转肿瘤 MDR 的同时不会引起机体的变态性免疫反应,从而实现了在取得良好靶向化疗效果的同时,将不良反应控制在最低水平。抗 P-gp 的小分子抗体无论是在制订化疗方案前对个体是否产生 MDR 的诊断上,还是在已产生 MDR 的个体治疗上,都具有深远的开发和应用前景及较高的应用价值。

(四) 酶抑制剂和细胞因子逆转剂

抑制 MDR 相关酶的表达或活性,能够有效逆转酶介导的 MDR。例如,使用 PKC-α 的高效选择性抑制剂白屈菜红碱可逆转人乳腺肿瘤 MDR,其机制可能是抑制 PKC-α 活性,下

调 *MDR*1 基因转录水平，降低 P-gp 表达。以 PKC-α 作为药物靶点，因其能同时阻断肿瘤增殖和耐药的多条信号传导通路，起到高效多向的治疗作用。细胞因子主要通过调节肿瘤产生耐药的各条通路或诱导细胞凋亡的途径，促进细胞的凋亡，多通道逆转 MDR。在体外阻断白血病耐药细胞株 U937/ADR NF-κB 的活化，可减弱 P-gp 的表达，从而逆转 MDR。抑制人肺腺癌耐药细胞株 A549/DDP 中的 IκBα 磷酸化，促使 NF-κB 从 NF-κB-IκBα 复合物中解离，使 NF-κB 不能进入细胞核激活 *MDR*1 基因的表达，从而使细胞凋亡数增加。

（五）中药逆转剂

国内不少单位在中药逆转 MDR 方面做了很多有益的尝试。发现许多天然药物，以及中药衍生物具有抗肿瘤和逆转 MDR 活性，例如，皂苷类三七总皂苷、黄酮类槲皮素、生物碱类粉防己碱等。中药作用的机制可能有：抑制 P-gp 的活性（如川芎、丹参、红花等具有钙通道阻断作用）、影响 MDR 基因的表达、调节肿瘤细胞的周期促进耐药性肿瘤细胞的凋亡、通过刺激免疫细胞增殖或者产生细胞因子而发挥作用等。例如，无毒剂量的五味子甲素（schizandrin A，schA）可以直接作用于耐药肿瘤细胞膜表面的 P-gp、MRP1，抑制其外排作用，并能降低耐药细胞内谷胱甘肽的含量，从而降低 MRP1 介导的外排作用。大黄素（EM）能不同程度地降低 P-gp 和 LRP 的表达，且能上调 P53 的表达和下调 bcl-2/bax 的比值，促进细胞凋亡。汉防己的小分子复合物单体 NSC77037 能以剂量依赖的方式直接抑制 P-gp 的功能，具有极强的体外逆转 MDR 作用，其体外逆转 MDR 的活性是维拉帕米的 20 倍，是羧基水杨酰胺的 50 倍，能完全逆转多种肿瘤细胞株的耐药性。靛玉红的衍生物 PHⅡ-7 能通过抑制 *MDR*1 基因的表达，逆转肿瘤的 MDR 状态，增加细胞对 ADM 的敏感性。并且进一步研究还发现，PHⅡ-7 具有体内抗耐药肿瘤的作用。

（六）其他逆转方式

有学者尝试通过物理方法逆转 MDR。研究发现，脉冲磁场（pulsed magnetic fields，PMF）能逆转乳腺癌耐药细胞株 MCF-7/ADR 对 ADM 产生的耐药性。且 PMF 联合 ADM 可有效逆转裸鼠移植瘤的生长增殖，提示 PMF 具有体内外逆转乳腺癌细胞 MDR 的作用。目前有不少研究提示，热疗能抑制 P-gp 表达，部分逆转多种人类肿瘤耐药细胞株的耐药效应。另外最近还有一些关于免疫、纳米技术和干细胞等逆转 MDR 的研究。

第三节　问题与展望

肿瘤的 MDR 是目前临床抗肿瘤治疗中所面临的主要问题之一，对其复杂的机制进行深入的研究将有助于提高恶性肿瘤的治疗效果。因此，寻找高效、低毒、作用靶点广泛的逆转肿瘤耐药的方法，已成为肿瘤治疗亟待解决的关键性问题。肿瘤化疗耐药的过程是一个多基因、多因素和多步骤的复杂过程，它们之间存在相互依赖又相互制约的调节关系，机制十分复杂。同一肿瘤对同一药物耐药往往是多重机制的联合作用，不同肿瘤对同一药物耐药又有不同的发生机制。虽然目前逆转 MDR 的策略很多，但是一般都是针对一种或几种机制进行的，逆转效率不高。其次，在生理情况下，许多膜蛋白如 P-gp、ABCG2 等也在多种正常组织器官中（胎盘、肝脏、肾脏等）表达，起着相应的解毒防御作用。对 P-gp 无选择性地抑制，明显会带来严重的毒副作用。随着 P-gp 抑制剂代数的增加，越来越高效低毒的抑制剂逐步被发现，为将来的临床应用提供了可能。为了提高药物的靶向性，可以将药物结合在特殊的给药系统如与抗体偶联，使药物在肿瘤组织中靶向释放，从而增加肿瘤局部的药物浓度。一方面减少了给药剂量，另一方面减少了全身的不良反应。RNAi 为肿瘤耐药机制的研究提供了新的途径。但是其在肿瘤耐药性中的研究尚处于起步阶段，大多数耐药基因还未被发现，功能还不清楚，其在发育和疾病中的作用，很多还处于假设推论阶段。同时，RNAi 在活体的应用技术也尚未解决。中药逆转剂具有多角度、多靶点、高效低毒的优点。但现在中药逆转剂的临床研究往往都是单中心、小样本的研究，证据级别不够。此外，虽然针对不同机制的逆转剂多种多样，逆转措施也层出不穷，但是相关研究大多数是基于体外实验，体内实验不多，临床研究更是少见。由于体内微环境的复杂性，体外研究的结果和体内研究的结果之间具有较大的差异，这也是目前逆转肿瘤细胞 MDR 措施难以进入临床的主要原因。如能将体外有抗耐药活性的物质在无毒剂量的条件下应用于体内，且能获得良好的逆转效果，这将大大推动肿瘤的治疗。故当前亟需加强体内研究，以积累充足的体内研究实验数据，从而为临床治疗 MDR 奠定基础。相信随着人们对肿瘤分子生物学机制认识的不断加深、基因治疗技术的不断发展、免疫疗法的不断完善、高效低毒逆转剂的不断改进，肿瘤耐药问题也会得到逐步解决。

（刘　军　茅国新）

第七章　肿瘤的生物治疗

学习目标

1. 掌握肿瘤生物治疗和生物反应调节剂的概念。
2. 熟悉肿瘤免疫治疗、基因治疗与抗血管生成治疗的主要手段。
3. 了解目前肿瘤生物治疗存在的问题和发展的方向。

人们对肿瘤的认识已经历了一个多世纪,对肿瘤治疗的探索也从未中断过。直到近些年来,在现代细胞生物学、分子生物学、肿瘤免疫学、生物医学工程学等理论研究的深入和生物工程技术飞速发展的推动下,才对肿瘤的本质有了较深入的了解,从而极大地推动了肿瘤临床治疗学的进展。目前以免疫治疗为基础发展而来的生物治疗日益受到重视,显示出了良好的应用前景,已成为继手术、放疗和化疗之后肿瘤治疗的第四模式。肿瘤的生物治疗即是指应用现代生物技术及其生物产品(核酸、蛋白质、多肽、多糖、小分子化合物、细胞、组织等),通过免疫、神经内分泌、基因表达、血管生成等环节调节机体自身的生物学反应,从而直接或间接抑制肿瘤或治疗相关不良反应。生物治疗的概念是在免疫治疗的基础上延伸出来的,最初这两个概念几乎是等同的,因为免疫治疗本身是生物治疗的一部分。随着治疗手段、方法、治疗制剂的不断扩展,免疫治疗已不能涵盖全部生物治疗的内容,因而人们开始更普遍地接受生物治疗的概念。1983 年,美国国家癌症研究所(National Cancer Institute,NCI)规范了生物反应调节剂(biological response modifiers,BRM)的概念,意指所有能够改变机体的生物反应,从而达到抑制或治疗肿瘤效应的制剂。尽管此概念仍在使用,但生物治疗和免疫治疗的概念受到了更普遍的认同。目前肿瘤生物治疗的范畴主要包括以下几个方面:细胞因子、过继性细胞免疫治疗、单克隆抗体、肿瘤疫苗、基因治疗、抗肿瘤血管生成、内分泌治疗、细胞凋亡与诱导分化、组织与干细胞移植等。本章主要讨论细胞因子、过继性细胞免疫治疗、单克隆抗体、肿瘤疫苗、基因治疗及抗肿瘤血管生成治疗等方面。

第一节　肿瘤生物治疗的发展历史

肿瘤生物治疗的历史可追溯到 19 世纪末。当时欧洲和美国的某些医生发现在感染发热的患者中,常可见到肿瘤的缩小或消退。1892 年,美国 William Coley 医生发现,一例晚期肿瘤患者在感染丹毒后肿瘤出现自发性消退,推测某种细菌毒素对于肿瘤可能具有治疗作用。进一步研究发现,链球菌裂解产物(又称 Coley 毒素,Coley toxin)具有广谱抗肿瘤作用,将之应用于临床,并取得了一定的疗效。Coley 毒素被美国医学协会批准应用于临床达几十年之久,直到化疗药物出现之前,Coley 毒素一直都是肿瘤治疗的主要手段。Coley 毒素的应用标志着肿瘤生物治疗的开始。20 世纪 50 年代,发现近交系小鼠能够对化学试剂诱发的肿瘤产生特异性排异反应。提示肿瘤具有免疫原性,机体在某些情况下能够监视、抑制或发动对肿瘤的攻击。在此基础上,20 世纪 60 年代,Burnet 提出"肿瘤免疫监视学说"。该学说认为肿瘤中存在着肿瘤相关抗原,能够被淋巴细胞识别和消除。此后,该学说被众多实验所证实,从而成为现代免疫治疗的理论基础。1984年,Oldham提出了生物反应调节剂的概念,标志着生物治疗地位的确立。基于此,在非特异性免疫刺激的基础上,细胞因子的使用和过继性细胞免疫治疗成为新的研究热点。以荷瘤动物血清或细胞成分的分离、回输到目前仍在临床应用的淋巴因子活化的杀伤细胞(lymphokine activated killer cells,LAK)、肿瘤浸润淋巴细胞(tumor infiltrating lymphocytes,TIL)和细胞因子诱导的杀伤细胞(cytokine induced killer cells,CIK)等细胞疗法都收到了较好的效果,无论在疗效上还是在副作用的程度上较早期的免疫刺激剂都有明显的改进,过继性免疫治疗已步入模糊的肿瘤特异治疗阶段。

20世纪80年代以来,对机体免疫系统和肿瘤细胞生物学与分子生物学的研究日渐深入,同时DNA重组技术、杂交瘤技术、体外大容量细胞培养技术及计算机控制的生产工艺和纯化等技术得到了迅猛的发展。人们对肿瘤发生过程中的系列性基因突变、肿瘤抗原的产生与递呈过程,免疫活性细胞的激活机制,肿瘤抗原的调变及免疫抑制等有了更加深刻的理解。从这个阶段开始,生物治疗有了更明确的目的性、靶向性和有效性,包括直接针对肿瘤基因的治疗方法,直接针对肿瘤抗原的肿瘤疫苗和抗肿瘤抗原特异性抗体介导的靶向治疗及放射免疫靶向治疗等。

第二节　肿瘤的免疫治疗

一、肿瘤免疫治疗基础

机体对肿瘤组织产生免疫应答是肿瘤免疫治疗的基础,肿瘤组织存在可被免疫系统识别的抗原是产生抗肿瘤免疫应答的前提条件。

(一)肿瘤抗原

肿瘤抗原(tumor antigen)泛指在肿瘤发生、发展过程中新出现或过度表达的抗原物质。机体产生肿瘤抗原的可能机制为:①基因突变;②细胞癌变过程中使原本不表达的基因被激活;③抗原合成过程中的某些环节发生异常(如糖基化异常导致蛋白质特殊降解产物的产生);④胚胎时期抗原或分化抗原的异常、异位表达;⑤某些基因产物,尤其是信号转导分子的过度表达;⑥外源性基因(如病毒基因)的表达。

肿瘤抗原有多种分类方法,其中被普遍接受的有两种分类方法。

1. 根据肿瘤抗原特异性的分类法

(1)肿瘤特异性抗原(tumor specific antigen,TSA):是肿瘤细胞特有的或只存在于某种肿瘤细胞而不存在于正常细胞的新抗原。此类抗原是通过肿瘤在同种系动物间的移植而被证实的,故也称为肿瘤特异性移植抗原(tumor specific transplantation antigen,TSTA)或肿瘤排斥抗原(tumor rejection antigen,TRA)。化学或物理因素诱生的肿瘤抗原、自发肿瘤抗原和病毒诱导的肿瘤抗原等多属此类。

(2)肿瘤相关抗原(tumor-associated antigen,TAA):是指非肿瘤细胞所特有的、正常细胞和其他组织上也存在的抗原,只是其含量在细胞癌变时明显增高。此类抗原只表现出量的变化,而无严格肿瘤特异性。如胚胎性抗原是其中的典型代表。

既往认为TAA抗原性较弱,难以诱发机体产生特异性的免疫应答。但近年来发现,这类肿瘤抗原虽来自于机体，但是其大部分抗原尚未被有效递呈，故机体并无免疫耐受产生，因此可以采用组织特异性免疫反应来治疗肿瘤。

2. 根据肿瘤诱发和发生情况的分类法

(1) 化学或物理因素诱发的肿瘤抗原：化学致癌剂（如甲基胆蒽、氨基偶氮苯染料等）或物理辐射（如紫外线、X 线等）可使某些基因发生突变或使潜伏的致癌基因被激活，由此诱发肿瘤并表达新抗原。诱发的肿瘤抗原其抗原性较弱，但具有高度特异性，在不同种系，或同一种系的不同个体，甚至是同一个体的不同部位，其免疫原性各异。突变的肿瘤抗原间很少有交叉成分，故应用免疫学技术诊断和治疗此类肿瘤有一定的困难。

(2) 病毒诱发的肿瘤抗原：多种肿瘤的发生与病毒感染有密切关系。如乙型肝炎病毒（HBV）和丙型肝炎病毒（HCV）与原发性肝癌有关。能够诱发肿瘤的病毒主要包括某些 DNA 病毒和 RNA 病毒，尤其是反转录病毒。此类肿瘤抗原与理化因素诱发的肿瘤抗原不同，其无种系、个体和器官特异性，但具有病毒特异性。由同一病毒诱发的肿瘤均表达相同的肿瘤抗原，且具有较强的免疫原性；由不同 DNA 病毒或 RNA 病毒诱导的肿瘤抗原，其分子结构和生物学特性各异。此类抗原是由病毒基因编码，又不同于病毒本身的抗原，因此称为病毒肿瘤相关抗原，如 EB 病毒 *EBNA*-1 基因产物、SV40T 抗原、人乳头瘤病毒 E6 和 E7 基因产物等。

(3) 自发性肿瘤的抗原：自发性肿瘤是指一类无明确诱发因素的肿瘤，人类的大部分肿瘤属于此类。自发性肿瘤表达的抗原大部分可能为突变基因的产物，包括癌基因（如 *Ras* 等）、抑癌基因（如 *p53* 等）的突变产物及融合蛋白（如 bcl-abl 等）。某些自发性肿瘤抗原是由所谓的"沉默基因（silent gene）"在细胞恶变时表达，如黑色素瘤抗原（melenoma antigen, MAGE）等。某些类似于化学诱发，具有各自独特的抗原性；另一些则类似于病毒诱发，具有共同的抗原性。

(4) 胚胎抗原（fetal antigen）：是在胚胎发育阶段由胚胎组织产生的正常成分，在胚胎后期减少，出生后逐渐消失，或仅存留极微量，但当细胞癌变时，此类抗原可重新合成，如 AFP、CEA、PSA。

(5) 分化抗原：是机体器官和细胞在发育过程中表达的正常分子。恶性肿瘤细胞通常停留在细胞发育的某个幼稚阶段，其形态和功能均类似于未分化的胚胎细胞，称为肿瘤细胞的去分化（dedifferentiation）或逆分化（retro-differentiation），故肿瘤细胞可表达其他正常组织的分化抗原，如胃癌细胞可表达 ABO 血型抗原，或表达该组织自身的胚胎期分化抗原。Melan-A、MART-1、TRP-1、gp100 和酪氨酸酶等属于此类抗原。

(6) 过度表达的抗原：组织细胞发生癌变后，与肿瘤细胞增殖、抗凋亡相关的分子信号传导通路中多种信号转导分子的表达量远高于正常细胞。这些信号分子可以是正常蛋白，也可以是突变蛋白，其过度表达还具有抗凋亡的作用，可使肿瘤细胞长期存活。这类抗原包括 ras、c-myc 等基因产物。

（二）免疫系统对肿瘤抗原的免疫应答

机体免疫系统对于肿瘤抗原能够产生免疫应答是免疫治疗的另一个重要条件。免疫系统的功能就是识别"自己"（self）与"非己"（non-self），并对非己成分产生免疫排斥，对自身成分产生免疫耐受。机体的正常细胞由于各种物理因素（如辐射）、化学因素（如各种化学致癌物）及生物因素（如病毒）等的刺激，可以引起细胞基因组的各种复杂变化，如染色体的易位或缺失、癌基因突变、抑癌基因失活等一系列遗传变化，使之从一个正常的自身成份，变成了非己的“异己分子”，即癌细胞。正常细胞癌变的过程在基因组发生变化的同时，还会发生一系列表型的改变，如表达一些正常细胞没有的肿瘤抗原。癌细胞的肿瘤抗原可以被免疫系统识别，启动免疫应答机制将其清除掉。这就是所谓的“免疫监视”作用。

免疫监视理论曾被普遍接受并产生了广泛的影响。但从20世纪70年代中期起，由于发现免疫缺损的无胸腺裸鼠在化学致癌物诱导下产生癌症的概率与具有正常免疫功能的小鼠并没有明显的差别。至此免疫监视理论开始受到责疑。更重要的挑战来自于免疫监视作用并不能完全地避免恶性肿瘤的发生，而且肿瘤一旦产生就会随病情的发展，其恶性程度渐进增加，并最终发生广泛转移。这种所谓的“免疫逃逸”现象是肿瘤免疫监视理论所无法满意解释的。显然，免疫系统与肿瘤的关系不能简单地看成是免疫系统单向排斥肿瘤细胞的关系。

2002年，美国肿瘤生物学家希雷伯（RD Schreiber）提出了一个称之为“肿瘤免疫编辑”（cancer immunoediting）的假说。根据免疫编辑理论，免疫系统不但具有排除肿瘤细胞的能力，而且还具有促进肿瘤生长的作用。癌细胞在机体内的发生、发展是一个免疫系统与癌细胞相互作用的动态过程。在这个过程中，免疫系统在清除一些肿瘤细胞的同时，也对另一些肿瘤细胞的生物学特性（如肿瘤的抗原性）进行重塑（reshape），也即所谓的“免疫编辑”。被免疫编辑过的肿瘤细胞的恶性程度越来越高，对免疫攻击的抵抗力越来越强，直至最终摧毁机体的免疫系统，造成肿瘤细胞的恶性生长并扩散。

肿瘤的免疫编辑理论认为，免疫系统与肿瘤的相互关系可以分为三种不同的状态（phase）。第一种称为“清除”（elimilation）状态。在这个状态下由于新生的肿瘤具有较强的抗原性，较易被免疫系统识别并将其清除。非特异的天然免疫机制（如吞噬细胞，天然杀伤细胞等）和特异的获得性免疫机制（如 $CD4^+T$ 细胞，$CD8^+T$ 细胞）都参与肿瘤细胞的清除过程。免疫系统清除肿瘤细胞的过程具有经典的免疫监视理论的特点。如果清除过程彻底，肿瘤细胞被完全排除，免疫编辑过程就此结束。如果一些变异的肿瘤细胞逃过了免疫编辑的“清除”作用而存活下来，它们与免疫系统的关系就进入了第二种状态，即“平衡”（equilibration）状态。在这种状态下，肿瘤细胞的抗原性减弱，因而不会轻易被免疫系统识别和清除，但又时时处在免疫系统的清除压力下，因而不能过度生长，表现为检查不到可见的肿瘤。特异的获得性免疫是维持平衡状态的主要机制，一般认为天然免疫机制不参与这个过程。免疫系统和肿瘤细胞的平衡状态可以维持几年、十几年甚至终身都不发生变化。因此，免疫编辑的平衡状态实际上就是一种带瘤生存状态。但这种平衡状态是动态的，肿瘤细胞在免疫系统的压力下，其基因有可能会发生变化，这种基因突变产生的“积累效应”达到一定程度时，就可能打破平稳，使免疫系统与肿瘤的关系进入“逃逸”（escape）阶段。在这个阶段的肿瘤细胞可以产生一系列的恶性表型，如不能表达 MHC 分子，或不能产生肿瘤肽。由于 MHC^+ 肿瘤肽是 T 细胞识别肿瘤细胞的靶标，肿瘤细胞的这种变化，就使 T 细胞失去了对它的识别能力，使它逃脱了免疫杀伤。此外，肿瘤细胞会使自己的细胞凋亡信号通路发生变化，使免疫细胞诱导的肿瘤细胞凋亡机制失效。同时，肿瘤细胞快速生长形成的肿瘤会产生一个抑制免疫细胞的微环境，在这个微环境中，肿瘤细胞会释放一些具有免疫抑制功能的分子，如转化生长因子β、IL-10等，并能诱导产生表达 CTLA-4 的调节 T 细胞，对其他免疫细胞产生抑制作用，导致免疫系统产生对肿瘤的免疫耐受。到这个阶段，免疫系统的抗肿瘤机制已全面崩溃，肿瘤生长完全失控并广泛转移。免疫编辑的终点也就是机体的死亡。

免疫编辑的上述三个阶段在时相顺序上是相对的。每个阶段持续的时间与原发肿瘤的性质(恶性程度),以及机体的免疫状态密切相关。当机体的免疫功能急剧下降时,如生活突发事件引起的应激状态(stress)、长期使用免疫抑制药(如器官移植后)、衰老等状态下,肿瘤有可能越过“清除”阶段,甚至直接进入“逃逸”期。临床发现一些患者,由于突发性的生活应激事件,如丧偶或亲人突然死亡等原因,在短时间内突发肿瘤并迅速扩散。与此相反,免疫编辑也会发生逆向发展的过程。临床实践中时有发现,通过适当的临床干预,一些已发生了肿瘤转移的中、晚期癌症患者,也可以获得临床治愈。甚至一些晚期癌细胞已广泛转移的患者出现肿瘤完全消失的现象也时有报道。在这个免疫编辑理论中,我们特别感兴趣的是“平衡”阶段。大量的实验研究和临床实践都证明,带瘤生存状态确实大量存在。科学家的研究发现,用低剂量化学致癌物刺激的小鼠,不会发生肉眼可见的肿瘤,但是用抗T细胞单克隆抗体去除小鼠的T细胞后,小鼠的肿瘤会立即、迅速生长出来。另一个有趣的临床观察发生在两个接受同一供者的肾移植患者,在肾移植后不久,都患了皮肤癌。配型检查结果发现,两者的癌细胞都是供体来源的。事后病历检查发现,这个提供移植肾的供者在16年前曾患过恶性黑色素瘤,后被“治愈”了。而实际上,这种临床治愈并不表示肿瘤细胞已完全消失,它们仍有可能以不可见的方式隐伏在身体各处,即处于所谓的“平衡”状态。在这个供肾者,这种状态一直持续了16年都没有发生变化。但其肾脏一旦植入免疫功能低下的肾移植患者体内时,则平衡被迅速打破,并直接发展到“逃逸”期,形成明显的肿瘤。尸体解剖的研究发现,相当高比例的高龄死亡老人的甲状腺或前列腺中都可以找到癌细胞,而他们生前并没有表现出肿瘤症状。这些结果表明,免疫系统与癌细胞长期处于“平衡”阶段,也许可以成为一种常态。

2011年3月25日出版的《科学》杂志发表了一组系列文章,讨论了40年来肿瘤研究中存在的问题和取得的成绩。其中,以希雷伯等所写的“肿瘤免疫编辑:免疫在肿瘤抑制和促进中的作用”作为三篇重头评论文章(review)之一,受到了广泛的关注,说明这个理论已被科学共同体接受。免疫编辑理论给我们系统地描述了机体免疫系统与肿瘤相互作用的动态过程,尽管目前我们对这个过程的许多分子细节还不清楚,也还不能有效地控制这个过程。但它已为我们在治疗癌症的目标上提供了一种新的可能选择。免疫编辑理论证明,长期带瘤生存是可能的。随着免疫治疗学的研究进展,有可能找到维持这种状态的方法。这对某些由于各种原因而不能进行“根治性治疗”的癌症患者,真是一个令人鼓舞的希望之光。

二、肿瘤免疫治疗的分类

(一)主动特异性免疫治疗

肿瘤的主动特异性免疫治疗主要是指肿瘤疫苗(tumor vaccine)。肿瘤疫苗是利用肿瘤细胞或肿瘤抗原物质诱导机体的特异性细胞免疫和体液免疫反应,增强机体的抗肿瘤能力,阻止肿瘤的生长、扩散和复发,以达到清除和控制肿瘤的目的。肿瘤疫苗的概念和原理源于传染病免疫,但与预防传染病的疫苗不同的是,肿瘤疫苗是在患者发病后使用的,因而又称为治疗性疫苗。人们试图通过免疫接种激发机体的抗肿瘤免疫反应,达到防治肿瘤的目的已有100多年的历史,但真正将肿瘤疫苗作为一种治疗形式还是近十几年来研究进展的结果。

肿瘤疫苗是以特异性细胞毒性T淋巴细胞(cytotoxic Tlymphocyte,CTL)介导的细胞免疫为主的肿瘤免疫疗法,具有的特点:①针对性强,特异性$CD8^+$CTL能直接杀伤相应的肿瘤细胞;②免疫反应产物(细胞因子等)能激活非特异性免疫,起增强、放大、协同作用;③细胞免疫具有记忆作用,能对肿瘤起反应,在机体内不断增殖,并可生存较长时间。

肿瘤疫苗治疗的理论基础是人类肿瘤细胞存在肿瘤抗原。比利时Ludwig肿瘤研究所的Boon等选择免疫原性较强的恶性黑色素瘤为突破口,采取以特异性CTL克隆筛选、鉴定肿瘤靶细胞抗原的技术路线,成功地分离、确定了第1个人类肿瘤抗原MAGE,并阐明了其基因结构,合成了其抗原肽(9肽)。随后,人们从多方面证实了人类肿瘤抗原的存在。

肿瘤抗原特别是肿瘤特异性抗原具有免疫原性,并能够诱发体液及细胞免疫反应,特别是能诱发特异性CTL。其中$CD8^+$T细胞可直接溶解肿瘤细胞,它被激活后主要释放穿孔素,使肿瘤细胞膜的钙离子通道失去平衡,导致电解质紊乱、细胞水肿而凋亡,同时释放各种酶以消化肿瘤细胞。而且$CD8^+$T细胞可释放多种细胞因子并激活巨噬细胞,进一步释放细胞因子,抑制肿瘤生长。T细胞(包括$CD8^+$CTL及$CD4^+$T细胞)的激活是细胞免疫的关键。T细胞的激活除了肿瘤抗原与MHC复合物第一信号外,还必须有第二信号即共刺激因子,其中最重要而又关键的是B7分子。它表达于激活的B细胞、树突状细胞及巨噬细胞,与T细胞的CD28、CTLA4受体结合,激活$CD4^+$、$CD8^+$T细胞,产生细胞免疫。由于肿瘤细胞不表达B7,使机体对其产生免疫耐受。如果能提高B7的表达或将B7导入肿瘤细胞,或CD28、CD3的抗体与CD28结合,激活T细胞,都可增强T细胞的杀瘤作用。

基于肿瘤特异性主动免疫的理论基础,目前主要从以下方面实施肿瘤疫苗的研究,以提高其特异性、安全性和有效性:①肿瘤抗原(肽)的寻找、分离、筛选、鉴定和人工合成;②增强肿瘤抗原(肽)的免疫原性研究及肿瘤疫苗的制备(细胞水平、分子水平、基因水平);③有效激活T细胞的研究(共刺激因子、CD28单抗);④打破机体对肿瘤的免疫耐受,解除免疫抑制,防止或克服T细胞无能(细胞因子修饰、免疫佐剂、免疫调节剂);⑤增强细胞免疫的抗肿瘤效应,包括$CD8^+$CTL的直接杀伤肿瘤作用及$CD4^+$T细胞释放细胞因子间接或直接杀伤或抑制肿瘤的生长;⑥综合治疗和抗复发转移治疗,即作为手术、放疗、化疗常规方法的辅助和补充。肿瘤疫苗特异性主动免疫与CTL的过继性免疫治疗相结合,可预防复发、防止转移、延长生存期。

通过100多年的努力,近年来在肿瘤疫苗的研究方面取得了可喜的进展,动物实验已经证实肿瘤疫苗可以诱导机体特异性主动免疫应答、增强机体的抗肿瘤能力,许多疫苗已进入临床试验研究。目前应用的肿瘤疫苗有以下几种:

1. 肿瘤细胞疫苗　肿瘤细胞疫苗以肿瘤细胞为免疫原,早期的肿瘤细胞疫苗是将肿瘤细胞采用物理(射线或紫外线照射、高低温处理)、化学(抗癌药物灭活、酶解)等方法灭活处理,使其丧失致瘤性,但仍保留免疫原性,并加佐剂卡介苗(BCG)制备成灭活的瘤细胞疫苗,回输给患者,对机体进行主动免疫。理论上这类肿瘤疫苗可以提供多种肿瘤抗原,包括TSA和TAA,来诱导机体的抗肿瘤免疫反应。但是由于肿瘤细胞TSA表达水平低下,免疫原性较低,并缺乏一些免疫辅助因子的表达,难以诱发有效的抗肿瘤免疫应答。肿瘤细胞疫苗曾应用于多种肿瘤的临床治疗,但其疗效不稳定。近年来,通过可溶性抗原直接负荷,或者转基因的方式在肿瘤细胞导入某些免疫相关因子的编码基因,如IL-2、IL-4和GM-CSF等,以及协调共刺激分子的编码基因,如B7.1,以加强细胞疫苗的免疫原性和抗原提呈,促进免疫应答。

2. 胚胎抗原疫苗 针对人类肿瘤表达的胚胎抗原制备的肿瘤疫苗可使相应的个体产生免疫力，例如，原发性肝癌表达 AFP、消化道肿瘤表达 CEA、前列腺癌表达 PSA 等，均可用以制备疫苗。但胚胎抗原的抗原性弱，在体内是否能产生免疫应答尚无定论。用表达 CEA 的重组瘤苗病毒疫苗可在人体内激发出特异性 CTL 反应，IL-2 能增强重组 CEA 瘤苗病毒的特异性 T 细胞反应，在动物实验中取得了明显的效果。目前，CEA 疫苗已进入Ⅰ期临床试验。由 *MAGE*-1、*MAGE*-2、*MAGE*-3 等基因编码的抗原是一组在肿瘤细胞中重新活化的胚胎基因产物，此类抗原具有可供不同 CTL 克隆识别的多种可能的表位，因此可被患者 T 细胞识别，是一种十分有效的免疫系统的攻击目标。由 *MAGE*-3 诱导产生的 CTL 能特异性杀伤 *MAGE*-3$^+$黑色素瘤细胞系或转导 *MAGE*-3 基因的肿瘤细胞。

3. 病毒疫苗 人类的许多肿瘤与病毒感染密切相关，例如，乙型肝炎病毒与原发性肝癌、EB 病毒与鼻咽癌和 Burkitt 淋巴瘤、人乳头瘤病毒与子宫颈癌等。这些病毒除使肿瘤表达一定量的病毒相关抗原外，有的还编码产生可用作肿瘤特异抗原的特异性分子，作为机体免疫攻击的靶抗原。病毒疫苗具有较强的免疫原性和交叉反应性，易于大量制备，在某些疾病中效果显著。但由于许多人类肿瘤是非病毒源性的，其应用受到了限制。目前，以灭活病毒为载体与其他肿瘤抗原或多肽组成的重组病毒疫苗可大大提高肿瘤抗原的免疫原性，并可与所需的 MHC 及 B7 等分子重组，呈递抗原，共刺激 T 细胞增殖，便于大量重复制备。

4. 癌基因产物 由于点突变或易位致癌基因活化而产生的蛋白产物或抑癌基因的产物均可成为肿瘤抗原。这些癌基因产物的氨基酸序列或空间构象发生改变或隐蔽的蛋白质分子暴露而具有高度的免疫原性，成为机体免疫系统的有效靶目标。在人体能产生针对 P21^{ras}肽序列的 CD4$^+$T 细胞，突变或易位的癌基因蛋白可被抗原呈递细胞处理，以合适的构象与 MHC 分子结合并呈递抗原至 T 细胞表面，刺激抗原特异性 TCR 而产生免疫应答。HER-2/neu 蛋白在恶性肿瘤细胞中过度表达，其所含的能与 MHC 分子结合的多肽片段数量大大增加，易于打破机体对自身抗原的免疫耐受状态而产生免疫应答。

5. 人工合成的多肽疫苗 外来抗原需被抗原呈递细胞摄取，加工处理成小肽段，与 MHC 结合后呈递至细胞表面并激活 TCR，才能产生免疫应答。在细胞免疫中 T 细胞不能够识别抗原蛋白的三级结构，其所识别的只是能与相应的 MHC 分子相匹配的蛋白一级结构中的小肽片段，一般由 8~12 个氨基酸组成。人工合成的多肽肿瘤疫苗能模拟 T 细胞识别的肿瘤抗原决定簇，不经抗原呈递过程，即可直接与 MHC 分子结合，激活特异性 CTL，并能在体内外特异性杀伤所表达的天然肽序列与人工合成肽相同的肿瘤细胞。人工合成的多肽疫苗应用于过继性免疫治疗肿瘤，其疗效优于蛋白疫苗、活载体疫苗或肿瘤细胞疫苗，是目前主动免疫治疗的新策略，具有广泛的应用前景。目前正在研究的有黑色素瘤相关抗原（MAGE），HPV16E7 抗原，以及 P21-k-ras、P53 蛋白中特定的序列多肽等。

6. 抗独特型抗体疫苗 抗独特型抗体疫苗是 20 世纪 70 年代后期发展起来的一种新型免疫生物制剂，该疫苗是以抗病原微生物或肿瘤抗原的抗体作为抗原来免疫动物，抗体的独特型决定簇可刺激机体产生抗独特型抗体。抗独特型抗体，不是始动抗原的本身，而是始动抗原的“模拟物”。当用这种疫苗接种时，动物虽然没有直接接触肿瘤抗原，却能产生对相应肿瘤抗原的免疫力，故又将这种抗体疫苗称为内在抗原疫苗。尽管这种内在抗原疫苗的性质是抗体，但仍可以看成是主动免疫，因为这种抗体是模拟抗原在起作用，从而打破了用抗原免疫称为主动免疫、用抗体免疫称为被动免疫的传统观念。抗独特型抗体是抗原的内影像,其制备相对较容易,只需选出抗原的单抗作为免疫原制备抗体。单抗技术和基因工程技术的应用可以提供大量均一抗体,有利于疫苗标准化,同时也避免了肿瘤抗原可能带有肿瘤病毒和癌基因等潜在危险。抗独特型抗体还含有一些机体未曾识别的蛋白组分,可以打破机体对肿瘤抗原的免疫耐受而产生免疫应答。对于某些分子结构尚不明确、无法进行化学合成或DNA重组的肿瘤相关抗原,可以用抗独特型抗体来制备。对单克隆抗独特型抗体结构加以改变,并与细胞因子基因重组形成融合蛋白,则可以进一步增强其作用。以抗独特型抗体MK2-23治疗25例Ⅳ期黑色素瘤患者,14例产生抗体,部分病例转移灶明显缩小,产生抗体的患者生存期明显延长。

7. 树突状细胞疫苗　树突状细胞(dentritic cells,DC)是由加拿大科学家拉尔夫·斯坦曼于1973年发现的,因其成熟时伸出许多树突样或伪足样突起而得名。DC是机体功能最强的专职抗原递呈细胞(antigen presenting cells,APC),未成熟的DC具有较强的抗原摄取、加工和迁移能力,成熟的DC能有效激活初始型T细胞,处于启动、调控,并维持免疫应答的中心环节。人DC起源于造血干细胞(hemopoietic stem cell),DC尽管数量不足外周血单核细胞的1%,但表面具有丰富的抗原递呈分子(MHC-Ⅰ和MHC-Ⅱ)、共刺激因子(CD80/B7-1、CD86/B7-2、CD40、CD40L等)和黏附因子(ICAM-1、ICAM-2、ICAM-3、LFA-1、LFA-3等),是功能强大的APC。DC自身具有免疫刺激能力,是目前发现的唯一能激活未致敏的初始型T细胞的APC。DC来源于骨髓细胞,在正常组织中的含量极微。DC高度表达MHC分子和共刺激分子,具有极强的抗原捕捉能力,是免疫激发过程中作用最强的抗原递呈细胞。成熟DC与T细胞接触后,能够诱导特异性的CTL生成。近年来的研究表明,应用肿瘤相关抗原或抗原多肽体外致敏DC,回输或免疫接种于载瘤宿主,可诱发特异性CTL的抗肿瘤免疫反应。DC与肿瘤的发生、发展有着密切的关系,大部分实体瘤内浸润的DC数量多则患者预后好。有效的抗肿瘤免疫反应的核心是产生以$CD8^+$ T细胞为主体的细胞免疫应答,这也是DC作为免疫治疗手段的基础。

DC抗肿瘤的机制如下:①DC可以高表达MHC-Ⅰ类和MHC-Ⅱ类分子,MHC分子与其捕获加工的肿瘤抗原结合,形成肽-MHC分子复合物,并呈递给T细胞,从而启动MHC-I类限制性CTL反应和MHC-Ⅱ类限制性的$CD4^+$ Th1反应。同时,DC还通过其高表达的共刺激分子(CD80/B7-1、CD86/B7-2、CD40等)提供T细胞活化所必需的第二信号,启动免疫应答。②DC与T细胞结合可大量分泌IL-12、IL-18激活T细胞增殖,诱导CTL生成,主导Th1型免疫应答,利于肿瘤的清除;激活穿孔素P颗粒酶B和FasL/Fas介导的途径增强NK细胞毒作用;③DC分泌趋化因子(chemotactic cytokines,CCK)专一趋化初始型T细胞促进T细胞聚集,增强了T细胞的激发。保持效应T细胞在肿瘤部位的长期存在,可能通过释放某些抗血管生成物质(如IL-12、IFN-γ)及前血管生成因子而影响肿瘤血管的形成。上述CCK进一步以正反馈旁分泌的方式活化DC,上调IL-12及CD80、CD86的表达;同时DC也直接向$CD8^+$T细胞呈递抗原肽,在活化的$CD4^+$ T细胞的辅助下使$CD8^+$ T细胞活化,$CD4^+$和$CD8^+$T细胞还可以进一步通过分泌细胞因子或直接杀伤,增强机体的抗肿瘤免疫应答。

2011年10月3日,瑞典卡罗林斯卡医学院宣布,将2011年诺贝尔生理学或医学奖授予美国科学家布鲁斯·博伊特勒、法国科学家朱尔斯·霍夫曼和加拿大科学家拉尔夫·斯坦曼,以表彰他们在人类免疫系统领域的独特发现。其中,拉尔夫·斯坦曼因以他在“树状细胞及其在适应性免疫系统方面作用的发现”方面取得的成就,获得了2011年诺贝尔生理学或医学奖。

DC 细胞能有效刺激静息的 T 细胞活化、诱发初次免疫应答。DC 疫苗实际上是肿瘤细胞疫苗的一种替代形式,可以纠正肿瘤细胞本身抗原递呈分子缺陷导致的免疫耐受。由于 DC 细胞本身并不具备肿瘤抗原,所以所有的 DC 疫苗制备的关键是相关肿瘤抗原的负荷。可以将已知的肿瘤抗原直接通过吸附、交联、捕捉等方法固定于 DC 细胞表面,也可以以转基因的方式使 DC 细胞表达出某些肿瘤抗原。基因转染的 DC 由于能提供更多、更有效可供识别的抗原表位,而且可克服 MHC 限制,已成为备受关注的研究热点。目前,DC 细胞疫苗已在多种疾病中获准试用,并展现出了较佳的应用前景。

尽管肿瘤疫苗的进展令人鼓舞,但有效的治疗尚需克服以下障碍:①由于肿瘤患者中抗原特异的免疫缺陷(在某些晚期患者中还存在 T 细胞信号传递障碍),对肿瘤抗原的免疫效应难以诱导。②肿瘤疫苗尚不足以产生足够量的免疫效应导致肿瘤缩小,可能需要进一步扩增疫苗所产生的抗原特异性 T 细胞用于过继性细胞免疫治疗。③肿瘤在抗原表达上的异质性需要针对多种抗原的肿瘤疫苗,以期在大多数患者的免疫治疗中获得成效。

(二) 主动非特异性免疫治疗

主动非特异性免疫治疗(免疫刺激剂治疗)是最早开展的肿瘤生物治疗,其基本原理是免疫刺激。研究表明,由于肿瘤发展过程的渐进性、肿瘤抗原的隐匿性和肿瘤免疫逃逸等因素,往往造成机体的抗肿瘤免疫反应低下。免疫激发是免疫反应的初始环节,也是抗肿瘤免疫中最重要的环节。利用免疫刺激剂可以非特异性地激发机体的免疫反应,从而使机体的抗肿瘤免疫反应同时被加强。免疫刺激剂大部分源自病原微生物本身或其某些成分,如 MBV(Coley 混合菌苗)、BCG、OK-432 等。由于免疫刺激剂组分各异,其确切的免疫激发原理和环节非常复杂,但其基本特点有:①免疫刺激剂发挥免疫增强作用而不是免疫抑制作用;②主要是通过激活机体的细胞免疫功能发挥作用,同时也能部分活化机体的体液免疫功能;③免疫刺激剂所激发的免疫反应不具备肿瘤抗原针对性,对不同肿瘤、不同部位肿瘤疗效的差别并非是肿瘤选择的结果。

免疫刺激剂的种类多样,在化疗药物中,有些本身即有明确的免疫刺激效应,如 6-巯基乙醇、VLB、CTX 等。CTX 在大剂量使用时为化疗作用,但在小剂量时却是免疫刺激剂。

接触性过敏原是一大类免疫刺激剂,其引发的迟发性变态反应是一种细胞免疫功能亢进造成的组织损伤。人们很早以前就利用接触性过敏原来治疗某些肿瘤,如皮肤鳞癌和基底细胞癌等,并确实取得了一定的治疗效果。除皮肤、黏膜等表面组织的肿瘤外,还用于妇科的子宫颈癌、阴道癌。有报道局部使用二硝基氯苯(DNCB)、5-Fu 在早期上述患者亦获得了良好的结果。接触过敏原直接应用在晚期肿瘤患者效果不佳,局部用药也会引起用药部位的明显不适。

BCG 是当前非特异免疫治疗的代表药物,BCG 是一株减毒牛型结核分枝杆菌,主要用于预防结核感染。因 BCG 能诱发明显的迟发性变态反应而广泛用于肿瘤的治疗和辅助治疗。动物实验表明,BCG 能延缓、减少化学物品、放射因素和致瘤病毒诱导的肿瘤发生。BCG 还能明显抑制动物移植肿瘤生长。20 世纪 70 年代以来,大量的临床实践证实,膀胱内灌注 BCG 能够预防肿瘤术后复发、治疗原位癌、防治肿瘤进展、延长患者生存时间。BCG 治疗肿瘤的原理大致有以下几个方面:①BCG 相关抗原特异 T 细胞的激活所导致的旁观者杀伤效应;②巨噬细胞介导的慢性细胞毒也加强了旁观者杀伤效应;③淋巴细胞、巨噬细胞激活后释放出的某些细胞因子具有抑瘤、杀瘤作用;④BCG 在活化免疫系统的同时也进一步激活了单核巨噬细胞系统,尤其是 NK 细胞系统的活化在肿瘤的治疗中发挥了重要的作用;⑤被激活的免疫系统中也包括了肿瘤抗原特异的细胞与体液成分,这些组分可能处于反应低下、无反应性或免疫抑制状态。

(三) 过继性免疫治疗

1. 过继性细胞免疫治疗 过继性细胞免疫治疗(adoptive cellular immunotherapy, ACI)是通过输注免疫活性细胞、增强肿瘤患者的免疫功能达到抗肿瘤效果的一种免疫治疗方法。以肿瘤细胞为靶细胞,具有直接杀伤肿瘤细胞作用的免疫活性细胞主要包括 NK 细胞、CTL 和巨噬细胞三类细胞。过继性细胞免疫治疗不仅可使患者被动接受自身或同种特异性或非特异性肿瘤杀伤细胞,补充体内细胞免疫功能,而且可直接或间接调动患者本身的特异性和非特异性抗肿瘤机制。过继性细胞免疫治疗是近年肿瘤生物治疗中最活跃的领域之一。自 20 世纪 80 年代初,Rosenberg 等首先报道应用 IL-2/淋巴因子激活的杀伤细胞(lymphokine activated killer cells, LAK)治疗晚期肿瘤获得成效以来,过继性细胞免疫治疗在世界各国引起了极大的重视。目前用于肿瘤过继性免疫治疗的主要是 LAK、肿瘤浸润淋巴细胞(tumor infiltrating lymphocytes, TIL)和细胞因子诱导的杀伤细胞(cytokine induced killer cells, CIK)。

(1) LAK 细胞:是一种在体外经 IL-2 诱导激活的淋巴细胞。其前体细胞为 NK 细胞($CD3^-CD16^+CD56^+$)和 NKT 细胞及其他具有抗肿瘤活性的不受 MHC 限制的 T 细胞($CD3^+CD16^-CD56^-$)所组成的混合群体。前体细胞存在于人淋巴组织、外周血淋巴细胞、胸腺、脾、淋巴结、骨髓和胸导管淋巴细胞。

LAK 细胞杀伤活性不受肿瘤的 MHC 限制,既可杀伤 NK 细胞敏感的肿瘤细胞,也可杀伤 NK 细胞不敏感的自体和同种异体肿瘤细胞,对正常细胞却没有损伤。LAK 细胞对 IL-2 具有依赖性,必须在高浓度 IL-2 下才能诱导,且其杀瘤能力必须由 IL-2 维持。LAK 细胞具有广谱抗瘤性,对各种类型的肿瘤细胞都有杀伤作用。一般认为,LAK 细胞能识别的抗原决定簇广泛存在于肿瘤细胞,而新鲜正常的组织不具备能被 LAK 细胞识别的抗原决定簇。LAK 细胞与肿瘤细胞接触后,在与肿瘤细胞结合处释放细胞毒性颗粒(cytotoxic granules, CG),在 Ca^{2+} 存在时释放其中的穿孔素(perforin)、丝氨酸酯酶等杀伤介质,直接杀伤肿瘤细胞。LAK 细胞还可通过分泌多种细胞因子如 IL-1、IL-6、TNF-α、IFN-γ 等对肿瘤细胞起间接杀伤作用。

目前临床研究证实,LAK/IL-2 疗法对肾癌、黑色素瘤、结直肠癌、非霍奇金淋巴瘤等免疫原性强的肿瘤有较显著的疗效,对膀胱癌、肝癌、头颈部癌也取得了一定的疗效,且毒副作用较轻。另外,LAK 细胞胸腹腔灌注局部治疗癌性胸腔积液、腹水也有较好的疗效。笔者曾经应用 LAK/IL-2 胸腔灌注治疗 33 例晚期肺癌癌性胸腔积液患者,取得了较好的疗效,其中完全缓解 18 例(55%),部分缓解 12 例(36%),并且明显改善了患者的生活质量。

目前 LAK/IL-2 疗法尚有许多局限或不足之处。患者自体 LAK 前体细胞数量少,扩增能力较低,杀伤能力有限,同时应用大剂量 IL-2 易引起严重的毒副作用,使患者不能耐受治疗。LAK 细胞治疗今后发展的方向包括:提高 LAK 细胞的纯度,活化的 LAK 细胞有贴壁的特性,纯化的黏附 LAK(adherent-LAK, A-LAK)细胞其抗肿瘤转移的作用比 LAK 细胞强20~50 倍;通过改变用药途径等达到改变 LAK 细胞在体内的分布;通过与其他细胞因子或抗体的联合达到增强 LAK 细胞杀伤活性的目的,例如,用 CD3 单抗诱导的杀伤细胞(CD3 McAb activated killer cells,CD3AK),其增殖速度和对肿瘤细胞的杀伤作用都高于 LAK 细胞。

(2) 肿瘤浸润淋巴细胞:早在 1863 年,Virchow 等就发现肿瘤局部有炎性细胞浸润,这群细胞以淋巴细胞为主,被称为肿瘤浸润淋巴细胞(TILs)。TILs 反映了宿主对于肿瘤细胞的免疫反应。研究表明,TILs 的浸润程度和患者预后相关,TILs 浸润越显著,患者预后越好。TILs 的主要成分是存在于肿瘤间质内的 T 细胞(细胞表型 $CD3^+CD8^+$ 或 $CD3^+CD4^+$)、小部分为 MHC 非限制性 T 细胞($CD3^+CD56^+$)和 NK 细胞($CD3^-CD56^+$),其共同特点为表达 T 细胞受体 TCR,主要为 α、β 链,少数为 γ、δ 链组成。

将切除的肿瘤组织中的 TILs 分离出来,在体外经 IL-2 和抗 CD3 单抗激活后可大量扩增,成为对自身肿瘤细胞具有很强的特异杀伤活性的效应细胞。TILs 细胞来自肿瘤组织区域,已被肿瘤抗原激活,可特异识别自体肿瘤,具有 MHC 限制的溶肿瘤活性。TIL 对 IL-2 的依赖性较小,仅需较少量的 IL-2 即可发挥明显的抗肿瘤效果。TILs 回输人体能在肿瘤部位特异性聚集。动物实验表明,来源于小鼠肿瘤的 TILs 用于治疗肺、肝转移性肿瘤,其体内抗肿瘤效应比常规 LAK 细胞强 50~100 倍。

TILs 治疗肿瘤具有以下优点:①取自切除的肿瘤组织,不必抽取外周血,对患者(尤其晚期体弱患者)损伤小;②在体外可长期培养扩增并保持生物活性;③抗肿瘤活性和靶细胞特异性高;④对 IL-2 依赖性小,可减轻 IL-2 的毒副作用,患者易于耐受治疗剂量的 TILs;⑤与其他细胞因子(IFN、TNF、IL-4)或化疗制剂(CTX 等)联合应用可显著提高疗效。

TILs 疗法在某些实体瘤治疗中已取得了一定的疗效。TILs 细胞过继性输注已用于恶性黑色素瘤、肾癌、上皮性卵巢癌、乳腺癌等实体瘤的治疗。目前报道应用较多、疗效较强的是免疫原性强的恶性黑色素瘤和肾癌。Rosenberg 总结了对 86 例黑色素瘤转移患者用自身 TIL 加大剂量 IL-2 进行治疗,其有效率为 34%,大部分患者的不良反应短暂,表明 TIL 对黑色素瘤患者有效。美国加州大学采用 TILs 治疗 48 例晚期肾癌患者,结果 8 例完全缓解,8 例部分缓解,客观有效率为 33%。Ratto 应用 TILs 和 IL-2 治疗非小细胞肺癌患者,其 3 年生存率和局部复发率较常规治疗明显改善。国内亦有报道应用 TILs 治疗消化道肿瘤,近期观察部分缓解率较高,不良反应较轻,但对不能手术、肿瘤过大的晚期患者则疗效较差。

TIL 用于治疗人类肿瘤还有以下不足之处:①TIL 的活性取决于肿瘤的类型、大小和坏死程度等,并非所有的肿瘤都被淋巴细胞浸润;②从产生免疫抑制因子的肿瘤中获得的 TIL 在体外可能不增殖;③从转移瘤中获得的 TIL 在培养中不能扩增;④TIL 在体外激活和生长的最佳条件(包括细胞因子的联合应用)目前尚不清楚;⑤自身肿瘤特异性 TIL 在大多数肿瘤中难以得到;⑥TIL 体外扩增价格昂贵,又易污染;⑦通过全身途径输注仅有小部分 TIL 到达肿瘤部位或转移灶;⑧TIL 体内抗肿瘤机制尚不明确。

近年来,由于相继分离出肿瘤相关抗原和肿瘤抗原特异性 TCR 基因,这使得通过转导 TCR 基因产生有治疗价值的抗原特异性 T 细胞成为可能。这是目前 TILs 疗法发展的方向。

(3) CIK 细胞:是将人外周血单个核细胞(PBMC)在体外用多种细胞因子(抗 CD3McAb、IL-2、IFN-γ、IL-1α 等)共同培养一段时间后获得的一群异质细胞。其中 $CD3^+CD56^+$ 细胞是 CIK 细胞群体中主要的效应细胞,被称为 NK 样 T 淋巴细胞,兼具有 T 淋巴细胞强大的抗瘤活性和 NK 细胞的非 MHC(主要组织相容性复合体)限制性杀瘤优点。

CIK 细胞的培养需要多种细胞因子的诱导,其中 CD3 单克隆抗体和 IFN-γ 是必要的组分。CD3 单克隆抗体起丝裂原活性作用,可与 T 细胞表面的 CD3 交联,诱导细胞活化。

IFN-γ 可诱导 IL-1 等细胞因子的合成。其他常用于 CIK 细胞培养的细胞因子有 IL-2、PHA、IL-7、IL-12 等。通过培养,外周血中微量的 $CD3^+CD56^+$ 细胞得以大量扩增。

CIK 细胞主要通过以下机制杀伤肿瘤细胞:①CIK 细胞可以直接杀伤肿瘤细胞,CIK 细胞可以通过不同的机制识别肿瘤细胞,释放颗粒酶、穿孔素等毒性颗粒,导致肿瘤细胞的裂解。②CIK 细胞释放的大量炎性细胞因子具有抑瘤杀瘤作用,体外培养的 CIK 细胞可以分泌多种细胞因子,如 IFN-γ、TNF-α、IL-2 等,不仅对肿瘤细胞有直接抑制作用,还可通过调节机体的免疫反应间接杀伤肿瘤细胞。③CIK 细胞能够诱导肿瘤细胞的凋亡,CIK 细胞在培养过程中表达 FasL,通过与肿瘤细胞膜表达的 Fas 结合,诱导肿瘤细胞凋亡。

相比 LAK 和 TIL 细胞 CIK 细胞具有以下特点:①增殖活性高,在培养的第 15 天数量就可以达到 70 多倍,其效应细胞 $CD3^+CD56^+$ 的比例和数量更是明显增加,可以达到 1000 多倍;②杀瘤活性高,而且杀瘤活性的维持不需要外源大量的 IL-2 的输入来维持;③杀瘤谱广,CIK 对肾癌、恶性黑色素瘤、白血病、乳腺癌、直肠癌、胃癌、肺癌、食管癌、子宫颈癌、卵巢癌、多发性骨髓瘤、恶性淋巴瘤(非 T 细胞淋巴瘤)等恶性肿瘤细胞都有显著的杀伤活性;④对多重耐药肿瘤细胞同样敏感;⑤杀瘤活性不受 CsA(环孢霉素 A)和 FK506(普乐可复)等免疫抑制剂的影响;⑥对正常骨髓造血前体细胞毒性很小;⑦能抵抗肿瘤细胞引发的效应细胞 Fas-FasL 凋亡,CIK 细胞内有抗凋亡基因表达,并检出了多种保护基因,如 Bcl-2 等和 survivin 的转录水平上调。

目前 CIK 细胞主要用于:①手术、放化疗后病情稳定患者的辅助治疗和维持治疗,可提高治愈率,防止肿瘤转移、复发。研究显示,手术和化疗达到完全缓解的中晚期卵巢癌患者接受 CIK 细胞维持治疗,可明显延长患者的无进展生存时间。②不可治愈的中晚期患者与放疗或化疗联合,可提高放化疗疗效。③无法进行手术、放疗、化疗的中晚期患者的姑息性治疗。④骨髓移植后或化疗缓解后的白血病患者;⑤癌性胸腔积液、腹水的局部治疗。临床研究的荟萃分析提示,辅助 CIK 治疗对多种肿瘤有效,可以阻止其复发,改善患者生活质量,延长无进展生存时间。

DC 是目前已知的体内作用最强的抗原递呈细胞,具有独特的抗原递呈和免疫激发能力,在肿瘤细胞和 T 细胞相互作用中发挥桥梁和纽带作用。临床研究证实,健康人外周血或脐血来源的成熟 DC 可以大大提高 CIK 细胞的增殖率,增加培养细胞中 NKT 细胞的比率和体外的杀瘤活性。另外,近年来的研究显示,肿瘤相关抗原和免疫相关细胞因子基因修饰的 CIK 细胞似乎可以进一步提高效应细胞的抗肿瘤效果。

免疫活性细胞回输治疗是目前临床常规应用的方法,有别于细胞因子治疗的是,这类细胞性治疗有两个集中:①因子的高度集中,在体外条件下,可以用单一因子,也可用几种因子的组合直接作用于细胞,比注入体内更容易保证浓度和刺激效果;②细胞集中,分离出的单个核细胞中的绝大部分是免疫活性细胞,自然免疫激发后使用效果更佳。当然除此之外,体外环境还避免了患者机体免疫抑制因素的作用和极为复杂的生理环境的影响,这在肿瘤患者也是经常可以见到的产生免疫耐受的因素。

免疫细胞治疗目前也存在一些问题:①各个细胞培养中心的技术方案各异,生产出的效应细胞成分与数量差异较大,最终导致临床疗效的差异。建立标准化的培养体系和质控标准是目前亟需解决的问题。②目前关于免疫细胞治疗的临床研究数量有限,样本含量较小,而且几乎都是单中心研究。循证医学证据不足也是目前临床医生对其疗效褒贬不一的主要原因。好在现在已有多个设计严谨、多中心、随机三期临床研究正在进行中,在不久的将来研究结果即将揭晓,这将为客观评价免疫细胞治疗的疗效提供有力的证据。

2. 抗体治疗 杂交瘤技术问世以来,单克隆抗体(简称单抗)的制备及其在肿瘤诊断和治疗中的应用取得了极大的进展。目前单抗在肿瘤治疗中的应用主要包括以下两个方面:①利用单抗的直接抗肿瘤作用,例如,活化补体,构成复合物与细胞膜接触产生补体依赖性细胞毒作用,引起靶细胞的溶解和破坏;激活以抗体依赖细胞(杀伤细胞、NK 细胞或单核细胞)为效应细胞的抗体依赖性细胞毒作用,破坏肿瘤细胞;通过封闭肿瘤细胞表面的受体,阻断与肿瘤细胞生长、繁殖相关的关键信号传导通路而抑制肿瘤生长。目前临床常用的治疗性单抗有靶向表皮生长因子受体的西妥昔单抗、靶向表皮生长因子受体-2 的曲妥珠单抗、靶向白细胞分化抗原 CD20 的利妥昔单抗、靶向 VEGF 的贝伐珠单抗等。这些单抗已在肿瘤治疗中取得了一定的疗效,有些已成为某些肿瘤的标准治疗手段。②作为载体,利用单抗和肿瘤抗原结合的特性将结合在其上的化疗药物、生物毒素或放射性同位素携带至靶抗原部位,发挥靶向性抗肿瘤作用。这一疗法又被称为"生物导弹"。其中,单抗与放射性核素交联的放射免疫治疗应用方便,标记方法简单易行,不仅可破坏与单抗结合的肿瘤细胞,还可杀伤周围未与单抗结合的肿瘤细胞,因而目前在临床治疗中应用最多,是肿瘤导向治疗中最具临床应用价值的组成部分。目前所用的抗体主要为抗 CEA、AFP、铁蛋白、EGF 受体等抗体。常用于治疗的放射性核素为^{131}I、^{125}I、^{90}Y、^{32}P、^{111}In、^{186}Re 等。放射免疫治疗已用于临床治疗肝癌、结直肠癌、卵巢癌、胶质细胞瘤、恶性黑色素瘤及淋巴瘤等。

目前单抗治疗肿瘤还存在一些亟待解决的问题:①肿瘤特异性抗原、高表达膜抗原在肿瘤中甚为少见,肿瘤抗原的异质性和抗原调变增加了抗原筛选和制备的难度;②鼠源单抗的人源化;③循环抗原的封闭作用和抗体转运的生理屏障降低了到达靶部位单抗的数量;④生物蛋白性药物的制备工艺要求复杂,成本甚高,对多数患者来说还是一个相当大的负担。

3. 非特异性免疫调节剂治疗

细胞因子(cytokines)是一组细胞调节性蛋白的总称,由免疫效应细胞(淋巴细胞、单核巨噬细胞等)及其他体细胞(血管内皮细胞、成纤维细胞等)合成和分泌,通常是小分子多肽或并有不同程度的糖基化。按其细胞来源,细胞因子分为淋巴细胞产生的淋巴因子(lymphokine,包括 IL-2、IL-3、IL-4、IL-5、IL-6、IL-9、IL-10、IL-12、IL-13、IL-14、IFN-γ、TNF-β、GM-CSF 等)、单核巨噬细胞产生的单核因子(monokine,包括 IL-1、IL-6、IL-8、TNF-α、G-CSF、M-CSF 等)和其他细胞(上皮细胞、血管内皮细胞、成纤维细胞等)产生的细胞因子(如 EPO、IL-7、IL-11、SCF、IL-8、IFN-β 等),但不包括免疫球蛋白、补体及一般的生理性细胞产物。按其主要功能,细胞因子分为白细胞介素(interleukin,IL)、干扰素(interferon,IFN)、肿瘤坏死因子(tumor necrosis factor,TNF)、集落刺激因子(colony stimulating factor,CSF)、转化生长因子-β(transforming growth factor-β,TGF-β)、趋化因子家族(chemokine family)和其他细胞因子。

细胞因子具有以下共同特征:①由激活的细胞合成分泌,正常静息状态细胞极少储存;②产生具有多元性,即单一刺激可使同一细胞分泌多种细胞因子,一种细胞因子可由多种细胞产生;③作用呈现多效性;④大多通过自分泌或旁分泌方式短暂地产生并在局部发挥作用;⑤需与靶细胞上的高亲和性受体特异结合发挥生物学效应;⑥主要通过信号传递方式影响免疫反应;⑦生物学效应极强。

细胞因子治疗肿瘤的作用机制主要是通过非特异方式激发宿主的免疫反应引起整体

免疫功能的加强,同时体内本来存在的肿瘤特异免疫的组分也受到了免疫激发,表现为特异性抗肿瘤免疫反应能力的加强。另外,细胞因子还具有控制肿瘤细胞生长、促进细胞分化、抗肿瘤血管生成、刺激造血及直接杀伤肿瘤细胞的功能。

目前,应用于肿瘤生物治疗取得较好疗效的细胞因子主要有 IL-2、IFN-α 和 TNF-α 等。

(1) 白细胞介素-2(IL-2):又名 T 细胞生长因子(TCGF),是由单个核细胞和 T 细胞系(主要是 Th 细胞)在致分裂原或同种抗原刺激下产生的。人 IL-2 为含 133 个氨基酸残基的糖蛋白,分子质量为 15 420kDa。IL-2 具有多种生物学功能,在免疫调节中起中心作用:①刺激活化的 T 细胞生长和分化,增强 T 细胞的杀伤活性;②刺激 B 细胞的增殖和产生免疫球蛋白,促进 B 细胞表达 IL-2 受体;③刺激单核巨噬细胞的细胞毒性;④促进 NK 细胞的增殖,增强 NK 细胞的杀伤活性;⑤扩增和激活 LAK 细胞和 TIL 的必需因子;⑥对少突神经胶质细胞也有促进增生和分泌细胞因子的作用。因此,IL-2 通过激活 CTL、巨噬细胞、NK 细胞、LAK 细胞和 TIL 的细胞毒作用及诱导效应细胞分泌 TNF 等细胞因子而杀伤肿瘤细胞,也可通过刺激抗体的生成而发挥抗肿瘤的作用。

自 Rosenberg 首先报道 IL-2 用于治疗各种常规治疗无效的晚期肿瘤以来,IL-2 已在国内外广泛应用于肿瘤治疗。临床资料表明,大剂量 IL-2 治疗恶性黑色素瘤和肾癌效果较好,有效率达 20% 左右。目前多主张局部应用 IL-2,不仅疗效较为显著,而且所需剂量较低,毒副作用较轻。特别是小剂量瘤内注射,刺激特异性免疫反应,是有希望的治疗手段。例如,淋巴管周围注射 IL-2 治疗头颈部肿瘤、胸腔内注射治疗原发性肺癌和恶性胸腔积液,肝动脉内灌注治疗肝癌等。此外,IL-2 和 LAK 细胞或 TIL 联合过继性免疫治疗,或与化疗药物或其他细胞因子如 TNF-α、IFN-γ、IL-4 等联合应用,可进一步提高抗肿瘤的效果。

(2) 干扰素(interferon,IFN):是由细胞对病毒感染或双链 RNA、抗原、丝裂原的刺激产生反应而诱导生成的一组蛋白,主要由 IFN-α、IFN-β、IFN-γ 三类分子及其亚型组成,具有广泛的调节作用,其生物活性主要有诱导细胞抗病毒、调节免疫系统和细胞生长分化等作用。

IFN 具有较强的抗肿瘤作用,其抗癌途径与多种因素有关,如 IFN 的类型及剂量、肿瘤的类型、宿主的状况等。IFN 的作用机制多种多样,对肿瘤细胞的直接作用表现为:①减缓细胞增殖速度,抑制鸟氨酸脱羧酶的合成,从而减少多巴胺的生物合成,并通过调控原癌基因的表达影响细胞生长调节的途径,抑制细胞的 DNA 合成和分化;②细胞毒作用,直接杀伤癌细胞;③促进细胞分化,诱导肿瘤细胞向正常分化;④改变肿瘤细胞表面性质,增加 MHC-Ⅰ和Ⅱ抗原在肿瘤细胞的表达等。其对肿瘤细胞的间接作用表现为活化单核巨噬细胞、活化 T 细胞和 NK 细胞、调控抗体生成等。

IFN 是最早用于癌症治疗的细胞因子。3 种 IFN 中,以 IFN-α 的使用最多。20 世纪 80 年代初,Guesada 等用 IFN 治疗毛细胞性白血病,其有效率(CR+PR)竟高达 90% 以上。之后的临床研究表明,IFN 对十多种肿瘤(包括实体瘤和血液肿瘤)有效,尤其是在肿瘤负荷较小时作用更为明显。除毛细胞性白血病外,疗效显著的还有慢性粒细胞白血病、恶性淋巴瘤、肾癌、恶性黑色素瘤、多发性骨髓瘤等。

(3) 肿瘤坏死因子(TNF):是一种直接的肿瘤细胞杀伤因子,可导致肿瘤细胞的坏死,包括 TNF-α 和 TNF-β 两种。TNF-α(又名恶病质素,cachectin)由激活的单核巨噬细胞产生;TNF-β(又名淋巴毒素,lymphtoxin,LT)由激活的 T 细胞产生。TNF 是一种多功能蛋白,具有抗肿瘤、调节免疫效应细胞、调节机体代谢、诱导细胞分化、刺激细胞生长、诱导细胞抗病毒等多种生物学活性。TNF 通过巨噬细胞、NK 细胞、CTL 和 LAK 细胞的细胞毒作用杀伤肿瘤细胞或抑制其增殖,引起肿瘤坏死、体积缩小乃至消退;也可通过阻断肿瘤的血液供应、促进宿主炎症反应、刺激产生肿瘤特异性细胞毒抗体等途径间接起作用。然而,TNF 也可参与恶病质的形成,促进肿瘤细胞有丝分裂,促使肿瘤细胞抵抗 TNF 的细胞毒活性,通过破骨作用促进肿瘤播散。因此,在制订治疗方案时应全面考虑 TNF 对肿瘤生长的有利与不利作用。一般认为,TNF 全身应用疗效很差,而且毒副作用明显,局部注射或瘤体内直接注射疗效较好(尤其是皮肤恶性肿瘤、黑色素瘤、卡波西肉瘤),毒副作用较轻。

第三节 肿瘤的基因治疗

肿瘤的基因治疗是指应用基因转移技术将外源基因导入人体,直接修复和纠正肿瘤相关基因的结构和功能缺陷,或间接通过增强宿主的防御机制和杀伤肿瘤的能力,从而达到抑制和杀伤肿瘤细胞的治疗目的。

基因治疗成功的两个关键步骤是:①将外源目的基因充分有效地导入靶细胞;②导入的基因必须按照需要由导入细胞充分表达。基因治疗包括载体系统、目的基因、受体细胞等关键要素。以下将围绕这 3 个要素对肿瘤的基因治疗做一简单介绍。

一、肿瘤基因治疗的载体系统

将目的基因导入到靶细胞的媒介称为基因治疗的载体系统。目前应用最多的载体形式有病毒载体和非病毒载体,前者如反转录病毒、腺病毒、腺相关病毒、慢病毒、痘苗病毒等,后者包括质粒、脂质体、阳离子多聚物及寡核苷酸。

(一) 非病毒载体

非病毒载体具有低毒、无免疫原性、外源性基因随机整合率低和目的基因大小不受限制等优点。但是非病毒载体转染效率低,表达不稳定,需要重复给药。

1. 脂质体介导的基因转移 脂质体是由双层磷脂膜构成的包被液相内核的囊泡,具有与细胞膜融合并释放包裹内核进入胞质的能力。将 DNA 包裹在脂质体膜内部可与细胞膜融合并被细胞内吞而实现基因转移。脂质体载体具有靶向性、无免疫原性、缓释时间长、毒副作用低等优点。此方法体外基因转移效率很高,也适用于活体内基因转移。可经静脉注射给药,也可直接注射到皮肤或肌肉。采用脂质体包埋 *HLA-B7* 基因治疗晚期黑色素瘤,部分患者可观察到肿瘤消退或缩小。

2. 阳离子多聚物介导的基因转移 阳离子多聚物通过所带电荷聚集目的基因,再通过静电和靶细胞膜结合,然后通过内吞进入胞质,再通过核定位信号肽使目的基因转入细胞核内。此外,多价阳离子可与细胞膜表面受体的配体共价结合,从而构成目的基因 DNA、阳离子多聚物和配体 3 种物质相连的介导复合物,利用配体与靶细胞表面相应受体高效结合的能力将目的基因 DNA 导入受体细胞。阳离子多聚物载体具有易合成、无免疫原性、能与 DNA 紧密结合、保护 DNA 免受核酶的降价,以及靶向性和生物适用性等优点。

3. DNA 质粒 DNA 质粒(裸 DNA)能转染大多数细胞,易于制备,但是转染效率低,易被核酶降解,缺乏靶向性,临床应用受到了限制。目前主要通过直接注射入易感组织,将目的基因导入靶细胞而获表达。骨骼肌是唯一的受体细胞。这是因为肌肉细胞中溶酶体酶的活性很低,DNA 进入细胞后得以存留。

(二) 病毒载体

病毒载体与病毒有本质的区别,病毒载体是一种剔除了病毒的致病性和复制能力但又保留了其感染能力和基因插入空间的形式。为了制备方便,这种载体可借助于辅助病毒和特定的细胞得以复制与扩增。使用病毒载体的突出优点是利用其感染特性提高基因的导入效率,同时病毒载体本身带有启动子和插入基因,以便于基因的整合与表达。它的主要缺陷是制备过程复杂,基因导入无明确的细胞选择性和本身具有的抗原性,易产生抗体反应。

1. 反转录病毒载体　反转录病毒是一类 RNA 病毒,含两条 RNA,病毒进入细胞后,其 RNA 即在病毒编码的反转录酶作用下反转录为双链 DNA,能整合到细胞基因组中。反转录病毒科有 7 个病毒属,其中最常用的是莫洛尼鼠白血病病毒(MMLV)和慢病毒。目前基因治疗所用的反转录病毒载体大都由 MMLV 改造而成。构建时去除其结构基因(*gag*、*pol* 和 *env*),代之以外源目的基因。

反转录病毒载体是目前基因治疗方案中最为常用的基因转移方法,其优点为构建简单、宿主细胞广泛、感染率高、能稳定地整合入宿主细胞基因组而不具有免疫原性的病毒蛋白表达。其缺点为病毒滴度较低,不易纯化;装载能力低,由于补体介导的病毒灭活,其体内活性低,仅能感染分裂期细胞,缺乏靶向性。基因的随机插入有可能会导致插入点附近的基因表达异常,而引起细胞恶变。

2. 腺病毒载体　腺病毒是一种双链 DNA 无包膜病毒,其基因组 DNA 全长为 30~50kb,两端具有反向末端重复序列。腺病毒载体的发展大约经历了三代:第一代腺病毒载体病毒的 E1 和 E3 区被删除,代之以外源目的基因,装载量为 7.5kb 左右;第二代腺病毒载体进一步删除 E2 和 E4 区,装载量提高到 11kb 左右;第三代腺病毒载体则只保留了顺式作用元件和包装信号序列,所有的开放阅读框都被删除,装载量最高可达 32kb,并且安全性明显提高了。腺病毒载体有以下特点:①安全性高,人群中腺病毒自然感染率很高,感染后仅产生轻微症状;②分裂细胞和非分裂复制细胞均可感染;③不整合到人基因组中,无插入突变的风险,但也可随着细胞的分裂和死亡而消失,需要反复给药;④制备简单,滴度高。目前在肿瘤基因治疗领域已有以腺病毒为载体的产品上市。

3. 腺相关病毒载体　腺相关病毒(AAV)是一类缺陷性单链 DNA 病毒,属细小病毒科,是目前已知的最简单、最小的动物病毒,基因组 DNA<5kb。AAV 不能独立存在,其复制依赖于辅助病毒(如腺病毒、疱疹病毒)的存在。AAV 载体具有感染范围广、免疫原性低、安全性高(人类为自然宿主,无致瘤性)、理化性质稳定等优点。尤其是 AAV 能够特异性地结合到人第 19 号染色体长臂上,并持续稳定表达。但是 AAV 目的基因装载量小的问题有待解决。

4. 单纯疱疹病毒载体　单纯疱疹病毒(HSV)属双链 DNA 有包膜的疱疹病毒,根据抗原性不同分为Ⅰ型和Ⅱ型,目前构建载体用的是 HSV-Ⅰ型。HSV 载体具有以下优点:①感染细胞类型广,可感染分裂和非分裂细胞;②转导效率高;③外源基因装载容量大,可达30~50kb;④病毒滴度高。根据 HSV 载体作用的方式可分为裂解细胞型和非裂解细胞型。以前者的研究和应用较多。因其可选择性地在肿瘤细胞中复制并引起肿瘤细胞裂解死亡,是将来发展的趋势。目前已有多个产品进入临床Ⅲ期实验。但 HSV 载体也存在外源 DNA 不整合、表达时间短，免疫原性高及病毒对细胞有毒性等缺点。

5. 慢病毒 慢病毒(lentivirus，LV)属于反转录病毒科慢病毒属，相比一般反转录病毒，慢病毒感染宿主的范围更广，能够感染分裂细胞和非分裂细胞，并且转染效率和表达效率更高。免疫缺陷病毒(HIV)是目前最常用的慢病毒载体，由于HIV能特异性地结合$CD4^+$细胞，故HIV病毒载体具有特殊的靶向性。因为慢病毒具有毒力恢复和垂直感染等风险，目前所有的慢病毒载体大多处于实验室研究阶段。

6. 痘苗病毒载体 痘苗病毒(VV)是一类双链DNA有包膜病毒，在细胞质中复制。VV载体构建简便，重组病毒易于制备，表达效率高，基因组容量大。但VV病毒载体基因转移表达短暂，易引起免疫排斥。VV载体已开始进行临床试验，有望用于肿瘤免疫治疗。

二、肿瘤基因治疗的目的基因

肿瘤基因治疗的目的基因可以是功能基因，通过基因产物干预机体对肿瘤细胞的反应或者改变肿瘤细胞的生物学行为；也可以是寡核苷酸片段，通过对目的基因序列的特异性结合来封闭或降解目的基因。根据目的基因靶向的目的细胞和功能可以分为以下几类：

(1) 靶向肿瘤细胞的基因：主要是通过促进肿瘤细胞凋亡和改变肿瘤细胞的恶性生物学行为来抑制肿瘤的生长。其中包括肿瘤抑制基因*p53*、*RB*、*BRAC*1等，细胞自杀基因胸苷酶基因，*Fas*或*FasL*基因。

(2) 靶向免疫系统的基因：通过外源性基因产物对抗肿瘤免疫反应过程中的多个环节进行干预，以提高患癌个体对于肿瘤细胞的清除能力，包括白细胞介素，如IL-2、IL-15的基因，共刺激分子，如B7的基因；MHC-Ⅰ类分子的编码基因。

(3) 靶向肿瘤血管生成的基因：主要包括血管内皮抑素和IL-2的基因等以达到降低肿瘤新生血管生成的目的。

(4) 靶向正常细胞的基因：主要是向正常组织细胞内导入外源性基因以提高靶细胞对放化疗的耐受性，如*MDR*1。

三、受 体 细 胞

受体细胞(recipient cells)指肿瘤基因治疗的靶细胞。在肿瘤基因治疗中需将目的基因转染受体细胞，然后使目的基因在体内表达并发挥抗肿瘤作用。故受体细胞是基因治疗极其重要的一环。基因治疗的受体细胞可分为生殖细胞和体细胞两大类。由于牵涉到伦理问题，法律禁止使用人类生殖细胞进行基因治疗。所以目前人类基因治疗的受体细胞仅限于体细胞。用于基因治疗的体细胞主要包括免疫细胞、肿瘤细胞和造血干细胞。

1. 免疫细胞 目前常用的免疫细胞主要有外周血淋巴细胞(主要是T细胞)、TILs和巨噬细胞。淋巴细胞易于获得并扩增，对目前常用的几种基因转移方法都具有一定的敏感性，可有效地被外源基因转导，并可耐受筛选过程的操作。体外转导的淋巴细胞回输体内可继续存活，且有功能，因此是较理想的受体细胞。TIL具有在肿瘤组织局部聚集的特性。细胞因子(IL-2、TNF)基因转染TILs后，其细胞因子的分泌量显著提高，并在肿瘤局部形成高浓度区，有利于局部的抗肿瘤免疫反应。

2. 肿瘤细胞 在肿瘤的基因治疗中，由于肿瘤细胞始终处于旺盛的分裂增殖状态，故对反转录病毒载体敏感并可高效转导。目前在肿瘤基因治疗方案中，常以肿瘤细胞作为受体细胞导入细胞因子等，经辐照失去致瘤性后构建肿瘤疫苗。

3. 造血干细胞　经基因修饰的造血干细胞在体内能持续表达外源性基因。将*MDR*1转入造血干细胞，可以保护肿瘤患者抵抗大剂量化疗所致的造血功能损伤。将细胞因子GM-CSF导入造血干细胞中，则可促进放化疗后骨髓造血功能的恢复。但是目前造血干细胞存在获取困难、基因转染效率低等技术瓶颈，难以广泛地应用于临床。

4. 其他细胞　成纤维细胞具有长期自我更新的能力，并且获取容易（原代皮肤成纤维细胞可通过活检获取）、体外培养和扩增简单、易转染并能较稳定地表达，具有良好的应用前景。此外，肝细胞具有存活时间长的优势，有将肝细胞作为受体细胞的研究报道。

四、基因治疗的策略

肿瘤的基因治疗是生物治疗的一个重要组成部分。根据插入的目的基因功能不同，肿瘤基因治疗的策略主要有以下五大类：免疫基因治疗、恢复抑癌基因功能、抑制原癌基因的过度表达、杀伤肿瘤细胞和抗肿瘤血管生成。

1. 免疫基因治疗　免疫基因治疗是以免疫学原理为基础建立的肿瘤基因治疗方法。肿瘤的发生和发展与肿瘤的免疫逃逸相关，其主要原因在于肿瘤细胞本身的抗原性较低（如MHC分子表达不足）、缺乏共刺激分子（如B7）及机体的免疫因子分泌不足。针对以上几个问题，肿瘤的免疫基因治疗将免疫调节基因和肿瘤抗原基因等导入受体细胞后再回输到机体，以增强机体的抗肿瘤免疫反应。免疫基因治疗以细胞因子基因治疗最为集中。这是因为大多数细胞因子基因已得到了克隆，导入的方法安全可靠，在体内可稳定表达，且其表达水平无须严格控制。

2. 恢复抑癌基因功能　抑癌基因又称肿瘤抑制基因（tumor suppressor gene），是正常细胞内存在的能抑制细胞转化和肿瘤发生的一类基因群。抑癌基因具有稳定染色体、调节细胞分化、控制细胞增殖、诱导细胞凋亡等功能，可因点突变、DNA片段缺失、移位突变等原因而失活。研究显示，人类肿瘤中约有一半存在抑癌基因的失活。对于这部分肿瘤可借助于基因转移法恢复或添加肿瘤细胞中失活或缺乏的抑癌基因，恢复抑癌基因的功能，从而对肿瘤产生一定的治疗作用或抑制肿瘤的转移。抑癌基因包括*Rb*、*p*53、*p*16、*p*21等。目前抑癌基因治疗中应用最多的是*p*53基因，其与人类肿瘤密切相关，约半数的人类肿瘤包括肝癌、胃癌、大肠癌、食管癌、乳腺癌等人类常见的肿瘤中均可检测到*p*53基因突变。导入野生型*p*53基因能明显抑制肿瘤细胞的增殖，诱导肿瘤细胞的凋亡。目前应用*p*53基因进行治疗的临床试验有数十个之多。我国学者应用野生型*p*53基因联合放疗治疗人鼻咽癌，明显延长了5年生存率和无进展生存时间。

3. 抑制原癌基因的过度表达　在正常细胞内，原癌基因的蛋白产物参与了细胞的生长、分化和增殖。当原癌基因过度、不适当地表达时会导致细胞的恶性转化。原癌基因靶向治疗的目的就是通过各种手段抑制原癌基因的过度表达。目前常用的手段有应用反义核苷酸、核酶、siRAN等沉默原癌基因的表达，或应用单克隆抗体阻断原癌基因的信号传导通路。肿瘤的反义基因治疗（antisense therapy）是指应用反义核酸与细胞内的核酸相互作用，在转录或翻译水平抑制或封闭癌基因的表达，阻断肿瘤细胞的异常信号转导，使癌细胞正常分化或凋亡。在许多肿瘤细胞株中证实，反义癌基因寡核苷酸能有效地抑制各种癌基因或前癌基因的活性，目前研究较多的有*c-abl*、*c-fos*、*c-fes*、*e-fms*、*c-kit*、*c-myb*、*c-myc*、*c-raf*、*c-*

src 和 *ras* 等；在肿瘤动物模型中也表明反义寡核苷酸可抑制癌基因的表达和成瘤性。

4. 杀伤肿瘤细胞 杀伤肿瘤细胞主要是指肿瘤的自杀基因（suicide gene）治疗，即利用转基因的方法将某些细菌或病毒的药物酶基因转入肿瘤细胞内，其表达产物可将无毒性的药物前体转化为有毒性的药物，影响细胞的 DNA 合成，从而引起细胞死亡。目前常用的自杀基因是单纯疱疹病毒胸苷激酶（*HSV-tk*）基因。哺乳动物细胞含有 *tk* 基因，只能催化脱氧胸苷磷酸化成为脱氧胸苷酸，而 *HSV-tk* 基因产物则还可催化核苷类似物无环鸟苷（ACV）和丙氧鸟苷（GCV）等的磷酸化，这种磷酸化的核苷类似物能掺入细胞 DNA，干扰细胞分裂时的 DNA 合成，最终导致细胞死亡。肿瘤细胞导入 *HSV-tk* 基因后，表达 HSV-TK，从而获得对 GCV 的敏感性而"自杀"，正常组织则不受影响。

自杀基因治疗的显著特点是：产生旁观者效应（bystander effect）。在动物实验中观察到，只要 10%～20% 的肿瘤细胞携带 *HSV-tk* 基因即可造成肿瘤的完全消退。其机制可能与通过细胞间的缝隙连接和凋亡小体将毒性代谢产物转移到邻近细胞有关。肿瘤细胞被自杀基因杀伤后，其残余碎片肽类物质被浸润的巨噬细胞等抗原呈递细胞摄取加工后呈递给免疫效应细胞，进一步扩大了对肿瘤的杀伤作用。

5. 抗肿瘤血管形成 早在 20 世纪 70 年代，Folkman 就提出肿瘤的生长有赖于肿瘤血管的支持。肿瘤组织会分泌多种生长因子以促进肿瘤新生血管的形成。肿瘤组织局部血管生成的促进因素和抑制因素往往失衡。抗肿瘤血管生成基因治疗的策略就是导入血管抑素或内皮抑素上调血管生成抑制因素，或通过反义核苷酸、核酶等阻断 VEGF 等促血管生成因子的表达，抑或是通过抑制细胞外基质的降解起到抑制内皮细胞迁移的作用。

第四节　肿瘤的抗血管生成治疗

微血管的再生是机体生长、修复的前提条件，主要过程为血管内皮细胞的分裂增殖。正常情况下，血管内皮细胞是一种相对静止的细胞，只有在生长和损伤、修复时才表现为活跃的增殖分裂现象。研究表明，没有血管再生支持的肿瘤最多也只能长到 1～2mm 大小。此时，虽然肿瘤可以维持细胞的增殖，但只能表现为细胞的坏死。血管再生除了从营养上支持肿瘤生长外，血管内皮细胞还具有旁分泌的功能，其 VEGF 对肿瘤生长具有很强的刺激作用，而肿瘤细胞产生的某些因子，如有丝分裂原，反过来又促进微血管的生长，形成互动的恶性循环。

抗肿瘤血管生成治疗具有以下优势：①血管内皮细胞在遗传学上具有高度的保守性，不易产生耐药；②正常的内皮细胞处于静止状态，而肿瘤血管内皮细胞增殖活跃，并表达多种特异性分子，靶向这些分子可以避免对正常血管内皮细胞的误伤；③药物易于到达；④肿瘤血管供养的肿瘤细胞数目多于血管内皮细胞，抗血管生成治疗能够抑制较大范围的肿瘤细胞生长；⑤具有广谱抗瘤性。

目前临床应用的抗肿瘤血管生成药物按照成分主要分为：单克隆抗体类、小分子酪氨酸蛋白激酶抑制剂（TKI）、内源性抗血管生成蛋白及化合物。

（一）单克隆抗体类

目前抗血管生成单抗研究主要集中在靶向 VEGF 及 VEGF-R 信号传导通路。血管生成是新血管形成的过程。肿瘤需建立独立的血供以使其直径超过 1～2mm，因此血管生成是恶性肿瘤生长中的一个重要过程。VEGF是肿瘤血管生成的关键调控者，并且是唯一一种表达于整个肿瘤生命周期的血管生成因子。VEGF的持续表达，以及VEGF和内皮细胞的遗传学稳定性，可使直接并且持续靶向于VEGF成为一种重要的抗肿瘤策略。

贝伐珠单抗是一种可特异性结合VEGF的人源化单克隆抗体，并可阻断VEGF受体的激活。贝伐珠单抗可在胞外抑制VEGF，因此，可以抑制新生血管生长而不干扰VEGF通路以外的靶点。临床前模型和临床观察的结果均提示，贝伐珠单抗可在整个肿瘤生长过程中发挥持续的抗血管效应。表现为现存肿瘤血管出现快速退化，微血管密度的显著降低和通透性增加，并抑制新生肿瘤血管生长。目前被批准用于结肠癌、肺癌、肾癌和脑癌的治疗。

（二）小分子酪氨酸激酶抑制剂类

小分子酪氨酸激酶抑制剂类（TKI）是另一类能够阻断EGFR信号传导通路的药物。TKI能够抑制EGFR分子的磷酸化，从而阻断EGFR通路的活化，抑制内皮细胞的增殖，促进凋亡。

舒尼替尼是一类能够选择性地靶向多种受体酪氨酸激酶的新型药物中的第一个药物。能抑制多个受体酪氨酸激酶（RTK）的小分子，其中某些受体酪氨酸激酶参与了肿瘤生长、病理性血管形成和肿瘤转移的过程。舒尼替尼可抑制PDGFRα和PDGFRβ、VEGF受体（VEGFR1、VEGFR2和VEGFR3）、干细胞因子受体（c-Kit）、FLT3、CSF-1R和神经胶质细胞系衍生的神经营养因子受体（RET）。体内试验结果表明，其能抑制PDGFRβ和VEGFR2依赖的肿瘤血管形成。广泛用于肾细胞癌、胃肠间质瘤、肺癌、肝癌等实体瘤。

索拉非尼是另一个多靶点抗肿瘤血管生成的TKI，可作用于肿瘤血管靶部位（c-Kit、FLT-3、RET、VEGFR1、VEGFR2、VEGFR3、PDGFRβ）。目前被批准用于晚期肾癌和原发性肝癌的治疗。

（三）内源性抗血管生成蛋白

早在1970年前后，有人就发现了某些物质中含有血管内皮生长抑制成分。但直到20世纪80年代初人们才找到确切的血管生成抑制分子并应用到了抗血管生成治疗研究中。迄今已报道的血管内皮生长抑制因子已有数十种，如Angiostatin、PL-F4、TNP470等，多数处于临床前期研究阶段。血管内皮抑素是我国学者研发的抗肿瘤血管生成药物，目前已获准商品生产。Ⅲ期临床研究发现血管内皮抑素联合NP方案可以延长进展期非小细胞肺癌的无进展生存时间和总生存时间。此外，血管内皮抑素应用于消化道肿瘤和恶性浆膜腔积液也获得了良好的结果。

（四）化学药物

沙利度胺和来那度胺能够作用于肿瘤血管中分裂增殖的内皮细胞，或杀伤外周血中骨髓来源的内皮前体细胞及其他具有促进血管生成活性的细胞，目前已经被用于多发性骨髓瘤的治疗。

（刘 军 茅国新）

第八章 恶性肿瘤疼痛的治疗

学习目标

1. 掌握癌痛程度的评估方法,癌痛的三阶梯止痛原则。
2. 熟悉阿片类药物的使用及其不良反应的处理。
3. 了解癌痛非药物治疗的常用方法,难治性癌痛的治疗策略。

第一节 概 述

一、癌症疼痛治疗现状

癌症疼痛(cancer pain)简称癌痛,是指癌症、癌症相关性病变及抗癌治疗所致的疼痛。癌痛常为慢性疼痛,疼痛是癌症患者的常见症状。晚期癌症患者疼痛的发生率为50%~60%,其中1/3的患者为重度疼痛。但是,癌痛并非只发生于晚期癌症患者。癌痛患者可能生存较长时间,如果得不到恰当的止痛治疗,他们将长期忍受癌痛的折磨。癌痛会导致患者抑郁、乏力、焦虑、失眠、全身情况恶化,并且也严重干扰抗癌治疗的施行。因癌痛得不到镇痛治疗的绝望患者和家属可能因此而寻求非正规治疗,甚至寻求医师帮助的安乐死。进一步提高对癌痛的认识、评估及治疗水平,将造福于广大癌痛患者。

1986年,WHO正式出版了《癌症疼痛治疗》(*cancer pain relief*)第一版。该书作为癌痛治疗指南,提出癌痛药物治疗的五项基本原则:口服用药,按时给药,按阶梯给药,个体化给药,注意个体细节。按阶梯给药是指根据患者疼痛程度选择不同作用强度的镇痛药,即轻度疼痛选择非甾体类抗炎药,中度疼痛选择弱阿片类镇痛药,重度疼痛选择强阿片类镇痛药。因此,该指南又被称为癌症三阶梯止痛治疗原则。WHO推行的癌症三阶梯止痛治疗原则,得到了各国肿瘤学术界及政府管理部门的普遍赞同和支持。虽然我国开展WHO癌症三阶梯止痛治疗原则的努力已初见成效,但是由于我国人口众多,发展不平衡,因此仍然存在很多问题,如大量患者仍然镇痛不足,很多基层医师对于麻醉性镇痛药的使用依然心存疑虑等。因此,有必要进一步加强癌痛及非癌痛的普及宣传教育工作,进一步推行和完善规范化的疼痛治疗工作。

二、影响癌痛治疗的障碍因素

癌痛患者未得到合理镇痛治疗的主要障碍源于三方面;一是医务人员方面;二是药品供应及管理方面;三是患者、家属及社会方面。

(一) 医务人员方面

(1) 对癌痛及镇痛治疗工作的重视不够。

(2) 对癌痛评估不足,未常规使用疼痛评估方法。

(3) 对癌痛镇痛药及辅助用药的认识不足。主要表现为:

1) 镇痛药的选择及结构不合理;

2) 误认为非阿片类药更安全;

3) 对非阿片类镇痛药的不良反应不够重视;

4) 误认为阿片类镇痛药仅限制性地用于癌痛难忍的终末期癌症患者;

5) 误认为哌替啶是首选的强效镇痛药;

6) 对阿片类镇痛药成瘾及呼吸抑制等不良反应的过度恐惧;

7) 对阿片类药物剂量滴定及个体化用药的认识不足;

8) 对镇痛治疗辅助用药的选择认识不足;

9) 对镇痛治疗的用药时机及综合治疗方案的制订存在较大的盲目性;

10) 对镇痛药的合理应用及管理政策不熟悉,过度担心药物滥用及流弊。

(二) 药品供应及管理方面

(1) 镇痛药品的种类还不能充分满足临床需要。

(2) 患者获取镇痛药,尤其是阿片类镇痛药不够方便。

(3) 镇痛药品的费用较高,不少患者无法承受长期镇痛治疗的药品费用。

(4) 部分临床常用镇痛药,包括强阿片类镇痛药,未列入医疗基本用药及医疗保险基本用药范围。

(5) 管理部门及管理人员过度担心镇痛药品成瘾,过度担心药品滥用及流弊,而忽视保障镇痛药的合理医疗用药。

(三) 患者、家属及社会方面

(1) 缺乏癌痛及镇痛治疗知识。

(2) 担心过早使用镇痛药,今后无镇痛药可用。

(3) 患者不愿用阿片类止痛药的原因有:

1) 担心用阿片类药成瘾(不愿成为吸毒者);

2) 害怕阿片类药物中存在引起精神异常的成分;

3) 担心过早用阿片类药,今后疼痛加重则可能无法控制疼痛;

4) 害怕开始用阿片类药就是接近死亡的信号。

(4) 担心向医务人员叙述疼痛,会分散医师对抗癌治疗的注意力,甚至终止抗癌治疗。

(5) 希望作一位好患者,担心叙述疼痛会被认为不是坚强的好患者。

(6) 误认为疼痛意味着癌症已发展至晚期,拒绝承认病情加重,因此不愿叙述疼痛及不愿接受镇痛治疗。

(7) 误认为接受强阿片类药治疗就意味着开始吸毒及放弃抗癌治疗。

(8) 不愿告诉医师止痛治疗无效。

(9) 宗教、社会观念及教育的影响,认为应该忍受疼痛。

三、癌痛的原因及分类

为了规范化处理癌症患者的疼痛,首先应当明确诊断。WHO 将癌症患者的疼痛分为四大类型：①肿瘤侵犯所致的疼痛，占 70% ~80%；②抗肿瘤治疗所致的疼痛，如手术切口瘢痕、神经损伤、患肢痛、化疗后静脉炎、放疗后局部损害等，占 8% ~9%；③与肿瘤相关的疼痛，癌症副综合征如骨关节痛、便秘、褥疮等，占 6% ~8%；④与肿瘤或治疗无关的疼痛，如骨关节炎、动脉瘤、糖尿病性末梢神经痛等，占 6% ~8%。多数癌症患者，尤其是癌症晚期患者，常合并多种类型的疼痛。

第二节　癌痛的评估

癌痛的评估是癌痛处理极为重要的第一步。疼痛治疗前，首先必须对癌痛做出详尽而全面的评估。欲获得理想的止痛治疗，需要清楚地认识到癌痛的性质及相关问题。评估疼痛时应考虑患者对疼痛的感受和表现，以判断疼痛的程度，分析疼痛发生的原因和机制。值得注意的是，临床医师通过患者对疼痛的表述，可间接了解患者对疼痛的感受，分析疼痛病情。而患者的疼痛感受及对疼痛的表述又受多种因素影响，包括患者的情绪、文化信仰等。因此，为了有效地评估和治疗疼痛，需要将患者作为完整的个体，综合了解及理解患者。由于病情进展，患者可突然出现新的疼痛，疼痛程度也可能随时加重，因此有必要反复评估患者的疼痛。在晚期癌症患者中，疼痛都是由综合性的多因素所致。应详细询问病史，包括了解疼痛的部位、严重程度、性质及其对患者生活质量的影响。

一、评估原则

(1) 相信患者的主诉。

(2) 全面评估疼痛。

(3) 动态评估疼痛。

二、评估内容及方法

癌痛诊断应包括了解疼痛的原因、部位、程度，癌痛加重或减轻的相关因素、治疗效果、不良反应等。

(1) 疼痛病史：①疼痛部位及范围；②疼痛性质；③疼痛程度；④疼痛发作时间及频率；⑤疼痛发作相关因素；⑥疼痛对患者生活质量的影响；⑦疼痛治疗史。

(2) 肿瘤病史：了解患者的肿瘤发病和诊断治疗过程。

(3) 既往史及个人史。

(4) 体格检查及相关实验室检查。

尽管疼痛部位、疼痛性质及疼痛程度的评估主要依赖于患者的主诉，但是仍然有必要对疼痛患者进行全面的检查，以利于对患者情况进行全面的评估。体格检查包括对患者神经系统的检查。相关实验检查包括医学影像学检查如 X 线、CT、MR、超声等，也常具有重要的诊断价值。由于骨转移是癌痛最常见的原因，因此应重视癌症患者骨骼系统的检查。

三、疼痛强度评估

目前临床常用的癌痛评估方法有3种。医务人员不仅应正确掌握其使用方法及其临床意义，还应指导并督促患者正确使用，从而为临床用药的选择及剂量调整提供相对可靠的依据。

（一）数字分级法（NRS）

数字分级法是用0～10代表不同程度的疼痛：0，无痛，10，剧痛。应该询问患者：你的疼痛有多严重？或让患者自己在描述过去24小时内最严重的疼痛的数字上画圈。

0　1　2　3　4　5　6　7　8　9　10

无痛　　　　　　　　　　　　　　　　　　剧痛

疼痛程度分级标准为：0，无痛；1～3，轻度疼痛；4～6，中度疼痛；7～10，重度疼痛。

此方法在国际上较为通用。

（二）根据主诉疼痛的程度分级法（VRS法）

0级，无疼痛。

Ⅰ级（轻度），有疼痛但可忍受，生活正常，睡眠无干扰。

Ⅱ级（中度），疼痛明显，不能忍受，要求服用镇痛药，睡眠受干扰。

Ⅲ级（重度），疼痛剧烈，不能忍受，需用镇痛药，睡眠受严重干扰，可伴自主神经紊乱或被动体位。

（三）视觉模拟法（VAS画线法）

无痛————————剧痛

划一条长线（一般长为100mm），线上不应有标记、数字或词语，以免影响评估结果。保证患者理解两个端点的意义非常重要，一端代表无痛，另一端代表剧痛，让患者在线上对最能反映自己疼痛程度之处画一交叉线（×）。评估者根据患者画×的位置估计患者的疼痛程度。部分患者包括老年人和文化教育程度低的患者使用此评分法可能有困难，但大部分人可以在训练后使用。

（四）疼痛强度Wong-Baker脸评分法

婴儿或无法交流的患者用前述方法进行疼痛评估可能比较困难。可通过画有不同面部表情的图画评分法来评估。

对无法进行自我表达的患者，行为观察是疼痛评估的有效方法，不过也要了解其行为可能提示的其他原因，如情绪压力等导致的痛苦。在决定进行疼痛治疗时，必须要考虑这些行为内含的潜在原因和背景。

建议通过多种途径进行疼痛评估，包括直接观察如叹气、呻吟、出汗、活动能力、心率及血压等生命体征，也会提供对疼痛程度评估有用的信息，对家属或护理员描述患者对镇痛药和非药物治疗的反应进行评估等。

第三节　癌痛的治疗

控制癌痛的治疗方法分四大类：即病因治疗，镇痛药治疗，非药物治疗，介入治疗。根据患者的具体情况，合理地综合应用有效的止痛治疗手段，不仅能最大限度地缓解癌症患者的痛苦症状，而且还能避免不良反应，从而改善患者的生活质量。

（一）病因治疗

针对引起癌痛的病因进行治疗。癌痛的主要病因是癌症本身及其并发症等。针对癌症疼痛的病因给予抗癌治疗，如手术、放疗或化疗等，可较理想地解除癌痛。

（二）止痛药物治疗

药物治疗是癌痛治疗的主要方法。

1. WHO 癌症三阶梯止痛原则　1986 年，WHO 开始在全球范围内推广的癌症三阶梯止痛原则，仍是癌痛治疗的最基本原则。其主要内容包括下述 5 个方面：

（1）口服给药：应尽量选择无创、简便、安全的给药途径，口服给药是首选给药途径。患者能口服药物时应首选口服止痛药。除非急性疼痛，需要尽快采用其他起效更快地给药途径或患者出现口服不能耐受的副作用时，才考虑其他给药途径。不能吞咽或存在口服吸收障碍的患者可采用非口服途径，如透皮贴剂、栓剂纳肛止痛，也可持续静脉或皮下输注止痛药。静脉途径给予阿片类药物起效快、给药 15 分钟左右即达血浆峰浓度（口服给药为 60 分钟），适于需要快速止痛的患者。

（2）按阶梯给药：根据疼痛程度按阶梯选择止痛药物。轻度疼痛选择非甾体类抗炎止痛药；中度疼痛选择弱阿片类药物，如可卡因、曲马朵；重度疼痛选择强阿片类药物，如吗啡、羟考酮、芬太尼等。低剂量强阿片类药物也可用于中度疼痛的治疗。

（3）按时给药：癌痛多表现为持续性的慢性过程，按时给药时止痛药物可在体内达到稳态血药浓度，能有效缓解基础性疼痛。常选择持续镇痛时间长的控缓释型药物。按时给药后，患者的疼痛可缓解，如出现暴发性疼痛时，还应按需给予快速止痛治疗，常选择起效快的即释型药物。

（4）个体化治疗：制订止痛方案前应全面评估患者的具体情况，如肝肾功能、基础疾病、全身状况等，有针对性地开展个体化的止痛治疗。

（5）注意具体细节：止痛治疗时的细节是指可能影响止痛效果的所有潜在因素，既包括疼痛的全面评估、准确的药物治疗、动态随访等，又包括患者的心理、精神、经济状况、家庭及社会支持等诸多方面。

根据 WHO 癌症三阶梯止痛方案对癌痛患者进治疗，收到较好疗效，80% 以上癌症患者的疼痛得到了有效的缓解，75% 以上晚期癌症患者的疼痛得到了解除。

2. 阿片类药物治疗的两个阶段

（1）短效阿片类药物的剂量滴定阶段：目的是尽快止痛，确定有效的止痛剂量，稳定、控制疼痛。口服吗啡初始剂量的选择应个体化，采用即释吗啡处理暴发痛，控缓释吗啡治疗基础疼痛。口服吗啡剂量滴定应从小到大，如有必要，每 24 小时调整剂量 1 次，尽可能提高单次剂量，而不是增加给药次数。控制暴发痛应优选起效快、作用时间短的止痛药，剂量为每日阿片类药物剂量的10%~15%；每日治疗暴发痛的剂量应计入次日阿片总量，再折算成分次给药的剂量，按时给予。

（2）控缓释阿片类药物的维持阶段：癌痛多呈慢性、持续性疼痛，需要长期服用止痛药物，可在疼痛控制后将每日短效阿片类药物的剂量转换成控缓释阿片类药物剂量，延长给药间隔，简化治疗，使患者不必因夜间服药而影响睡眠。采用吗啡控缓释制剂治疗癌痛能减少用药次数，方便患者长期服用；延长药物有效作用时间，改善患者睡眠；由于血药浓度保持相对平稳，从而大大减少了不良反应和耐药性的发生，更不易"成瘾"。因此，口服控缓释吗啡更适合慢性癌痛的长期治疗。

对于疼痛评分≥4，或有疼痛急症的患者，阿片类药物的初始口服剂量应视阿片类药物既往使用情况而定。对于正在接受阿片类药物治疗的患者，应该计算前24小时剂量，并给予暴发痛剂量（24小时剂量的10%~20%）。应每60分钟对疗效和副作用进行再评估以确定后续剂量。再评估时，如果疼痛评分未变或增加，建议阿片类药物剂量增加50%~100%。如果阿片类药物剂量增加50%~100%，2~3个周期后疗效仍不佳，可考虑采取静脉滴定或进行全面疼痛评估。如果疼痛评分降至4~6，应重复相同剂量的阿片类药物，然后在给药60分钟后再评估。如果疼痛评分降到1~3，则按需给予当前有效剂量，然后在2~3小时后再评估以确定有效剂量。

如果患者预期目标达到，或患者的疼痛评分在初始药物治疗后的全面再评估中降低为轻度（1~3），建议进行后续随访治疗。门诊患者在每次就诊时进行评估，住院患者可根据病情或医院规定至少每天评估一次。应该为患者提供随访计划并告知患者依从药物治疗计划、坚持门诊就诊和医生随访的重要性。

3. 阿片类药物治疗前应明确的两个问题

（1）患者的疼痛是否为肿瘤急症所致的疼痛：如系肿瘤急症所致的疼痛应立即进行相关的病因治疗。常见的肿瘤急症，包括骨折或承重骨的先兆骨折，脑实质、硬脑膜或软脑膜转移癌，与感染相关的疼痛，内脏梗阻或穿孔等。

（2）患者是否存在阿片耐受：FDA对阿片耐受的定义为已按时服用阿片类药物至少一周以上，且每日总量至少为口服吗啡50mg、羟考酮30mg、氢吗啡酮8mg、羟吗啡酮25mg或其他等效药物；用芬太尼贴剂止痛时，其剂量至少为25μg/h。不能满足上述持续止痛时间、剂量要求时则定义为阿片未耐受。对于阿片未耐受的患者，阿片初始用药，建议首选短效阿片个体化滴定剂量。

4. 阿片类药物的选择原则　应选择纯阿片受体激动剂，如可卡因、吗啡、羟考酮、芬太尼等，尽量不选混合激动剂；选择半衰期较短的阿片类药物，而避免使用半衰期较长的阿片类药物，如美沙酮；肾功能衰竭的患者不用吗啡、丙氧芬、哌替啶；不建议使用安慰剂治疗癌痛。

5. 阿片类药物治疗的安全性

使用阿片类药物时，对老年和肝肾功能不全的患者必须加以重视，他们对止痛药物敏感，可能较低剂量就会引起过度镇静等副作用。应从较低剂量起始，缓慢加量。安全和良好地控制疼痛的关键在于全面动态的疼痛评估。另外，对使用苯二氮䓬类药物的人群要注意谵妄和过度镇静的发生，适当减少阿片类药物的剂量有助于减少谵妄的发生。呼吸抑制是阿片类药物的另一相关副作用，发生前患者常有过度镇静，因此过度镇静是适度减少阿片类药物的早期警告信号。

6. 阿片类药物的不良反应　阿片类药物常见的不良反应包括便秘、恶心、呕吐和过度镇静。恶心、呕吐和过度镇静一般在服药1周内逐渐缓解；便秘与其他副作用不同，不会随着长期使用而减轻。因此，所有阿片类药物使用者需要同服通便药物，通便药物成分中至少应包括刺激胃肠蠕动的成分，如番泻叶、比沙可啶等，可视患者的具体情况，决定是否联合粪便软化剂，如多库酯、丹蒽醌等。

正确使用阿片类药物，则极少出现呼吸抑制。阿片类药物所致的呼吸抑制，多出现在阿片初始滴定或快速增加剂量时，一般不会在剂量比较稳定时发生，除非患者代谢、药物排泄产生变化或同时使用其他镇静药。过度镇静是药物过量的最初表现，进一步会发展为呼吸抑制。对于病情尚稳定的过度镇静患者，首选治疗应包括：阿片类药物减量或暂停使用、吸氧、唤醒治疗。有明显呼吸抑制者，可使用纳洛酮0.4mg，用10ml生理盐水稀释后，每1～2min静脉注射一次，直至呼吸频率满意为止。治疗的目的是逆转呼吸抑制而不逆转阿片类药物的镇痛效应，应警惕快速纳洛酮静脉注射可能会引起长期服用阿片类药物的患者出现疼痛危象。

7. 难治性疼痛的治疗策略　经规范的药物止痛后，一些患者仍感疼痛，此时最常见的原因为止痛药物的剂量不足，增加止痛药物剂量可改善止痛效果。反复调整治疗方案后仍不能稳定控制的疼痛称为难治性疼痛，应考虑以下可能：

（1）神经病理性疼痛：有效的辅助用药，如加巴喷丁（100～300mg口服，每日1次，逐步增量至300～600mg，每日3次，最大剂量为3600mg/d）；或三环抗抑郁药（阿米替林10～25mg口服，每晚1次，逐步增至最佳治疗剂量）；或美沙酮、氯胺酮，可阻断NMDA受体，对部分神经病理性疼痛有效。

（2）暴发痛：选用快速起效的短效阿片类药物（剂量为阿片日剂量的10%～20%），对可预见的暴发痛应给予预先止痛治疗（如穿衣或预期活动）。与炎症有关的疼痛试用NSAIDs或糖皮质激素；神经压迫或炎症疼痛试用糖皮质激素；对于骨转移所致的暴发痛，如果是局部骨痛，考虑局部放疗或神经阻滞（如肋骨痛）；如果是弥散性骨痛，考虑试用双磷酸盐、内分泌治疗或化疗、糖皮质激素和（或）全身性给予放射性同位素治疗或考虑理疗。

（3）药物耐受：考虑增加阿片类药物的剂量或转换为另一种阿片类药物。

（4）心理成瘾性：在癌痛患者中罕见，但有药物滥用史者有较高风险。

（5）心理疾病躯体化：应向心理医生、疼痛医生或姑息治疗机构咨询。

有效的疼痛控制需要综合治疗，包括其他症状评估、药物和非药物治疗、对患者及其家属进行有关如何获得合理镇痛的教育。当上述标准镇痛治疗仍无效时，应当请教有关的专业人员。

（三）非药物治疗

1. 心理治疗支持　告知患者和家属，疼痛的情绪反应是正常的，而且这将作为疼痛评估和治疗的一部分。对患者和家属提供情感支持，让他们认识到疼痛是一个需要讲出来的问题。需要时帮助患者获得治疗。表明自己将与患者及其家属携手并肩来处理疼痛问题。讲解要采用的镇痛措施及预期出现疗效的时间。承诺你会一直关注患者直至疼痛得到较好的控制。重申你对患者的关心，以及计划采取的镇痛措施。告知患者及其家属总会有可行的办法来充分地控制疼痛和其他令人烦恼的症状。评估患者病情对家属和其他重要相关人员的影响，必要时提供宣教和支持。

2. 技能训练　教会患者应对技能以缓解疼痛，增强个人控制能力，并且重新将精力集中在优化生活质量上。教会患者应对急性疼痛的技巧，包括 Lamaze 型呼吸训练、分散注意力的技巧，鼓励患者阐述自我感受、寻找保持最佳舒适状态的方式。教会患者应对慢性疼痛（非疼痛急症）的能力，包括所有上述措施，以及放松技巧、引导患者想象、按照患者自身能力分配相应任务、催眠等以达到最理想的功能恢复。教育患者及其家属“疼痛的治疗需要团队努力”，团队成员可能包括肿瘤科医师、护士、疼痛专科医师、姑息治疗医师、物理治疗医师、神经科医师、心理学医师、社会工作者、精神病科医师、理疗师和神职人员。

3. 物理治疗　物理治疗主要包括提供睡眠、沐浴和行走支持，指导患者调整体位、节约生命能量，放慢活动步调，按摩，冷热敷，经皮神经电刺激（TENS），针灸，穴位按压，超声刺激等。

（四）介入治疗策略

对于止痛药难以奏效或无法耐受止痛药不良反应、癌痛部位相对局限的顽固性重度癌痛患者，可以考虑于硬膜外、鞘内、神经丛局部输注（需要输液泵）阿片类药物、局部麻醉药、可乐定及齐考诺肽。也可选择脊神经或外周神经阻滞麻醉、神经破坏疗法、神经松解术、神经阻断术等。例如，臂丛神经松解术可治疗肩背上肢的顽固性疼痛，硬膜外神经松解术可治疗胸壁的顽固性疼痛，腹腔神经丛阻断术或胸腔内脏神经切除术可治疗上腹部内脏的顽固性疼痛，腹下丛神经阻断术可治疗中骨盆区的顽固性疼痛，腰骶神经阻滞术可治疗直肠或泌尿生殖器的顽固性疼痛。神经阻滞麻醉用复方麻醉止痛剂，可在用低剂量阿片类药物的情况下获得良好的止痛效果。神经破坏疗法可以选择性地用于神经阻滞麻醉治疗有效的患者。对于有椎体转移的患者可以行经皮椎体成形术和经皮椎体后凸成形术。

第四节　镇痛药不良反应的防治

一、非甾体类抗炎药的不良反应及防治

非甾体类抗炎药及对乙酰氨基酚是常用的非阿片类镇痛药。非甾体类抗炎药及对乙酰氨基酚的镇痛作用相对较弱，而且镇痛作用有剂量封顶效应。与阿片类镇痛药相比，非阿片类镇痛药长期用药或大剂量用药发生器官毒性反应的危险性明显高于阿片类镇痛药。非甾体类抗炎药在用药初期大多无明显不良反应，但长期用药，尤其是长期大剂量用药则可能出现消化道溃疡、血小板功能障碍及肾毒性等不良反应。非阿片类镇痛药的用量达一定剂量水平时，增加用药剂量不增加镇痛效果，但是药物不良反应的危险性将明显增加。因此，如果需要长期用镇痛药，或非阿片类镇痛药的日用剂量达限制性用量时，应考虑换用阿片类镇痛药，或只增加阿片类镇痛药的用药剂量。

减少非甾体类抗炎药及对乙酰氨基酚不良反应的主要措施如下：

1. 选择适当的药物种类　非甾体类抗炎药不良反应的发生及其程度与用药种类有关。非甾体类抗炎药的治疗作用和不良反应都是通过抑制环氧化酶（COX）产生的。COX 有两个性质截然不同的异构酶，即 COX-1 和 COX-2。COX-1 的表达对保持胃和肾等器官功能的平衡起重要作用；COX-2 则是在炎症及肿瘤组织中应答性地暂时表达。大多数非甾体类抗炎药在抑制 COX-2 的同时也对 COX-1 产生抑制作用，因而长期用药易出现不良反应。研究

结果显示,COX-2 特异性抑制剂在与传统 NSAIDs 镇痛消炎作用相似的情况下,可以使严重胃肠毒性反应和消化道出血的危险性明显降低,但有引起心血管并发症之虑,使用时应注意。

2. 长期用药控制用药剂量 不同种类的非甾体类抗炎药均有胃肠毒性作用,而且其毒性反应与用药剂量关系密切。因此,为避免长期用非甾体类抗炎药发生不良反应的潜在危险,建议限制非甾体类抗炎药的用药剂量。根据临床经验,一般将非甾体类抗炎药的上限剂量限定为标准推荐用药剂量的 1.5~2.0 倍。

3. 联合用药预防消化道溃疡 为减少长期使用非甾体类抗炎药的不良反应,可以选择性地联合使用抗酸剂、H2 受体拮抗剂、米索前列醇、奥美拉唑等药物。这些药物也可在一定程度上减少长期使用非甾体类抗炎药所导致的胃肠毒性反应。

4. 注意合并症对用药的影响 低血容量、低白蛋白血症等合并症也可明显地增加非甾体类抗炎药的肾毒性和耳毒性。

5. 重视非甾体类抗炎药的滥用 由于非甾体类抗炎药的应用十分广泛,比较容易经非处方途径获取,因此,非甾体类抗炎药出现滥用的机会可能相对较高。

二、阿片类镇痛药的不良反应及防治

阿片类药物是癌痛治疗的核心药物,但对其副作用的过度担心和缺乏防治经验一直是影响癌痛治疗效果的重要因素。循证医学证据已经证明,阿片类药物的副作用可在短期内产生耐受,随着给药时间的延长而逐渐缓解,只有便秘很难产生耐受,需积极防治。

晚期癌症患者除疼痛外常合并其他各种症状,尤其是消化道症状,此时开展止痛治疗,更应注意毒副作用的防治。掌握晚期癌症患者常见症状的诊治策略有益于提高慢性癌痛的整体治疗水平。

(一) 便秘

便秘是指粪便干结、排便困难或排便不尽感和排便次数减少。既是晚期癌症患者的常见症状,也是阿片类药物及常用辅助镇痛药(如加巴喷丁、阿米替林)的常见副作用。临床医生应认识到导致患者便秘的因素是多方面的,了解这些病因不仅有助于便秘的治疗,还会有助于改善癌痛的治疗效果。

1. 便秘的病因

(1) 非药物性因素:主要包括体能状况差,活动量减少,胃肠蠕动减弱,饮水量下降或合并脱水、营养不良等导致大便干结;体虚致排便无力;腹部或肛周疼痛(如痔疮)引起“排便畏惧”;肿瘤浸润肠道引起肠道狭窄或阻塞,严重者可导致不全或完全性肠梗阻;肿瘤压迫或浸润腰骶部脊神经、盆神经可致排便反射中断,产生便秘;高钙血症、低钾血症也会使胃肠动力下降,引起便秘。

(2) 药物性因素:包括阿片类镇痛药,非阿片类止痛药(如非甾体类止痛药),抗胆碱药,抗组胺药,三环类抗抑郁药,吩噻嗪类利尿剂,钙离子拮抗剂,抑酸药,氟哌啶醇,止泻药、5-羟色胺受体拮抗剂,有神经毒性的化疗药物如长春碱类、紫杉类药物等。

2. 评估 在治疗便秘前应对便秘进行全面的评估,了解原因,明确诊断。晚期癌症患者的便秘可分为器质性和功能性两类,肿瘤浸润肠管、神经或抗肿瘤药物所致的神经毒性可引起器质性便秘；50%左右的晚期癌症患者合并功能性便秘。应详细询问与便秘有关的病史，两次排便间隔时间、大便性状、费力程度、排气情况、每日进食量及其主要成分、饮水量及排尿情况、服药种类和名称及既往便秘治疗情况等。还应详细询问患者是否合并其他伴随症状，如恶心、呕吐、腹痛等，腹部查体有助于帮助判断胃肠蠕动情况及是否合并肠梗阻等，必要时还应进行直肠指诊。腹部X线检查有助于判断是否合并肠梗阻等。

3. 预防　应努力排除便秘形成的可逆性因素，如体质虚弱的患者改进排便条件、增加膳食纤维和液体摄入量等。在保证患者能有足量液体摄入的前提下，可补充纤维素产品，否则会影响疗效。口服阿片类止痛剂的患者都需药物以预防便秘，防治便秘药物的剂量也随止痛剂剂量的增加而酌情增加。

4. 治疗　按药物作用机制分两大类，即粪便软化剂和刺激性泻剂，有的药物或复合制剂兼有以上两种功能。粪便软化剂主要包括多库酯钠、聚L-醇、乳果糖、氢氧化镁、山梨醇等；刺激性泻剂主要有比沙可啶、蒽醌类（番泻叶、鼠李皮）、酚酞、矿物油（石蜡油等）。

临床上常用多库酯钠丹蒽醌胶囊、车前番泻颗粒等作为防治便秘的一线药物，该药包括粪便软化剂和刺激性泻剂成分，作用温和有效，非常适于晚期肿瘤患者。在口服阿片类止痛剂时该药可作为预防性药物使用，也可用于轻度便秘的治疗。常用的治疗便秘的二线药物有比沙可啶、聚乙二醇、乳果糖、山梨醇等，严重便秘可考虑口服液体石蜡，因其口味差，可导致腹痛、电解质紊乱，多次使用还影响脂溶性维生素的吸收，故应尽量避免用于晚期癌症患者。恶性肿瘤终末期患者便秘防治药物的剂量需视病情滴定，必要时可适当超出药品说明书剂量。

粪便软化剂中的渗透性通便药物多不能经肠道吸收，可在肠道内形成高渗环境，导致肠内容积增加，刺激肠壁，引起蠕动增加，促进排便。常用的泻盐有镁制剂和钠制剂，如氢氧化镁或镁乳等，有肾脏损伤者应避免；有水肿、心功能不全或高血压的患者应避免使用钠盐制剂，如磷酸钠盐；乳果糖易导致腹胀、腹痛，应避免频繁或长期使用。

要关注直肠内滞留粪块的处理。口服药物治疗便秘前应明确患者是否有直肠内粪块滞留。发现患者直肠内有不易排出的粪块时，可首先考虑经直肠使用通便栓剂，无效则应灌肠。直肠栓剂包括刺激性栓剂和润滑性栓剂。刺激性栓剂可选比沙可啶栓、酚酞栓；常用的润滑性栓剂有甘油栓、山梨醇栓，可润滑并刺激肠道，促进排便。患者使用直肠栓剂后仍无效时，应灌肠。首选温盐水或清水灌肠；当粪便非常坚硬时，还可考虑石蜡油保留灌肠，应避免使用肥皂水灌肠。

中药是我国便秘防治的一大特色，治疗前先应辨证施治。便秘一般分为虚实两类，以调理气机、滋润肠道为治疗原则。有通便作用的中药达50余种，如麻仁、大黄、芒硝、番泻叶、芦荟等，常用的中成药有麻仁润肠丸（或胶囊）、番泻叶颗粒、四磨汤等。应在中医理论的指导下辨证施治，合理选择。

（二）恶心、呕吐

1. 病因　恶心、呕吐是止痛药物常见的副作用，在接受化疗、放疗等抗肿瘤治疗时更常见。胃肠道炎症、溃疡、便秘和肠梗阻时也常发生。此外，代谢性因素，如肝肾功能衰竭、肿瘤所致的高钙血症、副肿瘤综合征、感染、高颅压、心理和精神因素也会导致恶心、呕吐。

2. 预防　对有恶心、呕吐倾向的患者提前给予药物治疗，如化疗前的止吐药物治疗；当患者服用有可能导致恶心、呕吐的药物时，如阿片类药物，要同时服用止吐药，患者一旦出现恶心、呕吐先兆,尽早服用。

3. 治疗 应遵循以下原则:

(1) 一旦出现,应及时给予止吐药,而不是呕吐时临时给药。

(2) 先选择一种药物止吐,逐渐滴定至最佳剂量,效果不满意时再联合另一种药物,疗效差时应换另一类药物。

(3) 联合治疗常优于单一给药,是有效的止吐策略。

按发病机制进行有针对性的药物治疗:多巴胺受体和5-HT受体拮抗剂可有效缓解呕吐。常用的多巴胺受体拮抗剂有甲氧氯普胺、氟哌啶醇、三氟啦嗪、多潘立酮等,其中甲氧氯普胺最常用,因之不仅作用于中枢,还可促进胃排空,通过外周机制发挥作用。常用的5-HT3受体拮抗剂有昂丹司琼、格拉司琼、帕洛诺斯琼,但此类药物可致便秘,如不能有效控制反而会加重恶心、呕吐,甚至产生肠梗阻,应予重视。其他可选择抗组胺药物治疗,如美可洛嗪、赛克利嗪等;M1型胆碱能神经元受体拮抗剂,如东莨菪碱;γ氨基丁酸受体拮抗剂,如劳拉西泮;糖皮质激素也可能有效,该药还可减轻脑转移灶所致的颅高压。

地塞米松联合甲氧氯普胺是姑息性治疗中最常用的、最有效的联合方案,劳拉西泮和其他苯二氮卓类药物对焦虑所致的恶心、呕吐有效。

中枢神经系统存在的P物质受体,即NK-1受体,在CINV形成及药物相关性呕吐,如阿片所致的呕吐中发挥作用,NK-1受体拮抗剂阿瑞匹坦可有效拮抗NK-1受体兴奋所致的呕吐,临床用于防治高致吐性化疗药物诱发的急性和延迟性呕吐,还用于治疗阿片类药物所致的顽固性呕吐。

(三) 谵妄

阿片类药物所致谵妄的发生率小于5%,多见于首次大剂量使用及快速增加剂量的患者。文献报告,晚期肿瘤患者常见谵妄,终末期肿瘤患者谵妄的发生率高达20%~90%,越接近死亡谵妄的发生率越高。因此全面掌握谵妄的诊治原则尤为重要。

1. 定义及分型 谵妄是一种急性或亚急性起病的神经精神性疾病,其表现为认知功能障碍伴昼夜节律紊乱,谵妄在临床上常被漏诊。

据活动程度分为三种临床亚型:活动过度型谵妄以活动过度为特点,通常症状为激越或焦虑,患者易在傍晚和夜间发病;活动减退型谵妄的特点是活动减少,易被误诊为抑郁症,抑郁与活动减退型谵妄的鉴别之处在于后者存在认知障碍与昼夜节律改变等特点;混合性谵妄是指活动过多与活动减少交替出现,是最常见的谵妄亚型。

2. 病因 谵妄的病因复杂,多数患者的谵妄并非单因素造成,10%的谵妄不能明确病因。疾病和药物是两大主因。导致谵妄的常见疾病为神经系统及心血管系统慢性疾病、中枢神经系统肿瘤或转移瘤等。多种药物可致谵妄,如阿片类药物、抗组胺药、抗胆碱能药、镇静剂、抗惊厥剂、糖皮质激素、胃肠药物、抗生素和肌松药等,脱水、电解质紊乱、高尿酸血症、高钙血症等也可导致谵妄。

3. 临床表现 谵妄被定义为认知障碍性疾病,其临床核心症状是认知功能异常,包括以下四点:

(1) 意识障碍伴注意力的集中、维持与转换异常。

(2) 认知改变或感觉功能减低或进展性痴呆。

(3) 短期内病症进展,一天内可有波动。

（4）病史、体格检查与实验室检查结果提示系统性疾病引发的生理学异常直接导致上述症状。

4. 治疗

（1）病因治疗：针对谵妄的可逆性病因开展有效的对因治疗可有效缓解谵妄，如调节水电解质平衡、纠正脱水等。应重视药物所致的谵妄，一旦确诊应减量或停药。

（2）非药物治疗：首要目的是要采取积极措施以保证患者的行为安全。单人病房有利于减少外界刺激，病房的光照充分变化能增进患者昼夜节律的改善。

（3）药物治疗：已证实的有效治疗谵妄的药物是抗精神病药，最常应用的是氟哌啶醇，可改善各种类型的谵妄发作、提高认知功能、减少运动行为、降低精神症状，使睡眠-觉醒周期正常化，氟哌啶醇可口服给药（1～2mg/次，每 12 小时 1 次），也可皮下或静脉给药（每日 1～5mg，分 2 次给药）。氟哌利多比氟哌啶醇起效快，但镇静和降压的程度比氟哌啶醇明显。其他抗精神病药，如利培酮、奥氮平等也有效。

劳拉西泮也可与抗精神病药联合治疗激越或耐药的谵妄，可 1～2mg 口服或舌下给药，还可 0.5～2mg 皮下或静脉给药。咪达唑仑也是有效药物。

（四）尿潴留

阿片类药物可增加内脏平滑肌的张力，使膀胱括约肌的张力增加而导致尿潴留，其发生率低于 5%，但如果鞘内或硬膜外给药，其发生率则明显升高。老年、同时使用镇静剂、合并前列腺增生等因素，可增加尿潴留发生的危险性。在同时使用镇静剂的患者中，尿潴留的发生率可高达 20%。

尿潴留重在预防，使用阿片类药物止痛的老年患者应尽量避免同时使用镇静剂，避免膀胱过度充盈，积极治疗前列腺增生，给患者良好的排尿时间和空间等。

临床治疗尿潴留时应首先尝试非药物治疗手段，诱导患者自行排尿。可以采取流水诱导法，或热水冲洗会阴部和（或）膀胱区按摩。

上述治疗无效时可考虑导尿，持续尿潴留难以缓解的患者可考虑换用止痛药。

（五）嗜睡和过度镇静

嗜睡和过度镇静是止痛药物常见的中枢神经系统副作用，多伴注意力分散、思维能力下降、表情淡漠，一般在给药 1 周后逐渐减轻。同服镇静剂、高钙血症、脑转移等可增加嗜睡和过度镇静的发生率。

嗜睡和过度镇静重在预防。药物止痛时应避免快速增量，尤其是老年患者更应谨慎观察、缓慢增加剂量。一旦出现，可尝试减量。

（六）瘙痒

皮肤瘙痒的发生率低于 1%。皮脂腺萎缩的老年患者、皮肤干燥、晚期癌症、黄疸及伴随糖尿病等患者，使用阿片类镇痛药时容易出现皮肤瘙痒。

1. 预防　皮肤护理，避免加重药物性瘙痒的不良刺激。注意皮肤卫生，避免搔抓、摩擦、强刺激性外用药、强碱性肥皂等的不良刺激，贴身内衣宜选择质地松软的棉制品。

2. 治疗　对于轻度瘙痒，给予适当皮肤护理即可，不需全身用药。瘙痒症状严重者，可以适当选择局部用药和全身用药。局部用药主要选择无刺激性的止痒药。皮肤干燥可选用凡士林、羊毛脂等润肤剂。全身用药主要选择 H 受体拮抗剂类的抗组胺药物,可选择苯海拉明 4mg 口服,每日 3 次;或 12mg 口服,每日 1 次。

(七) 眩晕

眩晕的发生率约为 6%。眩晕主要发生于阿片类药物治疗的初期。晚期癌症、老年、体质虚弱、合并贫血等患者,用阿片类药物时容易发生眩晕。

1. 预防 初次使用阿片类药物时剂量不宜过高,应避免初始用药剂量过高。

2. 治疗 轻度眩晕可在使用阿片类药物数日后自行缓解;中重度眩晕则需要酌情减低阿片类药物的用药剂量;严重者可以酌情考虑选择抗组胺类药物、抗胆碱能类药物或催眠镇静类药物,以减轻眩晕症状,如苯海拉明 25mg 口服,或美克洛嗪 25mg 口服。

(八) 精神错乱及中枢神经系统毒性反应

阿片类药物引起精神错乱罕见,主要出现于老年人及肾功能不全的患者。临床应注意鉴别其他原因所致的精神错乱,如其他精神药物所致的高钙血症。

治疗需联合辅助性药物以减低阿片类药物的用药剂量,可给予氟哌啶醇 0.5~1mg,口服,4~6h 1 次。

(九) 阿片类药物过量和中毒

疼痛本身是阿片类药物的天然拮抗剂,也是阿片类药物抑制呼吸等不良反应的天然拮抗剂。疼痛患者合理使用阿片类镇痛药物比较安全。然而当用药剂量不当,尤其是合并肾功能不全时,患者可出现呼吸抑制。

阿片类药物所致的呼吸抑制表现为呼吸次数减少(<8 次/分)和(或)潮气量减少、潮式的呼吸、发绀、针尖样瞳孔、嗜睡状至昏迷、骨骼肌松弛、皮肤湿冷,有时可出现心动过缓和低血压。严重时可出现呼吸暂停、深昏迷、循环衰竭、心脏停搏、死亡。

呼吸抑制的解救治疗:建立通畅的呼吸道,辅助或控制通气;呼吸复苏;使用阿片受体拮抗剂:纳洛酮 0.4mg 加入 10ml 生理盐水中,静脉缓慢推注,必要时每 2 分钟增加 0.1mg。严重呼吸抑制时每 2~3 分钟重复给药,或将纳洛酮 2mg 加入 500ml 生理盐水或 5% 葡萄糖液中(0.004mg/ml)静脉滴注。输液速度根据病情决定,严密监测,直到患者恢复自主呼吸为止。解救治疗应考虑到阿片类控释片可在体内持续释放的问题。口服用药中毒者必要时洗胃。

(十) 药物滥用及成瘾问题

人们担心在阿片类药物广泛用于疼痛治疗的同时可能阿片类滥用也随之增加。事实上,随着开展疼痛治疗及合理用药的宣传教育工作,在阿片类药物医疗消耗量增加的同时,并未增加药物滥用的危险。调查结果显示,疼痛治疗工作的开展使阿片类镇痛药物的医疗用药出现明显增加的趋势,然而阿片类药物的滥用人数却呈下降趋势。由此可见,阿片类镇痛药物的医疗用药并未增加阿片类药物滥用的危险。

(沈 浮)

第九章　肿瘤的姑息性治疗

学习目标

1. 熟悉肿瘤姑息性治疗的方法。
2. 熟悉常见肿瘤症状的姑息性治疗。
3. 了解姑息性治疗的概念。

从肿瘤治疗的彻底程度来分，可将恶性肿瘤的治疗方法分为根治性治疗及姑息性治疗。根治性治疗对恶性肿瘤能够达到治愈的效果，能够使患者获得更长的生存期。而姑息性治疗是以无治愈可能的恶性肿瘤患者为治疗对象，尤其是针对恶性肿瘤出现复发和转移的患者，其治疗的最终目的不是治愈肿瘤，而是为了尽可能地减少患者的痛苦、改善症状、延长患者的生存时间，尤其重视提高晚期肿瘤患者的生活质量。目前提倡对肿瘤患者进行个体化治疗，因此，对于每一个肿瘤患者来说，需要接受多学科团队的综合评估病情以后，再决定其需采取根治性治疗还是姑息性治疗。

第一节　姑息性治疗的概念

姑息性治疗真正的起源通常认为是19世纪欧洲的收容所（又称庇护所）。由于战争和贫困，由天主教徒设立了专门收容和照顾那些贫困的不能治愈癌症患者的机构和场所。自20世纪六七十年代开始出现了关注控制患者癌痛治疗及提高患者生活质量方面治疗的姑息性治疗，但至今对姑息性治疗观念的接受还存在很大程度的差异。1990年，WHO将姑息性治疗定义为：对于不能治愈的癌症患者的疼痛和其他并发症采取积极的治疗，除了解决生理疾患外，同时治疗患者心理方面的问题。我国于2003年《中国癌症预防与控制规划纲要（2004-2010）》提出重视姑息性治疗和止痛，积极进行康复指导。姑息性治疗的目标是维持和改善患者的生活质量，而不是不惜一切代价去延长患者的生存时间。反之，不但不能得到更好的治疗效果，而且可能会给患者带来更大的痛苦，也是对有限的医疗资源的浪费。

在临床调查中困扰晚期患者或影响患者生活质量的首要问题是疼痛，然而，在实际工作中我们不仅仅需要解决患者的躯体症状，更需要重视患者心理、精神、社会关系等方面的治疗。所以在临床工作中我们首先要对疾病本身，以及相应的躯体、社会、心理等方面进行全面的评估，然后再采取积极有效的预防或治疗措施，以达到姑息性治疗的最终目的。

第二节　姑息性治疗的形式

一、咨询服务

一般是由公益的服务团队为患者、家属及医护人员提供姑息性治疗的相关知识，团队中一般包括社会志愿者及专业的医护人员，但相对国外而言，此项服务在国内的发展还是比较落后的。

二、住 院 治 疗

住院治疗是指临床医生及护理人员对住院的癌症患者,尤其是晚期患者,进行充分的医患沟通,了解患者的心理,让患者了解自己的病情、调整心态、积极配合临床治疗,加之有效的姑息性治疗,以减轻患者躯体上的痛苦及心理、社会等方面的问题。

三、家 庭 治 疗

由于肿瘤患者除了住院治疗之外,其绝大多数时间是在家中度过,因此,家人无微不至的呵护在患者姑息性治疗中起到了至关重要的作用,能够使患者对生活充满希望,增强战胜病魔的信心,这样能够对治疗的疗效起到增强的作用。因此,很多专家认为照顾晚期癌症患者的最佳场所是家庭。

四、居丧期帮助

居丧期帮助是指由社会工作者、志愿者等组成的专业人员在居丧期间给患者家属提供必要的帮助,相对于国外来说,我国比较少。

由于姑息性治疗起步较晚,目前还没有形成统一规范的姑息性治疗模式,随着肿瘤治疗越来越规范化及患者的需求不断提高,现在卫生行政部门及多家综合医院都在积极开展姑息性治疗,比如癌痛规范化治疗示范病房的建立。

第三节　姑息性治疗在肿瘤治疗中的地位

对于肿瘤的治疗,目前提倡采取有效的综合治疗。所谓综合治疗就是要根据患者的机体状况,肿瘤的病理类型、侵犯范围、转移状况,患者的心理状态等合理有序地运用治疗手段,以期提高患者的生存时间和生活质量。

近年来,晚期癌症患者的姑息性治疗问题越来越受到医学界的重视。尽管人类经过长期不懈的努力,但到目前为止癌症仍然没有被医学界所攻克,导致癌症的治愈率较低,即使在医疗水平发达的国家仍有 50% 以上的癌症患者不能被治愈。在我国,虽然一些医院对癌症的治疗水平接近世界先进水平,但全国癌症平均治愈率仅仅维持在 20% 左右,其余大约有 80% 的患者需要得到合理的姑息性治疗。由于一部分癌症患者对癌症的治疗存在偏见,以及受到传统错误观念的影响,不能够接受合理的治疗,甚至出现接受过度治疗的现象。这不仅仅消耗了有限的医疗资源,更增加了患者的痛苦;也有部分晚期肿瘤患者不在医院接受正规的治疗或听取医生的建议,而是采取轻信广告和他人的建议或放弃治疗等对治疗无效的方式,甚至可能出现吃假药的现象,结果不但疾病得不到控制,反而会给自己造成身心痛苦,增加不必要的经济负担。

第四节　姑息性治疗的方法

肿瘤治疗方法包括手术、放疗、化疗、中医治疗、生物治疗、心理治疗、康复治疗等。对新诊断的患者，尤其是病情复杂的患者，最好能够进行多学科的讨论后再制订合理的治疗方案，采取个体化治疗，使患者最大程度地受益。

一、姑息性手术治疗

肿瘤的姑息性手术治疗是临床上治疗肿瘤的常用方法，是指肿瘤局部浸润范围太大或已出现远处转移，不能进行根治性切除，或患者的身体状况太差或有严重的心肺疾病而不能耐受较大的手术，但可通过较简单的手术维持器官功能、缓解躯体症状、延长生命。如消化道肿瘤的姑息性切除或改道手术，以防止或治疗肿瘤引起的出血、穿孔、梗阻及疼痛等。消化道肿瘤患者不能进食时可做胃造瘘或空肠造瘘等。

姑息性手术的方法较多，如减瘤术、造瘘术、支架植入术、引流术、短路术等。对于需要进行姑息性手术的患者，需要考虑患者有限的生存期、较差的行为状态、快速增长的肿瘤等问题。因此，在进行姑息性手术之前必须进行多学科讨论，同时要告知患者及家属手术治疗的利和弊，进行充分沟通，必须征得患者及家属的同意。

二、姑息性放疗

姑息性放疗是指应用放射方法治疗晚期恶性肿瘤的原发病灶或转移病灶，以达到减轻痛苦、改善症状、延长生命的目的。临床上又可分为高度姑息性治疗和低度姑息性治疗两种。高度姑息性治疗多用于一般状况尚好的患者，所给剂量为根治量或接近根治量，以改善症状、延长生命，个别患者甚至可获得治愈。低度姑息性治疗主要用于一般状况较差或病情晚期的患者，剂量仅为根治量的1/2或1/3，只是为了起到缓解症状的作用。

姑息性放疗相对于根治性放疗来说，其照射范围比较小，可以不包括肿瘤的全部靶区，仅针对有局部症状的部位，也可以是减少照射剂量，以达到减轻症状为目的，而且副反应轻。虽然目前姑息性放疗应用比较广泛，但是对于一般状况较差、有明显恶病质及预计放疗不能达到控制症状，甚至出现弊大于利时，就不能贸然进行放疗了。

姑息性放疗的适应证和目的：①止痛，癌症骨转移及软组织浸润等引起的疼痛，如乳腺癌骨转移、卵巢癌引起盆腔转移时的疼痛等；②缓解压迫症状，如消化道恶性肿瘤或腹腔转移引起的肠梗阻、肺癌纵隔淋巴结转移引起的上腔静脉综合征等；③促使伴有大面积溃疡的皮肤癌、炎性乳腺癌的病灶缩小及创口愈合；④减轻颅内压升高引起的相关症状，对脑转移癌的放疗可减少头痛、呕吐及脑占位病变所致的脑神经症状；⑤控制远处转移灶的进展，如鼻咽癌、乳腺癌的颈部淋巴结转移或乳腺癌的卫星小结节转移灶等；⑥作为客观治疗肿瘤有效的指标，使之缩小，同时症状相应减轻或消失，使患者得到鼓舞和坚定治病的信心，从而患者的精神面貌可因此改观。所以姑息性放疗在临床上是有意义的。

三、姑息性化疗

姑息性化疗是指对不能治愈的肿瘤采取化学药物治疗，以达到控制肿瘤、减轻症状、提高生活质量为目的，其常见方法有如下几种：

(1) 全身化疗(systemic chemotherapy)：采用静脉注射、肌内注射或口服途径给药。

(2) 局部化疗(local chemotherapy)：包括特殊途径的化疗。

1) 鞘内化疗：通过腰椎穿刺鞘内给药，可使抗癌药进入脑脊液，常用于治疗中枢神经系统白血病或淋巴瘤、中枢神经系统原发性肿瘤及其他恶性肿瘤的中枢神经转移。

2) 腔内化疗：包括胸膜腔内化疗、心包腔内化疗及腹膜腔内化疗，可治疗癌性浆膜腔积液。

3) 介入化疗：通过高选或超选动脉或静脉插管与置管或穿刺，灌注大剂量抗癌药物以提高局部血药浓度，增强化疗效果。如肝动脉插管介入化疗(常与栓塞合用)，或门静脉穿刺介入化疗治疗原发性或转移性肝癌。

4) 瘤体内注射药物：即直接将抗癌药注入瘤体局部，如在B超或CT引导下直接向小肝癌癌灶内注射无水乙醇等。

5) 膀胱灌注化疗：主要用于治疗非肌层浸润型膀胱癌电切术后，通过导尿管给药，常用药物有BCG、MMC及ADM等。

由于很多肿瘤患者在诊断时就属于晚期，或者肿瘤在经过根治性手术或放疗后出现复发、转移，对于其中一般情况较好者，结合肿瘤的病理类型、转移状况，同时考虑到疗效等方面的因素，制订化疗方案，通过姑息性化疗能够达到控制肿瘤进展、减轻症状的目的。对于一般情况差的患者一般采取支持治疗。

对于晚期肿瘤患者化疗的问题，曾有过一些争论，有些学者质疑化疗能否带来好处。但近10多年来世界各国绝大多数研究中心的随机对照研究已证明，化疗与最佳支持治疗相比，前者近期有效率、中位生存期及生活质量等方面均优于后者。

但在进行姑息性化疗的这部分患者中，可能出现化疗引起的不良反应，以及化疗后的肿瘤可能出现缓解、稳定及进展三种结果。对于肿瘤疗效评价为缓解及稳定的患者可以继续以原方案进行化疗，如果患者出现严重不良反应，则考虑停用化疗；而对于化疗后肿瘤进展的患者需更改化疗方案，甚至停止化疗。

第五节　姑息性治疗需注意的事项

一、尽早治疗

姑息性治疗应尽可能早地运用于癌症治疗的早期。如果控制癌症进展的治疗方法无效，或者没有达到预期治疗目标，这时姑息性治疗应成为主要的治疗手段。

我们要改变传统的治疗观念，应该尽早将姑息性治疗结合到肿瘤的综合治疗中，把姑息性治疗作为常规治疗的一部分，为每一位有姑息性治疗需求的患者提供积极的治疗。

二、联合治疗

姑息性治疗与其他抗肿瘤的治疗手段相结合。手术、化疗、放疗等主要针对肿瘤的治疗,会带来一些相关的不良反应,在医学上称为并发症或副作用。临床上的晚期肿瘤患者,这些治疗手段并不能使之达到治愈,也不一定能延长其生存期,甚至会出现严重副反应。此时医患双方应权衡利弊,考虑其可能带来的益处及痛苦,应以改善生活质量为首要目的,来决定治疗策略。

中西医结合肿瘤姑息性治疗,以个体化的综合治疗模式为指导,科学地融入祖国医学的整体观念,整合中西医以控制疼痛及其他症状。如在化疗中可能会出现严重的恶心、呕吐、腹泻、骨髓抑制,中医药可以减轻这些不良反应,并能够提高患者的免疫力,使化疗能够顺利进行。

三、缓解疼痛

疼痛是一种令人不快的感觉和情绪上的感受,医生应当尽快为癌痛患者解除疼痛。患者及其家属也有权力要求医生施行充分止痛。癌症患者面临的最主要生理问题就是疼痛,同时可伴有恶心、呕吐、呼吸困难、腹痛、便秘、腹泻等。它们有的与疾病有关,也有的与治疗相关。临床实践证明,若治疗开始就对这些痛苦症状及时加以控制,则患者获益更大。

四、良好的沟通

肿瘤患者的心理大多是比较脆弱的,所以医患之间需要有良好的沟通,如果有了良好的沟通,那样就能减轻患者的焦虑、抑郁等心理障碍,调整患者的心态,能够做到医患双方互相信任,积极配合治疗,甚至可让患者自觉症状有所好转。

五、营养支持

晚期肿瘤由于肿瘤长期慢性消耗,患者出现食欲减退、营养摄入不足,以及因肿瘤治疗等原因引起的营养不良,严重时出现恶病质。所以营养支持是姑息性治疗的一个重要组成部分。有效的营养支持能够增强患者免疫力、减少并发症、改善其生活质量。

六、心理治疗

治疗疾病本身的同时还需重视癌症患者的心理问题。目前的医学界对癌症的发生发展、治疗的研究还是起步阶段,使医生及患者都无法预计治疗需要持续的时间及总的医疗费用。即使采取最合理有效的治疗方法,也无法确保能够治愈肿瘤或有效控制肿瘤。

对癌症患者而言,由于治疗时间漫长,难免患者会出现心理问题,如果能够提早预防、早期干预,则能使患者获益匪浅。

晚期癌症患者的姑息性治疗中,首先要有效控制疼痛等症状,让患者的身体舒适,来自亲人、朋友及社会的关心可使患者感觉生活有价值、有信心与勇气,进而协助患者发现自己的责任、使命与价值,找到生命的意义,从而有力量面对一切苦难甚至死亡,积极乐观地生活。这种躯体、心灵的全面照顾,让患者达到身心平安,能明显提高患者的生活质量。

七、避免过度治疗

对癌症患者而言,过度治疗的危害是非常大的,其不但不能够减轻患者的痛苦,而且可能会使病情进一步恶化、加快患者死亡,同时会加重患者的经济负担,浪费医疗资源。因此,临床工作中要做好疾病的评估工作,采取合理的治疗手段。

八、临 终 关 怀

让患者正确认识死亡,将死亡视为一个正常的过程。死亡是每个人迟早要面对的必经历程,有生必有死。随着社会的发展和人们对生活质量的关注,越来越多的人愿意接受临终关怀这种完整照顾的特殊服务。人们提倡优生,重视优活,却忽视优死。通过进行死亡教育,使人们客观地面对死亡,有意识地提高人生之旅最后阶段的质量,以坦然无憾的心情告别人生。

第六节　常见症状的姑息性治疗

姑息性治疗的工作重点是能够有效地控制或缓解临床症状,包括疼痛、焦虑、昏迷、呼吸困难、恶心、呕吐、肠梗阻、压疮等。姑息性治疗前首先要明确姑息性治疗的原则:预防及早期诊断才是控制症状的重点;其次需要详细了解病情,做好与患者及家属的沟通,对患者进行全面的评估。在治疗过程中还需要密切观察病情变化、定期评估疗效,以及预防治疗相关并发症的发生

在晚期肿瘤患者的姑息性治疗中,癌痛已经得到了高度重视,WHO 对癌痛制定了规范的三阶梯止痛治疗原则,以有效地控制疼痛,改善患者的生活质量。我国卫计委 2011 年启动了"癌痛规范化治疗示范病房"创建活动,其目的就是为了能够规范治疗癌痛。具体的癌痛治疗我们已在第八章进行了详细的讨论。

一、焦　　虑

焦虑是指一种复杂的情绪反应,可以表现为紧张、内心不安、惊恐,甚至伴有恶心、呕吐、胸闷、心悸、呼吸急促等反应。焦虑症状会影响患者的日常生活,会给患者带来很大的痛苦,严重时可出现抑郁,两种亦可同时发生。

一般的焦虑通过心理治疗能够有所缓解,比如增加自信、自我放松、自我反省、自我刺激、自我催眠等。然而对于严重的焦虑需采用药物治疗,抗焦虑药是治疗癌症患者焦虑的首选方法。一般首选苯二氮卓类药物,该类药物相对安全,甚至药物剂量过大也很少产生严重中毒或死亡。而且其不良作用轻微,一般表现为困倦、头昏、眩晕,剂量过高可引起震颤、共济失调、头晕、出冷汗、喉头紧缩感、呼吸急促、心率加快、胃部不适,有时可影响反应能力和协调动作,影响驾驶汽车。

抗焦虑的药物主要有以下几种:①苯二氮䓬类,包括地西泮、硝西泮等,此类药物具有抗焦虑、镇静作用,剂量较大时有催眠作用;②氨甲酸酯类,如卡立普多,具有镇静和抗焦虑

作用，常用于治疗神经官能症的紧张焦虑状态；③二苯甲烷类，如定泰乐，此类药物一般主要用于轻度的焦虑；④其他类抗焦虑的药物，如谷维素、β-肾上腺素能受体阻断剂、酚噻嗪类、三环抗抑郁剂、巴比妥类等。

二、抑　郁

当一个人被诊断为恶性肿瘤时容易出现情绪波动，如情绪低落、烦躁不安、注意力不集中、出现自杀的念头等，随着时间的推移，患者经过自我调节后大多数能改善这些症状、面对现实、积极配合治疗。在癌症患者中抑郁的发生率为10%～25%，在临床工作中需引起足够的重视，尽早采取积极有效的治疗措施，以提高患者的生活质量。

一般轻度抑郁通过心理治疗能够有所改善，包括支持性心理治疗、认知行为治疗、人际关系治疗、婚姻和家庭治疗、精神动力学治疗等，其中认知行为治疗对抑郁发作的疗效已经得到了公认。然而严重的抑郁患者需进行药物治疗才能缓解症状。

药物治疗是中度以上抑郁发作的主要治疗措施。目前临床上一线的抗抑郁药主要包括选择性5-羟色胺再摄取抑制剂（SSRI，代表药物氟西汀、帕罗西汀、舍曲林、氟伏沙明、西酞普兰和艾司西酞普兰）、5-羟色胺和去甲肾上腺素再摄取抑制剂（SNRI，代表药物文拉法辛和度洛西汀）、去甲肾上腺素和特异性5-羟色胺能抗抑郁药（NaSSA，代表药物米氮平）等。传统的三环类抗抑郁药和单胺氧化酶抑制剂由于不良反应较大，目前使用相对减少。

三、昏　迷

昏迷是完全意识丧失的一种类型，是临床上的危重症。出现昏迷提示患者的脑皮质功能发生了严重障碍。主要表现为完全意识丧失，随意运动消失，对外界刺激的反应迟钝或丧失，但患者还有呼吸和心跳。医学上将昏迷的程度分为：①轻度昏迷，患者的意识及随意运动丧失，可偶有不自主的自发动作。对外界事物、声、光刺激无反应。对较强烈的刺激可有痛苦表情，不能回答问题和执行简单的命令。患者的各种反射（如吞咽反射、咳嗽反射、角膜反射及瞳孔反射等）都存在，同时呼吸、脉搏、血压大多正常。部分患者有大小便潴留或失禁。②中度昏迷，患者对各种刺激均无反应，眼球无转动，各种反射减弱，有大小便潴留或失禁。呼吸、脉搏、血压可能出现变化，病理反射能够引出。③重度昏迷，表现为全身肌肉松弛，无自主动作，对外界一切刺激均无反应。各种浅、深反射及病理性反射均消失。生命体征不稳定，大小便失禁。④过度昏迷，是指在重度昏迷的基础上进一步加重，出现体温下降，丧失脑干反射功能，瞳孔散大且固定，无自主呼吸，脑电图呈电静息，脑干诱发电位消失。

肿瘤患者出现昏迷的常见原因为颅内占位性病变、脑出血、肿瘤侵犯中枢神经系统、心律失常、高热、感染、电解质紊乱等。此时患者的病情危重，随时可能出现呼吸心跳骤停，生命垂危，需紧急进行治疗。

1. 昏迷的急救原则　保持患者呼吸道通畅，及时清理气道异物，对呼吸阻力较大者使用口咽管，也可让患者采用侧卧位，这样既可防止咽部组织下坠堵塞呼吸道，又有利于分泌物引流，防止消化道的内容物反流导致的误吸。因此侧卧位是昏迷患者入院前必须采取的体位。

2. 病因治疗　颅内占位性病变或相关中枢神经系统受侵，可进行脱水、激素、化疗、放疗等方法治疗。而其他原因所致的昏迷，根据导致昏迷的原发疾病及原因采取对症治疗，如感染性昏迷采用抗生素治疗、缺氧引起的昏迷进行供氧、低血糖引起的昏迷补充葡萄糖等。

3. 支持疗法及对症治疗　吸氧，建立静脉通道，保持血压稳定，以及水电解质、酸碱平衡，对呼吸功能异常者提供呼吸支持（面罩气囊人工呼吸、气管插管、呼吸兴奋剂等），对抽搐患者可静脉使用地西泮，对于颅内压升高患者可使用脱水药物等。

四、呼 吸 困 难

呼吸困难是指患者有困难的、不舒服的或费力的呼吸，或者患者感觉所吸入的气体量不能满足机体的需要。对于肿瘤患者，尤其是终末期患者，大多数可出现呼吸困难，且随着病情的进展而加重，需要进行积极治疗，但其治疗效果经常不理想。

引起呼吸困难的原因有多种：①肿瘤本身引起，如肿瘤压迫气道、气胸、胸腔积液、肺不张、肺部感染、肺栓塞等；②肿瘤治疗引起，如放疗或化疗药物（BLM、PYM 等）引起的肺纤维化或间质性肺炎；③与肿瘤无关的疾病，贫血、甲状腺功能亢进、心脏疾病（心包积液、心力衰竭、心包填塞等）、精神因素（焦虑、抑郁等）、肺部疾病（哮喘、慢性阻塞性肺病）等。

在治疗时应尽可能查明呼吸困难的原因，只有对因治疗才是最有效的治疗，而对于呼吸困难明显者需先进行对症治疗，以减轻呼吸困难症状。其治疗时首先让患者保持平静，避免过度紧张，可采取坐位或半卧位，可予以吸氧（维持血氧饱和度在 90% 以上），可适时配合使用抗感染、止咳化痰、平喘、呼吸兴奋剂等药物对症治疗，必要时可予以呼吸机进行辅助呼吸。

五、体 腔 积 液

胸腔、腹腔、心包等体腔恶性积液多发生于恶性肿瘤晚期，临床上可为癌症的首发症状。约 10% 的癌症患者会出现胸腔积液。少量积液时，患者可能无明显症状，随着积液量不断增多后，患者出现不适，严重时出现急症，甚至危及生命，因此需采取有效的措施，以减少积液的产生。

恶性体腔积液的病因可以是肿瘤侵犯胸膜、腹膜或心包膜等引起毛细血管通透性增加，可以是淋巴管、静脉阻塞引起静水压升高，也可以是血行转移。引起恶性胸腔积液的常见肿瘤是肺癌、乳腺癌、淋巴瘤、胸膜间皮瘤、卵巢癌等；引起恶性腹水的常见肿瘤是胃肠道恶性肿瘤，女性患者中妇科来源的恶性肿瘤亦多见。

恶性胸腔、腹腔及心包积液的治疗原则基本相同，首先强调对原发疾病的治疗。当积液存在，而患者无明显症状时一般不建议进行穿刺引流积液，因为引流积液的同时会流失许多营养物质（尤其是白蛋白），引流量过大时可能出现循环紊乱。可采取内科保守治疗，如利尿、纠正低蛋白血症等，但需注意使用利尿剂可能引起电解质紊乱、循环血量不足等不良反应。

当恶性体腔积液引起明显症状时，可考虑予以穿刺引流积液，并进行积液常规检查及细胞学检查以进一步了解其性质，需注意控制引流的液体量，避免过度引流积液引起不良反应。对于癌性积液在积液尽量引流干净后，可进行体腔内注射化疗药物或生物制剂（如 DDP、BLM、IL-2 等），以控制积液产生。

六、恶心、呕吐

呕吐是胃内容物反流入食管,并经口吐出的一种反射动作。可分为3个阶段,即恶心、干呕和呕吐,但有些呕吐可无恶心或干呕的先兆。呕吐可将咽入胃内的有害物质吐出,是机体的一种防御反射,有一定的保护作用。但大多数并非由此引起,且频繁而剧烈地呕吐可引起脱水、电解质紊乱等并发症。恶心、呕吐是晚期肿瘤患者常见的症状,如果不能采取有效的治疗,会出现进食减少,甚至厌食、情绪低落,导致营养摄入不足,影响患者的生活质量。

引起恶心、呕吐的原因有多种,如反射性呕吐(咽喉部刺激、胃肠道疾病、青光眼、肾绞痛等);中枢性呕吐(中枢神经感染、脑血管疾病、颅内高压症、偏头痛、电解质紊乱、甲状腺危象等);前庭障碍性呕吐(迷路炎、晕动病等);神经官能症性呕吐(胃神经官能症、癔症等)。

在治疗方面,先要明确引起恶心、呕吐的原因,只有对病因进行有效的治疗后症状才能得到更好的缓解,同时可以配合对症治疗。如颅内压增高所致的呕吐,可予以20%甘露醇脱水以降低颅内压,以及地塞米松等激素类药物,同时可配合手术或放疗治疗原发病;放化疗引起的呕吐,可以使用5-羟色胺受体拮抗剂及甲氧氯普胺、莫沙必利、氯丙嗪等药物进行止吐;由于肠梗阻引起的呕吐,可予以禁食、胃肠减压、抗感染、奥曲肽减少腺体分泌等;由于低钠、低钾、高钙等原因引起的呕吐,需积极纠正紊乱的电解质。

七、便　　秘

便秘是癌症患者常见的症状之一,目前国内尚缺少便秘发病率的准确数据,据国外对宁养院中癌症患者需要采取治疗的便秘状况的研究表明,70%~100%患者的便秘需要接受治疗。很多使用阿片类止痛药物的患者常常会出现便秘,便秘同样会给肿瘤患者带来痛苦。便秘的原因包括:①一般性原因,长时间坐位或卧床、活动少、无渣饮食、脱水、呕吐等;②胃肠道疾病,腹、盆腔肿块压迫,肠梗阻,肠粘连等;③药物性原因,阿片类止痛药、镇静药、化疗药、止吐药等。④神经性原因,颅内肿瘤、脊髓疾病等。

便秘的治疗首先需对便秘患者进行评估,了解排便习惯,以及有无使用导致便秘的药物等情况,寻找病因,积极对病因进行治疗,包括以下方面:①进行适当的运动,避免长期卧床、久坐和过度劳累;②多吃含纤维素的食物,如蔬菜、水果、粗粮等,忌食辛热、油腻、多渣的食品,忌烟酒、咖啡,同时保证充足的液体摄入;③生活规律,调整心态,避免精神紧张;④养成定时大便的习惯;⑤对于高龄患者使用有神经毒性的化疗药物(如长春花生物碱、DDP)时需注意适量减量,以预防麻痹性肠梗阻的发生;⑥缓泻剂的使用,如乳果糖、麻仁丸、酚酞、番泻叶等;⑦减少5-羟色胺受体拮抗剂的使用;⑧使用生理盐水、开塞露等灌肠。

八、压　　疮

压疮又称压力性溃疡、褥疮,是由于局部组织长期受压,发生持续缺血、缺氧、营养不良而致组织溃烂、坏死。皮肤压疮在康复治疗、护理中是一个普遍性的问题。晚期肿瘤患者由于长期卧床、营养不良、低蛋白血症、贫血等原因容易出现压疮。

对于压疮的治疗以预防为主，日常护理中需多翻身，可采用俯卧位，使用减压垫、悬浮床等，以减轻受压部位的压力。对于已形成的压疮，必须始终保持创面不受压、创面湿润，同时保持创面周围干燥清洁，避免不良刺激，加强排便护理、皮肤护理，可以使用压疮膏，以促进创面愈合。对于创面部位感染的，需加强抗感染治疗，在进行局部治疗的同时需改善患者营养不良、低蛋白血症、电解质紊乱等不良因素。

九、乏力、恶病质

乏力和恶病质是晚期肿瘤患者的共同症状，约 100% 的接受治疗的患者在病程中都会出现乏力，大约 80% 的晚期患者可能出现恶病质。

乏力被认为是影响正常功能的持续性和主观性的劳累感。恶病质一般表现为不自主的体重下降，不仅仅与厌食有关，其症状包括贫血和免疫功能抑制，并伴随着一系列提示恶性肿瘤影响全身各个系统的生化指标的改变。

造成恶病质的原因主要包括以下两个方面：一方面，由于肿瘤过度过快生长，尤其是全身多器官转移后，消耗了大量的热量和蛋白质，当从饮食中摄入不足时，机体就会处于分解代谢状态，即消耗、分解身体的脂肪和蛋白质，特别是有出血、发热和继发感染时，这种消耗会成倍地增加；另一方面，肿瘤晚期患者出现疼痛、发热和维生素缺乏，造成食欲明显下降，如为食管癌和胃癌，则会出现吞咽困难和呕吐，患者不能摄取足够的热量和营养物质，甚至完全不能进食，造成机体所需热量的严重不足，就会加重消耗的程度和速度。

恶液质的治疗原则包括：①积极纠正导致恶液质的病因，多数是由于肿瘤本身引起；②加强营养支持，积极提供高能量、高蛋白、易消化吸收的营养物质，如谷氨酰胺、脂肪乳、能全力（肠内营养混悬液）等；③使用孕酮类药物（如甲地孕酮、甲羟孕酮）、皮质激素以提高患者的食欲。

十、肠　梗　阻

肠梗阻是指肠腔内容物的运送因某种原因受阻，以致发生部分和完全不能通过，导致全身性生理紊乱者。晚期肿瘤患者，尤其是胃肠道来源的肿瘤、妇科肿瘤易出现肠梗阻。

（1）按病因分类：①机械性肠梗阻，临床上最常见，是由于肠内、肠壁和肠外各种不同的机械性因素引起的肠内容通过障碍；②动力性肠梗阻，是由于肠壁肌肉运动功能失调所致，并无肠腔狭窄，又可分为麻痹性和痉挛性两种。前者是因交感神经反射性兴奋或毒素刺激肠管而失去蠕动能力，以致肠内容物不能运行；后者系肠管副交感神经过度兴奋，肠壁肌肉过度收缩所致。有时麻痹性肠梗阻和痉挛性肠梗阻可在同一患者的不同肠段中并存，称为混合型动力性肠梗阻；③血运性肠梗阻，是由于肠系膜血管内血栓形成，血管栓塞，引起肠管血液循环障碍，导致肠蠕动功能丧失，使肠内容物停止运行。

（2）按肠壁血循环分类：①单纯性肠梗阻，有肠梗阻存在而无肠管血循环障碍；②绞窄性肠梗阻，有肠梗阻存在同时发生肠壁血循环障碍，甚至肠管缺血坏死。

（3）按肠梗阻程度分类：可分为完全性和不完全性或部分性肠梗阻。

（4）按梗阻部位分类：可分为高位小肠梗阻、低位小肠梗阻和结肠梗阻。

（5）按发病轻重缓急分类：可分为急性肠梗阻和慢性肠梗阻。

（6）闭襻型肠梗阻：是指一段肠襻两端均受压且不通畅者，此种类型的肠梗阻最容易发生肠壁坏死和穿孔。

肠梗阻患者可表现为腹痛、呕吐、腹胀、肛门停止排气,需结合影像学检查以协助诊断。对于肠梗阻的内科保守治疗包括以下措施:①禁食、胃肠减压,是内科治疗肠梗阻的重要方法之一。使用胃肠减压,能够抽吸出胃肠道内积聚的气体和液体,使肠腔内压力降低,同时减少肠腔内细菌和毒素繁殖,使肠壁血运得到改善。②纠正水、电解质紊乱和酸碱失衡,对于肠梗阻患者来说很容易出现水、电解质紊乱和酸碱失衡,因此,需根据血电解质检测结果,进行适当的补液。③抗感染治疗,对于大多数患者需要使用抗生素以防治肠腔感染,可以使用三代头孢类、喹诺酮类抗生素。④减少腺体分泌治疗,可以使用奥曲肽、生长抑素等治疗,以减少腺体分泌。⑤适当使用镇静剂、解痉剂(如山莨菪碱)等一般对症治疗。⑥对于对放化疗敏感的肿瘤,如淋巴瘤,可以进行放疗或化疗以使肿瘤在短时间内缩小,从而使肠梗阻缓解。对于内科治疗无效或者疗效不佳的患者可根据患者的病情采取姑息性手术治疗。

十一、高钙血症

高钙血症是指血清离子钙浓度的异常升高。由于通常所测定的是总钙,而不是离子钙,因此必须注意影响离子钙的因素。人血白蛋白浓度是临床上最重要的因素,因为白蛋白是血循环中主要的钙结合蛋白。在人血白蛋白严重降低的情况下(如恶性肿瘤患者),正常的血清总钙浓度实际上代表着异常增高的离子钙浓度。酸碱度也影响血清钙与蛋白质的结合,当进入细胞外液的钙(肠骨)超过了排出的钙(肠肾)则发生高钙血症,此时的血钙浓度高于 2. 70mmol/L。晚期肿瘤患者约 10% 有高钙血症,其中肺癌、乳腺癌和多发性骨髓瘤三者约占 50%。过度的骨吸收是高钙血症的重要原因。极严重的高钙血症可引起昏迷和死亡。

高钙血症的病因:①恶性肿瘤,5% ~20% 的恶性肿瘤(如乳腺癌、肺癌、前列腺癌、肾癌、甲状腺癌)患者,特别是在晚期可发生高钙血症。这些恶性肿瘤可转移至骨骼,直接破坏骨组织,将骨钙释放出来,引起高钙血症。此外,有些肿瘤(如上皮细胞样肺癌、肾癌)可以产生甲状旁腺素样物质、前列腺素 E、维生素 D 样固醇及破骨细胞活化因子,使骨组织发生吸收而释放钙。②原发性甲状旁腺功能亢进,甲状旁腺激素分泌过多,导致骨组织吸收,从而将大量钙释放出来,使血钙增高。维生素 D 或其他代谢产物服用过多,可显著增加钙在肠道内的吸收,从而产生高钙血症。维生素 A 服用过多也可以通过增加骨吸收而产生高钙血症。③噻嗪类利尿药,可使体液排出过多,引起低血容量,使肾小管内钙再吸收增加,尿钙排出减少,导致高钙血症。④肾功能衰竭,在急性肾功能衰竭的少尿期,钙无法随尿排出,而沉积在软组织中,这时,低钙血症所引起的甲状旁腺激素增加可产生骨吸收,从而导致高钙血症。在多尿期,沉积在软组织中的钙一下子动员出来,可发生高钙血症。⑤甲状腺功能亢进,甲状腺激素增多,机体代谢活性增高,骨转换速度增快,骨组织吸收也相应增加,导致高钙血症。⑥肢端肥大症,为垂体功能亢进的一种,有肠道钙吸收增加,也可发生高钙血症。⑦长期的制动,如石膏固定、截瘫,使肌肉加于骨骼的应力显著减少。由于应力减少导致骨吸收增加,如果肾脏无法廓清钙,就会产生高钙血症。

高钙血症可表现厌食、恶心、呕吐、便秘、乏力、肌肉疲劳、肌张力减低、烦渴、多尿、嗜睡、神志不清,甚至昏迷。高钙血症的临床表现与血钙升高的幅度和速度有关。根据血钙水平，高钙血症可分为：轻度，2.7～3.0mmol/L；中度，3.0～3.7mmol/L；重度，3.7mmol/L以上。

应根据血钙升高的程度采取不同的治疗对策。①预防高钙血症首要积极治疗原发疾病。②静脉滴注生理盐水扩容，使患者水化，可使血钙稀释，增加尿钙排泄。③静脉使用双磷酸盐治疗，可以抑制骨吸收，抑制肠道钙吸收，因此可纠正高钙血症，但肾功能不全的患者禁用。④降钙素及肾上腺皮质激素，降钙素可以抑制骨吸收，增加尿钙排出，但使用后有些患者很快失效，有些患者则效果不佳，皮质激素可以抑制肠钙吸收，并可以增强降钙素的作用。⑤袢利尿药(但禁用噻嗪类利尿药)，如有肾功能不全，袢利尿药剂量要大些。静脉滴注生理盐水加用袢利尿药可使血钙在1～2天内下降0.25～0.75mmol/L。⑥血液透析，尤其适用于严重肾功能衰竭患者，以及重度高钙血症患者。

姑息性治疗在我国才刚刚起步，它不像各种肿瘤的治疗有诊疗规范或指南，目前还没有循证医学提供的证据来编写统一的姑息性治疗诊疗规范或指南。因此，在临床工作中还需要各位医务工作者不断地研究和探索。

（盖　领　茅国新）

第十章　肿瘤化疗的护理

学习目标

1. 熟悉化疗常见不良反应的护理。
2. 了解化疗药物的临床给药途径和护理。
3. 了解化疗药物的配制与防护。

第一节　化疗药物的临床给药途径及护理

一、静脉给药

静脉给药为最常见的给药途径。经中心静脉导管或周围静脉导管给药，采用静脉注射或静脉滴注。对于腐蚀性化疗药物如ADM、NVB等，目前常采用经外周静脉置入中心静脉导管(peripherally inserted central catheter，PICC)、输液港(implantable venous access port，PORT)或中心静脉导管(central venous catheter，CVC)给药。在通过中心静脉导管给药前，宜通过回抽血液来确定导管在静脉内，如果遇到阻力或者抽吸无回血，则应进一步确定导管的通畅性，不应强行冲洗导管。注药时应询问患者是否有痛感、灼热感、刺痛感或其他不适感觉，观察同侧胸部有无静脉怒张、颈部锁骨上区及上肢的水肿等。非腐蚀性化疗药物可经周围静脉注药，在给药前，也要先通过回抽血液或推注生理盐水，以确认导管在静脉内。抗代谢药5-Fu，经稀释后静脉滴注。因5-Fu半衰期短，对于胃肠道肿瘤，常采用便携式微量注药泵，持续48小时静脉滴注，该化疗药物输注完毕宜注入100ml生理盐水，以减轻高浓度5-Fu对血管的刺激。

护理

(1) 需由经过培训且技术熟练的专业人员操作，选择合适的输液部位及输液工具。

(2) 根据医嘱按规范给药顺序用药，不同化疗药物之间用生理盐水或葡萄糖冲洗。联合化疗时需注意配伍禁忌。

(3) 现配现用，注意避光。

(4) 按化疗药物的不同作用及理化特点选择合适的给药方式和速度。

(5) 对于易发生过敏反应的药物，遵医嘱给予预处理，规范使用输液器，用药过程中进行心电监护。

(6) 对于采用周围静脉给药者，输注过程中特别注意观察有无药物外渗，预防并及时处理相关输液并发症。

二、肌内注射

肌内注射适用于对组织无刺激性的药物，如TSPA、BLM、PYM等，需备长针头深部肌内注射，以利于药物的吸收。

护理

(1) 注意观察患者出凝血时间是否异常。

(2) 选择肌肉较发达部位注射，避开疼痛、肿胀和有硬结节的部位。长针头深部肌内注射，并轮换注射部位。

(3) 注意药物对局部组织的刺激或损害。

三、口　　服

口服药物毒性低，作用持久、平缓。适用于胃肠道吸收较完全的药物。需装入胶囊或制成肠溶制剂、片剂及胶囊，应整片吞服，不可嚼碎或打开，以减轻药物对胃黏膜的刺激，并防止药物被胃酸破坏。常用的卡培他滨宜饭后半小时服用，以免直接接触胃黏膜，引起不适；替莫唑胺胶囊宜空腹或至少餐前一小时服用，并与止吐药同时服用，以免食物影响其吸收，以减轻胃肠道反应；CCNU 可睡前给药，以减少呕吐的发生。

护理

(1) 向患者或家属介绍化疗药物的作用、用法及可能出现的不良反应。

(2) 对已出院的患者，通过电话随访以了解其服药情况、判断其治疗的依从性。

(3) 观察药物的不良反应，及时给予相应处理。

四、腔 内 化 疗

腔内化疗是指胸、腹膜腔和心包腔内化疗。主要用于癌性胸腔积液、腹水及心包积液。药物可直接与局部肿瘤细胞接触，可减轻毒副反应。一般选用可重复使用、局部刺激较小、抗瘤活性好的药物，以提高局部疗效。需经介入治疗置管或穿刺，每次注药前需抽尽积液。

护理

(1) 置管或穿刺时严格执行无菌操作，观察患者的生命体征变化。

(2) 指导患者取合适体位，并协助患者每 15 分钟更换体位，使药物与腔壁充分接触，以最大限度地发挥药物的作用，并可预防粘连的发生。

(3) 需留置导管者暂夹紧导管。可用施乐扣和透明贴膜固定于合适的位置，引流时保持导管通畅。

(4) 注意观察穿刺点有无红肿、疼痛、渗液，固定是否合适，做到班班交接。穿刺部位每周换药 1~2 次。

五、鞘 内 化 疗

由于多数化疗药物不能透过血脑屏障，为缓解中枢神经系统受侵出现的症状或治疗单纯脑脊髓膜受侵，应选择鞘内化疗。鞘内化疗的药物可通过腰椎穿刺或埋在皮下的药泵给药。导管与侧脑室相连，经长时间灌注将化疗药物带到脑脊液中，达到有效的治疗浓度。

护理

(1) 严格执行无菌操作。

(2) 鞘内注药后应去枕平卧 6 小时。

（3）观察患者的生命体征变化。特别注意观察患者有无头痛、颈项强直、发热或意识改变。

六、动脉内化疗

为了提高抗癌药物在肿瘤局部的有效浓度，可经动脉内给药化疗。对于浓度依赖性的抗肿瘤药物，局部药物浓度是决定疗效的最关键因素之一。局部动脉给药的条件是：肿瘤局部侵犯为主，少远处转移，如动脉内化疗较适合结肠癌肝转移的治疗；给药动脉主要供应肿瘤而较少供应正常组织；所用抗肿瘤药物，局部组织摄取快，全身灭活或排泄快，特别是药物第1次通过肿瘤时即可被绝大部分吸收。

护理

（1）严格执行无菌操作。

（2）术后4~6小时密切观察患者的生命体征及术侧肢体远端血液循环情况。

（3）行股动脉穿刺者，嘱患者平卧位，患肢制动8小时，穿刺部位用沙袋压迫，术后24小时内避免剧烈运动。

（4）鼓励患者多饮水，使每日尿量在2000ml以上。

第二节　化疗常见不良反应的护理

一、局部毒性反应及护理

化疗局部毒性是由输注的细胞毒性药物损伤静脉壁内膜上皮细胞所致。对于采用外周静脉给药者，化疗局部毒性反应占抗癌药物所致各种反应的2%~5%，是给患者造成痛苦的主要原因之一。化疗药物在静脉给药过程中意外渗漏的发生率为0.1%~6%。有些抗肿瘤药物如HN_2、MMC、ACTD、VLB、ADM等对血管的刺激性大，作静脉注射时，易刺激静脉内壁造成静脉炎，表现为从注射部位沿静脉走向出现发红、疼痛、色素沉着、血管变硬等。如静脉注射时药物不慎漏于皮下发生外渗，即可引起疼痛、肿胀或局部组织坏死。化疗静脉反应的分级：0级，无疼痛等不适；Ⅰ级，局部皮肤发红，伴有或不伴有疼痛；Ⅱ级，轻度肿胀、灼热，中度疼痛；Ⅲ级，局部中度肿胀，重度疼痛，水疱形成，直径<2.5cm，Ⅳ级，中度或重度肿胀，顽固性疼痛，水疱直径超过2.5cm，影响肢体功能。化疗局部毒性反应重在预防。用药前护士要熟悉各种药物的刺激性反应，采取相应的预防措施并及时处理药物外渗。

（一）预防

1. 化疗药物的评估　评估所给化疗药物的性质，确定备药溶媒、稀释浓度、配伍禁忌、给药方法及输注速度。根据医嘱合理安排化疗药物的输入顺序，以提高疗效或减轻化疗药物的毒性反应。多种药物化疗时每种药物间输注5%葡萄糖注射液或0.9%氯化钠注射液。

2. 化疗药物静脉给药原则

（1）选择合适的输液通路：原则上首选PICC，其留置时间长，医用硅胶导管柔软，较为舒适，可满足多个化疗周期的治疗需要，避免反复穿刺及化疗药物对血管的损伤。近年来，超声引导下PICC置管，特别是对于外周血管条件差的患者，提高了置管的成功率和携管的舒适度。输液港植入留置可达5年以上,适合于经济条件好、外周血管条件差或自我形象要求高的患者。对使用腐蚀性的化疗药或持续48小时5-Fu静脉滴注的患者,如果拒绝使用中心静脉导管,应签署知情同意书,并在护程记录上详细记录。采用外周静脉给药者,原则上在满足输液速度的情况下,尽量选择型号小的短导管。临床实践证明细而短的24G型静脉留置针进入血管后漂浮在血管中,可减少对血管内皮的机械性摩擦,降低机械性损伤和血栓性静脉炎的发生。相对于粗导管,细而短的24G型静脉留置针因有较多的血流经过导管旁,可以减少刺激性的药物在血管壁的停留时间,因而减少了化学性静脉炎的发生率。禁止用一次性静脉输液钢针进行化疗药物输注。

(2) 选择合适的静脉及输液部位:选择外周静脉给药者,宜选择上肢粗、直、有弹性的血管,合适的部位为前臂,不宜选择下肢静脉进行穿刺。避开手腕和肘窝,以及施行过广泛切除性外科手术的肢体末端,乳腺癌根治术后避免患肢输注。应该避免在同一部位多次穿刺,有计划地调换静脉,选择静脉需从小到大,由下到上,由远端到近端。如果穿刺失败,应在同侧近心端或更换一侧肢体穿刺,由于手背和腕部富含细小的肌腱和韧带,药液一旦外渗可造成损伤,极难处理,甚至可影响关节活动,所以对腐蚀性化疗药物,不在该处穿刺输注。

(3) 安全用药:化疗给药必须经由培训过的护士执行,输注化疗药物前,必须确认导管在静脉内,经PICC、CVC、PORT输注药物宜通过回抽血液来确定导管在静脉内,使用静脉留置针者宜通过回抽血液或输注生理盐水确定导管在静脉内。输液的过程中加强观察,并询问患者注射部位是否疼痛,如疑似肿胀或患者主诉疼痛时需拔出重新注射,必要时按化疗外渗处理。静脉输注化疗药物时,药液的浓度不宜过高,给药速度不宜过快。采用外周静脉给药者,在静脉输液前沿静脉走向反复涂抹喜疗妥软膏,对化疗性静脉炎有良好的预防作用。一旦出现静脉炎,可给予硫酸镁湿敷或金黄散外敷。

(4) 规范化疗药物的使用:根据医嘱按规范给药顺序用药,不同化疗药物之间用生理盐水或葡萄糖冲洗。联合化疗时需注意配伍禁忌。输入化疗药物后,应该用0.9%生理盐水充分冲洗管道后再拔针(除L-OHP外,L-OHP输入前后必须要用5%葡萄糖冲洗静脉管道),使化疗药物完全进入体内,避免化疗药物滞留在外周血管内,以减少药液对血管壁的损伤。在用药前,详细向患者讲解药物外渗的临床表现,护士按时巡视病房,观察输液滴速是否通畅,穿刺处皮肤有无发红、肿胀,贴膜固定是否合适。如果出现局部隆起、疼痛或输液不畅时及时处理。必要时按化疗药物外渗处理。

(二) 外渗处理

对于非腐蚀性药物发生的渗出,可给予硫酸镁冷湿敷(L-OHP外漏1周内禁止冷敷),喜辽妥涂擦或金黄散外敷。腐蚀性药物外渗必须按下列方法处理:

(1) 立即停止注射。

(2) 保留针头,从原静脉抽吸,尽量抽出残留在针头、输液管中的药物,以减少药液的残留。

常见化疗药物外渗的解毒方法:

(1) HN_2:10%硫代硫酸钠4ml与无菌注射用水6ml混合,局部静脉注射5~6ml,外渗部位做多处皮下注射,数小时重复。解毒机制:加速烷基化。

(2) MMC:方法同上。还可用50mg/ml维生素C 1ml局部静脉注射。解毒机制:直接灭活。

（3）ADM:50～200 mg 氢化可的松琥珀酸钠局部静脉注射,1%氢化可的松霜外敷;8.4%碳酸氢钠 5ml+地塞米松 4mg 局部静脉注射,外渗部位多处皮下注射。解毒机制:减少炎症。还可用抗氧化剂二甲亚砜涂于患处,每 6 小时 1 次。

（4）DNR:8.4%碳酸氢钠 5ml+地塞米松 4mg 局部静脉注射,外渗部位多处皮下注射。解毒机制:减少药物与 DNA 结合,减少炎症。

（5）ACTD:方法同 MMC。解毒机制:减少药物与 DNA 结合。

（6）BCNU:8.4%碳酸氢钠 5ml 局部静脉注射。解毒机制:化学灭活。

（7）VCR、VLB、VP-16:8.4%碳酸氢钠 5ml 或 150u/ml 透明酸质酶 1～6ml,每隔数小时在外渗部位皮下多处注射,并采用热敷。使用皮质类固醇和局部冷敷会加重毒性。解毒机制:化学沉淀,加快外渗药物的吸收、分散。

（8）ACTD:10%硫代硫酸钠 4ml 减低与 DNA 结合。

（9）普卡霉素:10%硫代硫酸钠 4ml 迅速碱化。

选择以上合适的药物进行处理。也可用 0.2%利多卡因 2ml+生理盐水 7ml+地塞米松 5mg,局部封闭,方法:皮肤常规消毒,根据外渗部位大小,距皮肤外渗处 1～2cm 进针,使用 5 号针尖,采取多点逐渐向中心部位边注射边进针,封闭范围应超过外渗部位 3cm。封闭后,应轻微压迫局部以防出血。外渗 24 小时内可以用冰袋局部间断冷敷(L-OHP 外漏 1 周内禁止冷敷),使血管收缩,减少药液向周围组织扩散;外渗 24 小时后为热敷,以改善深部血液循环,促进组织修复,减轻肿胀。强刺激性药物如 NUB 建议冷敷 3 天。可外涂喜辽妥。抬高患侧肢体。做好观察、记录并交接班。

二、消化系统的不良反应及护理

人体消化系统黏膜上皮因其细胞生长及代谢旺盛,因而对化学药物异常敏感。大多数化疗药物均会产生胃肠道毒副作用,出现恶心、呕吐、口腔炎、胃肠道溃疡、腹痛、腹泻、便秘等一系列不良反应。

（一）恶心、呕吐的护理

（1）实施化疗前做好健康教育,化疗时创造良好的环境,减少不良刺激,指导患者通过听音乐、聊天等方式转移注意力。

（2）按医嘱准确给予化疗前用药,如止吐、抑制胃酸及保护胃黏膜药物。

（3）随时听取患者的主诉,观察不良反应情况。

（4）化疗期间应指导患者少食多餐、多饮水,以加快化疗药物的排泄,减少毒副反应。

（5）呕吐时侧卧位以防呕吐物误吸入气管,导致吸入性肺炎甚至窒息。

（6）呕吐后应协助患者漱口,注意观察呕吐的频率、呕吐物的量及性质,必要时留呕吐物化验检查,特别注意有无胃肠道出血。

（7）饮食护理

1）给予高热量、高蛋白、高维生素、清淡无刺激性饮食。

2）对无恶心、呕吐的患者嘱其每次用餐不宜太多以免影响消化吸收,诱发恶心、呕吐。

3）对只恶心未呕吐者,可在治疗前稍吃点东西,如适合患者口味的水果等。

4）对恶心、呕吐的患者应鼓励其进食，但不要勉强。

5）对营养严重失调或不能经口进食者，可酌情给予肠内或肠外营养支持，以保持水电解质平衡。

（二）口腔黏膜炎的护理

（1）保持口腔清洁和湿润，每日饭前、饭后用生理盐水漱口。睡前及晨起用软毛刷仔细清洁口腔。

（2）口腔内的断牙残根极易引起口腔感染和溃疡。故化疗开始前，先予清除。

（3）指导其戒烟、戒酒，避免食用刺激性较强或较粗糙生硬的食物，且食物温度要适宜。

（4）口腔黏膜充血者，可选用呋喃西林溶液或银离子口腔护理液含漱。

（5）如有真菌感染应给予5%碳酸氢钠溶液含漱、制霉菌素麻油涂擦。

（6）如有厌氧菌感染可用3%过氧化氢溶液漱口。

（7）如有溃疡形成，可口服维生素B，局部涂锡类散、西瓜霜等，还可用2%利多卡因2ml、地塞米松5mg、庆大霉素8万U配制于生理盐水250ml中，分次含漱，用于餐前镇痛。

（8）给予无刺激性的软食，如米粥、面糊、菜、蛋等，如果能吃固体食物，也应该进软食。避免进食过硬、过粗食物。

（三）腹泻的护理

（1）进柔软、少渣、低纤维、无刺激性的食物，避免进食产气的食物，如红薯、玉米、豆类、糖类等，注意食物的新鲜卫生，防止胃肠道感染。

（2）指导其多饮水，每日约3000ml，特别是富含钾离子的食物，如香蕉、橘子等。

（3）保持会阴部及肛周皮肤清洁，便后用温水洗净，轻轻擦干，必要时可局部涂氧化锌软膏，以保护肛周皮肤。

（4）若患者出现腹痛、腹泻时，注意观察腹痛、腹泻的性质和腹泻的次数及量，并留取标本化验。严重的毒性反应可引起黏膜坏死、脱落，以致出血或穿孔。

（5）迟发性的腹泻(用药24h后发生)是CPT-11的剂量限制性毒性反应，一旦出现稀便或异常肠蠕动，即予洛哌丁胺治疗，首次口服2mg，以后1mg/2h，一直用到腹泻停止后12h，总用药时间不超过48h。夜间为了保证睡眠质量，可2mg/4h，同时增加液体的摄入，严重者予补液和抗菌治疗。

（四）便秘的护理

（1）指导患者多饮水，最好是晨起饮200ml温开水，以湿润肠道。

（2）进食富含纤维素的食物，如芹菜、韭菜，多吃新鲜蔬菜、水果和一些粗粮。

（3）养成规律排便的习惯，依据以往的排便习惯，即使没有便意，也应按时如厕诱导排便，此法对预防便秘有一定帮助。

（4）病情允许的情况下协助患者尽可能离床活动，以促进胃肠蠕动，同时调节心情，分散紧张情绪，增加自信心。

（5）遵照医嘱给予缓泻剂，如麻仁丸等，3日未解大便可用液状石蜡30ml口服，每日3次，也可使用开塞露和温生理盐水灌肠。

（6）如出现腹胀、肠鸣音减退或消失者可能有肠梗阻发生，给予禁食、禁水、胃肠减压等。

三、骨髓抑制的护理

（1）给予高蛋白质、高热量、丰富维生素的饮食。

（2）按时查血常规，了解血象下降的情况，遵医嘱给予升血细胞的药物，如粒细胞-单核细胞集落刺激因子（GM-CSF）或粒细胞集落刺激因子（G-CSF），并观察疗效。必要时输注全血或成分血。

（3）白细胞特别是粒细胞下降时，感染的机会将增加，当白细胞计数$<4\times10^9/L$及血小板计数$<50\times10^9/L$时，停止化疗，紫外线消毒病房，减少探视，密切监测患者的体温。当白细胞计数$<1\times10^9/L$时，容易发生严重感染，需进行保护性隔离。

（4）血小板计数$<50\times10^9/L$时，会有出血的危险，当血小板下降至$<10\times10^9/L$时，易发生中枢神经系统、胃肠道、呼吸道出血，应严密观察病情变化，防止脑、肺的出血。协助做好生活护理，避免碰撞，拔针后增加按压的时间，静脉注射时止血带不宜过紧，时间不宜过长。一旦患者出现头痛等症状应考虑颅内出血的可能，及时通知医生。

（5）避免服用阿司匹林等水杨酸类药物，注意监测出凝血时间。

（6）女性患者月经期间注意出血量和持续时间，必要时使用药物推迟经期。

四、泌尿系统毒性反应的护理

（1）嘱患者在化疗前和化疗过程中多饮水，使尿量维持在每日2000～3000ml以上。

（2）使用DDP前充分水化，每日输生理盐水3000ml，因生理盐水中的氯离子可使细胞内有毒的水化DDP复合物浓度下降，并补充钾、镁，通过利尿，利于其排出。水化方法：用DDP前12小时开始水化（200ml/h），至DDP结束后24小时；至少水化1000ml后方可给药；20%甘露醇利尿；注意水电解质平衡。

（3）大剂量的MTX应用时，可导致急性肾功能不全，需水化，定期检查血药浓度及用四氢叶酸解救。常规剂量时应用5%碳酸氢钠静脉滴注以碱化尿液，使pH维持在7～8，防止在肾小管中形成结晶。

（4）CTX、IFO应用时，宜充分水化以利膀胱排空。尿路保护剂美司钠，可预防出血性膀胱炎，于IFO用药前及用药后4小时、8小时静脉注射此药。治疗对于化疗敏感的肿瘤，如白血病、恶性淋巴瘤，化疗后大量的肿瘤细胞被破坏，血液中的尿酸急剧增加，在肾脏中形成结晶，影响尿液形成。对于尿酸性肾病的防治，宜水化，并口服碱性药物，以利于尿酸溶解，同时注意控制饮食中嘌呤含量高的食物，如肉类、动物内脏、花生、瓜子，多食用新鲜蔬菜、水果等。

五、肝功能损害的护理

（1）注意卧床休息，避免劳累，以利于肝脏血液供应，促进肝细胞功能的恢复。

（2）化疗前进行肝功能检查，有异常时慎用化疗药，必要时行保肝治疗。

（3）在用药过程中，加强病情的观察，及时发现异常，对症处理。

(4) 出现肝功能损害时,及时停药,同时予保肝药物,如还原型谷胱甘肽、甘草酸二铵、中药等。

(5) 饮食宜清淡,适当增加蛋白质和维生素的摄入。

六、心脏毒性的护理

(1) 化疗前先了解患者有无心脏病病史,查看心电图检查结果,了解心脏情况。窦性心动过速通常是肿瘤化疗患者心脏毒性反应的最早信号。

(2) 观察病情,倾听主诉,监测心率、节律的变化,必要时心电监护。监测生化相关指标,预防电解质紊乱。

(3) 注意休息,减少心肌耗氧量,减轻心脏的负荷;少食多餐,避免加重心脏的负担,反射性地引起心律失常。

(4) 适当延长静脉给药的时间,可减少心脏毒性。

(5) 遵医嘱给予保护心脏的药物,如辅酶 Q10、ATP 等。

(6) 一旦出现心功能损害,主要治疗方法同一般的心肌病,如卧床休息、利尿、强心等。

七、呼吸系统毒性反应的护理

(1) 评估患者有无增加肺毒性的危险因素,如胸部放疗、吸入高浓度氧气、吸烟、年龄大于 70 岁、肾功能损害及使用肺毒性化疗药。

(2) 观察有无干咳、气急、呼吸困难、咯血等,皮肤黏膜有无发绀,呼吸频率、节律的变化,监测血氧饱和度。

(3) 化疗前了解有无肺部疾病,查看胸片、CT 和肺功能的检查结果。

(4) 做好病情观察,一旦出现肺毒性,可用激素、抗生素等治疗。并根据病情给予止咳、平喘和吸氧等处理,并取舒适卧位。

(5) 定期随访。

八、神经系统毒性反应的护理

(1) 熟练掌握化疗药物的相关知识,联合用药时应注意有无毒性叠加的作用。

(2) 做好病情观察,一旦出现异常,遵医嘱予营养神经的药物。

(3) L-OHP 用药期间应减少寒冷刺激,避免吃冰凉的食物及接触冰凉的物品,注意保暖。L-OHP 一般输注时间为 2～6 小时,如时间过长会增加神经毒性。L-OHP 禁止用生理盐水稀释,在其输液前后应输葡萄糖溶液,因其与氯化钠、碱性溶液(特别是 5-Fu)之间存在配伍禁忌,本品不要与上述制剂混合或通过同一条静脉同时给药。在配置药物及输注时应避免接触铝制品。

(4) 有的药物如 VP-16、VM-26 等可引起直立性低血压,故在用药过程中应卧床休息或缓慢活动,如厕时需有人陪同,以免发生跌倒等意外。并在用药前、中、后监测血压。

(5) 若患者出现肢体活动或感觉障碍,应加强安全护理,注意用水安全,避免烫伤、刺伤等。

九、过敏性反应的护理

(1) 用药前做好急救物品、药品准备工作,给予心电监护。

(2) 在应用 PTX 前 12 小时及 6 小时,遵医嘱给予地塞米松 10mg 口服,在用 PTX 前 30~60 分钟给予苯海拉明(或其同类药)50mg 口服,防止过敏反应的发生。同时在注射 PTX 前 30~60 分钟给予静脉注射西咪替丁 300mg 或雷尼替丁 50mg,预防胃肠道黏膜的损伤。

(3) 滴注 PTX 时应采用非聚氯乙烯材料的输液瓶和输液器,防止有害化学物质漏出引起肝毒性,使用微孔膜小于 0.22μm 的过滤器,以防止 PTX 溶液中的细小微粒进入体内,从而降低过敏反应的发生率。

(4) 若出现过敏反应立即停药,同时更换输液器及生理盐水,给予抗过敏处理或抢救。用组胺 H1 受体拮抗剂如苯海拉明 50mg 肌内注射或盐酸异丙嗪 25mg 注射;过敏性休克时用肾上腺素 0.5~1mg 皮下注射或肌内注射,必要时重复;如果持续低血压,可给予扩容升压治疗;支气管痉挛可用糖皮质激素。

(5) 若过敏反应不严重,遵医嘱在医护监护下继续缓慢滴注,出现严重过敏反应者禁止再用。

十、脱发和皮肤反应的护理

(1) 评估患者脱发情况及皮肤的完整性。

(2) 做好心理护理,从精神上给予患者支持,告诉患者脱发是暂时的,不要过分担心。

(3) 建议患者佩戴假发以改善形象,增强治疗的信心。

(4) 保持皮肤的清洁,用温水清洗,避免抓挠。

第三节　肿瘤化疗药物的配制与防护

目前使用的抗癌药物多为细胞毒性药物,对肿瘤细胞杀伤的同时对正常组织也有不同程度的损害。医护人员在接触抗癌药物时,如不注意防护,将对其健康造成威胁。

一、抗肿瘤药物的职业危害

在化疗药物的配制过程中,当粉剂安瓿打开时及瓶装药液抽取后拔针时均可出现肉眼观察不到的溢出,形成含有毒性微粒的气溶胶或气雾,通过皮肤或呼吸道进入人体,危害备药人员的健康并导致环境污染。国内外研究均证实,多数抗肿瘤药物选择性较差,在杀伤或抑制恶性肿瘤细胞生长的同时,对正常组织细胞也存在不同程度的损害。因此,抗肿瘤药物的毒性不仅对患者产生副作用,也对备药和执行化疗的医务人员造成健康威胁,有一定的潜在危害。根据抗肿瘤药物毒性反应具有剂量依赖性的特点,归纳起来,抗肿瘤药物的潜在毒性主要包括:致畸、致癌、器官损害。因此,护士应当重视并做好职业防护,尽可能避免相关危害。

二、医护人员接触化疗药物的场所与吸收途径

(1) 医护人员在工作时都有可能接触化疗药物并被动吸收,如准备和配置化疗药物、执行化疗、处理化疗药物渗出、处理化疗患者的污染物等。

(2) 医护人员被动吸收化疗药物的途径有皮肤吸收、呼吸道吸入、消化道摄入。主要由以下环节通过皮肤吸收:

1) 准备和使用化疗药物的过程中可能发生接触药物的事件。从药瓶拔出针头;使用针尖、注射器转移药物;打开安瓿;注射器抽取药液过多;从注射器和输液器排出空气;更换输液器、输液袋或输液瓶时。

2) 发生化疗药物溢出事件,清除溅出或溢出的药物。

3) 废弃物丢弃过程中可能接触药物的事件。丢弃使用抗肿瘤药物过程中用过的材料;处理化疗患者的体液(如血液、尿液、粪便、呕吐物、腹水、胸腔积液、汗液);处置吸收或污染有接触过抗肿瘤药物患者体液的材料(如桌布、抹布等);

三、防　　护

(一) 化疗防护的两个原则

一是工作人员尽量减少与抗癌药物的接触;二是尽量减少抗癌药物污染环境。

(二) 加强专业人员职业安全教育

执行化疗的医护人员必须经过专业培训,包括化疗药物的基础知识,化疗的不良反应及预防处理,化疗潜在的职业危害及防护措施。对可能被动接触化疗药物的护士(包括实习护士)、清洁工人、护工等都应进行相关知识的教育培训,学会正确处置被化疗药物、血液污染的物品。对孕妇及哺乳期工作人员尽可能调离化疗科工作。对经常接触化疗药物的医护人员应建立健康档案,定期体检如血常规、肝肾功能。适当安排休息。

(三) 改善医疗器具,完善防护设施

为了避免专业人员在接触抗肿瘤药物时由于不慎而造成的潜在危害,并遵照化疗防护原则,要求:

(1) 使用无排气管的软包装输液袋,防止有毒气体排至空气中。

(2) 建议生产企业根据临床抗肿瘤药物的应用剂量,生产多种规格的制剂。建议医院采用多种剂量规格的制剂,减少备药人员接触化疗药物的机会。

(3) 抗肿瘤药物尽量采用瓶装。

(4) 运送时采用无渗透性密封装置并注明特殊的标志,防止运输药物的过程中打碎药瓶使药物溢出。

(四) 生物安全柜备药

临床上常见的二级生物安全柜和三级生物安全柜对化疗防护都有效。生物安全柜作用原理:

（1）采用垂直层流装置，使空气在操作台内循环滤过，通过台面下的滤过吸附器充分滤过和吸附药物的微粒及空气中的尘粒。

（2）由于操作台内形成负压循环气体，从而在操作者与操作台之间形成空气屏障，防止柜内污染空气外溢。

（3）在操作台侧面有一气孔，内装有吸附剂，可吸附溢出的药物微粒，防止污染气体排入大气。

生物安全柜防护作用

（1）保护操作者及环境在备药和处理废物时不受药物微粒、气溶胶或气雾的危害。透明的玻璃挡板可有效防止化疗药物飞溅入眼内。

（2）保护备药环境无微粒，防止药物污染环境。

（3）保护维修人员在常规检查、更换附件或修理污染滤器时的安全。

（五）规范药物配制

如果要保证在临床上使用抗肿瘤药物过程中达到安全防护，必须将抗肿瘤药物处理中心化。采用集中式管理，即由经过培训的专业人员在防护设备齐全的化疗备药操作室负责所有抗肿瘤药的配制及供应。这样才能施行比较有效的、经济的防护措施，并利于集中处置，以使污染缩小到最小范围，有利于职业安全和环境卫生保护。

1. 设立抗肿瘤药物备药操作室　为加强抗肿瘤药物使用过程中的安全防护措施，有条件的医院应专门设立备药操作室，以便集中式管理，达到药物处理中心化。要求非备药人员不得进入操作室，备药人员进入室内要戴帽子、口罩，更换清洁工作服或隔离衣及拖鞋以作为防护，并在备药前准备好所需药品，通过传递窗送入操作室。备药时尽量减少人员流动，备药完毕由专用窗口递出，以使药物污染缩小到最小范围。操作室内除备一台生物安全柜外，还需配备一次性帽子、口罩、一次性防渗漏隔离衣、PVC 手套、乳胶手套、一次性注射器、一次性双层小单、消毒用品、污物专用袋及锐器盒。

如果不具备上述条件的，一定要在配制化疗药物的场所配备抽风、排风设备，以保证空气对流，降低化疗药物在空气中的浓度。备药时应戴防护眼镜及防护口罩，避免操作者被药物污染，以达到安全防护的目的。

2. 严格遵守接触抗肿瘤药物的操作规程

（1）备药前准备：备药前准备好所需的所有药品及器材。洗手，戴帽子，穿防渗漏隔离衣，戴手套（双层手套，即在乳胶手套内戴一副 PVC 手套），隔离衣的袖口应卷入手套之中。在操作台面应覆以一次性双层防护垫（一面吸水，一面防渗漏）。

（2）备药操作规程：①严格三查七对，双人核对并在输液单上签名，逐一摆好；②严格执行无菌操作原则，以防药液污染患者造成不良后果；③安瓿的操作，割锯安瓿前应轻弹其颈部，使附着的药物落于瓶底部，打开安瓿时要用一块无菌的纱布包绕着安瓿，以防安瓿折断时药物在空气污染中传播和划破手套及手指；④小玻璃瓶的操作，稀释后立即抽出瓶内气体，防止玻璃瓶中的压力升高使药液溢出；⑤抽取药液时应注意抽出药液以不超过注射器容量的 3/4 为宜，防止针栓脱出；⑥一瓶或一袋药液配制后立即签名并注明配制时间；⑦在完成全部药物配制后，用 75% 乙醇擦拭安全柜内壁及操作台表面；⑧备药过程中一切医疗废物统一放于污物专用袋中集中封闭处理，以防蒸发污染室内空气；⑨操作完毕脱去手套后用洗手液及流动水彻底洗手，有条件行淋浴，以减轻毒性作用。

（六）静脉给药时的防护

静脉给药时，护士应做好个人防护并戴手套。静脉滴注药液时，应采用密闭式静脉输液法，注射溶液以塑料袋包装为宜，以防止操作时药液溢出，危害工作人员和污染空气，也利于液体输入后污染物品的处理。由于注射器、输液器、针头等均为一次性使用，故用后放入专用袋中密闭焚烧处理。静脉给药操作完毕后，脱掉手套后用肥皂流动水彻底洗手。同时要用清水漱口，洗手和漱口是降低污染环境和防止药液进一步吸收的重要步骤。

（七）抗肿瘤药物污染处理的防护规则

配制和使用细胞毒药物的场所必须配备细胞毒药物溢出包，其内容包括：防渗漏隔离衣1件、乳胶手套4副、鞋套1双、护目镜1副、面罩和再呼吸面罩各1个、吸水手巾2块、锐器盒1个、医疗垃圾袋2个、一次性收集盆1个。

（1）当抗肿瘤药物暴露后，应立即标明污染范围，避免其他人员接触。

（2）护士必须戴一次性口罩、帽子、双层手套、护目镜等个人防护措施。

（3）若药液溢到桌面或地面上，应用纱布吸附药液；若为药粉则利用湿纱布轻轻擦抹，以防药物粉尘飞扬，污染空气，并将污染纱布置于专用袋中封闭处理。

（4）用肥皂水擦洗污染表面3遍，再用75%乙醇擦拭2遍。

（5）若操作过程中不慎将药液溅至皮肤或眼睛，立即用大量清水或生理盐水反复冲洗5分钟。

（6）化疗患者的呕吐物、排泄物及其48小时内的血液和体液含有抗癌药物，所以在处理其体液时必须戴帽子、口罩。水池、马桶用后至少冲水2次。医院内必须设有污水处理装置。

职业防护上到医院领导、上级管理部门，下到医生、护士本人都应引起重视，并切实落实。最为重要的是建立完善的化疗防护机制，包括建立化疗防护的科学化、规范化管理，如制定护士化疗操作规程、安全防护措施等，同时强化公共卫生监督、完善监测系统及防护设施，并定期根据情况加强化疗防护，制订强有力的反馈约束机制，形成化疗防护的制度化、常规化，使化疗危险性降到最低，以达到职业防护的目的。

第四节　肿瘤生物治疗护理

生物治疗主要通过肿瘤宿主防御机制或生物制剂的作用，以调节机体自身的生物学反应，从而抑制或消除肿瘤的治疗技术。主要包括分子靶向治疗、过继性细胞免疫治疗、基因治疗、疫苗治疗和细胞因子治疗等。本节主要对细胞免疫治疗和分子靶向治疗的相关护理进行阐述。

一、肿瘤细胞免疫治疗的护理

（1）肿瘤细胞免疫治疗是近些年来开展的新治疗方法，许多患者初次接受此种治疗，大多数患者知识缺乏，心理压力大，特别是曾接受过放化疗的患者。因此，应向患者介绍细胞免疫治疗的方法和优势，解除患者的顾虑，对可能出现的不良反应也需详尽说明，如出现过敏等,使之有心理准备。治疗前引导患者保持心情舒畅及积极乐观的情绪,适度运动,规律休息,避免劳累,均衡营养。

(2)采血前1日确保充足休息和睡眠,身体状况良好,体温正常,无急性感染,不进行可能破坏淋巴细胞的治疗和检查(如放疗、化疗、核医学检查等)。

(3)采血前不可进行任何输液治疗,采血时间尽量选择上午空腹时。采血时嘱患者放松,并告知患者采血50~100ml对身体无任何影响,且只需几分钟时间就好,在采血过程中做好有效沟通,以缓解患者的紧张情绪。

(4)细胞培养需要专用试管采集,且穿刺前要将试管口再次消毒以保证无菌培养,严格遵守无菌操作原则。穿刺前护士要认真评估患者的血管,争取一次性成功,减轻患者的心理压力。

(5)采集的标本要常温放置,妥善保管,严防污染,并尽快送实验室。

(6)告诉患者需要经过14日细胞培养成熟后方可回输至患者体内,要留好联系电话。患者应在确认的日期准时来院回输,否则将造成浪费。

(7)细胞回输前实验室要通过显微镜和类毒素检查,合格后方可发放。输注前护士应注意观察液体的颜色,一般为乳白悬液。实验室取出的细胞制剂应及时回输,如果不能及时回输,应在4℃冰箱保存,最长7~8小时要回输。

(8)为避免细胞破裂,输液器材应为输血器,输注细胞前后用生理盐水冲管。输注前20分钟以15~20滴/分速度滴注,无不良反应后改为正常输液速度,并保证在0.5~1小时内输注完毕。

(9)注意全程观察输注的情况和患者的反应,防止或尽早发现可能出现的不良反应,并给予相应处理。

1)发热护理:细胞治疗中最常见的不良反应是发热。发热实质上是机体防御疾病、适应内外环境变化的代偿性反应,但长时间的发热会造成较大的消耗,对机体产生不利的影响。治疗中由于细胞分子量过大,或细胞在离心时清洗不彻底,或液体的温度偏低,或患者是过敏性体质,都可能导致发热。治疗引起的发热一般症状比较轻微、短暂,呈一过性,持续几小时,表现为面颊潮红、体温升高,体温大多在38℃以下,多为感冒样症状。但个别患者体温超过38℃,持续数天并伴寒战。出现不良反应后,及时通知医生处理,同时应安抚患者,使其尽快调适心理状态,解除或减轻心理压力、消除不良情绪,取得患者的充分理解和配合。应注意除发热外是否有其他的病情变化,监测体温、呼吸、血压和脉搏等。首先给予对症治疗,如吲哚美辛塞肛、复方氨基比林2ml肌内注射等。如持续高热同时给予物理降温。

2)呼吸道护理:伴随体温升高,有的患者可能出现呼吸改变。病室内及时通风,保持空气湿润新鲜。安慰患者,使其保持安静,取半卧位或端坐卧位,减少耗氧,必要时给予氧气吸入,改善缺氧状态,可采用间断或持续给氧,氧流量控制在5~8L/min,密切观察病情变化,保持呼吸道通畅。根据医嘱使用抗生素。

3)其他护理:注意观察患者的血压变化,如有升高或下降,应给予相应处理。做好饮食指导,给予易消化、新鲜、富有营养的食物,避免辛辣、寒凉食物。保持大便通畅。

二、肿瘤分子靶向治疗的护理

（一）一般护理

给予良好的治疗环境，指导患者健康饮食、充分休息。向患者解释所用靶向药物的治疗方法和机制，可能出现的不良反应。

（二）预防过敏反应

输液前做好预防过敏反应的预处理工作，如使用激素和其他抗过敏药。输液器材宜选择精密过滤输液器。给予心电监护，备好抢救物品。注意听取患者的主诉，及早发现不良反应。一旦发生输液或过敏反应，确保及时给予救治。

（三）皮肤护理

（1）分子靶向药物多有光敏反应，使用后患者避免阳光照射，出门注意遮阳。每天要保持皮肤湿润，勿接触碱性和刺激性强的洗漱用品，淋浴后涂润肤露。

（2）针对可能出现的重度痤疮样皮疹，建议女性患者剪短发，男性患者剃光头，特别是剪短指甲，保持双手清洁，预防继发感染的发生。

（3）痤疮样皮疹不仅瘙痒明显，而且局部干裂感明显，可适当用抗组胺药口服液对症治疗。

（4）皮疹结痂处可用消毒的芝麻油、液体大石蜡等擦拭，结痂脱落后外用维生素 B_6 软膏、氧化锌软膏等。

（四）心脏护理

血管内皮抑制素常有心血管毒性，输注时滴速要慢，不少于 3 小时。询问患者有无心悸、胸闷等不适。指导患者养成良好的生活习惯，避免增加心脏负担，戒烟、限酒、控制高胆固醇饮食。

（五）腹泻护理

（1）治疗期间注意患者的主诉，观察排便次数、性质、量，必要是做常规检查。

（2）偶发腹泻或轻度腹泻可不予特殊处理。持续性腹泻需进行对症治疗，监测水电解质变化及酸碱平衡，及时给予止泻、补液治疗，防止脱水、营养失调等并发症的发生，便后可温水坐浴并涂以油脂，保持肛周皮肤湿润。

（六）其他护理

（1）对患者进行输液相关知识教育，避免患者自调输液速度。

（2）注意口腔卫生，养成良好的卫生习惯，保持口腔清洁湿润。如有口腔溃疡，按化疗口腔溃疡处理。

（3）给予温凉、清淡、富含维生素、高蛋白、高热量、无刺激性的饮食。每日两次用软毛牙刷刷牙，进食后用生理盐水漱口。

（姜　珍）

第二篇　各　　论

第十一章　头颈部肿瘤

学习目标

1. 掌握颅内压增高的症状和体征，脑瘤的临床诊断、影像诊断和治疗方法。
2. 熟悉脑瘤的发病特点、病理学分类、鉴别诊断。
3. 了解脑瘤的病因、神经系统症状与体征。
4. 掌握鼻咽癌的常见病理类型、辅助检查及治疗原则。
5. 熟悉鼻咽癌的临床表现、临床分期。
6. 了解鼻咽癌的放疗及常用的化疗方案。
7. 掌握甲状腺癌的常见病理类型及各自的临床特点、治疗原则。
8. 熟悉甲状腺癌的临床表现及临床分期。
9. 了解甲状腺癌的内放射及外放射治疗。

第一节　脑　　瘤

脑瘤即头颅肿瘤，大多为颅内肿瘤，头皮和颅骨外板肿瘤较少见。颅内肿瘤分为原发性和继发性两大类。原发性颅内肿瘤是发生于脑组织、脑膜、脑神经、垂体、颅内血管和胚胎组织的肿瘤；继发性颅内肿瘤（脑转移瘤）则是身体其他部位的恶性肿瘤转移或侵入颅内的肿瘤。

一、病因学和发病特点

（一）病因学

颅脑肿瘤的病因尚不完全清楚。目前认为诱发颅内肿瘤发生的因素有：遗传因素、物理因素、化学因素和致瘤病毒。

1. 遗传因素　颅内肿瘤中，血管网状细胞瘤、神经纤维瘤病、视网膜母细胞瘤等有明显的家族发病倾向，这些肿瘤常在一个家族的几代人中出现。

2. 物理因素　现已肯定电离辐射能增加肿瘤的发病率。颅内肿瘤接受放疗，多年后在照射区可发生纤维肉瘤和脑膜瘤。垂体腺瘤术后行放疗有出现鞍部脑膜肉瘤的个案报告。儿童头癣行放疗与之后发生脑瘤之间有肯定关系。人们普遍关注的手机使用是否与脑肿瘤的发生有关，目前仍没有明确结论。

3. 化学因素　多环芳香烃类化合物和亚硝胺类化合物均可诱发实验动物产生中枢神

经系统肿瘤。将多环芳香烃类化合物种植到脑的不同部位,可以诱发不同类型的脑肿瘤。亚硝胺类化合物口服和静脉注射都容易使神经系统产生肿瘤,其诱发的肿瘤好发于大脑半球的脑室周围及皮层下白质内、三叉神经和脊神经根。

4. 致瘤病毒　将腺病毒接种到动物脑内,可诱发多种肿瘤。乳头状瘤多瘤空泡病毒种植于动物脑室内可诱发髓母细胞瘤、胶质母细胞瘤、乳头状室管膜瘤、脑膜瘤和脉络丛乳头状瘤。

(二) 发病特点

颅内原发性肿瘤的年发病率为(7.8~12.5)/ 10 万人,其中以胶质瘤最多,占 35% ~60%;脑膜瘤占 9% ~22%;垂体瘤占 5% ~6%;神经鞘瘤占 7% ~9%。另外,据美国国家癌症研究所(National Cancer Institute,NCI)2009 年的资料显示,20% ~40% 的肿瘤患者最终会发生脑转移。因此,脑转移瘤的实际发生率要比脑原发性肿瘤多得多,至少是脑原发性肿瘤的 4 倍。

颅内原发性肿瘤的发病年龄高峰在 30~40 岁。胶质瘤的一个发病年龄高峰是 30~40 岁,另一个发病年龄高峰是 10~20 岁;髓母细胞瘤、室管膜瘤、颅咽管瘤和畸胎瘤的发病年龄高峰均在 10 岁以前;松果体瘤的发病年龄高峰是 10~20 岁;60 岁以上的年龄组颅内肿瘤的发生率明显降低。总体上来说,任何年龄都可以发生颅内肿瘤,发生率随年龄的增加而增加,40 岁以后逐渐下降。成人以大脑半球肿瘤最多见。脑中线部肿瘤、后颅窝肿瘤和先天性颅内肿瘤多发生于儿童和青少年。

二、病理和分类

颅内肿瘤组织学分类相当繁杂。自 1926 年 Cushig 和 Bailey 分类公布以来,CNS 肿瘤的分类经历了一个漫长的发展、完善过程。WHO 国际神经病理学家委员会,通过 1990 年瑞士苏黎世会议、1999 年法国里昂会议及 2006 年德国海德堡会议,先后对 CNS 肿瘤的分类做了 3 次调整和补充修改,每次都以“蓝皮书”形式公布修改后的新分类及详细说明(表 11-1)。

表 11-1　2007 年 WHO CNS 肿瘤分类简表(2006 年 11 月德国海德堡会议通过)

肿瘤分类	肿瘤分类
Ⅰ神经上皮组织肿瘤	4 恶性周围神经鞘膜肿瘤(MPNST)
1 星形细胞肿瘤	Ⅲ脑膜肿瘤
2 少突胶质细胞肿瘤	1 脑膜上皮细胞肿瘤:脑膜瘤
3 少突星形细胞肿瘤	2 间叶肿瘤
4 室管膜肿瘤	3 原发性黑色素细胞性病变
5 脉络丛肿瘤	4 其他脑膜相关性肿瘤
6 其他神经上皮肿瘤	Ⅳ淋巴和造血组织肿瘤
7 神经元及混合性神经元-胶质肿瘤	Ⅴ生殖细胞肿瘤
8 松果体区肿瘤	Ⅵ蝶鞍区肿瘤
9 胚胎性肿瘤	1 颅咽管瘤
Ⅱ脑神经和脊旁神经肿瘤	2 颗粒细胞瘤
1 神经膜细胞瘤(神经鞘瘤)	3 垂体细胞瘤
2 神经纤维瘤	4 腺垂体梭形细胞嗜酸细胞瘤
3 神经束膜瘤	Ⅶ转移性肿瘤

三、临床特点

（一）颅内压增高的症状和体征

颅内肿瘤患者90%以上有颅内压增高表现。颅内压增高的三大主症“头痛、呕吐和视乳头水肿”在脑肿瘤患者并不一定都会出现。颅内肿瘤的性质、部位和患病年龄不同，颅内压增高症状的进展速度和严重程度亦不同。① 恶性肿瘤体积增长较快，脑组织水肿较严重，常出现头痛、呕吐和精神异常症状。眼底检查可有明显的视乳头水肿或眼底出血。良性肿瘤体积增长较慢，脑组织水肿反应轻，头痛、呕吐症状轻，视乳头水肿早期难被察觉，一部分患者因视力明显减退方来就诊。② 肿瘤部位邻近室间孔、导水管和正中孔等生理狭窄时，颅内压增高症状出现早。这些部位的肿瘤还可在脑室系统生理狭窄区造成活瓣性梗阻，进而引起阵发性急性颅内压增高，表现为发作性剧烈头痛或眩晕、喷射性呕吐，发作常随体位改变而加重或缓解。③ 婴幼儿颅缝尚未闭合，颅内肿痛早期可出现代偿性颅腔容积扩大，晚期肿瘤体积较大时多出现脑积水。老年人多有脑萎缩，颅内空间可代偿肿瘤体积的增长，颅内肿瘤较长时间内可无颅内压增高的表现，待有颅内压增高症状时，肿瘤体积已经较大，病情已严重。

（二）神经系统症状与体征

颅内肿瘤可对周围脑组织造成压迫或破坏，从而表现出特有的神经系统症状和体征，根据脑局部受压表现的发展顺序，特别是首发症状和体征的特点，可做出肿瘤的定位诊断。

1. 大脑半球肿瘤的临床症状　大脑半球功能区附近的肿瘤可表现有神经系统定位体征，发病早期可出现局部刺激症状；晚期或肿瘤位于功能区则出现破坏症状。

（1）感觉障碍：常表现为肿瘤对侧肢体的位置觉、两点分辨觉、图形觉、质地觉、实体觉的障碍。顶叶肿瘤所致痛觉和温觉障碍多不明显，多发生于肢体远端，并且非常轻微。

（2）癫痫发作：可表现为全身大发作和局限性发作，后者对脑肿瘤的诊断更有意义，局限发作可由一侧肢体开始，甚至局限在单个手指或足趾，或者一侧口角。额叶肿瘤诱发的癫痫最常见，颞叶次之。

（3）精神症状：主要表现为记忆力减退，最常见于额叶肿瘤，特别是双侧额叶肿瘤，精神症状明显。患者多表现为反应迟钝、生活懒散、近记忆力减退甚至丧失，严重者丧失定向力及判断力，可表现为欣快、脾气暴躁或易激动。

（4）锥体束损害症状：因肿瘤对运动区损害程度的不同而异，表现为肿瘤对侧单一或半身肢体瘫痪或肌力弱，最早可发现一侧腹壁反射减弱或消失，继而该侧肌反射亢进，肌张力增加，病理反射阳性。

（5）失语：可表现为运动性和感觉性失语两种基本类型。优势大脑半球额下回后部的Broca区受侵犯时，患者丧失语言表达能力，保留语言理解能力，称为运动性失语。优势大脑半球颞上回后部受侵犯时，患者保留语言表达能力，但不能理解语言，无法和别人交谈，称为感觉性失语。

（6）视野改变：枕叶和颞叶深部肿瘤影响视放射神经纤维，可出现视野缺损。最初可表现为同向性视野缺损，随肿瘤体积增大，视野缺损的范围也增大，最后可形成同向偏盲。

2. 蝶鞍区肿瘤的临床症状　蝶鞍区肿瘤的症状和体征与肿瘤的病理性质密切相关，主要包括以下两类：

(1) 视觉障碍：蝶鞍区肿瘤向鞍上发展压迫视交叉引起视力减退和视野缺损，眼底检查可发现原发性视神经萎缩。视野缺损的典型表现为双颞侧偏盲，因肿瘤压迫视神经和视交叉的部位不同，视野缺损可不对称，可出现一眼失明，另一眼颞侧偏盲或正常；肿瘤压迫视束时，表现为同向偏盲。

(2) 内分泌功能紊乱：可有垂体功能低下，男性表现为阳痿、性欲减退，女性表现为经期延长或闭经；生长激素分泌过剩在发育成熟前可导致巨人症，在发育成熟后表现为肢端肥大症。

3. 松果体区肿瘤的临床症状　松果体区肿瘤因位于中脑导水管附近，早期可引起脑脊液循环障碍，故颅内压增高常为首发症状，有时是唯一的临床表现。

(1) 四叠体受压症状：可表现为上视障碍和瞳孔对光反射和调节反射障碍。上视障碍有时合并下视障碍，但双眼侧视障碍少见。瞳孔变化表现为对光反射迟钝或消失、调节反射障碍及阿罗瞳孔。

(2) 中脑受压表现：肿瘤累及脑干皮质脊髓束时可出现肢体不全麻痹，锥体束、中脑网状结构受侵犯时，患者可有意识障碍。

(3) 下丘脑损害症状：可出现尿崩症、嗜睡、肥胖及全身发育停顿，也可有性早熟表现。

(4) 小脑体征：肿瘤可压迫小脑上蚓部或中脑的皮质脑桥束，表现为持物不稳、步态蹒跚和眼球水平震颤。

4. 颅后窝肿瘤的临床症状　颅后窝肿瘤较大时可有颅内压增高表现，肿瘤引起的局部症状可分为小脑半球、小脑蚓部、脑干和小脑脑桥角 4 组症状。

(1) 小脑半球症状：主要表现为患侧肢体共济失调，做指鼻试验和跟膝胫试验不准确，轮替试验幅度增大、缓慢笨拙，行走时手足运动不协调，常向患侧倾斜，可有患侧肌张力减退或无张力，腱反射迟钝或出现钟摆样膝反射。小脑性眼球震颤多以水平性震颤为主。

(2) 脑干症状：典型表现为交叉性麻痹，即病变节段同侧的核及核下性脑神经损害及节段下对侧的锥体束征。中脑病变多表现为患侧动眼神经麻痹；脑桥病变可表现为病侧眼球外展及面肌麻痹，同侧面部感觉障碍及听觉障碍；延髓病变可出现病侧舌肌麻痹，咽喉麻痹，舌后 1/3 味觉消失等。

(3) 小脑蚓部症状：主要表现为躯干性核下肢体远端的共济失调，行走时两足分离过远，步态蹒跚。

(4) 小脑脑桥角症状：表现为病侧中后组脑神经症状及小脑症状。

四、诊断和鉴别诊断

(一) 临床诊断

颅内肿瘤的诊断应包括定位诊断与定性诊断两个部分。患者的临床症状与体征是定位诊断与定性诊断的主要依据。根据病史、病程特点，可初步诊断病变是否为肿瘤，以及肿瘤的类型。然后根据特殊检查的结果，来肯定或排除颅内肿瘤的性质及所在部位。

(二) 影像学诊断

影像学诊断包括：头颅 X 线平片、DSA、CT、MRI、SPECT、PET、MEG 等。这些影像学方法具有直观的特点,故在诊断中具有重要意义,甚至常起决定性的作用。

1. 头颅X线平片　垂体腺瘤患者蝶鞍可呈球形扩大,颅咽管瘤除蝶鞍骨质破坏外还可有鞍区钙化斑。目前已基本由CT取代。

2. 脑血管造影　脑血管造影(DSA)检查,包括颈动脉和椎动脉造影,有助于了解肿瘤的供血情况。

3. 计算机断层扫描摄影　由于计算机断层扫描摄影(CT)可以分辨颅内不同组织对X线吸收的细微差别,可清晰显示脑室和脑池系统、灰质和白质结构及病变组织,故对颅内肿瘤的诊断有很大的价值。CT诊断颅内肿瘤的主要依据是肿瘤病理组织形成的异常密度区,以及肿瘤对脑室和脑池系统或脑中线的压迫移位。CT可以清楚显示颅骨的特点,临床用于脑肿瘤的筛查和术前了解颅底肿瘤的颅骨破坏情况。

4. 磁共振成像　磁共振成像(magnetic resonance mammography,MRI)对不同神经组织和结构的细微分辨能力远胜于CT,具有良好的对比度,无射线辐射,可同时进行多方向、多层面扫描。此外,MRI除了常规序列图像外,近年来在成像方面有了很多的发展。磁共振血管成像(magnetic resonance angiogram,MRA)技术可不向血管内注射造影剂而清楚地显示血管状况;磁共振波谱分析(magnetic resonance spectroscopy,MRS)可对颅内肿瘤的性质做出倾向性诊断;应用功能磁共振成像(function MRI,fMRI)和弥散张量成像(dlffusion tensor imaging,DTI)可定位脑皮层功能区和显示脑白质神经纤维束的走向,对制订手术计划有非常大的帮助。

5. 放射性核素脑扫描检查　脑放射性核素扫描目前主要有单光子发射断层扫描(SPECT)与正电子发射断层扫描(PET)。PET能提供组织代谢变化的生理信息,是关于组织和细胞功能的成像,肿瘤细胞的糖酵解作用较正常细胞增高,PET通过测定组织的糖酵解程度,来区分和鉴别肿瘤组织和正常组织。PET在临床的应用可帮助医师了解脑肿瘤的恶性程度,区分低级别与高级别的胶质瘤,有利于制订治疗方案和评估治疗效果,并可动态监测肿瘤恶变或复发。神经系统肿瘤常用的为^{18}F标记的氟-2-脱氧葡萄糖(fluoro-2-deoxyglucose,FDG)。

6. 脑磁图　目前脑磁图(magnetoencephalography,MEG)与脑肿瘤密切相关的应用主要为癫痫发作的颅内肿瘤患者的癫痫灶定位及肿瘤周围脑重要功能区的定位。

(三) 实验室检查

1. 肿瘤标记物检查　就脑肿瘤而言,目前尚未找到属于脑肿瘤特有的物质。恶性胶质瘤的脑脊液(CSF)中乳酸脱氢酶(LDH)活性明显增高;胶质瘤患者血清中的碱性磷酸酶(ALP)、γ-谷胺酰转移酶(γ-GT)活性增高,而CSF中ALP和γ-GT活性降低。

生殖细胞肿瘤标记物,如甲胎蛋白(AFP)、绒毛膜促性腺激素(HCG)和胎盘碱性磷酸酶(PLAP)在生殖细胞肿瘤患者的血清和CSF中均可以检测到。绒癌可产生HCG,卵黄囊肿瘤产生AFP,生殖细胞瘤则产生PLAP,胚胎癌因含有合体滋养层和内胚窦成分,因此具有HCG和AFP两种标记物。标记物的水平在肿瘤的治疗过程中可发生改变,在治疗开始时常迅速下降,治疗后可恢复正常,肿瘤复发时再次升高。定期随访检查可成为判断治疗效果与监测肿瘤复发的手段。

2. 垂体激素检查　血清中泌乳素(PRL)、生长激素(GH)、促肾上腺皮质激素(ACTH)、促甲状腺激素(TSH)、促性腺激素(GTH),包括促卵泡激素(FSH)和促黄体生成素(LH)分泌的异常,提示可能存在分泌相应激素的垂体瘤或其他鞍区肿瘤。

3. 细胞免疫功能检查 胶质瘤患者外周血淋巴细胞对 PHA 刺激的增殖率明显降低,$CD2^+$、$CD3^+$、$CD4^+$亚群所占比例均下降,尤以 $CD4^+$下降最为明显,同时 $CD4^+$/ $CD8^+$下降。

(四) 鉴别诊断

颅内肿瘤通常应与以下几种疾病进行鉴别:

1. 脑血管意外 常有偏瘫、失语等神经系统症状。但其发病常很急,无明显前驱症状。部分患者有高血压、糖尿病等病史。老年脑肿瘤患者因颅内空间大,症状呈波动性,有的有类似短暂性脑缺血发作,常需行影像学检查。

2. 特发性癫痫 癫痫为脑肿瘤的常见症状之一,但原发性癫痫发病早,无明显局灶性体征,也没有颅内压增高症状,病程长而保持稳定等都足以与脑肿瘤相鉴别。脑电图中特发性癫痫可见癫痫波发放,而脑肿瘤中多见局灶性慢波灶有所不同。对于可疑或不典型的癫痫患者应行 CT、MRI 等特殊检查来明确诊断。

3. 慢性硬膜下血肿 有颅内压增高症状,可引起偏瘫及意识障碍。多见于老年患者,发病数周前常有头部外伤史。在 CT 影像上病灶呈等密度或低密度,伴有中线结构的移位。部分患者为双侧病变,无中线移位,可见双侧脑室受压。

4. 脑脓肿 起病常很急,伴有发热,并有明显的脑膜刺激征。发病前患者常有感染病灶,如中耳炎、肺炎、身体其他部位的脓肿、败血症等。儿童患者常有先天性心脏病病史。外周血象有白细胞增多,脑脊液有炎症细胞,增强 CT 或 MRI 呈环形强化影。

5. 脑蛛网膜炎 常有颅内高压症状、局灶性症状与视力减退,易与脑肿瘤混淆。一般脑蛛网膜炎病程长,进展慢,可多年不变。有感染或中毒史者可帮助诊断。诊断困难应行神经系统影像学检查。

6. 脑寄生虫病 可见于多种寄生虫病。患者有颅内高压症状与癫痫发作。一般均有感染源接触史。影像学上有时可见多发病灶。血清及脑脊液的特殊补体结合试验、皮肤反应试验在囊虫及肺吸虫病中可为阳性。若有皮下结节可做活检亦可明确诊断。

五、治　　疗

颅内肿瘤的治疗以手术治疗为主,辅以放疗、化疗等综合治疗措施。

(一) 对症治疗

1. 降低高颅压 颅内压增高是产生临床症状并危及患者生命的直接原因,因此降低颅内压在颅内肿瘤治疗的过程中始终是个中心问题。临床措施如下:

(1) 合理体位:除合并休克外,采取体位治疗时应将床头抬高 15°~30°。避免颈部扭曲及胸部受挤压,以利于颅腔静脉回流。

(2) 限制入水量:对于需要强烈脱水的患者应严格限制水量,不能进食者每天输液量应限制为 1500~2000ml(小儿按 60~80ml/kg 计算)。钠盐的供给应限制在体内需要的最低限度,以防由于水、钠潴留而致的脑水肿。

(3) 保持呼吸道通畅:对于昏迷患者是至关重要的,因为缺氧可使脑水肿加重。气管切开同时吸氧通常是必要的。对严重的患者有条件时还可用高压氧治疗。

(4) 冬眠降温:可以降低脑组织的代谢率,从而提高脑神经细胞对缺氧的耐受力,改善脑血管及神经细胞膜的通透性,减少脑水肿的发生。通常体温每降1℃,脑组织基础代谢率降低6%~7%,颅内压下降5%~6%。冬眠降温多用于高热、躁动及有去大脑强直的患者。

(5)激素应用:肾上腺皮质激素可调节血-脑屏障、改善脑血管的通透性、抑制抗利尿激素、减少储钠和排钾、增强机体对伤病的应激能力,因而对防治脑水肿起作用。常用的肾上腺皮质激素为地塞米松和氢化可的松。应用肾上腺皮质激素治疗应注意预防感染,大剂量用药还应注意水电解质平衡失调问题。

(6) 脱水药物的应用:常用的脱水药物按其药理作用可分为两类:渗透性脱水药物和利尿性脱水药物。脱水药物的作用时间有一定限制,一般不超过6小时,之后颅压还可能回升,甚至达到比用药前更高的水平。因此,必须重复使用。一次性脱水用于脑疝的急救,应采用静脉快速滴注或推注20%甘露醇250~500ml。持续性强烈脱水也应以静脉给药为好,如使用20%甘露醇或50%葡萄糖溶液,每隔4~6小时重复1次;亦可使用呋塞米静脉注射。强烈脱水时应特别注意防止水电解质平衡的紊乱。

2. 控制癫痫　对于绝大多数颅内肿瘤患者,如手术后脑损伤、脑缺氧、脑水肿,或放疗后脑损伤等因素可诱发癫痫,所以预防性或治疗性地使用抗癫痫药物已成为常规。经过正规药物治疗,大部分患者的癫痫发作可得到控制。

一般抗癫痫药物的治疗原则是:对于发生于幕上的肿瘤,建议早期预防性地使用抗癫痫药物,尽量单药治疗,从小剂量开始,换药和停药需缓慢。

药物选择上,大发作、局限性发作选用苯妥英、卡马西平等;肌阵挛性发作选用氯硝西泮、丙戊酸钠;精神运动性发作选用卡马西平、丙戊酸钠和苯妥英钠;小发作选用乙琥胺、丙戊酸钠、三甲双酮和氯硝西泮。

(二)手术治疗

手术是治疗颅内肿瘤最常用,也是最有效的方法。良性肿瘤经手术大多可治愈;恶性肿瘤通过手术治疗,可以收到延长生存时间的效果。有关颅内肿瘤的手术指征,一般传统认为应具备颅内压增高或局部脑神经受压。这种观念虽已不适应显微神经外科和功能神经外科的要求,但仍可作为手术治疗最基本的出发点。颅内肿瘤手术的类型可分为肿瘤切除、内减压、外减压、立体定向活检和捷径手术。

1. 肿瘤切除手术　手术按切除的范围可分为肿瘤全切除手术和部分切除手术或姑息手术。全切除手术除切除肿瘤外,还应切除肿瘤周围一切可能受侵犯的组织,但为防止出现严重的神经功能缺损,有时很难达到对肿瘤及受侵犯脑组织的彻底切除。

2. 内减压手术　当颅内肿瘤不能全切除时,可将肿瘤周围非重要的脑组织切除,以达到降低颅内压的目的。

3. 外减压手术　外减压手术是指切除颅骨并剪开硬膜,使颅腔容积扩大,以达到降低颅内压的目的。常用的手术有:颞肌下减压、枕肌下减压及大骨瓣减压。

4. 立体定向活检术　利用立体定向仪完成脑肿瘤的定位和标本的获取称为立体定向活检术。以下情况时需要选择立体定向活检术:常规开颅手术难以达到的脑深部病变;由于患者年龄较大、体质很差,估计不能耐受开颅手术而又必须明确病变性质者;病变位于脑重要功能区,预计开颅手术将导致严重神经功能缺失者。

5. 捷径手术　捷径手术即脑脊液分流手术,目的是为解除脑脊液梗阻,缓解颅内高压和神经功能障碍。第三脑室后部肿瘤常致中脑导水管堵塞，可行侧脑室-枕大池分流术；有室间孔梗阻时，应同时行两侧侧脑室分流术。颅内肿瘤造成的脑脊液循环障碍也可行侧脑室心耳或侧脑室腹腔分流手术，但有增加恶性肿瘤颅外转移的危险，应慎重选用。

（三）放疗

手术切除不彻底的脑肿瘤、恶性胶质瘤、生长在重要部位如脑干、内囊及侵犯范围较广的肿瘤、经治疗后复发的恶胜脑肿瘤等，进行放疗，能起到减少复发、延长生命的作用。

1. 常规放疗 常用的分割照射方法是每天照射 1 次，每周照射 5 天，周六和周日休息。对肿瘤每次的照射剂量为 1. 8～2. 0Gy，总疗程 6～7 周，总剂量 60～70Gy。部分肿瘤恶性程度高，容易沿蛛网膜下腔的脑脊液循环播散，如髓母细胞瘤、高度恶性幕下室管膜瘤、恶性淋巴瘤、生殖细胞肿瘤、脑转移瘤，需要全中枢或全脑照射。

2. 三维适形放疗 三维适形放疗（3-dimensional conformal radiotherapy，3DCRT）的目的是使肿瘤的照射剂量与靶区适形，而正常组织的照射剂量尽可能低。

3. 调强放疗 调强放疗（intensity modulated radiation therapy，IMRT）是三维适形放疗的高级阶段，适合于肿瘤形态不规则，并与周围正常、关键器官相互交错的情况，特别适合于头颈部肿瘤。

4. 立体定向放疗 立体定向放疗（stereotactic radiosurgery，SRS）主要适用于外形较规则且病灶体积不大，直径 20～30mm 的肿瘤，如脑膜瘤、听神经瘤、垂体瘤、放射敏感性低的脑转移瘤等；或者没有达到全切的良性肿瘤，术后也可以给予 SRS。

（四）化疗

脑肿瘤的化疗必须建立在对肿瘤手术切除的基础上。术后残余肿瘤越少，化疗效果越显著。因此，化疗是恶性肿瘤手术治疗的必要补充。在颅内恶性肿瘤的综合治疗中，逐渐受到重视，并取得了一定的疗效。

1. 颅内肿瘤化疗药物的选用原则 中枢神经系统肿瘤在生物学行为和生长环境等方面与颅外其他部位的肿瘤有着很大的差异。因此，在化疗药物的选择方面有着自己的特点。其原则如下：

（1）选择脂溶性高、相对分子质量小、非离子化、对正常脑组织毒性较小的药物。

（2）对于不能通过血脑屏障的药物，应选择瘤腔内放置或鞘内给药。此外，还可以经动脉用高渗性药物开放血脑屏障，随后动脉内注射化疗药物。

（3）根据肿瘤细胞动力学原理，选择作用于不同周期的药物联合应用。可先选用对增殖期细胞和非增殖期细胞均有杀伤作用的非细胞周期特异性药物，行大剂量短期冲击疗法，然后再改用细胞周期特异性药物，交替使用，以提高疗效。

（4）对脑转移癌患者，可参考原发肿瘤的病理类型，选择合适的化疗药物。

2. 常用的化疗药物

（1）亚硝脲类：是一类相对分子质量小、高度脂溶性的细胞周期非敏感性（CCNS）类药物，如烷化剂，较易通过血脑屏障，包括 BCNU、CCNU、MeCCNU、ACNU 等，对许多中枢神经系统肿瘤均有杀伤作用。各类亚硝脲类药物有交叉耐药，并在体内有累积现象，主要毒副反应为骨髓抑制，长期使用可出现肺纤维化。

（2）替莫唑胺（TMZ）：是一种治疗脑胶质瘤的化疗新药，属于烷化剂类药物。从国际研究现状看,替莫唑胺已成为一线抗胶质瘤的药物。

(3) 丙卡巴嗪(PCB):呈水溶性,为单胺氧化酶抑制剂,但抗肿瘤作用的为其代谢后具有烷基化活性的终末产物。

(4) DDP、CBP:为水溶性细胞周期非特异性重金属抗肿瘤药物。

其余化疗药物如 HU、VCR、VP-16、VM-26、CTX、MTX、IFO 等。

3. 脑肿瘤常用化疗方案　神经系统肿瘤目前可用的化疗方案较多,按所包含的药物大致可分为以下三大类:

(1) 含亚硝脲类药物的化疗方案:主要用于恶性胶质瘤的术后、放疗后辅助化疗和恶性胶质瘤复发时的治疗。ACNU、BCNU、CCNU、MeCCNU 均可单药给予,ACNU、BCNU 也常与 DDP 联合应用。ACNU、MeCCNU 常与 VM-26 联合用药,CCNU、PCZ 和 VCR 组成 PCV 方案。

(2) 含 TMZ 的化疗方案:TMZ 可单药给予,也可与其他细胞毒类药物联合应用,如 DDP、VM-26、PCZ、CPT-11。

(3) 不含亚硝脲和 TMZ 的化疗方案:脑肿瘤的化疗除含亚硝脲类化疗方案及含 TMZ 化疗方案外,联合化疗方案还有:VM-26+DDP、VM-26+CBP、IFO+CBP+VP-16 等。

(五) 免疫治疗

胶质瘤的免疫治疗主要包括主动性免疫治疗、过继性免疫治疗、被动免疫及针对免疫状态抑制的免疫恢复治疗。主动免疫治疗分特异性与非特异性两种。非特异性主动免疫最常用的是 BCG,但使用以来无肯定疗效,并有发热及颅内压增高等并发症;特异性主动免疫是基于胶质瘤细胞或是具有交叉反应的病毒或细菌抗原制成疫苗来免疫宿主,以增强肿瘤细胞的免疫原性。

六、预　　后

颅脑肿瘤的预后与其病理类型密切相关。良性肿瘤经手术大多可治愈,恶性肿瘤通过手术和综合治疗,可以延长生存时间,部分患者甚至可以治愈。早期诊断、早期治疗及采用合理的治疗方法是提高治愈率的关键。

(缪捷飞　钱　俐　茅国新)

第二节　鼻　咽　癌

一、概　　述

鼻咽癌是发生在鼻咽部的一种恶性肿瘤,在全世界范围内均有发病,尤以我国南方及东南亚地区为多见。鼻咽癌流行病学特点:①种族易感性,鼻咽癌好发于黄种人,中国、印度尼西亚、马来西亚、泰国、越南、菲律宾是鼻咽癌的高发区,黑种人次之,白种人十分罕见。高发区的居民迁居到低发区后仍保持着鼻咽癌的高发倾向。②地区聚集性,全球大部分地区发病率较低,一般在 1/10 万以下。鼻咽癌的发病率以中国的南方较高,如广东、广西、湖南,特别是广东的肇庆、佛山、广州等地最高发。据报道,居住在广东省中部,以及操广东方言的男性,其发病率为(30~50)/10 万。就我国而言,鼻咽癌的发病率由南至北逐渐降低。鼻咽癌的死亡率占全部恶性肿瘤死亡率的 2.81%,居第 8 位。③家族倾向性,在全世界鼻咽癌高发人群中,均有家族聚集现象,患者的一级亲属和二级亲属的发病率明显高于一般人群的发病率,其原因可能是鼻咽癌的发病和遗传因素密切有关。④人群分布,鼻咽癌发病男女之比为(2~3):1。在儿童期少见,20~40 岁开始上升,40~60 岁为发病的高峰年龄,占 75%~90%,60 岁以后呈逐渐下降趋势。

二、病　　因

鼻咽癌的发病是多种因素综合作用的结果,包括环境因素和患者自身的因素。最受重视的因素有 EB 病毒感染、遗传易感性、环境与饮食。

(一) EB 病毒感染

以往的研究表明,鼻咽癌的发病与 EB 病毒感染密切相关,相关证据有:

(1) 血清流行病学调查表明,鼻咽癌患者的血清中多种 EB 病毒特异性抗体远高于正常人和其他肿瘤患者,随着病程的变化抗体的水平也发生相应的变化。

(2) 核酸分子杂交及聚合酶链反应等检测均表明,不同类型的鼻咽癌组织中都存在 EB 病毒基因。

(3) 在鼻咽癌组织中存在 EB 病毒某些基因的表达产物。

(4) 从鼻咽癌组织中建立了带有 EB 病毒的裸鼠移植瘤株及相应的上皮细胞株,并且用 EB 病毒与促癌物 TPA 协同作用可诱发人鼻咽未分化癌。

(二) 遗传易感性

多年来的研究表明,鼻咽癌的发生与遗传因素密切相关。有鼻咽癌家族史者,其发生鼻咽癌的危险性比正常人高出数倍。人类白细胞抗原(human leukocyte antigen,HLA)的表型和鼻咽癌的发病风险之间有相关性。广州中山大学肿瘤防治中心通过对 32 个鼻咽癌高发家系的遗传连锁分析,把鼻咽癌的易感基因定位在 4p15.1~q12 的 14cm 区域。此乃鼻咽癌研究的重大突破,为鼻咽癌易感基因的捕获提供了第一条重要线索。随后又发现 HLA 和其他 3 个基因(*TN-FRSF*19、*MDSI-EVI*1 及 *CDKN2A/2B*)是鼻咽癌的易感基因,能显著影响鼻咽癌的发病风险。

(三) 环境与饮食

1. 土壤中镍含量高 鼻咽癌高发区的大米、水中微量元素镍的含量较低发区为高。在男性鼻咽癌患者的头发中镍的含量也较高。

2. 亚硝胺类化合物 关于咸鱼等腌制食品与鼻咽癌的关系,国内外研究结果不一致,但大部分学者支持吃腌制食品是鼻咽癌发生的一个危险因素。腌制食品中的高浓度挥发性亚硝酸盐被认为是鼻咽癌发展中的假设性致癌物质。亚硝酸盐分解的产物主要为亚硝胺及其化合物。其中的二甲基亚硝胺和二乙基亚硝胺已被证实可诱发大白鼠鼻腔或鼻窦癌。

3. 其他环境因素　包括吸烟、职业性烟雾、化学气体、灰尘、甲醛的暴露和曾经接受过放射线照射等。

三、病　　理

鼻咽癌的大体形态分为结节型、菜花型、黏膜下型、浸润型和溃疡型。2005 年，WHO 将鼻咽癌的病理类型分为 3 型：非角化型鳞癌（分化型或未分化型）、角化型鳞癌和基底细胞样鳞癌。我国鼻咽癌的主要病理组织类型是低分化鳞癌（非角化型鳞癌）占 90%，高分化鳞癌（角化型鳞癌）占 5%。高分化鳞癌一般多见于老年人，该型鼻咽癌易向上侵犯颅底骨甚至颅内，故称为"上行性"鼻咽癌。儿童、青少年和成人的鼻咽癌绝大多数为低分化鳞癌（非角化型鳞癌）和未分化型鳞癌，此种病理类型的鼻咽癌可能与 EB 病毒感染有关。该类型的鼻咽癌早期即可出现颈部淋巴结转移甚至远处转移，在临床上也称为"下行性"鼻咽癌。

鼻咽部其他罕见的肿瘤包括基底细胞样鳞癌、鼻咽腺样囊性癌、腺癌、黏液表皮样癌、多形性腺瘤、恶性黑色素瘤、肌上皮癌等。

四、临床表现

（一）颈部淋巴结肿大

颈部淋巴结肿大是最常见的症状。患者往往在无意中摸到颈部肿块，质地常较硬，触之无疼痛，活动度较差。病情晚期时其淋巴结转移可累及锁骨上，甚至腋窝、纵隔。

（二）回缩性血涕

70% 的患者有此症状，其中 23.2% 的患者以此为首发症状来就诊。当用力回吸鼻腔或鼻咽分泌物时，因肿瘤血管破裂或肿瘤表面糜烂、溃破所致，是鼻咽癌的一个早期症状。

（三）鼻塞

约占 48%，鼻塞可为单侧或双侧。为肿瘤阻塞后鼻孔或侵犯鼻腔，导致鼻腔通气不畅所致。

（四）耳鸣或听力下降

由位于鼻咽侧壁和咽隐窝的肿瘤浸润、压迫咽鼓管，造成鼓室负压，引起渗出性中耳炎所致。检查可见鼓膜内陷或有液平，穿刺抽液后很快复发，是鼻咽癌的一个早期症状。听力下降常表现为传导性耳聋，多伴有耳内闷塞感。

（五）头痛

常表现为枕部或颞部的疼痛，常为钝痛。早期可能为神经血管反射性头痛，常为间歇性；晚期多为肿瘤破坏颅底骨或脑神经、肿瘤感染、颈淋巴结转移压迫血管与神经等，常为持续性。

（六）脑神经损害的症状

人体的12对脑神经均可受鼻咽肿瘤的压迫或侵犯。临床上常见多对脑神经相继或同时受累，其中以三叉神经、展神经、舌下神经和舌咽神经受累最多，而嗅神经、面神经和听神经受累较少。不同脑神经受损会引起相应的症状，如黑朦、复视、眼睑下垂、眼球固定、面麻、声嘶、言语障碍或吞咽困难等。鼻咽癌扩展至咽旁间隙的茎突后区，或咽旁淋巴结转移向深部压迫、浸润时，可累及第Ⅸ、Ⅹ、Ⅺ、Ⅻ对脑神经和颈交感神经。当颈交感神经受到损害时出现病侧睑裂变窄、瞳孔缩小、眼球内陷及面部皮肤少汗或无汗，称为Horner综合征。鼻咽癌向上直接浸润和扩散，可破坏颅底骨质，或经颅底自然孔道或裂隙，侵入颅中窝的岩蝶区，表现为上睑下垂、眼肌麻痹、三叉神经痛或脑膜受刺激所致的颞区疼痛等。鼻咽癌侵犯脑垂体和蝶窦可以引起女性停经。

（七）远处转移

确诊时约有4.2%的患者已出现远处转移，以骨转移最常见，肺和肝转移次之。骨转移中，以胸椎和腰椎转移的比例较高，并且常有多个器官的转移。

五、辅助检查

（一）EB病毒血清学检查

几乎100%的非角化型鼻咽癌患者的血清中有抗EB病毒抗体存在。应用最广泛的是检测血清中EB病毒VCA-IgA和EA-IgA。根据文献报道，这些抗体在鼻咽癌的阳性率为69%～93%。

（二）间接鼻咽镜检查及鼻咽内镜检查

这是常用的方法，简单、方便、实用。可以清楚地观察到肿瘤的大小、部位、表面形状、侵犯范围等，并可以直接钳取活检。

（三）病理检查

组织病理学是最有力的诊断依据。鼻咽癌患者应尽量取鼻咽原发灶的组织送病理检查，在治疗前必须取得明确的组织学诊断。鼻咽重复活检病理阴性或当患者仅有颈部淋巴结增大而原发灶无法获得明确病理诊断时才考虑颈部淋巴结的活检。

（四）影像学检查

1. MRI和CT检查　增强MRI和CT检查可清楚地显示鼻咽腔内病变及其侵犯的部位、范围，以及了解淋巴结、骨、肺和肝的转移情况。MRI较CT的软组织分辨率高，能较早地显示肿瘤对骨质的侵犯情况，因而MRI在鼻咽癌的诊断及了解病变侵犯范围方面较CT更有价值。

2. 彩色多普勒超声检查　彩色多普勒超声检查对颈部淋巴结转移的诊断符合率约为95%，高于MRI和CT的结果。腹部超声检查有助于发现有无腹部器官转移及淋巴结转移。

3. 胸部X线　胸部正侧位X线是排除肺部及纵隔淋巴结转移的基本检查方法。

4. 放射性核素骨显像　放射性核素骨显像(ECT)对鼻咽癌骨转移有较高的诊断价值,其灵敏度较高,一般比X线早3~6个月发现骨转移。但是ECT的特异性较差,存在一定的假阳性,患者如果曾有骨折或骨髓炎病史,ECT也会显示放射性浓聚病灶。因此,ECT对骨转移的诊断应根据患者病史、查体,并结合X线及CT/MRI检查等综合考虑。

5. 正电子发射计算机断层显像　正电子发射计算机断层显像(PET)是一种功能显像,可提供生物影像的信息,并可与CT图像进行融合形成PET/CT的图像,有助于发现原发灶、颈部转移淋巴结及远处转移灶。

六、诊　　断

根据患者的症状和体征、头颈部体格检查、实验室检查、鼻内镜检查、影像学检查及组织病理学检查可做出诊断。完整的诊断应包括鼻咽癌的部位、组织学病理分型和临床分期。

七、鉴别诊断

(一) 鼻咽部恶性淋巴瘤

鼻咽部恶性淋巴瘤的发病年龄较轻,头痛和脑神经麻痹症状少见,常伴发热、盗汗。肿物多为黏膜下球形隆起。病理及免疫组化可鉴别。

(二) 鼻咽纤维血管瘤

鼻咽纤维血管瘤是鼻咽部最常见的良性肿瘤。好发于青少年,男性多见。以鼻咽部反复出血为特征,无颈部淋巴结肿大。少见头痛和脑神经麻痹症状。鼻咽部肿物呈暗紫色。CT或MRI增强检查即可区别。禁忌随意活检以防大出血。

(三) 鼻咽结核

鼻咽结核多见于青年人,患者有结核菌感染的毒血症状:午后低热、乏力、盗汗。多无头痛,无脑神经症状,一般有其他部位的结核病史。临床与鼻咽癌较难鉴别,确诊依赖于病理学检查。

(四) 颅底脊索瘤

颅底脊索瘤成年人多见,头痛、脑神经麻痹及中线附近的颅底骨破坏是其特点。肿瘤向下侵犯可在鼻咽部形成黏膜下肿块,但颈部无肿大淋巴结。

(五) 鼻咽部腺样体增殖

腺样体在儿童和青少年常见,随着年龄的增长逐渐萎缩,但也有部分人萎缩不全。在鼻咽顶壁有几条纵形脊隆起,两隆起之间呈沟状,表面光滑呈正常黏膜色泽,常易于辨别,无需活检,个别患者需进行活检以排除鼻咽癌。

（六）鼻咽部的良性增生性病变

鼻咽部的良性增生性病变大多是在鼻咽黏膜或腺样体的基础上发生，结节状，红色光滑，当出现表面溃疡坏死时需考虑其恶变可能，通常需进行病理学检查。

八、临床分期

鼻咽癌美国国家癌症联合委员会（AJCC）TNM 分期（2010 年第七版）

原发肿瘤（T）

Tx 原发肿瘤不能评估

T0 无原发肿瘤证据

Tis 原位癌

T1 肿瘤局限于鼻咽，或肿瘤侵犯口咽和（或）鼻腔但不伴有咽旁间隙侵犯*

T2 肿瘤侵犯咽旁间隙*

T3 肿瘤侵犯颅底骨质和（或）鼻旁窦

T4 肿瘤侵犯颅内和（或）脑神经、下咽、眼眶或颞下窝/咀嚼肌间隙

注：* 咽旁间隙侵犯是指肿瘤向后外侧方向浸润，突破咽颅底筋膜。

区域淋巴结（N）

Nx 区域淋巴结不能评估

N0 无区域淋巴结转移

N1 锁骨上窝**以上单侧颈部淋巴结转移，最大直径≤6cm，和（或）单侧或双侧咽后淋巴结转移，最大直径≤6cm

N2 锁骨上窝以上双侧颈部淋巴结转移，最大直径≤6cm

N3 颈部转移淋巴结最大径>6cm 和或锁骨上窝淋巴结转移

N3a 颈部淋巴结转移，最大直径>6cm

N3b 锁骨上窝淋巴结转移

注：* * 锁骨上窝是指胸锁关节上缘、锁骨末端上缘和颈肩交界点组成的三角区域。

远处转移（M）

M0 无远处转移

M1 有远处转移

分期

0 期 TisN0M0

Ⅰ期 T1N0M0

Ⅱ期 T1N1M0；T2N0～1M0

Ⅲ期 T1～2N2M0；T3N0～2M0

$Ⅳ_A$期 T4N0～2M0

$Ⅳ_B$期 任何 TN3M0

$Ⅳ_C$期 任何 T 任何 NM1

九、治　　疗

鼻咽癌治疗的目的是有效提高鼻咽原发灶和颈部淋巴结转移灶的控制率，减少局部肿瘤的复发率和降低远处转移率，并提高患者的生活质量。围绕这个目的，综合治疗的原则是以放疗为主，辅以化疗、手术治疗。临床可以根据初治或复发鼻咽癌不同的 TNM 分期，选用不同的综合治疗方法。

Ⅰ期（T1N0M0）及Ⅱ期（T2N0～1M0）患者采用单纯放疗，包括外照射或外照射加腔内后装治疗，照射 66～70Gy。外照射优先采用调强放疗。对 T2 或 N1 患者可以考虑同期放化疗。化疗则以铂类为主，可采用 3 周方案或每周方案。Ⅲ期、$Ⅳ_A$期、$Ⅳ_B$期鼻咽癌占所有患者的 60%～70%，采用放疗联合化疗的综合治疗，照射剂量 70～76Gy；化疗可以是诱导化疗，同期放化疗或同期放化疗+辅助化疗，化疗方案为含铂类方案。外照射优先采用调强放疗。对于 T3～4 患者以提高局部控制率为主要目的，对 N2～3 患者，除了调强放疗外，还需加强化疗。ⅣC 期鼻咽癌已发生远处转移，处于不可治愈状态，治疗是姑息性的，目的在于延长患者的生存期，改善其生活质量，一般采用全身化疗 4～6 个周期后局部姑息性放疗，照射剂量在 60Gy 左右。鼻咽癌放疗治愈后，半年以上复发的病例称为复发性鼻咽癌。放疗后 1 年以内局部复发者，选用化疗、近距离放疗或调强放疗，尽量不再次常规外照射放疗，颈部淋巴结复发者，建议手术治疗，不能手术者采用化疗。放疗后 1 年以上局部和（或）颈部淋巴结复发者，可行第 2 疗程根治性放疗，包括单纯外照射或外照射+近距离照射。

（一）放疗

鼻咽癌绝大多数为未分化癌，对放射线具有较高的敏感度，原发肿瘤、颈部转移淋巴结可以同时包括在照射范围内，所以放疗是鼻咽癌的主要治疗手段，通常采用面颈联合野照射。照射剂量：鼻咽原发病灶（65～75）Gy/6～7.5 周；颈部淋巴结转移灶（60～70）Gy/6～7 周；无淋巴结转移的颈部预防照射区域（50～60）Gy/5～6 周，三维适形放疗（3D-CRT）和调强放疗（IMRT）可以提高肿瘤局控率，改善射线分布，降低对正常组织的放疗损伤，对某些局部复发患者，可以起到解救治疗的作用。

（二）手术

由于鼻咽深居头面部中央，紧靠颅底，周围结构复杂，难以对原发肿瘤及淋巴结转移灶实行广泛切除，手术极少用于原发肿瘤的治疗。放疗以后出现颈部复发的患者，颈部淋巴结清扫术是一个有效的解救治疗手段。此外，对放射后并发症的处理，外科手术仍有作用。

（三）化疗

1. 同期放化疗　同期放化疗是指在放疗期间同时给予化疗。化疗药物除了本身具有抗肿瘤作用外，许多还具有放射增敏作用，可以提高放疗的疗效，降低肿瘤的局部复发率。化疗作为系统性治疗，还可降低肿瘤的远处转移率。值得注意的是，与单纯放疗相比，同期放化疗在提高疗效的同时也显著增加了治疗毒性，特别是口腔炎。因此，对于高龄患者或者具有严重合并疾病的患者应慎重选择。

2. 新辅助化疗　新辅助化疗又称诱导化疗，是指在根治性放疗前给予的化疗。对于局部晚期鼻咽癌，在局部治疗早期进行诱导化疗，有可能降低远处转移发生率，从而提高疗效。新辅助化疗可避免血管接受照射后的纤维化，从而保证药物浓度。通过新辅助化疗缩小肿瘤，还有助于放射野的设置，这对于肿瘤负荷较大的患者尤为适合。

3. 姑息性化疗 对于鼻咽癌，姑息性化疗是指局部根治性治疗失败或者肿瘤发生远处转移后给予的化疗，目的在于延长患者的生存期及提高其生活质量。鼻咽癌是对化疗十分敏感的肿瘤，常用的方案包括铂类联合5-Fu、GEM或紫杉类。

4. 常用化疗方案 鼻咽癌是对化疗最为敏感的头颈部肿瘤，包括5-Fu、铂类、GEM及紫杉类等药物均有一定疗效。

（1）DDP单药：DDP 100mg/m^2，静脉滴注，第1天，每3周重复1次。

（2）PF方案：DDP 100mg/m^2，静脉滴注，第1天；5-Fu 1000mg/m^2，静脉滴注（持续），第1~5天，21天为1周期。

（3）PC方案：PTX 135mg/m^2，静脉滴注，第1天；DDP 75mg/m^2，静脉滴注，第1天，21天为1周期。

（4）DC方案：TXT 75mg/m^2，静脉滴注，第1天；DDP 75mg/m^2，静脉滴注，第1天，21天为1周期。

（5）GP方案：GEM 1000mg/m^2，静脉滴注，第1、8、15天；DDP 50mg/m^2，静脉滴注，第1、8天，28天为1周期。

（6）GPC方案：GEM 1000mg/m^2，静脉滴注，第1、8天；PTX 70mg/m^2，静脉滴注，第1、8天；卡铂AUC=5，第1天，21天为1周期。

（7）GN方案：GEM 1000mg/m^2，静脉滴注，第1、8天；NVB 20mg/m^2，静脉滴注，第1、8天，21天为1周期。

（8）TPF方案：TXT 60~75mg/m^2，静脉滴注，第1天；DDP 60~75mg/m^2，静脉滴注，第1天；5-Fu 600~750mg/m^2，静脉滴注（持续），第1~5天，21天为1周期。

（四）分子靶向治疗

研究表明，大约80%的鼻咽癌具有表皮生长因子受体（EGFR）的过度表达，并且与预后不良有关，提示鼻咽癌是EGFR抑制剂治疗的潜在靶肿瘤。目前，鼻咽癌的靶向治疗还处于探索阶段，已涉及的药物包括西妥昔单抗、尼妥珠单抗等。

十、预　　后

放疗是鼻咽癌的主要治疗方法。随着影像技术及放疗技术的发展、综合治疗的应用，鼻咽癌的预后有了显著的改善，中国20世纪90年代鼻咽癌的5年生存率已提高到75%左右。影响预后的因素包括：年龄（<40岁的年轻人预后较好，妊娠哺乳期的妇女预后极差）；病理类型（低分化鳞癌的预后较好，未分化癌较差，高、中分化鳞癌及腺癌对放疗敏感性差，预后欠佳）；临床分期（分期越早预后越好）；治疗方法（根据肿瘤期别进行分层综合治疗、放疗技术的改良、放疗的总剂量、配合化疗能有效提高疗效）。

（钱　俐　缪捷飞　茅国新）

第三节　甲状腺癌

一、概　　述

甲状腺癌是内分泌系统和头颈部肿瘤中最常见的恶性肿瘤。每年甲状腺癌新发病例占所有癌症发病的1%～5%，女性甲状腺癌发病率高于男性，约是男性的3倍，甲状腺癌的发病年龄相对年轻，发病率随年龄的增长而上升。近30年来，甲状腺癌发病率持续快速增长，引起人们的广泛关注。甲状腺癌最重要的发病因素为儿童期头颈部接受过放射线照射，此外家族性内分泌疾病的影响也不容忽视。不同病理类型的甲状腺癌其临床表现、治疗方法及预后差异较大。除未分化癌外，总体治疗效果较好，如甲状腺乳头状癌，术后10年生存率接近90%。

二、流行病学

世界上多数国家如中国、美国等的甲状腺癌发病率逐年升高。在美国，1973～2002年，甲状腺癌总的发病率上升了2.4倍；2005年甲状腺癌的发病率男性为4.6/10万，女性为13.4/10万；2006年，全美有3万新发病例。在中国，根据上海市疾病预防控制中心报告，1983年上海市市区甲状腺恶性肿瘤的发病率男性为1.1/10万，女性为3.4/10万；而2007年的统计显示上海市甲状腺癌发病率男性已达4.49/10万，女性为16.85/10万，是发病率上升最快的恶性肿瘤。发病率增高的原因与环境污染、影像学诊断技术水平提高有关。

三、病　　因

随着分子生物学的进展，对甲状腺癌的病因和致病因素的认识逐渐增加，但确切的病因目前尚难肯定。

1. 放射性损伤　放射线接触是目前唯一肯定与分化性甲状腺癌发生密切相关的重要因素，包括医源性的外放射接触、放射线泄漏污染、医源性内放射或核爆炸后的多种放射性核素摄入。日本长崎与广岛原子弹爆炸后，当地居民甲状腺癌发病比例比其他地区明显增高。儿童期接受过头颈部外照射的患者，10～20年后甲状腺癌的发病率明显上升。

2. 碘的摄入　研究表明饮食中碘含量过低或过高可能是促进甲状腺癌的发生因素之一。如在碘缺乏区，多发生滤泡状癌；而在高碘摄入地区，如我国沿海地区、冰岛、挪威、美国夏威夷等则乳头状癌高发。

3. 遗传因素　部分家族性甲状腺髓样癌（medullary thyroid carcinoma，MTC）的发生，可能与*RET*基因的突变相关。

4. 其他因素　如女性激素可以促进TSH的分泌，是甲状腺癌可能病因之一。

四、病　　理

绝大多数甲状腺癌起源于滤泡上皮细胞，少数可以来自滤泡旁的C细胞，极少数来源于间质细胞。

1. 乳头状癌 最常见,占全部甲状腺癌的 70%～80%,女性多见,男：女=1：3,好发年龄为 30～40 岁,为低度恶性,病程缓慢。乳头状癌的组织学亚型包括:乳头状微小癌(直径<1.0cm)、滤泡型、高细胞型、柱状细胞型和弥漫硬化型癌等。在显微镜下肿瘤细胞排列成乳头状,常见三级以上分支。乳头状癌常伴有滤泡状癌的成分,但肿瘤的命名仍为乳头状癌;乳头状癌中含有未分化癌的成分,命名应为未分化癌。

2. 滤泡状癌 占原发性甲状腺肿瘤的 5%～20%,女性多见。滤泡状癌可发生于任何年龄,确诊时的平均年龄为 50～58 岁。一般病程较长,肿瘤生长较缓慢。滤泡状癌组织亚型包括:嗜酸粒细胞和透明细胞亚型。组织学上,由不同分化程度的滤泡所构成。癌细胞穿出包膜进入多处静脉内形成癌栓,常常成为远处转移的起点,所以滤泡状癌较少局部淋巴结转移,而较多通过血行远处转移。

3. 髓样癌 甲状腺髓样癌来源于滤泡周围的 C 细胞,又称为滤泡旁细胞癌或 C 细胞癌,这些细胞可分泌降钙素和癌胚抗原(CEA),属于 APUD 瘤的范畴。占甲状腺癌 5%左右。显微镜下瘤细胞呈实体片巢状或乳头状、滤泡状排列,间质内常有淀粉样物质沉着(可能与降钙素分泌有关),胞质内有大小较一致的神经分泌颗粒。

4. 未分化癌 起源于滤泡细胞,占甲状腺癌的 3%～8%。组织学表现全部或部分由未分化细胞构成,大多数未分化癌呈广泛侵袭性,由梭形细胞、多形巨细胞和上皮样细胞混合组成。

五、临床表现

1. 颈前肿物 常以偶然发现颈前肿物为首发症状,肿物质硬,边界不清,并随吞咽上下移动。肿物合并出血时肿瘤短期内增大或伴疼痛。

2. 局部侵犯和压迫症状 肿瘤增大到一定程度时,压迫气管,导致气管移位,并伴有不同程度的呼吸困难;压迫食管可引起吞咽困难;侵犯喉返神经可出现声音嘶哑;颈静脉受压时,可出现颈静脉怒张与面部水肿等症状。在极少情况下,肿块侵犯颈交感神经丛会导致霍纳综合征。

3. 颈淋巴结肿大 淋巴结转移时,常在颈深上、中、下组(Ⅱ～Ⅳ区)等处扪到肿大的淋巴结。

4. 不同病理类型甲状腺癌的特点

(1) 乳头状癌:女性和 40 岁以下患者较多见,恶性程度相对较低,病程发展较缓慢,颈淋巴结转移率高,血行转移少见,其中肺转移最为常见,其次为骨。

(2) 滤泡状癌:多见于 20 岁以上女性。病程较长,生长缓慢,以血行转移为主,常见肺和骨转移。淋巴结转移则为较晚期的表现。

(3) 髓样癌:髓样癌占所有甲状腺癌的 5%～10%,发病主要为散发性,中位年龄为 50 岁,约 20%有家族史,常为多种内分泌肿瘤综合征的一种表现,中度恶性,淋巴结转移和血行转移率均较高。除颈部肿块和颈淋巴结增大外还有类癌综合征的表现:肠鸣音亢进、气促、面颈部皮肤阵发性潮红、血压下降、心力衰竭等。

(4) 未分化癌:为高度恶性肿瘤。60 岁以上老年人多见,病情进展迅速。常发生于碘缺乏的甲状腺肿高发地区,80%的患者有甲状腺肿的病史。肿块累及邻近器官可出现声嘶、呼吸困难、吞咽困难及颈部疼痛等。

六、辅助检查

1. 实验室检查　多数患者的甲状腺功能表现为正常；甲状腺球蛋白轻度升高但无特异性，滴度超过10倍则提示甲状腺癌的可能。分化型甲状腺癌的血清甲状腺球蛋白（Tg）值可升高，但不具有特异性。对未分化癌和髓样癌测定Tg意义不大。血清降钙素的检测对诊断甲状腺髓样癌具有特异性。如降钙素大于正常值有诊断意义，如持续增高，髓样癌诊断基本可以确定。在髓样癌患者中，也可见到血清癌胚抗原（CEA）的升高。

2. 影像学检查

（1）颈部超声：可以确定肿物的位置、大小以及区分肿物与甲状腺的关系，并鉴别肿物为实性或囊性，实性肿物的恶性可能性大，但不能排除囊性肿物的恶性可能，如在甲状腺结节中有砂粒样钙化，不论结节大小均提示有癌的可能。

（2）CT/MRI：有周围组织的侵犯、颈部或纵隔淋巴结异常增大等可提示恶性可能。

（3）甲状腺放射性核素扫描：^{131}碘（^{131}I）、^{125}碘（^{125}I）、^{123}碘（^{123}I）和^{99m}锝（^{99m}Tc）是甲状腺扫描最常用的放射性核素。对临床可触及的甲状腺结节提供精确的解剖位置定位，并了解结节的功能状态。

3. 细针穿刺细胞学检查　超声引导下甲状腺肿物细针穿刺是术前甲状腺癌病理细胞学诊断的主要方法之一。这种技术可区分良、恶性结节，准确率高达95%，假阴性率不足5%，假阳性率仅为1%～3%。

七、临床分期

2010年AJCC/UICC第七版TNM分期

所有分类可以分为（s）孤立肿瘤和（m）多发肿瘤。

T1　肿瘤最大直径≤2cm，局限于甲状腺内

T1a　肿瘤≤1cm，局限于甲状腺

T1b　肿瘤>1cm，但≤2cm，局限于甲状腺

T2　2cm<肿瘤最大直径≤4cm，局限于甲状腺内

T3　肿瘤最大直径>4cm，局限于甲状腺内，或任何大小肿瘤伴有腺体外微小受侵（如胸骨甲状肌或甲状腺周围软组织）

T4a　中晚期病变。任何大小肿瘤侵犯甲状腺包膜外结构：皮下组织、喉、气管、食管、喉返神经等

T4b　局部晚期病变。肿瘤侵犯椎前筋膜、包绕颈动脉或纵隔血管间变/未分化癌

T4a　甲状腺内间变癌

T4b　甲状腺外大体间变癌

N1a　转移淋巴结位于Ⅵ区（气管前和气管旁淋巴结包括喉前和Delphian淋巴结，Delphian淋巴结指邻近甲状腺峡部的喉前淋巴结）

N1b　转移淋巴结位于同侧其他区、双侧或对侧颈部，咽后或上/前纵隔

临床分期

乳头状癌和滤泡状癌，年龄<45岁

Ⅰ期：T1～4任何NM0

Ⅱ期:T1~4 任何 NM1

乳头状癌和滤泡状癌,年龄≥45 岁及髓样癌

Ⅰ期:T1N0M0

Ⅱ期:T2N0M0

Ⅲ期:T3N0~1aM0、T1~2N1aM0

ⅣA 期:T1~3N1bM0、T4aN0~1bM0

ⅣB 期:T4b 任何 NM0

ⅣC 期:任何 T 任何 NM1

间变型/未分化癌(均为Ⅳ期)

Ⅳa 期:T4a 任何 NM0

Ⅳb 期:T4b 任何 NM0

Ⅳc 期:T1~4 任何 NM1

八、诊断与鉴别诊断

根据病史、体格检查及辅助检查可获初步诊断。确诊应根据病理活检阳性结果。甲状腺癌诊断的关键是鉴别甲状腺结节的性质,主要依靠病理及实验室检查进行鉴别。甲状腺癌应与非毒性结节性甲状腺肿、淋巴性甲状腺肿(桥本甲状腺肿)、甲状腺腺瘤、甲状腺转移癌及恶性淋巴瘤等进行鉴别。

九、治　　疗

甲状腺癌的治疗方法有手术治疗、放疗和药物治疗,其中以手术治疗为主。甲状腺癌的治疗原则与病理类型相关。但不论何种病理类型,只要有指征就应尽可能地手术切除。对分化差的癌或未分化癌,如手术后有残留或广泛的淋巴结转移,应及时给予大范围的术后放疗。

(一)手术治疗

1. 对可疑甲状腺癌结节的处理　比较合理的方案是术前检查提供相关参考资料;对甲状腺单发实性结节、囊实性结节及囊性结节>4cm 者均行患侧腺叶切除加峡部切除术,术中送冷冻切片检查指导手术方式。

2. 对已确诊为甲状腺癌患者的处理　原则取决于癌瘤的病理类型、临床分期和患者的自身情况。

(1)乳头状癌:如癌瘤局限于一侧腺体内,可将患侧腺体连同峡部全部切除;癌瘤已侵犯左右腺叶,则需将两侧腺叶连同峡部全部切除。对 N0 期患者不需同时行患侧颈淋巴清扫;对 N1 期患者,应行包括颈淋巴结清扫在内的甲状腺癌联合根治术。

(2)滤泡状癌:手术原则与乳头状癌基本相同。由于滤泡状癌与滤泡状腺瘤容易混淆,因此术中发现可疑肿物,应送冷冻切片检查。同时还要探测对侧有无肿瘤。

(3)髓样癌:恶性程度较高,确诊后手术将患侧腺体连同峡部全部切除,对侧切除 2/3;不管临床是否有肿大淋巴结,都应做选择性颈淋巴结清扫术。伴有嗜铬细胞瘤者,在甲状腺手术以前首先要处理嗜铬细胞瘤,否则术中会激发高血压。

（4）未分化癌：由于本病病程短，进展快，预后差，不宜手术治疗，但偶尔有较小病灶、适宜手术者应积极争取根治性手术。

（二）放射治疗

1. 放射性核素^{131}I 内放射治疗　分化型甲状腺癌对放射性核素^{131}I 内放射治疗效果明显，尤其是乳头状癌、滤泡状癌，还可同时杀灭多发性转移病灶。在行^{131}I 放射治疗前，应先甲状腺全切或将残余的甲状腺切除，因为甲状腺组织较分化型甲状腺癌更多地聚集^{131}I 而影响治疗效果。

2. 外放射治疗　疗效与甲状腺癌的分化有关，分化越好，敏感性越差；分化越差，敏感性越高。

（1）放疗适应证

1）甲状腺未分化癌应常规行术后放疗，如不能手术切除可行单纯姑息性放疗。

2）分化型甲状腺癌的放疗指征：①手术切缘不净或残留者，尤其是不摄取^{131}I 的甲状腺癌；②外科医生认为局部区域复发的高危患者；③术后残存病灶较大，虽然吸收^{131}I，但不足以达到治疗剂量者；④手术无法切除或^{131}I 治疗后复发的患者；⑤广泛淋巴结转移，尤其是包膜受侵者。

（2）照射剂量 按常规剂量分割方式，分次剂量 200cGy，每日 1 次，每周 5 次，大野照射 5000cGy，然后缩野针对残留区加量至 6000～7000cGy，注意脊髓量勿超过耐受量。在甲状腺癌的治疗中采用 IMRT 可以提高靶区治疗剂量，在重要器官受到保护的情况下，高危区的单次剂量还可以提高至 2. 2～2. 25Gy。

（三）分化型甲状腺癌术后的内分泌治疗

分化型甲状腺癌手术后，不但需要甲状腺激素制剂替代性治疗，更需要甲状腺激素制剂抑制性治疗。甲状腺激素替代治疗是补充甲状腺激素，使血液甲状腺激素保持在正常水平。甲状腺激素抑制性治疗是补充甲状腺激素，使甲状腺激素维持在一个略高于正常水平但低于甲状腺功能亢进水平。可用左甲状腺素 100μg，每日 1 次，口服或甲状腺素干片制剂 40mg，每日 2 次，口服。甲状腺全切者应终身服用甲状腺素片。

（四）化疗

通常情况下，化疗在甲状腺癌治疗中的地位很低。化疗主要用于甲状腺未分化癌，也有将其作为部分复发性分化较差的甲状腺分化性癌或髓样癌的术前辅助治疗。常用于甲状腺未分化癌的化疗药物主要有多柔比星、博来霉素、顺铂、依托泊苷和米托蒽醌等，其中以多柔比星最为常用，且单药有效，但最高部分缓解率不超过 25%。联合应用以多柔比星和顺铂为主的化疗方案。

化疗药物及方案：①多柔比星单药方案：适用于晚期甲状腺乳头状癌、滤泡状癌或髓样癌，目前是美国食品药品管理局（FDA）批准唯一治疗甲状腺癌转移的治疗方案。②紫杉醇单药方案：适用于甲状腺未分化癌。③达卡巴嗪（氮烯米胺）合用氟尿嘧啶方案 适用于髓样癌。

（五）靶向治疗

针对血管内皮生长因子的小分子酪氨酸激酶抑制剂对晚期分化型甲状腺癌取得了一

定的疗效。研究表明,索拉菲尼对局部晚期或转移性放射性碘治疗无效的分化型甲状腺癌安全有效。由于多数髓样癌具有 RET 基因的突变,针对这一靶点的多靶点酪氨酸激酶抑制剂—凡德他尼(ZD6474)正处于积极的临床研究阶段。

十、预　　后

甲状腺癌的预后与肿瘤的病理类型、患者的性别、年龄、病期的早晚及规范治疗有密切关系。除未分化癌之外,其他病理类型的甲状腺癌预后均相对较好,尤其是乳头状癌,5 年生存率可达 95% 左右。而高度恶性的未分化癌,预后则极差,常在 1 年内死亡。

(钱　俐　缪捷飞　茅国新)

第十二章　胸部肿瘤

学习目标

1. 掌握乳腺癌的临床表现、诊断与鉴别诊断。
2. 掌握乳腺癌术后辅助治疗和晚期乳腺癌的治疗。
3. 熟悉乳腺癌的分期。
4. 掌握肺癌的临床表现、诊断与鉴别诊断。
5. 掌握肺癌的治疗。
6. 熟悉肺癌的临床分期。
7. 了解肺癌的病因。
8. 掌握恶性胸膜间皮瘤的诊断、治疗。

第一节　乳　腺　癌

乳腺癌(breast cancer)是来自乳腺终末导管小叶单元上皮的恶性肿瘤。在我国,乳腺癌占全身各种恶性肿瘤的7%~10%。尽管乳腺癌的发病率逐年增加,但是由于乳腺癌早期诊断和术后预防复发转移的辅助治疗的合理应用,以及新药的不断问世,乳腺癌的死亡率并未相应地增加。目前,通过采用综合治疗手段,乳腺癌已成为疗效最佳的实体肿瘤之一。

一、流行病学

乳腺癌是女性最常见的恶性肿瘤,男性乳腺癌罕见,女性乳腺癌发病率约为男性的100倍。全世界每年约有120万女性发生乳腺癌,有50万女性死于乳腺癌。乳腺癌20岁以前少见,30岁以后发病率迅速上升,45~69岁为多发期,尤其以更年期和绝经期前后的女性多见。中国女性诊断为乳腺癌的中位年龄是48~50岁,发病中位年龄比西方白人女性更加年轻。乳腺癌不同地区的发病率差别较大。就世界范围而言,北美和北欧国家的乳腺癌发病率较高,我国属于低发区。但是,近年来,我国乳腺癌发病率呈上升趋势。在我国,城市地区乳腺癌发病率高于农村地区,沪、京、津及沿海地区为我国乳腺癌高发区,并且城市地区乳腺癌的死亡率亦高于农村地区。

二、乳腺癌的病因

乳腺癌是多种因素在一定条件下综合作用的结果。迄今为止,乳腺癌的病因尚不十分清楚,其发生可能与以下因素有关:

(一) 生殖和激素因素

乳腺癌的发病与雌二醇有关,女性接触雌二醇的时间长短决定其危险程度。研究表明,月经初潮年龄小(早于12岁)和绝经年龄晚(55岁之后)乳腺癌的发病风险高。初潮年龄每推迟1年,能减少9%的绝经前乳腺癌和4%的绝经后乳腺癌发生率。绝经年龄推迟1年,乳腺癌发病风险大约增加3%。初产年龄晚(35岁之后)或不生育、母乳喂养受限等均使得发生乳腺癌的危险性增加。第一胎足月产超过35岁,每超过1年发病危险性增加约5%。

(二) 遗传因素

如果女性一级直系亲属中有乳腺癌病史者,其乳腺癌的危险性是正常人群的2~3倍,并且,其危险性又与亲属的乳腺癌发生年龄及单侧或双侧有关,如果一级亲属在绝经前患双侧乳腺癌,其患乳腺癌的相对危险度可高达9倍。乳腺癌基因1(breast cancer susceptibility gene 1,*BRCA*1)和乳腺癌基因2(breast cancer susceptibility gene 2,*BRCA*2)是被广泛深入研究的乳腺癌遗传易感基因,为抑癌基因,他们编码的蛋白质的主要作用是DNA损伤修复,从而维持基因组的稳定。*BRCA*1和*BRCA*2基因突变与早发性乳腺癌密切相关,同时也能增加卵巢癌、胰腺癌等其他癌症的发病危险。现在已知的乳腺癌易感基因还包括*p53*、*PTEN*等。与这些基因突变相关的乳腺癌被称为遗传性乳腺癌(hereditary breast cancer)。值得注意的是,绝大多数有乳腺癌家族史的女性并不存在上述的遗传素质。

(三) 饮食、运动等生活方式

高脂肪、高热量饮食及肥胖等可能与乳腺癌的发生有关。高脂肪饮食增加了乳腺癌的危险性,可能与脂肪加速儿童期生长发育、提早性成熟,使乳腺上皮细胞较早暴露于雌激素中有关,从而增加了癌变的机会。肥胖可使外周组织来源的雌激素合成增加,对绝经后妇女乳腺癌的发生有重要影响,肥胖可使绝经后女性乳腺癌发生的危险性提高50%。此外,有研究表明,每日饮酒3次以上的妇女患乳腺癌的危险度增加50%~70%。低水平体育活动是城市化的生活中影响乳腺癌发病的危险因素。

(四) 环境因素

研究发现,亚洲人移民美国后乳腺癌的发病风险在第一代、第二代及第三代移民当中明显增高。这一现象支持乳腺癌与环境因素有关。有较明显影响的环境因素是电离辐射,电离辐射主要通过损害细胞DNA来达到其致癌作用。

(五) 良性乳腺疾病史

患有慢性乳腺囊性增生病,伴有乳头状瘤,病理结构增生活跃者,为乳腺癌发病的高危因素。

三、乳腺癌转移途径

(一) 局部扩展

癌细胞沿导管或筋膜间隙蔓延,继而侵及Cooper韧带及皮肤,引起皮肤粘连、水肿、卫星结节和溃疡。向深部侵及胸壁肌肉、肋骨等组织,可与胸壁固定。

（二）淋巴结转移

乳腺内含有丰富的淋巴网及淋巴管，互相吻合成丛。因此乳腺癌转移的主要途径是淋巴系统。

1. 腋窝淋巴结转移 腋窝淋巴结转移为乳腺癌淋巴转移的主要途径。在临床Ⅰ期、Ⅱ期患者中腋窝淋巴结转移的发生率为40%～50%。腋窝淋巴结转移的临床诊断有一定的假阳性率和假阴性率。临床检查腋窝无淋巴结肿大时，约30%的患者病理证实有转移；临床诊断腋窝有淋巴结转移时，约25%的患者病理检查为阴性。

2. 内乳淋巴结转移 内乳淋巴结转移的发生受乳腺肿瘤的大小、原发灶部位及是否存在腋窝淋巴结转移等因素的影响。乳腺原发病灶<5cm者内乳淋巴结转移率为19%；原发灶>5cm者内乳淋巴结转移率为37%。

3. 锁骨上淋巴结转移 一般在腋窝或内乳淋巴结有转移时才发生锁骨上淋巴结转移。

（三）血行转移

癌细胞可经淋巴途径进入静脉，也可直接侵入血液循环而致远处转移。因此，乳腺癌远处转移有时可发生在淋巴结转移灶出现之前，临床常见的乳腺癌转移部位是肺、胸膜、骨、脑、肝、卵巢等。

四、乳腺癌的临床表现

（一）症状

1. 乳腺局部病灶表现 早期乳腺癌患者较少有自觉症状，少数以乳腺疼痛就诊，一般为间歇性疼痛。乳腺肿块（breast mass）是患者最为常见的临床表现。多于1/3的肿块位于乳房外上象限，其次为内上象限、上方及中央区。一般以单侧乳房的单发肿块多见，偶有单侧多发肿块及原发双侧乳腺癌。乳腺肿块大小不一，形态多样，一般为不规则形，也可为圆形、卵圆形等，表面欠光滑，边界欠清楚。大多数乳腺癌肿块为实性，较硬，活动度较差。其他可表现为乳头溢液（nipple discharge）、乳头乳晕改变、局部皮肤改变（如酒窝征、橘皮样改变、皮肤水肿、皮肤发红）等。乳腺癌乳头溢液的发生率较低，约占10%。血性乳头溢液中有5%～12%为乳腺癌，但50岁以上女性患乳腺癌的概率在50%以上。乳腺癌原发于大导管或为管内癌者，合并乳头溢液较多。有时仅有溢液，而触不到明显肿块，可为管内癌的早期临床表现。但乳腺癌以乳头溢液为唯一症状者少见，多数伴有乳腺肿块。晚期局部表现为肿块固定形成所谓的“铠甲胸”，癌细胞浸润表面大片皮肤，表现为局部多数坚硬的结节或肿瘤向外生长突破皮肤，形成坏死、溃疡，呈菜花样，易出血感染，伴恶臭。

2. 淋巴结转移表现 乳腺癌淋巴结转移最常见的是转移至同侧腋淋巴结，其次为同侧内乳淋巴结，表现为转移部位淋巴结肿大。转移的淋巴结如果侵犯压迫腋静脉常可使同侧上肢水肿，如侵犯臂丛神经可引起肩部酸痛。晚期乳腺癌可发生同侧锁骨上淋巴结转移，但是亦有锁骨上淋巴结转移症状早于腋淋巴结转移者。隐匿性乳腺癌往往以腋下或锁骨上淋巴结肿大为首发症状，而乳腺内原发病灶很小，临床难以触及。

3. 血行转移表现 乳腺癌血行转移以肺、骨、肝、胸膜、脑、肾上腺等部位多见，不同部位的转移常表现为相应不同的症状。晚期乳腺癌患者全身多发转移灶，健康状况迅速恶化，出现恶病质。

（1）肺转移：根据转移的部位不同而症状不同。常见的症状有咳嗽、咳痰、咯血、呼吸困难。如果转移灶发生在肺间质，早期为孤立性的结节时常无症状，可通过影像学检查发现。如果转移灶位于支气管内膜时，咳嗽症状明显，还可能发生阻塞性肺炎或肺不张。如果出现肺的癌性淋巴管炎可见呼吸困难、咳嗽痰多、发绀和胸痛。

（2）骨转移：早期出现轻度、间歇性骨痛，逐渐发展成持续性骨痛，进行性加剧，有压痛。如果是椎体受累，可以出现脊椎棘突压痛和叩痛。疼痛部位可以固定或不固定，夜间尤甚，疼痛可造成肌肉紧张、关节活动受限而使患者出现被动体位。部分患者可发生病理性骨折。

（3）肝转移：早期可无症状，后来会逐步出现上腹部或肝区的胀痛不适，并可出现腹胀、肝区剧烈疼痛、黄疸、腹水、肝功能障碍。

（4）脑转移：常为多灶性，转移部位常位于额叶、顶叶等重要功能区，主要临床表现有头痛、呕吐、视力下降、抽搐、肢体活动障碍，甚至昏迷。

4. 乳腺癌治疗后局部复发 乳腺癌治疗后局部复发较为常见，临床上常见复发结节为多发性，呈大片状，伴有皮肤发红、水肿。随着复发结节的增大，局部可隆起，呈结节状，中心可有溃疡、坏死。

（二）体征

1. 乳腺肿块

（1）部位：肿块绝大多数位于乳房外上象限（约占70%），其次为内上象限、上方及中央区，其他部位较少。

（2）数目：一般单侧乳房的单发肿块较常见，偶见2~3个。

（3）大小：肿块大小不一。

（4）形态、表面及边界：肿块形状多样，一般为不规则形，亦可见圆形、卵圆形等。肥胖者或肿块位于乳房后方部位较深者，肿块常呈扁片状或局限性腺体增厚，表面不光滑或呈颗粒感，边界不清楚。但应注意的是，肿块越小，上述特征越不明显。此外，有些特殊型癌，因浸润较轻，即使肿块较大，也可表现为边界较清楚及活动度较好，如髓样癌、黏液癌、高分化腺癌等。

（5）质地：其质地并不完全相同，大多为实性，较硬，甚至为石样硬。但富含细胞的髓样癌及小叶癌常较软；黏液癌质地韧；囊性乳头状癌则呈囊状，有波动感。少数发生在脂肪型乳房（多见于老年）的小型癌，因被脂肪包绕，触诊时给人以表面柔软的感觉。

（6）活动度：与良性肿块相比，其活动度较差。如侵犯胸大肌筋膜，在双手用力叉腰使胸大肌收缩时，活动度更小；如累及胸肌，则活动性消失；晚期肿瘤累及胸壁（肋间肌）时，则完全固定。但肿块较小时，活动度较大，常与周围软组织一起活动是其特点。

2. 乳头溢液 乳腺癌的溢液多见于单侧乳房的单个乳管口，溢液可自行溢出，亦可被挤压后溢出，其性质多见血性、浆液血性或水样溢液。

3. 乳头和乳晕改变 癌灶侵及乳头或乳晕时，乳腺的纤维组织和导管系统可因肿瘤侵犯而挛缩，牵拉乳头，使乳头偏向肿瘤一侧。病变进一步发展可使乳头扁平、回缩、凹陷，直至乳头完全回缩至乳晕下。乳头糜烂、结痂等湿疹样改变常是Paget病的典型症状。

4. 乳腺局部皮肤改变 根据乳腺癌病期的早晚可出现不同的皮肤改变。一些部位表浅的早期乳腺癌即可侵犯乳房悬韧带使其挛缩或肿瘤与皮肤粘连使皮肤外观凹陷，酷似酒窝,临床称为“酒窝征”。癌细胞堵塞皮下淋巴管,可出现皮肤水肿,呈“橘皮样变”。癌细胞沿淋巴管、腺管或纤维组织浸润到皮内并生长,在主病灶周围的皮肤形成散在分布的质硬结节,称为卫星结节,其数目可为数个或十几个,直径数毫米至数厘米不等,色红或暗红。如多数小结节成片分布,则形成“铠甲样变”。晚期乳腺癌患者皮肤与肿瘤粘连可出现完全固定甚至破溃,呈“菜花样”改变。炎性乳腺癌局部皮肤呈炎症样表现,颜色由淡红到深红,开始时比较局限,不久即扩大到大部分乳腺皮肤,同时伴有皮肤水肿,触之感皮肤增厚、粗糙,皮温增高。

5. 乳腺轮廓改变 由于肿瘤浸润,可使乳腺弧度发生变化,出现轻微外凸或凹陷。亦可见乳房抬高,令两侧乳头不在同一水平面上。

6. 腋窝及锁骨上淋巴结肿大 乳腺癌转移至腋窝及锁骨上淋巴结时,查体可触及肿大淋巴结。

五、乳腺癌实验室及器械检查

(一) 乳腺影像学检查

1. 乳腺钼靶片 乳腺癌在钼靶X线所见可分为主要征象和次要征象两大类。前者包括肿块,局限致密浸润,恶性钙化和毛刺;后者包括皮肤增厚和局限凹陷(“酒窝征”),乳头内陷和漏斗征,血供增加,阳性导管征,瘤周“水肿环”,以及彗星尾征等。具有2个或2个以上主要征象,或1个主要征象加2个以上次要征象,乳腺癌的诊断即可成立。乳腺癌钼靶片主要征象如下:

(1) 肿块:是乳腺癌最常见、最基本的X线征象。肿块大小不一,X线中显现的肿块大小多小于临床触诊。肿块的密度在多数情况下比较致密,与邻近的乳腺实质相仿或略高。肿块的形态多呈类圆形、结节状、分叶状或不规则形。大多数肿块的边缘不光整,境界模糊,可见毛刺或浸润。

(2) 局部致密浸润:乳腺局部密度异常增高或两侧乳腺对比发现不对称的较致密区域,称为局部致密浸润。乳腺癌病灶浸润绝大多数较正常腺体致密,特别是在它的中心部位,向外侧逐渐变淡,与正常组织的界限常不易确定,其内很少或无脂肪组织。浸润形态可为片状、不规则形或类圆形。

(3) 恶性钙化:是乳腺癌的一个主要X线征象。它不仅可帮助乳腺癌的确诊,而且有4%~10%的病例,钙化是诊断乳腺癌的唯一阳性依据。恶性钙化的形态不一,常见形态包括细小的多形性钙化、细小线样和细线分支状钙化。恶性钙化的分布多呈线样及节段性分布,亦可成簇分布、区域性分布及弥漫或散在分布。

(4) 毛刺:指肿块边缘发出的放射状线影。毛刺形状多样,可为尖角样、细长状、触须状等。需要注意的是,对于<40岁的女性患者,由于乳腺腺体组织密度高,肿块周围对比度不好而显示不清,因此,乳腺钼靶X线检查的敏感性低。此外,被检查者乳房不大,并且肿块贴近胸壁,乳房不易夹紧固定,也容易漏诊。

乳腺分型是X线透过乳腺组织衰减后,对整个乳腺构成的简明描述,有助于判断X线诊断的可靠程度,可分为4种:①脂肪型,乳腺组织几乎完全被脂肪组织所替代,纤维腺体少于25%;②少量腺体型,有散在的纤维腺体影,占25%~50%;③多量腺体型,乳腺组织分布不均匀,密度呈不均匀改变,纤维腺体占50%~75%,这一类型会降低病灶检出的敏感性;

④致密型,乳腺组织非常致密,纤维腺体多于75%,可能会掩盖其中的病灶。

2. 乳腺超声检查 乳腺超声检查具有经济性、无损伤性、可以反复应用等特点,适合于任何人群的乳腺检查。乳腺癌超声检查主要表现为不均匀的低回声区,极少数为等回声或高回声区,形态不甚规则,周边不规整,回声区内常见较强、不均匀的粗大斑点状回声,后方回声减低或有衰减。彩色超声血流检查示肿块内血流信号增多,多为高阻、高速的动脉血流。对乳腺组织较致密者应用超声显像检查较有价值,结合临床检查,超声检查对乳腺癌诊断的正确率为80%~85%,对于直径<1cm的肿块,采用高分辨探头亦可进行诊断。

3. 乳腺MRI MRI应用于诊断乳腺疾病的范围更为广泛,并且不受病灶位置和周围腺体致密程度的影响。乳腺MRI对病灶的分析主要包括形态学和血流动力学。乳腺癌MRI检查表现为扫描T1W1低信号,T2W1不均匀中高信号,增强扫描快速强化,延迟后强化程度常减低。MRI诊断乳腺癌的灵敏度较高,MRI能检出隐匿性乳腺癌和微小乳腺癌(<1cm),并且,对于鉴别乳腺癌术后或放疗后的瘢痕组织和局部复发具有优势。此外,MRI可用于检查乳房假体置入术后假体周围乳腺组织内有无肿瘤发生。

乳腺X线、彩超及MRI检查诊断报告参照美国放射学会提出的乳腺影像报告和数据系统(breast imaging reporting and data system,BI-RADS)分级法,分为:BI-RADS 0,需要补充其他影像检查,进一步评估或与前片比较,常在普查情况下应用,在完全的影像学检查后则很少用;BI-RADS 1,阴性,无异常发现;BI-RADS 2,良性改变;BI-RADS 3,可能是良性改变,建议短期随访;BI-RADS 4,可疑异常,要考虑活检;BI-RADS 5,高度怀疑恶性(几乎肯定的恶性),临床应采取适当措施;BI-RADS 6,已活检证实为恶性,应采取积极的治疗措施。

(二)其他部位影像学检查

1. 胸部及腹部CT 出现肺部或腹部症状时行胸部或腹部CT检查,以明确是否存在肺、肝等转移。

2. 骨ECT ECT是骨转移初筛诊断方法,具有灵敏度高、早期发现、全身成像不易漏诊的优点,其缺点是特异度较低、不易区分成骨性还是溶骨性病变、亦不能显示骨破坏程度。对于骨ECT扫描异常的患者,应该针对可疑骨转移灶部位进行MRI、CT、X线检查,以确认骨转移诊断,并了解骨破坏的严重程度。乳腺癌出现骨疼痛、骨折、碱性磷酸酶升高、高钙血症等可疑骨转移症状推荐行骨ECT检查。骨ECT检查也可选择性地用于乳腺癌患者的常规分期检查。

3. 正电子发射计算机断层显像(positron emission computed tomography-computed tomography,PET-CT) PET-CT同时具有PET和CT的功能,能反映组织细胞代谢,可早期发现病灶,又能对PET所发现的病灶准确定位,提供CT信息,一次PET-CT全身显像可提供全身各器官有无转移的信息,有利于对乳腺癌患者进行精确的临床分期。在诊断乳腺癌骨转移方面,多数研究认为PET-CT检查优于骨ECT检查,尤其溶骨性骨转移,并且可以发现骨髓转移。但是,骨ECT检查在诊断成骨性转移上优于PET-CT。

(三)乳管镜检查

乳管镜(ductoscopy)检查对乳管内病变相对敏感,痛苦小,可视性好,适用于各种颜色的乳头溢液患者或怀疑导管内肿瘤者。乳管镜检查不仅可以直接观察到管腔内的病变,而且可进行乳管灌洗或镜下取病理组织活检。

(四)乳腺组织病理学检查

乳腺癌细胞学及病理学诊断方法主要包括乳头溢液涂片、乳腺肿块破溃处刮片细胞学检查、乳腺肿块细针穿刺吸取细胞学检查(fine-needle aspiration biopsy,FNA)、空芯针穿刺活检(core needle biopsy,CNB)、真空辅助活检(vacuum-assisted biopsy,VAB)及外科手术活检。在超声等影像学定位下行乳腺肿块穿刺活检可以显示乳腺肿块的位置及针尖的确切位置,使得穿刺更加精准。病理组织可进行免疫组化(immunohistochemistry,IHC)检测雌激素受体(estrogen receptor,ER)、孕激素受体(progesterone receptor,PR)、HER-2、Ki-67 等标记物。

乳腺微创活检技术的发展对乳腺疾病的诊断具有非常重要的帮助。VAB 切割以获取组织片段可对乳腺肿物进行微创诊断,从而使许多原来需要手术切除活检的患者避免了手术。VAB 的特点是可进行重复切割,使一次穿刺能切取多个标本。VAB 可作为可手术乳腺癌新辅助治疗和晚期乳腺癌姑息性治疗前的病理确诊手段;亦可用于乳腺癌术前病理诊断代替术中冰冻活检,从而缩短手术时间。

(五)血清肿瘤标记物检测

目前能用于乳腺癌诊断的生物学及生化学标记物有多种,但其特异性均不强,不能作为临床诊断、肿瘤普查筛选的依据,而仅能表示肿瘤发展的趋势。其中,较有参考价值的血清肿瘤标记物主要有癌抗原 153(cancer antigen 153,CA153)和 CEA。

1. CA153 CA153 是一种大分子糖蛋白,其临床血清浓度参考值<2.5 万 U/L。CA153 主要存在于正常乳腺上皮管腔内。有乳腺、肺、卵巢和胰腺的恶性肿瘤发生时,CA153 往往也可以在这些肿瘤细胞上表达。在早期乳腺癌时,CA153 的阳性率仅为 20%~30%,因此它对早期乳腺癌的诊断意义不大。CA153 可用于乳腺癌术后监测疾病的复发进展,但是,值得注意的是 20%~30% 转移性乳腺癌患者 CAl53 水平并不升高。

2. CEA 是一种富含多糖的蛋白复合物,其临床血清浓度参考值<5μg/L。CEA 缺乏特异性,可在包括乳腺癌在内的很多肿瘤中表达升高,如胰腺癌、结直肠癌、肺癌等。一般认为,血清 CEA 的动态变化与肿瘤的临床分期正相关。早期乳腺癌仅有 20%~30% CEA 含量升高,而晚期乳腺癌 CEA 含量升高可达 70%。在治疗过程中监测 CEA 浓度,下降提示疾病好转,反之,提示疾病进展。

六、乳腺癌病理分类

(一)参照 2012 年第 4 版《WHO 乳腺肿瘤组织学分类》

1. 微浸润性癌 微浸润性癌即最大直径不超过 1mm 的浸润癌(单病灶或多病灶)。

2. 浸润性乳腺癌

(1)非特殊类型的浸润性癌:在浸润性乳腺癌中所占比例最高。包括:①普通型;②多形性癌;③伴有破骨细胞样巨细胞的癌;④伴有绒癌特征的癌;⑤伴有黑色素特征的癌。

(2)浸润性小叶癌:①经典型小叶癌;②实性小叶癌;③腺泡性小叶癌;④多形性小叶癌;⑤管状小叶癌;⑥混合型小叶癌。

(3)小管癌。

(4)筛状癌。

（5）黏液癌。

（6）伴有髓样特征的癌：①髓样癌；②不典型性髓样癌；③伴有髓样癌特征的浸润性癌（非特殊性）。

（7）伴有大汗腺分化的癌。

（8）伴有印戒细胞分化的癌。

（9）浸润性微乳头状癌。

（10）化生性癌（非特殊性）：①低度恶性的腺鳞癌；②纤维瘤病样化生性癌；③鳞状细胞癌；④梭形细胞癌；⑤伴有间叶分化的化生性癌；⑥混合型化生性癌；⑦肌上皮癌。

（11）罕见类型。

3. 男性乳腺癌　男性乳腺癌（male breast cancer）在形态学上与女性乳腺癌相同，生物学行为类似于女性绝经后乳腺癌。

4. 临床表现性癌

（1）炎性乳腺癌（inflammatory breast carcinoma）：占乳腺癌发病的1%～10%，常见于中年以上女性。炎性乳腺癌是一种局部晚期乳腺癌，乳腺1/3或以上皮肤充血水肿（橘皮征），充血区有明显可触及的边界。病情发展迅速，侵袭能力强，死亡率高，预后极差。

（2）双侧乳腺癌：即两侧乳腺都发生原发性癌。首发肿瘤确诊6个月内出现对侧乳腺癌，则属于同时性双侧乳腺癌，而超过6个月出现对侧乳腺癌，则认为是异时性乳腺癌。

（二）乳腺癌组织学分级

乳腺癌组织学分级由形态学特点决定，包括腺管形成的程度、细胞核的多形性及核分裂计数，多采用改良的Scarff-Bloom-Richardson分级系统。每项评分1（良好）～3分（差），然后将3类分数相加，评出3个等级：3～5分为1级，6～7分为2级，8～9分为3级。具体描述如下：

1. 腺管形成　根据腺管形成的多或少、分化的好或差评分为1～3分（癌组织中有75%以上形成腺管者为1分；10%～75%为2分；10%以下为3分）。

2. 核多形性　根据核的大小、形态、染色质从一致到多形性评分为1～3分（形态、大小一致，核形规则，染色质匀细者为1分；约1/3核形态不规则、大小不一，染色质粗者为2分；大部分核多形性明显、见多核或单核瘤巨细胞者为3分）。

3. 核分裂计数　根据染色质和核分裂象从偶见到增多评分为1～3分（3个以内为1分；4～5个2分；6个以上3分。计算癌细胞核分裂总数/10HPF，应在肿瘤浸润前沿细胞生长活跃区进行）。

（三）乳腺癌的分子分型

2011年，St. Gallen国际乳腺癌会议上，专家讨论认为根据免疫组化ER、PR、HER-2和Ki-67的表达情况，可将乳腺癌分为4个亚型：管腔A型（LuminalA型）、管腔B型（LuminalB型）、HER-2阳性型（HER-2过表达型）和基底样型（Basal-like型）。

（1）LuminalA型：ER和（或）PR阳性、HER-2阴性，且Ki-67低表达（<14%）。

（2）LuminalB型：ER和（或）PR阳性、HER-2阴性，且Ki-67高表达；ER和（或）PR阳性、HER-2阳性或扩增（Ki-67表达情况不限）。

（3）HER-2过表达型：HER-2过表达或扩增、ER和PR均阴性。

（4）Basal-like 型：HER-2 阴性、ER 和 PR 阴性。

HER-2 阳性是指免疫组化检测为（+++），或荧光原位杂交法（FISH）或色素原位杂交法（CISH）显示 HER-2 基因扩增。免疫组化检测 HER-2 为（++）的患者，应该进一步行 FISH 或 CISH 检测以明确是否有基因扩增。FISH 检测比值>2.2 则可判断为 HER-2 阳性；<1.8 则为 HER-2 阴性；如果所得结果为 1.8～2.2 的临界值，则应该结合免疫组化结果判断。ER/PR 及 HER-2 的免疫组化标准：阳性细胞比例≥1% 为激素受体阳性界值；HER-2 免疫组化阳性是指 30% 以上的肿瘤细胞膜均一、强染色。

七、乳腺癌分期

目前乳腺癌 TNM 分期主要参照 AJCC 第 7 版，介绍如下：

原发肿瘤（T）

TX　原发肿瘤无法评估

T0　无原发肿瘤证据

Tis　原位癌

Tis（DCIS）　导管原位癌

Tis（LCIS）　小叶原位癌

Tis（Paget）　不伴肿瘤的乳头 Paget 病（伴有肿块时按肿瘤大小分期）

T1　肿瘤最大直径≤20mm

T1mi　微小浸润最大直径≤1mm

T1a　肿瘤最大直径>1mm 而≤5mm

T1b　肿瘤最大直径>5mm 而≤10mm

T1c　肿瘤最大直径>10mm 而≤20mm

T2　肿瘤最大直径>20mm 而≤50mm

T3　肿瘤最大直径>50mm

T4　不论肿瘤大小，直接侵犯胸壁或皮肤

T4a　侵犯胸壁（包括肋骨、肋间肌和前锯肌，不包括胸肌）

T4b　乳房皮肤水肿（包括橘皮样变）、溃疡或同侧乳房皮肤卫星结节，但不满足炎性乳腺癌的诊断标准

T4c　T4a 和 T4b 同时存在

T4d　炎性乳腺癌

区域淋巴结（N）

NX　区域淋巴结无法评估（已切除）

N0　无区域淋巴结转移

N1　同侧Ⅰ、Ⅱ级腋窝淋巴结转移，可移动

N2　同侧Ⅰ、Ⅱ级腋窝淋巴结转移，固定或融合；或有同侧内乳淋巴结转移临床征象*，而没有Ⅰ、Ⅱ级腋窝淋巴结转移临床征象

N2a　同侧Ⅰ、Ⅱ级腋窝淋巴结转移，淋巴结彼此间或与其他组织结构固定、融合

N2b　有内乳淋巴结转移临床征象*，而没有Ⅰ、Ⅱ级腋窝淋巴结转移临床征象

N3　同侧锁骨下淋巴结（Ⅲ级腋窝淋巴结）转移，伴或不伴Ⅰ、Ⅱ级腋窝淋巴结转移；或

有同侧内乳淋巴结转移临床征象*，并且显示Ⅰ、Ⅱ级腋窝淋巴结转移；或同侧锁骨上淋巴结转移，伴或不伴腋窝或内乳淋巴结转移

N3a　同侧锁骨下淋巴结转移

N3b　同侧内乳淋巴结转移伴腋窝淋巴结转移

N3c　同侧锁骨上淋巴结转移

注：* 有临床征象=临床检查或影像学检查发现的淋巴结转移(不包括淋巴闪烁造影术)。

区域淋巴结病理分类(pN)

pNX　区域淋巴结无法评估(淋巴结未被切除或此前已切除)

pN0　组织学检查无区域淋巴结转移，未进一步行孤立肿瘤细胞检测

pN0(i-)　组织学检查无区域淋巴结转移，免疫组化检查阴性

pN0(i+)　组织学检查或免疫组化检查发现孤立肿瘤细胞，转移灶最大直径≤0.2mm

pN0(mol-)　组织学检查无区域淋巴结转移，分子生物学检测(RT-PCR)阴性

pN0(mol +)　组织学检查无区域淋巴结转移，分子生物学检测(RT-PCR)阳性

pN1mi　微小转移(>0.2mm 或单个淋巴结单张组织切片中肿瘤细胞数量>200 个)，但最大直径≤2mm

pN1　1~3 枚同侧腋窝淋巴结转移，和(或)经前哨淋巴结活检发现内乳淋巴结镜下转移，但无临床征象**

pN1a　1~3 枚腋窝淋巴结转移，至少 1 处转移灶>2mm

pN1b　经前哨淋巴结活检发现内乳淋巴结镜下转移(包括微转移)，但无临床征象

pN1c　pN1a + pN1b

pN2　4~9 枚同侧腋窝淋巴结转移；或者是有同侧内乳淋巴结转移临床征象，但不伴有腋窝淋巴结转移***

pN2a　4~9 枚腋窝淋巴结转移，至少 1 处转移灶>2mm

pN2b　有同侧内乳淋巴结转移临床征象，但不伴有腋窝淋巴结转移

pN3　≥10 枚同侧腋窝淋巴结转移；或锁骨下淋巴结(Ⅲ级腋窝淋巴结)转移；或有同侧内乳淋巴结转移临床征象，并伴有至少 1 枚Ⅰ、Ⅱ级腋窝淋巴结转移；或≥3 枚腋窝淋巴结转移，兼有无临床征象的内乳淋巴结镜下转移；或同侧锁骨上淋巴结转移

pN3a　≥10 枚同侧腋窝淋巴结转移(至少 1 处转移灶>2mm)，或锁骨下淋巴结(Ⅲ级腋窝淋巴结)转移

pN3b　有同侧内乳淋巴结转移临床征象，并且有≥1 枚腋窝淋巴结转移；或存在≥3 枚腋窝淋巴结转移，通过检测前哨淋巴结发现镜下内乳淋巴结转移，但无临床征象

PN3c　同侧锁骨上淋巴结转移

注：病理学区域淋巴结分类(N 分类)要求至少切除并检查腋窝底部淋巴结(Ⅰ级)。对单个或多个前哨淋巴结的检查结果也可用于病理分类。如分类仅依据前哨淋巴结活检结果，而其后无进一步切除腋窝淋巴结的检查结果，则应设(sn)前哨淋巴结检查，如 pN1(sn)。区域淋巴结仅有孤立肿瘤细胞(isolated tumor cell，ITC)转移的肿瘤分类为 pN0；ITC 是指最大直径≤0.2mm 的微小肿瘤细胞团和(或)单个淋巴结单张切片中分散肿瘤细胞总数不超过 200 个；借助免疫组化或分子生物学方法通常可检测到 ITC，HE 染色也可能观察到。ITC 通常不表现肿瘤转移活性(如增生或间质反应)。

＊＊无临床征象=肿瘤经过临床检查或影像学分析(不包括淋巴闪烁造影术)未能被检测出来。

＊＊＊有临床征象=肿瘤经过临床检查或影像学分析(不包括淋巴闪烁造影术)或大体病理学检查可被检测出来。

远处转移(M)

M0 临床及影像学检查未见远处转移

cM0(i +)临床及影像学检查未见远处转移证据及征象,而组织学或分子技术检测到骨髓、血液或其他器官中≤0.2mm 的转移灶

M1 临床及影像学检查发现远处转移,或组织学发现>0.2mm 的转移灶。

分期组(Stage Grouping)

0 期 TisN0M0

ⅠA 期 T1N0M0

ⅠB 期 T0N1miM0

T1N1miM0

ⅡA 期 T0N1M0

T1N1M0

T2N0M0

ⅡB 期 T2N1M0

T3N0M0

ⅢA 期 T0N2M0

T1N2M0

T2N2M0

T3N1~2M0

ⅢB 期 T4N0~2M0

ⅢC 期 任何 TN3M0

Ⅳ期 任何 T 任何 NM1

八、乳腺癌的诊断与鉴别诊断

常见乳腺癌的诊断并不困难,结合患者病史(包括现病史、月经史、婚育史及肿瘤家族史等)、体征、影像学检查一般临床诊断成立,最终确诊一般需要根据病理学检查。完善的诊断除确定乳腺癌病理类型外,尚需进行分期。临床上需要与乳腺癌进行鉴别的疾病主要有:

1. 乳腺增生症 乳腺增生症(hyperplasia of mammary glands)是女性最常见的乳腺良性疾病,是指乳腺上皮和纤维组织增生、乳腺导管和乳小叶组织在结构上的退行性病变及进行性结缔组织的生长,多因女性内分泌功能紊乱引起。发病年龄多在 25~45 岁,主要表现为乳腺组织增厚,稍晚则可触及大小不等的结节,与皮肤和乳腺后方均无粘连。好发于乳腺外上象限,多为双侧。患者多伴有不同程度的疼痛,以月经前明显,月经来潮后即可缓解或解除。

2. 浆细胞性乳腺炎 浆细胞性乳腺炎(plasma cell mastitis)又称乳腺导管扩张症(dilation of mammary duct),可发生于青春期后任何年龄,好发于非哺乳期,是以导管扩张和浆细胞浸润为病变基础的慢性非细菌性乳腺炎症。主要表现为乳房疼痛,乳头溢液,乳头

可内陷，极似乳腺癌。以下各点可与乳腺癌鉴别：①患者年龄较轻，常见于35～40岁；②乳头溢液多为浆液性或脓性，少数也可为血性；③乳头或乳晕下有时可触及增粗的乳管；④乳房肿块多位于乳晕周围，伴有疼痛，与大导管关系密切，后期肿块可软化形成脓肿；⑤乳腺有炎性表现或有炎症病史及哺乳障碍史，乳房肿块可有缩小或增大的情形；⑥乳管造影可显示导管扩张；⑦乳头溢液有大量的炎细胞；⑧乳腺肿块穿刺可见大量炎细胞或脓细胞；⑨常伴腋窝淋巴结反应性增生，淋巴结触诊质较软并有压痛。乳腺肿块病理检查是诊断此病、鉴别乳腺癌的可靠依据。

3. 乳腺纤维腺瘤　乳腺纤维腺瘤（breast fibroadenomas）是乳腺最常见的良性肿瘤，多发于20～25岁青年女性，来源于乳腺小叶内的纤维组织和腺上皮的良性肿瘤。该病的发生与雌激素有密切关系，有单发和多发两种。单发的乳腺纤维腺瘤好发于乳腺外上象限，多为较小的卵圆形肿块，表面光滑，质坚韧，肿瘤边界清楚，与皮肤和周围组织无粘连，在乳房内容易推动，触之有滑动感。生长缓慢，数年内可无变化，但妊娠期可迅速增大。多发性乳腺纤维腺瘤表现均匀一致，中等硬度，大小不等。较大的可呈分叶状，光滑，质韧，边界清楚，肿瘤中心有钙化颗粒。病理确诊需要空心针穿刺等组织学检查。

4. 乳腺导管内乳头状瘤　乳腺导管内乳头状瘤（breast intraductal papilloma）多发生于40～50岁的女性，75%发生在接近乳头的大乳管内，或发生在乳头附近与乳管相连的囊肿内。可单发也可多发，以单发多见。瘤体很小，但常带有绒毛及较多的薄壁血管，极易出血。自发性乳头溢液是乳腺导管内乳头状瘤最常见、最主要的临床症状，多无疼痛，肿块多摸不到，如果扪查到肿块，多为几个毫米直径，位于乳晕区。肿块常呈圆形，质韧，表面光滑，边界清楚，轻压此肿瘤即可有乳头血性溢液。乳腺导管内乳头状瘤有5%～12%可癌变。乳腺导管镜等检查可进一步确诊。

5. 急性乳腺炎　急性乳腺炎常见于初产后3～4周，病原菌大多数是金黄色葡萄球菌，少数为链球菌，感染途径多因乳头皲裂处逆行感染所致。也可因细菌直接侵入乳管，上行至腺小叶引起感染。开始时乳腺局部表现红、肿、热、痛及周围淋巴结肿大，当形成坏死液化时，可有脓肿，常同时伴全身感染中毒表现。急性乳腺炎与乳腺癌比较有以下几点特征有助于诊断：①乳腺皮肤无橘皮样改变，无卫星结节；②脓肿形成时可扪及波动感；③乳腺肿块较少见；④多数体温及白细胞计数增高；⑤抗感染治疗有效；⑥针吸多为脓液或有炎症细胞。

6. 慢性乳腺炎及脓肿　慢性乳腺炎常有脓肿形成，触之为肿块，边缘不清，呈囊性，可有轻压痛，与周围组织有轻度粘连感。X线所见为局部致密的片状影，边界不清，皮肤稍增厚。乳腺脓肿可表现为边缘较清楚的圆形或椭圆形不规则致密阴影，中心部位无结构，周围可因水肿密度较淡。

7. 乳腺单纯囊肿　乳腺单纯囊肿在乳腺中部较为常见，多由于乳腺导管上皮细胞增生、增多，导致导管延长、迂曲、折叠，在折叠处导管由于缺血可发生坏死，形成囊肿，之后管壁萎缩。X线表现为圆形、椭圆形致密阴影，密度均匀，边缘光滑锐利，由于囊肿挤压周围的脂肪组织而出现透亮晕。单发囊肿为圆形，多发囊肿为椭圆形，囊壁光滑整齐。

8. 积乳囊肿　积乳囊肿又称乳汁淤积症，是一种良性的囊肿样病变。以20～30岁女性多见，一般为单侧，均以乳腺肿块就诊。其病因一般有：①原发性乳腺结构不良或畸形；②由于乳腺肿瘤、外伤或手术等因素，引起正常乳腺结构破坏，输乳管部分或完全阻塞，引起乳汁潴留；③哺乳习惯不良，不能按时哺乳，每次乳汁不能完全吸空，乳汁潴留，乳腺小叶导管上皮细胞脱落阻塞，引起排乳障碍，形成囊肿。囊肿可单发或多发，内含乳汁或干酪样物质,若囊肿长期存在,则囊内容物变稠。囊壁厚薄不一,大小不等。X 线显示呈圆形或椭圆形的透亮区,边缘光滑,密度稍低于脂肪。超声检查显示囊性占位,囊壁光滑。

9. 乳腺湿疹 乳腺湿疹需与乳头 Paget 病相鉴别。乳腺湿疹为乳腺皮肤过敏性的炎症病变,多为双侧,表现为乳房皮肤瘙痒、脱屑、糜烂、结痂或皮肤肥厚、破裂,病变一般较轻,多数不累及乳晕及乳头,不形成溃疡。外用糖皮质激素类药物效果好。乳头 Paget 病又称乳头湿疹样癌,多为单侧,表现为乳头皮肤糜烂、破溃、结痂、脱屑,可伴灼痛、瘙痒感,并且可累及乳晕,甚至乳房皮肤。约 2/3 患者伴有乳晕附近或其他部位肿块。刮片或针吸活检进行细胞学诊断,可发现特征性的 Paget 病细胞。

九、乳腺癌的治疗

近 30 余年来,Fisher 等学者对乳腺癌生物学行为的研究表明,乳腺癌自发病始即是一个全身性的疾病,因此,目前强调乳腺癌需要综合治疗。乳腺癌的治疗总体上可分为局部治疗和全身治疗。局部治疗主要包括手术治疗和放疗;全身治疗包括化疗、内分泌治疗和靶向治疗等治疗措施。我们这里主要介绍内科治疗。

(一) 新辅助治疗

新辅助治疗的主要方式为新辅助化疗。早在 1982 年即已提出新辅助化疗的概念。新辅助化疗(neoadjuvant chemotherapy,NAC)是指在局部晚期乳腺癌或炎性乳腺癌手术或手术加放疗的局部治疗前,以全身化疗为乳腺癌的第一步治疗,后再行局部治疗。治疗前必须对乳腺原发灶行空芯针活检,以明确组织学诊断,以及行免疫组化检查。

1. 新辅助化疗的理论基础

(1) 乳腺癌微转移的概念:随着分子生物学和免疫技术的飞速发展,应用免疫组织化学、流式细胞技术、反转录-聚合酶链反应等方法,可以在很多所谓早期乳腺癌患者的体内检出淋巴结,外周血和骨髓中的微转移灶。

(2) 原发肿瘤对转移瘤的抑制学说:Fish 等通过动物实验推测切除原发灶可能促使转移灶 G_0 期细胞转变为增殖期细胞。

(3) Goldie-Coldman 假说:该假说认为,肿瘤细胞耐药源于其基因自发突变,并且耐药细胞的数量随着肿瘤细胞总体数目的增多而增多。

基于以上理论,新辅助化疗可在术前对全身微转移灶杀灭,并且可以阻止转移病灶由于原发灶切除而快速增长的趋势,同时可以防止耐药细胞的产生。

2. 新辅助化疗的临床意义

理论上,新辅助化疗有以下优点:①新辅助化疗可以使肿瘤降期以利于手术,或变不可手术为可手术;②对于肿瘤较大且有保乳意愿的患者可以提高保乳率;③杀灭或减少微转移灶、提高病理缓解率;④防止远处转移;⑤有可能防止耐药细胞株的形成;⑥直接了解化疗方案的敏感性信息,为术后辅助化疗提供参考信息。

新辅助化疗的缺点:①化疗可引起贫血、营养不良、白细胞降低并发感染,增加手术风险,化疗后病灶的缩小,可干扰病理对原位灶或淋巴结的判断;②淋巴结内癌细胞的杀灭影响临床分期的准确性及对术后生存率的分析;③一部分患者(<5%)在新辅助化疗的过程中可能出现进展,甚至丧失手术的机会。这是新辅助化疗的最大缺点。

3. 新辅助化疗的适应证

(1) 一般适合临床Ⅱ、Ⅲ期的乳腺癌患者:①临床分期为ⅢA(不含T3、N1、M0)、ⅢB、ⅢC期;②临床分期为ⅡA、ⅡB、ⅢA(仅T3、N1、M0)期,对希望缩小肿块、降期保乳的患者,也可考虑新辅助化疗。

(2) 对不可手术的隐匿性乳腺癌行新辅助化疗是可行的。

4. 新辅助化疗前的准备

(1) 病灶基线体检和影像学评估。体检时精确测量乳腺原发灶和腋窝淋巴结最长径。乳房超声、乳腺X线下肿瘤最长径的测量,如果经济条件允许,建议采用MRI评估。

(2) 评估患者的体力状况,血常规、肝肾功能的检查,心肺功能状态,综合分析患者能否耐受化疗。

(3) 确切的病理组织学诊断,并且需要获得乳腺癌组织ER、PR、HER-2等表达信息。

(4) 必须行穿刺病理检查以明确肿大的区域淋巴结是否为乳腺癌转移。如果阳性,不必作前哨淋巴结活检;如果阴性,可在新辅助化疗前行前哨淋巴结活检。

(5) 常规全身检查,排除肺、肝、骨等远处转移。

(6) 需要在乳腺原发灶内放置标记物,或对肿瘤表面皮肤进行标记,为后续手术范围提供原发灶依据。

(7) 推荐在新辅助化疗前对淋巴结阴性的患者进行腋窝前哨淋巴结活检,为后续的手术和全身治疗提供更多的信息。

5. 新辅助化疗方案 新辅助化疗方案应同时包括紫杉类和蒽环类药物,HER-2阳性者应同时应用抗HER-2的药物。约20%乳腺癌患者对新辅助化疗不敏感。新辅助化疗2个周期后应及时进行疗效评价,若2个周期化疗后肿瘤无变化或反而增大时,需要更换化疗方案或采用其他疗法。对于新辅助化疗最适宜的治疗时间,通常认为至少3~4个周期较为合适。即使新辅助化疗之后肿瘤完全消失,也必须接受既定的后续治疗,包括手术治疗,并根据手术后的病理结果决定进一步辅助治疗的方案。新辅助化疗方案可以分为以下几类:

(1) 以蒽环类为主的化疗方案:如CAF、FAC、AC、CEF和FEC方案(C:CTX,A:ADM,E:EADM,F:5-Fu)。

(2) 蒽环类与紫杉类联合方案:如A(E)T、TAC(T:TXT)。

(3) 蒽环类与紫杉类序贯方案:如AC→P或AC→T(P:PTX)。

(4) 其他化疗方案:如PC。

6. 新辅助内分泌治疗 新辅助内分泌治疗适合于激素受体阳性的老年患者和一般情况较差的患者。新辅助内分泌治疗的最佳治疗疗程,原则上应该在达到最佳疗效后再考虑手术治疗,时间一般需要4~8个月。

7. 新辅助靶向治疗 对于HER-2阳性的乳腺癌,曲妥珠单抗能明显提高新辅助化疗的疗效,改善患者的预后,并且具有良好的安全性。因此,HER-2阳性的乳腺癌患者术前新辅助治疗建议使用曲妥珠单抗,化疗方案可以选择辅助化疗推荐的方案,如TCH,也可以选择含蒽环类的联合方案,并且原则上曲妥珠单抗和蒽环同步使用不超过4个周期。然而,对于其他抗HER-2靶向药物如拉帕替尼、帕妥珠单抗等在乳腺癌新辅助化疗中的作用有待进一步研究验证。

(二) 术后辅助治疗

乳腺癌术后辅助治疗可包括放疗、化疗、内分泌治疗及靶向治疗。乳腺癌改良根治术后若原发肿瘤最大直径≥5cm，或肿瘤侵及乳腺皮肤、胸壁或腋窝淋巴结转移≥4 枚均需行术后辅助放疗。对于腋窝淋巴结转移 1~3 枚的 T1、T2 患者，若同时存在年龄≤40 岁、腋窝淋巴结清扫数目<10 枚时转移比例>20%、激素受体阴性或者 HER-2 过表达等其中一种情况亦适合行术后辅助放疗。一般而言，所有保乳手术后的患者均需要放疗，可选择常规放疗或适形调强放疗。乳腺癌术后辅助全身治疗的选择应基于复发风险个体化评估、肿瘤病理分子分型及对不同治疗方案的反应性等具体情况的制定。例如，Luminal A 型乳腺癌通常存在内分泌依赖、化疗敏感性差；Luminal B 型内分泌依赖性较差，需要化疗；三阴性乳腺癌不依赖内分泌治疗，目前没有明确有效的分子靶向治疗，更需要化疗；HER-2 阳性型适合用化疗联合曲妥珠单抗治疗。

1. 乳腺癌术后辅助化疗　总体上来说，辅助化疗方案的制订应综合考虑肿瘤的临床病理学特征、患者意愿及化疗可能的获益和不良反应等。

（1）适应证：①肿瘤>2cm；②淋巴结阳性；③激素受体阴性；④HER-2 阳性（对 T 1a 以下患者目前无明确证据推荐使用辅助化疗）；⑤肿瘤组织学分级为 3 级。

（2）常用的辅助化疗方案包括：①以蒽环类为主的方案，如 CAF、A（E）C、FE100C 方案。②蒽环类与紫杉类联合方案或蒽环类与紫杉类序贯方案，如 TAC，AC→T/P 或 FEC→T。③不含蒽环类的联合化疗方案，适用于老年、低风险、蒽环类禁忌或不能耐受的患者，常用的有 TC 方案及 CMF 方案（C：CTX，M：MTX，F：5-Fu）。其他化疗药物，如 GEM、卡培他滨在辅助治疗中的地位目前尚无确实证据。

（3）辅助化疗的注意事项：对于术后辅助化疗的开始时间没有定论，原则上应在手术后尽早开始，目前多认为术后 4 周开始辅助化疗较合适。关于术后辅助放疗及化疗的顺序问题，需要兼顾考虑全身复发风险与局部复发风险的高低。如果全身复发风险高，化疗优先；如果局部复发风险高，则放疗在化疗前进行。早期乳腺癌辅助化疗的目标应该是争取治愈，所以辅助化疗需要遵循标准的药物、剂量、治疗间隙和治疗疗程。一般推荐首次辅助化疗给药剂量不得低于推荐剂量的 85%，后续给药剂量应根据患者的具体情况和初始治疗后的不良反应，可以 1 次下调 20%~25%。每个辅助化疗方案仅允许剂量下调 2 次。蒽环类药物有心脏毒性，使用时须评估 LVEF，至少每 3 个月 1 次。目前认为，术后辅助化疗的合理期限为 4~6 个周期，延长化疗时间或给予更多化疗周期并不能提高疗效。

2. 乳腺癌术后辅助内分泌治疗

（1）适应证：激素受体 ER 和（或）PR 阳性浸润性乳腺癌患者，不论年龄、淋巴结转移情况，以及是否辅助化疗，均建议考虑辅助内分泌治疗，除了以下情况：淋巴结阴性、直径≤5mm 或者直径为 6~10mm 并不具有不良预后因素的患者。

（2）辅助内分泌治疗的使用时序：因为内分泌治疗与化疗同时应用可能会降低疗效，因此，辅助内分泌治疗一般在化疗之后使用，但是可以和放疗及生物靶向治疗同时应用。

（3）绝经的定义：绝经判定需要符合下列条件之一：①年龄>60 岁，已停经；②年龄为 45~60 岁，自然停经 1 年以上；③双侧卵巢切除术后或者放疗去势后。以下情况需要测定血雌激素（E2）、卵泡刺激素（FSH）、促黄体生成素（LH）的水平，根据检测结果判断患者是否达到了绝经后水平，并且，有时患者的血激素水平会因化疗而发生暂时的改变，需要反复多次检测以动态观察激素水平，推荐激素水平检测间隔时间以>1 月为宜：①年龄为 45~60 岁，自然停经不足 1 年；②45 岁以下，因化疗或者其他原因导致停经；③曾接受单纯子宫切除术而保留卵巢。

(4) 内分泌治疗方案:目前用于乳腺癌术后的辅助内分泌治疗主要有抗雌激素药物、芳香化酶抑制剂及卵巢功能抑制。抗雌激素药物主要有他莫昔芬、托瑞米芬,可用于绝经前及绝经后的患者;芳香化酶抑制剂阻断来源于卵巢外组织的雌激素,包括阿那曲唑、来曲唑、依西美坦;卵巢功能抑制用于阻断绝经前患者卵巢来源的雌激素。

1) 绝经前患者辅助内分泌治疗方案:推荐选择他莫昔芬 20mg/d,持续 5 年。治疗期间注意避孕,并每半年至 1 年行 1 次妇科检查,通过 B 超了解子宫内膜厚度。服用他莫昔芬 5 年后,患者仍处于绝经前状态时,对于高危复发患者可考虑延长服用时间至 10 年。如患者应用他莫昔芬 5 年后处于绝经后状态,可继续服用芳香化酶抑制剂 5 年,或停止用药。此外,在我国日常的临床实践中,用托瑞米芬(60mg/d)代替他莫昔芬也是可行的,其引发子宫内膜癌的风险仅为他莫昔芬的 1/3~1/2。下列绝经前患者推荐卵巢去势(包括手术切除卵巢、卵巢放射和药物去势):①高度风险且化疗后未闭经的患者,可同时与他莫昔芬联合应用。卵巢去势后也可考虑与第三代芳香化酶抑制剂联合应用。②不愿意接受辅助化疗的中度风险患者,可同时与他莫昔芬联合应用。③对他莫昔芬有禁忌者。对于受体阳性的乳腺癌第一个复发高峰出现在术后 2~3 年,因此,2 年的药物性卵巢功能抑制治疗较合理。若采用药物性卵巢去势,目前推荐的治疗时间是 2~3 年。

2) 绝经后患者辅助内分泌治疗方案:①建议首选芳香化酶抑制剂 5 年(来曲唑、阿那曲唑或依西美坦都可以选择)。研究证明,3 种芳香化酶抑制剂疗效优于他莫昔芬。②选用他莫昔芬 20mg/d,共 5 年,是有效而经济的治疗方案。③在他莫昔芬治疗 2~3 年后再转用芳香化酶抑制剂满 5 年。④在他莫昔芬用满 5 年之后再继续应用 5 年芳香化酶抑制剂。⑤在芳香化酶抑制剂应用 2~3 年后改用他莫昔芬用满 5 年。

(5) 内分泌治疗引起骨质丢失的预防和处理:芳香化酶抑制剂和卵巢功能抑制治疗均可导致骨质丢失,引起骨密度下降或骨质疏松。在使用此类内分泌药物之前应常规行骨密度检测,在用药过程中应每 6 个月检测一次骨密度。骨密度检查报告单位面积每平方厘米的骨矿含量克数是以 30 岁正常人群的平均骨密度峰值为基础的,如果患者的骨密度在±1 个标准差之内,则为正常骨密度。如骨密度值<-2.0 个标准差,或伴两个危险因素的患者,则推荐使用唑来磷酸预防骨丢失(4mg/6 个月),并配合适当的运动和服用维生素 D(400~800U/d)及钙剂(500~1000mg/d)。危险因素包括:骨密度值<-1.5 个标准差,年龄>65 岁,低体质指数(<20kg/m^2),有髋骨骨折家族史,个人 50 岁后有脆性骨折史,口服皮质类固醇素>6 个月,既往有吸烟史或还在吸烟。

3. 术后辅助靶向治疗

(1) 适应证和相对禁忌证:HER-2 阳性前提下,乳腺癌病灶>10mm 推荐使用曲妥珠单抗;乳腺癌病灶为 5~10mm,伴高危因素者,如分级差、Ki-67 高等可考虑曲妥珠单抗辅助治疗。相对禁忌证主要包括:①治疗前 LVEF<50%;②同期正在进行蒽环类药物化疗。

(2) 治疗方案:HER-2 阳性乳腺癌曲妥珠单抗辅助治疗推荐术后化疗采用 AC→TH 或 TCH 方案。AC→TH:AC(蒽环联合 CTX)序贯紫杉类联合曲妥珠单抗;TCH:TXT 加 CBP 联合曲妥珠单抗。综合 HERA 试验和 PHARE 试验的研究结果,目前应用曲妥珠单抗术后辅助治疗推荐使用时限为 1 年,可与化疗同时使用或化疗后序贯使用。其他辅助化疗方案结束后也可以单用曲妥珠单抗治疗 1 年。此外,曲妥珠单抗可以和辅助放疗、辅助内分泌治疗同时使用。曲妥珠单抗给药方式包括:每 3 周方案(6mg/kg,首次剂量为 8mg/kg),和每周方案(2mg/kg,首次剂量为 4mg/kg)。使用曲妥珠单抗期间需要每 3 个月监测 1 次 LVEF。

治疗中若出现 LVEF<50%，或低于治疗前≥16%，应暂停使用曲妥珠单抗。直至 LVEF 恢复>50%方可继续使用该药。若 LVEF 不能恢复，或出现心力衰竭症状则应当终止曲妥珠单抗治疗。

（3）曲妥珠单抗延迟使用问题：HERA 研究中随访 4 年的结果显示，对于术后初始未接受曲妥珠单抗治疗的 HER-2 阳性乳腺癌，延迟使用曲妥珠单抗辅助治疗也可获益。因此如果辅助化疗已经结束，但仍处于无病状态的患者可以使用 1 年曲妥珠单抗治疗。

（4）不含化疗的术后辅助靶向治疗：有少部分不能耐受化疗，或激素受体阳性的老年 HER-2 阳性乳腺癌患者，可考虑采用不含化疗的曲妥珠单抗联合内分泌治疗方案。

（三）晚期乳腺癌的治疗

晚期乳腺癌（advanced breast cancer，ABC）应用已知的常规治疗手段（化疗、内分泌治疗和靶向治疗）一般不可治愈。治疗后的中位存活时间为 2～3 年，少数患者可长期生存。对多数患者来说，治疗的主要目的是缓解症状、提高患者生活质量和延长其生存期。晚期乳腺癌治疗的选择需要考虑：激素受体和 HER-2 状态、既往的治疗和毒性、无病生存期、肿瘤负荷、转移的部位和数量、月经状态、是否需要快速缓解症状、社会经济状况、患者的心理因素、患者的意愿等。患者出现单发的转移，有可能获得完全缓解，使患者长期生存，可以考虑采取多模式治疗，如单发肺或肝脏转移，可以考虑局部手术切除。如果对 3 个序贯的化疗都没有反应，可考虑不再应用化疗，转为姑息性治疗。

1. 晚期乳腺癌的内分泌治疗

（1）适应证：一般来说，对年龄>35 岁、辅助治疗后无病生存期>2 年、转移灶仅局限于骨或软组织、无症状的内脏转移及 ER 和（或）PR 阳性的患者，可首选内分泌治疗。原则上内分泌治疗适合于激素受体阳性的患者，但是，因为激素受体检测可能存在假阳性，并且复发转移病灶的激素受体可能存在转化，因此即使是激素受体不明或受体为阴性的患者，只要其临床病程发展缓慢，也可以试用内分泌治疗。若内分泌治疗效果令人满意，疾病进展后仍符合内分泌治疗的指征，仍可选用二线内分泌治疗。

（2）内分泌治疗药物：①绝经前患者的内分泌治疗：卵巢抑制或切除加其他的内分泌治疗是首选。药物通常选择他莫昔芬，除非考虑患者已经耐药；卵巢抑制或切除双侧卵巢的基础上应用芳香化酶抑制剂也是一个选择。其他包括孕酮类药物（甲地孕酮）、雄激素（氟甲睾酮）和大剂量雌激素。而氟维司群在绝经前女性的应用尚无充分研究。②绝经后患者的内分泌治疗：芳香化酶抑制剂（包括阿那曲唑、来曲唑和依西美坦）、雌激素受体调变剂（他莫昔芬和托瑞米芬）、甾体类雌激素受体拮抗剂（氟维司群）、孕酮类药物（甲地孕酮、甲羟孕酮）、雄激素（氟甲睾酮）、大剂量雌激素（乙炔基雌二醇）。

（3）复发转移性乳腺癌激素受体转化问题：因为目前所有检测技术多存在一定的假阴性，并且前一次检测之后肿瘤细胞在接受了辅助治疗等措施的干预，可能会出现受体表达状态的改变。因此，建议对于复发转移性乳腺癌患者行复发转移灶的再次穿刺活检，对活检组织进行 ER、PR 状态重新检测。

2. 晚期乳腺癌的化疗

（1）适应证：年龄<35 岁或有症状的内脏转移或激素受体阴性或对内分泌治疗耐药者即可考虑首选化疗。

（2）单药序贯化疗与联合化疗的对比：对于进展快速、威胁生命或需要快速控制症状的患者建议应用联合化疗。对于以生活质量和耐受性作为优先考虑因素的患者优先选择单药序贯化疗。此外,目前文献资料显示,大剂量化疗与常规剂量化疗相比并无更好的治疗效果。

(3) 常用的单药:主要包括蒽环类(如 ADM、EADM、THP、聚乙二醇化 ADM 脂质体)、紫杉类(PTX、TXT、白蛋白结合 PTX)、抗代谢药(如卡培他滨和 GEM)和非紫杉类微管形成抑制剂(NVB)。如果没有禁忌证,蒽环或紫杉类作为基础的单药通常可以作为一线治疗。但是越来越多的患者在新辅助化疗或乳腺癌根治术后的辅助治疗中已经应用了蒽环类药物,而且该类药物因为心脏毒性原因受到累积剂量限制。既往用过蒽环类的,通常以紫杉类单药为首选。既往使用过蒽环类和紫杉类的患者可以采用卡培他滨单药治疗。另外可选择卡培他滨、NVB、GEM、白蛋白结合型 PTX 等。如果在辅助治疗时使用过紫杉类药物,对于无病生存期超过 1 年的患者也可再次使用。

(4) 常用的联合化疗方案:包括 CTX、ADM 和 5-Fu(FAC/CAF);5-Fu、EADM 和 CTX(FEC);CTX、THP 和 5-Fu(CTF);ADM、CTX(AC);EADM、CTX(EC);ADM、TXT 或 PTX(AT);CTX、DTX 和 5-Fu(CMF);TXT、卡培他滨;GEM、PTX。

(5) 化疗持续时间:标准的药物治疗为应用一个治疗方案直至疾病进展换药。临床上采用长期化疗还是短期化疗后停药或维持治疗需在权衡化疗疗效、药物不良反应、患者生活质量及患者意愿等的情况下综合决定。

3. 晚期乳腺癌的靶向治疗

(1) 治疗乳腺癌的主要靶向药物:①曲妥珠单抗,1998 年 9 月 FDA 首先批准的第一个以 HER-2 为靶点的靶向治疗药物,是当代乳腺癌靶向治疗的代表性药物。其可能作用机制:与肿瘤细胞表面的 HER-2 受体的胞外区结合,阻断受体介导的生长信号传递;促进 HER-2 受体蛋白的内化与降解;通过抗体依赖性细胞介导的细胞毒效应(antibody-dependent cell-mediated cytotoxicity,ADCC),激活免疫系统中的效应细胞,发挥杀伤肿瘤的作用;下调 VEGF,抑制肿瘤血管生成等。②拉帕替尼(lapatinib),通过抑制 HER-2 和 EGFR 的酪氨酸激酶活性抑制肿瘤细胞。③帕妥珠单抗(pertuzumab),能与 HER-2 受体胞外结构域Ⅱ区相结合的单克隆抗体,从而抑制二聚体形成及受体介导的信号通路传导。④依维莫司,可特异性抑制 mTOR 蛋白活性,直接抑制肿瘤细胞生长和增殖;还可通过抑制肿瘤细胞的缺氧诱导因子 HIF-1 和 VEGF 的生成及 VEGF 诱导内皮细胞增殖的间接作用,抑制肿瘤血管生成,发挥抗肿瘤作用。⑤T-DM1(trastuzumab-emtansine),是将曲妥珠单抗和化疗药物美坦新(maytansine)派生物经过特殊的偶联技术连接组成的靶向化疗药物,该药在与 HER-2 结合后,通过受体介导的细胞内吞作用,在细胞内释放细胞毒药物 DM1 从而引起肿瘤细胞凋亡。

(2) 靶向治疗联合治疗的方式:尽管曲妥珠单抗单药治疗 HER-2 阳性复发转移乳腺癌有一定疗效,但更多的临床研究显示,曲妥珠单抗与其他药物联合效果更好。包括①靶向药物联合化疗:曲妥珠单抗可联合的化疗药物和方案有 PTX 联合或不联合 CBP、TXT、NVB 和卡培他滨,以及联合 TXT+帕妥珠单抗。蒽环类化疗药物治疗失败的 HER-2 阳性复发转移乳腺癌,首选曲妥珠单抗联合 PTX 或 TXT 作为一线方案。研究表明,HER-2 阳性复发转移乳腺癌,曲妥珠单抗联合 PTX+CBP,比曲妥珠单抗联合紫杉醇疗效更好;曲妥珠单抗联合 TXT+卡培他滨的临床疗效优于曲妥珠单抗联合多西紫他赛。②靶向药物联合内分泌治疗:对病情发展较慢或不适合化疗的激素受体阳性的晚期乳腺癌患者,可以选择曲妥珠单抗联合内分泌治疗。

(3) 对于含曲妥珠单抗方案治疗后疾病进展的 HER-2 阳性转移乳腺癌患者，后续治疗应继续阻滞 HER-2 通路。基于以下原因：临床研究显示，持续应用曲妥珠单抗抑制 HER-2 表达有助于控制乳腺癌细胞的生长，而停止应用曲妥珠单抗后，肿瘤生长加快。临床上可以根据具体情况采取以下策略：①更换化疗药物，继续使用曲妥珠单抗；②换用拉帕替尼加用其他化疗药物；③两种靶向治疗药物的联合（如拉帕替尼联合曲妥珠单抗、帕妥珠单抗联合曲妥珠单抗）；④T-DM1 的应用；⑤因为应用曲妥珠单抗治疗的 HER-2 阳性乳腺癌患者出现疾病进展可能与 PI3K/Akt/mTOR 细胞内信号转导通路活化有关，有研究表明，mTOR 抑制剂依维莫司可添加到曲妥珠单抗联合化疗的治疗方案中逆转耐药。

4. 晚期乳腺癌的维持治疗　维持治疗是指患者完成既定的化疗周期数，并达到最大肿瘤缓解疗效后，继续采用有效的治疗；在尽量少的毒副作用下，治疗直至某个设定的时间点或出现疾病进展。其理论基础为：早期使用非交叉耐药的药物，在耐药性产生之前加强杀死肿瘤细胞。

晚期乳腺癌是不可治愈的，停止治疗后疾病易发生进展，所以维持治疗显得尤为重要，可以延缓乳腺癌患者的疾病进展时间。

维持治疗通常采用诱导化疗方案中的一种药物维持，或是与诱导化疗药物无交叉耐药的另一种药物维持，包括连续性维持治疗和转换性维持治疗。靶向治疗联合化疗治疗有效，晚期乳腺癌患者不能耐受化疗时，可以考虑继续使用靶向 HER-2 治疗作为维持治疗。

（四）乳腺癌骨转移的治疗

在晚期乳腺癌中，骨转移的发生率为 65%～75%，骨痛、骨损伤、骨相关事件及生活质量降低是乳腺癌骨转移常见的并发症。

乳腺癌骨转移综合治疗的主要目标：①缓解疼痛，恢复功能，改善生活质量；②预防和治疗骨相关事件；③控制肿瘤进展，延长生存期。

乳腺癌骨转移的治疗手段包括：①化疗、内分泌治疗、分子靶向治疗等抗肿瘤治疗。②双磷酸盐治疗，双磷酸盐可以抑制破骨细胞介导的骨重吸收作用，抑制破骨细胞成熟，抑制成熟破骨细胞的功能，抑制破骨细胞在骨质吸收部位的聚集，抑制肿瘤细胞扩散、浸润和黏附于骨基质。③手术治疗，外科手术治疗乳腺癌骨转移的方法包括：骨损伤固定术、置换术和神经松解术。④放疗，包括体外照射与放射性核素治疗两类，体外照射的主要适应证：有症状的骨转移灶，用于缓解疼痛及恢复功能；选择性用于负重部位骨转移的预防性放疗，如脊柱或股骨转移。骨转移放疗的体外照射常用剂量及分割方法有 3 种方案：300cGy/f，共 10 次；400cGy/f，共 5 次；800cGy/f，单次照射。对于广泛骨转移患者可考虑应用放射性核素治疗，但是需要谨慎选择合适的病例及应用时机。⑤镇痛治疗，骨转移疼痛的止痛药治疗应遵循 WHO 癌症三阶梯止痛指导原则：首选口服及无创给药途径；按阶梯给药；按时给药；个体化给药；注意具体细节。

（五）乳腺癌的康复治疗

康复医学（rehabilitation medicine）是 20 世纪中期开始提出的一个概念。乳腺癌的康复是康复医学的一个分支。乳腺癌的康复治疗（rehabilitation therapy）的定义是指在乳腺癌正规治疗的同时或结束后，帮助患者恢复机体生理功能、调整心理状态，并且能够回归社会，重建被疾病破坏了的生活。乳腺癌的康复治疗的主要内容包括以下几个方面：

(1) 患侧肢体功能的康复:①循序渐进的患侧上肢功能锻炼,以期达到健康肢体活动水平,不影响今后的日常生活;②预防或减轻患侧上肢水肿,包括预防感染、避免高温环境、避免负重、避免患肢手臂进行有创性的操作等。

(2) 营养和运动:健康的饮食、充足的体力活动、健康的生活方式、维持健康的体重,可以降低疾病的复发风险,提高无病生存的概率。目前尚无证据证明某一类食品及饮食与乳腺癌的复发或转移相关。一些观察性研究显示,乳腺癌存活者的蔬菜和粗粮摄入量高,总体死亡率可降低 43%。需要禁忌胎盘及其制品和未知成分的保健品。推荐患者进行有规律的锻炼,每周至少 150 分钟的中等强度锻炼,1 周 2 次的力量训练。教育患者减少乙醇的摄入,不要吸烟。

(3) 心理状况的调整:医护人员需要了解患者的心理变化特点及心理状态调整的过程,以提供必要的心理干预。医护人员要帮助患者理性接受患病事实;帮助患者寻找积极的生存目的,树立生活的信心;激发患者的承担意识。

(4) 术后随访指导:随访时间,术后(或结束辅助化疗后)第 1~2 年每 3 个月 1 次,第 3~4 年每 4~6 个月 1 次,第 5 年开始每年 1~2 次。随访检查内容,包括触诊体检、肝脏超声、血生化和血常规。此外,有一些患者需要其他的特殊检查,如妇科检查(他莫昔芬治疗中每年 1~2 次),骨密度(芳香化酶抑制剂治疗中每年 1~2 次)。

(5) 社会帮助:医护人员可以根据患者的需要,积极调动社会资源,给患者提供帮助、鼓励和支持,最大限度地恢复患者的社会功能。

十、乳腺癌的预防

(一) 乳腺癌一级预防

乳腺癌一级预防是指在人群中针对乳腺癌相关的危险因素采取有效的干预措施来预防其发生发展的行为。例如,①鼓励体育活动及控制体重,控制体重包括孕期、婴儿出生时、成年期及绝经后的体重,应控制在合理范围内。②控制吸烟与饮酒。③饮食预防,如十字花科蔬菜能提供吲哚-3-甲醇可通过抗雌激素效应预防乳腺癌的发生。④药物预防,有研究表明,他莫昔芬、雷洛昔芬等能早期预防乳腺癌的发生。对于诊断为小叶原位癌(LCIS)的患者首选的治疗选择是随访观察,并可选用他莫昔芬或雷洛昔芬以降低发生浸润性乳腺癌的风险。⑤预防性手术,预防性乳腺切除不仅会引起局部躯体外形的改变,而且可能会引发患者的心理伤害。因此,预防性手术需要充分权衡利弊得失。乳腺导管原位癌(ductal carcinoma in situ,DCIS),亦称为导管内癌,是一类非全身性的导管内局部病变,属于乳腺浸润性癌的前驱病变。乳腺 DCIS 的诊断必须以病理充分取材为前提,在排除潜在的浸润成分以后才能确诊。乳腺 DCIS 的治疗以局部治疗为主,目的是降低局部复发率。治疗方式包括局部病灶广泛切除联合或不联合全乳放疗,以及全乳房切除。必要时对激素受体阳性患者辅以内分泌治疗(如他莫昔芬),主要目的是降低局部复发及预防同侧和对侧再发。

(二) 乳腺癌二级预防

乳腺癌二级预防即指乳腺癌的早诊断、早治疗,其内容包括普及乳腺癌科普知识、乳腺癌的筛查、乳腺自我检查等。乳腺癌早期诊断流程为仔细询问病史,然后进行乳腺体检,以及进行影像学等检查以进一步鉴别诊断。根据我国国情、乳腺癌高发年龄及我国女性乳腺发育的特点，我国乳腺癌筛查首选的影像学检查方法为彩超，乳腺X线检查为辅助检查手段，与欧美国家不同。欧美国家首选X线，辅助MR检查。

附　乳腺癌常用的化疗方案

（一）辅助/新辅助化疗方案

TAC方案：TXT 75mg/m^2，d1；ADM 50mg/m^2，d1；CTX 500mg/m^2，d1，21天为1个周期，共6个周期。

剂量密集AC→P方案：ADM 60mg/m^2，d1；CTX 600mg/m^2，d1，14天为1个周期，共4个周期。序贯以PTX 175mg/m^2，d1，14天为1个周期，共4个周期。

AC→P/T方案：ADM 60mg/m^2，d1；CTX 600mg/m^2，d1，21天为1个周期，共4个周期。序贯以PTX 80mg/m^2，d1，每周1次，共12周；或TXT 100mg/m^2，d1，21天为1个周期，共12个周期。

TC方案：TXT 75mg/m^2，d1；CTX 600mg/m^2，d1，21天为1个周期，共4个周期。

AC方案：ADM 60mg/m^2，d1；CTX 600mg/m^2，d1，21天为1个周期，共4个周期。

FAC方案：5-Fu 500mg/m^2，d1、8；ADM 50mg/m^2，d1；CTX 500mg/m^2，d1，21天为1个周期，共6个周期。

CMF方案：CTX 100mg/m^2，d1~14；MTX 40mg/m^2，d1、8；5-Fu 600mg/m^2，d1、8，28天为1个周期，共6个周期。

EC方案：EADM 100mg/m^2，d1；CTX 830mg/m^2，d1，21天为1个周期，共8个周期。

FEC→T方案：5-Fu 500mg/m^2，d1；EADM 100mg/m^2，d1；CTX 500mg/m^2，d1，21天为1个周期，共3个周期。序贯以TXT 100mg/m^2，d1，21天为1个周期，共3个周期。

FEC→P方案：5-Fu 600mg/m^2，d1；EADM 90mg/m^2，d1；CTX 600mg/m^2，d1，21天为1个周期，共4个周期。序贯以DTX 100mg/m^2，d1，每周1次，共8周。

TCH方案：TXT 75mg/m^2，d1；CBP AUC=6，d1，21天为1个周期，共6个周期。同时用曲妥珠单抗，首次剂量4mg/kg，之后为2mg/kg，每周1次，共17次。化疗结束后曲妥珠单抗6mg/kg，每3周1次，共1年。

（二）复发或转移性乳腺癌常用的化疗方案

CAF方案：CTX 100mg/m^2，d1~14；ADM 30mg/m^2，d1、8；5-Fu 500mg/m^2，d1、8，28天为1个周期。

FAC方案：5-Fu 500mg/m^2，d1、8；ADM 50mg/m^2，d1；CTX 500mg/m^2，d1，21天为1个周期。

FEC方案：CTX 400mg/m^2，d1、8；EADM 50mg/m^2，d1、8；5-Fu 500mg/m^2，d1、8，28天为1个周期。

AC方案：ADM 60mg/m^2，d1；CTX 600mg/m^2，d1，21天为1个周期。

EC方案：EADM 75mg/m^2，d1；CTX 600mg/m^2，d1，21天为1个周期。

AT案：ADM 60mg/m^2，d1；PTX 125~200mg/m^2，d1，21天为1个周期。

AT方案（Ⅱ）：ADM 50mg/m^2，d1；TXT 75mg/m^2，d1，21天为1个周期。

XT 方案：卡培他滨 950mg/m^2，口服，日 2 次，第 1～4 天；TXT 75mg/m^2，d1，21 天为 1 个周期。

GT 方案：PTX 175mg/m^2，d1；GEM 1000～1250mg/m^2，d1、8(第 1 天在 PTX 之后)，21 天为 1 个周期。

GC 方案：GEM 1000mg/m^2，d1、8；CBP AUC＝2，d1、8 天，21 天为 1 个周期。

蒽环类单药：ADM 60～75mg/m^2，d1，21 天为 1 个周期；ADM 20mg/m^2，每周 1 次。

EADM 60～90mg/m^2，d1，21 天为 1 个周期。

ADM 脂质体 50mg/m^2，d1，28 天为 1 个周期。

紫杉类单药：PTX 175mg/m^2，d1，21 天为 1 个周期；PTX 80mg/m^2，每周 1 次。

TXT 60～100mg/m^2，d1，21 天为 1 个周期。

白蛋白结合型 PTX 100～150mg/m^2，第 1、8、15 天，28 天为 1 个周期；白蛋白结合型 PTX 260mg/m^2，d1，21 天为 1 个周期。

卡培他滨单药：卡培他滨 1000～1250mg/m^2，d1～14，21 天为 1 个周期。

GEM 单药：GEM 800～1200mg/m^2，d1、8、15，28 天为 1 个周期。

NVB 单药：NVB 25mg/m^2，每周 1 次。

（季建美　陆俊国）

第二节　原发性支气管肺癌

原发性支气管肺癌(primary bronchogenic carcinoma)，简称肺癌(lung cancer)，为起源于支气管黏膜或腺体的恶性肿瘤。肺癌已成为全世界最常见的恶性肿瘤，在恶性肿瘤相关死亡原因中占第一位。2002 年，全世界肺癌新发病例约 135 万，死亡病例约 118 万。无论是从发病还是从死亡病例来看，肺癌均为全球首位的癌症，因此危害尤为显著。肺癌的病因至今尚不完全明确，大量资料表明，长期大量吸烟与肺癌的发生有非常密切的关系。已有的研究证明，长期大量吸烟者患肺癌的概率是不吸烟者的 10～20 倍，开始吸烟的年龄越小，患肺癌的概率越高。此外，吸烟不仅直接影响本人的身体健康，还对周围人群的健康产生不良影响，导致被动吸烟者肺癌的患病率明显增加。城市居民肺癌的发病率比农村高，这可能与城市大气污染和烟尘中含有致癌物质有关。目前，随着诊断方法的进步，新药及靶向治疗药物的出现，规范有序的诊断、分期，以及根据肺癌临床行为进行多学科治疗的进步，肺癌患者的生存率已经有所提高。

一、病　　因

比较重要的致病因素包括吸烟、电离辐射、空气污染、砷和其他职业因素，一些肺部慢性疾病的肺癌发病率也升高了。约 87% 的肺癌与吸烟相关，90% 的男性肺癌和 80% 的女性肺癌归因于吸烟，吸烟与肺癌的发生呈明显的剂量强度正相关。被动吸烟增加了肺癌发生的危险性。约 6% 的肺癌归因于氡，目前认为其是肺癌的第二位病因。石棉暴露能明显增加肺癌发生的危险性，其中吸烟者的危险性尤为显著。流行病学研究显示，慢性肺部疾病、结核继发肺部瘢痕者肺癌的发生危险性增加了。其他，如肺癌家族史，以及氯甲基醚、多环芳香烃、铬、镍、有机砷等致癌物质暴露史也增加了肺癌发生的危险性。个体基因的遗传易感性也参与了肺癌的发生。

（一）吸烟

目前认为吸烟是肺癌的最重要的高危因素。烟草中有超过3000种化学物质，其中多链芳香烃类化合物（如苯并芘）和亚硝胺均有很强的致癌活性。多链芳香烃类化合物和亚硝胺可通过多种机制导致支气管上皮细胞DNA损伤，使得癌基因（如*Ras*基因）激活和抑癌基因（如*p53*、*FHIT*基因等）失活，进而引起细胞的转化，最终癌变。尤其易致鳞状上皮细胞癌和未分化小细胞癌。与不吸烟者相比，吸烟者发生肺癌的危险性平均高4~10倍，重度吸烟者可达10~25倍。

（二）职业和环境接触

肺癌是职业癌中最重要的一种。约10%的肺癌患者有环境和职业接触史。现已证明以下职业、环境致癌物增加了肺癌的发生率：铝制品的副产品、砷、石棉、铬化合物、焦炭炉、芥子气、含镍的杂质、氯乙烯。长期接触铍、镉、硅、甲醛溶液等物质也会增加肺癌的发生率。空气污染，特别是工业废气均能引发肺癌。

（三）电离辐射

肺脏是对放射线较为敏感的器官。电离辐射致肺癌的最初证据来自Schneeberg-joakimov矿山的资料，该矿内空气中氡及其子体浓度高，诱发的多是支气管的小细胞癌。美国曾有报道，开采放射性矿石的矿工70%~80%死于放射引起的职业性肺癌，以鳞癌为主，从开始接触到发病时间为10~45年，平均时间为25年，平均发病年龄为38岁。氡及其子体的受量积累超过120工作水平日（WLM）时发病率开始增高，而超过1800WLM则更显著增加达20~30倍。将小鼠暴露于这些矿山的气体和粉尘中，可诱发肺肿瘤。日本原子弹爆炸的幸存者中肺癌患者显著增加了。Beebe在对广岛原子弹爆炸幸存者终身随访时发现，距爆心小于1400m的幸存者较距爆心1400~1900m和2000m以外的幸存者，死于肺癌者明显增加了。

（四）大气污染

发达国家肺癌的发病率高，主要原因是与工业和交通发达地区，石油、煤和内燃机等燃烧后，以及沥青公路尘埃产生的含有苯并芘致癌烃等有害物质污染大气有关。大气污染与吸烟对肺癌的发生可能起互相促进、协同的作用。

（五）饮食与营养

一些研究已表明，较少食用含β胡萝卜素的蔬菜和水果，可升高发生肺癌的危险性。血清中β胡萝卜素水平低的人，肺癌发生的危险性也高。流行病学调查资料也表明，较多地食用含β胡萝卜素的绿色、黄色和橘黄色的蔬菜和水果，以及含维生素A的食物，可减少肺癌发生的危险性，这对于正在吸烟的人或既往吸烟者有特别明显的保护作用。

（六）既往肺部慢性感染

如肺结核、支气管扩张等患者，支气管上皮在慢性感染过程中可化生为鳞状上皮致使癌变,但较为少见。

(七) 遗传和基因改变

家族聚集,遗传易感性,免疫功能降低,代谢、内分泌功能失调等可能在肺癌的发生中起重要作用。许多研究证明,遗传因素可能在对环境致癌物易感的人群和(或)个体中起重要作用。经过长期的探索和研究,现在已经逐步认识到肺癌可能是一种外因通过内因发病的疾病。外因可诱发细胞的恶性转化和不可逆的基因改变,包括原癌基因的活化、抑癌基因的失活、自反馈分泌环的活化和细胞凋亡的抑制,从而导致细胞生长的失控。这些基因改变是长时间内多步骤、随机产生的。许多基因发生癌变的机制还不清楚,但这些改变最终涉及细胞关键性生理功能的失控,包括增殖、凋亡、分化、信号传递与运动等。与肺癌关系密切的癌基因主要有 *ras* 和 *myc* 基因家族、*c-erbB-2*、*Bcl-2*、*c-fos* 及 *c-jun* 基因等。相关的抑癌基因包括 *p53*、*Rb*、*CDKN2*、*FHIT* 基因等。与肺癌发生、发展相关的分子改变还包括错配修复基因如 *hMSH2* 及 *hPMS1* 的异常、端粒酶的表达。

二、临床表现

肺癌的临床表现比较复杂,症状和体征的有无、轻重及出现的早晚,取决于肿瘤的发生部位、病理类型、有无转移及有无并发症,以及患者的反应程度和耐受性的差异。肺癌早期症状常较轻微,甚至可无任何不适。中央型肺癌症状出现早且重,周围型肺癌症状出现晚且较轻,甚至无症状,常在体检时被发现。肺癌的症状大致分为:局部、全身、肺外、浸润和转移症状。

(一) 局部症状

局部症状是指由肿瘤本身在局部生长时刺激、阻塞、浸润和压迫组织所引起的症状。

1. 咳嗽 咳嗽是最常见的症状,以咳嗽为首发症状者占 35%~75%。肺癌所致的咳嗽可能与支气管黏液分泌的改变、阻塞性肺炎、胸膜侵犯、肺不张及其他胸内合并症有关。肿瘤生长于管径较大、对外来刺激敏感的段以上支气管黏膜时,可产生类似异物样刺激引起的咳嗽,典型的表现为阵发性、刺激性干咳,一般止咳药常不易控制。肿瘤生长在段以下较细小的支气管黏膜时,咳嗽多不明显,甚至无咳嗽。对于吸烟或患慢支气管炎的患者,如咳嗽程度加重、次数变频、性质改变如呈高音调金属音时,尤其在老年人,要高度警惕肺癌的可能性。

2. 痰中带血或咯血 痰中带血或咯血亦是肺癌的常见症状,以此为首发症状者约占 30%。由于肿瘤组织血供丰富,质地脆,剧咳时血管破裂而致出血,咯血亦可能由肿瘤局部坏死或血管炎引起。肺癌咯血的特征为间断性或持续性、反复、少量的痰中带血丝,或少量咯血,偶因较大血管破裂、大的空洞形成或肿瘤破溃入支气管与肺血管而导致难以控制的大咯血。

3. 胸痛 以胸痛为首发症状者约占 25%。常表现为胸部不规则的隐痛或钝痛。大多数情况下,周围型肺癌侵犯壁层胸膜或胸壁,可引起尖锐而断续的胸膜疼痛,若继续发展,则演变为恒定的钻痛。难以定位的轻度的胸部不适有时与中央型肺癌侵犯纵隔或累及血管、支气管周围神经有关,而恶性胸腔积液患者有 25% 诉胸部钝痛。持续、尖锐、剧烈、不易为药物所控制的胸痛,则常提示已有广泛的胸膜或胸壁侵犯。肩部或胸背部持续性疼痛提示肺叶内侧近纵隔部位有肿瘤外侵的可能。

4. 胸闷、气急 约有10%的患者以此为首发症状,多见于中央型肺癌,特别是肺功能较差的患者。引起呼吸困难的原因主要包括:①肺癌晚期,纵隔淋巴结广泛转移,压迫气管、隆突或主支气管时,可出现气急,甚至窒息症状。②大量胸腔积液时压迫肺组织并使纵隔严重移位,或有心包积液时,也可出现胸闷、气急、呼吸困难,但抽液后症状可缓解。③弥漫性细支气管肺泡癌和支气管播散性腺癌,使呼吸面积减少,气体弥散功能障碍,导致严重的通气/血流比值失调,引起呼吸困难逐渐加重,常伴有发绀。④其他,包括阻塞性肺炎、肺不张、淋巴管炎性肺癌、肿瘤微栓塞、上气道阻塞、自发性气胸及合并慢性肺疾病如COPD。

5. 声音嘶哑 有5%~18%的肺癌患者以声嘶为第一主诉,通常伴随有咳嗽。声嘶一般提示直接的纵隔侵犯或淋巴结长大累及同侧喉返神经而致左侧声带麻痹。声带麻痹亦可引起程度不同的上气道梗阻。

(二) 全身症状

1. 发热 以此为首发症状者占20%~30%。肺癌所致的发热原因有两种:①炎性发热,中央型肺癌肿瘤生长时,常先阻塞段或支气管开口,引起相应的肺叶或肺段阻塞性肺炎或不张而出现发热,但多在38℃左右,很少超过39℃,抗生素治疗可能奏效,阴影可能吸收,但因分泌物引流不畅,常反复发作,约1/3的患者可在短时间内反复在同一部位发生肺炎。周围型肺癌多在晚期因肿瘤压迫邻近肺组织引起炎症时而发热。②癌性发热,多由肿瘤坏死组织被机体吸收所致,此种发热抗炎药物治疗无效,激素类或吲哚类药物有一定疗效。

2. 消瘦、恶病质 肺癌晚期由于感染、疼痛引起食欲减退,肿瘤生长和毒素引起消耗增加,以及体内TNF、Leptin等细胞因子水平增高,可引起严重的消瘦、贫血、恶病质。

3. 肺外症状 由于肺癌所产生的某些特殊活性物质(包括激素、抗原、酶等),患者可出现一种或多种肺外症状。常可出现在其他症状之前,并且可随肿瘤的消长而消退或出现,临床上以肺源性骨关节增生症较多见。

(1) 肺源性骨关节增生症:临床上主要表现为杵状指(趾),长骨远端骨膜增生,新骨形成,受累关节肿胀、疼痛和触痛。长骨以胫骨、腓骨、肱骨和掌骨,关节以膝、踝、腕等大关节较多见。杵状(指趾)的发生率约29%,主要见于鳞癌;增生性骨关节病发生率为1%~10%,主要见于腺癌,小细胞癌很少有此种表现。确切的病因尚不完全清楚,可能与雌激素、生长激素或神经功能有关,手术切除癌肿后可获缓解或消退,复发时又可出现。

(2) 与肿瘤有关的异位激素分泌综合征:约10%的患者可出现此类症状,可作为首发症状出现。另有一些患者虽无临床症状,但可检测出一种或几种血浆异位激素增高。此类症状多见于小细胞肺癌。

1) 异位促肾上腺皮质激素(ACTH)分泌综合征:由于肿瘤分泌ACTH或类肾上腺皮质激素释放因子活性物质,使血浆皮质醇增高。临床症状与库欣综合征大致相似,可有进行性肌无力、周围性水肿、高血压、糖尿病、低钾性碱中毒等,其特点为病程进展快,可出现严重的精神障碍,伴有皮肤色素沉着,而向心性肥胖、多血质、紫纹多不明显。该综合征多见于肺腺癌及小细胞肺癌。

2) 异位促性腺激素分泌综合征:由于肿瘤自主性分泌LH及HCG而刺激性腺类固醇分泌所致。多表现为男性双侧或单侧乳腺发育,可发生于各种细胞类型的肺癌,以未分化癌和小细胞癌多见。偶可见阴茎异常勃起,除与激素异常分泌有关外,也可能因阴茎血管栓塞所致。

3）异位甲状旁腺激素分泌综合征：是由于肿瘤分泌甲状旁腺激素或一种溶骨物质（多肽）所致。临床上以高血钙、低血磷为特点，症状有食欲减退、恶心、呕吐、腹痛、烦渴、体重下降、心动过速、心律不齐、烦躁不安和精神错乱等。多见于鳞癌。

4）异位胰岛素分泌综合征：临床表现为亚急性低血糖综合征，如精神错乱、幻觉、头痛等。其原因可能与肿瘤大量消耗葡萄糖、分泌类似胰岛素活性的体液物质或分泌胰岛素释放多肽等有关。

5）类癌综合征：是由于肿瘤分泌5-羟色胺所致。表现为支气管痉挛性哮喘、皮肤潮红、阵发性心动过速和水样腹泻等。多见于腺癌和燕麦细胞癌。

6）神经-肌肉综合征（Eaton-Lambert 综合征）：是因肿瘤分泌箭毒性样物质所致。表现为随意肌力减退和极易疲劳。多见于小细胞未分化癌。其他尚有周围性神经病、脊根节细胞与神经退行性变、亚急性小脑变性、皮质变性、多发性肌炎等，可出现肢端疼痛无力、眩晕、眼球震颤、共济失调、步履困难及痴呆。

7）异位生长激素综合征：表现为肥大性骨关节病，多见于腺癌和未分化癌。

8）抗利尿激素分泌异常综合征：是由于癌组织分泌大量的 ADH 或具有抗利尿作用的多肽物质所致。其主要临床特点为低钠血症，伴有血清和细胞外液低渗透压（<270mosm/L）、肾脏持续排纳、尿渗透压大于血浆渗透压（尿比重>1. 200）和水中毒。多见于小细胞肺癌。

（3）其他表现

1）皮肤病变：黑棘皮病和皮肤炎多见于腺癌，皮肤色素沉着是由于肿瘤分泌黑色素细胞刺激素（MSH）所致，多见于小细胞癌。其他尚有硬皮病、掌跖皮肤过度角化症等。

2）心血管系统：各种类型的肺癌均可凝血机制异常，出现游走性静脉栓塞、静脉炎和非细菌性栓塞性心内膜炎，可在肺癌确诊前数月出现。

3）血液学系统：可有慢性贫血、紫癜、红细胞增多、类白血病样反应。可能因铁质吸收减少，红细胞生成障碍、寿命缩短，毛细血管性渗血性贫血等原因所致。此外，各种细胞类型的肺癌均可出现 DIC，可能与肿瘤释放促凝血因子有关。肺鳞癌患者可伴有紫癜。

（三）局部侵犯和转移症状

1. 淋巴结转移　肺癌淋巴结转移最常见的是纵隔淋巴结和锁骨上淋巴结，多在病灶同侧，少数可在对侧，多较坚硬，单个或多个结节，有时可为首发的主诉而就诊。气管旁或隆突下淋巴结肿大可压迫气道，出现胸闷、气急甚至窒息；压迫食管可出现吞咽困难。

2. 胸膜受侵和（或）转移　胸膜是肺癌常见的侵犯和转移部位，包括直接侵犯和种植性转移。临床表现因有无胸腔积液及其多寡而异，胸腔积液的成因除肿瘤直接侵犯和转移外，还包括淋巴结的阻塞，以及伴发的阻塞性肺炎和肺不张。常见的症状有呼吸困难、咳嗽、胸闷与胸痛等，亦可完全无任何症状；查体时可见肋间饱满、肋间增宽、呼吸音减低、语颤减低、叩诊实音、纵隔移位等，胸腔积液可为浆液性、浆液血性或血性，多数为渗出液，恶性胸腔积液的特点为增长速度快，多呈血性。极为罕见的肺癌可发生自发性气胸，其机制为胸膜的直接侵犯和阻塞性肺气肿破裂，多见于鳞癌，预后不良。

3. 上腔静脉阻塞综合征（superior vena cava syndrome，SVCS）　肿瘤直接侵犯或纵隔淋巴结压迫上腔静脉，或腔内的栓塞，使其狭窄或闭塞，造成血液回流障碍，出现一系列症状和体征，如头痛、颜面部水肿、颈胸部静脉曲张、压力增高、呼吸困难、咳嗽、胸痛及吞咽困难，亦常有弯腰时晕厥或眩晕等。前胸部和上腹部静脉可代偿性曲张，反映上腔静脉阻塞的时间和阻塞的解剖位置。上腔静脉阻塞的症状和体征与其部位有关。若一侧无名静脉阻塞，头面、颈部的血流可通过对侧无名静脉回流心脏，临床症状较轻。若上腔静脉阻塞发生在奇静脉入口以下部位，除了上述静脉扩张外，尚有腹部静脉怒张，血液以此途径流入下腔静脉。若阻塞发展迅速，可出现脑水肿而有头痛、嗜睡、激惹和意识状态的改变。

4. 肾上腺转移 肺癌易出现肾上腺转移，临床多无症状，当转移灶局部压迫时出现腹部或腰背部胀痛。

5. 消化系统转移 肝转移可表现为食欲减退、肝区疼痛，有时伴有恶心，血清 γ-GT 常呈阳性，AKP 呈进行性增高，查体时可发现肝脏肿大、质硬、结节感。小细胞肺癌好发生胰腺转移，可出现胰腺炎症状或阻塞性黄疸。各种细胞类型的肺癌都可转移到肝脏、胃肠道、肾上腺和腹膜后淋巴结，临床多无症状，常在查体时被发现。

6. 骨转移 肺癌骨转移的常见部位有肋骨、椎骨、髂骨、股骨等，但以同侧肋骨和椎骨较多见，表现为局部疼痛并有定点压痛、叩击痛。脊柱转移可压迫椎管导致阻塞或压迫症状，病理性骨折压迫或损伤脊髓严重可导致截瘫。关节受累可出现关节腔积液，穿刺可查到癌细胞。

7. 中枢神经系统症状

（1）脑、脑膜和脊髓转移：发生率约 10%，其症状可因转移部位不同而异。常见的症状为颅内压增高表现，如反复头痛、恶心、呕吐及精神状态的改变等，少见的症状有癫痫发作、脑神经受累、偏瘫、共济失调、失语和突然昏厥等。脑膜转移不如脑转移常见，常发生于小细胞肺癌患者中，其症状与脑转移相似。

（2）脑病和小脑皮质变性：脑病的主要表现为痴呆、精神病和器质性病变，小脑皮质变性表现为急性或亚急性肢体功能障碍，四肢行动困难、动作震颤、发音困难、眩晕等。有报道肿瘤切除后上述症状可获缓解。

8. 心脏受侵和转移 肺癌累及心脏并不少见，尤多见于中央型肺癌。肿瘤可通过直接蔓延侵及心脏，亦可经淋巴管逆行播散，阻塞心脏的引流淋巴管引起心包积液，发展较慢者可无症状，或仅有心前区、肋弓下或上腹部疼痛；发展较快者可呈典型的心包填塞症状，如心悸、颈面部静脉怒张、心界扩大、心音低远、肝肿大、腹水等。

9. 周围神经系统症状 癌肿压迫或侵犯颈交感神经引起 Horner 综合征，其特点为病侧瞳孔缩小、上眼睑下垂、眼球内陷和颜面部无汗等。压迫或侵犯臂丛神经时引起臂丛神经压迫征，表现为同侧上肢烧灼样放射性疼痛、局部感觉异常和营养性萎缩。肿瘤侵犯膈神经时，可造成膈肌麻痹，出现胸闷、气急，X 线透视下可见有膈肌矛盾运动。压迫或侵犯喉返神经时，可致声带麻痹出现声音嘶哑。肺尖部肿瘤（肺上沟瘤）侵犯颈 8 和胸 1 神经、臂丛神经、交感神经节，以及邻近的肋骨，引起剧烈肩臂疼痛、感觉异常，一侧臂轻瘫或无力、肌肉萎缩，即所谓 Pancoast 综合征。

三、影像学及其他检查

（一）影像学检查方法及选择

1. 胸部 X 线检查 由于胸部 X 线的广泛普及性、简便易行及费用低廉，可发现肺部块影或可疑肿块影，目前仍被临床作为疑诊肺癌时首选的影像筛检方法，但胸部 X 线对肺癌检出的敏感性及准确性均低于 CT 扫描。胸部 X 线也是监测肺癌患者治疗效果，以及随访的最基本影像检查手段。

2. 肺 CT CT 已成为肺癌早期检出、诊断、鉴别、分期、疗效评价及随访最主要和最常用的方法。应用低剂量螺旋 CT 对高危人群进行肺癌筛查能提高肺癌早期检出率和手术根治率，其假阳性率和性价比目前尚无定论，是国内外临床研究争论的焦点。各种肺小结节计算机辅助检出与诊断分析软件(CAD)也趋于成熟，并逐步投入临床应用，例如，对难以定性的肺结节，可通过 1~3 个月后复查 CT，计算倍增时间，以帮助判断良、恶性。对周围型肺结节和肺弥漫性病变(如怀疑淋巴管转移)应注意行高分辨 CT 扫描(HRCT)；对中心型肺癌应行增强扫描，并尽量应用多平面重建(MPR)等二维或三维后处理技术判断肿瘤与周围结构的关系，以帮助判断手术的可切除性及制订治疗方案。

3. 肺 MRI MRI 是 CT 扫描的补充手段，对肺上沟瘤，与胸壁、膈肌关系紧密的肺癌，碘造影剂过敏但要显示病变与肺门、纵隔大血管关系的患者，可首选 MRI；对一些肺肿块的鉴别诊断(如矽结节)、放疗 1 年以上的纤维化与肿瘤复发，MRI 可能优于 CT。怀疑或排除中枢神经系统转移时，MRI 为首选方法；对局灶性可疑骨转移，X 线、CT 骨扫描不能定性时，MRI 可能有助于诊断。

4. PET 及 PET-CT 目前主要应用于临床的为^{18}F-FDG 全身显像，对肺癌诊断的特异性和准确性高，分期较为全面准确，对于肺癌的疗效观察和早期检出治疗后残留及复发肿瘤亦有重要价值。PET 或 PET-CT 的弱点包括：仍有一定的假阳性和假阴性，小病灶(小于 1cm)易被漏诊，对中枢神经系统转移不够敏感，所提供的解剖细节不如 CT，价格较昂贵，设备不普及等；SPECT 机在我国很普遍，对肺癌的诊断与分期亦可发挥一定的价值。

5. ECT 检查 ECT 骨显像可以较早地发现骨转移灶。X 线与骨显像都有阳性发现，如病灶部成骨反应静止，代谢不活跃，则骨显像为阴性，X 线为阳性，两者互补，可以提高诊断率。需要注意的是 ECT 骨显像诊断肺癌骨转移的假阳性率可达 20%~30%。因此，ECT 骨显像阳性者需要作阳性区域骨的 MRI 扫描。

(二) 影像表现

通常根据肺癌发生的部位将其分为中央型和周围型肺癌，肺上沟瘤发生于肺尖，有直接侵犯局部胸壁、肋骨、椎体、下部臂丛神经、交感链及锁骨下血管的倾向，为周围型肺癌中较特别的一类，在肺癌中不足 5%。发生于气管的癌不足 1%。

不同组织学亚型的肺癌各有一定的特征，如鳞癌、小细胞癌以中央型为多，腺癌则以周围型居多。

1. 中央型肺癌 中央型肺癌的影像表现包括原发肿瘤直接和间接征象。直接征象为段或段支气管以上支气管腔内结节、局限性管壁增厚或腔内外生长肿块；继发征象主要指肿瘤远端阻塞性肺改变，可表现为阻塞性肺气肿，梗阻远端支气管黏液或脓汁潴留或扩张，叶段或全肺阻塞性肺不张或肺炎。

2. 周围型肺癌 发生于段支气管以下的肺癌称为周围型肺癌。周围型肺癌往往表现为肺结节或肿块，部分亦可呈肺泡实变样或毛玻璃样阴影。病变的大小、内部结构、瘤—肺界面对鉴别诊断非常重要，如腺癌内部常有小空泡，边缘多有脐样切迹或深分叶、毛刺和胸膜牵拉；鳞癌边界缘较规则，中心易坏死形成空洞，多呈偏心性，内壁凹凸不平；小细胞癌肺原发灶可能很小且边界光滑，而转移淋巴结很大；大细胞肺癌则多呈土豆样较大肿块，HRCT 能最好地显示上述特征。PET 或 PET-CT 能直接反应肿瘤的代谢状况,对>1cm 肺结节的良恶性鉴别诊断准确性非常高,但仍有一定的假阳性(如感染性肺病变)及假阴性(如肺泡癌、类癌等)。对于<1cm 的肺结节,可 1~3 个月后复查 CT,使用容积测量及分析软件计算结节的倍增时间(是指病变体积增大一倍所需的时间),当肿块直径增大一倍时,体积将增大 8 倍,所以体积的变化较直径能更加敏感地反应肿瘤的生长情况。恶性肿瘤的倍增时间大多为 30~490 天,当肿瘤合并出血、感染或坏死时,体积可能急剧增大,倍增时间可低于 30 天,而较为多见的例外情形则是一些生长缓慢的肺泡癌或腺癌,可数年不变,倍增时间超过 490 天,可高达十多年。因此,对不能定性的肺结节要根据患者的情况及时活检或定期密切随访。

3. 肺上沟瘤(Pancoast 瘤)　肺上沟瘤早期在胸片上仅表现为一侧肺尖帽增厚,极易漏诊或误诊。对有肩痛、胸背痛、臂丛神经受损或有 Horner 综合征等主诉的患者,要注意观察肺尖帽及局部肋骨,即使胸片阴性,亦应行进一步 CT 或 MRI 检查。

4. 转移征象　最常见的转移征象包括肺门、纵隔及锁骨上区淋巴结、肺内转移、胸膜转移、胸腔积液、心包积液、骨转移、肾上腺转移等。通常为原发灶引流区域的淋巴结肿大,多见于同侧肺门及纵隔,亦可经隆突下及前纵隔累及对侧纵隔或肺门淋巴结,对侧淋巴结受累多见于小细胞肺癌、双下叶肺癌。有时隆突下或后纵隔淋巴结转移可压迫食管出现吞咽困难,多见于小细胞肺癌。

一般肺内转移多分布于近胸膜的区域,下肺野多于上肺野,多呈类球形,边界较清楚,无钙化或脂肪密度。并非所有的肺内结节均为肺转移,尤其结节数目较少、形态怪异时,要行局部 HRCT 仔细观察,或进一步 PET 检查,仍不能确定时,可行影像引导下活检,以利于制订正确的治疗方案。

胸膜转移的直接征象为胸膜结节、胸膜不规则增厚及强化;间接征象为胸腔积液。单纯出现胸腔积液时并非一定有胸膜转移,要依靠反复多次的胸腔积液细胞学或胸膜活检来确定是否为恶性胸腔积液,中央型肺癌伴阻塞性肺炎时可出现少量反应性胸腔积液,心功能不全的患者可有心源性胸腔积液,有粉尘吸入史的患者亦可有少量胸腔积液;当原发肿瘤同侧出现中、大量胸腔积液,短期内迅速增多的胸腔积液,周围型肺癌即使合并少量胸腔积液时,亦要高度警惕伴有胸膜转移,若确定有胸膜转移则不宜行手术治疗。

心包积液在肺癌初诊时较少见,少量时不能定性,中、大量时往往与肿瘤有关,尤其原发灶为腺癌,或肿瘤侵犯心包或大血管时。放疗后常会出现少量的心包积液。

(三) 其他检查

1. 痰脱落细胞学检查　痰脱落细胞学检查是肺癌普查和诊断的一种简便有效的方法,痰脱落细胞学检查的执行取决于标本是否符合要求、细胞学诊断水平、肿瘤的病理类型及送标本的次数(以 3~4 次为宜)。原发性肺癌患者多数可在痰液中可找到脱落的癌细胞,中央型肺癌痰脱落细胞学检查的阳性率可达 70%~90%,周围型肺癌痰脱落细胞学检查的阳性率则仅约 50%。

2. 支气管镜及超声支气管内镜检查(EBUS-TBNA)　通过支气管镜可直接观察支气管内膜及管腔的病变情况。可取肿瘤组织供病理检查,或吸取支气管分泌物做细胞学检查,以明确诊断和判定组织学类型。超声支气管内镜是将超声技术和支气管镜相结合,可以插入气道腔内进行操作,扩大了超声及支气管镜的工作范围。将内镜探头固定于穿刺部位,根据超声图像测量病变大小、穿刺距离,实时监测目标淋巴结或占位病变的穿刺过程,穿刺针进入目标病灶后，在持续负压下进行反复多次抽吸组织，以明确纵隔及肺门占位病变的病理诊断，提高早期肺癌的诊断率和临床分期的准确性。EBUS-TBNA 的主要适应证为：①肺癌患者淋巴结分期；②肺内肿瘤的诊断；③诊断不明原因的肺门和（或）纵隔淋巴结肿大；④纵隔肿瘤的诊断。

3. 影像引导下肺活检或转移灶活检 影像引导下肺活检，可根据病变的大小及部位选择透视、CT 或超声引导下的穿刺肺肿瘤组织或转移灶活检取得组织，以明确病理诊断。

4. 胸腔镜检查 近年来，腔镜技术的不断发展使其在临床上具有广泛应用，针对生理结构及位置较为特殊的胸膜疾病，应用胸腔镜技术可获得理想的检查结果。传统的胸膜疾病检查腔镜技术为外科胸腔镜，由于其切口较多，需在全麻下进行，对患者的身体素质及耐受性要求较为严格，因此不利于广泛应用其检查胸膜疾病病变。内科胸腔镜检查应用内科电子胸腔镜及其配套管针进行，只需局部麻醉，建立气胸后经内科胸腔镜导入套管针抽取胸液。观察各种胸膜疾病的临床表现及是否存在异常情况，对病变部位或相应胸膜进行病理活检以明确诊断。

5. 纵隔镜检查 纵隔镜检查主要用于术前判断是否有纵隔淋巴结转移或纵隔淋巴结活检以获得病理诊断。纵隔镜检查需在全麻下进行。在胸骨上凹部做横切口，钝性分离颈前软组织到达气管前间隙，钝性游离出气管前通道，置入观察镜缓慢通过无名动脉之后方，观察气管旁、气管支气管角及隆突下等部位的肿大淋巴结，用特制活检钳解剖剥离取得淋巴结组织送病理学检查。

6. 剖胸探查术 肺部肿块经多种检查和短期诊断性治疗仍未能明确病变性质，而肺癌的可能性又不能除外者，应作剖胸探查术。这样可避免延误病情致使肺癌患者失去早期治疗的机会。

7. 其他细胞或病理检查 如胸腔积液细胞学检查，浅表淋巴结、皮下转移灶或骨髓活检等。

8. 肿瘤标志物检查 肺癌的标志物很多，其中包括蛋白质、内分泌物质、肽类和各种抗原物质如 CEA，可溶性膜抗原如 CA50、CA125、CA19-9。某些酶如神经特异性烯醇酶（NSE）、cyfra21-1 等虽然对肺癌的诊断有一定帮助，但缺乏特异性，对某些肺癌的病情监测有一定参考价值。

四、临床病理组织学分类

（一）按解剖学部位分类

1. 中央型肺癌 发生在段支气管至主支气管的肺癌称为中央型肺癌，约占 3/4，较多见鳞状上皮细胞癌和小细胞肺癌。

2. 周围型肺癌 发生在段支气管以下的肺癌称为周围型肺癌，约占 1/4，多见腺癌。

（二）按病理组织学分类

1999 年，WHO 和国际肺癌研究学会（IASLC）联合修订了《肺和胸膜肿瘤组织学分类》。在此基础上，2004 年，WHO 公布了新版《肺和胸膜肿瘤组织学分类》（表 12-1）。但实际在临床上，广泛应用的分类是把肺癌分为小细胞肺癌和非小细胞肺癌，非小细胞肺癌包括鳞癌、腺癌和大细胞癌。

表 12-1　2004 年 WHO 肺和胸膜肿瘤组织学分类

鳞状细胞癌(squamous cell carcinoma)
变异型(variants)
乳头状(papillary)
透明细胞型(clear cell)
小细胞(small cell)
基底细胞样(basaloid)
小细胞癌(small cell carcinoma)
变异(variant)
混合性小细胞癌(combined small cell carcinoma)
腺癌(adenocarcinoma)
腺癌,混合亚型(adenocarcinoma,mixed subtype)
腺泡性腺癌(adenocarcinoma Acinar)
乳头状腺癌(adenocarcinoma Papillary)
支气管肺泡癌(bronchioloalveolar carcinoma)
非黏液型(non-mucinous)
黏液型(mucinous)
混合黏液及非黏液型或不确定型(mixed mucinous and non-mucinous or intermediate cell type)
实性腺癌伴黏液(solid adenocarcinoma with mucin production)
变异型(variants)
胚胎型腺癌(fetal adenocarcinoma)
黏液性(“胶样”)腺癌[mucinous(“colloid”)adenocarcinoma]
黏液性囊腺癌(mucinous cystadenocarcinoma)
印戒细胞腺癌(signet-ring adenocarcinoma)
透明细胞腺癌(clear cell adernocarcinoma)
大细胞癌(large cell carcinoma)
变异型(variants)
大细胞神经内分泌癌(large cell neuroendocrine carcinoma)
混合性大细胞神经内分泌癌(combined large cell neuroendocrine carcinoma)
基底细胞样癌(basaloid carcinoma)
淋巴上皮细胞样癌(lymphoepithelioma-like carcinoma)
透明细胞癌(clear cell carcinoma)
具有横纹肌样表型的大细胞癌(large cell carcinoma with rhabdoid phenotype)
腺鳞癌(adenosquamous carcinoma)
肉瘤样癌(sarcomatoid carcinoma)
多形性癌(pleomorphic carcinoma)
梭形细胞癌(spindle cell carcinoma)
巨细胞癌(giant cell carcinoma)
癌肉瘤(carcinosarcoma)
肺母细胞瘤(pulmonary blastoma)
类癌(carcinoid tumour)
典型类癌(typical carcinoid)
不典型类癌(atypical carcinoid)
涎腺型癌(carcinomas of salivary-gland type)
黏液表皮样癌(mucoepidermoid carcinoma)
腺样囊腺癌(adenoid cystic carcinoma)
上皮-肌上皮癌(epithelial-myoepithelial carcinoma)

五、诊　　断

肺癌的治疗效果与肺癌的早期诊断密切相关。因此,应该大力提倡早期诊断、早治疗以提高患者的生存率甚至治愈率。这需要临床医师具有高度警惕性,详细询问病史,对肺癌的症状、体征、影像学检查有一定经验,及时进行细胞学及纤维支气管镜等检查,可使80%~90%的肺癌患者得到确诊。

肺癌的早期诊断有赖于多方面的努力。①普及肺癌的防治知识,患者有任何可疑肺癌症状时能及时就诊,对40岁以上长期重度吸烟者或有危险因素接触史者应该每年体检,进行防癌或排除肺癌的有关检查。②医务人员应对肺癌的早期征象提高警惕,避免漏诊、误诊。应重点排查有高危危险因素的人群或有下列可疑征象者:无明显诱因的刺激性咳嗽持续2~3周,治疗无效;原有慢性呼吸道疾病,咳嗽性质改变;短期内持续或反复痰中带血或咯血,且无其他原因可解释;反复发作的同一部位肺炎,特别是肺段性肺炎;原因不明的肺脓肿,无中毒症状,无大量脓痰,无异物吸入史,抗炎治疗效果不显著;原因不明的四肢关节疼痛及杵状指(趾);影像学提示局限性肺气肿或段、叶性肺不张;孤立性圆形病灶和单侧性肺门阴影增大,原有肺结核病灶已稳定,而形态或性质发生改变;无中毒症状的胸腔积液,尤其是呈血性、进行性增加者。有上述表现之一,即值得怀疑,需进行必要的辅助检查,包括影像学检查,尤其是低剂量CT扫描是目前普查性发现肺癌有价值的方法。③发展新的早期诊断方法,如早期诊断的标志物等,但是细胞学和病理学检查仍是确诊肺癌的必要手段。

单个肺内结节性病变直径<3cm者,同时无肺不张、淋巴结肿大者称为孤立性肺结节(Solitary pulmonary nodules,SPNs)。文献报道显示,SPNs中恶性肿瘤占15%~75%。胸X线检查表现为“良性钙化”和结节在2年内无明显增大者,提示为良性疾病。“良性钙化”表现为弥漫性、年轮状同心形、中央致密灶及爆米花状。其他提示良性病变的包括倍增时间<1个月或>16个月、伴脂肪密度、边缘光整及CT扫描<2cm者。荟萃分析显示,PET对SPNs的敏感性为94%、特异性为86%,假阳性主要为感染、炎症等,假阴性主要见于类癌、BAC等分化好的肿瘤及肿瘤<1cm者。

六、鉴别诊断

典型的肺癌容易识别,但在有些病例,肺癌易与以下疾病混淆:

(一) 肺结核

肺结核尤其是肺结核瘤(球)应与周围型肺癌相鉴别。肺结核瘤(球)较多见于青年患者,病程较长,少见痰带血,痰中可发现结核菌。影像学表现多呈圆形,见于上叶尖或后段,体积较小,直径不超过5cm,边界光滑,密度不匀可见钙化。结核瘤(球)的周围常有散在的结核病灶称为卫星灶。周围型肺癌多见于40岁以上患者,痰带血较多见,痰中癌细胞阳性者达40%~50%。X线显示肿瘤常呈分叶状,边缘不整齐,有小毛刺影及胸膜皱缩,生长较快。在一些慢性肺结核病例,可在肺结核的基础上发生肺癌,必须进一步做痰脱落细胞学和纤维支气管镜检查,必要时施行剖胸探查术。

（二）肺部感染

肺部感染有时难与肺癌阻塞支气管引起的阻塞性肺炎相鉴别。但如肺炎多次发作在同一部位，则应提高警惕，应高度怀疑由肿瘤堵塞所致。应取患者痰液做细胞学检查和进行纤维光导支气管镜检查。在有些病例，肺部炎症组织部分吸收，剩余炎症组织被纤维组织包裹形成结节或炎性假瘤时，很难与周围型肺癌相鉴别，对可疑病例应施行剖胸探查术。

（三）肺部良性肿瘤

肺部良性肿瘤，如结构瘤、软骨瘤、纤维瘤等都较少见，但都需与周围型肺癌相鉴别。良性肿瘤病程较长，临床上大多无症状，X 线显示常呈圆形块影，边缘整齐，没有毛刺，也不呈分叶状。支气管腺瘤是一种低度恶性的肿瘤，常发生于年轻女性，因此临床上常有肺部感染和咯血等症状，经纤维支气管镜检查常能做出诊断。

（四）纵隔恶性淋巴瘤

纵隔恶性淋巴瘤（淋巴肉瘤及霍奇金病）临床上常有咳嗽、发热等症状，影像学显示纵隔影增宽，且呈分叶状，有时难以与中央型肺癌相鉴别。如果有锁骨上或腋窝下淋巴结肿大，应作活检以明确诊断。淋巴肉瘤对放疗特别敏感，对可疑病例可试用小剂量放疗，可使肿块明显缩小。这种试验性治疗有助于淋巴肉瘤的诊断。

七、临床分期

TNM 对肺癌尤其是非小细胞肺癌能较准确地估计病情、制订治疗策略、预测生存期。2007 年第七版 TNM 分期（表 12-2、表 12-3）。

表 12-2 2009 年 AJCC/UICC 肺癌 TNM 定义及分级（第七版）

原发肿瘤（T）	
Tx	原发肿瘤不能确定，或通过痰细胞学或支气管冲洗液发现癌细胞但支气管镜未见肿瘤
T0	无原发性肿瘤证据
Tis	原位癌
T1	肿瘤最大直径≤3cm，由肺或脏层胸膜包围，局限于肺叶支气管
T1a	肿瘤最大直径≤2cm
T1b	肿瘤最大直径>2cm 但≤3cm
T2	肿瘤最大直径>3cm 但≤7cm，或任何肿瘤具有下列任一特征：①累及主支气管但距隆凸≥2cm；②侵及脏层胸膜；③并发肺不张或阻塞性肺炎扩展至肺门区但非全肺不张。
T2a	肿瘤最大直径>3cm 但≤5cm
T2b	肿瘤最大直径>5cm 但≤7cm
T3	肿瘤最大直径>7cm 或直接侵犯下列结构：①壁层胸膜，胸壁（包括肺上沟瘤），膈肌，膈神经，纵隔胸膜，心包壁层；②位于主支气管（距隆突≤2cm），但未直接侵犯隆突；③并发全肺不张或肺炎或同一肺叶内有转移结节
T4	肺瘤大小不限，侵犯下列任一结构：纵隔，心脏，大血管，气管，喉返神经，椎体，隆凸；同侧肺不同肺叶内发现肿瘤结节。
区域淋巴结（N）	
Nx	区域淋巴结转移不能确定
N0	无区域淋巴结转移

续表

N1	肿瘤转移到同侧支气管周围和(或)同侧肺门和肺动脉淋巴结,包括直接侵犯
N2	肿瘤转移到同侧纵隔和(或)隆凸下淋巴结
N3	肿瘤转移到对侧纵隔、对侧肺门、同侧或对侧斜角肌、或锁骨上淋巴结
远处转移(M)	
Mx	远处转移不能被判定
M0	无远处转移
M1	有远处转移
M1a	胸膜播散(恶性胸腔积液、心包积液或胸膜结节)以及对侧肺叶出现癌结节(许多肺癌胸腔积液是由肿瘤引起的,少数患者胸液多次细胞学检查阴性,既不是血性也不是渗液,如果各种因素和临床判断认为渗液和肿瘤无关,那么不应该把胸腔积液考虑入分期的因素内,病人仍应分为T1~3)
M1b	肺及胸膜外的远处转移

表 12-3　2009 年 AJCC/UICC 肺癌 TNM 分期(第七版)

分期		TNM
隐性肺癌		TxN0M0
原位癌 0 期		TisN0M0
Ⅰ期	ⅠA 期	T1a~1bN0M0
	ⅠB 期	T2aN0M0
Ⅱ期	ⅡA 期	T2bN0M0
		T1a~2aN1M0
ⅡB 期		T2bN1M0
		T3N0M0
Ⅲ期	ⅢA 期	T4N0~1M0
		T3N1M0
		T1~3N2M0
ⅢB 期		T4N2M0
		任何 TN3M0
Ⅳ期		T4N2M0
		任何 T 任何 NM1(M1a~M1b)

TNM 分期系统也适用于小细胞肺癌,特别适用于可外科手术切除的小细胞肺癌。同时使用 TNM 分期有利于科学研究及学术交流。美国退伍军人医院的肺癌研究组(VALG)制定了比较简便的小细胞肺癌分期:局限期(LD)和广泛期(ED)。局限期定义:病变局限于一侧胸腔,可被包括于单个可耐受的放射野里;广泛期定义:超过局限期的病变。这种分期方法简单、实用,已被临床广泛采用。对定义中对侧纵隔、锁骨上淋巴结及同侧恶性胸腔积液的分期存在争议,1989 年,IASLC 会议共识中把这些归为局限期,但此后仍有争论。NCCN 将恶性胸腔积液、心包积液归为广泛期。目前国内常用的局限期定义:病变局限于一侧胸腔、纵隔、前斜角肌及锁骨上淋巴结,但不能有明显的上腔静脉压迫、声带麻痹和胸腔积液。

八、治　　疗

当前,由于肺癌的早期诊断尚有困难,大多数肺癌(包括小细胞肺癌和非小细胞肺癌)患者在诊断时已是局部晚期或有远处转移,故总体 5 年生存率较低。根据美国国家癌症研究所(Surveillance Epidemiology and End Results,SEER)的研究资料显示,肺癌 1974~1979 年的 5 年生存率为 12.4%、1989~1996 年为 14.2%,1996~2000 年为 15%,其中Ⅰ期为 56%、Ⅱ期 32%、Ⅲ期 9%、Ⅳ期 2%。近年来,由于有计划、合理地综合应用综合治疗手段,使肺癌的治愈率有所提高,晚期疾病的生存期也有所延长。

(一) 小细胞肺癌的治疗

由于小细胞肺癌的生物学特性与其他组织学类型不同,仅有少数的早期患者首选手术治疗。诊断时局限期占 1/3，广泛期占 2/3。治疗的策略方面，化疗是最基础的治疗手段，放疗也在其中扮演重要的角色。目前，化放疗联合是局限期的标准治疗，而化疗是广泛期的标准治疗。

1. 局限期小细胞肺癌的治疗　临床分期 T1～2N0M0 者，可选择外科手术治疗。完全切除术后，若无淋巴结转移者，辅助化疗 4～6 个周期，可选择 EP 方案；若有淋巴结转移者，进行放化疗；若术后有肿瘤残留者，同期放化疗。

荟萃分析显示，在化疗的基础上联合胸部放疗能提高 3 年生存期。Murray 和 Coldman 进行的荟萃分析认为：选择 EP 方案时，同步放化疗优于序贯化放疗（化疗后放疗）。2004 年，Fried 等进行的荟萃分析显示，早期放疗优于后期放疗，但获益仅限于使用超分割放疗者、选择含 DDP 化疗方案者。因此，非 T1～2N0M0 局限期者，PS 评分 0～2 分者，目前的标准治疗是化、放联合治疗，同步放化疗优于序贯、交替化放疗，序贯与交替化放疗未见显著差别，可选择的联合方案包括：早期或后期同步放化疗，序贯化放疗，交替化放疗（化疗 2～3 个周期后胸部放疗，最后巩固化疗 2～3 个周期），NCCN 临床指引推荐优先选择早期同步放化疗。与非小细胞肺癌不同，初治小细胞肺癌对放化疗非常敏感，PS 评分差的小细胞肺癌仍可从化疗和（或）放疗中获益。因此 PS 评分 3～4 分者，以全身化疗为主，治疗过程中根据情况决定是否联合胸部放疗。

1999 年，关于预防性脑放疗（prophylactic cranial irradiation，PCI）的荟萃分析表明，对一线治疗达完全缓解者，PCI 能降低脑转移的发生率、提高总生存期和无疾病进展生存期。因此，放化疗后疗效评价完全缓解者或接近完全缓解者、PS 评分 0～2 分者，可进行 PCI。而高龄、PS 评分差、有神经功能损害者不推荐行 PCI。

2. 广泛期小细胞肺癌的治疗　与非含 DDP 方案相比，含 DDP 方案能提高有效率和生存率而无明显毒性增加。Mascauxde 等进行的荟萃分析也显示，EP（DDP/VP-16）方案优于其他方案。因此，含 DDP 方案被视为 PS 评分高、广泛期小细胞肺癌的一线治疗方案，其中 EP 是目前的标准治疗方案。

含新药铂的联合化疗方案在临床研究中显示了抗肿瘤活性，CPT-11/DDP 方案在日本的随机研究显示优于 EP 方案，而在最近的北美验证研究中却仅显示与 EP 方案疗效相当，可作为临床的一线化疗选择。其他一些含新药的方案并没有显著优于 EP、CE 方案，故尚不推荐临床一线使用。

广泛期患者的一线治疗标准是全身化疗为主，如果 PS 评分 0～2 分者，可选择标准剂量的 EP、CE、CAV、CPT-11/DDP 等方案；广泛期 PS 评分 3～4 分者，可在最佳支持治疗的基础上，根据患者的肿瘤情况、机体生理功能、患者及家属的选择等进行综合分析，权衡利弊，谨慎地选择治疗方案，可能的选择包括单药化疗、减少剂量的联合化疗、必要时联合局部放疗等。

一线治疗后评定疗效，如果全身播散病灶少，治疗后疾病控制良好、PS 评分高的患者，在选择性病例中可进行胸部放疗；一线治疗达完全缓解、PS 评分高者，PCI 也可以在一些病例中选择性使用。

诊断时伴有脑转移者，如果无症状，可全身化疗后进行脑放疗；如果伴有症状性脑转移者，全脑放疗后再进行化疗。伴上腔静脉压迫综合征、阻塞性肺不张、骨转移者，全身化疗±局部病变放射治疗；骨转移者可选择双磷酸盐治疗；伴有脊髓压迫者，化疗±局部病变放疗。

一线治疗后或治疗期间出现疾病进展者，如果 PS 评分高，选择二线化疗。二线治疗的有效率和缓解期均不如一线化疗,一线化疗有效者出现复发转移接受治疗更可能获益,一线治疗结束3个月内出现复发转移者的有效率约10%,3个月后复发转移者的有效率约为初治的一半。可选择的二线治疗包括:IFO、CAV、CPT-11、TXT、GEM、口服VP-16、NVB等化疗方案,治疗结束6个月后复发者亦可选择一线化疗方案。

(二)非小细胞肺癌的治疗

外科手术是可切除的非小细胞肺癌最重要的治疗手段,但即使是完全切除后,仍有相当部分的患者最终死于肿瘤复发转移。Mountain在1997年肺癌TNM分期系统分析中,可切除非小细胞肺癌术后各病理分期的5年生存率分别为:ⅠA期67%、ⅠB期57%、ⅡA期55%、ⅡB期39%、ⅢA期23%。因此对完全切除后的非小细胞肺癌,亟需有效的治疗手段来控制远处转移和局部复发的发生,以进一步提高治愈率。1995年的荟萃分析显示,含DDP化疗方案能增加5年生存率5%($P=0.08$)。IALT研究以DDP为基础方案的辅助化疗能提高非小细胞肺癌术后5年生存率4.1%($P<0.03$)。最近CALGB 9633、BR10及ANITA研究选择PC(PTX/CBP)或NP(NVB/DDP)方案均显示术后辅助化疗能提高总生存期。因此,含铂两药联合辅助化疗已成为新的标准治疗,一般辅助化疗4个周期。

1. 隐性肺癌TxN0M0 隐性肺癌指痰脱落细胞学阳性而胸X线及胸CT没有阳性发现,进行纤维支气管镜检查、血卟啉荧光检查、自体荧光检查(autofluorescence),如果发现肿瘤则根据Tis、T1~3等治疗,如果仍未发现肿瘤,则每3个月复查CT及纤维支气管镜。

2. 原位癌TisN0M0 原位癌的治疗选择支气管镜下消融治疗、外科手术治疗、腔内近距离放疗、光动力治疗等;如患者不愿接受以上治疗,也可选择每3个月复查CT及纤维支气管镜。

3. Ⅰ~Ⅳ期非小细胞肺癌

(1)Ⅰ期T1a~2aN0M0

1)外科治疗:Ⅰ期非小细胞肺癌若没有手术禁忌证,应进行外科手术治疗。根据情况术式可选择肺叶切除或全肺切除,所有的病例均应进行纵隔淋巴结切除以便准确分期。肺段或楔形切除等范围较小的手术因其术后局部复发率高,仅限于生理原因不能耐受肺叶或全肺切除者。

2)术后辅助治疗:CALGB9633研究显示,ⅠB期完全性切除术后进行4个周期的PC方案化疗能提高患者4年生存率为12%。目前NCCN临床指引中推荐ⅠB期进行辅助化疗,ⅠA期者如伴有高危因子(分化差、血管侵犯、楔形切除术后、切缘近等),亦推荐化疗。

对于生理原因不能接受手术或拒绝手术者,如果没有放疗禁忌证,可选择放疗。文献报道,患者5年生存率约30%。三维适形、立体定向、加速超分割等放疗技术的进展可进一步提高疗效。放疗后可根据情况决定是否联合化疗。

(2)Ⅱ期:ⅡA期(T2bN0M0、T1a~2aN1M0)和ⅡB期(T2bN1M0、T3N0M0)者,首先选择外科手术治疗。

完全性切除者,术后进行4个周期的辅助化疗。术后放疗虽然可以增加局部控制率,但不影响患者的生存期。荟萃分析显示,术后放疗可能增加了Ⅱ期的死亡危险,故不推荐作为常规治疗,但以下情况可以考虑选择:没有进行规范纵隔淋巴结清扫者、淋巴结包膜外侵犯者、肺门淋巴结广泛转移者,以及切缘近者。

ⅡB期(T3N0M0)可先选择外科手术切除,根据术后情况选择化疗或放化疗联合治疗。

对 T3N0-1M0 侵犯胸壁、近端支气管等者,可以选择外科手术治疗,术后辅助治疗;或诱导治疗后外科手术。肺上沟瘤可手术切除者,同期放化疗后,肿瘤连同累及胸壁整块切除;不可切除者,则给予治愈性同步放化疗。

(3) Ⅲ期

1) ⅢA 期:包括 T4N0~1M0、T3N1M0、T1~3N2M0。

ⅢA 期病例介于可手术切除的Ⅰ、Ⅱ期和不可手术切除的局部晚期ⅢB 期之间。主要特点是原发灶和(或)区域淋巴结病变比较严重,但尚未出现远处转移,故又称局部晚期非小细胞肺癌。临床包括外科、放疗和化疗等手段组成各种各样的联合治疗模式,如术前化/放疗、术后化/放疗和直接治愈性放化疗等。因此,ⅢA 期是非小细胞肺癌治疗研究中最活跃,同时也是最有争论的领域。

外科手术切除ⅢA 期(T4N0~1M0、T3N1M0)肿瘤仍是可切除ⅢA 期非小细胞肺癌的"标准治疗",目前的证据支持术后进行辅助化疗。ⅢA 期(T1~3N2M0)的生物学行为和对治疗的反应存在一定的异质性,可分为四种亚型,根据各亚型的特点制订相应的治疗原则:①ⅢA 期(N2)-1 型,术前和术中都没有发现 N2,术后病理检查发现 N2,手术加化疗;②ⅢA 期(N2)-2 型,术前没有发现 N2,术中发现并经术后病理证实为 N2,手术加化疗;③ⅢA 期(N2)-3 型,术前发现 N2,技术上可切除,放化疗加手术;④ⅢA 期(N2)-4 型,术前发现融合成团的大面积 N2,同步放化疗或 TKI 靶向治疗。临床对于 N2 的准确判断,以纵隔镜为标准的检查手段,也可选 EBUS 但不能完全替代纵隔镜。术后放疗可以增加局部控制率,但局部复发率的降低并没有相应转换为生存期的延长。目前的荟萃分析显示,术后放疗不增加Ⅲ期的死亡危险,但也不减少死亡危险。故目前临床推荐术后放疗方面存在争议。虽然术后放疗未显示能明显获益,但至少也未见对患者生存有明显的损害。因此,应权衡治疗的获益程度及可能的毒性反应进行选择。

不可手术切除的非小细胞肺癌ⅢA 期患者也可直接进行治愈性放化疗。临床试验显示,局部晚期非小细胞肺癌序贯化放疗优于单独放疗,同步放化疗优于序贯化放疗,但毒性反应也相应增加。

2) ⅢB 期:包括 T4N2M0、任何 T 分期 N3M0 者。

无外科治疗指征时,治疗原则为以化疗±贝伐珠单抗、TKI 靶向、放疗为主的综合治疗。

(4) Ⅳ期:Ⅳ期采取以全身治疗为主的综合治疗。转移性非小细胞肺癌最佳支持治疗的中位生存期为 4~5 个月、1 年生存率为 10%。含铂化疗方案优于最佳支持治疗,第一代"老的化疗方案"治疗的中位生存期为 5~6 个月、1 年生存率为 10%~15%;第二代化疗方案的中位生存期为 6 个月、1 年生存率为 20%~25%;目前第三代含铂两药联合方案一线治疗的疗效似乎到达一个平台期,有效率为 25%~35%,中位进展时间(TTP)为 4~6 个月,中位生存期为 8~10 个月,1 年生存率为 30%~40%,2 年生存率为 10%~15%,3、4 年生存率极低。

基于分子标志物及基因突变检测的个体化药物治疗近年来获得的长足进步,细胞毒类药物和靶向药物的选择不仅与病理类型有关,还和分子标志物的表达和基因突变的结果有关。Ⅳ期非小细胞肺癌在开始治疗前,还要进行肿瘤组织 EGFR 的检测,根据 EGFR 突变的状态来制订药物治疗的策略。

转移性非小细胞肺癌的一线标准化疗是含铂的两药联合方案,化疗能延长患者生存期、提高 1 年生存率,但获益仅限于 PS 评分高者。因此,PS 评分 0~2 分者进行化疗,而 PS

评分 3~4 分者则进行最佳支持治疗。

维持治疗：是指一线化疗 4~6 个周期达到疾病控制(CR、PR、SD)目的的患者，采用有效、低毒、方便的第三代化疗药物中的单药或 TKI 分子靶向药物进行治疗，直到肿瘤进展或患者不能耐受药物的毒副反应，以延长患者的总生存期为目的。目前临床主要选择培美曲塞(非鳞癌)、TXT 及 TKI 药物。目前有研究证实培美曲塞维持治疗的有效率($P=0.001$)和无进展生存期(4.3 个月对 2.6 个月，$P=0.00002$)均显著优于安慰剂治疗，尤其是对非鳞癌患者 OS 延长了 5 个月(14.4 个月对 9.4 个月，$P=0.005$)。

一线或维持治疗后疾病进展者，PS 评分 0~2 分者可进行二线化疗。可选择的细胞毒类药物有 TXT、培美曲塞；对于 EGFR 突变者，如一线化疗则二线治疗可选择吉非替尼、厄洛替尼、埃克替尼等。

孤立性转移Ⅳ期非小细胞肺癌，如孤立性脑转移、肾上腺转移，或对侧肺的孤立结节，可根据原发病灶和区域淋巴结的情况，考虑同期手术或手术联合立体定向放射外科治疗(SRS)，术后应进行全身化疗，可有效缓解症状、延长患者的生存期而成为了标准治疗。

(三) 分子靶向治疗

肿瘤分子靶向治疗是指针对参与肿瘤发生发展过程的细胞信号传导和其他生物学途径的治疗手段。广义的分子靶点包括了参与肿瘤细胞分化、周期、凋亡、迁移、浸润行为、淋巴转移、全身转移等过程，从 DNA 到蛋白/酶水平的任何亚细胞分子。非小细胞肺癌靶向治疗目前主要包括单克隆抗体、抑制酶/蛋白活性的小分子药物、抑制蛋白翻译的反义 RNA，以及与细胞内分子特异性作用的药物及抗血管生成药物等。

恩度，又名重组人血管内皮抑素，为大肠杆菌工程菌的发酵产品，主要通过抑制形成血管内皮细胞的迁移来达到抑制肿瘤新生血管的生成，阻断了肿瘤细胞的营养供给，从而抑制肿瘤增殖或转移。在 NP 方案的基础上联合 YH-16 显示能增加有效率、延长患者的生存期。患者随机接受 NP/YH-16 方案或 NP/安慰剂方案治疗，NP/YH-16 和 NP/安慰剂方案的有效率分别为 35.4% 和 19.5% ($P=0.0003$)、中位 TTP 分别为 6.3 个月和 3.6 个月($P<0.001$)、临床获益率分别为 73.3% 和 64% ($P=0.035$)。3/4 级毒性反应两组之间无明显差异，且总生存期无差异。该药物的不良反应包括：主要为心脏的不良反应(心肌缺血、窦性心动过速、轻度 ST-T 改变等)，少见有消化道反应，皮肤及附件的过敏反应，使用前建议心脏超声等检查。

西妥昔单抗由哺乳动物(鼠骨髓瘤)作细胞培养产生，是人和嵌合体鼠的单克隆抗体的重组体，由小鼠股静脉内的抗表皮生长因子抗体与人体重链和轻链恒定区的免疫球蛋白 G1 组成。可特异性地与正常和肿瘤细胞的 EGFR 相结合，竞争性抑制 EGFR 与其他配体如转化生长因子 α 的结合，阻断磷酸化作用和与受体相关联激酶的活性，抑制细胞生长，诱导细胞凋亡，并减少基质金属蛋白酶和 VEGF 的产生。FLEX 研究证实，在非小细胞肺癌标准一线 NVB/DDP(NP)方案联合西妥昔单抗能使所有组织学亚型患者的生存期显著延长，西妥昔单抗联合化疗组患者的中位 OS 达 11.3 个月，1 年生存率接近 50%，单纯化疗组则分别为 10.1 个月和 42%，联合组死亡危险降低了 13% (HR=0.871，$P=0.044$)。

贝伐珠单抗是一种重组人源化单克隆抗体，通过阻断 VEGF 与其受体结合，抑制其酪氨酸激酶信号通路，达到抑制血管新生的目的，从而发挥抗肿瘤的作用。ECOG4599 研究中，非鳞癌非小细胞肺癌随机接受 PC 方案或 PCB 方案(PC+ Bevacizumab)治疗，PC 方案和

PCB 方案的有效率分别为 10% 和 27.7%($P<0.0001$);PC 方案和 PCB 方案的中位无进展生存期分别为 4.5 个月和 6.4 个月($P<0.0001$),1 年无进展生存率分别为 6.4% 和 14.6%。中位生存期分别为 10.2 个月和 12.5 个月($P=0.0075$),1 年生存率分别为 43.7% 和 51.9%,2 年生存率分别为 16.9% 和 22.1%,PCB 方案均优于 PC 方案。研究显示,与 PC 方案相比,PCB 在非鳞癌的治疗中能明显提高患者的生存期,而且毒性可耐受。

EGFR-TKI 又名表皮生长因子受体酪氨酸激酶抑制剂,根据结构的不同,TK 可分为受体酪氨酸激酶和非受体酪氨酸激酶。受体酪氨酸激酶包括表皮生长因子受体(EGFR)、血小板衍生生长因子受体(PDGFR)家族、VEGFR 家族、成纤维生长因子受体(FGFR)、胰岛素样生长因子受体(IGFR)家族等。而非受体酪氨酸激酶则包括 ABL 激酶、Src 激酶等。酪氨酸激酶抑制剂(TKI)能够抑制 TK 磷酸化,阻断信号通路的传导,影响肿瘤细胞的增殖、凋亡及血管形成等,进而发挥抗肿瘤效应。非小细胞肺癌中常用的 EGFR-TKI 药物有:厄洛替尼、吉非替尼、埃克替尼。对吉非替尼的回顾性研究显示,不吸烟者、女性、腺癌、东方人群有效率高(即所谓的优势人群),EGFR 酪氨酸激酶区基因突变与疗效相关,但疗效与 EGFR 的表达无明显相关性。

(四) 生物反应调节剂

生物反应调节剂(biological response modifier,BRM)为肺癌提供了一种新的治疗手段,细胞因子的治疗:如 IL-2、IFN-α、TNF-α 等,广泛应用于肺癌患者。其中 IL-2、TNF 在治疗肺癌胸腔积液方面疗效显著。该方法使用简便,可直接进行肌内注射或静脉输注。过继性免疫治疗:常用的有 LAK 细胞,TIL 细胞和 CIK 细胞等。香菇多糖、转移因子、左旋咪唑、集落刺激因子在肺癌的治疗中都能增加机体对化疗、放疗的耐受性,提高疗效。

(五) 中医药治疗

祖国医学有许多单方及配方在肺癌的治疗中可与西药治疗起协同作用,减少患者对放疗、化疗的反应,提高机体的抗病能力,在巩固疗效,促进、恢复机体功能中起到辅助作用。

九、预　　防

肺癌是可以预防的,也是可以控制的。已有的研究表明,西方发达国家通过控烟和保护环境后,近年来肺癌的发病率和死亡率已明显下降。肺癌的预防可分为三级预防:一级预防是病因干预;二级预防是肺癌的筛查和早期诊断,达到肺癌的早诊早治;三级预防为康复预防。

(一) 一级预防

1. 禁止和控制吸烟　国外的研究已经证明,戒烟能明显降低肺癌的发生率,且戒烟越早肺癌的发病率降低越明显。因此,戒烟是预防肺癌最有效的途径。

2. 保护环境　已有的研究证明,大气污染、沉降指数、烟雾指数、苯并芘等暴露剂量与肺癌的发生率成正相关关系,保护环境、减少大气污染是降低肺癌发病率的重要措施。

3. 职业因素的预防　许多职业致癌物可增加肺癌的发病率已经得到了公认,减少职业致癌物的暴露就能降低肺癌的发病率。

4. 科学饮食 增加饮食中的蔬菜、水果等可以预防肺癌。

附 小细胞肺癌常用的化疗方案

EP/C

VP-16 120mg/m^2 d1～3

DDP 25mg/m^2 d1～3/或 Carboplatin AUC＝5～6 d1

一周期/21 天

IP

CPT-11 60mg/m^2 d1、8、15

DDP 25mg/m^2 d1～3

一周期/21 天

CAO

CTX 1000mg/m^2 d1

ADM 45mg/m^2 d1

VCR 1.4mg/m^2 d1

一周期/21 天

IA

IFO 1200mg/m^2 d1、2、3、4(配合 Mesna)

ADM 45mg/m^2 d1

一周期/21 天

Topotecan 1.5mg/m^2 d1～5 静点 一周期/21 天

非小细胞肺癌常用的一线化疗方案

EP/C

VP-16 120mg/m^2 d1～3

DDP 25mg/m^2 d1～3/或 Carboplatin AUC 5-6 d1

一周期/21 天

TP/C

Paclitaxel 150～175mg/m^2 d1

DDP 25mg/m^2 d1～3/或 Carboplatin AUC＝5～6 d1

一周期/21 天

GP

Gemcitabine 1000mg/m^2 d1、8、15

DDP 25mg/m^2 d1～3

一周期/28 天

或 Gemcitabine 1250mg/m^2 d1、8

DDP 25mg/m^2 d1～3

一周期/21 天

DP

Docetaxel 75mg/m^2 d1

DDP 25mg/m^2 d1~3
一周期/21 天
NP
Vinorelbine 25mg/m^2 d1、8
DDP 25mg/m^2 d1~3
一周期/21 天
Pem/DDP
Pemetrexed 500mg/m^2 d1
DDP 25mg/m^2 d1~3
一周期/21 天
GV
Gemcitabine 1000mg/m^2 d1、8
Vinorelbine 20~25mg/m^2 d1、8
每一周期/21 天
GEM/TXT
Gemcitabine 800~1000mg/m^2 d1、8
Docetaxel 35~40mg/m^2 d1、8
一周期/21 天
每三周重复一次。
非小细胞肺癌常用的二线化疗方案
Docetaxel 75mg/m^2 d1 一周期/21 天
Pemetrexed 500mg/m^2 d1 一周期/21 天

（丁令池 陆俊国）

第三节 恶性胸膜间皮瘤

恶性胸膜间皮瘤(malignant pleural mesothelioma, MPM)是来源于胸膜间皮组织的一种少见的高度侵袭性肿瘤。其临床表现不典型，诊断困难。文献报道误诊率为 40%~50%，我国约为 49%，恶性程度高，患者生存期短。因此，MPM 的临床诊断和治疗仍然是一个难题。

一、流行病学

在不同的国家中，MPM 的发病率有较大差异，从每年 7/100 万(日本)到 40/100 万(澳大利亚)不等，这主要与这些国家过去几十年中石棉的消费量有关。流行病学家预期，MPM 的发病高峰会在未来十年内出现，有些国家可能已达到发病高峰(美国和瑞典)。因为 MPM 有较长的潜伏期，且不同国家减少或禁止石棉应用的时间不同，故发病的高峰时间很难精确估计。在我国，MPM 的发病率为 0.3/10 万~0.5/10 万，占胸膜原发肿瘤的 80%，近几年来的统计发现，MPM 的发病率有上升趋势，且发病率与年龄正相关，其好发年龄为50~70 岁，男性发病率高为女性的 2~3 倍，这可能与男女职业差别有关。

二、发病原因

（一）石棉

石棉是 MPM 的首要致病因素，主要包括 6 种可形成极细纤维的硅酸盐矿物：纤蛇纹石、青石棉、铁石棉、直闪石、透闪石和阳起石。MPM 主要通过职业暴露石棉而发生，但也可通过间接职业暴露或环境暴露石棉而发生。大多数闪石纤维，特别是青石棉、铁石棉和透闪石，比纤蛇纹石纤维具有更高的致癌力。所有接触石棉的个体均为高危人群。电镜下几乎所有的肺组织及间皮组织内都可以观察到石棉纤维，致病性石棉纤维细长、僵硬，吸入肺内形成含氧化铁的小体，不能被吞噬细胞消化，反可引起反应性多核吞噬细胞增生，多核吞噬细胞增生失控导致间皮细胞变异，最终发生癌变。MPM 的平均潜伏期是石棉暴露后大约 40 年（15~67 年），潜伏期大于 15 年者占所有病例的 99%。在大多数病例中，胸膜斑是石棉暴露的一个征象，有报告称，其与间皮瘤的危险性也有很大的联系，但也有研究得出两者无相关性的结论。总体来说，尚无明确的证据显示，单独胸膜斑与胸膜间皮瘤危险性增加相关。在男性患者中超过 80% 有石棉接触史，但在女性患者中则很少有石棉接触史。石棉暴露与 MPM 之间有明确的剂量关系，但在小剂量石棉暴露者中，也可发生此种疾病。

（二）其他因素

MPM 的其他潜在致病因素或协同因素包括：电离辐射、接触其他自然纤维（如毛沸石、氟浅闪石）或是人造纤维（耐火陶瓷）。另外，最近发现猿病毒 SV40 感染与该病相关。SV40 皮下注射也确在实验鼠诱发出 MPM。

三、病理分类

胸膜肿瘤组织学分类（WHO，2008）

（一）弥漫性恶性间皮瘤

（1）上皮样间皮瘤；
（2）肉瘤样间皮瘤；
（3）促结缔组织增生性间皮瘤；
（4）双相型间皮瘤。

（二）局限性恶性间皮瘤

四、临床分期

目前较常用的为国际间皮瘤学会（IMIG）1995 年提出的 TNM 分期法（表 12-4）。该分期系统是基于肿瘤 T、N 状态和总生存率之间的相互关系建立起来的，故为 AJCC 第六版《癌症分期手册》（2002）所采纳，并被 UICC 所接受。但此系统仅适用于胸膜原发性肿瘤，腹膜和心包原发间皮瘤很少见，不宜用该 TNM 分期系统。

表 12-4 国际间皮瘤学会(IMIG)TNM 分期

分期	分期标准
Tx	原发肿瘤无法评估
T0	无原发肿瘤证据
T1a	肿瘤局限于同侧壁层胸膜,包括纵隔胸膜及膈肌胸膜,脏层胸膜未受累
T1b	肿瘤局限于同侧壁层胸膜,包括纵隔胸膜及膈肌胸膜,脏层胸膜有散在病灶
T2	同侧胸膜的所有这些部位均可见到肿瘤侵犯:脏层、壁层、纵隔、横膈;并至少有以下一项:①膈肌受侵;②脏层胸膜肿瘤彼此融合(含叶间裂)或脏层胸膜肿瘤直接侵犯到肺
T3	局部进展但潜在可切除的肿瘤——同侧胸膜的所有这些部位均可见到肿瘤侵犯:脏层、壁层、纵隔、横膈;并至少有以下一项:①胸内筋膜受侵;②纵隔脂肪受侵;③伴有孤立、可完全切除的胸壁软组织病灶;④非透壁性心包受侵
T4	局部进展,不可切除的肿瘤——同侧胸膜的所有这些部位均可见到肿瘤侵犯:脏层、壁层、纵隔、横膈;并至少有以下一项:①胸壁的弥漫多发病变,伴或不伴有直接的肋骨破坏;②肿瘤穿透膈肌侵犯到腹膜;③肿瘤直接侵犯对侧胸膜;④肿瘤直接侵犯到一个或多个纵隔器官;⑤肿瘤直接侵犯椎体;⑥肿瘤直接侵犯到脏层心包,伴或不伴有心包积液,或肿瘤侵犯心肌
Nx	区域淋巴结无法评估
N0	无区域淋巴结受侵
N1	同侧肺门淋巴结受侵
N2	隆凸下或同侧纵隔淋巴结受侵,包括同侧内乳淋巴结
N3	对侧纵隔、对侧内乳、同侧或对侧锁骨上淋巴结受侵
Mx	远处转移无法评估
M1	无远处转移
M2	伴有远处转移
Ⅰa 期	T1aN0M0
Ⅰb 期	T1bN0M0
Ⅱ期	T2N0M0
Ⅲ期	T3N0~3M0;任何 T1~4N1~2M0
Ⅳ期	T4N0~3M0~1;T1~4N3M0~1;M1

五、诊　断

MPM 的临床表现通常不特异且隐匿,因此,即使对于有石棉暴露史的个体,也不应将临床表现作为诊断标准。

(一) 影像学诊断

胸部 X 线通常显示一侧的胸腔积液或胸膜增厚,但不能仅凭这一点就诊断 MPM。胸部 CT 扫描不适合用来确诊,但是弥漫性或结节性的胸膜增厚可能具有提示意义,CT 能很好地显示胸膜病变的形态、范围;PET-CT 在肿瘤的分期及治疗中起重要的补充作用。

(二) 胸腔镜诊断

当临床和放射学检查怀疑存在间皮瘤时,胸腔镜检查是最好的确诊方法,因其可获得更多的病理学信息。除了有手术禁忌证或是胸膜粘连的患者,均推荐进行胸腔镜检查,以便于明确诊断。

(三) 病理学诊断

病理学诊断是胸膜间皮瘤诊断的金标准。然而,诊断依旧是困难的,因为间皮瘤是有多种细胞异型性的癌症,从而产生很多误导组织病理学确诊的陷阱。并且胸膜也是转移性肿瘤的好发部位。不推荐细针穿刺活组织检查作为间皮瘤的首选方法,因其敏感性较低(30%),也不推荐通过冰冻组织切片来对 MPM 进行诊断。MPM 的诊断应基于免疫组化检查,免疫组化方法取决于间皮瘤的肿瘤亚型。

(四) 血清标志物

虽然目前尚无理想的血清标志物存在,但联合检测骨桥蛋白、Soluble mesothelin related proteins(SMRP)、Megakaryocyte Potentiating Factor(MPF)可提高诊断阳性率。其中骨桥蛋白的敏感度和特异度分别可达 77% 和 85%,其对 MPM 的阳性预测值与 CA125 对卵巢癌类似。SMRP 检测上皮型和混合型 MPM 更有优势,敏感度和特异度分别为 80% ~ 83%、80% ~ 100%,其试剂已被 FDA 批准上市。检测患者血清 MPF 含量的改变,亦可作为疗效评价的指标。

六、治　　疗

通常对于早期(Ⅰ、Ⅱ期)MPM 病例应手术切除,必要时术后再辅助放疗。中期(Ⅲ期)MPM 应以放疗为主,肿瘤缩小后再考虑能否手术切除或辅助化疗。对于晚期(Ⅳ期)MPM 则进行以化疗为主的综合治疗,放疗和手术是姑息性的,主要是为了提高患者的生活质量。目前,无论哪一期 MPM 的非姑息性治疗都在研究中。

(一) 手术治疗

MPM 的早期病例应以手术为治疗首选,即使是进展期 MPM 也可以通过手术改善患者的生活质量,为放疗创造条件,以延长生存期。主要包括胸膜外全肺切除术、胸膜剥脱术和胸腔镜下胸膜固定术。这一过程可通过开胸手术或闭合式电视辅助胸腔镜手术来完成,应优先考虑胸腔镜手术。胸膜部分切除术、胸膜剥离术达不到治愈目的,但能缓解症状,特别是对于化学性胸膜固定术无效、且有肺不张综合征的患者。

根治性手术的定义是指从半侧胸廓去除所有肉眼可见的肿瘤。通过胸膜外肺切除术切除整个胸膜、肺、心包膜、膈膜,并进行系统淋巴结清扫,可达到根治的目的。研究显示,根治术后患者中位生存期为 20~24 个月,术后死亡率降至 5%,而复发率较高,约为 50%。

(二) 放疗

MPM 对放疗中度敏感,术后辅助放疗能控制肿瘤的局部复发,并延长患者的生存期。单纯放疗仅用于减轻症状及预防有创性诊断后的局部种植。根治性放疗主要用于早期不能手术或局部晚期手术不能切除而又无远处播散的患者。姑息性放疗的主要目的是缓解疼痛,对于因侵及胸壁而引起疼痛的患者,可考虑应用。但预防性放疗仍然存在争议。

目前临床上尚无最佳的放疗技术(包括分次模式及放疗剂量)可以遵循,三维适形调强放疗在保证瘤体得到较高剂量的照射外,又有效地降低了周围重要组织和器官的受量,从而有利于改善 MPM 的放疗效果,前景广阔。

(三) 化疗

目前认为可能有效的单药有:ADM、DDP、MMC、GEM、NVB、培美曲塞等。以往的联合化疗方案多局限于蒽环霉素或铂的衍生物,其有效率基本上均不超过 20%。

研究显示,联合化疗包括 DDP 和抗叶酸制剂、培美曲塞或雷替曲塞能改善患者的生存期。DDP 联合培美曲塞组(12.1 个月)或 DDP 联合雷替曲塞组(11.4 个月)的中位生存期比通常文献报告的(7~9 个月)有明显延长。

目前培美曲塞联合 DDP 成为治疗 MPM 标准的一线治疗方案。报道的国际多中心随机Ⅲ期临床研究 MPM 患者 448 例,其中 78% 为Ⅲ或Ⅳ期患者,治疗分两组:① PC 方案治疗组,226 例。② DDP 单药治疗组,222 例。112 例治疗后,以白细胞减少和胃肠毒性来调整方案,所有患者均补充叶酸、维生素 B_{12} 和地塞米松。结果:PC 方案组有效率为 41.3%,而 DDP 单药组有效率为 16.7%,PC 方案组与 DDP 单药组的中位生存期分别为 12.1 个月和 9.3 个月($HR=0.77$,$P=0.020$)。完全补充病例中 PC 方案组(168 例)与 DDP 单药组(163 例)的中位生存期分别为 13.3 个月和 10.0 个月($HR=0.75$,$P=0.051$)。结果显示,PC 方案较 DDP 单药治疗有效率高,中位生存期显著延长,故推荐 PC 方案为该病治疗的标准方案。此外,补充叶酸和维生素 B_{12} 的治疗可以明显减少毒副作用而不影响疗效。

在体外实验,GEM 和 DDP 合并使用对间皮瘤细胞株有协同作用。在Ⅱ期临床试验中 GEM 与 DDP 或 CBP 联合有明确作用,吉西他滨与 DDP 联合有效率为 48%,还有报道有效率为 26%,故 GP 方案亦为治疗 MPM 的推荐方案。虽然培美曲塞同 GEM 单药都显示了一定的疗效,但是两者联合治疗 MPM,相比培美曲塞联合顺铂的效果略差,中位生存期分别为 8.08 个月和 10.12 个月。培美曲塞联合 CBP 的疗效略差于联合 DDP,但毒性反应发生率较低。有报道贝伐珠单抗与培美曲塞或 NVB 联合治疗对于 MPM 有较好的效果。

常用的联合化疗方案有:

1. PC 方案 培美曲塞 500mg/m^2,静脉滴注超过 10 分钟,第 1 天;DDP 75mg/m^2,静脉滴注超过 2 小时,第 1 天;预处理:地塞米松 4mg,口服,每日 2 次,第 1、2 天,于培美曲塞前 1 天开始,连用 3 天;叶酸 1000μg/次,口服,每日 1 次,开始于培美曲塞前 7 天,结束于最后 1 次培美曲塞给药后 21 天;维生素 B_{12}:1000μg/次,肌内注射,开始于培美曲塞前 7 天,以后每 3 周,肌内注射 1 次,贯穿全疗程;21 天为 1 周期。

2. CAP 方案 环磷酰胺 500mg/m^2,静脉注射,第 1、8 天;ADM 20mg/m^2,静脉注射,第 1、8 天;DDP 30mg/m^2,静脉滴注,第 2~4 天;21 天为 1 周期。

3. GP 方案 DDP 30mg/m^2,静脉滴注,第 1 天;GEM 500mg/m^2,静脉滴注,第 1、8、15 天;28 天为 1 周期。

4. TC 方案 CBP AUC = 6,静脉滴注,第 1 天;PTX 200mg/m^2,静脉滴注;21 天为 1 周期。

(四) 生物治疗

在恶性间皮瘤的生物治疗中,干扰素和白细胞介素是主要的试验性药物。目前,这两种药物的单药疗法未发现疗效，也不推荐在临床试验之外使用。各个临床试验的剂量、给药方法（胸膜内、皮下、肌内和静脉）、药物类型和疾病分期各不相同，故对这些研究结果的解释需要谨慎。

（五）靶向治疗

虽然近年来以铂类为基础的化疗方案联合抗代谢药如培美曲塞已经成为 MPM 一线治疗的标准方案，但对于其能否真正延长患者的生存期，以及如何选择二、三线治疗目前仍不明确。因此，越来越多的研究者将目光投向了分子靶向治疗。目前，分子靶向治疗研究的热点主要集中在 EGFR、VEGF/VEGFR、PI13K/AkT/mTOR 旁路、间皮素等方面。虽然一些靶向治疗的Ⅰ/Ⅱ期临床研究带来了令人鼓舞的结果，但仍需要更多的多中心、Ⅱ期随机对照研究以进一步明确其疗效。因此，今后需致力于通过从间皮瘤细胞的分裂发展至侵袭性间皮瘤的过程中，发现更多的相关靶点，并鼓励患者积极参与到各项临床试验中。

（六）腔内治疗

MPM 常合并恶性胸腔积液，该治疗方式可增加局部药物浓度，降低全身吸收及药物毒性，还能引起胸膜化学粘连，具有较高的减症作用，常用药物有：生物制剂（如白介素 2）或化疗药物（如 BLM）等。

七、预　　后

影响预后的因素很多，最主要的是分期，其他经过前瞻性研究证实的不良因素包括一般状况差、非上皮型组织学类型。此外，肿瘤伴有血管生成，肿瘤坏死，EGFR、cox-2 及基质金属蛋白酶 MMPs 的表达也与不良预后有关。

（张晓东　陆俊国）

第十三章　消化系统疾病

学习目标

1. 掌握食管癌的诊断、临床表现及治疗方法。
2. 熟悉食管癌的病因及鉴别诊断。
3. 了解食管癌的流行病学。
4. 掌握胃癌的临床表现及诊断
5. 掌握胃癌的鉴别诊断、分期及治疗方法。
6. 熟悉胃癌的病因、病理及常见的癌前病变。
7. 了解胃癌的流行病学。
8. 掌握胰腺癌的转移途径、临床表现、诊断与鉴别诊断、治疗原则；
9. 熟悉胰腺癌的病理、分期；
10. 掌握结直肠癌的转移途径、临床表现、诊断与鉴别诊断、治疗原则；
11. 熟悉结直肠癌的病理、分期；
12. 了解结直肠癌的流行病学、病因和发病机制、预后。
13. 掌握胃肠道间质瘤的临床表现与诊断。
14. 掌握胃肠道间质瘤的鉴别诊断与治疗。
15. 熟悉影响胃肠道间质瘤的预后因素。

第一节　食　管　癌

一、流行病学

食管癌(esophageal carcinoma)是发生于食管黏膜上皮的恶性肿瘤,是常见的消化道肿瘤,其发病率仅次于胃癌。全世界每年有30多万人死于食管癌,其发病具有明显的地区性。我国是世界上食管癌的高发地区,高居世界第一,每年平均病死约15万人。我国平均发病率约13/10万,河南林县35~64岁男性食管癌的发病率为478.87/10万。

食管癌的流行病学具有以下几个特点:①不同国家和地区发病率具有地区性,国外以中亚一带、拉美和欧洲高发,国内以河南最高,其次为江苏、山西、河北、福建、陕西、安徽等,最高与最低差100倍;②性别差异,男性发病率高于女性,约为1.79∶1;③随着年龄的增加发病率增加,30岁以下少见,30岁后随年龄的增加而迅速升高,80%发病在50岁以后;④不同种族之间发病率存在很大差异,黑人高于白人,亚洲高于欧洲,我国不同民族的发病率也不同,其中以哈萨克族最高,苗族最低;⑤具有家族集聚的特点。

二、病　　因

食管癌可能是环境中多种因素共同作用引起的肿瘤。但是,有些可能是主要病因,有些只是一种促发因素。食管癌的病因及促发因素如下：

（一）亚硝胺类化合物

大量的动物实验已确认，亚硝胺是强致癌物，并能通过胎盘和乳汁引发后代肿瘤。其前体包括硝酸盐、亚硝酸盐等广泛分布于环境中，通过饮水和食物进入人体。在高发地区的粮食和饮水中，其含量显著增高，并且与当地食管癌和食管上皮重度增生的患病率呈正相关。国内已成功用甲苄亚硝胺诱发大鼠的食管癌，并证实亚硝胺能诱发人食管鳞状上皮癌，而阻断胺类的亚硝基化能预防食管癌的发生。亚硝胺最可能是我国食管癌的主要病因之一。

（二）霉菌

真菌通过自然发霉的食物诱发了大鼠食管癌；高发区粮食中污染的优势菌互隔交链孢霉产生的毒素交链孢酚（AOH）、交链孢酚单甲醚（AME）和串珠镰刀菌产生的毒素镰刀菌素C都具有诱变性和致癌性，这些毒素能与食管上皮DNA结合，激活其癌基因；AOH和镰刀菌素C分别诱发了人胎儿食管上皮和大鼠食管上皮鳞状细胞癌；高发区粮食和人大便、尿液中AOH和AME的检出率和含量均高于低发区的相应样品；有关霉菌还能促进亚硝胺的形成。这些霉菌可能也是我国食管癌的重要病因之一。

（三）饮食习惯

一般认为食物粗糙、进食过烫、咀嚼槟榔或烟丝等习惯，造成对食管黏膜的慢性理化刺激，可致局限性或弥漫性上皮增生，形成食管癌的癌前病变。

（四）营养不足

如维生素缺乏、食品质量不足、缺钼、缺锌等可能是食管癌的促发因素。

（五）食管慢性炎症

慢性食管疾病如腐蚀性食管灼伤和狭窄、胃食管反流病、贲门失弛缓症或食管憩室等患者食管癌发生率增高。

（六）遗传易感性

食管癌的发病常表现家族性聚集现象。在我国高发地区，本病有阳性家族史者达25%～50%，其中父系最高，母系次之，旁系最低。

（七）基因因素

环境和遗传等多因素引起食管癌的发生，其涉及的分子生物学基础目前认为是癌基因*H-ras*、*c-myc*、和*hsl*-1激活或*Rb*、*p*53等抑癌基因失活的变化所致。

三、食管的解剖

（一）食管的组织结构

食管壁分黏膜、黏膜下层、肌层和外膜四层。

黏膜：由上皮层、固有膜和黏膜肌层组成。

黏膜下层：由疏松结缔组织组成，内有血管、淋巴管和神经丛。

肌层：分两层，内层环行，外层纵行。肌肉收缩产生蠕动，推动食物进入胃内。

外膜：无浆膜层，仅有由结缔组织构成的外膜附于其表面。

（二）食管的长度

食管是长管状的器官，是消化道最狭窄的部分。它的上端在环状软骨处与咽部相连接，下端穿过横膈肌 1～4cm 后与胃贲门相接。成人食管长 25～28cm，从门齿到食管入口处的距离约 15cm，到贲门约 40cm。

（三）食管的分段

食管分为颈、胸、腹三段。

颈段：自食管入口或环状软骨下缘起至胸骨柄上缘平面，其下界距门齿 18cm，长约 5cm。

胸段：又可分为胸上、胸中、胸下，长 18～20cm，上接食管颈段，下至横膈肌食管裂孔。

胸上段：自胸骨柄上缘平面至气管分叉平面，上距门齿约 24cm。

胸中段：自气管分叉平面至食管胃交接部全长的上半部，其下界上距门齿约 32cm。

胸下段：自气管分叉平面至食管胃交接部全长的下半部，其下界距上门齿约 40cm。

腹段：上接胸段，下接胃贲门部，与肝左叶后缘相邻，仅 1～3cm。

（四）食管的生理狭窄

食管有三个生理狭窄。

第一狭窄位于环状软骨下缘，即相当于第 6 颈椎下缘平面，距门齿 15cm；

第二狭窄位于左主支气管及主动脉弓处，即第 4～5 胸椎之间的高度，距门齿约 25cm；

第三狭窄位于食管裂孔处，距门齿 35～40cm。

食管的这三个狭窄，是异物滞留和食管癌的好发部位（图 13-1）。

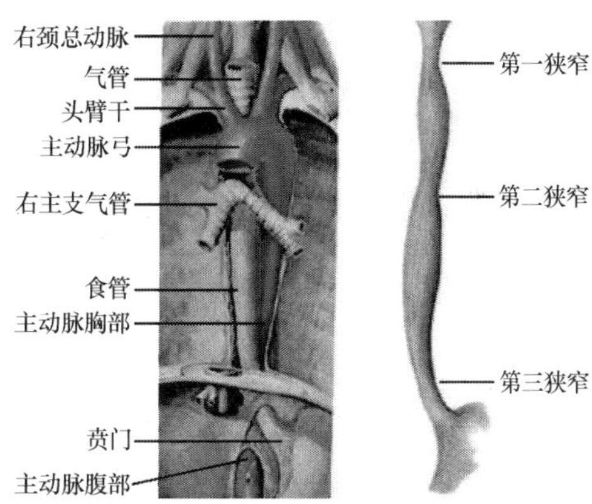

图 13-1　食管（前面观）

（五）食管的淋巴系统

食管壁有致密的淋巴管网，多纵行方向排列，食管上 2/3 的淋巴引流方向主要是趋向远端，下 1/3 主要趋向近端。了解淋巴的流行方向，有助于了解食管癌经淋巴道转移的规律，如颈段食管癌常有颈部淋巴结转移，下段食管癌可有腹部淋巴结转移。

（六）食管的功能

食管没有分泌和消化的功能，它主要是通过蠕动把食团输送到胃里。在正常情况下，食物从咽部到达胃的贲门所需时间是：液体约 4 秒，固体食物约 6～9 秒。如果有外伤、异物、炎症或肿瘤，食物下咽就会发生困难。食管除运送食物外，在其下段，还有防止胃内食物反流到食管的作用。这是因为，这一段食管内的压力一般比胃内压力要高，有“高压区”

之称，故起到了天然"阀门"的作用。当某些原因使抵抗反流的功能下降或消失时，胃内的胃酸就很容易反流到食管，重者可引起食管炎症、食管糜烂，甚至食管溃疡。

四、食管的病理

食管癌的病变部位以中段居多，下段次之，上段最少。

（一）临床病理分期

食管癌的临床病理分期，对治疗方案的选择和治疗效果的评估有重要意义。1976 年全国食管癌工作会议将食管癌分为 0～Ⅳ期（表 13-1）。

表 13-1 食管癌的临床病理分期

分期		病变长度	病变范围	转移情况
早期	0	不规则	限于黏膜（原位癌）	（－）
	Ⅰ	<3cm	侵及黏膜下层（早期浸润）	（－）
中期	Ⅱ	3～5cm	侵犯部分肌层	（－）
	Ⅲ	>5cm	侵透肌层或外侵	局部淋巴结（＋）
晚期	Ⅳ	>5cm	明显外侵	局部淋巴结或器官转移（＋）

（二）病理形态分型

1. 早期食管癌的病理形态分型 早期食管癌一般根据内镜或手术切除标本所见，可分为隐伏型（充血型）、糜烂型、斑块型和乳头型。

（1）隐伏型：病变最早，多为原位癌，占早期食管癌的 10%，黏膜略显粗糙，色泽变深，无隆起或凹陷，肉眼难以确定，需靠镜检。

（2）糜烂型：占早期食管癌的 30%，黏膜轻度糜烂或稍凹陷，边缘不规则，呈地图样，与周围分界清楚，分化较差。

（3）斑块型：最多见，占早期食管癌的 50%，黏膜局限性隆起，呈灰白色、斑块状，边界清楚，分化较好。

（4）乳头型：又称隆起型，占早期食管癌的 10%，病变常较晚，肿瘤呈明显的结节状隆起，或呈息肉状突入腔内，但体积较小，表面可有糜烂。

2. 中晚期食管癌的病理形态 中晚期食管癌的病理形态分型可分为 6 型，即髓质型、蕈伞型、溃疡型、缩窄型、腔内型和未定型。

（1）髓质型：呈坡状隆起，侵及食管壁各层及周围组织，切面灰白色如脑髓，本型多见，恶性程度最高；占 50% 以上。

（2）蕈伞型：多呈圆形或卵圆形，向食管腔内突起，边缘外翻如蕈伞状，表面常有溃疡，属高分化癌，预后较好；占 10% 左右。

（3）溃疡型：表面常有较深的溃疡，边缘稍隆起，出血和转移较早，而发生梗阻较晚；占 10% 左右。

（4）缩窄型：呈环形生长，质硬，涉及食管全周，食管黏膜呈向心性收缩，出现梗阻较早，而出血和转移发生较晚，本型较少见。

（5）腔内型：比较少见，癌瘤突向食管腔内，呈圆形或卵圆形隆起，其表面常有糜烂或溃疡。

（6）未定型：少数中、晚期食管癌不能归入上述各型者。

（三）组织学分类

1. 鳞状细胞癌　起源于食管黏膜，占全部食管癌的90%以上。鳞状癌细胞呈多边形，细胞边界清楚，有时可见细胞间桥。细胞核位于细胞中央，呈圆形或椭圆形，可见核分裂象，癌细胞呈巢状结构，分化程度不一，有的形成癌珠，癌巢中央可见角化。

2. 腺癌　较少见，占7%左右，又可分为单纯腺癌、腺鳞癌、黏液表皮样癌和腺样囊性癌。对食管下段腺癌的诊断，需与胃贲门腺癌侵犯食管下段相鉴别。因此食管下段腺癌的诊断应符合以下标准：①腺癌是来自食管的黏膜组织或腺体；②应尽量确定癌组织与胃贲门柱状上皮鳞状上皮交界的相对位置；③若癌组织在食管确系原位癌，分化差时必须有特殊染色证实。Barrett食管是食管腺癌的癌前病变，其发生食管腺癌的危险性比普通人增加了30~129倍。

3. 未分化癌　此种癌症恶性程度很高，较为少见，癌细胞主要表现为小圆形细胞或多形性细胞，胞浆稀少，肿瘤细胞排列呈规则片状或突性巢状。嗜银染色，癌细胞多阳性，电镜可见神经内分泌颗粒。

4. 癌肉瘤　多位于食管下段，主要是来源于上皮或间叶组织发生恶变的肿瘤。癌肉瘤细胞多为分化较好的鳞癌、少数为未分化癌、基底细胞癌呈囊性腺样瘤。肉瘤成分中多为梭形细胞，偶见平滑肌、软骨、骨样组织成近似横纹肌的肉瘤组织。临床上一般认为此种类型预后较好。

食管上、中段癌肿绝大多数为鳞状细胞癌，食管下段癌肿则多为腺癌。

五、食管癌的扩散和转移

（一）食管壁内扩散

食管癌旁上皮的底层细胞癌变或成原位癌，是癌瘤的表面扩散方式之一。

（二）直接浸润邻近器官

因食管无浆膜层，容易直接侵犯其邻近器官。食管上段癌可侵入喉部、气管及颈部软组织，甚至侵入支气管，形成支气管-食管瘘；也可侵入胸导管、奇静脉、肺门及肺组织，部分可侵入主动脉而形成食管-主动脉瘘，引起大出血而致远血。下段食管癌常可累及贲门及心包。

（三）淋巴结转移

比较常见，约占病例的2/3。中段食管癌常转移至食管旁或肺门淋巴结，也可转移至颈部、贲门周围及胃左动脉旁淋巴结。下段食管癌常可转移至食管旁、贲门旁、胃左动脉旁及腹腔等淋巴结，偶可至上纵隔及颈部淋巴结。淋巴结转移的部位依次为纵隔、腹部、气管及气管旁、肺门及支气管旁。

（四）血行转移

多见于晚期患者。最常见转移至肝（约占 1/4）与肺（约占 1/5），其他器官依次为骨、肾、肾上腺、胸膜、网膜、胰腺、心、肺、甲状腺和脑等。

六、食管癌的临床表现

（一）早期临床表现

食管癌的早期可无明显症状，因此不容易早期发现。研究表明，早期症状的产生并不是肿瘤本身的机械梗塞所致，而可能是由于小癌灶的周围常伴有不同程度的炎症，刺激局部黏膜致神经性运动失调或局部痉挛所致。主要表现为以下几方面：

1. 吞咽食物哽噎感　最多见，50%～60%。只有轻的吞咽不适症状，一般能进普食，不影响健康，有时吞咽食物时有停滞感。

2. 胸骨后疼痛或闷胀不适　较多见，约占 48.5%。约半数患者诉咽下食物时胸骨后有轻微疼痛或闷胀不适，多在吞咽粗糙硬食、热食或具有刺激性的食物时疼痛明显，进流质、温食疼痛较轻。

3. 食管内异物感　患者感觉食管内有类似米粒或蔬菜片贴附于食管壁，咽不下又吐不出来，与进食无关，即使不做吞咽动作也有异物感觉，异物感的部位与食管病变部位一致。

4. 咽喉干燥与嗓缩感　有 1/3 的患者诉咽喉部干燥发紧，咽下食物不利或轻微疼痛，进干燥或粗糙食物尤为明显。

（二）进展期临床表现

随着病情的进展，表现的症状也逐渐明显，主要表现为：

1. 吞咽困难　进行性吞咽困难是中、晚期食管癌最典型的症状，也是最常见的主诉。开始为固体食物不能顺利咽下，或用汤水冲后咽下，继之半流质饮食也同样受阻，最后进流质饮食咽下也有困难。吞咽不利的程度与病理类型有密切关系，缩窄型及髓质型较严重。

2. 疼痛　胸痛或背部疼痛是中、晚期食管癌常见的症状之一，疼痛为钝痛、隐痛或烧灼痛、刺痛，可伴沉重感，胸背痛往往是癌瘤外侵引起食管周围炎、纵隔炎，甚至累及邻近器官、神经及椎旁组织所致。溃疡型及髓质型伴有溃疡者疼痛更为常见。

3. 呕吐　随着病情进展，梗阻加重，使分泌物引流不畅，且由于炎症反应，加重黏膜的分泌，积于食管狭窄上部，刺激食管逆蠕动后吐出。

4. 体重下降　长时间进食困难，加上有呕吐、疼痛等，使营养难以维持，从而出现消瘦、体重下降。

（三）晚期临床表现

（1）全身广泛转移，出现相应的症状及体征，如黄疸、腹水、肝功能异常、呼吸困难、咳嗽、头痛、昏迷等。

（2）肿瘤侵及食管外膜引起食管穿孔，出现食管-气管瘘、食管-纵隔瘘。

（3）肿瘤阻塞食管引起完全梗阻、脱水、电解质紊乱、恶病质、全身衰竭。

（4）颈部、锁骨上肿块是晚期食管癌常见的体征，肿块为无痛性，进行性增大，质硬，多为左侧，也可是双侧。

(5) 声音嘶哑，当肿瘤直接侵犯或转移灶压迫喉返神经时出现声带麻痹，导致声音嘶哑，一部分患者可因治疗有效声嘶好转。

(6) 出血，癌组织坏死、溃破或侵及大血管引起呕血或黑便，肿瘤侵及主动脉时可引起大出血死亡

七、食管癌的诊断与鉴别诊断

(一) 食管癌的诊断

食管癌患者早期并没有明显的癌性症状，容易被患者忽视，大多数确诊时已属中晚期，临床治愈率较差。因此，临床应充分注重食管癌的早期发现、早期诊断、早期治疗。除了询问详细的病史、进行完整的体格检查后，可辅助其他检查方法以协助诊断。具体的诊断方法如下：

1. X线食管钡餐检查　X线食管钡餐检查是可疑食管癌患者影像学诊断的首选，可以得到定性、定位和定型的诊断，也可以了解病灶侵犯周围器官的程度，同时有助于制订临床治疗计划。

(1) 早期食管癌X线检查表现为局限性黏膜皱襞增粗、断裂；局限性管壁僵硬；小的充盈缺损；小的龛影。

(2) 进展期食管癌X线检查表现为管腔明显狭窄，黏膜中断、破坏；管壁僵硬，蠕动波消失；较大的充盈缺损；较大的龛影。

2. 内镜检查　内镜检查的特点是直观，不仅可判断食管表浅癌的浸润深度，还可以活检进行病理学检查，其早期癌阳性诊断率可达80%以上。其适应证如下：

(1) 具有咽下食物哽噎感、胸骨后疼痛或咽下疼、食管内异物感、食物通过缓慢或停滞感、剑突下疼痛、咽部干燥或紧缩感等早期食管癌症状，或有吞咽困难症状者。

(2) 具有上述有关症状，食管X线造影检查可疑或阴性者。

(3) 食管X线造影检查发现异常，需进一步明确病变性质者。

(4) 食管脱落细胞学检查阳性，但部位不明确者。

(5) 食管癌手术治疗后患者的定期复查，或手术治疗的患者近期出现有关临床症状，需排除癌复发者。

(6) 食管癌放疗或化疗后的疗效评价。

(7) 对伴有食管上皮不典型增生的中、重度食管炎高危人群，或患有贲门失弛缓症、食管裂孔疝、食管憩室、食管息肉、乳头状瘤及Barrett食管等食管癌前疾病患者的定期随访检查。

(8) 食管癌的内镜治疗，包括食管癌狭窄的扩张、内镜激光治疗、微波治疗、局部注射抗癌药物等。

3. 食管脱落细胞学检查　食管脱落细胞学检查方法简便，受检查者痛苦小，假阳性率低，经过实践证明在食管癌高发区进行大面积普查切实可行，总的阳性率可达90%以上，是食管癌早期诊断的首选方法。目前主要用来对食管癌高危人群进行筛选和普查。对于有高血压、严重心脏病、食管静脉曲张，以及肺部疾病的患者来说，不适宜做这种检查。

4. CT检查　CT检查在食管癌的TNM分期上成为必要的、最常用的、非侵入性的手

段。其不仅可以显示食管癌的部位、大小、长度，侵犯食管周径的程度，还可以显示癌与周围器官的关系，确定外侵周围器官的情况，明确纵隔是否有淋巴结肿大和远隔器官转移情况。CT 检查可作为食管癌的分期检查，可以提供手术切除率的估计，有助于制订临床治疗计划。

食管癌 CT 分期：

Ⅰ期　癌瘤限于食管腔内，管壁不增厚，无纵隔内蔓延或转移。

Ⅱ期　食管壁增厚超过 5mm，未向外浸润。

Ⅲ期　癌瘤直接浸润周围组织，并有局部纵隔淋巴结转移，无远处转移。

Ⅳ期　癌瘤有远处转移。

CT 扫描不能可靠地描绘出食管的层面，因此，对区分 T1、T2、T3 的用处不大，可与超声内镜检查互补。

5. 超声内镜检查　近年来，食管内超声内镜检查逐渐应用于临床。其优点是可以比较精确测定病变在食管壁内浸润的深度；了解肿瘤与腔外器官的关系；了解纵隔淋巴结转移的情况。有助于食管癌的临床分期、对手术风险的评估，为临床医生提供治疗的依据。此外，还有助于对术后复发和疗效的评定。

（二）食管癌的鉴别诊断

1. 食管静脉曲张　患者常有门脉高压症的其他体征，X 线检查可见食管下段黏膜皱襞增粗、迂曲，或呈串珠样充盈缺损。严重的静脉曲张在透视下见食管蠕动减弱，钡剂通过缓慢。但管壁仍柔软，伸缩性也存在，无局部狭窄或阻塞，食管镜检查可进一步鉴别。

2. 贲门失弛缓症　一般病程较长，患者多见于年轻女性，症状时轻时重，咽下困难多呈间歇性发作，常伴有胸骨后疼痛及反流现象，用解痉药常能使症状缓解，反流物内常不含血性黏液。X 线检查食管下端呈光滑鸟嘴状或漏斗状狭窄，边缘光滑，吸入亚硝酸异戊酯后贲门渐扩张，可使钡剂顺利通过。内镜活组织检查无癌肿证据可资鉴别。

3. 食管憩室　可以发生在食管的任何部位，较常见的为牵引性憩室，初期多无症状，以后可表现不同程度的吞咽困难及反流，于饮水时可闻“含嗽”声响，有胸闷或胸骨后灼痛、胃灼热或进食后异物感等症状。X 线多轴透视或气钡双重对比检查可显示憩室。

4. 食管良性狭窄　食管化学性烧伤或反流性食管炎引起的瘢痕狭窄。前者以儿童及年轻人较多，一般有误服强酸或强碱的病史；后者病变一般位于食管下段，常伴有食管裂孔疝或先天性短食管。鉴别主要靠食管内镜及活检。

5. 其他　如功能性吞咽困难、重症肌无力、食管功能性痉挛及食管外压迫，均须根据患者病史、症状、体征及 X 线检查和食管内镜检查来鉴别。

八、食管癌的分期

表 13-2　食管癌 TNM 分期（AJCC 2009）

原发肿瘤（primary tumor，T）
Tx：不能明确的原发癌，如食管脱落细胞学检查发现瘤细胞，但未能发现瘤体。
T0：无原发瘤证据。
Tis：原位癌，也即所谓的高度不典型增生。指局限在上皮层内、未侵出基膜的肿瘤（腺癌无法确定原位癌）。

续表

T1:肿瘤侵出上皮层,如侵犯黏膜固有层、黏膜肌层或黏膜下层。
T1a:侵犯黏膜固有层或黏膜肌层
T1b:侵犯黏膜下层
T2:肿瘤侵犯肌层,未达食管外膜。
T3:肿瘤侵及食管外膜。
T4:肿瘤侵犯食管周边组织。
T4a:肿瘤侵犯胸膜、心包或膈肌,但可手术切除。
T4b:肿瘤因侵犯气管、主动脉、脊椎或其他重要器官而不能手术切除。
区域淋巴结(regional lymph nodes,N)
N0:无邻近淋巴结转移。
N1:邻近淋巴结组织有 1 或 2 枚淋巴结转移。
N2:邻近淋巴结组织有 3~6 枚淋巴结转移。
N3:邻近淋巴结组织有超过 7 枚淋巴结转移。
远处转移(distant metastasis,M)
M0:肿瘤无远处器官和淋巴结转移。
M1:肿瘤已转移至远处淋巴结和(或)其他器官。
肿瘤分化程度(histologic grade,G)
Gx:分化程度不能确定;
G1:高分化癌;
G2:中分化癌;
G3:低分化癌;
G4:未分化癌——按 G3 分期

食管癌的国际 TNM 分期(AJCC 2009)(表 13-3、表 13-4)

表 13-3　食管鳞状细胞癌及其他非腺癌 TNM 分期

TNM 分期	T 分期	N 分期	M 分期	G 分级	肿瘤部位
0 期	Tis	N0	M0	G1,X	任何部位
ⅠA 期	T1	N0	M0	G1,X	任何部位
ⅠB 期	T1	N0	M0	G2-3	任何部位
	T2~3	N0	M0	G1,X	下段,X*
ⅡA 期	T2~3	N0	M0	G1,X	中、上段
	T2~3	N0	M0	G2-3	段,X*
ⅡB 期	T2~3	N0	M0	G2-3	中、上段
	T1~2	N1	M0	任何级别	任何部位
ⅢA 期	T1~2	N2	M0	任何级别	任何部位
	T3	N1	M0	任何级别	任何部位
	T4a	N0	M0	任何级别	任何部位

续表

TNM 分期	T 分期	N 分期	M 分期	G 分级	肿瘤部位
ⅢB 期	T3	N2	M0	任何级别	任何部位
ⅢC 期	T4a	N1～2	M0	任何级别	任何部位
	T4b	任何级别	M0	任何级别	任何部位
	任何级别	N3	M0	任何级别	任何部位
Ⅳ期	任何级别	任何级别	M1	任何级别	任何部位

注：肿瘤部位按肿瘤上缘在食管的位置界定；* 指未记载肿瘤部位。

表 13-4　食管腺癌 TNM 分期

TNM 分期	T 分期	N 分期	M 分期	G 分级
0 期	Tis	N0	M0	G1，X
ⅠA 期	T1	N0	M0	G1～2，X
ⅠB 期	T1	N0	M0	G3
	T2	N0	M0	G1～2，X
ⅡA 期	T2	N0	M0	G3
ⅡB 期	T3	N0	M0	任何级别
	T1～2	N1	M0	任何级别
ⅢA 期	T1～2	N2	M0	任何级别
	T3	N1	M0	任何级别
	T4a	N0	M0	任何级别
ⅢB 期	T3	N2	M0	任何级别
ⅢC 期	T4a	N1-2	M0	任何级别
	T4b	任何级别	M0	任何级别
	任何级别	N3	M0	任何级别
Ⅳ期	任何级别	任何级别	M1	任何级别

九、食管癌的治疗

临床上应采取综合治疗的原则。即根据患者的机体状况，肿瘤的病理类型、侵犯范围（病期）和发展趋向，有计划地、合理地应用现有的治疗手段，以期最大幅度地根治、控制肿瘤和提高治愈率，改善患者的生活质量。

食管癌的治疗主要分为手术治疗、放疗和化疗。

（一）手术治疗

在任一非急诊手术治疗前，应根据诊断要求完成必要的影像学等辅助检查，并对食管癌进行临床分期，以便于制订全面、合理和个体化的治疗方案。应由以胸外科为主要专业的外科医师来决定手术切除的可能性和制订手术方案。尽量做到肿瘤和区域淋巴结的完全性切除。

经胸食管癌切除是目前常规的手术方法。

胃是最常替代食管的器官,其他可以选择的器官有结肠和空肠(对术者有准入要求)。

食管癌完全性切除手术应常规行区域淋巴结切除,并标明位置送病理学检查,应最少切除 11 个淋巴结以进行准确的分期。

(二)食管癌的放疗

食管癌的放疗包括根治性放疗、同步放化疗、姑息性放疗、术前和术后放疗等。同步放化疗时剂量为 50~50.4Gy(1.8~2Gy/天)。单纯放疗国内习惯使用剂量为 60~70Gy/6~7 周。

根治性放疗的适应证:①患者一般情况在中等以上;②病变长度不超过 8cm;③无锁骨上淋巴结转移,无声带麻痹,无远处转移;④可进食半流质或普食;⑤无穿孔前征象,无显著胸背痛;⑥有细胞学或病理学诊断。

(三)化疗

食管癌化疗分为姑息性化疗、新辅助化疗(术前)、辅助化疗(术后)。单纯化疗主要适用于不能耐受手术、放疗的晚期患者;术前化疗主要应用于缩小病变,减少术中肿瘤扩散;而术后化疗的目的是提高 5 年生存率。常用的有效药物包括 BLM、MMC、ADM、5-Fu、MTX、DDP、NVB、VP-16 等。

食管癌化疗多采用联合化疗,较单一化疗疗效好、缓解期有所延长。以 DDP 为基础的方案对晚期食管癌的近期有效率为 25%~50%,完全缓解率为 4%~7%,中位生存期为 5~8 个月。至今,DDP+5-Fu 仍是食管癌标准的化疗方案。常用的联合化疗方案包括:PF(DDP+5-Fu)、NP(DDP+NVB)、PBV(DDP+BLM+VDS)、TP(DDP+PTX 或 TXT)、GP(DDP+GEM)、PMF(DDP+MMC+5-Fu)。

其他治疗方法还包括靶向治疗、生物治疗、介入治疗、中医中药及内镜下扩张治疗、支架置入等。

(四)食管癌分期治疗模式

Ⅰ期:首选手术治疗。如心肺功能差或不愿手术者,可行根治性放疗。完全性切除的Ⅰ期食管癌,术后不行辅助放疗或化疗。内镜下黏膜切除仅限于黏膜癌,而黏膜下癌应该行标准食管癌切除术。

Ⅱ期:首选手术治疗。如心肺功能差或不愿手术者,可行根治性放疗。完全性切除的 T2N0M0,术后不行辅助放疗或化疗。对于完全性切除的 T3N0M0 和 T1~2N1M0 患者,术后行辅助放疗可能提高 5 年生存率。对于食管鳞癌,不推荐术后化疗。对于食管腺癌,可以选择术后辅助化疗。

Ⅲ期:对于 T3N1~3M0 和部分 T4N0~3M0(侵及心包、膈肌和胸膜)患者,目前仍首选手术治疗,有条件的医院可以开展新辅助放化疗(含铂方案的化疗联合放疗)的研究,与单一手术相比,术前同步放化疗可能提高患者的总生存率。

与单纯手术相比,不推荐术前化疗、术前放疗,并不能改善患者的生存率。但是对于术前检查发现肿瘤外侵明显、外科手术不易彻底切除的食管癌,通过术前放疗可以增加切除率。

对于不能手术的Ⅲ期患者,目前的标准治疗是放疗,有条件的医院可以开展同步放化疗的研究(含铂方案的化疗联合放疗)。

对于Ⅲ期以上患者,术后行辅助放疗可能提高5年生存率。对于食管鳞癌,不推荐术后化疗。建议食管腺癌患者,可以选择术后辅助化疗。

Ⅳ期:以姑息性治疗为主要手段。能直接化疗者,首选化疗。治疗的目的为延长患者的生命、提高其生活质量。姑息性治疗主要包括内镜治疗(包括食管扩张、食管支架等治疗)和对症止痛治疗。

化疗方案参见化疗部分。

(五) 随访

对于食管癌患者治疗后应定期随访和进行相应检查。治疗后头2年每4个月1次,2年后每6个月1次,直到4年,以后每年1次。

(王建红　宋　丽)

第二节　胃　　癌

胃癌(gastric cancer)是起源于胃黏膜上皮的恶性肿瘤,占胃恶性肿瘤的95%,是消化道最多发的肿瘤,是世界上也是我国最常见的恶性肿瘤之一。文献统计,国外胃癌占消化道肿瘤的50%,国内占62%。胃癌的发病率地区差异大,农村高于城市,男性高于女性;总体发病率在下降,弥漫型发病在增加;近端胃癌发病有增加的趋势,胃癌发病的环境因素较遗传因素更重要。早期胃癌多无症状或仅为轻微症状,当临床症状明显时,病变多已属晚期,临床上死亡率较高。

一、胃癌的流行病学

(一) 发病率和死亡率

近20年来,胃癌的发病率和死亡率在大多数国家都有下降的趋势,尤其是发达国家,以北美、欧洲最明显,日本也有下降。我国的胃癌发病率和死亡率总体也有下降的趋势,但年患病率和死亡率均是世界平均水平的2倍多。在我国发达地区,呈稳定的下降趋势,但在大多数农村地区仍趋稳定的升高状态。目前我国总体胃癌死亡率仍呈上升趋势,根据2012《中国胃癌发病率与死亡率报告》称每3分钟死亡1例胃癌患者,形势严重。

(二) 地区分布

胃癌的发病率和死亡率在不同国家、不同地区相差很大(日本、中国、东欧、南美为高发地域;北非和西非发病率最低)。

我国各省、市、自治区胃癌的发病率和死亡率分布也不平衡。高发区主要集中在辽东半岛、山东半岛、华东沿海(江苏、上海、浙江、福建)及内陆地区(青海、甘肃、宁夏);而广东、广西、贵州为低发区。

（三）人群分布

从死亡率水平的角度看，年龄分布在35岁以下较低，35岁以上迅速上升，55~70岁达高峰。但近几年胃癌的发病呈现年轻化的趋势，临床显示，近5年来19~35岁的青年人胃癌的发病率比30年前翻了一番。

世界各地总体男性的发病率和死亡率均高于女性，男：女约为2~3：1，胃癌的部位性别比也有差别，部位越高差别越大，如贲门癌为4：1，胃窦癌为1.5：1。

另研究发现，不同种族和民族的发病率和死亡率不同，回族、藏族、蒙古族发病高，维吾尔族、苗族明显较低，在同一地区居住的朝鲜族与汉族居民，朝鲜族死亡率水平显著高于汉族。

（四）病理流行病学

肠型胃癌多见于胃癌高发区，与食物、幽门螺杆菌感染等有关，有明显的癌前病变过程；弥漫型胃癌具有散发性，在高、低发区差别不大，与食物无关，无明显的癌前病变过程；相对于肠型胃癌的发病率正在下降，弥漫型胃癌的发病率却在上升；近端胃癌的发病率有增加趋势。

二、胃癌的病因

胃癌的发生是一个多步骤、多因素进行性发展的过程。引起胃癌发生、发展的病因一直是研究的热点问题，至今尚未完全清楚。有研究显示，饮食、幽门螺杆菌感染、吸烟及宿主的遗传易感性是影响胃癌发生的重要因素。

（一）饮食因素

食物和营养在胃癌的发生与否方面有着重要的作用，是研究中的重点。因为研究发现，食物中含有直接致癌物质，如多环芳烃类化合物、黄曲霉素、杂色曲霉素等，某些食物中含有间接致癌物质，如食物中的致癌物前体二级胺、亚硝酸盐等，在某些因素作用下可转化为强致癌物亚硝胺；食物中含有高盐、高香料食品、烹调中产生的多环芳烃化合物等促癌物均可引起胃癌的发生。另外，患者平时由于钼、铁、锌等微量元素的缺乏，或维生素A、维生素B_2、维生素C等维生素类的缺乏，食用熏烤、腌制、油炸食品等，均增加了胃癌的发病危险。据估计，胃癌多数可经过适当饮食及相关因素预防。

（二）幽门螺杆菌感染

幽门螺杆菌（*Helicobacter pylori*，Hp）是一种微弯曲的棒状革兰阴性杆菌，存在于多数慢性胃炎患者的胃型上皮表面和腺体内的黏液层中。Hp通过其产生的黏附素黏附到胃上皮细胞表面，分泌尿素酶、细胞毒素相关蛋白和细胞空泡毒素及其他一些物质而致病。Hp感染与慢性胃炎、消化性溃疡密切有关，与胃癌和胃恶性淋巴瘤的发生也有一定关系。研究显示，我国胃癌高发区成人Hp感染率在60%以上。WHO已将Hp列为胃癌的Ⅰ类致癌原。

（三）胃的癌前疾病和癌前病变

胃癌癌前状态分为癌前疾病和癌前病变。癌前疾病是一个临床概念，指引起胃癌发生的危险性明显增加的某些胃的良性疾病。这类疾病有发生胃癌的危险性，但不是必然癌变。癌前疾病包括：

（1）慢性萎缩性胃炎：是常见的慢性胃病，在胃癌高发区人群胃镜检出率可达80%以上，腺体萎缩消失、肠上皮化生、异型增生。癌变率为1.2%～10%

（2）胃息肉：增生性息肉（炎性息肉）的癌变率为0～5%；腺瘤型息肉（息肉样腺瘤）的癌变率为10%～60%；家族性息肉多见于结肠，也可见于胃，呈多发，其癌变率为50%～100%。

（3）胃溃疡：常见疾病，慢性病变修复再生，癌变率为1%～5%。

（4）残胃：十二指肠液反流加重胃黏膜病变，癌变率为1%～5%。

（5）其他：肥厚性胃炎、疣状胃炎等。

癌前病变指容易发生癌变的胃黏膜病理组织学的变化，是从良性上皮组织转变成癌过程中的交界性病理变化。胃黏膜上皮的异型增生属于癌前病变，根据细胞的异型程度，可分为轻、中、重三度：重度异型增生与分化较好的早期胃癌有时很难区分。胃的固有黏膜上皮及胃底腺、贲门腺、幽门腺转变为肠上皮细胞的现象称为肠上皮化生，肠上皮化生伴发胃癌者达60%～100%，而且两者的好发部位一致。小肠型肠化生指肠化生细胞中含有亮氨酸基肽酶及碱性磷酸酶者；大肠型肠化生指肠化生细胞中不含有亮氨酸基肽酶及碱性磷酸酶者。两种肠化生可在胃黏膜中同时存在，小肠型多见于胃良性病变，大肠型多见于癌旁，目前认为大肠型肠化生是胃癌癌前病变。

异型上皮增生又称不典型上皮增生。异型上皮增生是胃黏膜腺管结构及上皮细胞失去正常的状态出现的异型性改变，形态上与再生及单纯性增生不同，组织学上界于良恶性之间的临界性病变，依据异型程度分轻、中、重度。

（四）遗传因素

胃癌在少数家族中显示具有聚集性。遗传与分子生物学研究表明，胃癌患者有血缘关系的亲属其胃癌发病率较对照组高4倍；另外，研究发现，A型血胃癌的发生率高于一般人群。

（五）其他因素

（1）嗜烟酗酒：有研究表明，吸烟可以使胃癌的危险性增加48%，饮酒则会使胃癌的危险性增加82%，并且吸烟、饮酒时间越长，日吸烟量、饮酒量越大，开始吸烟、饮酒年龄越小，患胃癌的危险性越高。

（2）饮食无规律：经常不吃早餐、暴饮暴食，吃饭狼吞虎咽或食之过饱，以及年轻人嗜食的火锅及“麻辣烫”等饮食，都会导致胃癌的患病风险增高。

（3）睡眠严重不足、工作和心理压力过大是越来越多的中青年人患胃癌的主要因素。因为精神状态不仅影响胃的蠕动和分泌，还可降低人体的免疫功能，易诱发慢性胃病等原因所导致。

三、胃癌的三级预防

胃癌的发生模式为浅表性胃炎—萎缩性胃炎—小肠型肠化生—大肠型肠化生—异型上皮增生—癌，这一过程不一定循序渐进，可以停留在某一阶段或逆转，异型上皮增生的发展、转归,可以消失、停顿、加重以致癌变,但癌变者是少数,延续5~10年后有5%左右发生癌变。

(一) 一级预防

一级预防即病因预防,除了积极治疗胃的癌前疾病外,还要养成良好的饮食习惯,少吃或不吃腌菜、烟熏和油煎食物,不吃霉变食物;避免高盐饮食;保护食用水的卫生;保证健康的生活方式,调节工作和生活压力;不吸烟、少饮酒,多食果蔬鱼肉奶及豆制品。

(二) 二级预防

二级预防即胃癌的早诊早治,实行胃癌普查。综合我国各地普查结果,普查中胃癌检出率约0.037%~0.6%,在检出的胃癌中,早期胃癌占15%~25%,大大提高了无症状患者胃癌的发现率。据统计,无症状胃癌患者中半数左右手术病理证实为早期胃癌,绝大部分无淋巴结转移;而有症状胃癌中有57%已经发生了淋巴结转移。所以对自然人群的普查是一项艰巨而又重要的工作。

普查对象主要为胃癌高危人群,如:①有原因不明的上消化道症状,特别是中年以上的患者;②既往无胃病史,短期出现胃部症状;③原有胃病史,近期症状加剧者;④有胃癌家族史者;⑤胃癌高发区40岁以上人群(嗜烟、酒者应放宽到35岁)。

(三) 三级预防

三级预防即临床预防,指通过一系列治疗措施,设法减少其复发和转移、延长患者的生存期、降低并发症和提高患者的生活质量。

四、胃癌的病理与分类

(一) 胃壁的组织结构

胃壁有四层组织构成,从内向外依次为黏膜层、黏膜下层、肌层和浆膜层。

黏膜层:自内向外又由上皮层、固有层和黏膜肌层三层组织构成,厚0.5~0.7mm。胃的上皮为单层柱状上皮,能够分泌黏液并覆盖于细胞表面,上皮间的紧密连接和细胞表面的黏液共同构成了胃黏膜屏障,可以抵御各种攻击性因子对胃黏膜的伤害;固有层内有大量腺体紧密排列,可以分泌黏液、胃酸、胃蛋白酶和溶菌酶等;黏膜肌层由薄层的平滑肌组成,平滑肌的收缩有助于胃腺内分泌物的排出。

黏膜下层:为疏松的结缔组织,内含血管、淋巴管和黏膜下神经丛。

肌层:分为内斜、中环、外纵3层平滑肌,肌层的收缩可以促进食物的排空。

浆膜层:是覆基于胃表面的脏层腹膜。

(二) 胃癌的WHO组织学分型

胃癌的组织学分型主要包括腺癌,其中又可分为:乳头状腺癌、管状腺癌、黏液腺癌、低分化腺癌、印戒细胞癌、腺鳞癌、鳞状细胞癌、未分化癌、类癌。不同的组织学类型具有不同的生物学表现,且与肿瘤的转移、疗效、预后等密切相关。

(1) 乳头状腺癌:一般分化较好,多为高分化型,少数为中分化或低分化,腺癌细胞形成分枝状乳头向腔内突出。乳头中心为纤维血管性轴心，癌细胞呈立方形 或低柱状，核增大有异型，细胞保持一定的极性。有时可混有管状腺癌的成分。大体类型以 Borrmann Ⅰ型多见。

（2）管状腺癌：以高分化和中分化腺癌多见，癌细胞围成明显的管腔，管腔大小及形态不一，细胞呈柱状或立方状，排列不规则，细胞异型性明显。大体类型以 BorrmannⅡ型最多见。低分化管状腺癌表现为管腔形成不明显，癌细胞可排列成条索状，可有管腔形成的倾向，细胞异型性明显，核分裂象多见。大体类型多见于Ⅲ、Ⅳ型。有时在同一肿瘤中可出现不同分化程度的管状腺癌。

（3）黏液腺癌：多为低分化，此型腺癌也形成腺腔，但癌细胞产生大量黏液（细胞外黏液），堆积在腺腔内，高度扩张的腺腔常压迫癌细胞呈立方形。管腔破裂后在间质形成黏液湖，肿瘤细胞成团或散落于黏液湖中。当胃壁内有大量黏液淤积时，大体标本可见肿瘤呈半透明的胶冻状，亦称胶样癌。

（4）低分化腺癌：又称单纯癌，癌细胞呈小巢状或索条状排列，基本没有腺管结构，仅可见不完整的或少量小型腺管，癌细胞胞浆丰富，核一般比较小，呈类圆形，染色质丰富，核分裂相多见，有黏膜下浸润的特点，而表面被覆正常的黏膜上皮，故易造成手术切除范围不足。

（5）印戒细胞癌：无明显癌巢或呈小巢状，癌细胞具有较强的弥漫性浸润倾向，常弥漫浸润于胃壁全层，癌细胞分泌大量的细胞内黏液，也可因细胞破裂而产生细胞外黏液。癌细胞因分泌大量黏液而呈球形，胞浆透亮，细胞核被挤压到细胞边缘，形如戒指状，故称为印戒细胞癌，大体呈 BorrmannⅢ型或Ⅳ型。

（6）腺鳞癌：则少见，指在一个癌灶内既有腺癌又有鳞癌成分，两种成分的量几乎相等，或者其中之一不少于 1/3。在胃贲门部偶见碰撞癌，即食管下段鳞状细胞癌与贲门腺癌在食管贲门交界处发生碰撞，碰撞部位可见腺癌与鳞状细胞癌融合。但胃的腺鳞癌多数表现为腺癌中有鳞状分化的肿瘤细胞，如果在腺癌中仅含少量的鳞状化生成分，则不能诊断为腺鳞癌，腺鳞癌的生物行为主要取决于腺癌的分化程度。

（7）鳞状细胞癌：单纯胃原发鳞癌极罕见，诊断时癌灶周围必须都是胃黏膜，才能诊断为胃鳞癌。若癌灶累及食管末端者，应考虑为食管的原发性鳞癌扩展至胃。最初诊断为胃鳞癌者，经多做切片仔细检查，多数病例可发现有少量的腺癌成分。

（8）未分化癌：指癌细胞在组织形态上缺乏分化特征，不形成腺样结构，往往不能确定其组织发生来源，癌细胞较小，呈不规则片状或条索状排列，或是弥漫性浸润于胃壁全层，大体多为 BorrmannⅣ型。该型少见，需与低分化癌相鉴别。低分化癌或多或少有黏液分泌，而未分化癌则没有这一特征。

（9）类癌：胃黏膜的内分泌细胞来源的恶性肿瘤。由于胃黏膜的内分泌细胞有多种，因而类癌有多种组织来源。生长缓慢，分化良好，恶性程度低，癌灶一般较小，境界清楚，癌细胞多呈小腺管结构，核形规则，分裂象少见，局部区域可有黏液分泌，免疫组化可见神经元特异性烯醇化酶、嗜铬素、角蛋白呈阳性反应。

（三）胃癌的大体分型

1. 早期胃癌的大体分型 早期胃癌指癌灶仅限于黏膜层或黏膜下层，不论淋巴结有无转移。小胃癌指癌灶最大直径<1cm；微小胃癌指癌灶最大直径<0.5cm；一点癌指胃黏膜活

检时诊断为胃癌，但手术后标本连续切片未能再发现癌灶；浅表广泛型胃癌指癌灶>4cm，深度限于黏膜层或黏膜下层；多发性早期胃癌指胃内有两个以上的早癌，大癌灶称主癌灶，小癌灶称副癌灶，在发现主癌灶时应注意寻找有无副癌灶，远隔的副癌灶易漏检。

Ⅰ型：隆起型（protruded type），病灶隆起呈颗粒状、息肉状，基底宽无蒂，常>2cm，黏膜可呈苍白或充血糜烂样，占早期胃癌的15%。

Ⅱ型：表浅型（superficial type），癌灶表浅，主要为黏膜充血、糜烂，且 范围往往较小。分三个亚型，占75%。

Ⅱa 型：浅表隆起型，病变稍高出黏膜面，高度不超过0.5cm，表面平整。

Ⅱb 型：浅表平坦型，病变与黏膜等平，但表面粗糙呈细颗粒状。

Ⅱc 型：浅表凹陷型，最常见，凹陷不超过0.5cm，病底粗糙不平，可见聚合黏膜皱襞中断或融合。

Ⅲ型：凹陷型（excavated type），约占10%，黏膜溃烂较ⅡC深，但不超过黏膜下层（图13-2）。

2. 进展期胃癌的大体分型　进展期胃癌指癌灶侵及固有肌层以下，不论病灶大小与有无淋巴结转移。目前进展期（晚期）胃癌的大体分型多沿用Borrmann分型，可分为：

0型（浅表播散型）：肿瘤主要沿黏膜或黏膜下播散。

Ⅰ型（隆起型）：肿瘤主要向胃腔内生长，呈息肉样或菜花样突入胃腔，肿瘤表面可有溃烂，但边界清楚，无溃疡，浸润不明显。

Ⅱ型（局部溃疡型）：肿瘤形成明显的溃疡，可单个或多个溃疡，溃疡边缘隆起，呈环堤样改变，浸润不明显。

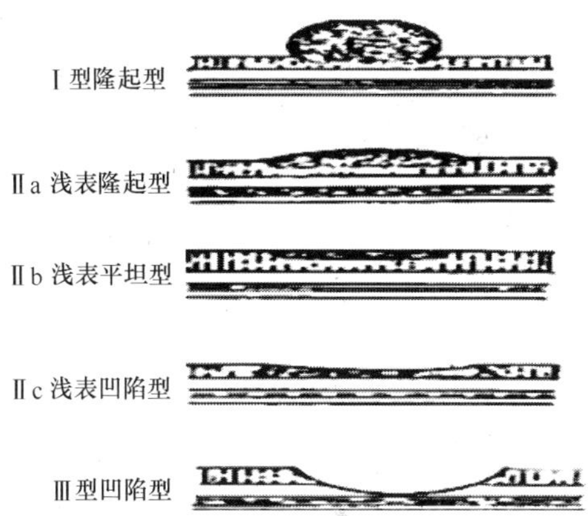

图13-2　早期胃癌的镜下分型

Ⅲ型（溃疡浸润型）：肿瘤表现为明显的溃疡，溃疡周围黏膜因癌组织浸润而隆起呈坡样，为明显浸润改变。

Ⅳ型（弥漫浸润型）：肿瘤呈明显浸润改变，且向整个胃壁浸润，胃壁因癌组织浸润而增厚，局限性者即硬癌，弥漫性者即皮革状胃。

我国胃癌协作组将胃癌的大体类型分为：结节蕈伞型、盘状蕈伞型、局部溃疡型、浸润溃疡型、局部浸润型、弥漫浸润型、表面扩散型、混合型、多发癌共计9个类型。

（四）胃癌的转移方式

1. 直接浸润　贲门胃底癌易侵及食管下端，胃窦癌可向十二指肠浸润。分化差、浸润性生长的胃癌突破浆膜后，易扩散至网膜、结肠、肝、胰腺等邻近器官，是肿瘤切除困难和不能切除的主要原因。

2. 血行转移　发生在晚期，癌细胞进入门静脉或体循环向身体其他部位播散，形成转移灶。常见转移的器官有肝、肺、胰、骨骼等处，以肝转移为多。

3. 腹膜种植转移　当胃癌组织浸润至浆膜外后，肿瘤细胞脱落并种植在腹膜和器官浆膜上，形成转移结节。直肠前凹的转移癌，直肠指检可以发现。女性患者胃癌可发生卵巢转移性肿瘤。

4. 淋巴结转移 淋巴结转移是胃癌的主要转移途径,进展期胃癌的淋巴结转移率高达70%左右,早期胃癌也可有淋巴结转移。其淋巴结转移率和癌灶的浸润深度呈正相关。胃癌的淋巴结转移通常是循序渐进的,但也可发生跳跃式淋巴结转移,即第一站无转移而第二站有转移。终末期胃癌可有左锁骨上淋巴结转移。

附 胃的淋巴结分组

第一站:①贲门右淋巴结;②贲门左淋巴结;③胃小弯淋巴结;④胃大弯淋巴结;⑤幽门上淋巴结;⑥幽门下淋巴结。

第二站:①胃左动脉周围淋巴结;②肝总动脉周围淋巴结;③腹腔动脉周围淋巴结。

第三站:①脾门淋巴结;②脾动脉淋巴结;③肝十二指肠韧带淋巴结;④胰头后淋巴结。

第四站:①肠系膜根部淋巴结;②结肠中动脉旁淋巴结;③腹主动脉旁淋巴结。

五、胃癌的临床表现

胃癌的发生和发展是一个缓慢长期的过程,因此症状的出现也是一个从隐匿间断逐渐到持续加重的过程,早期无消化道症状者可占30%,出现症状也无特异表现,常误认为胃炎或其他胃良性疾病。凡出现以下情况均应考虑胃癌的可能性:①中年以上患者出现原因不明食欲缺乏,上腹部不适,消瘦等症状;②呕血、黑便或大便潜血阳性病因不明者;③原有长期慢性病史,近期症状有明显加重者;④胃溃疡、胃息肉、萎缩性胃炎、残胃的患者定期检查。

早期胃癌发展至进展期胃癌可历时2年以上。当无症状阶段患者不会就医,但可由人群普查发现,及至有不严重胃部症状出现,常被首诊医生误以为胃良性疾病,特别是对症治疗也可暂时症状缓解时,复诊医生又遵循首诊治疗,以致一误再误,至进展期才确诊。临床医生过分相信特殊检查,如X线或胃镜检查,当这些检查阴性时也不能完全排除早期癌。统计表明,在出现症状后3个月内确诊为胃癌的不及1/3,而在有消化道症状后1年才确诊者竟超过1/3。

(一)临床症状

胃癌的早期多无明显的自觉症状,当病情发展至进展期时,发展加速影响胃的功能甚至全身状态,数月间症状可明显加重,常见症状有:

(1)腹部胀痛:最常见的症状,初始隐匿间断逐渐到持续加重,约80%有此表现。

(2)食欲减退和消瘦:常见的症状。

(3)进食梗阻和呕吐:贲门癌以进食梗阻较多见,而胃窦癌则以呕吐多见。

(4)呕血、便血、贫血:30%的患者有出血,大多数患者有贫血。有的患者以呕血、便血为首发症状。

(5)胃穿孔:少数患者发生胃穿孔时才确诊。

(二)体征

早期多无明显的阳性体征,大多数体征(如贫血、消瘦、恶病质)为晚期胃癌的表现。晚期患者常有上腹部压痛,部位往往弥散,定位不明确,甚至胃区可触及包块,质硬,固定,表面不平，呈结节状。胃癌经淋巴结转移可引起淋巴结肿大，常见的是左锁骨上淋巴结转移，亦被称为 Virchow 淋巴结。当出现幽门梗阻时可见胃型，有震水音，上腹隆起饱满；当侵及胰腺，特别是胰头或胰十二指肠后淋巴结转移可有黄疸；若出现腹腔内种植转移时可出现腹水、脐周结节等体征；当种植转移至卵巢时称为 Krukenberg 瘤（即库肯勃瘤）。

（三）伴癌综合征

胃癌的伴癌综合征是胃癌细胞直接或间接产生某些特殊激素和生理活性产物所致特殊的临床表现，可涉及机体各个系统。它不是肿瘤本身浸润、转移的机械作用所造成的表现。有时在癌肿确诊之前，已有一些全身表现，其程度甚至较癌灶所致的更为严重。其特殊临床表现种类繁多，典型的有如下几种：

（1）黑棘皮病（acanthosis nigricans）：是一种病因未明，以色素沉着、角化过度、疣状增生为特点的少见皮肤病。

（2）皮肌炎（dermatomyositis，DM）：是一种累及皮肤和肌肉的非感染性的急性、亚急性或慢性炎症性疾病，为自身免疫系统结缔组织病之一。

（3）多发性肌炎（polymyositis，PM）：是一组以骨骼肌弥漫性炎症为特征的疾病，临床主要表现为四肢近端、颈部、咽部的肌肉无力和压痛。

（4）低血糖和高血糖：肿瘤分泌细胞因子，使胰岛素或胰岛素样因子过剩或减少，胰岛素分泌增多或不足。

六、胃癌的辅助检查

胃癌的辅助检查方法主要包括：内镜检查、影像学检查、实验室检查（CEA、CA199 等）、病理检查。

（一）内镜检查

（1）胃镜：可直接观察胃黏膜病变的部位和范围，为确诊胃癌的必须检查手段，是首选检查手断，也是诊断胃癌最可靠的手段。可确定肿瘤的位置，同时获得组织标本以行病理检查。可酌情选用色素内镜或放大内镜检查。确诊率达 95%～99% 以上。

（2）超声胃镜：有助于评价胃癌的浸润深度和判断胃周淋巴结的转移状况。主要用于胃癌的术前分期，对拟施行内镜下黏膜切除术（endoscopic mucosal resection，EMR）、内镜下黏膜剥离术（endoscopic submucosal dissecfion，ESD）等微创手术者则为必须。

（3）腹腔镜：对怀疑腹膜转移或腹腔内播散者，可考虑腹腔镜检查。

（二）影像学检查

（1）CT：是常用的胃癌检查方法，作为胃癌治疗前分期检查。在评价胃癌病变范围、局部淋巴结转移和远处转移状况等方面具有重要价值，对选择治疗方法非常重要。在无造影剂使用禁忌证的情况下，建议在胃腔呈良好充盈状态下进行增强 CT 扫描。扫描部位应包括原发部位及可能的转移部位。胃癌病灶超过 5mm 时可发现，当超过 1cm 时能清楚显示，可以很好地观察胃壁的结构，了解癌灶的部位、大小、浸润深度，对于淋巴结，小于 5mm 的难以确定，5mm 以上至 1cm 有半数可发现，大于 1cm 者多数可显示。淋巴结的总检出率达

80%以上。

胃癌患者常见的CT征象

1）胃壁增厚：癌肿沿胃壁浸润造成胃壁增厚，主要是癌肿沿胃壁深层浸润所致，增厚的胃壁可为局限性或弥漫性。根据癌肿浸润深度的不同，浆膜面可光滑或不光滑，但黏膜面均显示不同程度的凹凸不平是胃癌的特点之一。平扫时胃癌病灶的密度与正常胃壁相近，偶尔在黏液腺癌时，由于病灶内含大量黏液样物质而表现为弥漫性的低密度，印戒细胞癌有时可在肿瘤内部看到弥漫性的点状钙化。

2）腔内肿块：癌肿向胃腔内生长，形成突向胃腔内的肿块，肿块可为孤立的隆起，也可为增厚胃壁胃腔内明显突出的一部分，肿块的表面不光滑，可呈分叶、结节或菜花状，表面可伴有溃疡。

3）溃疡：胃癌形成腔内溃疡，溃疡所形成的凹陷边缘不规则，底部多不光滑，周边的胃壁增厚较明显，并向胃腔内突出。

4）环堤：表现为环绕癌性溃疡周围的堤状隆起，依癌肿生长方式的不同，环堤的外缘可锐利或不清楚，依胃的形态不同，环堤在CT横断图像上的表现也不尽相同。

5）环堤胃腔狭窄：表现为胃壁增厚基础上的胃腔狭窄，狭窄的胃腔边缘较为僵硬且不规则，多呈非对称性向心狭窄，伴环周非对称性胃壁增厚，三维重建可较好地显示胃腔狭窄的程度。

6）环堤黏膜皱襞改变：黏膜皱襞在CT横断面图像上，表现为类似小山脊状的黏膜面隆起，连续层面显示嵴状隆起间距和形态出现变化，间距的逐渐变窄、融合、消失标志着黏膜皱襞的集中、中断和破坏等改变，胃癌的黏膜皱襞增粗肥大，增强后多有较明显的强化，常伴有局部胃壁增厚。

7）环堤胃壁异常强化：胃壁出现异常强化是胃癌的一个很有意义的表现，增强时机对于显示病灶有较大影响，黏膜面病灶在注射造影剂后35~45秒即可明显强化，而侵及肌层的病变，其高峰时间则在黏膜面强化之后，一般在50~60秒之后出现，并且较正常胃壁强化明显且时间延长。

（2）MRI：是重要的影像学检查手段之一，是重要的补充手段。推荐以下情况选用：①对CT造影剂过敏者；②其他影像学检查怀疑转移者，如肝转移、卵巢转移等；③MRI有助于判断腹膜转移状态，可酌情使用。

（3）上消化道造影：是胃癌的主要检查方法，有助于判断胃原发病灶的范围及功能状态（对定位具有非常重要的意义）。气钡双重对比造影检查是诊断胃癌的常用影像学方法。对怀疑幽门梗阻者可使用水溶性造影剂，缺点是对小病灶易漏诊，对早期浅表性肿瘤的诊断困难。

早期胃癌征象：

Ⅰ型（隆起型）：胃内显示小的充盈缺损，表面多不光整，基部稍宽，附近黏膜增粗、紊乱。

Ⅱ型（浅表型）：黏膜平坦，表面可见颗粒状增生或轻微盘状隆起。部分患者可见小片钡剂积聚，或于充盈相对呈微小的突出。病变部位一般蠕动仍存在，但胃壁较正常略僵。

Ⅲ型（凹陷型）：可见浅龛影，底部大多毛糙不齐，胃壁可较正常略僵，但蠕动及收缩仍存在。加压或双重对比时，可见凹陷区有钡剂积聚，影较淡，形态不规则，邻近的黏膜纹常呈杵状中断。

晚期胃癌征象：

蕈伞型：为突出于胃腔内的充盈缺损，一般较大，轮廓不规则或呈分叶状，基底广阔，表面常因溃疡而在充盈缺损中有不规则龛影。充盈缺损周围的胃黏膜纹中断或消失。胃壁稍僵硬。

溃疡型：主要表现为龛影，溃疡口不规则，有指压迹征与环堤征，周围皱襞呈结节状增生，有时至环堤处突然中断。混合型常见以溃疡为主，伴有增生、浸润性改变。

浸润型：局限性者表现为黏膜纹异常增粗或消失，局限性胃壁僵硬，胃腔固定狭窄，在同一位置不同时期摄片，胃壁可出现双重阴影，说明正常蠕动的胃壁和僵硬的胃壁轮廓相重。

广泛浸润型：黏膜皱襞平坦或消失，胃腔明显缩小，整个胃壁僵硬，无蠕动波可见。

(4) 胸部 X 线检查：应包括正侧位相，可用于评价是否存在肺转移和其他明显的肺部病变，侧位相有助于发现心影后病变。

(5) 超声检查：可作为术前分期的初步检查方法。对评价胃癌局部淋巴结转移的情况及浅表部位的转移有一定价值，可作为术前分期的初步检查方法。但对操作者的依赖性较强，重复性欠佳。

(6) PET-CT：对判断腹膜转移的价值有待进一步明确，目前不推荐常规使用。对常规影像学检查无法明确的转移性病灶，可酌情使用。

(7) 骨扫描：对怀疑有骨转移的胃癌患者，可考虑骨扫描检查，但不推荐常规使用。

(三) 病理检查

组织病理学诊断是胃癌的确诊和治疗依据。活检确诊为浸润性癌的病例必须进行规范化的治疗。如因活检取材的限制，活检病理不能确定浸润深度。报告为癌前病变或可疑浸润的病例，建议临床医师重复活检或结合影像学检查情况，进一步确诊后选择治疗方案。

1. 病理学诊断标准

(1) 低级别上皮内肿瘤：黏膜内腺体结构及细胞学形态呈轻度异型性，与周围正常腺体比较，腺体排列密集，腺管细胞出现假复层，无或有极少黏液，细胞核染色浓重，出现核分裂象。

(2) 高级别上皮内肿瘤：黏膜内腺体结构及细胞学形态呈重度异型性（腺上皮原位癌），与周围正常腺体比较，腺管密集，腺管细胞排列和极向显著紊乱。在低级别上皮内肿瘤的基础上进一步出现共壁甚至筛状结构，缺乏黏液分泌，核分裂象活跃，可见灶状坏死，但无间质浸润。

(3) 黏膜内癌：即黏膜内浸润癌，不规则的腺上皮细胞团巢或孤立的腺上皮细胞浸润黏膜固有层间质，局限于黏膜肌层以内。

(4) 黏膜下癌：即黏膜内浸润癌继续向深层浸润，侵透黏膜肌层达到黏膜下层，未侵及胃固有肌层。

(5) 早期胃癌（T1N0/1M0）：包括黏膜内浸润癌和黏膜下浸润癌，无论有无区域淋巴结转移证据。

2. 病理类型

(1) 早期胃癌大体类型

Ⅰ：隆起型。

Ⅱa：表面隆起型。

Ⅱb:平坦型。

Ⅱc:表面凹陷型。

Ⅲ:凹陷型。

(2) 进展期胃癌的大体类型

隆起型:肿瘤的主体向肠腔内突出。

溃疡型:肿瘤深达或贯穿肌层合并溃疡。

浸润型:肿瘤向肠壁各层弥漫浸润,使局部肠壁增厚,但表面常无明显溃疡或隆起。

3. 组织学类型

WHO 分类:目前最为常用的胃癌组织学分型方法(详见本节中胃癌的 WHO 组织学分型内容)。

Lauren 分类:肠型、弥漫型、混合型。

(四) 其他实验室检查

如血液检查包括血常规、血生化、血清肿瘤标志物(CEA 等)及尿液、粪便常规+隐血试验。

七、胃癌的诊断与鉴别诊断

(一) 胃癌的诊断

胃癌的诊断主要依赖胃镜活检组织学病理诊断。有条件的医院,应行免疫组化检查以鉴别肿瘤的组织学分型或确定肿瘤的神经内分泌状况。近来临床更重视胃癌的术前分期,根据术前分期制订合理的治疗方案。内镜超声、CT、腹腔镜等均可为术前分期的有效检查手段。胃癌的早期诊断是本病根治的前提,也是当前我国防治胃癌的关键。为了早期诊断,应对以下人群进行重点检查:①40 岁以后开始出现胃部疼痛,无明显节律性,并伴有消瘦者;②慢性萎缩性胃炎伴有肠化生及异型增生者;③胃溃疡经严格内科保守治疗,症状不缓解者;④胃息肉,特别是多发性息肉、菜花样息肉或息肉大于 2cm 者;⑤恶性贫血患者或大便潜血持续阳性者。

(二) 胃癌的鉴别诊断

1. 与胃部良性疾病的鉴别

(1) 胃溃疡:胃癌无特征性的症状和体征,特别是青年人胃癌常被误诊为胃溃疡或慢性胃炎。胃溃疡的某些典型 X 线表现可作为诊断依据,如龛影一般突出于腔外,直径在 2cm 以内,其口部光滑整齐,周围黏膜呈辐射状,胃壁柔软可扩张等;而进展期溃疡型癌的龛影较大,且位于腔内,常伴有指压痕及裂隙破坏,局部胃壁僵硬,胃腔扩张性差等。但某些胼胝性溃疡易与溃疡型癌相混淆,这需要进一步作胃镜活检予以鉴别。

(2) 胃息肉(胃腺瘤或腺瘤性息肉):来源于胃黏膜上皮的良性肿瘤,可发生于任何年龄,但以 60~70 岁多见。较小的腺瘤可无任何症状,较大者可引起上腹部饱胀不适、隐痛、恶心。腺瘤表面黏膜又可糜烂、溃疡、出血而引起黑便,临床表现可酷似胃癌。X 线钡餐检查显示直径为 1cm 左右,边界完整的圆形充盈缺损,带蒂腺瘤推压时可移动部位。胃腺瘤常与隆起型早期胃癌相混淆,宜胃镜活检予以确诊。

(3) 胃平滑肌瘤:可发生于任何年龄,多见于 50 岁以下。其瘤体多单发,2~4cm 大小,好发于胃窦及胃体部，呈圆形或椭圆形，患者常有上腹饱胀不适、隐痛或胀痛，当肿瘤增大供血不足而形成溃疡时，亦可出现间歇性呕血或黑便，约有2%可恶变成平滑肌肉瘤。胃镜检查可与胃癌相区别，但难以决定属平滑肌瘤抑或平滑肌肉瘤。

(4) 胃巨大皱襞症：与浸润型胃癌相似，好发于胃上部大、小弯处。良性巨大皱襞X线检查可见胃黏膜呈环状或弯曲改变，而浸润型胃癌黏膜多为直线形增粗。另外，巨大皱襞症常伴有低蛋白血症，而浸润型胃癌可见恶病质。

(5) 疣状胃炎：多发于青年，常合并十二指肠溃疡，与胃癌较好鉴别。

(6) 胃黏膜脱垂：是由于异常松弛的胃黏膜逆行进入食管或脱入十二指肠球部导致胃黏膜脱垂。通过X线钡餐检查可确诊，腹痛呈周期性、节律性，经胃镜检查较易区别。

2. 与其他胃部恶性肿瘤相鉴别

(1) 原发性恶性淋巴瘤：占胃部恶性肿瘤的0.5%～8%。多见于青壮年，好发于胃窦、幽门前区及胃小弯。病变源于黏膜下层的淋巴组织可向周围扩展而累及胃壁全层，病灶部浆膜或黏膜常完整。当病灶浸润黏膜的40%～80%时，发生大小不等、深浅不一的溃疡。临床表现有上腹部饱胀、疼痛、恶心、呕吐、黑便、胃纳减退、消瘦、乏力、贫血等非特异性症状，乙醇常可诱发胃淋巴瘤患者腹痛的发生，少许患者伴有全身皮肤瘙痒症。X线钡餐检查病灶的表现率可达93%～100%，但能确诊为胃淋巴肉瘤者仅10%左右。具特征性的改变为弥漫性胃黏膜皱襞不规则增厚，有不规则地图形多发性溃疡，溃疡边缘黏膜隆起增厚形成大皱襞；单发或多发的圆形充盈缺损，呈"鹅卵石样"改变。

(2) 胃肉瘤：占胃恶性肿瘤的0.25%～3%，胃肉瘤的20%，多见于老年人，好发于胃底、胃体。瘤体一般较大，常在10cm以上，呈球形或半球形，由于癌体巨大其中央部常因血供不足而形成溃疡。临床表现主要为上腹部疼痛、不适、恶心、呕吐、胃纳减退、消瘦、发热、上消化道出血，由于多数患者的瘤体巨大而在腹部可扪及肿物，局部有压痛。X线钡餐检查可见黏膜下型胃平滑肌肉瘤，于胃腔内可见边缘整齐的球形充盈缺损，其中央常有典型的"脐样"龛影；浆膜下型者则仅见胃壁受压及推移征象。胃底平滑肌肉瘤在胃泡内空气的对比下，可见半弧形状组织块影。胃镜检查时黏膜下型平滑肌肉瘤的表面黏膜呈半透明状，其周围黏膜可呈"桥形"皱襞；肿瘤向胃壁浸润时，其边界不清，可见溃疡及粗大的黏膜皱襞，胃壁僵硬，一般与胃癌不难鉴别。

此外，胃癌需与胃黏膜脱垂、胃类癌、胃底静脉瘤、假性淋巴瘤、异物肉芽肿等病变相鉴别。当上腹部摸到肿块时尚须与横结肠或胰腺肿块相区别，有肝转移者与原发性肝癌相区别，鉴别诊断主要通过X线、钡餐造影、胃镜和活组织病理检查。

八、胃癌的分期

胃癌的TNM分期及国际TNM分期如图13-5、图13-6所示。

表13-5　胃癌TNM分期及定义(UICC/AJCC,2010)

原发肿瘤(primary tumor,T)	T2:肿瘤侵犯固有肌层
T0:切除标本中未发现肿瘤	T3:肿瘤穿透浆膜下层结缔组织,未侵犯脏层腹膜或邻近结构
Tis(原位癌):肿瘤位于上皮内,未侵犯黏膜固有层	T4a:肿瘤侵犯浆膜(脏层腹膜)
T1a:肿瘤侵犯黏膜固有层或黏膜肌层	T4b:肿瘤侵犯邻近组织结构
T1b:肿瘤侵犯黏膜下层	区域淋巴结(regional lymph nodes,N)

续表

N0:区域淋巴结无转移	N3b:16 及 16 个以上区域淋巴结有转移
N1:1～2 个区域淋巴结有转移	远处转移(distant metastasis,M)
N2:3～6 个区域淋巴结有转移	M0:无远处转移
N3:7 及 7 个以上区域淋巴结转移	M1:存在远处转移
N3a:7～15 个区域淋巴结有转移	

注:为了提供准确的 N 分期,至少要检查 15 个淋巴结,当然淋巴结检查越多,N 分期的准确性越高。

表 13-6 胃癌的国际 TMN 分期(UICC/AJCC 2010)

TNM 分期	T	N	M
ⅠA 期	T1	N0	M0
ⅠB 期	T1	N1	M0
	T2	N0	M0
ⅡA 期	T1	N2	M0
	T2	N1	M0
	T3	N0	M0
ⅡB 期	T1	N3	M0
	T2	N2	M0
	T3	N1	M0
	T4a	N0	M0
ⅢA 期	T2	N3	M0
	T3	N2	M0
	T4a	N1	M0
ⅢB 期	T3	N3	M0
	T4a	N2	M0
	T4b	N0	M0
	T4b	N1	M0
ⅢC 期	T4a	N3	M0
	T4b	N2	M0
	T4b	N3	M0
Ⅳ期	任何 T	任何 N	M1

九、胃癌的治疗

(一) 治疗原则

胃癌应采取综合治疗的原则,即根据肿瘤的病理学类型及临床分期,结合患者的一般状况和器官的功能状态,以手术、化疗、放疗乃至生物靶向治疗等多学科综合治疗模式(MDT),有计划地、合理地应用治疗手段,以期达到根治或最大幅度地控制肿瘤,延长患者的生存期,改善其生活质量。目前治疗方法主要包括手术、化疗、放疗、分子靶向治疗、生物免疫治疗、中医中药治疗及对症支持治疗。

(1) 早期胃癌(即 TNM 分期为Ⅰ期):以根治性手术切除为主,可根据侵犯深度考虑内镜下治疗(EMR、ESD),术后无需辅助放疗或化疗。

(2) 进展期胃癌(Ⅱ期和Ⅲ期):局部进展期胃癌或伴有淋巴结转移的早期胃癌(TNM分期为 IB 期 T1N1M0),应采取以手术为主的综合治疗。根据肿瘤的侵犯深度及是否伴有淋巴结转移,可考虑直接进行根治性手术或术前先行新辅助化疗,再考虑根治性手术治疗。成功实施根治性手术的局部进展期胃癌,需根据术后病理分期决定辅助治疗(辅助化疗,必要时考虑辅助放化疗)。

(3) 复发或转移性胃癌(Ⅳ期):复发或转移性胃癌应采取以药物治疗为主的综合治疗手段。在恰当的时机给予姑息性手术、放疗、介入治疗、射频治疗等局部治疗,同时积极给予止痛、支架置入、营养支持等最佳支持治疗。

(二) 手术治疗

1. 手术原则　手术是胃癌的主要治疗手段,也是目前治愈胃癌的唯一方法。胃癌手术分为根治性手术与姑息性手术,应当力争根治性切除。胃癌根治性手术包括早期胃癌的EMR、ESD、D0 切除术和 D1 切除术等,部分进展期胃癌的 D2 及扩大手术(D2+)。胃癌姑息性手术包括胃癌姑息性切除术、胃空肠吻合术、空肠营养管置入术等。

外科手术时应当完整切除原发病灶,彻底清扫区域淋巴结;对呈局限性生长的胃癌,切缘距病灶应当至少 3cm;对呈浸润性生长的胃癌,切缘距病灶应当超过 5cm;邻近食管及十二指肠的胃癌,应当尽量完整切除病灶(冰冻)。胃癌淋巴结清扫用 D(dissection)表示,包括 5 个不同的分级,即 D0~D4。

D0 手术:只切除了胃癌组织,未作淋巴结清扫。

D1 手术:清扫胃周第一站的淋巴结(N1)。

D2 手术:在 D1 的基础之上,清扫到胃动脉周围淋巴结(N2)。

D3 手术:在 D2 的基础上清扫腹腔干的淋巴结(N3)。

D4 手术:在 D3 的基础上清扫腹主动脉周围的淋巴结。

2. 手术适应证

(1) 内镜下黏膜切除术(EMR)或内镜下黏膜下切除术(ESD)适应证为:黏膜内癌;直径在 2cm 内;无溃疡;无淋巴结转移;高分化或中分化。

(2) D1 切除术适应证:黏膜内癌直径超过 2cm 及侵犯黏膜下层的胃癌。一旦出现淋巴结转移,应当施行 D2 切除术。

(3) D2 切除术适应证:D2 根治术是胃癌的标准术式。肿瘤浸润深度超过黏膜下层(肌层或以上)或伴有淋巴结转移但尚未侵犯邻近器官的均应当行标准手术(D2 根治术)。

(4) 标准手术联合器官切除:肿瘤浸润邻近器官者须行标准手术联合器官切除。

3. 根治性手术禁忌证

(1) 局部浸润过于广泛,已经无法切除者。

(2) 已有远处转移的确切证据,包括多发淋巴结转移、腹膜广泛播散和肝脏多灶性(3个以上)转移等。

(3) 心、肺、肝、肾等重要器官的功能有明显缺陷,严重的低蛋白血症和贫血、营养不良不耐受手术之可能者。

姑息性手术仅适用于有远处转移或肿瘤侵犯重要器官无法切除而同时合并出血、穿孔、梗阻等情况者。其目的是解除患者的症状、提高患者的生活质量。

（三）放疗

胃癌放疗分为术前或术后辅助治疗、姑息性治疗。术后放化疗主要用于T3-4或N+(淋巴结阳性)的胃癌;术前放化疗主要用于不可手术切除的局部晚期或进展期胃癌;姑息性放疗主要用于肿瘤局部区域复发和(或)远处转移。根据医院具有的放疗设备选择不同的放疗技术,建议使用适形放疗或调强放疗,以便更好地保护周围的正常组织如肝、脊髓、肠等,降低放疗副作用,提高放疗耐受性。推荐CT模拟定位,建议三野及以上的多野照射,不推荐常规应用放射性粒子植入治疗。

放射治疗的具体应用

(1) 胃癌R0术后,T3~4或淋巴结阳性者,如未行标准D2手术且未行术前放化疗者,建议术后同步放化疗。

(2) 局部晚期不可手术切除的胃癌,可考虑术前同步放化疗。治疗后重新评估,争取行根治性手术。

(3) 胃癌非根治切除(R1或R2切除),建议术后同步放化疗。

(4) 局部区域复发的胃癌,建议放疗或放化疗。

(5) 胃癌骨转移和脑转移等引起的疼痛,考虑行肿瘤转移灶的姑息减症放疗。

（四）化疗

化疗分为新辅助化疗、术中化疗、术后辅助化疗和姑息性化疗,应当严格掌握临床适应证,并在肿瘤内科医生的指导下施行。化疗应当充分考虑患者的病期、体力状况、不良反应、生活质量及意愿,避免治疗过度或治疗不足。及时评估化疗疗效,密切监测及防治不良反应,并酌情调整药物和(或)剂量。按照疗效评价标准或参照WHO实体瘤疗效评价标准评价疗效。不良反应评价标准参照NCI-CTC标准。

化疗的必备条件:①要有明确的病理组织学诊断;②一般状况良好,PS评分0~2分;③心、肝、肾和造血系统无明显异常;④无活动性消化道出血,胃肠梗阻、穿孔等合并症;⑤非肿瘤引起的发热,体温< 38℃。

疗效判断标准主要见WHO的疗效评价标准(测量双径)和RECIST实体瘤的疗效评价标准(测量单径)。

WHO实体瘤的疗效评价标准(测量双径):

完全缓解(CR):全部病灶消失,维持4周。

部分缓解(PR):缩小≥50%,维持4周。

病变稳定(SD):非PR/PD。

病变进展(PD):增加≥25%,病灶增加前非CR/PR/SD。

RECIST实体瘤的疗效评价标准(测量单径):

目标病灶的评价:

完全缓解(CR):所有目标病灶消失。

部分缓解(PR):基线病灶长径总和缩小≥30%。

病变进展(PD):基线病灶长径总和增加≥20%或出现新病灶。

病变稳定(SD):基线病灶长径总和有缩小但未达PR,或有增加但未达PD。

非目标病灶的评价:

完全缓解(CR):所有非目标病灶消失和肿瘤标志物水平正常。

病变稳定(SD):一个或多个非目标病灶和(或)肿瘤标志物高于正常,持续存在。

病变进展(PD):出现一个或多个新病灶和(或)存在非目标病灶进展。

1. 术前化疗(新辅助化疗)　术前化疗主要用于对无远处转移的局部进展期胃癌(T3/4、N+),目的是使癌灶局限,利于手术彻底切除;抑制癌细胞的活性,利于减少术中播散;消灭亚临床病灶,利于减少术后复发。通常采用两药或三药联合的化疗方案,不宜单药应用。目前主要推荐 ECF(EPI+DDP+5-Fu)及其改良方案,新辅助化疗的时限一般不超过 3 个月,应当及时评估疗效,并注意判断不良反应,避免增加手术并发症。术后辅助治疗应当根据术前分期及新辅助化疗疗效,有效者延续原方案或根据患者耐受性酌情调整治疗方案,无效者则更换方案。

2. 术中化疗　术中化疗主要用于术中发现肿瘤已浸出浆膜面;有淋巴结转移;腹膜播散。目的在于消灭残存的癌灶。方案以单药为主(DDP、5-Fu、MMC、VP-16 等)。

3. 术后化疗(辅助化疗)　术后化疗的适应证:①术后病理分期为Ⅰb 期伴淋巴结转移者;②术后病理分期为Ⅱ期及以上者。辅助化疗一般于患者术后体力状况基本恢复正常 3~4 周开始,联合化疗在 6 个月内完成,单药化疗不宜超过 1 年。化疗方案推荐氟尿嘧啶类药物联合铂类的两药联合方案。对临床病理分期为Ⅰb 期、体力状况差、高龄、不耐受两药联合方案者,考虑采用口服氟尿嘧啶类药物的单药化疗。

4. 姑息性化疗　姑息性化疗主要应用于全身状况良好,主要器官功能基本正常的、无法切除,复发或姑息性切除术后的患者。目的是缓解肿瘤导致的临床症状,从而改善患者的生活质量,延长其生存期。常用的化疗药物包括:5-Fu、卡培他滨、替吉奥、DDP、EADP(EPI)、TXT、PTX、L-OHP、CPT-11 等。常用的两药方案有:5-Fu/LV+DDP(FP)、卡培他滨+DDP、替吉奥+DDP、卡培他滨+L-OHP(XELOX)、L-OHP+5-Fu+亚叶酸钙(FOLFOX)、卡培他滨+PTX、CPT-11+亚叶酸钙+5-Fu(FOLFIRI)。三药方案适用于体力状况好的晚期胃癌患者,如 ECF 及其衍生方案(EOX、ECX、EOF)、DCF 及其改良方案。对体力状态差、高龄患者,考虑采用口服氟尿嘧啶类药物或紫杉类药物的单药化疗。

5. 姑息性化疗+靶向治疗　对 HER-2 表达呈阳性(免疫组化染色呈+++,或免疫组化染色呈++,且 FISH 检测呈阳性)的晚期胃癌患者,可考虑在化疗的基础上,联合使用分子靶向治疗药物曲妥珠单抗。

除此之外,胃癌的其他治疗方法,例如,生物免疫疗法:用癌细胞制成的瘤苗及免疫增强剂,使患者对癌的特异性免疫能力提高。还可用细胞因子、胸腺肽、植物多糖类等。中医中药以活血化瘀、散结软坚、扶正为主,适用于化疗期、放疗期或间歇期,减少化疗、放疗的副作用及巩固疗效。

(五)随访

为了监测疾病复发或治疗相关不良反应、评估改善患者的营养状态等,所有胃癌患者在治疗结束后应进行定期复查,3 年内每 3~6 个月 1 次,3~5 年每 6 个月 1 次,5 年后每年 1 次。内容包括体检,检测肿瘤相关标志物(CEA,CA19-9 等)、X 线胸片、B 超等,另建议内镜检查每年 1 次。

(王建红　宋　丽)

第三节　原发性肝癌

（一）流行病学

原发性肝癌（Primary liver cancer，PLC）是常见的恶性肿瘤，其全球发病率呈逐年上升趋势，每年新发病例超过60万例，居恶性肿瘤第5位。世界范围内肝癌高发于东亚、东南亚、东非、中非和南非等，低发区有英国、美国（阿拉斯加除外）、北欧地区、加拿大、澳大利亚等。我国是肝癌高发国，发病率和死亡率均居世界首位。我国肝癌发病率在所有恶性肿瘤中列第3位；死亡率在所有肿瘤相关死亡率中列第2位，每年约有11万人死于肝癌，占全世界肝癌死亡人数的55%。

（二）病因和预防

肝细胞肝癌（hepatocellualr carcinoma，HCC）的主要病因有以下几方面：病毒性肝炎、化学致癌物、饮用水污染、烟酒，以及遗传因素等。其中慢性乙型肝炎（hepatitis B viral，HBV）是亚洲（除日本）和非洲肝细胞肝癌发生的主要危险因素；慢性丙型肝炎（hepatitis C viral，HCV）及烟酒是西方国家和日本肝细胞肝癌发生的主要危险因素。

预防肝炎病毒感染和抗病毒治疗是肝癌最有效的预防措施。对于已知肝炎病毒携带者，应监测肝炎病毒水平，根据其DNA复制水平行抗病毒治疗。垂直传播的HBV感染者，40岁左右就达到肝细胞肝癌的高发期，对于这部分患者，更应加强监测和抗病毒治疗。戒酒则是预防酒精性肝硬化发生最有效的手段。改善饮食饮水卫生和避免食用霉变食品在肝癌预防中也能起到积极作用。

（三）临床表现

肝癌起病隐匿，早期多无症状和体征；有症状的早期患者临床表现主要来自于肝炎和肝硬化背景。肝癌患者出现临床表现时，多已处在中、晚期。

1. 症状　早期肝癌多无症状，中、晚期肝癌症状多无特异性。右上腹疼痛或不适常为肝癌的首发症状，位于右肋部或剑突下，呈间歇性或持续性钝痛或刺痛，若肿瘤位于肝右叶近膈顶部，疼痛常可放射至右肩部。其他症状还有食欲减退、腹胀、乏力、消瘦、发热、黄疸、下肢水肿等，但这些多属中、晚期表现；有时还可出现大便次数增多、出血倾向等，少部分肝左外叶肿瘤压迫贲门或胃引起相应的消化道症状。有远处转移者可以转移灶症状为首发症状。

2. 体征　最常见的体征为进行性肝脾肿大。其他还有上腹肿块、黄疸、腹水、下肢水肿、肝掌、蜘蛛痣、腹壁静脉曲张等常见的肝硬化表现。若肝癌破裂，可引起急腹症、失血性休克体征。肝门静脉癌栓可以导致顽固性腹水。

3. 伴癌综合征　伴癌综合征是指由于癌组织本身产生或分泌影响机体代谢的异位激素或生理活性物质而引起内分泌或代谢紊乱的综合征。临床表现多样，缺乏特异性。最常见的为红细胞增多症、自发性低血糖症。发生率较低，机制尚不明确。可能原因是肿瘤细胞分泌促红细胞生成素和胰岛素样活性物质，以及肝对其代谢、灭活减低等有关。其他伴癌综合征还有高钙血症、男性乳房发育、高纤维蛋白原血症、高胆固醇血症、高血糖症等。

4. 转移的表现　肝细胞肝癌多通过血行转移，其次为淋巴结转移，亦有直接蔓延、浸润或种植。血行转移中以肝内转移最为常见，肝外转移常见部位依次为：肺、骨、肾上腺、横膈、腹膜、脑、脾及纵隔。淋巴结转移首先见于肝门淋巴结，有时可见于左锁骨上淋巴结。胆管细胞癌常以淋巴结转移居多。肝癌还可直接侵犯邻近器官如膈、肾上腺、结肠、胃、网膜等。

5. 并发症　由肿瘤本身因素或肝硬化原因所引起。上消化道出血为肝癌最常见的并发症，可由肝门静脉或肝静脉瘤栓加重肝门静脉高压所致食管胃底静脉曲张破裂出血，也可由应激下胃黏膜糜烂、溃疡所致。肝癌破裂出血常因肿瘤生长迅速，肿瘤坏死或外伤挤压所致，病情凶险，大部分无手术机会，部分患者可通过手术或肝动脉栓塞化疗术（TACE）挽救生命。肝性脑病为终末期表现，常因消化道出血、大量利尿剂、电解质紊乱及继发感染等诱发，预后极差。

（四）组织学及病理

原发性肝癌按病理组织学类型可分为肝细胞癌、胆管细胞癌和混合型肝癌。肝细胞癌最为常见，占原发性肝癌的 90%。我国肝细胞肝癌的 85%～90% 合并肝硬化，其中多数为乙型肝炎后肝硬化。日本及西方国家主要为丙型肝炎病毒感染后肝硬化和酒精性肝硬化。肝细胞肝癌又再可分为：梁索型、腺样型、实体型、硬化型、纤维板层型。纤维板层型肝癌好发于青年，多无肝硬化背景，预后较好。胆管细胞癌占原发性肝癌的 5%，多无肝硬化或病毒性肝炎背景。

我国肝癌病理协作组将肝细胞肝癌大体分型分为四类：①块状型；②结节型；③小癌型；④弥漫型。组织学分型根据分化程度从高到低将肝细胞肝癌分为Ⅰ、Ⅱ、Ⅲ和Ⅳ级。早期肝癌或小肝癌（≤3cm）的病理特点：常为单个结节，多无血管侵犯，常有包膜，细胞分化较好，癌栓发生率较低。

（五）分期

肝癌的临床分期存在多种不同标准，目前国际上获得广泛认同并应用的是 2002 年发布的第 6 版 AJCC 肿瘤 TNM 分期标准（表 13-7）。该标准来自于世界 7 个研究机构，共计 741 例患者的生存结果及生存率多因素分析。该分期系统仅适用于原发性肝癌，包括肝细胞肝癌、肝内胆管癌及混合型肝癌，肝的原发性肉瘤及转移性肝癌不包含在内。肝癌的 TNM 分期包括 3 部分：原发肿瘤、区域淋巴结和转移部位。

原发肿瘤：肝癌的原发肿瘤分离是基于肝癌切除术后对影像因素多因素分析的结果，该分类考虑了有无血管侵犯（影像学或病理证实）、肿瘤数目（单发或多发）及最大肿瘤的体积（≤5cm 与>5cm）。对于病理分类而言，血管侵犯包括肉眼能看到的及镜下发现的。大血管侵犯（T3）定义为侵犯了肝门静脉主干的分支（肝门静脉右支或左支），不包括扇支或段支的侵犯或侵犯了 3 支肝静脉（右支、中支、左支）中的 1 支或以上。多发肿瘤包括卫星灶、多灶肿瘤和肝内转移瘤。T4 包括胆囊以外邻近器官的侵犯或穿透脏层腹膜者，肿瘤可穿破肝包膜侵犯邻近器官（肾上腺、膈肌、结肠）或发生破裂，引起急性出血和腹膜肿瘤种植转移。

区域淋巴结：肝癌转移的区域淋巴结，包括肝门淋巴结、肝十二指肠韧带淋巴结、腔静脉淋巴结，其中最突出的是肝动脉和肝门静脉淋巴结。

转移部位：肝癌主要通过肝内门静脉系统和肝静脉系统播散。肝内静脉播散不能与肝内卫星病灶或多灶性肿瘤相区别，因此被归入多发肿瘤。最常见的肝外播散部位是肺和骨。

表 13-7　肝癌 TNM 定义（AJCC，2002）

原发肿瘤（T）
Tx：原发肿瘤无法评估
T0：没有原发肿瘤的证据
T1：孤立肿瘤没有血管侵犯
T2：孤立肿瘤伴有血管侵犯或多发肿瘤最大径≤5cm
T3：多发肿瘤最大径>5cm 或肿瘤侵犯门静脉或肝静脉分支
T4：肿瘤直接侵犯邻近器官（除外胆囊）或者穿透脏层腹膜
区域淋巴结（N）
Nx：淋巴结转移无法评估
N0：无淋巴结转移
N1：有淋巴结转移
远处转移（M）
Mx：远处转移无法评估
M0：无远处转移
M1：有远处转移
分期
Ⅰ期：T1N0M0
Ⅱ期：T2N0M0
Ⅲa 期：T3N0M0
Ⅲb 期：T4N0M0
Ⅲc 期：任何 TN1M0
Ⅳ期：任何 T 任何 N，M1

（1）巴塞罗那临床肝癌分期系统（BCLC）：1999 年由巴塞罗那肝癌小组提出，是目前唯一将肿瘤分期治疗方案与预期生存结合起来的临床分期方法。由于其对治疗的指导作用及对早期患者的鉴别作用，临床实用性很强，得到了越来越多的学者认可。

（2）Okuda 分期：根据以下几点判断肿瘤分期，①肿瘤占肝体积：>50% 为阳性，<50% 为阴性；②腹水：有腹水为阳性，无腹水为阴性；③白蛋白：<30g/L 为阳性，>30g/L 为阴性；④胆红素：>51. 3μmol/L为阳性，<51. 3μmol/L 为阴性。Ⅰ期：均为阴性，Ⅱ期：1 项或 2 项阳性，Ⅲ期：3 项或 4 项阳性。

（六）诊断

肝脏占位性病变或肝外转移灶活检或手术切除组织标本，经病理组织学和（或）细胞学检查诊断为原发性肝癌，为肝癌诊断的金标准。

1. 肝癌的早期诊断　从 20 世纪七八十年代起，由于 AFP 的应用及实时超声、CT 的逐步普及，大大提高了肝癌的早期诊断率。早期诊断率提高了，手术切除率随之也提高了，预后亦获得了明显的改善。故肝癌的诊断，尤其是早期诊断，是肝癌临床诊疗的关键。

我国的肝癌患者中，95% 有乙肝病毒（HBV）感染背景，10% 有丙肝病毒（HCV）感染背景。对于此类人群应定期进行筛查，当出现 AFP 升高或肝区“占位性病变”时，要引起足够的重视。此外，对下列危险人群：中老年男性中 HBV 载量高者、HCV 感染者、HBV 和 HCV 双重感染者、嗜酒者、合并糖尿病或肥胖者，以及有直系亲属肝癌家族史者。35~40 岁以上的 HBV、HCV 感染者，应每 6 个月做 1 次 AFP 检查与肝超声检查。

2. 肝癌的肿瘤标志物

（1）甲胎蛋白（a-fetoprotein，AFP）：AFP 是胎儿蛋白，也是一种糖蛋白。对于恶性肿瘤来说是一种相关抗原，分子质量为 70 000kDa。其主要合成于卵黄囊、胚胎肝和胎儿胃肠道。妊娠 4 周后的胎儿血清中就可检测到 AFP，并在 12~16 周时血清 AFP 水平达到高峰。以后逐渐下降，新生儿出生后数月至 1 年后体内的 AFP 水平接近成年人。多年来的临床应用已证实了 AFP 是诊断原发性肝癌的最好指标，也是目前用于早期癌诊断的较好指标。据文献报道，应用 AFP 可在临床症状出现前 6~12 个月做出诊断。

一般认为 AFP 的含量与肿瘤的分化程度有关。中等分化程度的肝癌多合成 AFP，而高分化和低分化肝癌很少或不合成 AFP。正常成年人的实验参考范围是<20ng/ml(ELISA 法)。临床一般以≥400ng/ml 作为原发性肝癌的诊断临界值,AFP 值的变化对于病情的估计和治疗效果的评价有一定意义。

AFP 虽然对大多数肝细胞肝癌早期诊断是较好的指标,但对胆管细胞癌和纤维板层型肝细胞癌没有诊断价值。另外有一些肝细胞癌患者血清 AFP 浓度持续在 20~200ng/ml,对做出早期诊断有一定困难。肝癌患者中尚有 30%~40% 血清 AFP 检测为阴性,为此其他的标志物对 AFP 阴性的肝癌患者有一定参考价值。如肝功指标 γ-GT(谷氨酰转移酶)在活动性肝癌患者血清中显著升高。

对于晚期的肝癌患者,血清 AFP 的升高并不一定同肿瘤的生长相关。相反,由于肝代谢紊乱,肝衰竭,肝细胞的坏死致使 AFP 的浓度下降。在肿瘤治疗期间 AFP 可检测治疗效果。部分患者在治疗(手术、放疗、化疗)的初期往往出现 AFP 短暂升高的现象,这是因手术的创伤、药物及放射线的作用使肿瘤细胞急性坏死和肿瘤溶解综合征引起的 AFP 释放所致。这种情况的半衰期<5d。如迅速降至正常或比治疗前水平低,可表明治疗的有效性。

(2) 血清铁蛋白(ferritin fer):是人体内一种水溶性的铁储存蛋白,也是重要的铁储存形式。其结构是由脱铁蛋白组成的具有大分子结构的糖蛋白。分子质量为 450kDa。铁蛋白存在于各组织体液中,1965 年由 Richter 等从恶性肿瘤细胞株中分离出来。从此,人们更加认识了铁蛋白的作用。铁蛋白参与细胞内代谢、细胞增殖和免疫调控。

临床常用血清铁蛋白检测一方面用于判断患者体内铁储存情况,诊断缺铁性贫血、铁负荷过度等;另一方面作为恶性肿瘤的标志物,对于某些恶性肿瘤的诊断具有一定的价值。如原发性肝癌、肺癌、胰腺癌、卵巢癌等。在肝癌患者血清 AFP 测定值低时,血清铁蛋白的检测可作为补充参考。在某些良性疾病(肝炎、肝硬化、心肌梗死、输血后含铁血黄素沉积、继发性血红蛋白沉着症等)时血清铁蛋白的水平也增高。由于血清铁蛋白临床诊断的特异性不足,因此,单纯血清铁蛋白增高不能作为恶性肿瘤的诊断依据。

(3) a-*L*-岩藻糖苷酶(a-*L*-fucoxidase,AFU):是与含有岩藻糖的糖脂、糖蛋白等的分解代谢有关的一种溶酶体酸性水解酶。广泛存在于哺乳动物各组织细胞和体液中。AFU 是近几年来应用于临床的一项标志物。主要用于辅助诊断原发性肝癌,尤其对 AFP 阴性或浓度较低的原发性肝癌更有意义。有研究显示,诊断原发性肝癌时 AFU 的特异性仅次于 AFP。其敏感性为 79.5%~81.2%。假阳性率相对较高。除原发性肝癌外,转移性肝癌、子宫癌、胃癌、胰腺癌等血清中 AFU 都可见升高。在一些良性疾病如肝硬化、慢性肝炎、糖尿病等血清中 AFU 也有不同程度的升高。一般临床上常将 AFU、AFP、γ-GT 等联合检测,提高其诊断的敏感性和特异性。

(4) γ-谷氨酰转移酶(γ-glutamyl-transferase,γ-GT):是参与 γ-谷氨酰循环的一种酶,其天然底物是谷胱甘肽,具有氨基转移酶的作用。主要存在于肾、前列腺、胰腺、肝、盲肠和脑组织细胞中。血清(血浆)中的 γ-GT 主要来源于肝胆系统。临床常见的肝胆良、恶性疾病血清 γ-GT 水平均可升高。肝癌、胰头癌、阻塞性黄疸等肝胆恶性疾病患者的血清 γ-GT 升高更加明显;胆汁性肝硬化、胆管炎时 γ-GT 明显升高;传染性肝炎、肝硬化、胰腺炎时 γ-GT 轻度升高。因此,γ-GT 具有肝胆系统疾病的临床诊断价值。

在肝中 γ-GT 主要位于胆小管内上皮细胞及肝细胞的滑面内质网中。当胆汁淤积时导致 γ-GT 合成增加,胆汁促使 γ-GT 从膜结合部位溶解释放出来。有文献报道,高浓度的胆汁反流入血,以及细胞破坏和通透性改变导致血清中 γ-GT 活性增高,这是各种肝胆系统疾

病血清中 γ-GT 升高的原因。肝癌患者，由于癌细胞的浸润使正常的肝组织细胞受到损伤致使 γ-GT 释放，循环血中 γ-GT 水平增高。

3. 肝癌的影像学诊断方法

(1) B 超：是目前肝癌最常用的定位诊断方法，也是首选的普查方法。其价值包括：①确定肝内有无病灶(可检出 0.7～1cm 的小肝癌)；②鉴别占位性质；③肿瘤定位(包括穿刺或局部治疗定位)；④明确肝内肿瘤与血管和邻近器官的关系。术中超声在肝外科有重要地位：①有助于深部肿瘤的术中定位；②可能发现微小转移灶；③明确与周围血管的关系，进行可切除性判断；④有助于引导术中局部治疗或估计手术切除范围。实时超声造影灰阶成像技术(简称超声造影)可显著增强超声对肝病变的准确性，可提高小肝癌和微小转移灶的检出率。超声显像的优点是：无创性检查、可多次重复、价格低廉；缺点是：存在超声难以测到的盲区。检查效果受操作者解剖知识、经验等的影响较大。

(2) CT：肝癌定位的常规检查，可检出 1～2cm 的小肝癌。典型的肝细胞肝癌螺旋 CT 扫描征象为：①双期增强扫描显示为"快进快出"表现，即平扫呈低密度灶；②动脉期呈全瘤范围强化，强化密度高于肝而低于同层主动脉；③肝门静脉期肿瘤密度迅速降至低于肝。CT 检查有助于了解肿瘤的位置、大小、数目、与血管的关系。其与超声相比，互为补充。

(3) MRI：是一种非侵入性、无放射性损害的检查方法。与 CT 等相比，在观察肿瘤内部结构和血管关系方面，MRI 有独特优点：在鉴别肝内良性病变方面可能优于 CT，对血管瘤的鉴别具有特异性。高场强 MRI 有助于肝癌和癌前病变的早期检出和诊断。通常肝癌结节在 T1 加权像 TIWI 呈低信号强度，在 T2WI 呈中、高信号强度。

上述三种重要的影像学检查技术，各有特点，优势互补，应该强调综合检查，全面评估。

(4) 放射性核素显像：近年来由于超声、CT、MRI 等检查的日趋完善，放射性核素应用于肝癌检查相对减少。肝血池显像有助于鉴别肝血管瘤。骨扫描有助于发现肝外骨转移。PET-CT 可早期发现远处转移灶，对肝癌的临床分期、治疗方案的选择具有重要价值；缺点：价格昂贵、临床应用受限。

(5) 肝动脉造影：属侵入性的检查，随着非侵入检查的发展，仅在上述检查仍未能定位时用。常用于介入治疗前的定位诊断，也有一定的定性诊断价值。肝动脉造影的指征：①肝内占位病变良、恶性用常规方法难以鉴别者；②病灶较大，边界不清者；③怀疑有肝内卫星转移或多原发灶者；④拟行肝动脉化疗栓塞者，栓塞前常规行肝动脉造影检查。

4. 原发性肝癌的诊断标准

(1) 病理诊断：肝组织学或肝外组织学证实为肝细胞癌。

(2) 原发性肝癌的临床诊断标准：①AFP≥400μg/l，能排除妊娠、生殖系胚胎源性肿瘤、活动性肝病及转移性肝癌，并能触及肿大、坚硬及有大结节状肿块的肝脏或影像学检查有肝癌特征的占位性病变者；②AFP<400μg/l，能排除妊娠、生殖系胚胎源性肿瘤、活动性肝病及转移性肝癌，并有两种影像学检查有肝癌特征的占位性病变或有两种肝癌标志物阳性及一种影像学检查有肝癌特征的占位性病变者；③有原发性肝癌的临床表现并有肯定的肝外转移病灶(包括肉眼可见的血性腹水或在其中发现癌细胞)，并能排除转移性肝癌者，AFP>400ng/ml，持续 4 周以上，除外妊娠、活动性肝病、生殖胚胎性肿瘤及转移性肝癌。

(七) 鉴别诊断

1. AFP 阳性患者的鉴别诊断　除肝细胞肝癌(hepatocellular carcinoma，HCC)外，下列

情况也可引起 AFP 升高,需注意与肝细胞肝癌鉴别。

(1) 慢性肝病:如病毒性肝炎、肝硬化等。对患者血清 AFP 水平进行动态观察,肝病活动时 AFP 多与 ALT 同向活动,多为一过性升高或呈反复波动性,一般不超过 400 ng/ml,时间也较短暂;如 AFP 与 ALT 异向活动和(或)AFP 持续高浓度,则应警惕肝细胞肝癌可能。

(2) 妊娠:约妊娠 12 周时以胎肝合成为主,在妊娠 13 周,AFP 即占血浆蛋白总量的 1/3,在妊娠 30 周达最高峰,以后逐渐下降,出生时血浆中浓度为高峰期的 1% 左右,出生后急剧下降,5 周内降至正常。母体血中 AFP 升高还可见于异常妊娠,如胎儿有脊柱裂、无脑儿、脑积水、胎儿宫内窒息、先兆流产和双胎等。

(3) 生殖腺或胚胎型肿瘤:血清 AFP 升高,还可出现于畸胎瘤、睾丸和卵巢肿瘤等。

(4) 某些消化系统肿瘤:某些发生于胃、胰腺、肠道的肿瘤也会引起血清 AFP 升高。由于胃、胰腺等器官和肝组织均是由胚胎期的原始前肠演化而来。在起源上有密切的关系。上述部位原发性肿瘤的发生过程中细胞分化发生差错,某些基因被抑制,导致部分出现肝样分化。其产生 AFP 的潜在能力得到充分表达,导致 AFP 产生。

血清 AFP 异质体则有助于鉴别肿瘤的来源。如产 AFP 胃癌中 AFP 以扁豆凝集素非结合型为主,与胚胎细胞合成相似;而原发性肝癌血清 AFP 升高,AFP 异质体以结合型为主。

2. AFP 阴性的肝细胞肝癌患者的鉴别诊断　尽管 AFP 是目前特异性和敏感性最好的肿瘤标志物之一,但在原发性肝细胞肝癌中其阳性率也仅为 70%。有些肝细胞肝癌患者 AFP 检测呈阴性,这类患者 AFP 呈阴性的机制尚不十分清楚,可能是由于肝癌细胞遗传基因活化程度过低,表达甲胎蛋白的基因失活,导致肝癌细胞不产生甲胎蛋白。对这种患者可依据其慢性肝病病史和肝区疼痛、食欲减退、消瘦、乏力、肝大等典型肝癌的临床表现做出诊断。对那些没有明显症状和体征的肝癌,可以借助影像学及穿刺活检等检查手段确诊。AFP 阴性的其他肝占位主要和以下病变相鉴别。

(1) 继发性肝癌:多见于消化道肿瘤转移,多无肝病背景,病史可能有便血、饱胀不适、贫血、体重下降等消化道肿瘤的症状,肿瘤标志物检查 AFP 阴性,而 CEA、CA199、CA242 等消化道肿瘤标志物可能升高。影像学检查有一定的特点:①常为多发占位,而肝细胞肝癌多为单发;②典型转移瘤影像可见"牛眼征",(肿物周边有晕环,中央因乏血供而呈低回声或低密度);③CT 增强或肝动脉造影可见肿瘤血管较少,呈乏血供的表现;④消化道内镜或造影可能发现胃肠道的原发病变。

(2) 胆管细胞癌:是起源于胆管细胞的原发性肝癌,基本为腺癌,多无肝病背景,AFP 多为阴性,但 CEA、CA199 等肿瘤标志物可能升高。影像学检查最有意义的是 CT 增强扫描,肿物血供不如肝细胞肝癌丰富,且纤维成分较多,呈"快进慢出",周边有时可见扩张的末梢胆管,较肝细胞肝癌更易出现肝十二指肠韧带淋巴结转移。

(3) 肝肉瘤:常无肝病背景,AFP 阴性,影像学检查显示为血供丰富的均质实性占位,不易与 AFP 阴性的肝细胞肝癌相鉴别。

(4) 肝良性肿瘤:①肝腺瘤:常无肝病背景,女性多,常有口服避孕药史,与高分化的肝细胞肝癌不易鉴别,对鉴别较有意义的检查是 ^{99m}Tc 核素扫描,肝腺瘤细胞接近正常细胞,能摄取核素,但无正常的排出通道,故延迟相呈强阳性显像。②肝血管瘤:常无肝病背景,女性多,病程长,发展慢。CT 增强扫描见自占位周边开始强充填,呈"快进慢出",与肝细胞肝癌的"快进快出"相区别,MRI 可见典型的"灯泡征"。

(5) 肝脓肿:常有肠道感染或化脓性疾病病史而无肝病史,可有或无感染表现,超声检查在未液化或脓稠时常与肝癌相混淆，在液化后则呈液平面，应与肝癌中央坏死鉴别。肝动脉造影无肿瘤血管与染色。

（6）肝包虫：常有多年病史、病程呈渐进性发展，有牧区生活及狗、羊接触史，肿物较大时体检可及，触诊有震颤，即“包虫囊震颤”是特征性表现，包虫皮内试验（Casoni 试验）为特异性试验，阳性率达 90%～95%，B 超检查在囊性占位腔内可发现漂浮子囊的强回声，CT 有时可见囊壁钙化的头结。由于可诱发严重的过敏反应，不宜行穿刺活检。

近年来，针对早期肝细胞肝癌的一些新型肿瘤标志物的研究有一定进展，如 AFP 异质体、G-73、异常凝血酶原、肝细胞生长因子、VEGF 等，以及传统的血清铁蛋白等肿瘤标志物可帮助提高肝细胞肝癌诊断的特异性和敏感性。

（八）治疗

主要目的是根治、延长患者的生存期、减轻其痛苦。原则为早期诊断、早期治疗、综合治疗、积极治疗。手术切除仍为肝癌最主要、最有效的方法，目前的肝癌治疗模式为以外科为主的多学科综合诊治（MDT）。

1. 外科治疗

（1）肝部分切除

1）适应证和禁忌证：适应证为患者全身情况良好，无严重的心、肺、肾等重要器官功能障碍，肝功 ChildA 或 B 级以上，影像学上提示肿瘤局限有切除可能，或姑息性外科治疗可能。禁忌证仅限于有严重的心、肺、肾等重要器官功能障碍；肝功能失代偿，有明显的黄疸和腹水；有广泛远处转移者。

2）切除术式的选择：根据切除是否彻底分为根治性切除与姑息性切除；根据切除是否按解剖结构进行可分为规则性切除（也称解剖性切除）与非规则性切除。规则性切除又根据解剖范围分为左外叶切除、左半肝切除、左三叶切除、右前叶切除、尾状叶切除等。

无肝硬化或轻度肝硬化的病例首选解剖性肝切除术。合并肝硬化但肝功能代偿良好而不适合肝移植的患者，可行不规则肝切除或亚段肝切除。对于不能手术的巨大或多灶性肝癌，可降期治疗后二期切除。对于肿瘤较大且与周围器官组织致密粘连或侵犯周围器官者，可采用逆行法肝切除术，即先将肿瘤与肝分离再连同周围器官一并切除的方法，该方法可降低术中出血及感染的机会。

3）肝癌的二期切除：原发性肝细胞肝癌患者就诊时大多数已处于中晚期，约 80% 的患者就诊时已无法行根治性手术切除。无法切除的巨大肝癌经综合治疗后肿瘤缩小或残肝体积代偿增大，从而获得重新手术的机会，称为肝癌的二期切除。

经皮穿刺 TACE 及经手术肝动脉结扎、置管化疗栓塞（HALCE）是目前肝癌二期手术前最常采用的治疗方法。经治疗后如肿瘤坏死、缩小，或形成包膜，或远离重要血管，则可能获得二期手术的机会。通过治疗可使 8%～18% 的肝癌患者获得手术切除的机会，而手术时机多选择于末次治疗后 2 个月左右，此时肿瘤周围的炎性反应及纤维化均已减轻，也避免了间隔时间太久导致存活癌细胞继续增长、扩散。如术前采用门静脉栓塞（PVE）以使对侧肝体积增生。一般认为二期手术间隔 2～3 周为宜。

无法行根治性手术患者的 5 年生存率不到 10%；行根治性切除肝癌患者的 5 年生存率可达 50% 以上；不能切除肝癌缩小后切除，5 年生存率取决于切除当时的肿瘤大小而不取决于肿瘤原先的大小，因此其 5 年生存率可与小肝癌相媲美。肝癌的二期切除，可使部分不治肝癌变为可治,对提高肝癌的总体生存率具有重要意义。

4) 肝癌术后复发的治疗:手术切除是治疗原发性肝细胞肝癌的首选方法,但目前患者术后复发率仍较高,大肝癌术后 5 年复发率高达 80% 左右,即使是小肝癌,术后 5 年复发率也为 40% ~60% 。因此,肝癌复发后的治疗也是肝癌治疗的难点之一,严重影响肝癌的总体疗效和预后。

手术切除仍是肝癌术后局部复发和(或)肺局部转移的首选方法,可使患者再次获得根治的机会,能够获得长期生存。目前认为,与肝癌首次手术切除相比,肝癌局部复发再次手术切除后的生存率并无显著差异,疗效优于其他非手术治疗。但应当注意到,虽然肝癌局部复发后的再手术治疗适应证与首次手术相同,但由于首次手术及术后 TACE 等一系列治疗后肝功能进一步受损,再次手术的风险较大,因而更应严格掌握手术指征。

除手术外,复发性肝癌也可选择行经皮穿刺 TACE、射频消融、微波消融、无水乙醇注射、冷冻治疗、放疗、靶向治疗等多种治疗方法。

(2) 肝移植:肝移植可以彻底消除肝内微转移的隐患及具有恶变潜能的硬化肝,是唯一可能永久治愈肝癌的方法。肝移植治疗小肝癌疗效良好,对于处于肝硬化失代偿期、不能耐受肝切除的患者,首选肝移植在国内外已达成共识。

肝癌肝移植的适应证:1996 年,Mazzaferro 等提出米兰标准(CMC):①单个肿瘤结节≤5cm;②如多发,总数≤3 个,每个最大直径≤3cm;③无肝内大血管浸润,无肝外转移。2002 年,旧金山大学 Francis 以影像学分期为依据的 UCSF 改良标准:①单个肿瘤结节≤6. 5cm;②如多发,总数≤3 个,每个直径≤5cm,且直径合计<8cm;③无肝内大血管浸润,无肝外转移。匹兹堡标准:只将出现大血管侵犯、淋巴结受累或远处转移这三项中任一项作为肝移植禁忌证,而不将肿瘤的大小、数量及分布作为排除标准,由此显著扩大了肝癌肝移植的适用范围。

2. 局部消融治疗　目前肝癌的手术切除率仅有 20% 左右,很大一部分无法手术或复发患者需要进行非切除性的治疗。肝癌的局部治疗作为综合治疗的一部分,已被广泛使用。射频消融、无水乙醇瘤内注射、超声聚焦刀、微波固化、冷冻等多适用于直径<3cm 的肿瘤病灶,治疗小肝癌疗效与手术相当。

(1) 射频消融(RFA)是通过高频电流在组织内传导时离子发生摩擦产热杀灭肿瘤。可经皮、术中或腹腔镜进行。优点:操作简单,损伤小,肿瘤坏死完全。该方法是目前除手术和肝移植外唯一可能使患者获得根治的治疗手段。适应证:不宜手术切除的肝癌,肿瘤的直径应在 5cm 以内;最佳治疗大小在 3cm 以内;更大的病灶也可治疗,但多针穿刺易存留肿瘤,效果不佳。

(2) 无水乙醇瘤内注射(PEI)是通过注射乙醇使细胞脱水、蛋白变性、细胞凝固坏死,同时使血管内皮细胞坏死,血栓形成,使肿瘤组织缺血坏死。优点:简便,安全,肿瘤完全坏死率高。适应证:不宜手术切除的肝癌,肿瘤的直径应在 5cm,病灶数目 3 个以内。

3. 介入治疗　由于原发性肝癌的血供几乎全部来自肝动脉(95% 以上),化疗药物的疗效与肿瘤局部药物浓度呈正相关。因此,选择性阻断供应肿瘤的动脉,并同时经动脉导管灌注化疗药物,即 TACE,可以使肿瘤坏死缩小,并减少对正常肝组织和全身其他器官的损伤。

(1) TACE 的适应证与禁忌证:适应证:①原发性肝癌不愿接受手术切除或无法手术切除的进展期肝癌(无肝肾功能不全,无门静脉阻塞,肿瘤体积小于肝体积的 70%);②肝肿瘤切除前先行栓塞缩小肿瘤,便于二期手术切除,同时能明确病灶数目;③根治性和非根治性肝肿瘤切除术后的辅助治疗预防复发;④肝细胞癌破裂出血和肝动静脉瘘的治疗。

禁忌证:①严重的肝功能不全和肝硬化:Child 分级 C 级(重度黄疸和腹水);②肝门静脉主干完全阻塞,无充足的侧支循环;③肿瘤体积大于肝体积的 70%;④白细胞总数 $<3.0\times10^9/L$,血小板计数 $<60\times10^9/L$⑤肿瘤广泛转移或恶病质。

(2) TACE 常用的药物与技术常用的栓塞剂包括:碘化油、明胶海绵、微球等。常用的化疗药物包括:DDP,EADM、THP、MMC、5-Fu 等。碘化油可作为化疗药物的载体,使得化疗药物与肿瘤长期接触、缓慢释放。

主要的栓塞技术:①超选择 TACE;②肝动脉及肝门静脉双栓塞技术;③肝静脉暂时阻断后肝动脉灌注化疗栓塞术。

(3) TACE 的不良反应及并发症:栓塞后综合征是 TACE 治疗的最常见不良反应,主要表现为发热、腹痛,原因是肝动脉栓塞后引起局部组织缺血、坏死。化疗药物的不良反应包括:恶心、呕吐、白细胞下降、乏力和一过性的肝功能改变。并发症包括:肝脓肿、胆管损伤、非靶器官栓塞、肿瘤破裂、肝动脉损伤、麻痹性肠梗阻等。

4. 放疗 20 世纪 90 年代以前,由于认识的局限性及放疗技术的原因,原发性肝癌(HCC)较少进行放疗。90 年代中期后,随着放疗技术的快速发展,如三维适形或调强放疗技术的出现,以及现代放射生物研究证实,肝细胞性肝癌的放射敏感性相当于低分化鳞癌。放疗在肝癌治疗中的地位大大提高了。对于晚期肝癌患者,介入治疗联合放疗,可以弥补单纯介入治疗的不足,从而进一步提高 HCC 患者的疗效。对于出现肝门静脉和下腔静脉瘤栓、腹腔和腹膜后淋巴结转移时放疗同样有效,可延长患者的生存期。HCC 有远处转移,如肾上腺、骨转移时,放疗仍可以达到缓解症状的姑息性治疗目的。

(1) 放疗的适应证:原发性肝癌放疗的适应证包括:①肿瘤局限,但由于肿瘤邻近或侵及周围大血管,或由于肝功能差,或患者有严重并发症,如心肺功能差而无法接受手术切除,或者患者拒绝手术治疗;②手术切除不彻底的患者;③原发性肝癌介入治疗后,尤其是介入治疗后仍有病变残留和复发的患者;④原发性肝癌有肝门静脉、肝静脉或下腔静脉瘤栓的患者,有腹腔或腹膜后淋巴结转移的患者;⑤原发性肝癌有远处转移,如肾上腺、骨转移的患者。

(2) 放疗的技术:采用三维适形或调强放疗技术,以便在给予肿瘤局部高剂量的同时尽量保护周围正常组织。也建议使用呼吸控制技术,以减少放疗过程中靶区的移动。

(3) 靶区定义:大体肿瘤(GTV)要在增强 CT 上定义,也可以参照 MRI 和介入治疗后碘油沉积的范围。大体肿瘤基础上还要考虑到亚临床病变外侵距离的大小、靶区的移动和摆位误差,最终确定出计划靶体积(PTV),一般要在大体肿瘤外放 1~1.5cm 形成计划靶体积。

(4) 放疗剂量和分割方式:放疗剂量多在 50~60Gy,但可以根据肝功能的情况、肿瘤的大小和位置等适当增减。多采用常规分割放疗,即每天 1 次,每次 200cGy,每周 5 次,肝脏耐受性好,对肿瘤抑制明显。而大分割放疗,即每次 500cGy,每周 3 次,对肿瘤杀灭效应强,但对正常肝脏放射损伤大。究竟哪种分割方法更好,有待进一步临床实践和研究。

(5) 放疗并发症:急性毒副作用主要是肝功能损伤;恶心、呕吐,严重者有上消化道出血等。放疗结束后(4 个月内)的后期损伤即放射诱发的肝病(RILD),一旦发生死亡率很高,因此,在制订放疗计划时要充分评估患者的肝功能及身体状况制订合理的放疗方案,以尽量预防和避免放射诱发的肝病。

5. 内科治疗

（1）系统化疗：所谓系统化疗（全身化疗）是指主要通过口服、肌肉或静脉途径给药进行化疗的方式。自从20世纪50年代起系统化疗就用于治疗肝癌（主要是肝细胞肝癌），可是多年来停滞不前。在晚期肝细胞肝癌既往的系统化疗中，铂类、氟尿嘧啶类和蒽环类药物最重要，其中DDP、5-Fu和ADM是最为常用的3种传统药物；可以单独应用，或组成联合方案使用；但是对于晚期肝细胞肝癌，尤其是合并肝硬化者，毒副作用大，影响了其临床应用和治疗的获益。

目前，肝癌的系统化疗主要适用于以下类型的患者：①肝外转移的晚期患者；②虽为局部病变，但不适合手术切除、射频或微波消融和介入治疗的肝癌患者，或局部治疗失败而病情进展者；③弥漫型肝癌；④合并门静脉主干和（或）下腔静脉癌栓者。临床试验表明，对于无禁忌证者，系统化疗优于对症支持治疗。

系统化疗的单药或联合化疗的客观有效率（RR）均较低，且波动性大（0~25%）；不能延长总生存期，没有能够改善5年生存率超过5%的方案。影响肝癌系统化疗效果的因素主要有：① 肝癌细胞存在着天然的原发性耐药，如*MDR*-基因/P-gp过度表达；②绝大多数的肝癌常常合开肝炎、肝硬化等基础疾病，肝功能已有损害，肝细胞对药物的解毒作用差，限制了最适给药剂量，使得药物的代谢存在障碍，常导致腹水、胆红素上升及肝门静脉高压等并发症；③传统化疗药物（包括DDP、ADM和5-Fu）对晚期肝癌，尤其是合并肝硬化或肝纤维化的患者，毒性过大。上述因素相互夹杂，往往影响药物的吸收、代谢和作用，明显限制最佳给药剂量，因此系统化疗的效果很差，也常常陷于无药可用的困境。对于晚期肝细胞肝癌的系统化疗，多年来的临床研究比较少，无论在欧美国家、中国或是世界其他国家地区，都没有公认的标准化疗药物和方案，也没有高级别的循证医学证据表明具有生存获益。

近10多年来，随着以L-DHP、GEM、卡培他滨及替吉奥等为代表的新一代细胞毒类药物相继问世和临床应用，其作用机制独特、高效低毒，使得晚期胃肠癌的系统化疗有了长足的进步，启发和推动人们去探索试用新一代药物的系统化疗治疗肝细胞肝癌。可喜的是以L-OHP为主的FOLFOX4方案治疗晚期肝细胞肝癌，已经取得了明显的进展，成为继索拉非尼之后另一个新的突破，使得系统化疗在晚期肝癌内科治疗中占据了一席重要之地。

（2）靶向治疗：肝癌的形成、进展及其转移与多种基因突变和细胞信号传导通路密切相关，包括：异常的生长因子激活，细胞分裂信号途径持续活化（如Raf/MEK/ERK、PI3K/AkT/mTOR和Wnt/β-catenin通路），抗细胞凋亡信号途径失调（如*p*53和*PTEN*基因）和新生血管异常增生等。上述复杂的分子发病机制提示，其中存在着多个潜在的治疗靶点，正是进行分子靶向治疗的强大理论基础。

索拉非尼是一种口服的多靶点、多激酶抑制药，靶点包括了RAF激酶、VEGFR2、VEGFR3、PDGFRβ、c-Kit、FLT3和神经胶质细胞系来源的亲神经因子受体（RET）；具有抑制肿瘤细胞增生和抑制肿瘤新生血管形成的双重作用，它的出现对肝细胞肝癌的治疗具有划时代的意义。2007年，美国临床肿瘤协会年会（ASCO）的报告索拉非尼治疗晚期肝细胞癌的Ⅲ期临床研究（SHARP研究）显示，使用索拉非尼的患者中位总生存时间10.7个月，较对照组延长了2.8个月；肿瘤进展时间（TTP）中位值为5.5个月，较对照组延长了2.7个月。不良反应为腹泻（11%），手足皮肤反应（8%）、疲乏（10%）、出血（6%）。目前，索拉非尼已成为晚期肝细胞肝癌的标准治疗药物，但仍有明显不足之处，例如，客观有效率较低，肿瘤相关症状恶化时间（TTSP）没有改善，以及总生存延长有限等。因此，为了提高疗效，进一步改善生存期，不少学者尝试了索拉非尼与其他各种药物或者治疗方法的联合治疗。

(3) 生物治疗：生物治疗药物效果有限，多与化疗联合使用。干扰素是近年来使用最多的细胞因子之一，可抑制肿瘤病毒繁殖及细胞分裂、抑制癌基因的表达、诱导肿瘤细胞分化，与其他方法联合应用有一定的疗效。其他较多使用的是 IL-2 经肝动脉局部灌注治疗和淋巴因子活化的杀伤细胞（LAK 细胞）、肿瘤浸润性淋巴细胞（TIL 细胞）过继性免疫治疗。

(4) 中医药治疗：中医药有助于减少放化疗的毒性，改善肿瘤患者的相关症状和生活质量，可延长其生存期，可以作为肝癌治疗的重要辅助手段。多年来，我国药监部门业已批准了若干种现代中药制剂，包括消癌平、康莱特、华蟾素、榄香烯和得力生注射液及其口服剂型等用于治疗肝癌，在临床上已经广泛应用和积累了许多实践经验，具有一定的疗效和各自的特点。但是这些药的早期实验和临床研究还比较薄弱，尚缺乏高级别的循证医学证据加以支持，需要进一步深入的研究。

(九) 预后

肝癌在以往曾被认为是不治之症，随着近 30 年来肝癌临床研究的进展，肝癌的生存率有了明显的提高。总的 5 年生存率已经提高到 10% 左右，而对于行根治性切除的肝癌患者，5 年生存率已达 50% 以上。

影响肝癌预后的因素较多，肿瘤的生物学特性、机体的免疫功能、治疗方式、患者的并发症等均对预后起着一定的作用。目前认为，分化程度高、巨块型、具有完整包膜的肿瘤有着更好的预后，而分化程度低、弥漫型、无包膜、有血管侵犯、肝门静脉瘤栓、卫星灶则往往提示预后不良。近年来，越来越多的研究表明，机体的免疫功能影响着肿瘤的发生、发展及预后。不同的治疗方式是影响肝癌患者预后的最主要因素，手术治疗仍是肝癌治疗的最佳方法，其远期疗效优于其他手段，手术根治性切除肿瘤，是治疗肝癌获得长期存活的重要手段。此外，患者如合并慢性肝炎、肝硬化、不同肝功能的分级，也有着不同的预后，肝功能越差，提示预后较差；男性、酗酒也往往和预后不佳相关，而年轻、女性、肝功能良好、无肝炎活动、不伴有肝硬化者预后相对较好。

总之，肝癌目前仍为威胁人类健康的常见恶性肿瘤之一，手术仍为最好的治疗方法，多学科综合诊治模式下多种治疗方法联合或序贯应用，将进一步提高治疗疗效，改善患者的预后。

（王建红）

第四节　胰　腺　癌

胰腺癌（pancreatic carcinoma）的发病率占常见恶性肿瘤的 1%～2%，但是其恶性程度高、病程进展快、死亡率高，中位生存期仅 6 个月，近年来的发病率在世界各国有明显增加的趋势。发病年龄在 40～70 岁最为多见，60 岁左右为高峰，男性多见，男女之比（2～4）：1，死亡率/发病率=0.99。近年来，年轻患者有明显增加的趋势。胰腺位于腹膜后，背靠脊柱，前有腹壁、胃和横结肠，因此胰腺肿瘤位置较深，周围毗邻结构复杂，手术切除率低，是预后较差的原因之一。胰腺癌早期症状不典型，容易被忽略或被错认为胃肠道疾病，不易早期发现。待肿瘤侵及或压迫胆道出现黄疸，或侵及周围组织出现疼痛症状而诊断明确时，肿瘤往往已生长很大，为疾病晚期。深入进行防治研究、提高早诊率、加强综合治疗，是提高治疗水平的重要途径。

一、病　　因

胰腺癌的病因至今尚未完全明了,随着肿瘤分子生物学研究的深入,人们认识到胰腺癌的形成和发展,是肿瘤相关基因在体内或外来致癌因子的作用下发生突变、失控的结果。理论上,任何使胰腺癌相关基因发生变化的因素可能均是导致胰腺癌的病因。吸烟是目前公认的胰腺癌致病的危险因素,吸烟者比不吸烟者患胰腺癌的危险性高2~3倍。慢性胰腺炎胆石症、肝硬化、既往胃部手术、放射线照射,以及糖尿病患者胰腺癌的发病率要高于普通人群。另外,低纤维、高肉类、高脂肪等饮食因素与胰腺癌的发病均相关。

二、病　　理

(一) 胰腺导管腺癌

胰腺癌为胰腺外分泌组织的恶性肿瘤。大多来自导管上皮,少数来自腺泡上皮。胰腺导管腺癌占胰腺肿瘤的90%以上。

(二) 按部位

胰头占70%~80%,胰头癌易侵及胆总管、主胰管,导致两个导管系统的近端扩张;进一步可以侵及Vater壶腹、十二指肠壁,造成肠壁溃疡。体尾部占20%~30%,可阻塞主胰管,不会累及胆总管。

(三) 外观

肉眼观,肿瘤大小不一,呈不规则状,与周围组织分界不清,质地较硬;但腺泡癌较软,肿瘤多向胰腺表面隆起,形成硬实结节或粗大结节,呈灰白色或灰黄色,近似结缔组织。

(四) 组织学分类

组织学分类尚无统一标准,以下仅供参考。胰管上发生的导管细胞癌:乳头状腺癌、管状腺癌、囊腺癌、黏液癌、鳞状上皮癌,腺鳞癌;腺泡发生的腺泡细胞癌;胰岛细胞发生的胰岛细胞癌;其他:未分化癌,胰母细胞癌等。胰腺导管上皮增生可能为癌前病变。

(五) 转移与扩散途径

胰腺本身无包膜,故易于早期发生扩散、转移,其方式有如下几种:①胰内扩散及累及胰周(十二指肠、胃、空肠、横结肠、肝脾、腹膜后组织、门静脉、下腔静脉、腹主动脉、肠系膜上血管、脾静脉等);②淋巴结转移,胰腺癌早期转移的主要方式;③血行转移,肝、肺、胸膜、腹膜;④神经转移,沿神经束转移,先侵及胰腺内的神经,再扩散到胰腺外的神经丛。

三、临床表现

(一) 典型症状

1. 腹痛与腹部不适　40%~70%的胰腺癌患者以腹痛为最先出现的症状,壶腹部癌晚期患者多有此现象。引起腹痛的原因有:①胰胆管出口梗阻引起其强烈收缩,腹痛多呈阵发性,位于上腹部;②胆道或胰管内压力增高所引起的内脏神经痛,表现为上腹部钝痛,饭后 1~2h 加重,数小时后减轻;③胰腺的神经支配较丰富,神经纤维主要来自腹腔神经丛、左右腹腔神经节、肠系膜上神经丛,其痛觉神经位于交感神经内,若肿瘤浸润或压迫这些神经纤维丛就可致腰背痛,且程度剧烈,患者常彻夜取坐位或躬背侧卧位,多属晚期表现。

2. 黄疸　无痛性黄疸是胰头癌最突出的症状,约占 30% 左右,胰钩突部癌因距壶腹较远,出现黄疸者仅占 15%~20%。胰体尾部癌到晚期时因有肝十二指肠韧带内或肝门淋巴结转移压迫肝胆管也可出现黄疸。黄疸呈持续性、进行性加深。壶腹部癌患者几乎都有黄疸,由于肿瘤可以溃烂、脱落,故黄疸程度可有明显波动。壶腹部癌出现黄疸早,因而常可被早期发现、治疗,故预后要好于胰头癌。

3. 消瘦、乏力　由于食量减少、消化不良和肿瘤消耗所致。

4. 胃肠道症状　多数患者有食欲减退、厌油腻食物、恶心、呕吐、消化不良等症状,10%壶腹部癌患者因肿瘤溃烂而有呕血和解柏油样便史。

5. 症状性糖尿病　少数患者起病的最初表现为糖尿病的症状,即在胰腺癌的主要症状如腹痛、黄疸等出现以前,先患糖尿病,以至伴随的消瘦和体重下降被误为是糖尿病的表现,而不去考虑胰腺癌;也可表现为长期患糖尿病的患者近来病情加重,或原来长期能控制病情的治疗措施变为无效,说明有可能在原有糖尿病的基础上又发生了胰腺癌。

6. 血栓性静脉炎　晚期胰腺癌患者出现游走性血栓性静脉炎或动脉血栓形成。

7. 精神症状　部分胰腺癌患者可表现焦虑、急躁、抑郁、个性改变等精神症状。

8. 腹水　腹水一般出现在胰腺癌的晚期,多为癌的腹膜浸润、扩散所致。腹水可能为血性或浆液性,晚期恶病质的低蛋白血症也可引起腹水。

9. 其他　此外,患者常诉发热、明显乏力,可有高热甚至有寒战等类似胆管炎的症状,故易与胆石症、胆管炎相混淆。当然有胆道梗阻合并感染时,亦可有寒战、高热。部分患者尚可有小关节红、肿、痛、热,关节周围皮下脂肪坏死及原因不明的睾丸痛等,锁骨上、腋下或腹股沟淋巴结也可因胰腺癌转移而肿大发硬。

(二) 重要体征

(1) 黄疸是常见的体征,黄疸伴有可触到膨大的胆囊是胰头癌的重要体征,可伴肝肿大,质地韧软。

(2) 晚期胰腺癌可出现上腹部固定的肿块,腹水征阳性,并伴有恶病质,肝、肺、骨骼转移。

四、诊断及鉴别诊断

(一) 诊断

胰腺癌是一种常见的消化系统恶性肿瘤,但与其他消化系统恶性肿瘤相比,其治疗效果及预后均不够满意,主要是因为胰腺位置深在腹膜后,不易早期诊断,而且胰腺癌恶性度高,疾病进展较快。因此,许多学者一直在致力于敏感性、特异性更高的胰腺癌诊断技术的研究,以使胰腺癌早期发现、早期诊断,从而选择最佳的治疗方案,提高患者的生存率。目前大多数胰腺癌的诊断是依赖其临床表现(腹痛、黄疸、体重下降、腹块等)、血清糖类抗原

19-9(carbohydrate antigen 19-9,CA19-9)测定及 B 超或 CT 等影像学检查获得的,如临床考虑胰腺癌,建议行活检或手术取得组织,病理诊断成立则确诊为胰腺癌,如第一次病理阴性可以再取活检行病理学诊断。

1. 实验室检查　当胰头癌致梗阻性黄疸时,可发现血清胆红素升高;同时,患者可能有空腹血糖升高,糖耐量试验阳性。CA19-9 是一种唾液酸 Lewis-a 血型抗原,是目前临床最常用、最有诊断价值的胰腺癌肿瘤相关抗原。胰腺癌患者血清阳性率近 85%,特异性达 70%左右。CA19-9 上升的程度有助于鉴别胰腺的炎症和胰腺癌。研究发现,术后血清 CA19-9 的水平较低及术后 CA19-9 水平连续下降与胰腺癌手术切除者的生存具有相关性。CEA 测定,早期阳性率较低(30%左右),且缺乏特异性,临床上多作为判断手术效果及随诊监测的指标。其他肿瘤标志物如 CA50、CA125、CA242 等的敏感性和特异性不超过 CA199,临床仅作为诊断的参考。

2. 影像学检查　现代影像学检查技术的进步使隐蔽于腹膜后的胰腺得以显露,从而使胰腺癌早期诊断成为可能。

(1) 胃肠道 X 线钡餐检查及低张性十二指肠造影:钡餐检查在胰腺癌的诊断中仅是一种间接征象,价值有限。晚期胰头癌可有十二指肠圈扩大或呈反"3"改变。低张性十二指肠造影可使十二指肠蠕动减少,有利于观察黏膜的情况。

(2) 超声检查:普通超声因其准确、灵活、相对便宜而成为疑有胰腺癌患者的首选检查方法。能准确区分出阻塞性黄疸和非阻塞性黄疸,同时,亦能检测出 2cm 左右大小的肿瘤、胰胆管扩张、肝脏转移、胰外扩散,亦能反映血管的改变情况。但在反映血管受累及淋巴结浸润时很不准确。内镜超声(endoscopic ultrasonography,EUS)的敏感性明显较高,尤其在显示胰腺局部及壶腹部胰腺癌时,能同时显示门静脉系统及淋巴结浸润的情况,还可通过 EUS 下穿刺细胞学诊断。目前认为 EUS 是诊断胰腺癌,尤其是小胰腺癌极为重要的手段。

(3) CT:普通 CT 是诊断胰腺癌最有效的方法之一,尤其是对体尾部肿瘤。但胰腺癌和正常组织间缺乏明显对比,如果肿块不突出胰腺轮廓之外或引起远端胰、胆管扩张则难以做出正确诊断。诊断胰腺癌最常用、最可靠的方法是采用薄层动态 CT 扫描,可提高早期胰腺癌的诊断率。螺旋 CT 可以使小胰腺癌的显示提高到最大的程度,对胰腺癌的诊断准确率大于 90%,同时可清晰地显示胰周血管和周围结构的情况。

(4) 经内镜逆行性胆胰管造影(endoscopic retrograde cholangiopancrestography,ERCP):能通过十二指肠镜直接观察壶腹乳头区的病变,并通过乳头插管造影显示胰、胆管和胆囊,可以区别肝内或肝外阻塞及阻塞部位和形态,并能观察胰管的病变。在造影的同时还可采取胰液进行细胞学检查,常在 B 超、CT 检查阴性或可疑时用,但技术要求较高,且可引起急性胰腺炎,一般不作为胰腺癌检查的首选方法。

(5) 经皮肝穿刺胆道造影(percutaneous transhepatic cholangiography,PTC):适用于胰腺癌有肝外胆道梗阻伴黄疸的患者,对确定胆道梗阻的部位和性质有一定的作用。同时,黄疸患者术前穿刺置管(percutaneous transhepatic cholangiodrainage,PTCD)引流胆汁,可减轻黄疸,为根治术前准备或作姑息性治疗。

(6) MRI:可清晰地显示胰腺实质、胰周血管及上腹部邻近实质器官的解剖结构。发生在胰腺各个部位的肿瘤和肿瘤边界也可得以良好的显示,在早期胰腺癌的诊断和术前分期方面具有优势。磁共振胆胰管成像(magnetic resonance cholangio pancreatography,MRCP)获得类似 ERCP 或 PTC 的图像,可以清晰地显示肝内、外胆管及胰管,根据它们的形态改变分析由扩张段至狭窄、闭塞段过渡带的变化，能进一步分析梗阻的性质。MRCP作为无创性检查，已呈现出很大的优势。

（7）数字减影血管造影(digital subtractive angiography，DSA)：胰腺癌的主要表现为胰腺内动脉的受侵和阻塞，毛细血管期胰腺实质内出现与肿瘤大小一致的充盈缺损，对胰腺癌的诊断正确率为80%～90%。但血管造影毕竟是一种有创性检查，目前多用于术前判断肿瘤的可切除性。

（8）PET：是目前最有前途的影像诊断技术之一，能够无创性探测正电子放射性核素在机体内的分布状况。从显像原理上看可以用于胰腺癌的诊断和分期。PET诊断肿瘤的精确性要比其他影像技术高。目前这一技术已应用于临床诊断包括胰腺癌在内的一些肿瘤，而且尚可用于疗效判断、预后评价等。但PET所需的放射性同位素半衰期极短，来源有限，耗资巨大，目前只能在少数大医院开展。

（9）经皮胰腺肿物穿刺活检(fine-needle aspiration，FNA)：即在B超、CT引导下，用细针经皮穿刺至胰腺肿物取活体标本作病理诊断。值得重视的是，活检结果提示大约10%的临床确诊病例为良性病变。因此，对可疑胰腺癌的患者，首选超声，有疑问时应选择动态薄层CT或螺旋CT扫描，必要时行MRI、MRCP、ERCP等检查，最终病理诊断仍为确诊的金标准。

（二）鉴别诊断

以上腹部不适、腹痛为主症的胰腺癌，需与Vater壶腹周围非胰腺来源的恶性肿瘤（十二指肠癌、胆总管癌、Vater壶腹癌）、胰腺内分泌肿瘤合内分泌癌、胰腺上皮来源的良性肿瘤和交界性肿瘤、胰腺转移瘤、急慢性胰腺炎、胆道系统结石、肝炎等鉴别，胰腺癌病情发展快，全身影响较大，短期内患者明显消瘦，辅助必要实验室及影像学检查，大部分可鉴别；但与慢性胰腺炎鉴别困难，必要时可行经皮FNA或术中FNA辅助鉴别。另外自身免疫性胰腺炎的症状和体征与胰腺癌极为相似，主要表现为黄疸、体重下降、CA19-9升高、弥散性胰腺增大、胰腺导管缩窄、局灶性胰腺肿块。但不同之处为皮质醇类药物治疗有效及IgG4升高。

五、分　　期

胰腺癌的TNM分期见表13-8。

表13-8　胰腺癌TNM分期(AJCC，2010)

原发肿瘤(T)	
Tx	原发肿瘤无法评估
T0	没有原发肿瘤证据
Tis	原位癌
T1	肿瘤局限于胰腺内，最大直径≤2cm
T2	肿瘤局限于胰腺内，最大直径>2cm
T3	肿瘤侵犯至胰腺外，但未累及腹腔干或肠系膜上动脉
T4	肿瘤累及腹腔干或肠系膜上动脉(原发肿瘤不可切除)
区域淋巴结(N)	
Nx	区域淋巴结无法评估

续表

N0　无区域淋巴结转移
N1　有区域淋巴结转移
远处转移(M)
Mx　远处转移无法评估
M0　无远处转移
M1　有远处转移
临床分期
0期:TisN0M0
ⅠA期:T1N0M0
ⅠB期:T2N0M0
ⅡA期:T3N0M0
ⅡB期:T1N1M0
T2N1M0
T3N1M0
Ⅲ期:T4任何NM0
Ⅳ期:任何T任何NM1

六、治　疗

目前根本的治疗原则仍然是以外科手术治疗为主,结合放化疗等综合治疗。

对于无黄疸的可切除病变,术后如果没有复发或转移的证据,应予术后辅助化疗;也可在活检后可先行放化疗,然后手术,术后可进行辅助治疗。一般情况好者,术后还可参加临床试验。

对于无黄疸、无转移的不能切除的局部晚期病变,一般情况较好者应参加临床试验,或联合放化疗,也可单纯化疗;一般情况差者可予GEM单药化疗或仅仅给予最佳支持治疗(best support care,BSC)。

(一)手术治疗

外科手术目前仍是胰腺癌的首选治疗方法,但切除率低,胰头癌为15%,胰体尾癌在5%以下。

手术适应证:①T1期、T2期胰腺癌可作根治性手术切除;②T3期胰腺癌无法根治切除,T3期胰尾癌若仅有脾动脉侵犯,尚有切除可能;③不能切除的胰腺癌伴有胆道或肠道梗阻,如全身情况允许,可做胆-肠吻合与胃-肠吻合术。

(二)术后辅助治疗

在胰腺癌辅助治疗领域尚无确定的标准方案。包括:GEM单药化疗(1类证据)、5-Fu/亚叶酸钙单药化疗(1类证据)、包含GEM或氟尿嘧啶类的放化疗联合GEM或5-Fu/亚叶酸钙化疗。然而专家组达成了共识:当单独化疗作为辅助治疗时,对于大多数患者而言

GEM 由于毒性较低而优于 5-Fu/亚叶酸钙。卡培他滨也被列入指南的辅助治疗部分(2B类)。卡培他滨仅在其他治疗方案不可选或不可接受的情况下作为最后的治疗选择。

目前放疗的最佳联合方式和进行顺序尚未确定,放疗常常和 5-Fu 持续静脉输注或卡培他滨、GEM 联合使用,在辅助治疗中可在全身化疗之前或之后使用。辅助化疗或辅助放化疗仅仅考虑用于术后充分恢复的患者;理想情况下治疗应在术后 4~8 周内开始。应推荐患者在术后且在辅助放化疗开始前进行基线状态评估,包括 CT 扫描和 CA 19-9 水平检测,明确是否存在疾病远处转移。

(三) 晚期胰腺癌的治疗

晚期胰腺癌治疗的首要目的在于对症姑息性治疗并延长患者的生存期。尽管可有一些生存获益,但这些获益往往仅限于那些体力状态较好的患者(ECOG 评分为 0~1 分、疼痛控制良好、胆道支架通畅及充足的营养摄入)。体力状态很差的患者也许能从 GEM 治疗中获益,但与舒适度相关的评估指标是最为重要的。在开始细胞毒类药物治疗之前,应该进行开诚布公的谈话来讨论治疗的目的,并且讨论辅助性治疗策略包括非手术性引流、腹腔神经阻滞止痛。对于局部晚期或远处转移的肿瘤,GEM 被证明相对 5-Fu 推注方案可提供更多的临床获益和一定的生存获益。NCCN 专家组推荐 GEM 单药方案(1000mg/m^2,30min 静脉滴注,每周 1 次,共 3 周,每 28 天为 1 个周期)为肿瘤转移患者的治疗选择。对于体力状态良好的患者可选择以下方案:GEM+厄洛替尼、FOLFIRINOX(L-OHP、CPT-11、5-Fu、亚叶酸钙组成)、GEM+卡培他滨、GEM+DDP、TXT+卡培他滨方案,对于既往未接受 GEM 治疗的患者,二线治疗可包含 GEM。其他的选择包括卡培他滨(1000mg/m^2,口服,每日 2 次,d1~14,21 天为 1 个周期),或氟尿嘧啶/亚叶酸/L-OHP,或 XELOX 方案。

最新进展:2013 年的 MPACT 研究结果显示,GEM+白蛋白结合型 PTX(Nab-P)(NCCN 新的标准治疗方案)是十几年来晚期胰腺癌一线治疗两药联合方案的首次突破。MPACT 比较了白蛋白结合型 PTX 联合 GEM 与单药 GEM 一线治疗转移性胰腺癌患者的疗效。结果显示,在 GEM 单药基础上联合 Nab-P 可显著改善患者中位生存期(试验组对对照组,8.5 个月对 6.7 个月,HR=0.72,P=0.000015),其中 1 年生存率提高了 13%(35%对 22%),2 年生存率提高 1 倍多(9%对 4%)。此外,还研究了血清 CA19-9 水平作为生物标志物预测联合化疗疗效的结果,显示 CA19-9 水平下降是临床获益的重要标志。治疗后 CA19-9 水平较基线下降至少 20%的患者比例,试验组为 61%,对照组为 44%;而下降至少 90%的患者比例,试验组为 31%,对照组为 14%(P<0.0001)。两组中所有患者,相比较于治疗后 CA19-9 下降<90%,CA19-9 水平下降≥90%的患者中位生存期增加了 5.3 个月(13.5 个月对 8.2 个月)。MPACT 研究是继 FOLFIRINOX 方案之后晚期胰腺癌一线治疗的新突破。Nab-P 联合标准治疗药物 GEM 可显著延长晚期胰腺癌患者的生存期,且安全性良好,已成为 NCCN 指南推荐的新标准治疗方案。生物标志物研究结果进一步发掘了此项研究的价值(Nab-P 主要针对的靶点是 SPARC 蛋白)。此外,该研究还在较大规模的人群中验证了生物标志物 CA19-9 对疗效和预后的预测作用。

晚期恶病质,一般情况差的,则不宜化疗,以支持治疗、对症处理及中医中药治疗为主,有疼痛则予止痛处理。

由于胰腺组织解剖标志模糊,对肿瘤大小难以准确测量,常规客观缓解率应用于评价胰腺癌的疗效较困难,因而引入临床受益反应(clinical benefit response,CBR),CBR 的定义是对疼痛、身体状况及体重做出综合评价。

(1) 至少下列一项指标好转且持续时间超过 4 周,并且无任何一种指标恶化:①止痛药的用量较治疗前减少超过 50%;②疼痛程度降低超过 50%;③身体状况评分(KPS)改善超过 20 分以上。

(2) 止痛药、疼痛程度和身体状况评分稳定,体重增加幅度超过 7%(不包括体液储留引起)持续 4 周以上。

(四) 放疗

1. 术中放疗　术中切除肿瘤后用高能射线照射胰床,以期杀死残留的肿瘤细胞,防止复发,提高手术疗效。

2. 体外放疗　体外放疗可用于术前或术后,尤其是对不能切除的胰体尾部癌,经照射后可缓解顽固性疼痛。立体定位适形放疗照射定位更精确,正常组织损伤小,对于缓解症状疗效确切,尤其适用于胰体尾癌。

(五) 其他治疗

1. 免疫治疗　研究表明,肿瘤的发生、发展伴随着免疫功能的低下,胰腺癌也不例外。因此,提高患者的免疫力也是治疗胰腺癌的一个重要环节。通过免疫治疗可以增加患者的抗癌能力,延长其生存期。常用的药物有:干扰素、白介素-2、肿瘤坏死因子、左旋咪唑、云芝糖肽、高聚金葡素等。近年,胸腺肽及输注 CIK 细胞(细胞因子激活的免疫杀伤细胞)已应用于临床,取得一定的疗效。

2. 内分泌治疗　研究显示,胰腺癌细胞上有雌激素及雄激素受体,性激素受体的存在与肿瘤的生长、增殖有一定的关系。目前已有应用雌激素受体拮抗剂(如阿莫昔芬、托瑞米芬)治疗胰腺癌的报道。

3. 基因治疗　基因治疗是肿瘤治疗的研究方向,目前尚处于实验阶段,基因治疗应用于临床还有待时日。

国内外统计资料表明,胰腺癌的切除率及 5 年生存率目前仍较低,其主要原因在于胰腺癌起病隐匿,当产生症状就医时往往已是中晚期,肿瘤较大并可能已侵犯周围邻近器官和血管,造成肿瘤无法切除。上海华山医院外科采用减黄、介入治疗和手术切除方法——“三阶段疗法”治疗大胰头癌,取得了较好的效果。减黄可以改善肝功能;介入治疗可减轻门静脉、肠系膜上血管的受侵程度,使肿瘤缩小或界线相对清楚,为手术创造条件;手术则采取合理性的区域性胰十二指肠切除。采用该方法治疗,最长者术后已存活 2 年。总之,随着新理论、新技术的运用,推动了不能切除胰腺癌的综合治疗,继续深入研究将使原本无切除希望的胰腺癌得到根治,或明显延长患者生存期。

七、预　　后

胰腺癌是一种高度恶性的肿瘤,预后极差。未接受治疗的胰腺癌患者的生存期约为 4 个月,1 年生存率不到 10%,5 年生存率低于 4%,晚期胰腺癌患者的中位生存期仅为 3 个月左右。手术后中位生存期为 13~18 个月,术后 5 年生存率为 15%~20%。只有早期胰腺癌有报道称 5 年生存率为 38%。早期诊断和早期治疗是提高和改善胰腺癌预后的关键,手术后应用放化疗等辅助治疗可提高生存率。

附

（一）单药化疗

GEM、DDP/OXA、5-Fu、ADM、TAX 等。

GEM 已成为进展期胰腺癌的最常被选用的药物，并成为欧美治疗胰腺癌的标准方案。

GEM　1000mg/m^2　静脉滴注　d1、8、15　q28d

有报道指出，两药或三药联用虽客观有效率较单用 GEM 好，但对疾病进展时间（time to progression，TTP）、生存期无明显影响。

（二）联合化疗

1. GP 方案

GEM　1000mg/m^2　静脉滴注　d1、8、15　q28d

DDP　70mg/m^2　静脉滴注　d1　q28d

2. GEMOX 方案

GEM　1000mg/m^2　静脉滴注　d1、8　q21～28d

OXA　100mg/m^2　静脉滴注　d1　q21～28d

3. XELOX 方案

OXA　130mg/m^2　静脉滴注（2h）　d1　q21d，×8 次

XELODA　1000mg/m^2　口服　bid　d1～14　q21d，×8 次

4. FOLFIRINOX 方案

第 1 天 OXA 85mg/m^2、CPT-11 180mg/m^2、CF 400mg/m^2 和 5-Fu 400mg/m^2 静脉冲击，随后 5-Fu 2400mg/m^2 持续静脉输注 46h，每 2 周 1 次。

5. GEM+Nab-P（纳米 PTX）方案

Nab-P 125mg/m^2 静脉滴注　d1、8、15　q28d

GEM 1000mg/m^2　静脉滴注　d1、8、15　q28d

（杨　磊　王　燕）

第五节　结直肠癌

结直肠癌（coloretal cancer，CRC）是我国常见的肿瘤之一。结直肠癌的发病部位依次为直肠、乙状结肠、盲肠、升结肠、降结肠、横结肠。直肠癌约占 60%～70%、结肠癌约占 30%～40%。

一、流行病学

结直肠癌的发病率和死亡率很高，在西方发达国家中尤为突出，世界范围内，结直肠癌每年新患病例约占所有癌症新发病例的 10%～15%，约 90 万，每年因结直肠癌死亡的人数高达 50 多万，有明显的地区差异。在我国城市结直肠癌的发病率为第 5 位，农村为第 4 位。

发病率继续升高,死亡率下降。与种族关系不大,与环境因素、生活及饮食习惯有关。

二、病因和发病机制

(一) 病因

结直肠癌的病因尚不很清楚,一般认为与遗传和环境因素密切相关。

(1) 饮食因素:包括高脂肪和高蛋白的摄入、饮酒等饮食因素。根据调查资料显示,结直肠癌高发病率国家的饮食具有高脂肪、高动物蛋白,尤其是牛肉,少纤维及精制糖类,即所谓“西方化饮食”的特点,其中以高脂肪饮食的影响最为明显。

(2) 遗传因素:已被多种途径证实,约 6% ~ 10% 的结直肠癌与遗传有关。遗传性结直肠癌的特点:①近侧结直肠较多;②发病年龄相对较早;③多中心性发病较多。

结直肠癌 75% 左右的患者系散发性结直肠癌(遗传因素不十分突出),15% ~20% 的结直肠癌与遗传因素有关。其中,结直肠癌遗传倾向最明显的是家族性腺瘤息肉病(familial adenomatous polyposis,FAP),患者 50 岁时 100% 发生一处或多处的癌变。遗传性非息肉病性结肠癌(herediarynonpolyposiscolorectalcancer,HNPCC)患者,50% 的一级直系亲属可受累。

(3) 结直肠息肉(腺瘤性息肉):一般认为大部分结直肠癌起源于腺瘤,故将腺瘤性息肉看作是癌前病变。一般腺瘤越大、形态越不规则、绒毛含量越高、上皮异型增生越重,癌变机会越大。对腺瘤癌的序列演变过程已有了比较深入的了解,结直肠癌的发生是正常肠上皮—增生改变—微小腺瘤—早期腺瘤—中期腺瘤—后期腺瘤—癌—癌转移的演变过程。在这一演变过程的不同阶段中所伴随的癌基因和抑癌基因的变化已经比较明确,癌基因和抑癌基因复合突变的累积过程被看作是结直肠癌发生过程的分子生物学基础。基因的突变则是环境因素与遗传因素综合作用的结果。

(4) 慢性结直肠炎症:据报道,肠癌的流行与血吸虫病的流行区域呈正相关。一般认为,由于血吸虫而导致肠道的炎性改变,其中一部分会发生癌变。肠道的其他慢性炎症也有癌变的可能,如溃疡性结肠炎,约有 3% ~5% 癌变。

(5) 胆囊切除:有报道胆囊切除后结直肠癌的发病率增高,认为与次级胆酸进入结直肠增加有关。

(二) 发病机制

结直肠最基本的组织结构是腺体(隐窝),其是由柱状细胞和黏液细胞构成的,厚度约 40~60 个细胞。正常情况下,增殖区位于隐窝的底层,细胞可向上层迁移,然后突出于黏膜的表面,整个过程需要 4~6 天。当细胞复制和分化失常时,结直肠癌变过程也将开始,随即出现一些形态学上的改变(异常隐窝病灶、小腺瘤、大腺瘤乃至癌)。

与其他常见恶性肿瘤不同的是:结直肠癌的发展表现出有序的多步骤进展过程,可以观察到从异常隐窝病灶到不同大小的腺瘤,最后进展成浸润性腺癌的病变过程。经过多年的研究,目前已经了解了结直肠癌变过程遗传学改变的一般模型,认为在肿瘤促发和进展过程中的克隆形成是多种基因改变累积的结果。

遗传学改变主要包括抑癌基因的失活、癌基因的活化(由于突变、过表达、扩增或其他机制所致)、参与 DNA 错配修复基因(错配修复基因)的功能失活或突变,以及异常的 DNA 甲基化等。正常的黏膜演变为结直肠癌涉及多条分子途经,这就意味着结直肠癌可能存在着不同的生物学本质和临床变现。

(1) 散发性结直肠癌的分子生物学(杂合性缺失途径):大多数结直肠癌是散发性的。许多细胞遗传学研究表明,染色体5q、17p和18q在散发性结直肠癌中常发生数量和结构的改变,而其他染色体较少发生改变。散发性结直肠癌癌变过程最有可能的起始事件是*APC*基因由于丢失或突变所致的体细胞性失活,引起黏膜细胞的增殖、黏附和迁徙等行为发生异常,进而诱发隐窝异常和息肉形成。小腺瘤到大的增生性腺瘤的转变过程是多种基因变化累积的结果,人们对这一过程只了解了一部分。目前发现,在40%~50%的腺瘤和癌中存在*K-ras*基因的突变。*DCC*基因的缺失或突变颇引起人们的关注,因为*DCC*基因编码的蛋白质在序列上与神经细胞黏附分子相似,因此,该基因可能在调节细胞与环境之间的相互作用中发挥一定的作用。*DPC4*基因在结直肠癌中发生缺失也比较常见,但是很少发生错义突变。另外,最近常有报道,DNA的甲基化发生在结直肠的癌变过程中。DNA高甲基化后可抑制抑癌基因和错配修复基因的转录,这也是结肠癌发展过程中一些基因失活的一个原因。*p*53抑癌基因发挥着关键性的作用,其在大多数结直肠癌中发生了突变。

(2) 结直肠息肉和腺瘤:腺瘤性息肉是结直肠癌的癌前病变。腺瘤是一种块状且有明确界限的上皮发育异常性病变,组织学上有三种类型:管状、绒毛状和混合型。结直肠腺瘤可以发生在结直肠的任何部位,但主要发生在易患癌的部位,约70%的腺瘤发生在左半结肠和直肠。大多数腺瘤直径小于1cm,较大的腺瘤组织学上往往为绒毛状,而且易于恶变。结直肠腺瘤可演变为癌,因此结直肠腺瘤可以看作是结直肠癌独立且重要的致病因素。但是也不排除正常黏膜演变为癌的可能性。

腺瘤演变为癌的过程为研究上皮的改变在肿瘤演进过程中的意义提供了一个很好的模式。腺瘤到癌的演进过程中发生了一系列的病理变化,首先出现的是黏膜上皮细胞的增生,腺管顶部细胞复制增多。随后,增生上皮的克隆性生长形成小的腺瘤,以后发展为大的腺瘤,腺瘤细胞可以发生不典型增生,并可出现绒毛。进一步发展,腺瘤可出现一些恶性肿瘤的特性,如侵犯基膜、肌膜和肌肉。最后的过程就是浸润周围组织和器官,局部和远隔淋巴结、远隔器官转移等。这种病理过程的完成可能需要几十年的时间,在这一过程中伴随着一些遗传学方面的改变,如DNA甲基化降低、染色体某一部位等位基因的丢失(5q,17p,18q)、*ras*基因突变、*DCC*基因低表达、*APC*和*MCC*基因重排,以及*p*53基因突变等。随着对结直肠癌患者染色体等位基因研究的深入,发现从正常黏膜到浸润性癌的发展过程中,有两个非常关键的事件发生,一是染色体5q的杂合性丢失、*APC*基因的失活等,这些改变导致了从正常黏膜发展到小的腺瘤,启动了癌变过程;二是染色体等位基因17q丢失引起的*p*53基因改变,使腺瘤演变为癌。

(三) 家族性和遗传性因素

(1) 遗传性非息肉病性结直肠癌(HNPCC):是一种常染色体显性遗传性疾病,该病发生较早,常累及右半结肠,病变呈同步或不同步发生的多灶性,该病最突出的特点就是往往伴发其他器官的肿瘤,最常见的是发生在子宫、尿道、卵巢、胃、小肠等部位的肿瘤。HNPCC的遗传特点是从亲代到子代的"垂直传播",并非完全符合单基因遗传性疾病的规律,具有很高的外显率,45~50岁以前发病者较多,在老年人群中也可发病。典型的HNPCC诊断较为容易,但对于非典型者诊断过程则较为复杂。HNPCC最起码的诊断要求是:①直系亲属中至少有3人发病;②除外结直肠腺瘤病;③连续两代发病;④最少有一例在50岁以前确诊。

近年，HNPCC 的病因被认为是一些 DNA 修复基因的突变，如果失去这一功能，基因将变得不稳定，尤其在微卫星 DNA(简单序列高度重复 DNA 片段)中显得更为明显。微卫星 DNA 散布在人类基因组中，常位于非编码区，因此，微卫星不稳定是 HNPCC 的特征性基因改变。在 HNPCC 中发生的基因突变有：*hMSH2*(2p16)、*hMSH1*(3p21)、*hPMS1*(2p16)、*hPMS2*(2q31、7q11)、*hMSH6*(2p16)等。*hMSH2* 和 *hMSH1* 是 HNPCC 患者中最常见的两种 DNA 修复基因突变。

(2) 家族性腺瘤病性息肉病(FAP)：是一种少见的常染色体显性遗传性疾病，病因是 *APC* 基因的突变，该病的主要特点是结直肠内发生成百上千的腺瘤。一般而言，结直肠内腺瘤数超过 100 枚即可诊断。腺瘤一般出现在儿童期甚至幼儿期，之后体积增大，数量也增加。部分未经治疗者在 35～45 岁时，也就是在腺瘤发生后的 20 年左右，可发生恶性变。FAP 理想的治疗方法是全结肠切除、回肠直肠吻合术，或者结直肠切除、回肠肛管吻合术。FAP 患者的肠外表现有：胃腺瘤性息肉，十二指肠、空肠及回肠腺瘤，颅及下颚骨骨瘤，先天性视网膜色素上皮肥大，多种软组织肿瘤等。

APC 基因定位于染色体 5q21，编码一种由 2843 个氨基酸残基组成的蛋白质，其功能是影响细胞黏附和信号转导。应用先进的分子生物学技术，70%～90% 的 FAP 患者可检测到 *APC* 基因的突变，这种突变常常导致基因的缺失进而引起蛋白质性状的改变。

三、病　　理

(一) 大体分型

1. 早期结直肠癌

(1) 早期结直肠癌的概念：癌肿限于结直肠黏膜层及黏膜下层者称早期结直肠癌。早期结直肠癌一般无淋巴结转移，但其中癌肿浸润至黏膜下层者，有 5%～10% 的病例出现局部淋巴结转移。确定为早期结直肠癌患者，必须将肿瘤病灶全部制取切片观察，以确认癌肿未超越黏膜下层。

(2) 早期结直肠癌的肉眼分型：①息肉隆起型，根据肿瘤蒂的形态，也可进一步分为有蒂型(Ⅰp)、广基型(Ⅰs)两个亚型。此型在组织学上多为黏膜内癌；②扁平隆起型(Ⅱ型)，此型多为黏膜下层癌；③扁平隆起伴溃疡型(Ⅲ型)，此型均为黏膜下层癌。

(3) 早期结直肠癌的组织学分型：与进展型结直肠癌相同，但通常多为管状腺癌或乳头状腺癌。早期结直肠癌根据癌组织生长及浸润的范围，又可进一步分为原位癌、黏膜内癌及黏膜下层癌。

2. 进展期结直肠癌的大体类型

(1) 隆起型：凡肿瘤的主体向肠腔内突出者，均属本型。肿瘤呈结节状、息肉状或菜花状隆起，有蒂或为广基。切面：肿瘤与周围组织境界常较清楚，浸润较为浅表局限。若肿瘤表面坏死，形成浅表溃疡，形如盘状者，称盘状型。其特点为：肿瘤向肠腔作盘状隆起，边界清楚，广基，表面有浅表溃疡，其底部一般高于周围肠黏膜。切面：肿瘤边界多较清楚，局部肠壁肌层虽可见肿瘤浸润，但肌层结构仍可辨认。

(2) 溃疡型：肿瘤形成较深(深达或超出肌层)之溃疡者均属此型。根据溃疡之外形及生长情况它又可分为两类亚型：①局限溃疡型，肿瘤外观似火山口状，溃疡边缘肿瘤组织呈围堤状明显隆起于黏膜面。溃疡中央坏死，形成不规则形深溃疡。切面可见肿瘤底部向肠壁深层浸润,但边界尚清楚。②浸润溃疡型,肿瘤主要向肠壁深层浸润生长,中央形成溃疡。溃疡口边缘多无围堤状隆起之肿瘤组织,而系正常肠黏膜覆盖之肿瘤组织。切面:肿瘤浸润至肠壁深层,边界不清楚。

(3) 浸润型:肿瘤向肠壁各层弥漫浸润,使局部肠壁增厚,但表面常无明显溃疡或隆起。肿瘤可累及肠管全周,常伴纤维组织异常增生,有时致肠管周径明显缩小,形成环状狭窄,此时局部浆膜面可见到因纤维组织牵引而形成之缩窄环。

(4) 胶样型:肿瘤外形不一,或隆起,或伴有溃疡形成,但外观及切面均呈半透明胶冻状。

(二) 组织学分型

(1) 乳头状腺癌:预后较好,故从一般腺癌中划分出来。

(2) 管状腺癌:根据其分化程度分为 3 级,①高分化腺癌;②中分化腺癌;③低分化腺癌。

(3) 黏液腺癌:根据其形态又可分为两种亚型,一种表现为大片“黏液湖”形成,其中漂浮小堆癌细胞;另一种表现为囊腺状结构,囊内充满黏液,囊壁衬覆分化较好的黏液柱状上皮。后者可伴有高分化腺癌或乳头状腺癌。

(4) 印戒细胞癌:肿瘤由弥漫成片的印戒细胞构成,不形成腺管状结构。

(5) 腺鳞癌:腺癌与鳞癌见于同一肿瘤内,两种成分混杂相间并可见移行过渡。如腺癌内仅见小灶性鳞癌分化,则仍属腺癌。

(6) 鳞状细胞癌:肿瘤全部或绝大部分由鳞状细胞组成。

(7) 未分化癌:诊断此型癌肿应作黏液染色及神经内分泌细胞免疫组化标记,以排除低分化腺癌及神经内分泌肿瘤。

(8) 神经内分泌肿瘤:目前倾向于根据神经内分泌肿瘤的分化程度分为下述几种亚型,①类癌;②腺类癌(又称黏液腺癌);③小细胞神经内分泌癌(又称小细胞癌),是低分化的神经内分泌癌;④混合性腺癌-类癌,同一肿瘤内可见到明确的腺癌和上述任一类型的神经内分泌肿瘤成分。

(三) 扩散与转移

(1) 直接浸润:结直肠癌的直接蔓延,系循肠壁内淋巴管纵轴的垂直方向发展,即沿着肠管周径及向深层浸润,平行肠管长轴方向的扩散较少,因此,很少超越肿瘤上、下缘 2~3cm 以外。有人观察 236 例结肠癌病理标本,肠壁由浸润超越肿瘤上、下 4cm 以外的仅 0.5%。直接蔓延可以突破浆膜层而侵入邻近器官如肝、胆、膀胱、子宫、阴道等,或造成腹腔内种植性播散。

(2) 种植播散:常见的种植方式有以下 3 种情况。

1) 腹腔种植:癌细胞侵犯至浆膜外时,可以脱落至腹腔内其他器官表面,引起腹腔种植播散。腹腔种植转移是一个复杂的生物过程,好发部位有大网膜、肠系膜、膀胱直肠凹、子宫直肠凹等,以盆腔道格拉斯窝(直肠子宫陷凹)附近较为常见;可以在阴道触诊时触及硬结,也可以广泛种植于腹腔内,形成癌性腹膜炎。

2) 肠腔种植:结直肠癌灶附近的肠腔内常有脱落的癌细胞附着,在黏膜完整时,癌细胞不会种植生长,但若肠黏膜有损伤,则可在破损处发生种植,这也可能是结直肠癌常有多发病灶的原因之一。

3）医源种植：多在手术过程中，种植于吻合口和腹壁切口。在手术时应采取防范措施，加以避免。

（3）淋巴结转移：近年来，对于结直肠黏膜超微结构的研究确认，结直肠黏膜内无淋巴管存在。因此，结直肠的黏膜内癌无淋巴结转移的可能，但如病变浸润到黏膜肌层以下，则有淋巴结转移的可能。手术时已有区域淋巴结转移者可达 30%～68%。

（4）血行转移：多在侵犯小静脉后沿门静脉转移至肝内。结直肠癌诊断时已有 10%～15%的病例转移至肝内，尸检则有 2/3 转移至肝，也可先经椎旁静脉丛而首先出现肺转移，其他脏器如骨、胸、肾、卵巢、皮肤均可发生转移。如形成梗阻或手术挤压时，易造成血行转移。距肛门缘 6cm 以下的直肠癌血行转移率最高，可达 40%～50%；其次为上段直肠癌，约在 20%以上。结肠癌的血行转移率不足 10%。

四、临床表现

（一）症状

结直肠癌的生长相对缓慢，早期无明显症状，有时多年无症状，临床表现与肿瘤的部位、大小，以及肿瘤继发变化有关。

1. 便血　肿瘤表面与正常黏膜不同，在与大便摩擦后甚易出血。低位结直肠中大便干硬，故便血最常见，直肠癌患者中 90%有便血，左半结肠癌患者中 75%有便血。但右半结肠中大便尚处于半流体状，故右半结肠癌出血量相对较少，又加混于大便中后色泽改变，因此不易为患者察觉，只在出血量较多时始可见大便呈棕红色。

2. 排便习惯的改变　常是最早出现的症状，肿瘤本身分泌黏液及继发炎症改变不仅使黏液粪便增多，而且刺激肠蠕动，使排便次数增多，粪便不成形或稀便，病灶越低，症状越明显，排便前可有轻度腹痛。

3. 腹痛　腹部早期可出现隐痛被忽视，肿瘤部位蠕动加强，肿瘤表面因分泌物增加及继发性炎症更加刺激肠蠕动可致腹痛，肠梗阻可引起阵发性腹部绞痛。直肠癌侵犯肛管引起肛门剧痛，晚期侵犯周围组织引起相应部位疼痛。

4. 腹部肿块　有部分结肠癌患者诊断确立时，已触及腹部肿块，结肠癌恶性程度相对其他消化道肿瘤低，局部生长到相当体积时可无扩散。

5. 肠梗阻　肿瘤长至相当体积或浸润肠壁引起肠管狭窄时，肠腔变小，肠内容通过受阻，此时可出现肠鸣、腹痛、腹胀、便秘、大便困难等症状。病灶位于直肠时，可出现大便变形、变细，大便费力不易一次排净，大便次数增加或里急后重的感觉。情况进一步发展时即可出现部分性甚至完全性梗阻。左半结肠的肠内容比右半结肠干稠，故阻塞症状往往较常见。

6. 全身症状　由于慢性失血、癌肿溃烂、感染、毒素吸收等，患者可出现贫血、消瘦、乏力、低热等。病情晚期可出现肝肿大、黄疸、浮肿、腹水、直肠前凹肿块、锁骨上淋巴结肿大及恶病质等。

7. 按肿瘤部位不同，临床表现可不同

（1）右侧结肠癌：主要表现为消化不良，乏力，食欲缺乏，腹泻，便秘，或便秘、腹泻交替出现，腹胀，腹痛，腹部压痛，腹部包块，进行性贫血。包块位置随病变位置而异。盲肠癌包块位于右下腹，升结肠包块位于右侧腹部，结肠肝曲包块位于右上腹，横结肠包块位于脐部附近。此外可有发热、消瘦，并有穿孔及局限性脓肿等并发症，此时病变已进入晚期。

(2) 左侧结肠癌：由于乙状结肠肠腔狭小，且与直肠形成锐角，因而易发生狭窄和进行性肠梗阻，多有顽固性便秘，也可间以排便次数增多。由于梗阻多在乙状结肠下段，所以呕吐较轻或缺如，而腹胀、腹痛、肠鸣及其肠型明显。癌肿破溃时，可使粪便外染有鲜血或黏液。梗阻近端肠管可因持久性膨胀、缺血、缺氧而形成溃疡，甚至引起穿孔，也可发生大量出血及腹腔脓肿。

(3) 直肠癌：主要表现为大便次数增多，粪便变细，带有血液或黏液，伴有里急后重。由于癌肿可侵犯骶丛神经，可出现剧痛。如果累及膀胱可出现尿频、尿痛、尿急、尿血等症状。癌肿侵犯膀胱，可形成膀胱直肠瘘管。直肠癌也可引起肠梗阻。

(4) 肛管癌：主要表现为便血及疼痛。疼痛于排便时加剧。当癌肿侵犯肛门括约肌时，可有大便失禁。肛管癌可转移至腹股沟淋巴结，故可于腹股沟触及肿大而坚硬的淋巴结。

(二) 体征

局部可以用指检扪及，腹部可常扪及包块，全身检查可以发现贫血及转移征象如锁骨上淋巴结肿大、肝脏肿块等。

五、诊断与鉴别诊断

(一) 诊断

结直肠癌患者除早期无症状，大部分患者都有不同程度的临床表现。临床上只要重视患者的主诉，详细询问病史，认真体格检查，再辅以 X 线、内镜及病理检查，诊断并不困难。

近期出现持续腹部不适、隐痛、气胀；大便习惯改变，出现便秘或腹泻，或两者交替；便血；原因不明的贫血或体重减轻；腹部肿块等，应考虑结直肠癌的可能，并进行下列检查。

1. 大便隐血检查 结直肠癌患者中 50%～60% 大便隐血试验阳性。大便隐血试验系非特异性诊断方法，任何情况引起消化道出血时均可导致大便隐血试验阳性。但作为一种简便、快速的方法，大便隐血试验可以从“健康”人群及高危人群中检出可疑结直肠肿瘤患者，为进一步检查提供高危人群，因此大便隐血试验是目前结直肠肿瘤普查和筛检的最常用方法。对大便隐血阳性者应进行胃和肠的检查。

2. 直肠指检 直肠指检是最基本、最重要的检查，至少可扪及距肛门 7cm 以内的直肠壁情况。指检时必须仔细触摸，避免漏诊。结肠癌患者也应通过直肠指检或直肠-阴道双合诊检查了解膀胱-直肠凹或子宫-直肠凹有无种植灶。约 80% 的直肠癌可在直肠指检时触及。

3. 乙状结肠镜检查 硬管乙状结肠镜一般可检查至距肛门 25cm 处，至少可仔细观察至距肛门 15cm 处，并可对所见病灶取活检标本。

4. 钡灌肠检查 一般的钡灌肠检查不易发现直径 2cm 以下的病灶，但有经验的医师用低张气钡造影法可发现直径 1cm 以下的结肠癌。对临床怀疑有低位结直肠癌症状的患者应首先采用直肠指检及硬管乙状结肠镜检查，因为这两种方法对距肛门 20cm 内的低位结直肠癌检查较钡灌肠可靠。

5. 纤维结肠镜检查 纤维结肠镜检查由于直观、可采取组织标本，被视为结直肠癌诊断的金标准。对于距肛门 15～20cm 以上的结肠癌，此为最可靠的检查方法。技术熟练的医师 90% 以上可检查至盲肠，90% 结直肠癌患者通过纤维结肠镜检查而确诊。

6. CT、MRI、腔内 B 超　目前此三种检查主要用于了解直肠癌的浸润状况。CT 对局部浸润广泛的直肠癌及直肠癌术后盆腔复发的诊断有帮助，可以直接观察肿瘤是否侵犯盆腔肌肉、膀胱、前列腺。

7. CT 仿真肠镜技术　近年，由于 CT 硬件设备和计算机技术的发展，放射学家在肠管充气后，以螺旋 CT 沿结直肠轴线在不同层面上进行交叉横断扫描，再由计算机进行三维结构重建，绘出虚拟结肠图像，这种技术称为仿真肠镜检查（virtual colonoscopy）。仿真肠镜技术的优点是无创、快速、可评价全结肠，包括那些因肠腔狭窄传统肠镜无法通过的近侧段肠管。检查不需要任何镇静剂和对比剂，安全、可靠。

8. 肿瘤标记物　CA19-9 或 CEA 等不具有特异性诊断价值，既有假阳性又有假阴性。早期患者阳性率较低，淋巴结转移患者中则有 50% 的 CEA 高于正常，因此不适于作早期诊断用，但在疗效判断、估计预后和诊断术后复发方面有一定作用。

9. 细胞学检查　结直肠癌脱落细胞学检查多采用肠镜直视下刷取直肠肛门处肿瘤指检涂片法作直接涂片，必要时可将刷取物及指套用盐水洗脱后，离心沉淀涂片。

（二）鉴别诊断

结直肠癌易被误诊为其他疾病。

（1）痢疾：本病包括细菌性痢疾和阿米巴痢疾，分别是由感染痢疾杆菌和阿米巴原虫而引起的结肠炎症。

（2）痔：是一种常见病、多发病，是便血的重要原因之一。其突出症状为解鲜红色血便，便时或便后伴小肿物脱出于肛门之外，用手能复原是其特点。

（3）肠炎：是消化道最常见的疾病之一，临床表现为腹泻、腹痛。慢性肠炎则常为腹泻与便秘交替发作。

（4）外科急腹症：常见者包括急性阑尾炎、阑尾周围脓肿、肠梗阻、肠扭转等。

（5）息肉：直肠癌被误诊为息肉，主要出现在既往有息肉病史的患者，常误以为是息肉复发，未引起注意。也有部分结直肠癌是由腺瘤性息肉恶变引起的。青年人结直肠癌常以单纯血便为临床表现，容易被误诊为息肉。

（6）其他：当结直肠恶性肿瘤直接浸润至腰骶部神经丛，往往容易被误诊为腰背痛和坐骨神经痛。

六、分　　期

结直肠癌的分期有传统的 Dukes 分期和国际 TNM 分期。

（一）Dukes 分期

Dukes 分期由著名的结直肠癌专家 Dukes 创立。该分期经改良后，以肿瘤浸润最大深度和有无远处转移为依据，将结直肠癌分为 A、B、C、D 四期。该分期方法简便，易于掌握，一直沿用多年，至今仍被广泛采用。

A 期：肿瘤限于肠壁内；

B 期：肿瘤已侵及肠壁外；

C 期:无论肿瘤侵及哪一层,只要伴有淋巴结转移即为 C 期;

C1 期:无高位淋巴结转移;

C2 期:有高位淋巴结转移;

D 期:有远处转移;

(二) 国际 TNM 分期

结直肠癌的 TNM 分期见表 13-9。

表 13-9　结直肠癌 TNM 分期系统(AJCC/VICC)(第七版)

原发肿瘤(T)
Tx　原发灶情况无法评估
T0　无原发肿瘤证据
Tis　原位癌:上皮内癌或黏膜内癌未穿透黏膜肌层而达黏膜下层
T1　癌侵达黏膜下层
T2　癌侵达肠壁固有肌层
T3　肿瘤穿透固有肌层到达浆膜下层,或侵犯无腹膜覆盖的结直肠旁组织
T4　肿瘤穿透器官或直接侵犯其他器官或结构
T4a　肿瘤穿透腹膜脏层
T4b　肿瘤直接侵犯或粘连于其他器官或结构
区域淋巴结(N)
Nx　区域淋巴结无法评估
N0　区域淋巴结无转移
N1　1~3 枚区域淋巴结转移
N1a　有 1 枚区域淋巴结转移
N1b　有 2~3 枚区域淋巴结转移
N1c　浆膜下、肠系膜、无腹膜覆盖结肠/直肠周围组织内有肿瘤种植(tumor deposit,TD),无区域淋巴结转移
N2　≥4 枚区域淋巴结转移
N2a　4~6 枚区域淋巴结转移
N2b　7 枚及更多区域淋巴结转移
远处转移(M)
Mx　无法评估有无远处转移
M0　无远处转移
M1　有远处转移
M1a　远处转移局限于单个器官或部位(如肝、肺、卵巢、非区域淋巴结)
M1b　远处转移分布于一个以上的器官/部位或腹膜转移
临床分期
0 期:TiaN0M0
Ⅰ期:T1~2N0M0
Ⅱ期:T3~4N0M0
Ⅲ期:任何 TN1~2M0
Ⅳ期:任何 T 任何 NM1

注:0 期与Ⅰ期相当于 Dukes A 期;Ⅱ期相当于 Dukes B 期,其中 T3N0M0 预后较好,而 T4N0M0 预后较差;Ⅲ期相当于 Dukes C 期,其中 N1 预后较 N2 为好。

七、治　疗

治疗原则:选择最佳方案,须依据不同的临床病理分期。

(一) 结肠癌

0 期:术后定期观察,不需要辅助治疗。

Ⅰ期:术后不需要辅助化疗。

Ⅱ期:有下列高危因素者应行术后辅助化疗,淋巴结取样不足<12 个(NCCN 标准)、T4、肠梗阻、肿瘤穿孔、低分化肿瘤、脉管侵犯。

Ⅲ期:术后常规辅助化疗(FOLFOX、XELOX)。

Ⅳ期:以全身化疗为主,联合靶向药物,必要时辅助其他局部治疗。

(二) 直肠癌

0 期:术后定期观察,不需要辅助治疗。

Ⅰ期:术后一般不需要辅助化疗,但有血管/淋巴结侵犯(脉管癌栓)者应行辅助化疗亦可予同步放化疗或放疗。

ⅡA 期:有血管/淋巴结侵犯(脉管癌栓)者应行术后同步放化疗或放疗,随后行辅助化疗。分化差者行术后辅助化疗。

ⅡB 期及Ⅲ期:可行术前同步放化疗或放疗,如术前未做者行术后同步放化疗或放疗,并行术后辅助化疗。

Ⅳ期:以全身化疗为主,必要时辅助其他局部治疗。

(三) 结直肠癌肝转移

(1) 所有可安全切除的肝转移均可手术,依此标准 20% 肝转移患者可行手术。

(2) L-OHP 或 CPT-11 为主的新辅助化疗(术前化疗)可使 15% ~50% 不能手术的肝转移患者得到手术的机会,增加根治性肝转移切除者的生存率。

(3) 肝转移癌根治术后 5 年生存率为 15% ~54% ,平均为 20% ~30% 。

(四) 晚期转移性结直肠癌的治疗

化疗可以延长这些患者的生存期,提高其生活质量,且新辅助化疗可使部分无法手术切除的转移性病灶转变为可手术切除。结直肠癌化疗最常用的药物包括氟尿嘧啶类化合物(5-Fu 和卡培他滨)、L-OHP 和 CPT-11。氟尿嘧啶类药物是结直肠癌化疗的基石,往往与 L-OHP 或 CPT-11 组成联合方案应用。L-OHP 和 CPT-11 治疗转移性结直肠癌的疗效相近,与 5-Fu 联合的有效率为 40% ~50% 。但两者的不良反应不同,L-OHP 的剂量限制性毒性是外周神经毒性,而 CPT-11 的剂量限制性毒性是迟发型腹泻和中性粒细胞减少。近年来,靶向药物在晚期结直肠癌的治疗中取得了成功,已批准的药物包括抑制血管生成的贝伐珠单抗、针对 EGFR 的西妥昔单抗和帕尼单抗。贝伐珠单抗和西妥昔单抗与化疗联合可以进一步延长无进展生存期和总生存期,帕尼单抗可作为初次或二次治疗失败后的单药治疗。

转移性结肠癌最佳支持治疗的中位生存时间为 6 个月左右,5-Fu、L-OHP 和 CPT-11 的交替化疗可以使这些患者的总生存期提高至 20 个月左右，在加入靶向药物后，中位生存期可进一步达到 2 年左右。

八、预　　后

结肠癌根治性切除术后的 5 年生存率为 60% ~ 80%，直肠癌根治性切除术后的 5 年生存率为 50% ~ 70%。Dukes A 期患者根治性切除术后的 5 年生存率可达 90% 以上，而 D 期则小于 5%。

附　常用化疗方案

(一) mFOLFOX6 方案

L-OHP 85mg/m²，静脉滴注 2h，d1；
亚叶酸钙 400mg/m²，静脉滴注 2h，d1；
5-Fu 400mg/m²，静脉注射，d1，之后 2400mg/m² 静脉输注 46~48h，每 2 周重复。

(二) FOLFIRI 方案

CPT-11 180mg/m²，静脉滴注 2h，d1；
亚叶酸钙 400mg/m²，静脉滴注 2h，d1，2(5-Fu 之前)；
5-Fu 400mg/m²，静脉注射，然后 600mg/m²　静脉滴注 22h，d1，2，每 2 周重复 1 次。

(三) 化疗+分子靶向药物

贝伐珠单抗 5mg/kg，静脉滴注，每 2 周 1 次。
可与上述化疗方案联合使用。
西妥昔单抗 400mg/m²，静脉滴注，第 1 周，随后 250mg/m²，静脉滴注，每周 1 次
可与上述化疗方案联合使用。

（杨　磊　王　燕）

第六节　胃肠道间质瘤

胃肠道间叶细胞又称间充质细胞，源于中胚层，广泛存在于胃肠道管壁的各层组织中，包括黏膜层、黏膜下层、肌层、浆膜层及其系膜。间叶细胞有多向分化潜能，可以进一步分化为成纤维细胞、肌纤维母细胞、脂肪细胞、血管内皮细胞和滑膜细胞等。

1960 年，Martin 首先出现了一种胃壁的胞质丰富的圆形或多角形细胞肿瘤，随后出现了胃奇异型平滑肌瘤、平滑肌母细胞瘤、上皮样平滑肌瘤及胃肠道自主细胞瘤等的陆续报道；1983 年，Mazur 和 Clark 等利用电镜和免疫组化技术发现，这组肿瘤的抗原表达和超微结构既无平滑肌分化又无神经源分化，而是一种非定向分化的间质瘤，于是首先将其命名为“胃间质瘤(gastric stromal tumors)”。由于缺乏绝对的诊断标志，仍难与平滑肌肉瘤、硬纤

维瘤病等胃肠道间质性肿瘤相混淆。1998 年,Hirota 和其同事通过分子生物学发现此类肿瘤特异性表达 *c-kit* 酪氨酸激酶受体,可以 CD117 单克隆抗体检测,为诊断胃肠道间质瘤确定了标准。

一、定义和流行病学

胃肠道间质瘤(gastrointestinal stromal tumors,GISTs)是一类起源于胃肠道间质干细胞的肿瘤,由未分化或多能的梭形或上皮样细胞组成,免疫组化过表达 CD117 和 CD34,属于消化道间叶性肿瘤。在恶性胃肠道肿瘤中占 0.1%~3%,其发病率据美国估计为 2/10 万,预计中国每年的发病人数在 20 000~30 000 例。平均发病年龄为 58 岁(60~80 岁),男女比例约为 1.3:1。

GISTs 的发生部位以胃最常见,约占 60%~70%,其次是小肠,约占 20%~30%,结直肠约占 10%,胃肠道其他部位(食管、网膜、肠系膜)<5%。47% 的 GISTs 诊断时伴有转移性病变。

二、病　　理

(一) 组织病理学特征

GISTs 直径大小不一,常无完整包膜,偶可看到假包膜,体积大的肿瘤可以伴随囊性变、坏死和局灶性出血,穿刺后肿瘤破裂,也可以穿透黏膜形成溃疡。肿瘤多位于胃肠黏膜下层(60%),浆膜下层(30%)和肌壁层(10%)。

光镜下 GISTs 细胞可分为上皮细胞型(上皮样细胞>50%)、混合细胞型(上皮样细胞为 10%~50%)、梭形细胞型(上皮样细胞<10%)。上皮样细胞型多见于胃,梭状细胞型多见于小肠。小肠的间质瘤有时呈副交感神经节细胞样改变,并含线团样纤维。肿瘤细胞的排列方式主要为束状和弥漫片状,栅栏状、漩涡和小巢状等少见。

(二) 免疫组化特征

CD117 是 *c-kit* 原癌基因的蛋白产物,为Ⅲ型酪氨酸激酶生长因子受体,属免疫球蛋白超家族成员。94%~98% 的 GIST 细胞有 CD117,而其他间质性肿瘤则无。因此,CD117 表达成为鉴别 GIST 和其他软组织肿瘤的重要标志。DOG-1 阳性率为 94%~96%,其中 CD117 与 DOG1 具有高度一致性。CD34 阳性率为 70%~75%、平滑肌肌动蛋白阳性率为 25%~56%、S-100 蛋白阳性率为 32%,以及 Desmin 阳性率<5%。上述免疫组化特征对 GIST 的诊断和鉴别诊断具有重要价值。GIST 的病理诊断思路(图 13-3)。

(三) 分子生物学特征

c-kit 基因位于 4q11~21,编码产物即为 CD117,一种跨膜酪氨酸激酶受体,其配体为造血干细胞生长因子(SCF),CD117 与配体结合后激活酪氨酸激酶,通过信号转导活化细胞内转录因子从而调节细胞生长、分化、增生。*c-kit* 基因突变导致酪氨酸激酶非配体激活,使细胞异常生长。目前研究发现,CD117 的功能获得性突变在 GIST 中可达到 90%,最常见的是在 *c-kit* 基因外显子 11 的突变(占 57%~71%),其次为外显子 9 的突变(占 15%~20%)。亦

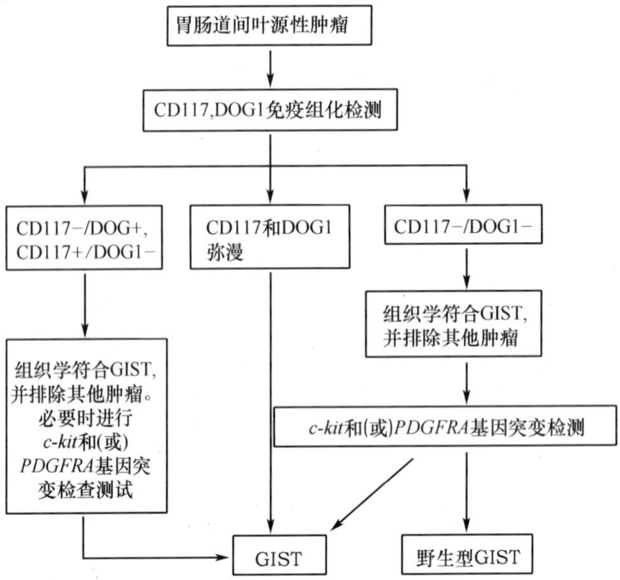

图 13-3　GIST 的病理诊断思路

有少数报道发现外显子 13、17 的突变。可见 CD117 信号转导异常是 GIST 发病机制的核心环节。*c-kit* 基因突变预示肿瘤的恶性程度高，预后不佳。

PDGFR 基因位于 4 号染色体，编码蛋白是 PDGFRα，其突变发生在没有 *KIT* 突变的肿瘤中，有三种突变类型：外显子 12（占 3%）、外显子 14（<1%）、外显子 18（占 97%）。基因突变的检测可以进一步的明确诊断 CD117 阴性的患者，诊断家族性 GISTs。

三、临床表现

（一）临床症状

GIST 的症状无非特异性，病程可短至数天、长至 20 年，恶性 GIST 病程较短，多数在数月以内，良性或早期者无症状。GIST 的远处转移多见于肝、骨和肺。

（1）消化道出血是最常见的症状表现。常表现为隐蔽的慢性失血，患者可有贫血症状。部分表现为急性上消化道大出血。

（2）可有非特异性的溃疡样疼痛。

（3）部分患者表现为上腹部包块。

（4）约 20% 的 GIST 没有明显症状，而在体检或进行腹部手术时偶然发现。

（5）有时候一开始就表现为消化道穿孔或腹腔内出血的症状。

（二）体征

（1）患者表情可较为疲倦；有长期慢性出血的患者可有贫血貌；长期食欲缺乏的患者可有体重下降、消瘦、营养不良的表现。

（2）当存在较大的肿瘤时，可触及腹部包块和（或）有压痛。

（3）淋巴结肿大极其罕见。

（三）扩散转移

GIST 主要通过种植和血行转移，通过血行转移最常见的部位为肝脏，淋巴结转移少见（<1%）。

四、实验室检查

（一）一般检查

慢性出血时血常规检查会出现血红蛋白、红细胞压积减少。大便隐血可呈阳性。生化指标、肿瘤标记物一般无明显异常。

（二）X 线检查

胃肠道钡餐造影检测是显示 GIST 累及黏膜面和管腔改变的主要方法。胃间质瘤表现为局部黏膜皱襞变平或消失，小肠间质瘤有不同程度的肠黏膜局限性消失、破坏，仅累及一侧肠壁，并沿肠长轴发展，造成肠腔偏侧性狭窄。向腔外生长的间质瘤可有外压性改变。

（三）CT 检查

常用多排螺旋增强 CT 检查，是 GIST 最常用的影像学检查手段。可以在术前评估测量肿瘤的大小、位置，与重要器官组织及血管的关系，有无转移；亦可在术后随访检测有无肿瘤的复发、转移；评估靶向药物治疗的疗效。

（四）B 超检查

可发现较大的上腹部包块。可用于腹水探查，对肝转移瘤的诊断和疗效监测有一定的价值。

（五）超声内镜

对于黏膜下层、肌层、浆膜层邻近的间质瘤的检出有重要的意义，可以检查出肿瘤所在的具体位置、大小，肿瘤内部的情况。

（六）MRI 检查

关于 GIST 的 MRI 信号表现复杂。良性实体瘤 T1WI 的信号与肌肉相似，T2 加权像呈均匀等信号或稍高信号，与周围组织分界清晰。恶性者，无论 T1WI 或 T2WI 信号表现均不一致，可以是 T1WI 不均匀等低信号，T2WI 不均匀等高混杂信号或低信号，或高低混杂信号，MRI 可提供更佳的软组织对比分辨率和直接的多平面影像，有助于肿瘤的定位，对在肛门直肠部 GIST 的检测较为敏感。

（七）PET-CT 检查

PET-CT 的敏感度和特异度均很高，结合 18FDG 可以在早期就评估靶向治疗的疗效，但检查费用昂贵，限制了其应用。

五、诊断与鉴别诊断

（一）诊断

结合病史、体检和影像学检查，间叶来源的胃部肿物首先考虑 GIST，但只有病理组织学检查是确诊 GIST 的唯一手段。

（1）对组织学形态上符合典型 GIST，免疫组化 CD117 和 DOG-1 弥漫阳性的病例可诊断 GIST。

（2）对组织学形态上考虑 GIST，但是 CD117（+）、DOG-1（-）或 CD117（-）、DOG-1（+）的病例，在排除其他类型肿瘤后可做出 GIST 诊断，必要时需应用分子生物学手段检测 *c-kit* 和 *PDGFRA* 基因突变的情况来辅助诊断。

（3）对于组织学形态上符合典型 GIST，但是 CD117 和 DOG-1 均阴性的病例，需进行 *c-kit* 和 *PDGFRA* 基因检测，以进一步明确。

（二）鉴别诊断

（1）胃癌：胃部 GIST 主要位于胃底和胃体，相邻胃壁结构一般较清晰，常较少引起梗阻，淋巴结转移罕见，胃癌多位于胃体及胃窦部，梗阻常见，相邻胃壁常受侵犯层次不清，常出现胃周淋巴结转移。

（2）胃淋巴瘤：胃淋巴瘤多为继发性，胃周及全身淋巴结多可肿大，胃壁广泛增厚，坏死少见。

（3）平滑肌瘤：仅多见于食管，贲门、胃、小肠、结直肠少见。病理形态瘤细胞稀疏，呈长梭形，富含酸性原纤维，免疫组化肌动蛋白（MSA）、SMA、desmin 强阳性，CD34 及 CD117 阴性。

（4）平滑肌肉瘤：从临床诊断方法难以区分平滑肌肉瘤或 GIST。病理形态有平滑肌瘤特征并伴有核异型或核分裂象增多则为平滑肌肉瘤，免疫组化表型呈平滑肌肿瘤的特点。

（5）神经鞘瘤：消化道神经鞘瘤极少见，仅占消化道间叶源肿瘤的 3%～4%。胃部最常见，其次为结肠，起源于固有肌层，无包膜，瘤细胞呈梭形或上皮样，富含淋巴细胞，浆细胞浸润，免疫组化 S-100 强阳性，而 desmin、CD34、CD117、SMA 均阴性。

六、分　期

胃肠道间质瘤的 TNM 分期见表 13-10，胃间质瘤的分期见表 13-11，小肠间质瘤的分期见表 13-12。

表 13-10　GISTs 的 TNM 分期（AJCC，2010）

原发肿瘤（primary tumor，T）	N1　有区域淋巴结转移
TX　原发肿瘤无法评价	远处转移（distant metastasis，M）
T0　未见原发肿瘤	M0　无远处转移
T1　肿瘤≤2cm	M1　有远处转移
T2　肿瘤>2cm 但≤5cm	组织分级（G）
T3　肿瘤>5cm 但≤10cm	Gx　组织分级无法评估
T4　肿瘤最大直径>10cm	G1　低级；核分裂数≤5/50HPF
区域淋巴结（regional lymph nodes，N）	G2　高级；核分裂数>5/50HPF
N0　无区域淋巴结转移*	

注：* 如区域淋巴结未知，则用 N0，而非 Nx 表示。

表 13-11　胃 GIST* 分期

分期	T	N	M	核分裂象
Ⅰ A 期	T1 或 T2	N0	M0	低
Ⅰ B 期	T3	N0	M0	低
Ⅱ 期	T1	N0	M0	高
	T2	N0	M0	高
	T4	N0	M0	低
Ⅲ A 期	T3	N0	M0	高
Ⅲ B 期	T4	N0	M0	高
Ⅳ 期	任何 T	N1	M0	任何数目
	任何 T	任何 N	M1	任何数目

注：* 同样适用于大网膜。

表 13-12　小肠 GIST* 分期

分期	T	N	M	核分裂象
Ⅰ A 期	T1 或 T2	N0	M0	低
Ⅱ 期	T3	N0	M0	低
Ⅲ A 期	T1	N0	M0	高
	T4	N0	M0	低
Ⅲ B 期	T2	N0	M0	高
	T3	N0	M0	高
	T4	N0	M0	高
Ⅳ 期	任何 T	N1	M0	任何数目
	任何 T	任何 N	M1	任何数目

注：* 同样适用于食管、结直肠、肠系膜和腹膜。

七、治　　疗

（一）手术治疗

外科切除被认为是治疗 GIST 的最主要手段，适用于原发、较局限者，且为有可能治愈的唯一方法，但术后复发转移率高，可达 55%～90%，80% 在术后 1～2 年内有 3/4 局部复发。因为肿瘤起源于间质，所以转移方式与肉瘤相似，以局部浸润和血行转移为主，血行转移多见于肝和肺，而淋巴结转移不常见，除非确实有证据表明确有淋巴结转移，否则没有必要进行常规淋巴结清扫。

首次完整切除肿瘤是提高疗效的关键，完整与否直接与预后相关。“完整”的概念是一般认为至少应距肿瘤边缘 2cm 以上，单纯剜出或局部切除是不够的，如有周围组织及器官受累应一并切除，5 年生存率可达 65.2%。美国国立卫生研究院（National Institutes of Health，NIH）将原发局限性 GIST 完整切除术后的恶性危险度分级如下（表 13-13）：

表 13-13　NIH 原发 GIST 切除后的风险分级(2008)

危险度分级	肿瘤大小(cm)	核分裂数/50HPF	原发肿瘤部位
极低	<2.0	≤5	任意部位
低	2.1~5.0	≤5	任意部位
中	2.1~5.1	>5	胃
	<5	6~10	任意部位
	5~10	≤5	胃
高	任意	任意	肿瘤破裂
	>10	任意	任意部位
	任意	>10	任意部位
	>5	>5	任意部位
	2.1~5.0	>5	非胃原发
	5.1~10.0	≤5	非胃原发

(二) 放疗

进展转移 GIST 对放疗不敏感,缓解率不及 5%,姑息性手术后局部残留放疗可能有一定作用,术前放疗的效果还缺乏可信的大数量临床研究报告,尚未见有放疗联合伊马替尼治疗。

(三) 全身化疗

常用于治疗消化道肿瘤,包括肉瘤与癌的化学药物,单药或联合用药试验报告有效率为 0~10%

(四) 分子靶向治疗

1. 伊马替尼　伊马替尼为信号转导抑制剂,是第一个治疗 GIST 的有效药物,已成为不可切除或转移 GIST 患者的最佳选择。伊马替尼是一种以分子作为靶向的治癌药物,为酪氨酸激酶抑制剂,能明显抑制 ckit 酪氨酸激酶的活性,阻断 c-kit 信号向下传导,从而抑制 GIST 细胞增生和促进细胞凋亡和(或)细胞死亡。2002 年 2 月,FDA 批准伊马替尼可用于治疗非手术和(或)转移的 *c-kit* 突变阳性的 GIST,其最佳剂量为 400~600mg/d。尽管伊马替尼能够有效地治疗 GIST,但仍有部分(20%)患者对其原发耐药。继发耐药主要是由于 *c-kit* 或 *PDGFR* 基因发生了再次突变、基因扩增或靶点酪氨酸表达缺失等原因。中国 GIST 治疗共识建议中危患者术后服用伊马替尼 1 年,高危患者服用 3 年。

2. 舒尼替尼　舒尼替尼是一种新型多受体酪氨酸激酶抑制剂,可以通过抑制 c-kit、PDGFR、VEGFR、集落刺激因子 1 受体等信号转导途径达到抗肿瘤和抗血管生成的效应。对于伊马替尼治疗进展或不能耐受的患者,应用舒尼替尼二线治疗仍然有效,能够改善疾病进展时间和总生存期。

3. 瑞戈非尼　瑞戈非尼(Regorafenib)是个一针对激酶活性的抑制剂,抑制 c-kit、PDGFRA 和 VEGFR,最近被 FDA 批准用于局部进展期、不可切除或转移性 GIST 伊马替尼和舒尼替尼治疗后的患者。副反应主要包括手足皮肤反应、疲劳、腹泻、高血压、皮疹,或脱皮等。

(五) 药物疗效的判断

1. 原发耐药与继发耐药的定义　原发耐药的定义为接受伊马替尼一线治疗 6 个月之

内发生肿瘤进展。

继发耐药的定义为初始接受伊马替尼或舒尼替尼治疗获得肿瘤缓解或稳定后，随着治疗时间的延长再次出现肿瘤进展。

2. 改良的 Choi 疗效评估标准　既往多采用细胞毒类药物疗效评价标准（RECIST 标准），仅考虑到瘤灶体积变化的因素，存在着明显的缺陷。Choi 等结合长径和 CT 的肿瘤密度（Hu）提出新的标准（表 13-14）。

表 13-14　GIST 靶向治疗 Choi 疗效评价标准

疗效	定义
CR	全部病灶消化，无新发病灶
PR	CT 测量肿瘤长径缩小≥10%，和（或）肿瘤密度（Hu）减小≥15%；无新发病灶；无不可测病灶的明显进展
SD	不符合 CR、PR 或 SD 标准；无肿瘤进展引起的症状恶化
PD	肿瘤长径增大≥10%，且密度变化不符合 PR 标准；出现新发病灶；新的瘤内结节或已有瘤内结节体积增大

八、预后和随访

（一）预后

GIST 目前被认为是一种具有潜在恶性倾向的侵袭性肿瘤，其生物学行为不易预测。术后易复发。影响预后的因素主要有：①年龄，年轻患者预后差；②部位，食管 GIST 预后最好，其次是胃，肠道，网膜，肠系膜预后最差；③肿瘤大小与核分裂象，肿瘤越大，核分裂象越多，预后越差；④基因突变，有 *c-kit* 基因突变的 GIST 比无突变者预后差；⑤免疫组化表达，只有波形蛋白阳性表达的 GIST 预后较差。增殖标记 PCNA，KI-67 表达率高者预后差；⑥恶性程度，低度恶性的 GIST 有 50% 复发，60% 转移，高度恶性的 GIST 有 83% 复发，全部发生转移。此外还有手术时肿瘤破裂、不完全手术、肿瘤浸润邻近器官、端粒酶阳性、肿瘤凝血性坏死、多细胞、多形性、*p*53 增高等。

（二）随访

对所有 CIST 患者均需建立完整的病例档案，进行系统的随访。

1. 术后随访的患者　GIST 患者术后最常见的转移部位是腹膜和肝脏，故推荐进行腹、盆腔增强 CT 或 MRI 扫描为常规随访检查。

（1）中、高危患者应每 3 个月进行 CT 或 MRI 检查 1 次，持续 3 年，然后每 6 个月 1 次，直至满 5 年。

（2）低危患者应每 6 个月进行 CT 或 MRI 检查 1 次，持续 5 年。

2. 转移复发或术前治疗患者

（1）治疗前须行增强 CT 以作为基线和疗效评估的依据。

（2）最初治疗后应至少每 3 个月随访 1 次，复查增强 CT 或 MRI；必要时可以行 PET-CT 扫描确认肿瘤对治疗的反应。

（3）必须监测血药浓度的变化，以指导临床治疗。

（王建红　宋　丽）

第十四章　泌尿、男性生殖系统恶性肿瘤

学习目标

1. 了解肾癌临床分期与临床表现
2. 掌握肾癌的临床诊断与治疗原则
3. 掌握膀胱癌的临床表现、诊断及治疗原则
4. 掌握前列腺癌的临床表现、病理(包括 Gleason 评分)、诊断及治疗原则
5. 熟悉前列腺癌的内分泌治疗
6. 熟悉睾丸肿瘤的临床表现、病理(主要的分类)、诊断及治疗原则

第一节　肾　　癌

肾癌又称肾细胞癌(renal cell carcinoma RCC),是泌尿系统最常见的恶性肿瘤,起源于肾脏的肾小管或结合管的上皮细胞。占原发性肾恶性肿瘤的 85% 左右。肾癌的组织病理类型多样,其中肾透明细胞癌是主要的病理类型。近年来,肾癌的发生率逐年升高,其发病率仅次于膀胱癌,居泌尿系恶性肿瘤第 2 位。

随着医学影像学的发展,肾癌早期发现率逐渐增长,局限性肾癌经过根治性肾切除或保留肾单位的肾切除术可以获得满意的疗效。但是,由于肾癌缺乏特异性的早期表现,确诊时约 30% 的患者已属晚期而预后较差。随着肾癌免疫治疗的进展和近年来分子靶向治疗的兴起,晚期肾癌的疗效也逐步得到了改善。

一、流行病学

肾癌约占成人所有恶性肿瘤的 2% ~3% ,各国或各地区的发病率不同,西方发达国家发病率高于发展中国家。在美国,每年有超过 55 000 例患者诊断为肾癌,肾癌已成为男性第七大、女性第九大常见恶性肿瘤,1975~2006 年,总的肾癌发病率从 7. 4/10 万增长至 17. 6/10 万,增长了 238% 。欧盟国家 2006 年新诊断肾癌 63 300 例,因肾癌死亡 26 400 例。我国各地区肾癌的发病率及死亡率差异较大,据全国肿瘤防治研究办公室和卫生部卫生统计信息中心统计我国试点市、县 1988~2002 年肿瘤发病及死亡资料显示,1988~1992 年、1993 ~1997 年、1998~2002 年 3 个时间段肾及泌尿系其他恶性肿瘤的发病率分别是 4. 26/10 万、5. 40/10 万、6. 63/10 万,发病率有升高趋势,多发生于成人,偶见于青少年,男女患者比例约 2 ∶ 1;城市地区高于农村地区,各地区发病率不同,最高相差 43 倍。发病随年龄增长而增加,高发年龄为 50~70 岁。统计显示,每年全世界约有 21 万人被确诊为肾癌,平均死亡约 10 万人。

二、病因和发病机制

肾癌的病因尚不明确。目前比较公认的危险因素包括吸烟、肥胖、高脂饮食、高血压等。此外，对于许多其他环境、职业、饮食等因素与肾癌发病的关系也有研究，但尚无明确的结论。肾癌分散发性和家族性，家族性肾癌发病年龄比较早，常为多病灶和双侧性。

（一）吸烟

吸烟与肾癌发病的关系已经得到了证实。并且，随着吸烟数量与年限的增长，肾癌的发病率也随之升高。研究显示，吸烟者在戒烟后发生肾癌的危险因子也随之下降，并可在数年后达到正常人群的水平。

（二）肥胖

肥胖与高脂饮食也被证实与肾癌的发生密切相关。加拿大的一项研究提示，体质指数（BMI）超标者发生肾癌的危险因子为 2.57，而每日热能摄入过高的人群肾癌发生的危险因子为 1.30。目前认为高脂肪、高蛋白饮食，而蔬菜、水果摄入过少，将增高肾癌发生的危险。对于肥胖者，通过体育活动能否降低其发生肾癌的危险因子，目前尚存争议。

（三）职业

与肾癌有关的职业男性为批发商和零售业，女性为娱乐业。即使控制了吸烟、饮酒、地区的关系，仍有相关性，原因不明。

（四）城乡和文化经济状况

英国有报告在伦敦城区肾癌的死亡率高。纽约依阿华等城乡肾癌的发病率比较，都是城市高于乡村。

（五）激素

激素在动物和人体可能引起癌，仓鼠用己烯雌酚可形成肾皮质癌。促孕因子如甲地孕酮能影响其过程，但人类应用该药治疗肾癌未能改变其生存状况。钙摄入有可能减少肾癌的发生，有统计钙的总摄入量，食物中含钙量，平时是否补钙都说明钙可能降低肾癌的危险性。

三、病　　理

绝大多数肾癌发生于一侧肾脏，左右侧发病相当，常为单个肿瘤，10%～20%为多发病灶，多发病灶病例常见于遗传性肾癌及肾乳头状腺癌的患者，肿瘤多位于肾脏上下两极。肾癌无包膜，但其周围受压的肾组织可形成假包膜。肾癌可经血液或淋巴转移，也可直接侵犯周围器官，浸润至肾静脉或腔静脉形成癌栓。肾癌最常见的转移部位是肺、骨、脑、肝和肾上腺等部位。

肾癌的病理类型分为：透明细胞癌、嫌色细胞癌、乳头状癌、集合管癌、未分类肾细胞癌。

（一）透明细胞癌

透明细胞癌（clear cell renal cell carcinoma）占 70%～80%。镜下肿瘤细胞胞质丰富，由于胞质内富含糖原、磷脂和中性脂肪，这些物质在切片制作过程中被溶解，使细胞呈透明状,故名透明细胞癌。透明细胞癌随着恶性程度的增加胞质内脂肪含量减少、核固缩深染、核仁明显,甚至出现细胞明显异型及核分裂象。高发年龄为50~70岁,男女比例为2∶1。无症状肾癌占33%~50%。临床表现可有血尿、腰痛,10%~40%的患者出现副癌综合征。

(二) 嫌色细胞癌

嫌色细胞癌(chromophobe)占4%~5%。镜下细胞呈多角形,普通染色胞质不染呈透明状,内见细网状结构,细胞膜厚,细胞分界清楚,形似"植物细胞"。电镜下可见150~300 nm的微管状线粒体结构。采用Hale胶体铁染色阳性,具有诊断意义。平均发病年龄为60岁,男女发病率大致相等,无特殊的症状和体征。

(三) 乳头状肾细胞癌

乳头状肾细胞癌(papillary renal cell carcinoma)又称嗜色细胞癌,在终末期肾病的患者中较为多见。肿瘤中央易出血、坏死,外周靠近假包膜处常可见黄色闪光点。镜下绝大多数呈乳头状结构,细胞呈嗜色型,细胞可嗜碱性或嗜酸性,大部分肿瘤细胞嗜酸性。肿瘤间质中常可见到泡沫细胞和沙砾体,以及肿瘤细胞吞噬含铁血黄素等形态。其发病年龄、男女发病率比例及症状和体征与肾透明细胞癌相似。

(四) 集合管癌

集合管癌(carcinoma of the collecting)相对少见,占肾恶性上皮源性肿瘤的1%。肿瘤切面呈白色,多位于肾髓质,向肾皮质和肾盂浸润明显,恶性程度高。镜下可见扩张的小管、腺样结构或乳头状结构,肿瘤细胞嗜碱性,胞质淡,间质纤维组织常明显增生。免疫组化染色高分子角蛋白(HCK)阳性。临床资料显示,患者常伴发镰刀型细胞贫血症。发病年龄相对年轻,平均为55岁。患者常有腹部疼痛、季肋部肿块和血尿的表现。

(五) 未分类肾细胞癌

未分类肾细胞癌如髓样癌、神经内分泌肿瘤等。髓样癌较多见于年轻的美国黑种人,目前认为起源于肾乳头处的肾盏上皮,浸润性强,多数病理确诊时已发生局部扩散或远处转移。其组织学形态与集合管癌相似,常需结合肿瘤部位和伴红细胞镰刀形改变等特点做出诊断。

四、临床分期

胃癌的TNM分期见表14-1。

表14-1　肾癌TNM分期(AJCC,2010)

分期	标准
原发肿瘤(T)	
Tx	原发肿瘤无法评估
T0	无原发肿瘤的证据
T1	肿瘤局限于肾脏,最大径≤7cm
T1a	肿瘤最大径≤4cm
T1b	4cm<肿瘤最大径≤7cm

续表

分期	标 准
T2	肿瘤局限于肾脏，最大径 >7cm
T2a	7cm<肿瘤最大径≤10cm
T2b	肿瘤局限于肾脏，最大径>10cm
T3	肿瘤侵及大静脉或肾周围组织，但未累及同侧肾上腺，也未超过肾周围筋膜
T3a	肿瘤侵及肾静脉内或肾静脉分支的肾段静脉（含肌层的静脉）或侵犯肾周围脂肪和（或）肾窦脂肪，但是未超过肾周围筋膜
T3b	肿瘤侵及横膈膜下的下腔静脉
T3c	肿瘤侵及横膈膜上的下腔静脉或侵及下腔静脉壁
T4	肿瘤侵透肾周筋膜，包括侵及邻近肿瘤的同侧肾上腺
区域淋巴结（N）	
Nx	区域淋巴结无法评估
N0	没有区域淋巴结转移
N1	有区域淋巴结转移
远处转移（M）	
M0	无远处转移
M1	有远处转移

五、临床表现

肾癌的临床表现与肿瘤的大小、类型、发展阶段、有无并发症或转移密切相关，传统的肾癌“三主征”是指血尿、腰痛和肿块。由于肾解剖位置较深，而且在后腹膜间隙，因此肾癌在早期发展隐匿、缺乏典型的临床表现。当出现“三主征”时，往往意味着肿瘤已进入进展期。随着医学影像学的发展和普及，约 50% 的肾癌患者是体检发现的“无症状”患者。但是，传统的“三主征”仍是肾癌最常见的临床表现。

（一）血尿

血尿是临床上最常见的症状，肾癌患者出现的血尿常为间隙性、无痛性、全程肉眼血尿，少数情况为镜下血尿。大量血尿有血块形成时可出现肾绞痛、排尿痛、排尿困难，甚至尿潴留。

（二）肿块

肾位于腹膜后，位置深，腹部触诊时摸不到，只有当肿瘤较大或位于肾下极时，才可能触及到肿块。

（三）疼痛

肿瘤长大牵拉肾包膜可引起疼痛；肿瘤出血致肾被膜下血肿可出现钝痛或隐痛；有血块形成致尿路梗阻时可出现绞痛和排尿困难；肿瘤侵犯邻近组织器官如腰大肌或神经可引

起持续而严重的腰背部疼痛。

(四) 肾外表现

肾除了排泄功能外,还是重要的内分泌器官,可以分泌促红细胞生成素、肾素、前列腺素、1,25-(OH)2D 等物质。而肾癌也会分泌这些激素类物质,且分泌的量会超过正常肾组织,从而产生一系列代谢紊乱的症状。另一方面,由于肿瘤生长对营养物质的消耗,以及肿瘤分泌的多种细胞因子等炎症介质的作用,肾癌患者会有发热、贫血、体重下降等全身症状。

(1) 发热:见于 10%~20% 的患者,多为低热,持续或间歇性,少数为高热。发热的原因,有人认为是肾癌组织坏死吸收,现已明确是肾癌的致热源所致。

(2) 贫血:见于 15%~40% 的患者,在预后不良的病例中较多见。贫血可能是因为有骨髓毒素存在。

(3) 肝功能异常:见于 3%~6% 的患者,为肾源性肝功能异常,又称 Staufer's 综合征。表现为碱性磷酸酶、胆红素升高、低蛋白血症、凝血酶原时间延长、高 α_2 球蛋白血症、发热和消瘦,但无肝内转移。肾切除后肝功能恢复正常,88% 的患者生存期超过 1 年。Staufer's 综合征持续或复现,说明有转移或复发。

(4) 高血压:肾癌患者 15%~40% 有高血压,主要由肾素增多引起。肾切除术后血压可降至正常水平。

(5) 高钙血症:见于 10% 的患者,与肾癌分泌类似于甲状旁腺激素的物质有关,原发肿瘤切除后血钙下降。血钙不降或降后升高,预示转移或复发。

(五) 转移症状

约 30% 的患者因转移症状就诊,如病理性骨折、咳嗽、咯血、神经麻痹及转移部位出现疼痛等症状。初诊病例中 25%~30% 已有转移,最常见的转移部位为肺、骨、脑、肝和肾上腺。2%~3% 的病例可出现精索静脉曲张或腹壁静脉扩张,是肿瘤侵犯肾静脉或下腔静脉,形成癌栓使静脉回流受阻所致,出现精索静脉曲张、腹壁和下肢静脉扩张。左侧的精索静脉曲张直接汇入左肾静脉,左肾静脉癌栓形成时,可以突发左侧精索静脉曲张。而下腔静脉癌栓形成腹壁或下肢静脉扩张则是逐步发展的。

六、影像学及其他检查

(一) 超声检查

二维超声具有无创、快捷、价廉等优点,是筛查肾癌重要的检查方法,可以检出直径 1cm 以上的肾内肿块,可鉴别肿块是实性、囊性和混合性。肾癌常表现为不均质的中低回声实性肿块。彩色多普勒血流显像(CDFI)能显示肿瘤内的血流分布,使二维超声对肾癌诊断的准确性有了明显的提高。CDFI 发现血流丰富、血管异常及包膜破坏改变中的任何两项即可提示肾癌,还可显示静脉受侵的情况。脉冲多普勒(IW)可以准确判定肿瘤的血管种类、特征及血流动力学变化,为肾癌的诊断提供定量指标。

三维彩色多普勒超声成像(3D-CDFI)能立体直观地显示器官和肿瘤内部的血流灌注状况,为超声诊断肾癌增添了一种新的手段。3D-CDFI 不仅可显示连续、立体、动态的肿瘤周边及内部的血管网络，肿瘤内部的滋养血管的来源、走行，肿瘤周边及内部血管受压情况等，同时能将二维彩色多普勒超声成像(2D-CDFI)条件下难以显示的细小终末血管，显示为细小蚯蚓状的分支血管及有整体效果的血管树，克服了2D-CDFI由于探头扫查位置或声束方向不同而变化较大的缺点。

超声造影技术可以使肿瘤血流信号明显增强，血流检出敏感性提高，对肾占位性病变的诊断及鉴别诊断有重要价值。

(二) X线检查

(1) X线：尿路X线(KUB)可见肾外形增大，肿瘤内可见到钙化，KUB还可以显示腹部及盆腔一些实质器官的轮廓、肾及肋骨的位置，为开放手术选择切口提供参考。

(2) 静脉尿路造影(IVU)：肾癌较大时，可见肾盂肾盏因肿瘤挤压或侵犯，出现变形、拉长、扭曲或充盈缺损，甚至患肾不显影。IUV可了解双侧肾功能尤其是健侧肾功能。

(3) 胸部X线(正、侧位)：是常规检查，可发现肺部其他病变，如肺结核病灶、肿瘤(包括转移瘤)、炎症等，怀疑肿瘤的患者，进一步行胸部CT检查。

(三) CT检查

是目前临床上诊断肾癌最常应用的手段，CT扫描的诊断准确率比B超更高，可以发现肾内0.5cm甚至更小的病变，可较为清晰地显示邻近组织和周围器官有无受侵，在肾癌的临床诊断和分期中都有重要价值。近年来推出的多层螺旋CT扫描速度和成像速度更快，扫描层更薄，时间和空间分辨率更高，呼吸运动所致的伪影少，一次注射造影剂即可完成多期增强扫描。多层螺旋CT血管成像技术不仅有助于孤立性肾癌定性诊断，更有利于孤立性肾癌术前治疗方案的评估。肾癌平扫多呈圆形、类圆形或不规则形的低密度或等密度肿块，大小不一，较大肿瘤可使肾盂及肾盏受压、变形，有的可有囊变，10%的有钙化。增强扫描肿块呈中度强化，动脉期明细强化，静脉期消退，呈略低密度。早期不穿过肾包膜，无转移征象；晚期患者可有下腔静脉和(或)肾静脉瘤栓。

(四) MRI检查

MRI具有无X线辐射和可以多方位多层面成像的功能，能准确显示邻近结构有无侵犯及肿瘤的起源。T1WI肾癌常表现为不均质的低信号或等信号，T2WI则表现为高信号改变。MRI易于显示肿块周围的假包膜征和其内的出血、坏死及囊变区。MRI对肾癌血管内癌栓的诊断，其准确率可以和下腔静脉造影相似。

(五) 肾动脉造影

肾动脉造影是诊断肾脏疾病的重要方法，可以显示肾癌的供血动脉。肾癌侧肾动脉主干较正常增粗，肾动脉主干或叶间动脉受压、移位，血管狭窄或闭塞边缘不规则，走行迂曲呈现所谓的“血管包绕征”。肿瘤血管可表现为形态不规则、排列紊乱的新生血管，部分管壁不完整，部分交织成网状如一团乱绒线球，称之为“绒球征”。肾癌侵犯肾静脉的分支引起动静脉瘘，静脉提前显影于动脉期。肾动脉造影有助于肾癌的鉴别诊断，肾腺瘤的供血动脉呈轮辐放射状表现，在肾实质期为均匀的密度升高，没有肿瘤血管形成。肾血管平滑肌脂肪瘤供血动脉失去逐渐变细的分支现象而呈现为迂曲、多发的囊形扩张，这种囊形扩张的分支排空延迟。

（六）核素骨显像检查

核素全身骨显像发现骨转移病变可比X线早3~6个月，敏感性高，对于有骨痛和血碱性磷酸酶升高的患者要做核素骨显像检查。

（七）肾穿刺活检

肾脏肿块性病变包括实质性肿块和囊性肿块，良、恶性鉴别困难，肾穿刺活检是鉴别诊断的重要方法，可提供组织学诊断，及时确诊良、恶性肿瘤，为确定患者的治疗方案提供依据。肾穿刺活检是一种简便易行、安全、有效的介入放射学诊断方法，准确率可达95%。

肾癌的诊断有多种影像学检查方法，每一种检查方法都有一定的优势及局限性。临床医师应根据实际需要选择上述影像学检查方法。检查方法应从易到难。先行非侵入性的，对一些复杂病例可选择几种检查方法联合应用，将大大提高肾癌的诊断准确率。

（八）实验室检查

（1）必须的实验室检查项目：包括血常规、肝功能、肾功能、血钙、血糖、血清铁、血沉、碱性磷酸酶和乳酸脱氢酶等项目。

（2）肿瘤标志物检查：肾癌缺乏特异性的标记物，但血、尿中的CEA、尿中的聚胺物等水平在肾癌患者中可有增高；肾癌患者血中的γ-烯醇化酶含量升高、血清铁含量低于正常。

七、诊　　断

肾癌的临床表现多种多样，亦可全无症状。血尿、疼痛和肿块是肾癌的主要症状，出现其中的任何一项或两项症状，即应考虑肾癌的可能。肾癌的临床诊断主要依据超声、CT和MRI等影像学检查，穿刺活检可提供病理诊断。

肾癌的远期生存率与早期诊断密切相关，因此，应该大力提倡早期诊断和对高危人群的筛查。B超检查是肾癌筛查的重要手段，正常人群每年一次B超检查是早期发现肾癌最简单有效的方法，对于有腰痛、血尿的患者，或不明原因的发热、红细胞沉降率快、血常规异常的患者也应行B超检查，对于B超发现肾占位的患者，再进行增强CT检查，大部分可做出临床诊断，不能明确的可选用MRI、超声造影和肾穿刺活检。对于肾癌高危人群，应加强以下工作：终末期肾病患者中约80%可能发生获得性囊性病（acquiredcystic disease，ACD），其中1%~2%为肾癌，对于该组人群，应从透析的第3年开始进行常规B超或CT检查；结节性硬化症（to berous sclero-sis，TS）患者可表现为肾多发肿瘤、错构瘤等，需每年进行B超或CT检查。

八、鉴别诊断

（一）肾囊肿

单纯性肾囊肿与肾癌易于鉴别，是最常见的肾脏囊性病变，多见于40岁以上成人。随着年龄的增长，其发病率呈增高的趋势，患者无明显的自觉症状。肾囊肿可以为单发、多发、单侧或双侧，常在影像学检查时偶然发现。B超呈圆形或类圆形低回声区，边缘清晰、光滑。CT平扫呈圆形或类圆形的均匀水样密度，有出血、感染时为高密度，增强扫描病灶不强化，边缘更清晰，感染时囊壁可增厚、强化。绝大多数肾囊肿临床诊断比较容易确诊，但当囊肿伴感染、出血时，易误诊为肾肿瘤。少部分肾癌因大片坏死、出血，影像学上表现为囊性，也有少数多囊性肾癌，易误诊为肾囊肿。

（二）肾血管平滑肌脂肪瘤

肾血管平滑肌脂肪瘤又称错构瘤，多在40岁以后发病，女性居多，男女之比为1∶4。10%～20%的男性患者可伴有结节性硬化，表现为智力发育差、癫痫和皮脂腺病。CT平扫病灶呈圆形或类圆形，密度不均，其内可见脂肪性低密度，增强扫描实质部有强化，低密度脂肪不强化。

九、治　疗

手术治疗是局限性肾癌首选的治疗方法，包括肾癌根治性肾切除和保留肾单位的肾切除术。其他的局部治疗方法包括冷冻治疗、射频消融、高强度聚焦超声等，可用于无法耐受手术的局限性肾癌患者。介入治疗也常用于无法手术的较大肿瘤，或术前缩小肿瘤体积、减少出血。转移性肾癌的治疗在条件允许时首先应考虑姑息性肾切除和转移病灶的切除。此外，转移性肾癌推荐的治疗方法包括免疫治疗或联合化疗、分子靶向治疗。单纯化疗和放疗对肾癌的疗效甚差，不作为首选。

（一）根治性肾切除术

根治性肾切除术是肾癌最主要的治疗方法。切除范围包括患肾、肾周脂肪、肾周筋膜、区域肿大淋巴结及髂血管分叉以上的输尿管，肾上腺的肿瘤和肿瘤已经累及肾上腺时，需切除同侧肾上腺。肾静脉和下腔静脉内癌栓应同时取出。手术方式有传统的开放手术、腹腔镜手术和机器人手术。淋巴结清扫术：分区域淋巴结清扫和扩大淋巴结清扫。区域淋巴结清扫范围：右侧从右膈角沿下腔静脉周围，向下达腹主动脉分叉处的淋巴结及右侧肾脏淋巴结引流区域范围内的腹膜后淋巴结；左侧从左膈角沿腹主动脉周围，向下达腹主动脉分叉处的淋巴结及左肾淋巴结引流区域范围内的腹膜后淋巴结。扩大淋巴结清扫范围：在区域淋巴结清扫范围的基础上加上腹主动脉和下腔静脉间淋巴结及患肾对侧腹主动脉和下腔静脉前后淋巴结。扩大淋巴结清扫有利于切除肉眼和影像学检查没有发现的淋巴结转移灶，明确肿瘤的分期。对于局限性肾癌患者行根治性肾切除时，可清扫肾门淋巴结，不必常规进行区域或扩大淋巴结清扫术。对于肉眼可见的淋巴结肿大或分期为T3或T4的进展性肾癌，行淋巴结切除术并在术后进行辅助免疫治疗有利于提高5年生存率。对孤立性肾癌或双侧肾癌，可考虑作保留肾单位的肾部分切除术。对于根治性肾切除术后出现孤立性转移瘤、行为状态良好的患者可选择手术治疗；对于肾癌伴发孤立性转移的患者，可视患者的身体状况与肾脏手术同时进行或分期进行。随着腹腔镜技术的推广，腹腔镜根治性肾切除术或腹腔镜肾部分切除术具有创伤小、恢复快的优点。

（二）微创治疗

1. 介入治疗　介入治疗肾癌包括术前栓塞和无手术指征的肾癌患者姑息性治疗。术前肾动脉栓塞的主要优点在于减少术中出血、增加根治性手术的机会、降低经静脉转移的可能。姑息性治疗是栓塞肿瘤血管使肿瘤缩小、缓解症状、稳定和改善患者的全身情况和延长其生存期。采用Seldinger技术行经皮股动脉穿刺选择性肾动脉造影术,根据血管造影情况,行肾动脉灌注栓塞或超选择性肾动脉灌注栓塞术,目的是将高浓度的化疗药物直接灌注到肿瘤组织内,最大限度地消灭肿瘤细胞,通过动脉栓塞,阻断肿瘤的供血血管,肿瘤组织因缺血、坏死和缩小而起到治疗的作用。

2. 射频消融 McGovern等于1999年报道了第1例经皮超声引导下RFA治疗的人类肾癌,疗效确实。自此,越来越多的学者进行了RFA治疗肾癌的相关临床应用,并取得一定的成果。射频治疗肿瘤的原理是利用频率为460~500kHz的交流电,激发组织细胞发生离子震荡,产生热量,利用热效应杀伤肿瘤细胞。在B超、CT或MRI引导下穿刺,将电极针插入肿瘤组织内,通过射频引起细胞死亡。射频消融对于直径在3cm以内的病灶治疗效果较好。射频治疗具有创伤小、并发症少的优点,但目前射频消融治疗肾癌只适用于不适合手术治疗的患者,远期癌肿控制率仍未确定,还需进行进一步的随机、对照研究。

(三) 免疫治疗

临床发现某些肾癌病灶不经任何治疗可长期保持稳定,一些转移性肾癌患者接受肾切除手术后一段时间转移病灶可自发消退。这些现象引起人们对肾癌的免疫原性的研究,以及对肾癌生物免疫治疗的各种探索,其中比较成熟的是白细胞介素-2(IL-2)和α-干扰素(IFN-α),此外,树突细胞(DC)、肿瘤浸润淋巴细胞(TIL)、同种干细胞移植等的应用也在进一步研究中。肾癌的免疫治疗应用于转移性肾癌患者,由于其疗效有限、价格昂贵、有一定不良反应,因此对于预防肾癌转移、复发的使用尚存争议,各种治疗指南中也不作推荐。

1. α干扰素 α干扰素(INF-α)是目前研究比较多的生物免疫治疗制剂。生理情况下,INF-α主要由白细胞、成纤维细胞等在细菌、DNA或RNA病毒、多核苷酸等刺激物的诱导下产生,具有抗病毒、抑制某些细胞生长、免疫调节、抑制和杀伤肿瘤细胞等多种作用。其中,抗肿瘤作用主要通过抗细胞增殖作用、直接细胞毒性作用等多种机制。推荐治疗剂量:INF-α,9MIU/次,肌内注射或皮下注射,3次/周,共12周。可从3MIU/次开始逐渐增加,第1周每次3MIU,第2周每次6MIU,第3周以后每次9MIU。治疗期间每周检查血常规1次,每月查肝功能1次。白细胞$<3\times10^9$/L或肝功能异常时应停药,待回复后再继续进行治疗。如果患者不能耐受9MIU/次,则应减量至6MIU/次,甚至3MIU/次。

2. 白细胞介素2 在恶性肿瘤的治疗中,免疫因素的作用日益明显,利用免疫治疗有利于患者术后免疫功能的恢复,增强机体的抗肿瘤能力,减少肿瘤的复发,从而提高患者的生存率。白细胞介素2(IL-2)是人机体免疫系统重要的淋巴因子,可通过激活免疫细胞和诱导其他细胞因子而产生一定的抗癌效果,最敏感的恶性肿瘤是肾癌和黑色素瘤。国外的随机临床试验结果显示,高剂量IL-2相比低剂量IL-2治疗有更高的缓解率。

(四) 分子靶向治疗

靶向治疗方面的重大进展得益于分子信号通路研究的不断深入。在RCC中,*VHL*基因突变,导致其功能丧失,不能降解低氧诱导因子(HIF),同时肿瘤细胞生长迅速而缺氧,两种因素导致HIF在细胞内大量聚集,激活VEGF、PDGF等基因的过度表达,继而激活相应受体酪氨酸激酶(PTK),活化的PTK激活下游信号传导蛋白分子Ras,最终促使细胞分裂增殖、刺激血管新生、促进肿瘤生长和转移。靶向药物中的单克隆抗体直接与血液中的 VEGF 结合而抑制肿瘤血管生长，而 PTK 抑制剂（TKI）与信号通路中的 PTK 靶点结合，抑制肿瘤细胞增殖、生长、转移。目前常用的几种靶向药物：索拉非尼、舒尼替尼、贝伐珠单抗等。

1. 索拉非尼　索拉非尼是一种口服多靶点酪氨酸激酶抑制剂，可阻断 VEGFR1、VEGFR2、VEGFR3、PDGFRβ、FLT3、c-kit 等多种受体，与舒尼替尼不同的是索拉非尼还可抑制 Raf 下游的丝/苏氨酸激酶活性，阻断在细胞增殖中起重要作用的 MAPK 通路，从而同时影响肿瘤的血管发生和细胞增殖。

2. 舒尼替尼　舒尼替尼是一种口服多靶点酪氨酸激酶抑制剂，能够阻断包括 VEGFR1-3、PDGFR-α、PDGFR-β、CSF-1R、FLT3、c-kit 在内的多种受体。

3. 贝伐珠单抗　贝伐珠单抗是重组人源化 VEGF 的 IgG1 型单克隆抗体，可特异性结合 VEGF，从而阻断其与 VEGFR 结合导致的内皮细胞增殖和新生血管形成。

靶向药物的风险/收益分析已经相对比较充分，已取代细胞因子而成为晚期肾癌的一线治疗，但是仍有不少问题亟需解决。对于靶向药物能否降低局限性 RCC 患者术后复发的风险，能否作为新辅助治疗仍有争议。

（五）化疗

传统的化疗药物单独应用已被证实疗效很差。近年来，化疗的主要研究方向包括新型化疗药物的应用，如 GEM 和卡培他滨。由于分子靶向治疗在肾透明细胞癌中显示出良好的疗效，因而 GEM 或卡培他滨的化疗方案仅作为转移性非透明细胞癌推荐的治疗方法。另外，化疗药物与免疫治疗联合应用，比如氟尿嘧啶联合高剂量 IL-2 或 IFN-α，可提高疗效。

（六）放疗

肾癌对放疗并不敏感，因此放疗主要作为手术的辅助治疗。主要包括：术前进行患侧肾脏和区域淋巴结照射，肾癌根治术后切缘阳性或局部浸润性肿瘤的术后放疗，一些研究显示其疗效并不理想，主要与照射野在术后为小肠等填充和剂量选择困难有关。但也有一些研究认为，术后放疗对减少局部复发和延长生存期有作用。近年来，关于分子靶向治疗联合放疗的研究正在进行中，索拉非尼是否具有放射增敏的作用还有待证实。

（周　勤　何　烨）

第二节　膀　胱　癌

膀胱癌（bladder cancer）是泌尿系统中最常见的恶性肿瘤之一，近年来膀胱癌的发病率有增高的趋势，严重威胁人类的健康。在我国，膀胱癌位列男性泌尿系统恶性肿瘤死亡原因的第 2 位，女性泌尿系统恶性肿瘤死亡原因的第 1 位。

一、流行病学

据 2008 年统计数据显示，全球新发膀胱癌病例 38 万例，死亡约 15 万例，膀胱癌已成为全球发病率第 11 位、死亡率第 14 位的恶性肿瘤。膀胱癌的发病率男性高于女性，在男性排名第 7 位，女性排在第 10 位之后。2008 年，世界膀胱癌年龄标准化发病率男性为 8. 9/10 万，女性为 2. 2/10 万，年龄标准化死亡率男性为 3. 3/10 万，女性为 0. 9/10 万。膀胱癌的发病率和死亡率有着明显的地区差异。发病率最高的主要是欧洲、美国、埃及等地区，发病率最低的主要是印度撒哈拉以南非洲、亚洲、南美等。膀胱癌死亡率最高的为欧洲、北非等地区，最低的为亚洲、中美、中非等地区。

在我国，男性膀胱癌的发病率位居全身肿瘤的第 8 位，女性排在第 12 位以后。2008 年，全国肿瘤登记地区膀胱癌的发病率为 7. 49/10 万，占中国恶性肿瘤发病构成的 2. 50%，男性膀胱癌的发病率为 11. 41/10 万，是中国女性膀胱癌发病率（3. 51/10 万）的 3. 3 倍。1998～2008 年全国肿瘤登记人口膀胱癌的发病率呈现逐年增长的趋势，10 年间的年均增长率为 4. 60%。中国男性膀胱癌的发病率在 10 年间的年均增长率为 4. 76%，略高于女性的 4. 32%，膀胱癌的发病率随年龄的增长而增加。2008 年，中国人膀胱癌的发病率居中国泌尿系恶性肿瘤发病第 1 位。2008 年，全国肿瘤登记地区膀胱癌的死亡率为 2. 63/10 万，中国男性膀胱癌的死亡率（3. 89/10 万）是女性（1. 34/10 万）的 2. 9 倍。2008 年，膀胱癌的死亡率被快速增长的男性前列腺肿瘤的死亡率所超越，而降至中国男性泌尿系恶性肿瘤的死亡率第 2 位。在女性，1998～2008 年膀胱癌的死亡率居中国女性泌尿系恶性肿瘤死亡率第 1 位。

膀胱癌可发生在任何年龄，甚至是儿童。但是主要发病年龄在中年以后，并且其发病率随年龄增长而增加，高发年龄段为 50～70 岁。

二、病　因　学

膀胱癌的发生是复杂、多因素、多步骤的病理变化过程，既有内在的遗传因素，又有外在的环境因素。较为明确的两大致病危险因素是吸烟和长期接触工业化学产品。吸烟是目前最为肯定的膀胱癌致病危险因素，吸烟可使膀胱癌的危险率增加 2～4 倍，其危险率与吸烟强度和时间成正比。另一重要的致病危险因素为长期接触工业化学产品，职业因素是最早获知的膀胱癌致病危险因素，约 20% 的膀胱癌是由职业因素引起的，包括从事纺织、染料制造、橡胶化学、药物制剂和杀虫剂生产、油漆、皮革及铝、铁和钢生产。目前公认的主要化学致癌物亦是膀胱癌的致病因素，如芳香胺类化合物（如 2-萘胺、4-氨基联苯），它们广泛存在于烟草和各种化学工业中。应用的化疗药物有 CTX（潜伏期 6～13 年）、滥用含有非那西汀的止痛药（10 年以上）、盆腔放疗史、长期饮用砷含量高的水和氯消毒水、咖啡、人造甜味剂及染发。另外，其他可能的致病因素还包括慢性感染（细菌、血吸虫及人类乳头瘤病毒感染等）、残余尿及长期异物刺激（留置导尿管、结石）与之关系密切，其主要见于鳞状细胞癌和腺癌。

膀胱癌还可能与遗传有关，有家族史者发生膀胱癌的危险性明显增加，遗传性视网膜母细胞瘤患者的膀胱癌发生率也明显升高。*HER*-2、*H*-*Ras*、*BcL*-2、*FGFR*3、*C*-*myc*、*c*-*erbB*-2、*MDM*2、*CDC*91*L*1 等癌基因与膀胱癌的发生相关。此外，膀胱癌发生的一个重要分子机制是编码调节细胞生长、DNA 修复或凋亡的蛋白抑癌基因失活，使 DNA 受损的细胞不发生凋亡，导致细胞生长失控。含有 *p*53、*Rb*、*p*21 等抑癌基因的 17、13、9 号染色体的缺失或杂合性丢失与膀胱癌的发生、发展密切相关，而且，*p*53、*Rb* 的突变或失活也与膀胱癌的侵袭力及预后密切相关。

三、病　理　学

（一）组织学类型

被覆尿路的上皮统称为尿路上皮（urothelium）或移行上皮（transitional epithelium）。膀胱癌包括尿路（移行）上皮细胞癌、鳞状细胞癌和腺癌，其次还有较少见的小细胞癌、混合型癌、癌肉瘤及转移性癌等。其中，膀胱尿路上皮细胞癌最为常见，占膀胱癌的90%以上；膀胱鳞状细胞癌比较少见，占膀胱癌的3%～7%；膀胱腺癌更为少见，占膀胱癌的比例<2%，膀胱腺癌是膀胱外翻最常见的癌。

（二）组织学分级

膀胱癌的分级与膀胱癌的复发和侵袭行为密切相关。膀胱肿瘤的恶性程度以分级（Grade）表示。关于膀胱癌的分级，普遍采用WHO分级法（WHO1973、WHO2004）。目前存在同时使用WHO1973、WHO2004分级标准的情况。

WHO2004分级将尿路上皮肿瘤分为低度恶性倾向的尿路上皮乳头状肿瘤（papillary urothelial neoplasms of low malignant potential，PUNLMP）、低分级和高分级尿路上皮癌。低度恶性倾向的尿路上皮乳头状肿瘤的定义为尿路上皮乳头状肿瘤，其细胞形态正常，无恶性肿瘤的细胞学特征。虽然，此种尿路上皮肿瘤进展的风险很小，但不完全属于良性病变，仍有复发的可能。建议使用WHO 2004分级法，以便用统一的标准诊断膀胱肿瘤，更好地反映肿瘤的危险倾向（表14-2）。

表14-2　膀胱尿路上皮癌恶性程度分级系统

WHO 1973分级
乳头状瘤
尿路上皮癌1级，分化良好
尿路上皮癌2级，中度分化
尿路上皮癌3级，分化不良
WHO 2004分级
乳头状瘤
低度恶性倾向尿路上皮乳头状瘤
乳头状尿路上皮癌，低分级
乳头状尿路上皮癌，高分级

注：WHO 1973，WHO 2004分级法是两个不同的分类系统，两者之间不能逐一对应。

（三）分期

膀胱癌的分期指肿瘤浸润深度及转移情况，是判断膀胱肿瘤预后的最有价值的指标之一。目前普遍采用UICC的2009年第7版TNM分期法（表14-3）。

表14-3　膀胱癌TNM分期（UICC，2009）

原发肿瘤（T）	T2b　肿瘤侵犯深肌层（外侧半）
Tx　原发肿瘤无法评估	T3　肿瘤侵犯膀胱周围组织
T0　无原发肿瘤证据	T3a　显微镜下发现肿瘤侵犯膀胱周围组织
Ta　非浸润性乳头状癌	T3b　肉眼可见肿瘤侵犯膀胱周围组织（膀胱外肿块）
Tis　原位癌（扁平癌）	T4　肿瘤侵犯以下任一器官或组织，如前列腺、子宫、阴道、盆壁和腹壁
T1　肿瘤侵及上皮下结缔组织	T4a　肿瘤侵犯前列腺、子宫或阴道
T2 肿瘤侵犯肌层	T4b　肿瘤侵犯盆壁或腹壁
T2a　肿瘤侵犯浅肌层（内侧半）	

续表

区域淋巴结(N)	N2　真骨盆区(髂内、闭孔、髂外,或骶前)多个淋巴结转移
Nx　区域淋巴结无法评估	N3　髂总淋巴结转移
N0　无区域淋巴结转移	远处转移(M)
N1　真骨盆区(髂内、闭孔、髂外,或骶前)单个淋巴结转移	Mx　远处转移无法评估
	M0　无远处转移
	M1　远处转移

(四) 转移途径

膀胱癌的转移途径包括血行、淋巴结、直接扩散、种植转移等。淋巴结转移发生最早,是最常见的转移途径。种植转移常发生于术中,是术后发生切口复发和尿路残端复发的原因之一。

四、临床表现

(一) 血尿

无痛性肉眼血尿是最常见的症状,约 80% 以上的患者可以出现,其中 17% 的患者血尿严重。但是也有约 15% 的患者开始仅有镜下血尿。血尿多为全程、间歇性发作,也可表现为初始血尿或终末血尿。部分患者可排出血块或腐肉样组织。血尿持续时间、出血量与肿瘤的恶性程度、大小、分期、数目、形态范围等有一定的关系,但不一定成正比。原位癌常表现为镜下血尿,膀胱输尿管癌血尿不明显。非尿路上皮来源的膀胱恶性肿瘤,若病变未穿透膀胱黏膜,可以无血尿。

(二) 膀胱刺激征

膀胱刺激征包括尿频、尿急、尿痛,约占 10%,与广泛分布的原位癌和浸润性膀胱癌有关,尤其病变位于膀胱三角区时。长期不愈的"膀胱炎"应警惕膀胱癌的可能,尤其是原位癌。

(三) 尿路梗阻症状

肿瘤较大、膀胱颈部的肿瘤及血块堵塞均可引起排尿不畅,甚或尿潴留。肿瘤浸润输尿管口可引起上尿路梗阻,出现腰痛、肾积水和肾功能损害。

(四) 晚期肿瘤表现

晚期肿瘤侵犯膀胱周围组织、器官或盆腔淋巴转移时导致膀胱区疼痛、尿道-阴道瘘、下肢水肿等症状,远处转移时也可出现转移器官的功能受损、骨痛及恶病质等表现。

五、实验室检查

(一) 尿细胞学

尿细胞学检查是膀胱癌诊断和术后随诊的主要方法之一。尿标本的采集一般是通过自然排尿,也可以通过膀胱冲洗,这样能得到更多的癌细胞,利于提高诊断率。尿细胞学阳性意味着泌尿道的任何部分,包括肾盏、肾盂、输尿管、膀胱和尿道,存在尿路上皮癌的可能。尿标本中癌细胞数量少、细胞的不典型或退行性变、泌尿系感染、结石、膀胱灌注治疗和检查者的技术差异等因素会影响尿细胞学检查的结果。

(二) 尿液膀胱癌标记物

为了提高无创检测膀胱癌的水平,尿液膀胱癌标记物的研究受到了很大的关注,FDA已经批准将BTAstat、BTAtrak、NMP22、FDP、ImmunoCyt和FISH用于膀胱癌的检测。其他还有许多的标记物,如端粒酶、存活素(survivin)、微卫星分析、CYFRA21-1和LewisX等,在检测膀胱癌的临床研究中显示出了较高的敏感性和特异性。虽然大部分尿液膀胱癌标记物显示出了较高的敏感性,但是其特异性却普遍低于尿细胞学检查,目前仍然没有一种理想的标记物能够取代膀胱镜和尿细胞学检查而对膀胱癌的诊断、治疗、术后随诊和预后等方面做出足够的判断。

六、影像学检查

(一) 超声检查

超声检查可通过三种途径(经腹、经直肠、经尿道)进行,可同时检查肾脏、输尿管、前列腺和其他脏器(如肝脏等)。经直肠超声显示膀胱三角区、膀胱颈和前列腺较清楚。经尿道超声应用不太广泛,需麻醉,但影像清晰,分期准确性较高。国外报道经尿道超声判定肿瘤分期,与病理分期相比,结果显示,非肌层浸润性肿瘤的准确率为94%~100%,肌层浸润性肿瘤的准确率为63%~96.8%。彩色多普勒超声检查还可显示肿瘤基底部的血流信号,但膀胱肿瘤血流征象对术前肿瘤分期、分级帮助不大。超声检查不仅可以发现膀胱癌,还有助于膀胱癌分期,了解有无局部淋巴结转移及周围器官受侵,尤其适用于造影剂过敏者。

(二) 泌尿系统平片和静脉尿路造影

泌尿系统平片及静脉尿路造影检查(KUB+IVU)一直被视为膀胱癌患者的常规检查,以期发现并存的上尿路肿瘤。但初步诊断时此项检查的必要性目前受到了质疑,因为其获得的重要信息较少。泌尿系统CT成像(CTU)可替代传统的IVU检查,可提供更多的检查信息,并对泌尿上皮肿瘤具有更高的诊断准确率,而缺点是更多的射线暴露量。

(三) CT检查

传统的CT(平扫+增强扫描)对诊断膀胱肿瘤有一定的价值,可发现较大的肿瘤,还可与血块鉴别。近年来,多排(64~128排)螺旋CT的分辨率大大提高了,可以发现较小的肿瘤(1~5mm),但是原位癌仍不易被发现,不能了解输尿管的情况,分期准确性不高,肿大淋巴结不能区分是转移还是炎症,不能准确区分肿瘤是局限于膀胱还是侵犯到膀胱外,而且既往有肿瘤切除史者可因局部炎症反应所致的假象而造成分期过高。因此,如果膀胱镜发现肿瘤为实质性(无蒂)、有浸润到肌层的可能或了解肝脏有无病变时可进行CT检查。患者若存在尿道狭窄或膀胱有活动性出血不能进行膀胱镜检查时,CT仍有其优越性。

（四）CT 仿真膀胱镜

CT 仿真膀胱镜可获取与膀胱镜相似的视觉信息，虽不能完全替代膀胱镜，但有其应用价值，是膀胱镜较好的替代和补充方法。施行 CT 仿真膀胱镜时，一种方法是将尿液引出，用气体充盈膀胱，然后进行扫描，将所获数据进行三维重建。采用 CT 仿真膀胱镜检查的准确率为 88%，CT 仿真膀胱镜对>5mm 的肿块能准确识别，并可以显示小至 2mm 的黏膜异常。CT 仿真膀胱镜检查还可经静脉或经膀胱注入造影剂进行对比。

（五）胸部 X 线

术前应常规拍胸部 X 线，了解有无肺部转移。

（六）MRI

传统 MRI 对膀胱癌的检查并无明显优越之处。MRI 检查膀胱，T1WI 尿呈极低信号，膀胱壁为低至中度信号，而膀胱周围脂肪为高信号。T1WI 有助于检查扩散至邻近脂肪的肿瘤、淋巴结转移及骨转移情况，甚至可评价除前列腺以外的邻近器官受侵犯情况。T2WI 尿液呈高信号，正常逼尿肌呈低信号，而大多数膀胱癌为中等信号。低信号的逼尿肌下方的肿瘤出现中断现象提示肌层浸润。因此，MRI 有助于肿瘤分期。动态 MRI 在显示是否有尿路上皮癌存在，以及肌层侵犯程度方面的准确性高于 CT 或非增强 MRI。由于膀胱肿瘤的平均表观弥散系数（ADC）较周围组织低，弥散加权成像（DWI）能更好地对肿瘤的 T 分期进行术前评估，且可能在评估肿瘤侵犯周围组织中有价值。

在分期方面，应用增强剂行 MRI 检查进行分期，可区分非肌层浸润性肿瘤与肌层浸润性肿瘤，以及浸润深度，也可发现正常大小的淋巴结有无转移征象。例如，应用铁剂作为增强剂可鉴别淋巴结有无转移：良性增大的淋巴结可吞噬铁剂，在 T2WI 上信号强度降低，而淋巴结转移则无此征象。在检测有无骨转移时，MRI 的敏感性远高于 CT，甚至高于核素骨扫描。

（七）骨扫描

一般不做常规使用，只在浸润性肿瘤患者出现骨痛、怀疑有骨转移时使用。

（八）PET-CT

一般不用于诊断，PET-CT 在术前淋巴结转移及软组织肿块的鉴别尤其是术后随访方面有一定的优势，可选择性地使用。

七、内镜检查

（一）膀胱镜检查和活检

膀胱镜检查和活检是诊断膀胱癌最可靠的方法。通过膀胱镜检查可以明确膀胱肿瘤的数目、大小、形态（乳头状的或广基的）、部位，以及周围膀胱黏膜的异常情况，同时可以对肿瘤和可疑病变进行活检以明确病理诊断。如有条件，建议使用软性膀胱镜检查，与硬性膀胱镜相比，该方法具有损伤小、视野无盲区、相对舒适等优点。

膀胱肿瘤通常是多灶性的，非肌层浸润性膀胱癌可以伴有原位癌或发育不良，表现为类似炎症的淡红色绒毛样的黏膜改变，也可以完全表现为正常。

不建议对非肌层浸润性膀胱癌的正常膀胱黏膜实行常规的随机活检或选择性活检，因为发现原位癌的可能性很低（小于 2%），特别是对于那些低风险的膀胱癌。但当尿脱落细胞学检查阳性或膀胱黏膜表现异常时，建议行选择性活检以明确诊断和了解肿瘤范围。在尿细胞学检查阳性而膀胱黏膜表现为正常、怀疑有原位癌存在时，应考虑行随机活检。如果膀胱肿瘤为原位癌、多发性癌或者肿瘤位于膀胱三角区或颈部时，并发前列腺部尿道癌的危险性增加，建议行前列腺部尿道活检，此外，尿细胞学阳性或前列腺部尿道黏膜表现异常时，也应行该部位的活检。

（二）荧光膀胱镜检查

荧光膀胱镜检查是通过向膀胱内灌注光敏剂，如 5-氨基酮戊酸（5-ALA）、hexaminolaevulinate（HAL）或 hypericin，产生的荧光物质能高选择地积聚在新生的膀胱黏膜组织中，在激光激发下病灶部位显示为红色荧光，与正常膀胱黏膜的蓝色荧光形成鲜明的对比，能够发现普通膀胱镜难以发现的小肿瘤、发育不良或原位癌，检出率可以提高 14%～25%。荧光膀胱镜的缺点是诊断膀胱癌的特异性相对不高，炎症、近期膀胱肿瘤电切术和膀胱灌注治疗会导致假阳性结果。

（三）诊断性经尿道电切术

如果影像学检查发现膀胱内有非肌层浸润的肿瘤占位病变，可以省略膀胱镜检查，直接行诊断性经尿道电切术（transurethral resection，TUR），这样可以达到两个目的：一是切除肿瘤；二是明确肿瘤的病理诊断和分级、分期，为进一步治疗及判断预后提供依据。如果肿瘤直径小于 1cm，可以将肿瘤与其基底部分的膀胱壁一起切除送病理检查；肿瘤较大，则行分步骤切除，先将肿瘤的突起部分切除，然后切除肿瘤的基底部分，基底部分应包含膀胱壁肌层，最后切除肿瘤的周边区域，将这三部分标本分别送病理检查。TUR 时尽量避免烧灼，以减少对标本组织的破坏。

八、诊断及鉴别诊断

（一）诊断

膀胱癌的诊断可根据典型的临床表现、尿细胞学检查、影像学检查，尤其是膀胱镜检查和活检来确诊。

（二）鉴别诊断

（1）肾输尿管肿瘤：血尿特点与膀胱癌相似，也多为全程、无痛性肉眼血尿，单独发生或与膀胱癌同时发生，上尿路肿瘤引起的血尿可出现条形或蚯蚓状血块，明确诊断需 B 超、尿路造影或 CT 等检查。

（2）前列腺癌：血尿在癌肿浸润膀胱和尿道时出现，经直肠指检、血清 PSA、B 超、MRI、前列腺穿刺等活检明确。

（3）腺性膀胱炎：是膀胱黏膜上皮在炎症、结石或肿瘤长期刺激下增生，形成上皮芽，上皮芽向黏膜上皮下增殖形成巢,再退化成囊腔,成为腺性膀胱炎。有明显的膀胱刺激征,需要膀胱镜检查和活检,单纯镜检容易误诊。

(4) 泌尿系统结核:除血尿外,主要症状为膀胱刺激征,伴有低热、盗汗、消瘦、乏力等全身症状。通过尿找抗酸杆菌、IVU、膀胱镜等检查与膀胱癌相鉴别。

(5) 尿石症:多为镜下血尿,上尿路结石可出现肾、输尿管绞痛,膀胱结石可出现排尿中断现象,通过腹部平片、B 超、膀胱镜检查等鉴别。膀胱结石对局部黏膜长期刺激可导致肿瘤发生,长期膀胱结石出现血尿应考虑到膀胱癌的可能,必要时行膀胱镜检和活检。

(6) 良性前列腺增生:主要症状为进行性排尿困难,有时伴有肉眼血尿,在老年人前列腺增生与膀胱癌可能同时存在,需行脱落细胞学、B 超、CT、膀胱镜检查鉴别。

(7) 放射性膀胱炎:多有盆腔放疗史,膀胱镜检下有放射状毛细血管扩张、膀胱黏膜溃疡及肉芽肿,需行活检确诊。

(8) 子宫颈癌:侵犯膀胱后可出现血尿,但是一般先有阴道流血,阴道检查可鉴别。

九、治 疗

(一) 外科治疗

1. 经尿道膀胱肿瘤切除术 经尿道膀胱肿瘤切除术(TUR-BT)既是非肌层浸润性膀胱癌的重要诊断方法,同时也是主要的治疗手段。膀胱肿瘤的确切病理分级、分期都需要借助首次 TUR-BT 后的病理结果获得。TVR-BT 有两个目的:一是切除肉眼可见的全部肿瘤;二是切除组织进行病理分级和分期。TUR-BT 应将肿瘤完全切除直至露出正常的膀胱壁肌层。对于肿瘤切除不完全、标本内无肌层、高级别肿瘤和 T1 期肿瘤,建议术后 2~6 周再次行 TUR-BT,可以降低术后复发概率。

2. 全膀胱切除术+尿流改道术 全膀胱切除术包括单纯性膀胱切除和根治性膀胱切除术。对于肌层浸润性膀胱癌首选根治性膀胱切除术,并同时进行盆腔淋巴结清扫,是提高浸润性膀胱癌患者生存率、避免局部复发和远处转移的有效治疗方法。该手术需要根据肿瘤的病理类型、分期、分级、发生部位、有无累及邻近器官等情况,结合患者的全身状况进行选择。淋巴结清扫范围可根据肿瘤的范围、病理类型、浸润深度和患者的情况来决定。根治性膀胱切除术的基本手术指征为 T2~T4a, N0~x, M0 浸润性膀胱癌;其他指征还包括高危非肌层浸润性膀胱癌 T1G3 肿瘤、BCG 治疗无效的 Tis、反复复发的非肌层浸润性膀胱癌、单靠 TUR 或腔内手术无法控制的广泛乳头状病变等。挽救性膀胱全切除术的指征包括非手术治疗无效、保留膀胱治疗后肿瘤复发和膀胱非尿路上皮癌。以上手术指征可独立选用,亦可综合应用。但应除外有严重合并症(心、肺、肝、脑、肾等疾病)不能耐受根治性膀胱切除术者。

3. 部分膀胱切除术 对于身体条件不能耐受根治性膀胱切除术或不愿接受根治性膀胱切除术的浸润性膀胱癌患者,可以考虑行保留膀胱的综合治疗。对其中部分肿瘤位于膀胱憩室内、输尿管开口周围或肿瘤位于经尿道手术操作盲区的患者,有严重尿道狭窄和无法承受截石位的患者,应考虑行膀胱部分切除术。多采取与放化疗联合的多学科综合治疗。该治疗方案的选择指征必须严格控制,且患者必须具有良好的依从性,才能得到较好的治疗效果。

4. 经尿道激光手术 激光手术可以凝固,也可以汽化,其疗效及复发率与经尿道手术相近。但术前需进行肿瘤活检以便进行病理诊断。激光手术对于肿瘤分期有困难，一般适合于乳头状低级别尿路上皮癌。

5. 光动力学治疗　光动力学治疗(photodynamic therapy,PDT)是利用膀胱镜将激光与光敏剂相结合的治疗方法。肿瘤细胞摄取光敏剂后，在激光作用下产生单态氧，使肿瘤细胞变性、坏死。膀胱原位癌、控制膀胱肿瘤出血、肿瘤多次复发、不能耐受手术治疗等情况可以选择此疗法。

（二）膀胱灌注治疗

膀胱灌注治疗主要包括膀胱灌注化疗或免疫治疗，主要用于TUR-BT后的辅助治疗，其主要目的在于根除存在的病灶、减少膀胱肿瘤的复发、延缓肿瘤的进展。

膀胱灌注化疗主要有术后即刻膀胱灌注化疗、术后早期和维持膀胱灌注化疗两种。膀胱灌注化疗常用的药物包括EADM、MMC、THP、ADM、羟基喜树碱、GEM等。尿液的pH、化疗药物的浓度与膀胱灌注化疗的效果有关，并且药物浓度比药量更重要。化疗药物应通过导尿管灌入膀胱，并保留0.5~2小时。灌注前不要大量饮水，避免尿液将药物稀释。EADM的常用剂量为50~80mg,MMC为20~60mg,THP为30mg,羟基喜树碱为10~20mg。膀胱灌注化疗的主要副作用是化学性膀胱炎，程度与灌注剂量和频率相关，TUR-BT后即刻膀胱灌注更应注意药物的副作用。多数副作用在停止灌注后可以自行改善。

膀胱灌注免疫治疗的主要药物有卡介苗(BCG)和免疫调节剂等。BCG的确切作用机制尚不清楚，多数研究认为是通过免疫反应介导的。BCG适合于高危非肌层浸润性膀胱癌的治疗，可以预防膀胱肿瘤的进展。BCG不能改变低危非肌层浸润性膀胱癌的病程，而且由于BCG灌注的副作用发生率较高，对于低危非肌层浸润性膀胱尿路上皮癌不建议行BCG灌注治疗。由于术后膀胱有创面，因此术后即刻灌注治疗应避免采用BCG，以免引起严重的副作用。BCG膀胱灌注的剂量：BCG治疗一般采用6周的灌注诱导免疫应答，再加3周的灌注强化以维持良好的免疫反应。BCG灌注用于治疗高危非肌层浸润膀胱尿路上皮癌时，一般采用常规剂量(120~150mg)；BCG用于预防非肌层浸润膀胱尿路上皮癌复发时，一般采用低剂量(60~75mg)。不同BCG菌株之间的疗效没有差别。BCG灌注一般在TUR-BT后2周开始。BCG维持灌注可以使膀胱肿瘤进展的概率降低37%。需维持BCG灌注1~3年(至少维持灌注1年)，因此建议在3、6、12、18、24、36个月时重复BCG灌注，以保持和强化疗效。BCG膀胱灌注的主要副作用为膀胱刺激征和全身流感样症状，少见的副作用包括结核败血症、前列腺炎、附睾炎、肝炎等。TUR-BT后膀胱有开放创面或有肉眼血尿等情况时，不能进行BCG膀胱灌注，以及其他免疫调节剂灌注，如干扰素等。

膀胱肿瘤复发后，一般建议再次TUR-BT治疗。依照TUR-BT术后分级及分期，按上述方案重新进行膀胱灌注治疗。对频繁复发和多发者，建议行BCG灌注治疗。

（三）化疗

尿路上皮癌细胞对铂类、GEM、ADM及PTX等化疗药物敏感。化疗也是肌层浸润性膀胱癌在根治性膀胱切除术之外的重要辅助治疗手段，主要的化疗方式包括新辅助化疗和辅助化疗。

1. 新辅助化疗　对于临床T2~T4a期患者，术前可行新辅助化疗。新辅助化疗的主要目的是控制局部病变，使肿瘤降期，降低手术难度和消除微转移灶，提高术后远期生存率。

2. 辅助化疗　对于T2或T3期患者,根治性膀胱切除术后病理若显示淋巴结阳性或为pT3-4,术前未行新辅助化疗者术后可采用辅助化疗。膀胱部分切除患者术后病理若显示淋巴结阳性或切缘阳性或为pT3～4,术后亦可采用辅助化疗。辅助化疗可以推迟疾病进展,预防复发。方案含铂的联合化疗,一般在条件许可的情况下完成4～6个疗程。

3. 放化疗　对于临床T4a及T4b患者,若CT显示淋巴结阴性或发现不正常淋巴结经活检阴性,可行化疗或化疗+放疗,或手术±化疗(仅限于选择性cT4a患者)。CT显示有肿大淋巴结经活检阳性的,则行化疗或化疗+放疗。

4. 全身系统化疗　转移性膀胱癌应常规行全身系统化疗,尤其是无法切除、弥漫性转移、可测量的转移病灶。身体状况不宜或不愿意接受根治性膀胱切除术者也可行全身系统化疗±放疗。如果化疗后肿瘤可手术切除,则术后继续2个周期的化疗,可延长患者的生存期。如未行手术或放疗,则最多使用6个周期的化疗。如化疗2～3个周期后评价肿瘤无反应,则应更换化疗方案。

5. 动脉导管化疗　动脉导管化疗(intra-arterial chemotherapy)通过对双侧髂内动脉灌注化疗药物以达到对局部肿瘤病灶的治疗作用,对局部肿瘤效果较全身化疗好,常用于新辅助化疗。化疗药物可选用MTX/CDDP或单CDDP或5-Fu+ADM+CDDP+MMC等。

(四) 放疗

在某些情况下,肌层浸润性膀胱癌患者为了保留膀胱不愿意接受根治性膀胱切除术,或患者全身条件不能耐受根治性膀胱切除术,或根治性手术已不能彻底切除肿瘤,以及肿瘤已不能切除时,可选用膀胱放疗或化疗+放疗。但对于肌层浸润性膀胱癌,单纯放疗患者的总生存期短于根治性膀胱切除术患者。

1. 根治性放疗　膀胱外照射方法包括常规外照射、三维适形放疗及调强适形放疗,单纯放射治疗靶区剂量通常为60～66Gy,每天剂量通常为1.8～2Gy,整个疗程不超过6～7周。

2. 辅助性放疗　通过术前4～6周的放疗,可使40%～65%的患者肿瘤降期,使10%～42%的患者提高局部肿瘤控制率,但根治性膀胱切除术前放疗对延长患者的生存期是否有益尚不明确,因此不推荐术前放疗。膀胱全切或膀胱部分切除手术未切净的残存肿瘤或术后病理切缘阳性者,可行术后辅助放疗。

3. 姑息性放疗　通过短程放疗(7Gy×3天;3～3.5Gy×10天)可减轻因膀胱肿瘤巨大造成无法控制的症状,如血尿、尿急、疼痛等。但这种治疗可增加急性肠道并发症的危险,包括腹泻和腹部痉挛疼痛。

(五) 膀胱非尿路上皮癌的治疗

膀胱非尿路上皮癌的治疗原则是根治性膀胱切除术。高分级、高分期的膀胱鳞状细胞癌术前放疗可改善预后;膀胱输尿管腺癌可选择扩大性膀胱部分切除术;非输尿管腺癌根治性膀胱切除术后可选择辅助放疗或(和)化疗;病理分期为T3、T4期膀胱小细胞癌可选择术后辅助化疗;对于尿路上皮混合细胞癌,除了根治性手术外,新辅助或辅助化疗有可能提高患者的生存率。

(张　章　吴越菲)

第三节 前列腺癌

前列腺癌是男性泌尿系统最常见的恶性肿瘤之一。在美国,前列腺癌已超肺癌成为男性发病率第1位的恶性肿瘤。近年来,我国前列腺癌也呈现明显上升的趋势。前列腺癌严重危害男性健康。

一、流行病学

前列腺癌在全球范围内的发病率及死亡率分别位列男性恶性肿瘤的第2位及第6位。2008年,全球前列腺癌新发病例数为903 500例,占所有肿瘤新发病例的14%,全球有258 400例患者死于前列腺癌,占所有恶性肿瘤死亡病例的6%。前列腺癌的发病分布有着明显的地区和种族差异性。总体而言,发达地区的发病率及死亡率高于不发达地区,欧美国家的发病率高于亚洲。2008年,全球发达地区前列腺癌年龄调整后的发病率及死亡率分别为62.0/10万和10.6/10万,在不发达区分别为12.0/10万和5.6/10万。据统计,美国2013年新增前列腺癌患者238 590例,前列腺癌死亡患者约29 720例,前列腺癌已超过肺癌是美国男性发病率第1位的恶性肿瘤,其致死率仅次于肺癌。目前,中国前列腺癌的发病率和死亡率仍处于相对较低的水平。2009年我国肿瘤登记地区前列腺癌的发病率是9.92/10万,死亡率是4.19/10万,发病率及死亡率分别位列第6位和第9位。但是,前列腺癌在我国呈现出明显的上升趋势。发病率最高的四个城市分别是上海、北京、广州和杭州,这与城市的发达程度、医疗质量、PSA筛查及环境相关。种族上,美国黑人的发病率要高于白人。前列腺癌的发病率在55岁前处于相对较低的水平,55岁后其发病率随年龄增长而增加,高峰发病年龄段为70~80岁。家族性前列腺癌患者的发病年龄稍早,年龄小于55岁的患者约占43%。

二、病因

前列腺癌的具体病因及发病机制尚不明确,但是越来越多的研究显示,前列腺癌与以下危险因素密切相关。

(一) 年龄和种族

前列腺癌的发病情况与年龄密切相关。据美国癌症协会统计,39岁以下的男性发生前列腺癌的概率为0.01%,40~59岁的概率为2.68%,60~69岁的概率达6.78%,70以上为12.06%。

除了年龄,不同种族前列腺癌发病率的差异也很大。美国黑人前列腺癌的发病率最高,达到185.7/10万,是美国白人发病率(107.79/10万)的1.7倍。

(二) 遗传因素

家族史是前列腺癌的高危因素,一级亲属患有前列腺癌的男性,其发病危险是普通人的2倍,并且当患病亲属个数增加或亲属患病年龄降低时,其发病的危险随之增加。值得注意的是,遗传因素的作用在年轻患者中的体现更为明显。

前列腺癌家族聚集性的原因包括：基因易感性、暴露于共同的环境因素或仅由发病率高偶然引起。遗传流行病学的研究发现，单卵双生子的前列腺癌同病率明显高于双卵双生子，提示遗传因素在发病中占有重要的地位。1996 年，对前列腺癌高危家族的基因组研究首次将前列腺癌可疑位点定位于 1 号染色长臂，称为 HPC1 基因座。进一步的研究发现位于 HPC1 基因座的 *RNASEL* 基因在部分连锁家族中出现种系突变，导致其基因产物（核糖核酸分解酶）的表达异常，使前列腺细胞凋亡失控。然而 *RNASEL* 基因的突变仅占遗传性前列腺癌的一小部分，前列腺癌发生过程中复杂的基因作用机制仍不清楚。

重要基因的多态性是导致前列腺癌基因易感性的另一个原因，研究较多的有雄激素受体（AR）、维生素 D 受体（VDR）、细胞色素 P450（CYP）和 2 型 5α 还原酶（SRD5A2）的编码基因的相关多态性。

（三）饮食因素

研究显示，前列腺癌和生活方式相关，特别是与富含脂肪、肉类和奶类的饮食相关。美国出生的亚裔人群前列腺癌的发病危险与其在美国居住的时间和饱和脂肪酸的摄入量密切相关。脂肪酸过氧化过程中可产生具有致癌损伤的过氧化物。研究发现，参与脂肪酸过氧化的酶 AMACR（α-甲基酰基辅酶 A 消旋酶）在前列腺癌组织中过度表达，但不存在于正常前列腺组织中。因为牛肉和奶制品是日常支链脂肪酸的主要来源，前列腺癌中 AMACR 的上调可能有助于解释西方饮食和前列腺癌的相关性。除此以外，动物脂肪可能通过影响体内激素的水平、在高温烹调加工过程中产生致癌物等途径促使前列腺癌的发生。

流行病学的研究同样提示了许多有前景的预防前列腺癌的食物，如大豆和番茄。大豆被认为是亚洲国家发病率相对较低的原因之一。

（四）激素

雄激素在前列腺的发育和前列腺癌的进展过程中起关键作用。在动物实验中，雄激素和双氢睾酮能够诱发前列腺癌。然而，流行病学研究并未肯定雄激素浓度在前列腺癌患者与对照人群之间存在显著差异。这可能是由于雄激素的致病作用是在肿瘤形成前数十年间所产生的，同时目前的研究忽略了复杂的激素网络的相互作用。

（五）其他

近年来，慢性炎症和前列腺癌的相关性成为关注的热点。有性传播疾病或前列腺炎病史的男性前列腺癌的发病危险增高了。遗传流行病学提示的前列腺癌高危基因是炎症反应的调控基因。当然，与许多未提及的危险因素一样，炎症的致癌机制仍有待进一步的研究验证。

三、病　　理

（一）组织病理学

前列腺癌 95% 以上的病理组织学类型为腺癌，其余类型为移形细胞癌、鳞状细胞癌、肉瘤等。前列腺癌从其腺泡和导管发生，常起源于外周带。前列腺的任何部位都可以发生癌变，但绝大多数癌变位于外周带。

(二) 病理分级

在前列腺癌的病理分级方面,目前最常使用的是 Gleason 评分系统。由于癌组织存在明显的异质性,分级系统采用两组数字分别代表主要分级(描述占优势的主要结构)和次要分级(描述次要结构),如 Gleason3+4 指基本形态是 3,而 Gleason4+3 说明基本分级更高。Gleason 分级与预后明显相关,因此,其具有重要的临床意义,在临床分期中参考 Gleason 总分(两个分级之和)。尽管 Gleason 总分是重要的预后特征之一,但在临床上,要分别报告主要分级和次要分级以保证预后判断更精确。如 Gleason3+4 与 Gleason4+3 的总分都是 7,但是两者预后并不同。

(三) 临床分期

见表 14-4 和表 14-5。

表 14-4　前列腺癌 TNM 分期(AJCC/UICC,2002)

临床		病理(pT)	
Tx	原发肿瘤不能评价	pT2	局限于前列腺
T0	无原发肿瘤证据	pT2a	肿瘤限于单叶的 1/2
T1	不能被扪及和影像发现的临床隐匿肿瘤	pT2b	肿瘤超过单叶的 1/2 但限于该单叶
T1a	偶发肿瘤体积<所切除组织体积的 5%	pT2c	肿瘤侵犯两叶
T1b	偶发肿瘤体积>所切除组织体积的 5%	pT3	突破前列腺
T1c	穿刺活检发现的肿瘤(如由于 PSA 升高)*	pT3a	突破前列腺
T2	局限于前列腺内的肿瘤	pT3b	侵犯精囊
T2a	肿瘤限于单叶的 1/2(≤1/2)	pT4	侵犯膀胱和直肠
T2b	肿瘤超过单叶的 1/2 但限于该单叶(1/2-1)		
T2c	肿瘤侵犯两叶		
T3	肿瘤突破前列腺包膜**		
T3a	肿瘤侵犯包膜(单侧或双侧)		
T3b	肿瘤侵犯精囊		
T4	肿瘤固定或侵犯除精囊外的其他邻近组织结构,如膀胱颈、尿道外括约肌、直肠、肛提肌和(或)盆壁		
Nx	区域淋巴结不能评价	PNx	无区域淋巴结取材标本
N0	无区域淋巴结转移	pN0	无区域淋巴结转移
N1	区域淋巴结转移	pN1	区域淋巴结转移***
Mx	不能评价有无远处转移		
M0	无远处转移		
M1	有远处转移****		
M1a	有区域淋巴结以外的淋巴结转移		
M1b	骨转移		
M1c	其他器官组织转移		

注:*穿刺活检发现的单叶或两叶肿瘤,但临床无法扪及或影像不能发现的定为 T1c;**侵犯前列腺尖部或前列腺包膜但未突破包膜的定为 T3,非 T2;***不超过 0.2cm 的转移定为 pN1mi;****当转移多于一处,为最晚的分期。

表 14-5　前列腺癌的分期及病理分级

分期编组	原发肿瘤	区域淋巴结	远处转移	病理分级
Ⅰ	T1a	N0	M0	G1
Ⅱ	T1a	N0	M0	G2,G3~G4
	T1b~T2	N0	M0	任何 G
Ⅲ	T3	N0	M0	任何 G
Ⅳ	T4	N0	M0	任何 G
	任何 T	N1	M0	任何 G
	任何 T	任何 N	M1	任何 G
病理分级				
Gx	病理分级不能评价			
G1	分化良好(轻度异形)(Gleason 评分 2~4)			
G2	分化中等(中度异形)(Gleason 评分 5~6)			
G3~G4	分化差或未分化(重度异形)(Gleason 评分 7~10)			

(四) 危险因素

根据血清 PSA、Gleason 评分和临床分期将前列腺癌分为低、中、高危三类,以便指导治疗和判断预后(表 14-6)。

表 14-6　前列腺癌的危险因素

项目	低危	中危	高危
PSA(ng/ml)	4~10	10~20	>20
Gleason 评分	≤6	7	≥8
临床分期	≤T2a	T2b	≥T2c

(五) 扩散转移方式

前列腺癌转移以骨转移为多见,内脏转移多发生在肺、肝脏和肾上腺。前列腺癌的转移途径主要有以下几种:

(1) 直接蔓延:前列腺癌穿过被膜向周围扩散,浸润邻近器官,精囊、输精管、膀胱及盆腔内器官都可受到累及。

(2) 血行转移:最为常见,癌细胞随血运行到骨骼、肺、肝、肾及肾上腺。骨转移最为常见,依次为骨盆、腰椎、股骨、胸椎、肋骨等;其次为肺转移,前列腺癌死亡者中,有肺转移的患者约占 30%。

(3) 淋巴结转移:最早发生在闭孔及腹下淋巴结区,经髂内、髂外、腹股沟淋巴结转移,可延及下腔静脉、纵隔及锁骨下淋巴结。癌分化越低则淋巴转移率越高。

四、临 床 表 现

早期前列腺癌患者在临床上常无明显症状,随着肿瘤的发展,可出现相应的临床症状,主要表现为压迫性症状和肿瘤转移引起的症状。

（一）压迫性症状

逐渐增大的肿块可压迫尿道、直肠和射精管等引起相应的症状。压迫尿道可引起进行性排尿困难，尿流变细，或尿流偏歪，或尿流分叉，尿程延长，尿频，尿急，尿痛，尿意不尽感等，梗阻进一步加重可引起双肾积水、肾功能障碍，甚至尿毒症；压迫直肠可引起排便困难或肠道梗阻；压迫输精管可引起射精缺乏；压迫神经可引起会阴部疼痛，并可向坐骨神经放射。

（二）转移症状

在前列腺癌患者中，转移很常见。约 1/3～2/3 的患者在初次就医时就已有淋巴结转移，多发生在髂内、髂外、腰部、腹股沟等部位。可引起相应部位的淋巴结肿大及下肢肿胀等症状。出现骨转移（如骨盆、骶骨、腰椎、股骨上段等）可引起骨痛或病理性骨折等症状；出现脊柱转移引起脊髓压迫甚至会引起截瘫；出现内脏转移，如肺、肝、脑、肾上腺、睾丸等，可引起相应的症状。

五、检　　查

（一）直肠指检

典型的前列腺癌直肠指检（digital rectal examination，DRE）时可扪及坚硬如石的不规则结节，边界不清，无压痛或轻压痛，活动度差。DRE 检查可能会导致 PSA 入血而影响 PSA 值，建议先抽血检查 PSA，后进行 DRE 检查。

（二）前列腺特异性抗原检查

前列腺特异性抗原（prostate-specific antigen，PSA）作为单一检测指标，与 DRE、TRUS 比较，具有更高的前列腺癌阳性诊断预测率。美国泌尿外科学会（AUA）和美国癌症学会（ASCO）建议 50 岁以上男性每年应接受例行 DRE、PSA 检查。对于有前列腺癌家族史的男性人群，应该从 45 岁开始进行每年 1 次的检查。我国专家的共识是对 50 岁以上有下尿路症状的男性进行 PSA 和 DRE 检查，对于有前列腺癌家族史的男性人群，应该从 45 岁开始进行定期检查。

PSA 结果的判定：血清总 PSA（tPSA）正常参考值为 0～4. 0 ng/mL。血清 PSA 受年龄和前列腺大小等因素的影响。前列腺按摩、直肠指检、膀胱镜检查、导尿、射精、前列腺穿刺、急性前列腺炎、尿潴留等可能影响血清 PSA 的水平。游离 PSA（fPSA）和 tPSA 可作为常规同时检测。fPSA/tPsA 比值可作为诊断的参考，国内推荐 fPSA/tPSA>0. 16 为正常值。

（三）经直肠超声检查

经直肠超声检查（transrectal ultrasonography，TRUS）可以帮助医生进行前列腺系统的穿刺活检。在 TRUS 引导下在前列腺及周围组织结构寻找可疑病灶，并能初步判断肿瘤的体积大小。但 TRUS 在前列腺癌诊断方面特异性较低，发现一个前列腺低回声病灶要与正常前列腺、BPH、PIN、急性或慢性前列腺炎、前列腺梗死和前列腺萎缩等鉴别。

（四）前列腺穿刺活检

前列腺系统性穿刺活检是诊断前列腺癌最可靠的检查。前列腺的穿刺指征：①直肠指检发现结节；②PSA>10ng/ml；③B 超、CT 或 MRI 发现异常信号；④PSA 4~10ng/ml，fPSA/tPSA 异常。注意 PSA 4~10ng/ml、fPSA/tPSA 及影像学正常时应严密监测。

（五）影像学检查

1. 前列腺超声检查 内部回声：前列腺内部出现边界模糊不清的低回声，少数内部出现点状、斑状、团状不规则的强回声，伴或不伴声影。结节型或结节-浸润型：表现为低回收区，边界较清晰，浸润型腺癌无明显边界，易漏诊。血流：前列腺癌的血流较丰富，在癌灶的低回声区内出现明显血流增多时，对诊断更有帮助，前列腺癌时局部血流明显增加。

2. CT 检查 早期前列腺癌仅可显示前列腺增大，而密度无异常改变。常规增强检查，前列腺组织与肿瘤组织强化程度类似，然而，在动态增强检查的动脉期，有时肿瘤可以表现为富血供结节。进展期前列腺癌，CT 能够显示肿瘤的被膜外侵犯，表现为正常的前列腺形态消失，代之为较大的分叶状肿块。肿瘤侵犯精囊可造成精囊不对称、增大，或精囊角消失。膀胱受累时，膀胱底壁增厚，以致出现膀胱内分叶状肿块。CT 检查可发现盆、腹腔淋巴结转移或远隔器官及骨转移。

3. MRI 检查 MRI 检查可以显示前列腺包膜的完整性，是否侵犯前列腺周围组织及器官，MRI 还可以显示盆腔淋巴结受侵犯的情况及骨转移的病灶，在临床分期上也有较重要的作用。前列腺癌主要发生在周边带。在 T1WI 上，癌组织与正常前列腺组织信号相近，无法发现局限于前列腺内部的肿瘤。T2WI 为检查前列腺癌的主要序列，轴位检出率较高。正常前列腺位于后外部周边带，在 T2WI 上为对称的弧形高信号区，前列腺癌表现为周边带的高信号区出现低信号缺损区。

4. ECT 前列腺癌最常见的远处转移部位是骨骼。ECT 可比常规 X 线提前 3~6 个月发现骨转移灶，敏感性较高但特异性较差。转移的部位有骨质破坏，也有成骨的表现，ECT 检查表现出放射性“浓集区”。一旦前列腺癌诊断成立，建议进行全身骨显像检查（特别是在 PSA>20，GS 评分>7 等），有助于判断前列腺癌准确的临床分期。

5. PET-CT PET-CT 在前列腺癌的临床应用有一定的价值，特别是对检测前列腺治疗后复发及骨转移等方面。但是，目前，各研究报道尚不一致，不推荐其作为前列腺癌的诊断和分期依据。

六、诊　　断

前列腺癌缺乏特异性的症状和体征，直肠指检联合 PSA 检测是疑似前列腺癌的最佳方法。但无论直肠指检、PSA 检测还是影像学检查都不能作为确诊的依据。最终明确诊断还需要前列腺穿刺活检取得组织病理学诊断。可疑前列腺癌通常由前列腺直肠指检或 PSA 检查或 TRUS 检查后再确定是否需进行前列腺活检。

七、鉴别诊断

前列腺癌的诊断主要与良性前列腺增生症、前列腺结核、前列腺肉瘤、慢性前列腺炎、前列腺结石等相鉴别。但影像学检查如 TRUS、CT、MRI 等在前列腺癌的诊断和鉴别诊断方面都存在局限性，最终明确诊断还需要行前列腺穿刺活检。

（一）前列腺增生症

两者一般容易鉴别。但在增生的前列腺腺体中，有的区域上皮细胞形态不典型，可被误认为癌。区别要点是：增生腺体中腺泡较大，周围的胶原纤维层完整，上皮为双层高柱状，细胞核较前列腺癌患者的小，并居于细胞基底部，腺体排列规则，形成明显的结节。

（二）前列腺萎缩

前列腺癌常起始于腺体的萎缩部，应注意鉴别。萎缩腺泡有时紧密聚集，萎缩变小，上皮细胞为立方形，核大，很像癌变。但这类萎缩改变多累及整个小叶，胶原结缔组织层仍完整，基质不受侵犯，其本身却呈硬化性萎缩。

（三）前列腺结石

因前列腺结石有质地坚硬的结节，与前列腺癌相似。但前列腺结石作直肠指检时，有时可获得摩擦声，X 线可见耻骨联合附近有结石阴影。

（四）前列腺结核

前列腺结核有结核病史或合并有泌尿系其他部位结核。腺体稍增大，较硬，有结节。尿中可直接查到结核分枝杆菌。

（五）前列腺肉瘤

前列腺肉瘤与前列腺癌的症状相似，但发病率以青年人较高，本病虽有前列腺肿大，但质地柔韧，软如囊性。活体组织检查可以确诊。

（六）慢性前列腺炎

慢性前列腺炎急性发作时尿路症状与前列腺癌相似。但腺体稍增大，质稍硬，中间沟存在，前列腺液中白细胞增多。

八、治　　疗

（一）观察等待和积极监测

前列腺癌常表现为惰性，观察等待和积极监测都是重要的治疗策略和临床选择。

1. 观察等待　对于已明确前列腺癌诊断的患者，通过密切观察、随诊直到出现局部或系统症状，如下尿路梗阻、疼痛、骨相关事件等，才对其采取一些姑息性的治疗措施，如内分泌治疗、放疗或解除下尿路梗阻的微创手术等来缓解转移性病灶症状的一种保守治疗方法。该方法适用于不愿意或体弱不能耐受主动治疗的患者。

观察等待指征：①晚期（M1）前列腺癌患者，仅限于个人强烈要求避免治疗伴随的不良反应，对于治疗伴随的危险和并发症的顾虑大于延长生存期和改善生活质量的预期；②预期寿命小于 5 年的患者，充分告知但拒绝接受积极治；③临床 T1b ~ T2b，分化良好（Gleason

评分 2~4)的患者,患者预期寿命>10 年,经充分告知但拒绝接受积极治疗。

2. 主动监测 对已明确诊断有治愈性适应证的前列腺癌患者,因担心生活质量、手术风险等,不即刻行主动治疗而选择严密随访、积极监测疾病的发展进程,在出现肿瘤进展达到预先设定的疾病进展阈值时再给予治疗。主要针对临床低风险有根治性治疗机会的患者。选择主动监测的患者必须充分知情,了解并接受肿瘤局部进展和转移的危险性。

主动监测指征:①极低危患者,PSA<10ng/ml,Gleason 评分≤6,阳性活检数≤3;②临床 T1a、分化良好或中等的前列腺癌、预期寿命>10 年的较年轻患者,此类患者要密切随访 PSA、TRUS 和前列腺活检;③临床 T1b~T2b、分化良好或中等的前列腺癌、预期寿命<10 年的无症状患者。

(二) 根治性手术治疗

根治性前列腺切除术(简称根治术)是治疗局限性前列腺癌最有效的方法之一,有三种主要术式,即传统的经会阴、经耻骨后及近年发展的腹腔镜前列腺癌根治术和机器人辅助腹腔镜前列腺癌根治术。

1. 适应证 根治性前列腺切除术应该用于可能治愈的前列腺癌患者。手术适应证不仅要考虑肿瘤的临床分期,也要考虑患者的预期寿命,还要考虑患者的健康状况。尽管手术没有硬性的年龄界限,但应告知患者,70 岁以后伴随年龄增长手术的合并症及死亡率将会增加。

(1) 临床分期:①T1~T2c 期,推荐根治术;②T3a 期,根治术在该期有着重要的地位,部分患者术后病理证实为 pT2 期而获得了治愈机会,对于术后病理证实为 pT3a 期的患者可行术后辅助放疗或内分泌治疗而获得良好的效果;对于临床 cT3 的前列腺癌尚有争议,有主张新辅助治疗后行根治术,可降低切缘阳性率;③T3b~T4 期,严格筛选(肿瘤未侵犯尿道括约肌或未与盆腔固定,肿瘤体积相对较小)后行根治术并辅以综合治疗;④N1 期有学者主张对该期患者行根治术辅以术后辅助治疗,可使患者生存获益。

(2) 预期寿命:预期寿命≥10 年者则可选择根治术。

(3) 健康状况:前列腺癌患者多为高龄男性,手术并发症的发生率与身体状况不佳密切相关。因此,只有身体状况良好,没有严重的心肺疾病,才适合进行根治性前列腺切除术。

(4) PSA 或 Gleason 评分高危患者:对于 PSA>20 或 Gleason 评分≥8 的局限前列腺癌患者符合上述分期和预期寿命条件的,根治术后可给予辅助治疗。

2. 手术禁忌证

(1) 患有显著增加手术危险性的疾病,如严重的心血管疾病、肺功能不良等。

(2) 患有严重的出血倾向或血液凝固性疾病。

(3) 已有骨转移或其他远处转移。

(4) 预期寿命不足 10 年。

(三) 放疗(EBRT)

前列腺癌患者的放疗具有疗效好、适应证广、并发症少等优点,适用于各期患者。早期患者(T1~T2N0M0)行根治性放疗,其局部控制率和 10 年无病生存率与前列腺癌根治术相似。局部晚期前列腺癌(T3~T4N0M0)治疗原则以辅助性放疗和内分泌治疗为主。转移性癌可行姑息性放疗,以减轻患者的症状、改善其生活质量。

近年来,三维适形放疗和调强放疗等技术逐渐应用于前列腺癌治疗并成为放疗的主流技术。

(四) 近距离照射治疗

近距离照射治疗(brachytherapy)包括腔内照射、组织间照射等,是将放射源密封后直接放入被治疗的组织内或放入人体的天然腔内进行照射。前列腺癌近距离治疗包括短暂插植治疗和永久粒子种植治疗。永久粒子种植治疗常用^{125}碘(^{125}I)和^{103}钯(^{103}Pd),半衰期分别为60天和17天。短暂插植治疗常用^{192}铱(^{192}Ir)。

前列腺癌近距离治疗是继前列腺癌根治术及外放疗以外又一种有望根治局限性前列腺癌的方法,疗效肯定、创伤小,尤其适合于不能耐受前列腺癌根治术的高龄前列腺癌患者。

(五) 内分泌治疗

早在1941年,Huggins和Hodges发现了手术去势和雌激素可延缓转移性前列腺癌的进展,并首次证实了前列腺癌对雄激素去除的反应性,奠定了前列腺癌内分泌治疗的基础。任何去除雄激素和抑制雄激素活性的治疗均可称为内分泌治疗。

内分泌治疗的适应证:①转移前列腺癌,包括N1和M1期;②局限早期前列腺癌或局部进展前列腺癌,无法行根治性前列腺切除术或放疗;③根治性前列腺切除术或根治性放疗前的新辅助内分泌治疗;④配合放疗的辅助内分泌治疗;⑤治愈性治疗后局部复发,但无法再行局部治疗;⑥治愈性治疗后远处转移;⑦去势抵抗期的雄激素持续抑制。

1. 去势　去除睾酮的产生器官或抑制睾酮产生器官的功能,包括手术去势或药物去势(黄体生成素释放激素类似物,LHRH-A)。手术去势可使睾酮迅速且持续下降至极低水平(去势水平)。主要的不良反应是对患者的心理影响,而且少数患者对内分泌治疗无效,因此一般应该首选药物去势治疗。药物去势的主要药物有:亮丙瑞林(Leuprorelin)、戈舍瑞林(Goserelin)、曲普瑞林(Triptorelin)。其作用机制为作用于下丘脑-垂体-性腺轴,通过反馈性抑制,使睾酮达到去势水平。在注射LHRH-A后,睾酮逐渐升高,在1周时达到最高点(睾酮一过性升高),然后逐渐下降,3~4周时可达到去势水平,但有10%的患者睾酮不能达到去势水平。LHRH-A已成为雄激素去除的"标准治疗"方法。初次注射LHRH-A时有睾酮一过性升高,故应在注射当日开始给予抗雄激素药物2周,以对抗睾酮一过性升高所导致的病情加剧。雌激素是早前应用的经典去势药物,最常见的雌激素是已烯雌酚,但是由于心血管方面的严重毒副反应,目前雌激素治疗已经很少使用。

2. 抗雄激素　应用抗雄激素药物竞争性封闭雄激素与前列腺细胞雄激素受体的结合。抗雄激素药物主要有两大类:一类是类固醇药物,其代表为醋酸甲地孕酮;另一类是非类固醇药物,主要有比卡鲁胺和氟他胺。推荐用非类固醇药物,如比卡鲁胺150mg/日。

3. 最大限度雄激素阻断　最大限度雄激素阻断是指同时去除或阻断睾丸来源和肾上腺来源的雄激素。常用的方法为去势加抗雄激素药物。抗雄激素药物主要是非类固醇类药物,如比卡鲁胺。去势与非类固醇类抗雄激素药物联合应用,与单纯去势相比可延长总生存期3~6个月,平均5年生存率提高2.9%,对于局限性前列腺癌,应用联合治疗时间越长,PSA复发率越低。

4. 新辅助内分泌治疗　新辅助内分泌治疗是指在根治性前列腺切除术前，对前列腺癌患者进行一定时间的内分泌治疗，以期缩小肿瘤体积、降低临床分期、降低前列腺切缘的肿瘤阳性率。适合于T2、T3a期患者。通常采用LHRH-A联合抗雄激素药物的治疗方法，也可单用LHRH-A或抗雄激素药物，新辅助治疗的时间为3~9个月。新辅助治疗可能降低肿瘤的临床分期，可以降低手术切缘阳性率和淋巴结浸润率，降低局部复发率。

5. 间歇内分泌治疗　间歇内分泌治疗是单纯运用药物去势或联合抗雄激素药物进行内分泌治疗时，当血清PSA值下降至0.2ng/ml，并维持3~6个月以上时间，暂时撤除所用的内分泌治疗药物，待体内的雄激素水平恢复到一定水平后重启内分泌治疗。间歇内分泌治疗的优点：提高了患者的生活质量，降低了治疗成本，可能延长肿瘤对雄激素依赖的时间，与传统内分泌治疗相比可能有生存优势。

6. 辅助内分泌治疗　辅助内分泌治疗是指前列腺癌根治性切除术后或根治性放疗后，辅以内分泌治疗。目的是治疗切缘残余病灶、残余的阳性淋巴结、微小转移病灶，提高患者的长期存活率。

（六）化疗

化疗是去势抵抗性前列腺癌（castration resistant prostatecancer，CRPC）的重要治疗手段。转移性前列腺癌往往在内分泌治疗中位缓解时间18~24个月后逐渐对激素产生非依赖而发展为去势抵抗前列腺癌。CRPC的全身治疗原则包括继续应用内分泌药物确保血睾丸酮维持于去势水平，采用化疗改善症状和延长生存时间，对骨转移应用双磷酸盐预防骨相关事件。化疗可以延长CRPC患者的生存时间、控制疼痛、减轻乏力、提高生活质量。转移性前列腺癌常用的化疗药物主要有紫杉类（TXT、卡巴他赛等）、米托蒽醌、蒽环类抗生素（ADM、EADM）、雌二醇氮芥、CTX、去甲长春地辛、DDP、5 Fu等，常用的化疗方案有DP、MP、EMP、CFP、FAM等方案。

（七）骨转移治疗

骨转移常常是前列腺癌就诊的主要原因，骨转移的主要症状包括骨痛、病理性骨折等。治疗方法包括内分泌治疗、化疗、放疗、手术治疗、抗骨破坏治疗及疼痛治疗等。尽管骨转移在影像学上显示为成骨性改变，但是，绝大多数骨转移灶以破骨细胞激活为主要特点。唑来磷酸盐类可以抑制破骨细胞活动、分化和生存等，降低骨转移骨骼并发症的风险。

（八）免疫治疗

Sipuleucel-T作为一种前列腺癌疫苗，Ⅲ期临床试验均显示，与安慰剂治疗相比，Sipuleucel-T治疗虽然不能延长转移性CRPC患者的中位肿瘤进展时间，但能明显改善患者的中位总生存期，且不良反应主要为注射相关事件，如发热、寒战等。2010年4月被FDA批准用于治疗无症状或有轻微症状的转移性CRPC。

（九）CRPC的治疗

CRPC是指经过初次持续雄激素剥夺治疗后疾病依然进展的前列腺癌。对于CRPC，雄激素受体仍有活性，因此必须继续雄激素抑制治疗。采用药物去势的患者若血清睾酮未达去势水平，则应行手术去势或雌激素治疗，使睾酮达去势水平。醋酸阿比特龙可阻断包括睾丸、肾上腺和前列腺癌细胞来源的雄激素生物合成，从而最大程度地降低体内乃至肿瘤细胞内的雄激素水平。Sipuleucel-T 作为一种前列腺癌疫苗，可使得部分患者获益。然而，在我国，转移性去势抵抗性前列腺癌（mCRPC）的治疗面临着严峻的挑战。除了传统的化疗方法以外，国内缺乏有效的治疗方法。

（江　伟　汪泽兴）

第四节　睾丸肿瘤

睾丸肿瘤几乎都是恶性肿瘤，也称为睾丸癌（testicular cancer），是一种少见的肿瘤类型，仅占男性全身恶性肿瘤的 1%～1.5%。尽管随着多学科治疗的发展，大多数可以治愈且死亡率明显下降，但近数十年来其发病率呈明显上升的趋势，而且发病年龄较轻，严重威胁男性的健康。

一、流行病学

睾丸肿瘤是 15～40 岁年轻男性最常见的恶性肿瘤之一，约占此年龄段男性恶性肿瘤的 25%。但由于其治愈率较高，死亡率只占该年龄段恶性肿瘤致死率的 5%。睾丸肿瘤的发病率有着明显的地理分布差异，欧美国家的发病率相对较高，尤其是北欧地区，而亚洲和非洲地区的发病率相对较低。2007 年，埃及男性的睾丸肿瘤年龄标准化发病率约为 0.5/10 万，而在丹麦，睾丸肿瘤的年龄标准化发病率达到 9.2/10 万，我国香港地区的发病率约为 1.6/10 万，我国大陆地区既往报道的睾丸肿瘤年发病率约为 1/10 万。不同种族之间也具有明显的差异，如睾丸癌在非洲裔美国男性中的发病率极低，非西班牙裔的美国白人男性是美国黑人发病率的 4 倍，是西班牙裔男性、亚裔男性及美国本土著民中男性的 2 倍。在世界范围内，睾丸肿瘤的发病率呈逐年上升的趋势，在过去的 30 多年中，睾丸肿瘤的发病率增加了 1 倍左右。睾丸肿瘤绝大多数可以治愈，其致死率相对较低，在西方国家，睾丸肿瘤的致死率呈下降趋势。

睾丸肿瘤中绝大部分为生殖细胞肿瘤，占睾丸肿瘤的 90%～95%，有数据显示甚至达到了 98%。因此，睾丸生殖细胞肿瘤（testicular germ cell tumor，TGCT）术语与睾丸癌（testicular cancer）常交换使用。

二、病　　因

睾丸肿瘤的确切病因目前尚不清楚，可能的危险因素主要有以下几种：

（一）隐睾症

隐睾症会使睾丸肿瘤的发生风险增加 10～15 倍，即使行睾丸下降固定术也不能完全防止发生恶变，但有助于临床监测、早期发现肿瘤，盆腔隐睾更易发生恶性肿瘤。

（二）一级男性亲属睾丸肿瘤家族史

有一级男性亲属患睾丸肿瘤的人群，一生中睾丸肿瘤的发病风险会明显增加。如父亲患睾丸肿瘤,其子患病风险增加约 4 倍,在兄弟患睾丸肿瘤的人群中,患睾丸肿瘤的风险将增加 8~10 倍。

(三) 睾丸肿瘤病史

有睾丸肿瘤病史的患者,对侧睾丸发生睾丸肿瘤的风险明显增加,其中约有 3% 的患者会发生对侧睾丸肿瘤。

(四) Klinefelter 综合征

Klinefelter 综合征(Klinefelter syndrome)又称为先天性睾丸发育不全或原发小睾丸症。患者性染色体为 XXY,即比正常男性多了一条 X 染色体,因之亦常称为 XXY 综合征。

(五) 其他因素

研究显示,睾丸上皮内瘤样病变或不育症也是睾丸肿瘤发生的相关危险因素。其他一些因素,如有机氯化合物(二氯二苯二氯乙烯、氯丹)和非电离辐射接触等环境因素、长期吸食大麻等会增加睾丸肿瘤的发生机会。基因学研究表明,各种病理类型的睾丸肿瘤与 12 号染色体短臂异位特异性相关,*p*53 基因的改变也与睾丸肿瘤的发生具有相关性。进一步的基因筛查提示睾丸肿瘤相关的基因突变还包括定位于 4、5、6 和 12 号染色体上的相关基因。

三、病　　理

(一) 睾丸肿瘤的分类

有关睾丸肿瘤的分类标准很多,根据目前的临床应用情况,推荐使用改良的 2004 年 WHO 指定的分类标准(表 14-7)。修改后的标准在病理学上将睾丸肿瘤分为三大类:生殖细胞肿瘤、性索/性腺间质肿瘤和其他非特异性间质肿瘤。其中,生殖细胞肿瘤占 90% ~ 95%,后两类临床上均相对少见。

表 14-7　2004 年 WHO 指定的分类标准

1. 生殖细胞肿瘤
曲细精管内生殖细胞肿瘤
精原细胞瘤(包括伴有合体滋养细胞层细胞者)
精母细胞型精原细胞瘤(注意精母细胞型精原细胞瘤伴有肉瘤样成分)
胚胎癌
卵黄囊瘤(内胚窦瘤)
绒癌
畸胎瘤(成熟畸胎瘤、不成熟畸胎瘤及畸胎瘤伴有恶性成分)—种以上组织类型肿瘤(混合型)—说明各种成分百分比
2. 性索/性腺间质肿瘤
间质细胞瘤
恶性间质细胞瘤

续表

支持细胞瘤
恶性支持细胞肿瘤
颗粒细胞瘤
泡膜细胞瘤/纤维细胞瘤
其他性索/性腺间质肿瘤
包含生殖细胞和性索/性腺间质的肿瘤(性腺母细胞瘤)
3. 其他非特异性间质肿瘤
卵巢上皮类型肿瘤
集合管和睾丸网肿瘤
非特异间质肿瘤(良性和恶性)

(二) 分期

推荐 UICC 于 2009 年公布的分期标准(表 14-8)。对于原发灶分期使用在原发病灶根治切除后确定侵犯范围的病理分期。

表 14-8　睾丸肿瘤 TNM 分期(UICC,2009 年)

原发肿瘤(T)
pTx　原发肿瘤无法评价(未行睾丸切除则用 Tx)
pT0　无原发肿瘤的证据(如睾丸瘢痕)
pTis　曲细精管内生殖细胞肿瘤(原位癌)
pT1　肿瘤局限于睾丸和附睾,不伴有血管/淋巴管浸润,可以侵睾丸白膜但是无鞘膜侵犯
pT2　肿瘤局限于睾丸和附睾,伴有血管/淋巴管浸润,或者肿瘤通过睾丸白膜侵犯鞘膜
pT3　肿瘤侵犯精索,有或没有血管/淋巴管浸润
pT4　肿瘤侵犯阴囊,有或没有血管/淋巴管浸润
临床区域淋巴结(N)
Nx　区域淋巴结转移情况无法评价
N0　没有区域淋巴结转移
N1　转移淋巴结最大径线≤2cm 或多发淋巴结转移,任何一个淋巴结最大径线不超过 2cm
N2　转移淋巴结最大径线>2cm,但≤5cm;或多发淋巴结转移,任何一个淋巴结最大径线超过 2cm 但不超过 5cm
N3　转移淋巴结>5cm
病理区域淋巴结(PN)
pNx　区域淋巴结转移情况无法评价
pN0　没有区域淋巴结转移
pN1　转移淋巴结数≤5 个,且最大径线≤2cm 或多发淋巴结转移,任何一个淋巴结最大径线不超过 2cm
pN2　单个转移淋巴结,最大径线>2cm,但≤5cm;或者 5 个以上≤5cm 的阳性淋巴结;或者存在扩散到淋巴结外的证据
pN3　转移淋巴结>5cm
远处转移(M)
Mx　远处转移情况无法评价

续表

原发肿瘤(T)
M0　无远处转移
M1　远处转移
M1a　区域外淋巴结或者肺转移
M1b　其他部位转移
血清肿瘤标志物(S)
Sx　无法评价标志物(无法检测或没有检测)
S0　标志物水平正常范围
S1　AFP<1000ng/ml,且 HCG<5000IU/L,且 LDH<正常值上限的 1.5 倍
S2　AFP1000~10 000ng/ml,或 HCG 5000~50 000IU/L,或 LDH 正常值上限的 1.5~10 倍
S3　AFP>10 000ng/ml,或 HCG>50 000IU/L,或 LDH>正常值上限的 10 倍

注:AFP=甲胎蛋白;HCG =人绒毛膜促性腺激素;LDH =乳酸脱氢酶。

为了临床应用方便,AJCC 根据以上标准制定了简化分期(表 14-9)。

表 14-9　睾丸肿瘤的简化分期

分期	标 准			
0	pTis	N0	M0	S0,Sx
Ⅰ	任何 pT	N0	M0	Sx
Ⅰa	pT1	N0	M0	S0
Ⅰb	pT2~pT4	N0	M0	S0
Ⅰs	任何 pT	N0	M0	S1~S3
Ⅱ	任何 pT	N1~N3	M0	Sx
Ⅱa	任何 pT	N1	M0	S0~S1
Ⅱb	任何 pT	N2	M0	S0~S1
Ⅱc	任何 pT	N3	M0	S0~S1
Ⅲ	任何 pT	任何 N	M1	Sx
Ⅲa	任何 pT	任何 N	M1a	S0~S1
Ⅲb	任何 pT	N1~N3	M0	S2
	任何 pT	任何 N	M1a	S2
Ⅲc	任何 pT	N1~N3	M0	S3
	任何 pT	任何 N	M1a	S3
	任何 pT	任何 N	M1b	任何 S

睾丸肿瘤的预后与肿瘤本身的组织学类型、细胞分化程度、临床及病理分期、肿瘤标志物的水平等有关,还与所采用的治疗方法密切相关。

(三) 预后分期

1997 年,国际生殖细胞瘤协作组(IGCCCG)根据肿瘤的组织类型、原发灶部位、转移灶部位及化疗前的肿瘤标志物的情况,制订出了针对转移性生殖细胞肿瘤的预后分期系统,分为预后良好、预后中等及预后差三个等级。推荐参考此标准对转移性睾丸生殖细胞肿瘤进行预后的判断(表 14-10)。

表 14-10　国际生殖细胞癌协作组预后因素分期系统

分组	非精原细胞瘤	精原细胞瘤
预后良好	睾丸或腹膜后原发 且无肺外器官转移 且AFP<1000ng/ml，HCG<5000IU/L，LDH<正常值上限的1.5倍 5年无进展生存率89% 5年生存率92%	任何部位原发 且无肺外器官转移 且AFP正常，HCG和LDH可以为任意值 5年无进展生存率82% 5年生存率86%
预后中等	睾丸或腹膜后原发 且无肺外器官转移 且有下列之一者：AFP 1000~10 000ng/ml，或HCG 5000~50 000IU/L，或LDH高于正常值上限的1.5~10倍 5年无进展生存率75% 5年生存率80%	任何部位原发 且肺外器官转移 且AFP正常，HCG和LDH可以为任意值 5年无进展生存率67% 5年生存率72%
预后不良	纵隔原发 或肺外器官转移 或AFP>10000ng/ml，或HCG>50000IU/L，或LDH>正常值上限的10倍 5年无进展生存率41% 5年生存率48%	无

（四）转移途径

因为有白膜的阻碍，局部浸润至附睾或精索较困难。多数睾丸肿瘤早期可发生淋巴转移，最先转移到邻近肾蒂的腹主动脉及下腔静脉旁淋巴结。经血行转移可扩散至肺、骨或肝。

四、临床表现

睾丸肿瘤多发生于30~40岁青壮年，虽然婴幼儿和老年人亦有发生，但较少见。睾丸肿瘤多发生于一侧，两侧的仅占1%~2%。一般表现为患侧阴囊内单发无痛性肿块，也有20%~27%的患者出现阴囊钝痛或者下腹坠胀不适。11%左右的患者出现背痛或腹胁部疼痛。少数患者起病较急，突然出现疼痛性的肿块，局部红肿伴发热，易误诊为急性附睾炎或睾丸炎，多因肿瘤出血、坏死所致，抗感染治疗症状减轻甚至缓解，但肿块不消退。

隐睾肿瘤患者在腹部或腹股沟部发现肿块并逐渐增大，腹腔隐睾肿块有时可引起腹痛或肠梗阻，隐睾肿瘤体检时可发现同侧阴囊内睾丸缺如。

极少数患者因睾丸肿瘤转移病灶引起症状，如肺转移可出现咳嗽或咯血，腹膜后淋巴结转移若出现融合成块可压迫邻近组织、神经丛及胃肠道等，可出现腰腹部疼痛、下肢肿胀及胃肠道症状等。

五、影像学检查

（一）超声检查

超声检查是睾丸肿瘤的首选检查，不仅可以确定肿块位于睾丸内还是睾丸外，明确睾丸肿块的特点，还可以了解对侧睾丸的情况，敏感性几乎为 100%。对于睾丸内不能触及肿块，而腹膜后或器官上有肿块及 AFP/HCG 升高的年轻患者更应进行超声检查。B 超除可了解睾丸的情况外还可探测腹膜后有无转移肿块、肾蒂有无淋巴结转移或者腹腔器官有无肿块等。对于高危患者利用超声检查监测对侧睾丸也是非常有必要的。不同病理类型的肿瘤有不同的超声波表现。精原细胞瘤有如下特征：①低回声实质性肿块；②回声均匀；③病灶呈圆形或卵圆形，与正常睾丸组织分界明显；④有时呈多灶性。胚胎癌回声不均，常有囊性成分和钙化灶存在。畸胎瘤呈混合回声，可出现多个囊性区域，或存在骨、纤维化或毛发成分。

（二）X 线检查

胸部 X 线检查是最基本的放射学检查，也是睾丸肿瘤的常规检查之一，可以发现 1cm 以上的肺部转移灶。因此，对睾丸肿瘤肺部转移的诊断有很大的价值。

（三）CT 检查

CT 检查很少用于检查睾丸局部肿块，常用于腹膜后淋巴结转移及远处器官转移等的诊断。

（四）MRI 检查

睾丸局部成像可检查出睾丸肿块，其中不同的肿瘤类型还各具有一定的信号特征。精原细胞瘤质地均匀，很少有坏死和出血，因此，T1WI 上类似正常睾丸组织信号，而 T2WI 上则低于正常睾丸组织，非精源细胞肿瘤常含有不同的组织成分，亦有出血、坏死和信号不均，典型的表现为 T2WI 上呈现混杂信号肿块，内有多发长 T1 或短 T1，长 T2 或短 T2 信号灶，代表出血、坏死或肌肉成分；成熟畸胎瘤表现为内含脂肪成分的混杂信号肿块，但仅凭 MRI 检查不易与畸胎癌鉴别。MRI 检查也可以检查出腹膜后淋巴结转移及相关远处器官转移，有利于肿瘤分期和治疗。MRI 在诊断的敏感性（100%）和特异性（95%～100%）方面，要显著优于超声检查，而 MRI 对腹膜后淋巴结转移的检测总体上来讲并不优于 CT 而且费用贵，所以在很大程度上限制了其在睾丸肿瘤诊断方面的常规应用。

（五）PET

PET 主要用于判断睾丸精原细胞瘤和非精原细胞瘤性的生殖细胞肿瘤化疗后的肿块残留情况，以及治疗后的复发情况。对有肿块残留和肿瘤标志物升高的患者，有较高的敏感性和特异性。但是，在肿瘤诊断及分期方面的研究相对较少。PET-CT 并不优于 PET。

六、实验室检查

（一）AFP

AFP 是一种单链糖蛋白，分子质量为 7 万 kDa 左右，半衰期为 5～7 天，胚胎时期由卵黄囊细胞和肝脏产生。通常 50%～70% 的睾丸非精原细胞瘤患者血清 AFP 升高，其中卵黄囊瘤患者血清 AFP 几乎 100% 升高，70% 的胚胎癌和 50% 的畸胎癌患者血清 AFP 也会升高，而绒癌和纯精原细胞瘤的血清 AFP 一般是正常的。因此，一旦纯精原细胞瘤 AFP 升高，则意味着极有可能该肿瘤中含有胚胎癌等非精原细胞成分。

(二) HCG

HCG 是一种多肽链糖蛋白,分子质量为 3.8 万 kDa,半衰期为 24~36 小时。在正常的胚胎发育中,HCG 由胚胎滋养层组织分泌,睾丸发生肿瘤时,HCG 由肿瘤合体滋养层细胞产生。因此,睾丸肿瘤患者在 HCG 浓度明显升高时应高度怀疑有绒癌或含有绒癌瘤成分的可能。非精原细胞瘤 HCG 升高者一般占 40%~60%,绒癌患者几乎 100%升高。40%~60%的胚胎癌和 10%~30%的精原细胞瘤也因含有合体滋养层细胞而导致 HCG 升高。

(三) 乳酸脱氢酶

乳酸脱氢酶(lactic acid dehydrogenase,LDH)是一种特异性不高的血清肿瘤标志物,与肿瘤的体积相关,在 80%进展性睾丸肿瘤中升高。

(四) 胎盘碱性磷酸酶

纯精原细胞瘤能够分泌胎盘碱性磷酸酶(placental alkaline phosphatase,PALP)。在进展性精原细胞瘤 PALP 升高者可达 36%~100%,而非精原细胞瘤仅为 10%~60%。PALP 对精原细胞瘤的分期也有一定的参考价值,Ⅰ期精原细胞瘤升高者只有 30%,而Ⅱ期患者可达 59%

血清 AFP、HCG 和 LDH 等肿瘤标志物除用于睾丸肿瘤的分期,还有助于了解肿瘤的组织学类型、判断有无复发及评价预后。总体来讲,非精原细胞瘤出现一种或两种肿瘤标志物升高者可达 90%,AFP 升高者占 50%~70%,HCG 升高者占 40%~60%。精原细胞瘤出现血清肿瘤标志物升高者为 30%左右。因此,血清肿瘤标志物在睾丸肿瘤的诊断中具有重要价值,但是肿瘤标志物不升高的患者也不能完全除外睾丸肿瘤存在的可能。在诊断睾丸肿瘤时,AFP、HCG 及 LDH 推荐为必查指标,PALP 作为可选择性的检查。

七、诊　　断

睾丸肿瘤的诊断可根据患者的症状、体征,结合血液学检验及影像学检查等。典型的临床表现为无痛性睾丸肿块。体检应做阴囊内容物的双手触诊,患侧睾丸增大或扪及肿块,质地较硬,与睾丸界限不清,用手托起较正常侧沉重,透光试验阴性。体检还应包括腹部触诊,以了解淋巴结是否有转移,或内脏受侵犯。部分患者胸部体检可发现男性乳房女性化。检测 AFP、HCG 和 LDH 等肿瘤标志物,有助于了解肿瘤的组织学性质、临床分期,有无复发及判断预后。

八、鉴别诊断

睾丸肿瘤需与附睾炎及鞘膜积液、腹股沟斜疝、血肿、精索和附睾肿瘤、白血病睾丸浸润等相鉴别。

(1) 急性化脓性睾丸炎:睾丸肿大并有鞘膜积液时,与睾丸肿瘤甚相似,但伴有寒战、发热、阴囊内疼痛,触痛明显,白细胞升高,抗感染治疗有效。

(2) 睾丸鞘膜积液:有囊性感,质韧有弹性,透光试验阳性。而睾丸肿瘤有时可发生少量鞘膜积液,但有沉重感,透光试验阴性,相对容易鉴别。鉴别困难时,可穿刺吸出积液后再行检查,以明确是否伴有睾丸肿瘤。

(3) 睾丸梅毒:睾丸肿大呈球形,或有硬结,表现可类似,但其结节较小且较轻,且睾丸感觉消失,常有冶游史,梅毒血清学阳性。

(4) 附睾炎:可与发病突然的睾丸肿瘤相混淆。但有高热、畏寒、局部疼痛、压痛明显、常累及输精管、白细胞升高。

(5) 精索和附睾肿瘤:阴囊肿大,也可伴有鞘膜积液,但临床十分少见,睾丸检查正常。如附睾肿瘤累及睾丸或与睾丸肿瘤同时发生时,则需活组织检查以证实。

(6) 附睾结核:可累及睾丸,产生结节,与睾丸肿瘤可相似。但结核病变常累及输精管,形成串珠状结节,附睾尾部的浸润与硬结,可与阴囊粘连形成窦道。直肠指诊时,可扪及前列腺、精囊有浸润与硬结,而睾丸肿瘤不累及上述部位。

(7) 腹股沟疝:虽然部分有阴囊内肿物,但疝内容物可复性,平卧时消失,站立时出现,腹股沟皮下环增大,咳嗽时有冲击感,可听到肠鸣音,透光试验阴性。

(8) 睾丸血肿:睾丸肿大,压痛明显。睾丸血肿多有阴囊外伤病史但外伤可以很轻微,外伤后睾丸内有积血,吸收缓慢或机化后硬韧。

九、治　　疗

临床上一旦诊断为睾丸肿瘤时,无论肿瘤为何种类型,经腹股沟的均应行腹股沟探查及根治性睾丸切除术,再根据术后病理类型决定治疗和处理方案,同时还需要与患者沟通联系精子库及关于储存精子的问题。如存在混合性肿瘤应按恶性程度最高的一种来治疗。睾丸肿瘤在病理上主要为生殖细胞肿瘤,临床上分为精原细胞瘤(seminoma germ cell tumor, SGCT)和非精原细胞瘤(包括精原细胞瘤伴 AFP 异常者)(non-seminoma gcrm cell tumor, NSGCT)两大类,非精原细胞瘤在临床上具有相对更高的侵袭性,若肿瘤同时存在两种成分,应按非精原细胞瘤的治疗原则进一步处理。单纯手术治疗效果不如综合治疗,治疗方案的选择应根据肿瘤的组织学类型结合 AFP、β-HCG 的术前术后复查结果和分期等决定。睾丸非生殖细胞肿瘤较为少见,且种类较多,主要采用以手术为主的治疗方法。

(一) Ⅰ期睾丸生殖细胞的治疗

1. Ⅰ期精原细胞瘤的治疗

(1) Ⅰa 及Ⅰb 期精原细胞瘤的治疗:Ⅰa 及Ⅰb 期精原细胞瘤在睾丸根治术后标准的处置方式包括:严密监测、辅助性放疗或 1~2 个周期单纯 CBP 方案的辅助性化疗。基于以上的治疗方案,Ⅰa 及Ⅰb 期精原细胞瘤疾病的特异性生存率达到了 99%。

1) 严密监测:目前认为对Ⅰ期精原细胞瘤患者在行根治性睾丸切除术后进行严密监测是合理的,但要求患者有长期随访依从性。经严密监测的患者多于睾丸根治术后的前 2 年内复发,5 年内复发率为 15%~20%,常见的复发部位为下腹主动脉旁。建议对于 pT1 及 pT2 的精原细胞瘤患者进行严密监测。

2) 辅助性放疗:由于精原细胞瘤对放射线高度敏感,临床上推荐总剂量为 20Gy(10 天,每天 2Gy)的主动脉旁放疗作为Ⅰ期精原细胞瘤的标准治疗方案。同侧盆腔手术会改变睾丸的淋巴回流,因此,建议额外增加此类患者对同侧髂血管和腹股沟淋巴结区域及原手术瘢痕的放疗。近年来的研究表明,单纯行主动脉旁区域照射与联合同侧髂腹股沟区域照射相比可以取得理想的无瘤生存率，且毒性更小，同时也可以防止精子计数下降。不推荐预防性纵隔照射。放疗时积极保护肾脏和阴囊。

3）辅助化疗：近年来，化疗在睾丸肿瘤治疗中的地位已得到了广泛的肯定。研究发现单药卡铂辅助化疗（浓度-时间曲线下面积，AUC = 7）与辅助性放疗相比，在肿瘤复发率、复发时间及平均随访4年后的生存率方面未见明显差异。双周期的辅助化疗同样可以减少复发率。因此，对Ⅰa及Ⅰb期精原细胞瘤进行单或双周期卡铂化疗亦是合理的选择。

（2）Is期精原细胞瘤的治疗：Is期精原细胞瘤较为少见，建议对此类患者行总剂量20Gy的放疗，方案同Ⅰa及Ⅰb期精原细胞瘤。

2. Ⅰ期非精原细胞瘤的治疗　临床Ⅰ期非精原细胞瘤的主要治疗是对原发肿瘤行根治性睾丸切除术后，根据患者的具体情况进行腹膜后淋巴结清扫术、辅助化疗或监测。

（二）转移性睾丸生殖细胞肿瘤的治疗

1. Ⅱa期和Ⅱb期　Ⅱa期和Ⅱb期精原细胞瘤的标准治疗方案是放疗。Ⅱa期和Ⅱb期的放射剂量分别是30Gy、36Gy。标准的放射野与Ⅰ期相比，从主动脉旁扩展到同侧的髂血管旁区域。Ⅱb期放射边界应包括转移淋巴结周围1.0~1.5cm范围。Ⅱa和Ⅱb期放疗后6年无瘤生存率可以达到95%和89%。对于不愿意接受放疗的Ⅱb期患者可以实施3个疗程BEP或4个疗程EP化疗。

肿瘤标志物升高的Ⅱa期和Ⅱb期非精原细胞瘤治疗应在3~4个疗程的BEP化疗后实施残余肿瘤切除，大约30%的患者在化疗后不能完全缓解，需要实施残余肿瘤切除。不愿接受基础化疗的患者也可以选择保留神经的腹膜后淋巴结清扫术，术后辅以2个疗程的BEP方案化疗。肿瘤标志物不升高的Ⅱa和Ⅱb期非精原细胞瘤可以选择腹膜后淋巴结清扫术，但是肿瘤标志物不升高的非精原细胞瘤非常少见，包括已分化畸胎瘤或纯胚胎癌。

2. Ⅱc期和Ⅲ期　Ⅱc期和Ⅲ期转移性生殖细胞肿瘤的基础治疗包括3或4个疗程的BEP联合化疗，该方案已经证实优于PVB方案。对于预后好的患者，标准治疗包括3个疗程的BEP或4个疗程的EP（针对禁用BLM患者）方案。

对于预后中等的患者，4个疗程的BEP化疗方案为标准治疗方案。5年生存率大约是80%。预后好和预后中等的患者化疗后行胸部、腹部、盆腔CT扫描和瘤标检查，如未发现残余肿瘤且肿瘤标志物正常，后续随访即可。如肿瘤标志物正常，但影像学仍发现可疑肿瘤者，进一步行PET检查，阴性者随访，阳性者则行活检或补救性化疗或放疗。

对于预后差的患者，标准治疗为4个疗程的BEP方案，5年无进展生存率为45%~50%。4个疗程的PEI（DDP，鬼臼乙叉苷，IFO）化疗也有同样的疗效，但毒性反应更大。肿瘤标志物下降缓慢往往提示预后不佳。

（三）复发病灶的挽救性治疗

1. 非手术治疗

（1）精原细胞瘤

1）化疗：睾丸肿瘤复发病灶的挽救性化疗常采用DDP或CBP加用一线方案中未用过的药物。主要化疗方案有：VIP、TIP、VeIP等方案。经一线化疗后复发的精原细胞瘤患者50%经上述联合挽救性化疗方案治疗可获得长期缓解。VIP方案是目前最常用的挽救性化疗方案。TIP方案略优于VeIP方案。

上述挽救性化疗方案治疗无效或者治疗后复发的患者，可以选择进行高剂量联合化疗+自体造血干细胞移植(high-dose chemotherapy + autologous hematopoietic stem cell transplantation，HDC+AHSCT)治疗。HDC+AHSCT 能有效地克服肿瘤细胞的耐药性从而提高疗效。

2）放疗：由于精原细胞瘤对放射线高度敏感，因此对于睾丸原位或者<3cm 的复发病灶直接予以 35Gy 照射 4～5 周，62.5%～85% 能获得长期缓解；而对于体积>3cm 的复发病灶则以化疗为主，辅以放疗控制局部转移病灶。

（2）非精原细胞瘤：一线化疗后，非精原细胞瘤复发病灶的标准挽救性化疗方案有：VIP、TIP、VeIP 方案等。15%～40% 的非精原细胞瘤复发患者经上述联合挽救性化疗方案治疗可获得长期缓解。挽救性化疗疗效主要受以下因素的影响：①原发肿瘤的位置和组织学类型；②一线化疗的疗效；③缓解持续时间；④复发时 AFP 和 HCG 水平。

对于上述化疗方案无效患者可行高剂量联合化疗。如果高剂量联合化疗仍无效，又无法行姑息性手术切除的复发病灶，可行放疗和 GEMOX 方案化疗。

2. 手术治疗 挽救性手术主要包括 RPLND、保留神经的 RPLND 和远处残余灶切除术。传统的 RPLND 损伤了腹下神经和盆神经丛，几乎所有的患者术后都会出现阳痿、射精障碍或者不育，而保留神经的 RPLND 引起的并发症少，尤其是阳痿、射精功能障碍会大大减少，两者在肿瘤复发率方面并无明显差异。对于远处复发病灶，可以直接行手术切除或者放化疗后再行手术切除。

精原细胞瘤患者经检查证实已有腹膜后淋巴结复发灶者，在放射治疗或化疗后仍有界限清楚的肿块时也可进行 RPLND。非精原细胞瘤经以 DDP 为基础的联合化疗后，1/3 的≤2cm 的腹膜后残余病灶仍有肿瘤组织存活，因此，完整切除复发病灶或者放化疗后的残余灶能有效降低再次复发率。如果肿瘤标志物进行性升高，上述各种化疗方案疗效不佳，并且能够完整切除影像学可见的肿瘤组织时，也可行手术切除残余肿瘤组织，术后约 25% 的患者能获得长期生存期。

（四）睾丸肿瘤脑转移的治疗

睾丸肿瘤脑转移通常是全身转移的一部分，单纯脑转移者少见。脑转移患者的预后更差，5 年生存率仅 2%～5%。这类患者化放疗联合优于单纯化疗。对持续存在的孤立性脑转移灶，综合全身情况、原发肿瘤的病理类型和转移灶的部位，也可考虑手术治疗。

（五）睾丸肿瘤患者的生育和性功能障碍问题

睾丸生殖细胞肿瘤的治疗是多学科成功的典范，多学科治疗 5 年总生存率高于 95%，因此，保存患者的生育能力和性功能是衡量治疗后生活质量的重要指标。确诊睾丸肿瘤后的心理因素和治疗因素能影响患者的性功能和生育功能。因此，应该对睾丸肿瘤患者进行生育能力方面的相关检查，在抗肿瘤治疗前医生应与患者讨论关于精液的保存问题，对有生育要求的患者在接受治疗前应该保存精液。此外，虽然睾丸肿瘤患者治疗后的后代中没有出现罹患非遗传性肿瘤危险因素的升高（除视网膜母细胞瘤外），但其治疗后仍有出现染色体异常的可能性，应该在治疗后 12～18 个月再考虑生育问题，以尽可能减少潜在的胎儿畸形危险性。睾丸肿瘤本身和各种治疗方法都可能会导致患者性功能障碍，尤其是腹膜后淋巴结清扫术和腹部放疗，在治疗前医生也应告知患者。

（章　俊　季学磊）

第十五章　妇科恶性肿瘤

第一节　卵　巢　癌

学习目标

1. 了解子宫颈癌的病理及分期。
2. 掌握子宫颈癌的临床表现、诊断及治疗原则
3. 掌握子宫内膜癌的临床表现、诊断及治疗原则。
4. 了解子宫内膜癌的病理及分期。
5. 掌握滋养细胞肿瘤的临床表现、诊断及治疗原则。
6. 熟悉良、恶性葡萄胎及绒癌之间的区别及联系。

卵巢癌是女性生殖器常见的三大恶性肿瘤之一。我国卵巢癌的发病率位于子宫颈癌和子宫内膜癌之后，居第3位。虽然，近年来对于卵巢癌的认识和诊疗方法取得了较大的进展，但由于缺乏早期诊断手段，大多数患者因出现症状而得以诊断时已经发展到了Ⅲ期或Ⅳ期，使得卵巢恶性肿瘤的死亡率居妇科恶性肿瘤首位，成为严重威胁女性健康的主要肿瘤。

一、流行病学和病因学

2002年，全球女性恶性肿瘤的标化发病率为161.5/10万，年龄调整后的卵巢癌发病率为6.6/10万，中国为3.2/10万。欧美发达国家的发病率均在10.0/10万以上，其中北欧最高为12.66/10万。卵巢癌最常见于50～70岁的妇女，据估计一个人一生中患卵巢癌的风险为1/70，所幸的是，发生于年轻妇女的卵巢肿瘤多数为低度恶性潜能的肿瘤。卵巢恶性肿瘤的发病原因尚不清楚，5%的发病可能与家族或遗传因素有关。一些已经明确的危险因素和乳腺癌相似，包括初潮早、绝经晚和无妊娠史。多产、哺乳和长期服用避孕药可能在一定程度上降低了卵巢癌的发病风险。

有卵巢癌家族史的个体应对其发病风险进行认真评估。另外，对有乳腺癌、结肠癌、子宫内膜癌和前列腺癌家族史的个体也应进行家系分析，评价他们是否属于目前已经确认的三种遗传性卵巢癌家族：位点特异性卵巢癌、遗传性乳腺-卵巢癌或乳腺-结肠-子宫内膜-前列腺癌。这三种卵巢癌家族中的成员其卵巢癌的发病风险有所升高，而对该病相关的特异性基因突变的检测水平不断提高，在处理家族性卵巢癌的高危个体时，这方面的知识变得更加重要。

二、病 理 分 类

卵巢的组织成分复杂,是全身各器官原发肿瘤类型最多的部位。卵巢癌主要由三种病理类型组成:卵巢上皮性癌、卵巢性索间质肿瘤、卵巢恶性生殖细胞肿瘤(表 15-1)。

表 15-1　卵巢肿瘤组织学

A. 上皮性肿瘤(近似发生率)	C. 性索间质肿瘤
浆液性囊腺癌(75%~80%)	支持细胞-间质细胞瘤
黏液性囊腺癌(10%)	颗粒间质细胞瘤
子宫内膜样癌(10%)	两性母细胞瘤
透明细胞癌(中肾样肿瘤)(<1%)	未分化类肿瘤
未分化癌(<1%)	
移性细胞肿瘤(<1%)	D. 其他肿瘤
混合性上皮肿瘤	脂肪细胞肿瘤
未分类的上皮性肿瘤	性腺母细胞瘤
	非特异性软组织肿瘤
B. 生殖细胞肿瘤	未分类
无性细胞瘤	
内胚窦瘤	
胚胎瘤	
多胚瘤	
绒毛膜癌	
畸胎瘤	
混合性生殖细胞肿瘤	

(一) 卵巢上皮性癌

卵巢上皮性癌是发病率最高的卵巢恶性肿瘤,约占卵巢恶性肿瘤的 85%~90%,多发生于绝经期和绝经后期,其平均诊断年龄为 55 岁。通常认为是由于卵巢表面不断排卵所致的上皮破裂及修复过程中上皮细胞的增生失控导致恶变而产生的,排卵后卵巢表面上皮暴露于促性腺激素、性激素及其他化学物质如炎性介质等,这些因素间的微妙作用导致癌变。

1. 卵巢浆液性腺癌　卵巢浆液性腺癌是最常见的上皮性卵巢癌,易腹盆腔播散,可伴大量腹水。浆液性腺癌有高、中、低 3 种分化程度,镜下特征不尽相同。高分化和中分化者常形成囊样、乳头状和腺样结构。腺腔呈裂隙样或不规则;乳头常有不规则分支。分化差者可以实性区域为主,肿瘤中可出现多少不等的沙砾体。

2. 卵巢黏液性腺癌　卵巢黏液性腺癌较浆液性腺癌少见,大部分肿瘤为多房、实性或部分囊性。卵巢黏液性腺癌与交界性黏液性囊性肿瘤的最大差别在于:存在间质浸润。在缺乏明显的间质浸润情况下,如果有复杂的分支乳头或背靠背的腺体,其间质很少或缺乏间质。若出现显著的浸润性腺体、腺管、条索或细胞巢时,可诊断为恶性。在许多黏液性腺癌中同时可见良性或交界性黏液性肿瘤成分。

3. 子宫内膜样癌　子宫内膜样癌占卵巢癌的10%～20%，主要见于50～60岁女性，形态上与发生于子宫的内膜样腺癌十分相似。分化好的肿瘤中可见管状腺体，衬复层非黏液性上皮，有时可见筛状或绒毛腺型结构。在30%～50%的病例中可出现鳞化，部分病例可出现灶性的梭形肿瘤细胞。卵巢内膜样癌还有一些变型，如分泌型、富于黏液型、嗜酸细胞型、伴有性索分化型等。

4. 卵巢恶性移行细胞肿瘤　卵巢恶性移行细胞肿瘤包括移行细胞癌和恶性Brenner瘤。①移行细胞癌：组织学上由类似恶性尿路上皮的肿瘤细胞组成，但在肿瘤中缺乏良性或交界性的Brenner瘤成分，以此与恶性Brenner瘤相鉴别。临床症状主要为腹痛和腹部肿块等。肿瘤以复层移行上皮形成的乳头状结构为主，也可出现巢状、实性等生长方式。肿瘤中可出现腺样和(或)鳞状分化。②恶性Brenner瘤：含有浸润性移行细胞癌的成分，并同时存在良性或交界性Brenner瘤。患者平均年龄约60岁，主要表现为腹痛和腹部增大，约20%的患者有异常阴道流血。

5. 卵巢透明细胞癌　卵巢上皮性肿瘤中，透明细胞癌与子宫内膜异位症的关系最为密切。肿瘤平均直径为15cm，呈乳头状、腺囊状、实体状等生长方式。实体型中肿瘤细胞巢被纤细的纤维血管或玻璃样变间质所分隔。腺囊型中可见大小不等的腺腔或囊腔，衬覆柱状或扁平上皮。乳头型中的纤维血管轴心上发生显著的玻璃样变。透明细胞癌中最常见的细胞类型为透明细胞和鞋钉样细胞。透明细胞圆形或多边形，细胞核居中，核仁明显，丰富的透明胞质中含有大量糖原。也可含有少量脂质或黏液。鞋钉样细胞染色质深染，胞质稀少，常呈鞋钉样突入腺腔或囊腔。除了这两种细胞外，透明细胞癌中还可出现嗜酸性、印戒样、扁平或柱状细胞。

6. 混合性上皮性肿瘤　混合性上皮性肿瘤由2种或2种以上类型的癌组成，第2种或第3种成分各占肿瘤>10%，或两种成分之和>10%。较常见的有浆液性癌和内膜样癌的混合、浆液性癌和移行细胞癌的混合、内膜样癌与透明细胞癌的混合等。

7. 卵巢未分化癌　WHO(2003)指出恶性上皮性肿瘤因无分化或仅极少数区域显示分化，以致无法放入上述任何一类上皮性肿瘤时，称为未分化癌。镜下肿瘤细胞呈实性，核分裂象多见，细胞异形性显著。有的肿瘤呈肉瘤样。在有些肿瘤中，即使出现极少数微灶性分化(如腺样、沙砾体、黏液细胞等)，也不能排除未分化癌的诊断。免疫组化染色显示未分化癌细胞的细胞角蛋白(CK)、胚胎膜抗原(EMA)阳性。该肿瘤预后极差，5年生存率仅6%。

8. 鳞状细胞癌　卵巢中大多数鳞状细胞癌起源于生殖细胞(畸胎瘤)，这里所指的是少数非生殖细胞来源的、属表面上皮-间质细胞肿瘤范畴的鳞状细胞癌。可呈乳头状、息肉状、囊性、岛状、弥漫浸润或肉瘤样等多种结构。鳞状细胞癌需与子宫内膜样腺癌伴有广泛鳞化相鉴别，并需除外子宫颈等其他部位的鳞状细胞癌转移至卵巢。

(二) 卵巢性索间质肿瘤

卵巢性索间质肿瘤占所有卵巢恶性肿瘤的7%左右，大多数是良性或低度恶性潜能肿瘤，预后较好。90%的性索间质肿瘤能分泌类固醇激素，因而产生内分泌症状。以颗粒细胞瘤和泡膜细胞瘤多见，此两种肿瘤常混合存在，可分泌雌激素。卵巢性索间质肿瘤起源于原始性腺中的性索及间质组织，可分为颗粒间质细胞瘤、支持间质细胞瘤和两性细胞瘤等。

(三) 卵巢恶性生殖细胞肿瘤

卵巢恶性生殖细胞肿瘤主要发生于青少年女性,约占卵巢恶性肿瘤的6%,患者主要表现为腹痛及腹盆腔包块,部分患者因肿瘤破裂、出血、卵巢扭转出现急腹症。起源于卵巢的原始生殖细胞,发病率远低于上皮性癌,恶性程度高,易于转移。可分为胚胎性癌、内胚窦瘤、未成熟畸胎瘤及无性细胞瘤等。

三、临床分期

卵巢癌的临床分期根据 FIGO 国际分期法可分为:

Ⅰ期:肿瘤局限于卵巢。

Ⅰa:肿瘤局限于一侧卵巢,无腹水,包膜完整,表面无肿瘤。

Ⅰb:肿瘤局限于双侧卵巢,无腹水,包膜完整,表面无肿瘤。

Ⅰc:Ⅰa或Ⅰb期病变已累及卵巢表面;或包膜破裂;或在腹水或腹腔冲洗液中发现恶性细胞。

Ⅱ期:病变累及一侧或双侧卵巢,伴盆腔转移。

Ⅱa:蔓延和(或)转移至子宫或输卵管。

Ⅱb:蔓延至其他盆腔组织。

Ⅱc:Ⅱa或Ⅱb期病变已累及卵巢表面;或包膜破裂;或在腹水或腹腔冲洗液中发现恶性细胞。

Ⅲ期:肿瘤侵及一侧或双侧卵巢,伴盆腔以外腹膜种植或腹膜后或腹股沟淋巴结转移;肝脏表面转移。

Ⅲa:肿瘤局限在盆腔,未侵及淋巴结,但腹腔腹膜面有镜下种植。

Ⅲb:腹腔腹膜种植瘤直径小于2cm,淋巴结阴性。

Ⅲc:腹腔腹膜种植瘤大于2cm,或伴有腹膜后,或腹股沟淋巴结转移。

Ⅳ期:肿瘤侵及一侧或双侧卵巢,并有远处转移,胸腔积液存在时需找到恶性细胞;肝转移需累及肝实质。

四、转移途径

卵巢癌的转移途径包括:

1. 盆腹腔直接种植　肿瘤细胞脱落,随着腹腔体液循环、呼吸运动和体位改变等,直接种植于腹膜面,这是卵巢癌最常见的转移方式。两侧结肠旁沟、盆底腹膜、大网膜、肝包膜和肠系膜是多见的转移部位。

2. 淋巴结转移　解剖学证明,卵巢本身淋巴组织十分丰富,毛细淋巴网形成淋巴干伴随卵巢血管回流至腹主动脉旁淋巴结,通过横膈淋巴管和腹膜后淋巴结转移至锁骨上淋巴结,还有潜行的淋巴干经阔韧带至盆腔淋巴结。当卵巢发生肿瘤时,上行回流受阻,导致肿瘤细胞向盆腔淋巴结转移。还可能通过圆韧带向腹股沟淋巴结转移。

3. 局部蔓延　当卵巢肿瘤穿破包膜时,可直接向邻近器官组织侵犯,如侵犯直肠、子宫、输卵管和阑尾等。

4. 血行转移　通过血行途径向肝肺实质,甚至脑转移。肺实质、肝实质转移在初诊和治疗后的患者中均不多见，仅见于2%～3%晚期或复发性卵巢癌患者。肺实质转移患者的中位生存期为9个月，皮下转移是血行转移的一种，中位生存期12个月；而骨、脑转移非常少见，生存期6个月。

五、临床表现

（一）症状

多数卵巢癌没有明确的症状。不容易引起警觉，往往在妇科检查时偶然被发现。卵巢癌主要因盆腔肿块、腹水或胸腔积液产生一些不典型的症状。

（1）下腹部不适或盆腔下坠、食欲缺乏、恶心、胃部不适等症状。

（2）腹部膨胀，肿瘤性腹水引起腹胀，或肿瘤生长超出盆腔在腹部可以摸到肿块。

（3）压迫症状，由于增大的肿瘤或腹水，可使横膈抬高，导致呼吸困难，不能平卧，心悸；由于腹腔内压力增加，影响下肢静脉回流，可引起腹壁或下肢水肿，如压迫膀胱、直肠，可有排尿困难，肛门坠胀或便秘；压迫输尿管引起输尿管梗阻，产生腰痛等；压迫髂血管，引起下肢水肿或疼痛。

（4）疼痛，卵巢癌很少引起疼痛，少数患者因肿瘤破裂、出血、坏死或感染，可产生腹痛、腰痛等。

（5）月经紊乱及内分泌失调症状，能产生激素的卵巢肿瘤可导致月经紊乱或持续阴道流血，还常伴有子宫内膜病变，如子宫内膜增生过长或子宫内膜癌。

（6）因转移产生的相应症状，如胸膜转移产生胸腔积液，引起呼吸困难；肺转移产生干咳、咯血；肠道转移可以产生便秘或肠梗阻症状，甚至出现恶病质表现；骨转移产生转移局部剧烈疼痛，局部有明显的压痛点。

（二）体征

1. 腹部和盆腔包块　上皮癌多为囊实性或实性，多与周围粘连。如果肿瘤扩散转移，临床检查可扪及转移结节如常见的盆底结节（子宫直肠窝）、浅表转移的淋巴结等。恶性生殖细胞肿瘤和性索间质肿瘤，95%以上为单侧性，很少为双侧性。

2. 腹部增大和腹水　腹部增大和腹水亦是卵巢癌较常见的体征，腹部增大可因肿物或腹水所致。胸腔积液亦偶尔可见。大部分胸腔积液、腹水的产生是因为肿瘤的扩散转移引起，极少数是因为良性肿瘤如卵巢纤维瘤、泡膜细胞瘤等引起的麦格综合征（Meig's syndrome），特点为在肿瘤切除后，胸腔积液、腹水亦随之消失。

3. 第二性征异常　青春期前性早熟、绝经期阴道流血、生育期闭经、子宫不规则出血或男性化等，是卵巢肿瘤分泌性激素的结果。

六、诊　　断

（1）早期患者症状隐蔽，无任何不适，随着肿瘤的增长和腹水的出现，患者可感到腹胀或扪到盆腔或下腹肿块，晚期可出现不全肠梗阻或盆腔压迫症状。颗粒泡膜细胞瘤或含睾丸母细胞瘤可有高雌激素或雄激素症状，如月经不调、绝经后出血、出现男性第二性征等。生殖细胞瘤生长迅速，常伴腹痛、发热或肿瘤坏死扭转等急腹症。

(2) 妇科检查可发现盆腔囊性、囊实性或实性肿块,晚期肿块固定并可出现盆腹腔转移结节或腹水。

(3) 腹水中查到癌细胞是初步诊断依据,准确率一般达 70% ~ 80%,但应和晚期胃肠道肿瘤相鉴别。

七、影像学及其他检查

(一) 影像学检查

1. B 超检查 B 超检查仍是盆腔肿瘤首选的筛选诊断技术,它可以显示盆腔肿块的部位、大小和质地,是囊性还是实质性。若有明显乳头突起及邻近器官受累,可提示恶性肿瘤。也可以区分腹水和巨大卵巢囊肿。此外还可帮助确定卵巢癌的扩散部位如肝结节、主动脉旁淋巴结肿大、大网膜转移灶等,有助于临床分期。

2. X 线检查 腹部 X 线可显示卵巢畸胎瘤牙齿、骨质及钙化囊壁,胸部 X 线检查可发现胸腔积液。

3. CT 检查 CT 用于复发性卵巢癌的诊断,其敏感度、特异度、阳性预测值、阴性预测值分别为 45%、85%、80%、50%。可以作为确认有无大病灶的初步检查方法,但对位于腹膜、肠系膜、大网膜及直径小于 2cm 的病灶难以发现。

4. MRI 检查 MRI 用于诊断可疑有大病灶但 CT 检查阴性的复发性卵巢癌患者,单独 MRI 诊断复发的敏感度为 78%;增强 MRI 的敏感度、特异性和准确率分别提高到了 91%、87% 和 90%,阴性预测值为 72%;而 MRI 联合血清 CA125 检测敏感度可达到 100%。但 MRI 对微小病灶的检出仍不够理想。

5. PET-CT 检查及其衍生技术 PET 是一种应用前景良好的检查恶性肿瘤的方法,它利用肿瘤高糖代谢的特点对肿瘤进行功能成像。PET 检测小复发病灶的效果优于 CT 和 MRI,特别是对血清 CA125 水平升高而传统影像学检查阴性者。一般 PET 的敏感度、特异性和准确率高达 95%、88%、93%,能够检出 8% 无任何临床征象的复发患者。

6. 放射免疫显像技术 随着高特异性单克隆抗体(单抗)制备技术和核医学仪器的发展,放射免疫显像技术的应用日益增多。

(二) 肿瘤标志物测定

1. CA125 测定 CA125 为血清卵巢上皮癌相关抗原,在 80% ~ 90% 的上皮癌尤其是浆液性腺癌中升高(正常值为 35U/ml),且常随病情的进展或好转而出现升高或降低,复发病例有可能先于临床复发数月而出现升高。因此,临床上常作为卵巢癌病情诊断监测和判断疗效的一个指标。值得注意的是,CA125 在一些妇科良性病变如内膜异位症、结核、炎症等也可轻至中度升高。

2. AFP AFP 是卵巢内胚窦瘤良好的肿瘤标志物,在肿瘤未切除之前,其血清含量一般为每毫升数千毫微克,部分患者可达每毫升数万毫微克,成年人正常值<25μg/L。AFP 在部分混合性生殖细胞肿瘤和未成熟畸胎瘤中也可升高,但其血清浓度只是轻至中度升高。应排除原发性肝癌、肝炎和妊娠等情况。

3. HCG HCG 是卵巢绒癌和含绒癌成分生殖细胞瘤的标记物。

4. 血清 HE4 测定 *HE*4(human epididymis seeretory protein)基因最早在人附睾上皮细

胞中发现。血清 HE4 用于诊断卵巢恶性肿瘤,其敏感度与血清 CA125 相当,但特异性更高。卵巢良性病变患者血清 *HE*4 很少升高。

(三) 脱落细胞学检查

腹水明显者,可直接从腹部穿刺,若腹水少或不明显,可从后穹窿穿刺,所得腹水进行细胞学检查,可提高卵巢癌的术前诊断率。

(四) 穿刺活检

在 B 超或 CT 引导下,可经阴道、直肠、腹部进行穿刺活检,以明确病理诊断。

(五) 其他

剖腹探查或腹腔镜探查和肿瘤的组织学检查是最后的诊断及分期依据。

八、鉴别诊断

(一) 盆腔子宫内膜异位症

盆腔子宫内膜异位症所形成的粘连性卵巢包块及子宫直肠陷凹结节与卵巢癌的症状十分相似,但此病常为生育期年龄患者,有进行性痛经,随月经周期加重,依不孕等特征进行鉴别。必要时行腹腔或剖腹探查以确诊。

(二) 慢性尿潴留

慢性尿潴留多有排尿困难或尿频、尿不尽等症状,包块在下腹正中的位置,边界不清楚,导尿后包块很快消失,用 B 超很容易区别两者。

(三) 附件结核或腹膜结核

附件结核或腹膜结核常有结核病史,其临床表现也不一样,附件结核有消瘦、低热、盗汗、面色潮红、闭经等症状。腹膜结核腹水时出现粘连性肿块,特点是位置高,B 型超声、X 线胃肠造影等可帮助确诊。

(四) 盆腔炎性包块

炎症可形成实质性、不整齐的固定包块,或宫旁结缔组织炎呈炎性浸润达盆壁与卵巢癌症状相似。盆腔炎性包块患者往往有人工流产术、上环、取环、产后感染等病史。盆腔炎主要表现为发热、下腹痛、病程长等临床表现,双合诊检查触痛明显,应用抗感染治疗包块缩小。在必要时要进行包块细胞学检查。

(五) 肝硬化腹水

根据肝硬化症状的表现,肝功能检查结果,盆腔检查有无包块,腹水的性状等不难鉴别,必要时作 B 超、CT 等辅助检查。

（六）卵巢良性肿瘤

良性肿瘤病程相对来说比较长，肿块逐渐增大，常发生于单侧，活动度较好，质地软，表面平整光滑，包膜完整无缺损，这种肿瘤比较常见，患者一般状况较好。相反，卵巢恶性肿瘤病程短，肿块生长比较快，活动度差，质地坚硬，表面不光滑有裂痕，经三合诊检查，可触知肿瘤有乳头状结节，并常常伴有全身或下肢浮肿、恶病质、血性腹水等表现。必要的情况下可作腹腔镜及剖腹探查，以进一步明确诊断。

（七）结核性腹膜炎

结核性腹膜炎常有肺结核病史，合并腹水和盆腹腔内粘连性肿物。多发生于年轻、不孕妇女，伴月经稀少或闭经。有消瘦、乏力、低热、盗汗、食欲缺乏等全身症状，肿块的位置较高、形状不规则、界限不清、不活动。叩诊时鼓音和浊音分界不清。胸部 X 线、B 超多可协助诊断，必要时行剖腹探查或腹腔镜检查取活检以确诊。

九、治　　疗

（一）手术治疗

卵巢癌首选手术治疗，对于Ⅰa 期或Ⅰc 期患者，要求保留生育功能的可考虑保留，但必须进行慎重和严格的选择。交界瘤多见于年轻患者，复发率非常低，可根据患者的情况考虑保留生育功能。有报道认为，行保守手术者较那些行全子宫双附件切除术者复发率更高，但总体生存状况似无不同。对卵巢生殖细胞肿瘤，不论期别早晚，均应施行保留生育功能的手术。

1. 全面分期探查术　全面分期探查术主要适于早期（Ⅰ期、Ⅱ期）卵巢癌，目的是准确分期，也是早期卵巢癌的基本术式。

2. 肿瘤细胞减灭术　肿瘤细胞减灭术是指尽最大的努力切除原发灶及一切转移瘤，使残余癌灶 <2cm。主要适于晚期卵巢上皮性癌、晚期性索间质肿瘤等。细胞减灭术的程度及首次手术后残余病变的数目是影响晚期卵巢癌最重要的预后因素。

3. 再分期手术　再分期手术是指首次手术未进行确定分期，未做肿瘤细胞减灭术，亦未用药，而施行的全面探查和完成准确分期的手术。

4. 二次探查术　二次探查术是指经过满意的、成功的肿瘤细胞减灭术后一年内，又实行了至少 6 个疗程的化疗，通过临床物理学检查或实验室检测均无肿瘤复发迹象，而实施的再次剖腹探查术，作为进一步监测和治疗的依据。

（二）化疗

化疗是卵巢癌治疗中的重要手段，绝大多数卵巢癌在诊断时已是晚期患者，单纯手术治疗很难达到治愈效果。

1. 静脉化疗　经过全面准确的手术分期，早期（Ⅰa 期和Ⅰb 期）具有较好分化程度患者不需要辅助化疗，而对Ⅰa 期和Ⅰb 期但有不良预后分化、Ⅰc 期肿瘤、有腹水或腹腔细胞学阳性及Ⅱ期以上患者，均需进行化疗。术后化疗可杀灭残余癌灶、控制复发，以缓解症状、延长生存期。化疗也可用于治疗复发，暂无法施行手术的晚期患者，可先化疗使肿瘤缩小,为以后手术创造条件。常用的化疗药物有 DDP、CBP、PTX、CTX、VP-16 等。

2. 腹腔化疗　卵巢癌腹腔内局限性生长的方式和腹腔内给药药动学的优势使腹腔化疗成为人们一直探索的治疗模式,但能否作为一线治疗方案仍有不少争论。

3. 复发性卵巢癌的化疗　以肿瘤细胞减灭术为基础,辅以铂类和 PTX 联合化疗,可使大部分患者获得临床缓解。但最终 70% 的患者有复发,部分患者产生耐药,治疗效果很不理想。目前静脉化疗仍是复发性卵巢癌的主要治疗手段。GOG 将复发性卵巢癌分为铂类敏感型、耐药型、抵制型。目前,对于铂类敏感型复发患者,标准的化疗方案为铂类联合 PTX。

4. 介入治疗　经皮股动脉穿刺子宫动脉造影,发现增粗、增多、紊乱的肿瘤血管,灌注化疗药物,增加病灶内的药物浓度,提高化疗效果。同时可以将患侧子宫动脉栓塞,减少肿瘤的供血,使肿瘤组织坏死,达到提高疗效的作用。

(三) 放疗

在卵巢恶性肿瘤中,多数对放射线仅低度敏感,无性细胞瘤是对放疗敏感和高度有效的肿瘤,颗粒细胞瘤中度敏感。放疗目前主要用于术后残存肿瘤患者的辅助治疗,化疗难治性或化疗后残存肿瘤的挽救治疗,或作为孤立转移灶的姑息性治疗。化疗后残存肿瘤、复发病灶采用盆腔野或局部肿瘤野放疗仍不失为一种有效的治疗手段。

(四) 激素替代疗法

早期的激素替代疗法(HRT)仅为单一雌激素替代疗法(ERT),后来发展为雌激素加孕激素的 HRT。研究发现,孕激素可抑制卵巢细胞增殖诱发癌细胞死亡,使 *p*53 基因表达增强,但具体机制尚不清楚。孕激素对卵巢癌的作用具有双重性,并存在剂量依赖效应。低剂量的孕激素可刺激卵巢癌细胞增殖,高剂量的孕激素才具备抑癌作用。

(五) 生物治疗

较为成熟的生物治疗方法为分子靶向治疗,有两类:①VEGF 抑制剂,可抑制血管生成,主要用于临床的是重组人源化 VEGF 单抗,单一应用的临床反应率为 21%,与低剂量口服 CTX 联合应用治疗复发性卵巢癌或腹膜癌的反应率为 28%,其严重不良反应是肠穿孔;②EGFR 抑制剂,可能通过促凋亡、抗血管生成、抗分化增殖和抗细胞迁移等方面来实现其抗肿瘤的作用。

十、预　　防

卵巢癌的预防主要是针对高危人群。5% ~ 10% 的患者具有遗传背景。大多数遗传性卵巢癌与位于 17 号染色体的 *BRCA*1 基因突变有关,少数与位于 13 号染色体的 *BRCA*2 基因突变有关。与非遗传性肿瘤相比,遗传性卵巢癌患者要年轻 10 岁。*BRCA*1 和 *BRCA*2 突变卵巢癌患者的生存期较无突变者长,与散发性卵巢癌相比,中位生存时间分别为 53.4 个月和 37.8 个月。卵巢癌高危人群的预防措施:①卵巢癌或乳腺癌高危妇女进行 *BRCA*1 和 *BRCA*2 基因筛查,建立谱系分析。由于国内经济条件的限制,只能在一些大的肿瘤中心开展。②无生育要求者,建议预防性切除双侧附件。但仍然有患腹膜癌的危险。③年轻未婚女性建议口服避孕药。另外,遗传性非息肉性结肠癌妇女需要定期作乳腺、结肠和子宫内膜活检。

卵巢癌缺少有效的筛查方法,每年1次的盆腔检查还不足以早期诊断卵巢癌。经阴道的超声检查结合彩色多普勒血流分析卵巢血流分布,提高了恶性肿瘤的诊断水平。提高卵巢癌早期诊断率的主要方法:①妇科盆腔检查;②经阴道超声检查;③血清 CA125 检测;④自我防癌意识增强。有研究显示,卵巢癌患者如果在其最初出现不明原因的消化不良、腹部不适即去妇科肿瘤医师那里就诊,可以提早4个月被诊断。大于70%的卵巢癌发现时是晚期,而晚期卵巢癌患者能够提早4个月被诊断,将意味着争取到最佳的治疗时机。

(吴克伟　章　俊)

第二节　子 宫 颈 癌

子宫颈癌(cervical cancer)是最常见的女性生殖道恶性肿瘤,占女性生殖系统恶性肿瘤的半数以上,严重威胁女性的健康和生命。发展中国家女性中,子宫颈癌的发病率仍居女性生殖系统恶性肿瘤的第1位,而在北美及欧洲女性中,子宫颈癌的发病率已退居女性生殖系统恶性肿瘤的第2位,低于子宫内膜癌及卵巢癌。

一、流 行 病 学

子宫颈癌的发病率有明显的地理差异,据统计,超过85%的新发病例和死亡病例均发生在发展中国家,其中东非、西非、南美、南亚和东南亚地区是子宫颈癌的高发区;而在西亚、北美和澳大利亚等地区,子宫颈癌的发病率很低。在我国以中西部地区为高发地区,其发病率及死亡率农村高于城市、山区高于平原。我国每年新发子宫颈癌病例约11万以上,占全世界新发病例数的20%~25%,每年有2万~3万妇女死于子宫颈癌。子宫颈癌20岁以前发病很少,发病年龄多为25~64岁,通常在35岁以后发病,高峰年龄为45~49岁。在世界范围内,子宫颈癌的发病率普遍呈下降趋势,但发病年龄有后延的趋势。

二、病因和发病机制

(一) 性因素

流行病学资料显示,性因素与子宫颈癌关系密切。绝大部分子宫颈癌发生于已婚或有性经历的女性。早婚和过早有性行为的女性患子宫颈癌的危险性高。16岁以前就开始有性生活的女性其子宫颈癌的发病率是20岁以后才开始性行为者的2倍,与这部分女性性生活开始时子宫颈局部发育尚不够成熟、性行为的频繁刺激、创伤与感染有关。有研究发现,初次性交年龄与子宫颈癌诊断的间隔是4~35年。初次性交年龄<15岁的患者诊断子宫颈癌比初次性交年龄>19岁的患者要早3.1年,初次性交年龄15~18岁的患者诊断子宫颈癌要比初次性交年龄>19岁的患者早2.6年。性行为紊乱是子宫颈癌的另一个高危因素,子宫颈癌的患病率与患者一生中的性伴侣数有关。性伴侣越多,其子宫颈癌发生的相对危险性越高,在娼妓中其发病为正常人的4倍。有调查显示,初次性交年龄<15岁,同时有两个以上性伙伴更是早发子宫颈癌的高危因素。另外,女性的性伴侣曾有或同时拥有多个性伴侣,或性伴侣的配偶患有子宫颈癌也是女性本人患子宫颈癌的高危因素。随着社会模式的逐步变化,目前世界范围内女性初次性行为的年龄不断提前,而结婚年龄推后,即有婚前性行为的年限延长,而在此期间更换性伴侣的现象较婚后更为普遍,这与子宫颈癌发病年龄的提前和发病率的增加亦有关系。

(二) 营养因素

一项研究显示,叶酸缺乏与高危型人类乳头瘤病毒(HPV)感染及患者发生子宫颈上皮内瘤变和浸润性子宫颈癌有关。另一项研究显示,血清番茄红素浓度增加,子宫颈癌前病变CINⅠ、CINⅢ和子宫颈癌的比例下降。血清维生素E增加,摄入深绿色、深黄色蔬菜和水果增加则CINⅠ的患病风险下降50%。研究发现,子宫颈癌患者总摄入(包括饮食和药物补充)维生素A、β-胡萝卜素和维生素C均低于对照组。总摄入维生素A、维生素C和维生素E的量与子宫颈癌风险呈负相关,每日摄入100g水果的女性比每日摄入水果量少的女性发生子宫颈原位癌的概率要低。另外,微量元素也可能在子宫颈癌的发生中起一定的作用。CIN和子宫颈癌患者血清硒和锌浓度低于对照组,而铜锌比高于对照组。因此,营养因素可能在子宫颈癌的发生中起协同作用。

(三) 吸烟

吸烟可能与子宫颈癌有关。吸烟作为HPV感染的协同因素可以增加子宫颈癌的患病风险,有研究发现,在子宫颈上皮细胞被HPV感染的情况下,香烟冷凝物可导致DNA损伤且长期存在,引起子宫颈细胞突变增加,子宫颈癌变的风险增加。每日吸烟量、吸烟的年限和开始吸烟的年龄与子宫颈癌的发生相关。

(四) 病原体因素

多种病原体与子宫颈癌关系密切,尤其是HPV。近年来的研究确立了高危型HPV与子宫颈癌发病的关系,这一成果直接导致了子宫颈癌疫苗的问世。HPV感染可以说是世界上最常见的性传播疾病。有报道称70%~80%性活跃者在其一生中会发生生殖道HPV感染。半数感染发生在初次性生活后的3~5年。除此之外,子宫颈癌的发生还与疱疹病毒Ⅱ型(HSV-Ⅱ)感染、不良卫生习惯、包皮垢、吸烟、避孕方式、社会经济状况、种族、地理等因素有关。综上所述,子宫颈癌的发生可能是多种因素综合作用的结果。

三、病　　理

子宫颈癌多数发生于子宫颈鳞状上皮与柱状上皮交界的移行区,组织学类型有鳞状上皮癌(约占80%)、腺癌(约占15%),腺鳞癌(约占5%)。近年来的研究发现,子宫颈腺癌与腺鳞癌的发生有上升的趋势,且低分化腺癌和腺鳞癌的恶性程度高、预后比鳞癌差。

(一) 鳞状上皮细胞癌

1. 大体　早期浸润癌类似子宫颈糜烂,或类似子宫颈柱状上皮异位。随病变发展可分为四种类型：①外生型，呈息肉样、乳头样、菜花样生长，组织脆、易出血，多累及阴道；②内生型，子宫颈肥大变硬呈桶状，常累及宫旁组织；③溃疡型，上述2型合并感染，组织坏死脱落后形成，多为晚期；④颈管型，病灶发生于子宫颈管内。

2. 镜下 在致病因素的作用下，绝大多数子宫颈癌的发生和发展有一个缓慢的过程，其自然发展过程为：子宫颈正常上皮—宫颈不典型增生—原位癌—镜下早期浸润癌—浸润癌。其中，子宫颈不典型增生和原位癌统称子宫颈上皮内瘤变(CIN)。CIN是一组与子宫颈浸润癌密切相关的癌前病变，是子宫颈癌发展进程中的重要环节。

(1) 非典型增生：属癌前病变，其变化和原位癌基本一致。只是在程度上有差异，可发展成癌亦可消除病因后恢复正常，非典型增生可分为三级：Ⅰ级(轻度)，上皮细胞极性稍紊乱，轻度异型性，异型上皮占上皮层的下1/3；Ⅱ级(中度)，上皮细胞排列紊乱，异型性明显，异型上皮占上皮层下2/3以内；Ⅲ级(重度)，上皮细胞极性可全消失，显著异型性，异型上皮超过上皮层下2/3。

(2) 原位癌：上皮的全层完全被异型细胞所代替，极性消失，但异型性细胞不穿透基膜。其病变只限于上皮内，无间质浸润。另外，常见原位癌累及腺体，癌细胞沿子宫颈腺腔开口进入腺体，亦属原位癌的一种类型。与子宫颈浸润癌的区别：原位癌累及腺体仍保持腺体轮廓，癌灶边缘整齐，癌巢内无角化倾向。

(3) 子宫颈浸润癌：镜下癌细胞的多形性更为明显，细胞大小、形态不一，染色质浓，核分裂象多见。

(二) 腺癌

1. 大体 来自子宫颈管内，浸润管壁；或自子宫颈管内向子宫颈管外突出生长；常可侵犯宫旁组织；病灶向子宫颈管内生长时，子宫颈外观可正常，但因子宫颈管膨大，形如桶状。

2. 镜检 主要组织学类型有2种。

(1) 黏液腺癌：最常见，来源于子宫颈管柱状黏液细胞，镜下见腺体结构、腺上皮细胞增生呈多层，异型性明显，见核分裂象，癌细胞呈乳突状突入腺腔。可分为高、中、低分化腺癌。

(2) 恶性腺瘤：又称偏差极小的腺癌，肿瘤细胞貌似良性，常浸润子宫颈壁深层。癌性腺体多，大小不一，形态多变，呈点状突起伸入子宫颈间质深层，腺上皮细胞无异型性，常有淋巴结转移。

(三) 腺鳞癌

腺鳞癌较少见，来源于子宫颈黏膜柱状细胞，是由储备细胞同时向腺细胞和鳞状细胞分化发展而形成的，癌组织中含有腺癌和鳞癌两种成分。其他还有小细胞癌、神经内分泌癌、未分化癌等少见病理类型。

四、临床分期

目前国际上统一采用国际妇产科联盟(FIGO)2009年修订后的临床分期标准(表15-2)。

表 15-2　子宫颈癌的临床分期(FIGO 分期,2009)

分期	肿瘤范围
0 期	原位癌(浸润前癌)
Ⅰ期	癌灶局限于子宫颈
ⅠA	仅显微镜下所见浸润癌,间质浸润深度≤5mm,浸润范围≤7mm
ⅠA1	间质浸润深度≤3mm,浸润范围≤7mm
ⅠA2	3mm<间质浸润深度≤5mm,浸润范围≤7mm
ⅠB	肉眼所见局限于子宫颈的癌症,或显微镜下病变超过ⅠA 范围*
ⅠB1	癌灶直径≤4cm
ⅠB2	癌灶直径>4cm
Ⅱ期	癌灶侵犯阴道,未到阴道下 1/3,侵犯宫旁,未达骨盆壁
ⅡA	无宫旁浸润
ⅡB	有宫旁浸润
Ⅲ期	癌灶累计阴道下 1/3 和(或)骨盆壁
ⅢA	累及阴道下 1/3,未达骨盆壁
ⅢB	累及骨盆壁,或导致肾盂积水,或导致无功能肾**
Ⅳ期	癌灶扩散超出真骨盆腔(活检证实),侵及癌灶,浸润膀胱或直肠黏膜,泡状水肿不能分为Ⅳ期
ⅣA	肿瘤侵及邻近器官
ⅣB	肿瘤侵及远处器官

注:* 所有肉眼可见病灶即便是浅表浸润也都定义为ⅠB 期,浸润癌局限于测量到的间质浸润范围,最大深度为 5mm,水平范围不超过 7cm。无论从腺上皮或者表面上起源的病变,从上皮的基底膜量起浸润深度不超过 5mm,浸润深度总是用 mm 来报告。血管/淋巴间隙受侵不改变分期;** 直肠检查时,肿瘤与盆腔壁间没有无肿瘤浸润间隙。任何不能找到其他原因的肾盂积水及无功能肾都应包括在内。

五、临床表现

(一)症状

早期子宫颈癌常无明显的症状,也无特殊的体征,与慢性子宫颈炎无明显区别。检查有时见子宫颈光滑,尤其在老年妇女子宫颈已萎缩者。在某些子宫颈管癌患者,由于病灶位于子宫颈管内,阴道部子宫颈外观仍表现正常,易被忽略以致漏诊或误诊。子宫颈癌患者最早出现的症状主要是阴道流血及白带增多。

1. 阴道流血　年轻患者常主诉接触性出血,发生在性生活后或妇科检查后。出血量可多可少,根据癌灶的大小、病理类型,接触时损伤的血管大小而不同。早期病例流血多为少量,到了晚期癌灶较大则表现为多量出血,甚至危及生命。年轻患者也有表现为经期延长或经期缩短、经量增多等,老年患者则表现为绝经后阴道出血,量多或少。

2. 白带增多　白带呈白色、淡黄、血性或脓血性等,稀薄似水样或米粉水样,腥臭。晚期患者继发感染则呈恶臭或脓性。在黏液性腺癌患者,由于癌灶分泌大量黏液,故患者常诉大量液体自阴道排出,水样或黏液样,需用月经垫。

3. 晚期症状　根据癌灶侵犯器官而出现一系列继发性症状。如癌灶侵犯盆腔结缔组织、骨盆壁,压迫输尿管、直肠和坐骨神经等时,患者常诉下腹痛、腰痛、尿频、尿急、肛门坠胀、里急后重、下肢肿痛、坐骨神经痛等。癌灶压迫或侵犯输尿管,严重时可导致输尿管梗阻、肾盂积水、肾功能损害等,最后导致尿毒症而死亡。终末期患者往往出现消瘦、恶病质、贫血、发热、全身衰竭等。

(二) 体征

子宫颈癌Ⅰa期以前宫颈外观多正常或呈糜烂样,随着病情的发展,子宫颈表面可见息肉样、乳头状或菜花样赘生物,质脆、易出血,或表现为子宫颈肥大、质硬,或出现火山喷口状溃疡(凹陷性溃疡)。癌症晚期患者可出现严重贫血、消瘦、发热、多器官衰竭等恶病质征象。

六、诊　　断

早期子宫颈癌可无明显的症状,经常是在妇科筛查时发现,浸润性子宫颈癌最常见的表现是接触性阴道出血,晚期患者可出现一系列症状,如出现骨盆疼痛、尿频、尿急、血尿、肛门坠胀、里急后重、下肢水肿和疼痛等。根据病史和临床表现,同时警惕接触性阴道出血、阴道排液增加、子宫颈糜烂、子宫颈肥大等子宫颈癌较早期的症状和体征,并借助必要的辅助检查以帮助诊断。

七、影像学及其他检查

一般来说,根据临床症状和体征诊断子宫颈癌并不困难,但在癌前期或早期病例,患者往往无症状,体征也不明显,用肉眼很难分辨,有时必须采用各种必要的辅助诊断方法,以免发生漏诊及误诊。另外,单凭肉眼观察,也不能最后确诊,必须依靠活组织检查的病理结果。

(一) 影像学检查

1. 胸部X线检查　发现肺部转移病灶,是子宫颈癌治疗前的常规检查。

2. 超声检查　B超检查不易发现早期子宫颈癌病灶,子宫颈癌进一步发展到子宫颈形态改变时,超声可做出诊断。超声可以检查有无器官的转移,比如肝、肾等,同时可以了解盆腔器官的情况。超声检查也不能区别良性和恶性增大的淋巴结,它的优点是花费少、费时少,还可避免放射线照射。

3. CT检查　约在1975年以来,CT就用于协助盆腔肿瘤的分期,除了淋巴结以外,盆腹腔CT扫描还用于诊断肝脏、泌尿系统和骨骼结构的病变。与淋巴管造影术不同,CT不能确定淋巴结结构的改变,仅能测定淋巴结大小的变化,淋巴结直径>1.0 cm则通常考虑为阳性。因此,体积正常但有镜下转移的淋巴结会出现假阴性结果,而炎症或增生性病变引起的淋巴结增大会造成假阳性结果。如果将直径1.5 cm作为阳性标准,则会提高敏感度而降低了特异度。

4. MRI检查　由于CT不能区别子宫颈和子宫体肿瘤与正常软组织,所以在诊断早期子宫颈癌时受到了限制。自从20世纪80年代早期MRI开始应用,具有高对比度的分辨率和多方位的断层成像能力,在诊断肿瘤大小、间质浸润深度、阴道和宫旁扩散范围和淋巴结状态方面具有价值。MRI 具有更准确测定肿瘤直径和宫旁浸润的能力,特别是在大块子宫颈肿瘤病例中,使之成为临床诊断和治疗计划中的有力帮手。

5. PET-CT 检查 20 世纪 90 年代中期,这项影像学技术在一些医学中心开始应用,它测定的是疾病的代谢改变而不是解剖改变。PET-CT 所采用的放射性核素能在衰变过程中发射正电子。因为癌细胞对葡萄糖利用率较高,利用放射性标记核素的 2-氟-2-脱氧-D-葡萄糖(FDG),通过测定糖代谢增高的位点,用于测定恶性肿瘤的位置。PET-CT 具有更精确描绘原发灶和淋巴结转移灶病变范围的作用,特别是在淋巴结不大和常规方法不能测出的远处转移。

(二) 肉眼观察

肉眼观察是在子宫颈表面涂抹 3% ~5% 的乙酸溶液,无放大条件下肉眼观察子宫颈上皮对乙酸的反应,在其反应后取活检。通过这种方法可使 2/3 的患者得到初步筛查,其敏感度为 85%,但特异性较低,仅有 15%。此法的优点是易于培训、费用低廉、快速可行,适于大批人群的筛查。

(三) 细胞学检测

子宫颈脱落细胞学检查是子宫颈癌筛查的首选方法。传统的子宫颈巴氏涂片:20 世纪 40 年代巴氏细胞涂片染色持续了 40 年之久,使子宫颈癌的发病率降低了 70% ~80%。薄层液基细胞学检查:传统的子宫颈巴氏涂片的假阴性率为 50% ~60%,是由于制片误差所致。薄层液基细胞学检测技术识别细胞高度病变的灵敏度和特异度分别为 85% 和 90% 左右。使敏感度提高了 10% ~15%,先进的制片技术和 TBS 的施行大大增加了对子宫颈癌前病变的检出率。

(四) HPV 检测

子宫颈癌是目前最可靠的已知为病毒起源的恶性肿瘤,即 HPV。当机体 HPV 感染,病毒基因可整合到子宫颈细胞。机体免疫系统可识别感染细胞并加以清除,若感染细胞继续存活并增生,会发展为癌前病变或子宫颈癌。几乎所有的子宫颈癌中都存在 HPV 感染的证据。据报道,子宫颈癌的 HPV 检测率可达 99.7%,HPV 检测可提高子宫颈癌前病变的敏感度。大量流行病学研究证明,高危型 HPV 感染是子宫颈癌及癌前病变的主要原因。持续感染高危型 HPV 病毒是引致 CIN Ⅲ病变的主要条件,且随着 CIN 病变的加重,高危型 HPV 感染率逐渐增高。HPV 的检测被作为子宫颈癌的筛查手段,现有的 HPV 检测方法有多种,其中第二代杂交捕获实验法(hybrid capture 1)对高危型 HPV 检测的敏感度较高,有较宽的 HPV 检测谱,可同时检测 13 种高危型 HPV。因此,高危型 HPV 检测与细胞学联合进行筛查子宫颈癌和 CIN Ⅸ尤其适用于高危人群的大面积普查,通过 HPV 检测可预测子宫颈癌的发病风险,以指导筛查的时间间隔。并且 HPV 测定在预测 CKC 术后残留或复发中有重要的价值,其敏感度为 100%,特异度为 79.63%。

(五) 阴道镜

子宫颈癌的诊断依赖于组织病理学检查结果,阴道镜检查是从形态学和组织学上确定子宫颈的状况。全面观察鳞-柱交界处和移行带,评估病变,确定活检部位,提高对子宫颈癌和癌前病变诊断的准确性。阴道镜和细胞学是互补的两种检查方法,阴道镜是临床诊断方法,可提供可靠的活检部位,细胞学是实验室诊断方法。

(六) 子宫颈锥切术

随着阴道镜的普遍应用,子宫颈锥切术用于诊断大为减少,但它本身还有治疗作用,目前子宫颈锥切的临床意义有:明确病变的程度,决定下一步处理的方式。这是阴道镜下多点活检无法取代的。所以,对于高度怀疑子宫颈癌者,采用子宫颈锥切术,并对所取组织连续切片进行病理检查的方法越来越受到重视。

(七) 碘试验

碘试验中正常鳞状上皮区呈浅棕色或棕黄色,柱状上皮、未成熟化生上皮、角化上皮、非典型上皮为碘不着色区,也称碘试验阴性区。主要用于识别子宫颈病变的区域,提高活检的取材部位,提高诊断率。

(八) 子宫颈活检

子宫颈癌的诊断必须依据子宫颈活体组织的病理检查,子宫颈活检时需注意以下几点:①宜在碘染或阴道镜下进行多点活检,分别送病理;②取材需包括病灶及其周围组织;③咬取子宫颈上皮及足够的间质组织;④临床或细胞学可疑时应重复取活检或切取活检。

八、鉴别诊断

(1) 子宫颈糜烂:可有月经间期出血,或接触性出血,阴道分泌物增多,检查时子宫颈外口周围有鲜红色小颗粒,擦拭后也可以出血,故难以与早期子宫颈癌鉴别。可作阴道脱落细胞学检查或活体组织检查以明确诊断。

(2) 子宫颈湿疣:表现为子宫颈赘生物,表面多凹凸不平,有时融合成菜花状,可进行活检以鉴别。

(3) 子宫内膜癌:有阴道不规则出血,阴道分泌物增多。子宫内膜癌累及子宫颈时,检查子宫颈管可见到有癌组织堵塞,确诊须作分段刮宫送病理检查。

(4) 老年性子宫内膜炎合并宫腔积脓:多表现为阴道排液增多,呈浆液性、脓性或脓血性。子宫正常大或增大变软,扩张子宫颈管及诊断性刮宫(简称诊刮)即可明确诊断。扩张子宫颈管后即见脓液流出,刮出物见炎性细胞,无癌细胞。病理检查即能证实。但也要注意两者并存的可能。

(5) 功能失调性子宫出血:更年期常发生月经紊乱,尤其子宫出血较频发者,不论子宫大小是否正常,必须首先做诊刮,明确性质后再进行治疗。

九、转移途径

子宫颈癌的主要转移途径是直接蔓延和淋巴结转移,少数晚期可经血液循环转移至肺、肝、骨骼等部位。

(1) 直接蔓延:是子宫颈癌最常见的扩散形式。癌组织可直接蔓延到相邻的组织,由于子宫颈旁组织缺乏组织保护,故癌组织首先侵犯子宫颈旁组织,进而浸润主韧带和子宫骶骨韧带。向下浸润至阴道穹窿，前穹窿较浅，故侵犯阴道前壁较后壁为早。也可向子宫体蔓延，但发生较晚。向输卵管、卵巢蔓延者极少，据统计不超过1%。因膀胱与子宫颈较直肠与子宫颈密切，故常先侵犯膀胱，然后到直肠。晚期患者癌组织可侵犯骨盆壁或阴道口，或坏死脱落后形成膀胱阴道瘘或直肠阴道瘘。

（2）淋巴结转移：也是一种常见的转移途径。主要是沿子宫颈旁组织中的小淋巴管转移到闭孔区及髂内、外血管区淋巴结，而后再转移到髂总淋巴结。到达腹主动脉周围甚至上行到锁骨上或逆行至腹股沟区淋巴结者多为晚期患者。骶前淋巴结的转移是沿宫骶韧带内的淋巴管去的。腹股沟淋巴结转移通常发生于癌瘤扩展到阴道下1/3以后，也有个别临床早期病例在盆腔淋巴清扫术及根治性子宫切除术后，出现腹股沟淋巴转移，可能是癌细胞经髂血管淋巴逆行转移到腹股沟淋巴结。

十、治　　疗

子宫颈浸润癌患者一旦诊断明确，就应拟定最恰当的治疗方案。治疗方案的确定与患者的年龄、一般情况，病灶的范围，有无并发症存在等有关，因此在治疗前必须对患者进行全身检查，并结合各器官及系统功能检查结果考虑和制订治疗方案。

（一）手术治疗

浸润型子宫颈癌的治疗应包括对原发灶和可能的转移灶的恰当处理，尽管手术和放疗均可作为首选治疗，但手术治疗主要用于治疗Ⅰ期和早ⅡA期的患者。

1. 子宫颈癌根治性子宫切除术

（1）经腹子宫颈癌根治术：是早期子宫颈癌首选的根治性治疗手段之一，最为经典，由Werthiem奠定，已经历了一个多世纪的发展，尽管某些操作环节做了改良，但治疗原则基本一致。

（2）经阴道广泛全子宫切除术和经腹膜外盆腔淋巴结切除术：该术式是Schauta于1901年创立，可避免进腹腔对胃肠道的干扰，术后恢复快。但经阴道手术，术野小，不能充分暴露，如子宫颈癌病灶较大时，切除主韧带和宫骶韧带的宽度受到限制，术中要改变体外，手术时间长。

（3）腹腔镜手术：从腹腔镜辅助的阴式根治性子宫切除术，发展到全腹腔镜下的全子宫切除术，国内外学者对此进行了大量的探索，结果表明，腹腔镜手术用于早期子宫颈癌的治疗，可以达到与开腹手术相同的疗效。腹腔镜手术具有创伤小、恢复快的优点。

2. 根治性子宫颈切除术　根治性子宫颈切除术是近年来兴起的一种新型的术式，作为治疗早期子宫颈癌、保留生育能力的手术，适应于强烈要求生育、临床分期为ⅠA期、病灶直径<2cm、浸润深度<3mm、无脉管浸润、行腹腔镜淋巴结活检后无淋巴结受累的早期浸润型子宫颈癌的年轻患者。

（二）放疗

放疗是子宫颈癌根治性治疗手段之一，适合于各期别的患者。根据治疗目的不同，可分为根治性放疗、术后辅助放疗及局部姑息性放疗。子宫颈癌的放疗又分为腔内放疗和体外放疗。体外放疗以治疗盆腔淋巴结及宫旁组织等处的病灶，腔内放疗的目的是控制局部病灶。对于早期子宫颈癌,放疗与手术治疗效果相当。

1. 子宫颈癌患者的放疗选择

(1) 综合考虑治疗方案:应根据子宫颈病变的不同类型、阴道及宫旁浸润、盆腔解剖情况、肿瘤敏感度及盆腔内其他病变等,综合考虑治疗方案。①极早期浸润癌,单纯腔内治疗即可。②阴道浸润达中1/3者,应加用阴道模治疗。③子宫颈肿瘤体积大,可适当增加子宫颈局部或子宫颈管剂量。④晚期、子宫颈空洞型肿瘤,或合并盆腔炎者,应先从体外放射开始。盆腔有团块浸润者,应适当增加局部体外照射量。⑤子宫颈小病灶者,可适当减少宫腔内剂量。⑥合并卵巢肿瘤或炎性包块者,可先手术切除再做放疗。⑦腹主动脉旁淋巴结有转移者,可沿腹主动脉走向设野,野宽8~10cm,上界按转移位置而定,剂量为30~40Gy,常与化疗合并应用,照射时应注意避免肾脏及脊髓损伤。⑧残端癌放疗时增加体外照射剂量,腔内放疗应根据残余宫颈管的长度、阴道弹性等决定放疗剂量。⑨子宫颈肿瘤出血多者,应提早给予腔内放疗。⑩子宫颈癌放疗后有残癌者,应争取手术切除。

(2) 术前放疗:目的在于使肿瘤缩小,减少手术引起的癌细胞播散。主要采用腔内放疗。适应证:①ⅠB2期子宫颈癌,有较大的外生型肿瘤;②ⅡA期子宫颈癌累及阴道较多;③病理检查为细胞分化差,Ⅲ级以上;④黏液腺癌、鳞腺癌等。术前腔内放疗一般给腔内放疗量的1/3~1/2。

(3) 术后放疗:子宫颈癌术后,其5年生存率为40%~56%,但在手术标本发现有复发高危因素者,出现复发后5年生存率不足10%。及时采用术后放疗可提高疗效,主要采用体外照射。适应证:①盆腔或腹主动脉旁淋巴结有癌转移;②病理检查血管和淋巴管有癌栓、深部浸润、局部肿瘤大等;③手术不彻底、切缘有癌者。

2. 放疗并发症的防治 子宫颈癌放疗引起的并发症,可分为近期并发症和远期并发症,其中以直肠、膀胱并发症最为常见。并发症发生的原因有阴道狭小、子宫过于前倾或后倾、腔内放射源位置不当、放射剂量过高等,此外年龄、既往盆腔炎史及某些疾病如高血压、糖尿病等也易加重放射损伤。因此,在治疗前要作充分估计,强调个别对待,尽量去除发生并发症的可能原因,特别是保持放射源于正确位置,既要治愈疾病,又要尽量减少反应。

近年来,放疗技术发展很快,一些放疗新技术如三维适形放疗、调强放疗(IMRT)、图像引导的放疗(IGRT)等用于临床治疗,使放疗进入了新的时期。IGRT是将CT与加速器联网,实时监控靶区位置进行修订,并通过高速计算机运算控制加速器的出束,达到治疗的准确。赛博刀(cyber knife)是此种治疗技术的代表,但对分辨率较低的组织仍存在问题,甚至需在照射组织内加金属标记来跟踪定位。

(三) 化疗

1. 子宫颈癌的化疗现状 早期子宫颈癌采用手术或放疗,疗效满意,但对晚期和复发子宫颈癌的疗效仍差。近年来,许多学者试用化疗作为常规治疗的辅助治疗(如术前新辅助化疗、术后化疗、同期放化疗),目的在于提高治愈率,已取得了初步效果。对复发子宫颈癌亦已取得了一定的疗效。用药途径有静脉给药或动脉介入化疗。目前常用化疗方案:①鳞癌,PVB方案(DDP,VCR,BLM);BIP方案(BLM,DDP,IFO)。②腺癌,FIP方案(5-Fu,IFO,DDP);PM方案(DDP,MMC)。

2. 新化疗方案

(1) BIP方案:Kumar采用BIP方案治疗复发和晚期子宫颈癌25例,化疗最多用4个疗程,客观疗效达67 %,其中完全缓解为19%,部分缓解为48 %,并认为肿瘤对BIP方案有效者对放疗更有效。

(2) VIP方案:Kredentse报道采用VIP方案治疗晚期和复发子宫颈癌,14例中8例有效,缓解期7~24个月。

(3) IFO、奈达铂(nedaplatin),培洛霉素方案:irabayashi报道用IFO、奈达铂、培洛霉素联合化疗治疗晚期及复发子宫颈癌取得了较好的疗效,37例晚期子宫颈癌有效率为83.8%,23例复发子宫颈癌有效率为60.9 %。奈达铂是一种新的DDP衍生物,其水溶性高于DDP 10倍,动物实验及Ⅱ期临床试验证实,其抗肿瘤活性均高于DDP和CBP,肾毒性较DDP轻。培洛霉素是BLM的衍生物,其肺毒性较轻。

(4) GP方案:urnett报道17例晚期和复发子宫颈癌,采用GP方案3周为1疗程,平均5个疗程,完全缓解1例,部分缓解6例,有效率为41%(7/17)。

(5) CPT-11+DDP。

(6) PTX+DDP。

3. 新辅助化疗　新辅助化疗主要用于局部晚期子宫颈癌,可使肿瘤缩小,以利于肿瘤切除。由于联合化疗对子宫颈癌的有效率约为50%,有一定局限性,因而新辅助化疗的意义有赖于化疗的有效性。新辅助化疗对预测肿瘤对化疗的敏感性有重要意义,如果肿瘤对化疗不敏感,则新辅助化疗反而延误适宜的治疗,且给患者带来化疗的不良反应。

4. 动脉插管区域性化疗　一般子宫颈癌化疗的给药途径是全身静脉用药,动脉插管区域性化疗是近年来发展的一种化疗方法,经股动脉穿刺超选至子宫动脉,造影发现子宫动脉阴道支血管增粗、紊乱,灌注化疗药物,常用的药物有:5-Fu、DDP、PTX、ADM等。同时可以栓塞肿瘤供血动脉,使肿瘤细胞缺血坏死,达到治疗的目的。

(四) 热疗

热疗是近20年来再次兴起的治癌手段,它的出现无疑在癌症治疗上又增加了一种新的措施。1983年,美国首先立法把热疗列为正式的治癌方法之一。我国自1981年以来,已经举行过7次全国性的热疗治癌会议,每届会上均有热疗治疗子宫颈癌的报道。通过对这些病例的总结可以看出,子宫颈癌腔内热疗的效果,不亚于有多年成熟经验的传统放疗方法,具有潜在的发展前途。

(五) 免疫治疗

肿瘤的发生、发展和常规治疗后的预后与机体的免疫状态息息相关。免疫系统的免疫监视作用可以杀伤个别突变细胞,肿瘤间质的浸润淋巴细胞数量与肿瘤的转移、复发呈负相关。通过免疫干预可以打破免疫耐受,重新激发机体免疫系统清除肿瘤细胞的能力。子宫颈的免疫治疗总体上可分为被动免疫和主动免疫治疗。其中被动免疫治疗主要包括单克隆抗体疗法和过继性细胞免疫治疗;主动免疫治疗包括HPV16的E6、E7载体重组病毒疫苗、HPV多肽疫苗、基因修饰的肿瘤疫苗和树突状细胞(DC)疫苗等。

十一、预　防

预防及早期发现子宫颈癌的主要措施:①加强防癌知识宣传,实行计划生育,做到晚婚、晚育、少生、优生，注意避孕；②注意性生活卫生，避免过早的性生活，积极防治生殖系统炎症，避免发生性传播疾病；③定期开展子宫颈癌的普查普治，一般每 1~2 年普查 1 次，做到早发现、早诊断、早治疗，一般 30 岁以上已婚妇女到妇科门诊就诊，应常规做子宫颈刮片细胞学检查；④警惕接触性阴道出血、不规则阴退出血、阴道排液增加、子宫颈糜烂、子宫颈息肉、子宫颈肥大等症状或体征，注意排除子宫颈癌；⑤积极治疗子宫颈糜烂，及时诊断和治疗子宫颈上皮内瘤变，阻断子宫颈癌的发生与发展。⑥目前有针对 HPV 感染的免疫治疗(使用新疫苗)，可能能够预防某些型别的 HPV 持续感染，并因此有望预防某些特定 HPV 感染引起的子宫颈癌。

(陈传荣　季学磊)

第三节　子宫内膜癌

子宫内膜癌(carcinoma of endometrium)又称子宫体癌(carcinoma of uterine corpus)，是指原发于子宫内膜的一组上皮性恶性肿瘤，以来源于子宫内膜腺体的腺癌最常见，具有浸润肌层和远处扩散的潜能。尽管 75% 的患者在诊断子宫内膜癌时处于早期，但其发生率和死亡率呈逐年上升的趋势，严重威胁妇女的生命健康。

一、流行病学

子宫内膜癌是我国在子宫颈癌、卵巢癌之后的第 3 个常见的妇科恶性肿瘤，约占女性恶性肿瘤的 7%，占女性生殖道恶性肿瘤的 20%~30%。发病高峰年龄为 50~59 岁，中位年龄为 61 岁。近年来可能由于外源性雌激素应用增多，肥胖、环境污染、未孕等因素，其发病率有上升的趋势。如美国子宫内膜癌发病率已达 23. 2/10 万~33. 2/10 万，高于子宫颈癌。北京妇产医院 17 年统计，子宫内膜癌占子宫恶性肿瘤的比例由 70 年代末的 10% 以下，逐渐增加至 1992 年的 42. 8%。中国医学科学院肿瘤医院所收治患者子宫颈癌与子宫内膜癌的比例，由五六十年代 45:1 变化为 90 年代 3. 6:1。多数患者诊断时病变尚局限于子宫，故预后较好，其 5 年总生存率为 67%。Ⅰ期 5 年生存率为 90% 左右。

二、发病相关因素

子宫内膜癌的病因不十分清楚。已知与过多的无孕激素拮抗的雌激素长期刺激有关，凡是影响体内雌激素水平的因素均可影响子宫内膜癌的发病率，包括生殖内分泌因素，饮食、体力活动、口服激素类药物等行为因素及遗传因素等。目前认为子宫内膜癌可能有两种发病类型：一种是雌激素依赖型(estrogen-dependent)，其发生可能是在无孕激素拮抗的雌激素长期作用下，发生子宫内膜增生(单纯型或复杂型，伴或不伴不典型增生)，甚至癌变。临床上常见于无排卵性疾病(无排卵性功血、多囊卵巢综合征)、分泌雌激素的卵巢肿瘤(颗粒细胞瘤、卵泡膜细胞瘤)、长期服用雌激素的绝经后妇女及长期服用他莫昔芬的妇女。这种类型占子宫内膜癌的大多数，均为子宫内膜样腺癌，肿瘤分化较好，雌孕激素受体阳性率高，预后好。患者较年轻，常伴有肥胖、高血压、糖尿病、不孕或不育及绝经延迟。约 20% 子宫内膜癌患者有家族史。另一种是非雌激素依赖型(estrogen-independent)，发病与雌激素无明确关系。这类子宫内膜癌的病理形态属少见类型，如子宫内膜浆液性乳头状癌、透明细胞癌、腺鳞癌、黏液腺癌等。多见于老年体瘦妇女，在癌灶周围可以是萎缩的子宫内膜，肿瘤恶性程度高，分化差，雌孕激素受体多呈阴性，预后不良。

三、病　　理

（一）目检

不同组织学类型的子宫内膜癌肉眼表现无明显区别。大体可分为弥散型和局灶型。①弥散型：子宫内膜大部分或全部为癌组织侵犯，并突向宫腔，常伴有出血、坏死，较少有肌层浸润。晚期癌灶可侵及深肌层或子宫颈，若阻塞子宫颈管可引起宫腔积脓。②局灶型：多见于宫腔底部或宫角部，癌灶小，呈息肉或菜花状，易浸润肌层。

（二）镜检及病理类型

（1）内膜样腺癌：占 80%～90%，内膜腺体高度异常增生，上皮复层，并形成筛孔状结构。癌细胞异型明显，核大、不规则、深染，核分裂活跃，分化差的腺癌腺体少，腺结构消失，成实性癌块。按腺癌分化程度分为Ⅰ级（高分化，G1）、Ⅱ级（中分化，G2）、Ⅲ级（低分化，G3）。分级愈高，恶性程度愈高。

（2）腺癌伴鳞状上皮分化：腺癌组织中含鳞状上皮成分，伴化生鳞状上皮成分者称为棘腺癌（腺角化癌），伴鳞癌者称为鳞腺癌，介于两者之间称为腺癌伴鳞状上皮不典型增生。

（3）黏液性腺癌：又称为子宫乳头状浆液性腺癌（UPSC），占 1%～9%。癌细胞异型性明显，多为不规则复层排列，呈乳头状或簇状生长，1/3 可伴砂粒体。恶性程度高，易有深肌层浸润和腹腔、淋巴及远处转移，预后极差。无明显肌层浸润也可能发生腹腔播散。

（4）透明细胞癌：多呈实性片状、腺管样或乳头状排列，癌细胞细胞质丰富、透亮，核呈异型性，或由靴钉状细胞组成。恶性程度高，易早期转移。

四、转移途径

多数子宫内膜癌生长缓慢，局限于子宫内膜或在宫腔内时间较长，部分特殊病理类型（浆液性乳头状腺癌、腺鳞癌）和低分化癌可发展很快，短期内出现转移。其主要转移途径为直接蔓延、淋巴结转移，晚期可有血行转移。

（一）直接蔓延

癌灶初期沿子宫内膜蔓延生长，向上可沿子宫角波及输卵管，向下可累及宫颈管及阴道。若癌瘤向肌层浸润，可穿透子宫肌层，累及子宫浆肌层，广泛种植于盆腹膜、直肠子宫凹及大网膜。

（二）淋巴结转移

淋巴结转移为子宫内膜癌的主要转移途径。当癌肿累及子宫颈、深肌层或癌组织分化不良时，易早期发生淋巴转移。转移途径与癌肿生长部位有关：宫底部癌灶常沿阔韧带上部淋巴管网经骨盆漏斗韧带转移至卵巢，向上至腹主动脉旁淋巴结；子宫角或前壁上部病灶沿圆韧带淋巴管转移至腹股沟淋巴结；子宫下段或已累及子宫颈管癌灶的淋巴结转移途径与子宫颈癌相同，可累及子宫旁、闭孔、髂内、髂外及髂总淋巴结；子宫后壁癌灶可沿宫骶韧带转移至直肠淋巴结；约10%的子宫内膜癌经淋巴管逆行引流累及阴道前壁。

（三）血性转移

晚期患者经血行转移至全身各器官，常见部位为肺、肝、骨等。

五、分　期

子宫内膜癌的分期，现广泛采用FIGO定制的手术-病理分期（表15-3）。个别不进行手术者，可采用FIGO（1972）制定的临床分期。

表15-3　子宫内膜癌的分期（FIGO分期）

分期	肿瘤范围
0期	原位癌（浸润前癌）
Ⅰ期	肿瘤局限于子宫体
ⅠA	肿瘤局限于子宫内膜
ⅠB	肿瘤浸润深度<1/2肌层
ⅠC	肿瘤浸润深度>1/2肌层
Ⅱ期	肿瘤侵犯子宫颈，但未超越子宫
ⅡA	仅子宫颈黏液腺体受累
ⅡB	子宫颈间质浸润
Ⅲ期	局部和（或）区域的扩散
ⅢA	肿瘤侵犯浆膜层和附件（直接蔓延或转移）和（或）腹水或腹腔洗液有癌细胞
ⅢB	阴道浸润（直接蔓延或转移）
ⅢC	盆腔和（或）腹主动脉旁淋巴结转移
ⅣA	肿瘤侵犯膀胱和（或）直肠黏膜
ⅣB	远处转移［包括腹腔内淋巴结转移，不包括阴道、盆腔浆膜和附件的转移及主动脉旁和（或）腹股沟淋巴结转移］

六、临床表现

（一）症状

早期无明显症状，之后可出现阴道不规则出血、阴道排液、疼痛等。

1. 阴道不规则出血　生育年龄妇女表现为月经过多，月经周期紊乱，经期延长或经量增加；绝经后阴道不规则出血是患者最主要的主诉。因癌组织脆，易出血，约80%的患者出现的第一个症状是阴道出血。

2. 阴道排液　约1/3的患者阴道排液量增多，是瘤体渗出或继发感染的结果，多为血性、浆液性或洗肉水样。若合并宫腔积液，则阴道排液呈脓性或脓血性，伴有恶臭，但远不如子宫颈癌显著。

3. 疼痛 疼痛是肿瘤生长过快，侵犯周围组织所致。少数患者有下腹坠痛感，可能和病变较大突入宫腔引起子宫挛缩有关。病变在子宫下段或侵入颈管时，可能因引流不畅，形成宫腔积血或积脓，发生疼痛。因肿瘤压迫神经丛，而引起持续下腹、腰骶部及下肢痛，则为患者进入晚期表现。晚期患者可出现贫血、消瘦、发热和恶病质等。

（二）体征

早期患者妇科检查可无异常发现，晚期可有子宫明显增大，合并宫腔积脓时可有明显触痛，子宫颈管内偶有癌组织脱出，触之易出血。癌灶浸润周围组织时，子宫固定或在宫旁扪及不规则结节状物。

七、诊　　断

除根据临床表现及体征外，子宫内膜的组织学检查是诊断的最后依据。

（一）病史及临床表现

对于绝经后阴道不规则流血、围绝经期月经紊乱，均应排除子宫内膜癌后再按良性疾病处理。有下述情况的妇女应密切随诊：①有子宫内膜癌发病高危因素者，如肥胖、不育、绝经延迟等；②有长期应用雌激素、他莫昔芬或雌激素增高疾病史者；③有乳腺癌、子宫内膜癌家族史者。

（二）超声检查

经阴道B型超声检查可了解子宫的大小、子宫内膜的厚度、宫腔的形状、宫腔内有无赘生物、肌层有无浸润及深度，为临床诊断及处理提供参考。

（三）分段诊刮

分段诊刮（fractional curettage）是最常用、最有价值的诊断方法。分段诊刮的优点是能鉴别子宫内膜癌和子宫颈管腺癌，也可明确子宫内膜癌是否累及子宫颈管，为制订治疗方案提供依据。

（四）宫腔镜检查

宫腔镜检查可直接观察宫腔及子宫颈内有无癌灶存在、癌灶的大小及部位。直视下取材活检，以减少对早期子宫内膜癌的漏诊。

（五）其他

1. 脱落细胞学检查 子宫内膜细胞平时不易脱落，一旦脱落又往往发生退化、变性、溶解等一系列变化而难于辨认，因此，应用细胞学诊断子宫内膜癌的阳性率一般不高，约50%左右。如雌激素测定（血清雌激素或阴道涂片雌激素影响）水平高，则要行诊刮。

2. 子宫内膜检查 内膜的组织学检查为诊断的最后依据。内膜的获得有活检和刮宫两种方式，活检简便而创伤较少，阳性率较高，为88.4%。由于活检只能反应部分内膜的情况，故阴性时不能排除癌瘤存在，需行全面刮宫。利用活检与刮宫相结合的方法，阳性率达

94.0%。为了弄清病变是否累及子宫颈管,采取“分段刮宫”,即先刮子宫颈管组织,再探宫腔、必要时扩子宫颈,后刮取子宫体及子宫底组织,标明刮出组织的部位,分别送病理检查,以免互相污染或混淆。

3. CT 及 MRI 检查　CT 及 MRI 检查主要用于观察子宫腔、子宫颈病变,特别是肌层浸润及淋巴结转移等。但直径小于 2cm 的淋巴结难以确认。

4. 淋巴造影　淋巴造影用以术前发现淋巴结转移。子宫内膜癌的淋巴结转移越来越受到重视和认识,根据其淋巴引流和转移途径,癌细胞可直接到达骶前和腹主动脉旁淋巴结,也可经圆韧带转移至腹股沟淋巴结。如肿瘤已侵犯子宫颈管,则其转移途径和原发子宫颈癌一样,在侵入淋巴结后,向髂淋巴结扩散。淋巴结转移瘤随期别增加而升高,但即使在早期亦有相当转移率。

5. 肿瘤标志物　子宫内膜癌无特异、敏感的标志物。近年发现子宫内膜癌患者血清 CA125 水平可升高,但阳性范围较大,11%～90%,CA125 因腺体成分而存在,肿瘤因腺体减少而使 CA125 不高。部分患者 CEA、CA19-9 可有轻度升高。

八、鉴别诊断

绝经后及围绝经期阴道流血为子宫内膜癌最常见的症状,故子宫内膜癌应与引起阴道流血的各种疾病相鉴别。

(一) 围绝经期阴道流血

以月经紊乱(经量增多、经期延长及不规则阴道流血)为主要表现。妇科检查无异常发现,应作分段诊刮或组织检查确诊。

(二) 萎缩性阴道炎

萎缩性阴道炎主要表现为血性白带。检查时可见阴道黏膜变薄、充血或有出血点、分泌物增多等表现,治疗后可好转,必要时可先抗感染治疗后,再作诊宫以排除子宫内膜癌。

(三) 子宫黏膜下肌瘤或子宫内膜息肉

子宫黏膜下肌瘤或子宫内膜息肉有月经过多或经期延长症状,可行 B 超检查、宫腔镜检查及分段诊刮以确定诊断。

(四) 子宫颈管癌、子宫肉瘤及输卵管癌

子宫颈管癌、子宫肉瘤及输卵管癌均可有阴道排液增多或不规则流血。子宫颈管癌因癌灶位于子宫颈管内,子宫颈管变粗、硬,或呈桶状。子宫肉瘤可有子宫明显增大、质软。输卵管癌以间歇性阴道排液、阴道流血、下腹隐痛为主要症状,可有附件包块。分段诊刮及 B 型超声可协助鉴别。

九、治　疗

子宫内膜癌的治疗以手术治疗为主,放疗为辅,由于子宫内膜癌诊断时,大约 70% 是Ⅰ期,手术治疗有较高的治愈率,而放疗对控制局部复发效果好,因此,子宫内膜癌患者大多

无需进行化疗。化疗、介入治疗可用于晚期子宫内膜癌或复发子宫内膜癌的综合治疗，同时对具有高危因素的子宫内膜样腺癌、Ⅱ期子宫内膜癌手术后为预防盆腔复发的辅助治疗。

（一）手术治疗

手术治疗是早期子宫内膜癌的首选治疗方法。

1. Ⅰ期　Ⅰ期行筋膜外子宫全切除术及双侧输卵管、卵巢切除术。年轻患者，ⅠAG1子宫内膜样腺癌可考虑保留一侧卵巢。对于下列高危组应行盆腔及腹主动脉旁淋巴结取样和(或)清扫术：①浆液性腺癌、透明细胞癌、鳞癌、腺鳞癌、G3子宫内膜样腺癌；②ⅠC；③癌瘤大于2cm。

2. Ⅱ期　Ⅱ期行广泛子宫全切除术及盆腔、腹主动脉旁淋巴结清扫术。临床分期Ⅰ期和Ⅱ期手术时进入腹腔后立即取腹水，若无腹水则注入生理盐水200ml冲洗腹腔，取腹水或腹腔冲洗液查找癌细胞。以明确手术-病理分期，指导治疗。

（二）放疗

放疗是仅次于手术治疗子宫内膜癌的重要治疗手段。主要用于不适合手术的中、晚期患者，复发患者及早期复发高危患者。放疗一般选用盆腔外照射，阴道受累时加腔内后装放疗。髂总淋巴结阳性或腹主动脉旁淋巴结阳性，应行腹主动脉野外照射。放疗剂量为46～50Gy，如术中有肉眼残余肿瘤，缩野照射至60Gy。由于放疗本身存在缺点，目前多倾向与手术综合治疗。

1. 术前放疗　术前放疗一般用于子宫体或子宫颈病灶较大、宫旁组织受累等暂不能手术的病例，放疗后病灶缩小、子宫旁组织改善后行手术治疗。

2. 术后放疗　对恶性行为高的病理类型，比如浆液性乳头状腺癌、透明细胞癌、鳞腺癌或癌肉瘤等行术后放疗。盆腔有残余或可疑病灶、肿瘤切缘阳性、盆腔或腹主动脉旁淋巴结阳性者需行术后放疗。

（三）介入治疗

子宫内膜癌介入治疗的目的是对有高危因素的患者实施术前灌注栓塞，提高手术切除率和减少转移。对于晚期、治疗后复发的子宫内膜癌进行姑息性治疗。对难以控制的子宫内膜癌出血可行介入栓塞止血。子宫动脉是子宫的主要供血血管，子宫内膜癌患者子宫动脉造影显示血管增粗、扭曲及移位，毛细血管增多、紊乱，子宫体及子宫颈部供血区新生肿瘤血管丰富，偶可见动静脉瘘及静脉早显。

（四）子宫内膜癌的激素治疗

对于晚期患者或不能耐受手术者，可用孕激素治疗：甲羟孕酮200～400mg/d；已酸孕酮500mg，每周2次；甲地孕酮160～320mg/d。用药时间至少3个月。副作用较轻，有水钠潴留、水肿、体重增加、头痛等。偶见药物性肝炎及高血压，停药后逐渐恢复。

（五）化疗

化疗适用于晚期不能耐受手术或治疗后复发者及具有高危因素的术后患者。早期患者一般不需进行化疗,化疗也不能代替手术和放疗。常用药物有 DDP、PTX、ADM、CTX、5-Fu 等,多采用联合化疗。常用的联合化疗方案:AP 方案(ADM +DDP)、CAP 方案(CTX+ADM +DDP)、TAP 方案(Taxol +ADM+DDP)。CBP 可以代替 DDP,上述方案每疗程间隔 3~4 周,一般以 6 个疗程为宜。

十、预后与随访

子宫内膜癌的预后与临床分期、病理类型、组织分化程度、治疗、年龄等因素有关。临床Ⅰ期 5 年生存率可达 80%,而Ⅳ期只有 10%左右。因此应加强防癌知识宣传,做到早发现、早诊断、早治疗,降低肿瘤对患者的危害。

子宫内膜癌治疗后应密切随访,争取及早发现复发患者。一般术后 2~3 年内每 3 个月复查 1 次,3 年后每 6 个月复查 1 次。随访内容包括详细病史、盆腔检查、B 超检查、胸片、阴道细胞学涂片、血清 CA125 检测等。

十一、预　　防

预防及早期发现子宫内膜癌的主要措施有:①加强防癌知识宣传,定期普查;②加强锻炼,养成良好的饮食习惯,防治肥胖、高血压、冠心病等高危因素;③正确掌握激素替代治疗的指征和方法;④围绝经期月经紊乱或不规则阴道出血应注意排除子宫内膜癌;⑤绝经后阴道出血应警惕子宫内膜癌的可能;⑥不孕和晚绝经妇女应加强检查;⑦积极治疗无排卵性功血、多囊卵巢综合征、颗粒细胞瘤、卵泡膜细胞瘤、子宫内膜增生症等疾病。

(汪泽兴　谌　琴)

第四节　滋养细胞肿瘤

滋养细胞疾病(trophoblastic disease,GD)又称滋养细胞肿瘤,来源于异常受精,是指胎盘滋养细胞从异常增生到高度恶变的相互关联的一组疾病,按临床病理特征可以分为:葡萄胎(hydatidiform mole)(包括完全性和部分性)、侵蚀性葡萄胎(invasive mole)、绒癌(choriocarcinoma)及胎盘部位滋养细胞肿瘤(placental site trophoblastic tumor,PSTT),后三者统称为恶性滋养细胞肿瘤(malignant trophoblastic neoplasia,MTN)。在妇科肿瘤中,这组疾病所占的比例<1%,但可能危及生命,如果能及时治疗,大部分患者可以治愈。

一、葡　萄　胎

葡萄胎(hydatidiform mole)是一种良性滋养细胞肿瘤,葡萄胎因妊娠后胎盘绒毛滋养细胞增生、间质水肿,而形成大小不一的水泡,其间借蒂相连成串,状如葡萄,以往也称为水泡状胎块。特点:病变局限于子宫腔内,不侵入肌层,也不发生远处转移。可分为:完全性葡萄胎和部分性葡萄胎。

（一）病因

葡萄胎发生的原因迄今不明，假说很多，但只能解释部分现象。

由于葡萄胎多见于亚洲各国，有人认为可能和种族因素有关；营养状况，如饮食中缺乏维生素 A 及其前体胡萝卜素、动物脂肪，以及社会经济因素是可能的高危因素；也有不少作者认为葡萄胎与病毒感染有关；有的作者认为葡萄胎的发生与卵巢功能衰退有关，故多见于大于 40 岁的妇女；更多的作者认为其发生与孕卵的异常有关；前次妊娠有葡萄胎史；完全性葡萄胎的染色体基因均来自父系，但其线粒体 DNA 仍为母系来源。90% 的完全性葡萄胎染色体核型为 46XX，10% 的为 46XY。部分性葡萄胎染色体核型 90% 以上为三倍体，最常见的是 69XXY，69XYY。

（二）病理特点

完全性葡萄胎：绒毛不同程度的水肿扩张；绒毛轮廓规则，滋养细胞增生；间质水肿或间质内胎源性血管消失；无胎儿及其附属物或胎儿痕迹。

部分性葡萄胎：仅部分绒毛水肿；绒毛轮廓不规则，滋养细胞增生程度较轻，且局限于合体滋养细胞；常合并胚胎或胎儿组织；间质内可见胎源性血管及其中的有核红细胞。

（三）临床表现

1. 完全性葡萄胎

（1）停经后阴道流血：反复阴道流血，如在排出的血液中见到小水泡则诊断即可确立。

（2）子宫异常增大、变软：HCG 异常升高，子宫大于停经月份；但亦有近一半的患者子宫相当于停经月份或小于停经月份。

（3）腹痛。

（4）妊娠剧吐及妊娠期高血压疾病征象。

（5）卵巢黄素化囊肿（lutinizcng cyct of ovany）：常在葡萄胎清除后 2~4 个月自行消失。

（6）甲状腺功能亢进征象：约 7% 可出现，血 HCG 异常升高，T3、T4 升高。

2. 部分性葡萄胎　部分性葡萄胎与完全性葡萄胎症状相似但较轻。

3. 转归　完全性葡萄胎：子宫局部侵犯和远处转移的发生率为 15% 和 4%。

部分性葡萄胎：一般不发生转移，约 4% 发展为持续性滋养细胞肿瘤。

4. 高危因素

（1）HCG>100 000U/L。

（2）子宫体积明显大于相应月份。

（3）卵巢黄素化囊肿直径>6cm。

（4）年龄>40 岁。

（5）重复性葡萄胎。

（6）病理类型以小葡萄为主。

（7）第二次刮宫滋养细胞仍有高度增生。

（四）诊断与鉴别诊断

1. 诊断

（1）HCG：正常妊娠在孕 10~12 周 HCG 达到高峰，而葡萄胎通常高于正常妊娠的 HCG

值,并且在停经12周以后持续上升。

(2) B超:子宫可明显大于停经月份;但无妊娠囊或胎心搏动;宫腔内充满无数小的低回声及无回声区,形如雪花,又名落雪征;部分性葡萄胎可见由水泡状胎块所引起的超声改变及胎儿或羊膜腔,胎儿常合并畸形。

2. 鉴别诊断

完全性葡萄胎:HCG染色均匀一致强阳性,而胎盘碱性磷酸酶局灶阳性。

部分性葡萄胎:与完全性葡萄胎的染色特征相反。

(五) 治疗

一经诊断,应尽快予以清除。患者情况稳定时,及时清除宫腔内容物;一般选用吸宫术,排出组织大部分,子宫缩小后可改用刮宫;应用缩宫素应在充分扩张子宫颈开始吸宫后;子宫<12周可一次刮净,>12周或一次刮净有困难可于1周后行第2次刮宫术,一般不主张进行第3次刮宫术;选取近宫壁种植部位新鲜无坏死的组织行病理检查。

卵巢黄素化囊肿的处理:一般在清除宫内容物后会自行消退,不需处理;急性扭转可在B超下穿刺吸液;如发生坏死,则需作患侧附件切除。

预防性化疗:对于有高危因素或随访困难者,可行单一药物,1个疗程的预防化疗;部分性葡萄胎一般不做预防性化疗。

子宫切除:不做常规处理;对于>40岁、有高危因素、无生育要求者可切除全子宫,保留卵巢;子宫<14周者可直接切除子宫。

随访:必须严格避孕1年。首选避孕套,也可口服药物,一般不用宫内节育器。

二、侵蚀性葡萄胎

侵蚀性葡萄(invasive mole),简称侵葡,指葡萄胎组织侵入子宫肌层引起组织破坏,或并发子宫外转移者。继发于葡萄胎之后,具有恶性肿瘤行为,但恶性程度一般不高,多数仅造成局部侵犯,仅4%并发远处转移,预后较好。多数侵葡发生在葡萄胎排空后6个月内。

(一) 病因与发病机制

目前尚不清楚,可能与免疫功能低下及滋养细胞侵蚀性的增强有关。

(二) 病理

大体可见水泡状物侵入子宫肌层或其他部位。

镜检时有绒毛结构,滋养细胞过度增生或不典型增生,可以分为三型:1型,肉眼可见大量水泡,形态上似葡萄胎,但已侵入子宫肌层或血窦,附近组织很少出血坏死。2型,肉眼可见少至中等量水泡,组织有出血坏死,滋养细胞中度增生,部分细胞有分化不良。3型,肿瘤几乎全部为坏死组织和血块,肉眼需仔细观察才能见少数水泡,个别仅在显微镜下才能找到肿大的绒毛,滋养细胞高度增生并分化不良,形成上极似绒癌。

(三) 临床表现

1. 原发灶表现

(1) 阴道流血:为侵葡最常见的症状,葡萄胎清宫术后持续不规则流血,或月经恢复正常数月后又流血,要高度警惕侵葡的可能。

(2) 子宫复旧不全或不均匀性增大:葡萄胎排空后4~6周未恢复。

(3) 卵巢黄素化囊肿。

(4) 腹痛。

2. 转移灶表现 侵葡最常见的转移部位是肺,其次是阴道、子宫旁,脑及脊髓转移有时可见,罕见转移至脊柱。转移至肺部可出现咯血,胸部X线见肺野外带单个或多个半透明小圆形阴影。肺转移接近边缘的,可发生破裂出血而形成血胸,也可因大血管破裂而发生大出血,大量血液从破口涌出,倒流入气管中,堵塞呼吸,由于出血迅猛,来不及抢救,患者可迅速死亡。转移至阴道可见紫蓝色结节,子宫旁可引起腹痛及腹部肿块。脑、脊髓和脊柱转移可出现头痛、呕吐、抽搐、偏瘫及昏迷。膀胱浸润可出现血尿。肝转移时有肝区疼痛及黄疸等。

(四) 诊断

侵葡多发生于葡萄胎清除后的半年以内,根据阴道流血、腹痛和腹部包块、咯血等临床症状,以及HCG、B超、胸部X线、CT或MRI等辅助检查可明确诊断。具体的诊断标准如下:

(1) 有组织学诊断者,侵入子宫肌层或子宫外转移的切片中,可见到绒毛或绒毛的退变痕迹。

(2) 无组织学检查者,葡萄胎清宫8周以后,HCG持续在正常水平以上;或定性试验阴性后又转为阳性;或HCG已降至正常水平一段时间又出现升高,结合临床表现,时间在清宫后1年以内,诊断为侵葡。

(3) 原发灶与转移灶诊断不一致时,如原发灶为绒癌而转移灶为侵葡,或反之,只要任何标本中有绒毛的结构,则本病诊断为侵葡。

(五) 鉴别诊断

1. 残存葡萄胎 良性葡萄胎排出后,若仍有不规则出血、子宫复旧差、HCG持续不正常达3个月,称为持续性葡萄胎,可再做一次刮宫以鉴别是残存葡萄胎或是恶变。

2. 绒癌 根据前次妊娠性质、葡萄胎排出时间、病检有无绒毛结构来鉴别。前次妊娠性质:继流产(包括宫外孕、稽留流产和人工流产)或足月产(包括早产)发生恶变的,几乎全为绒癌;继葡萄胎后发生恶变的,则可能是侵葡,也可能是绒癌。葡萄胎排出时间:葡萄胎排出在6个月内,多为侵葡;葡萄胎排出在12个月以上者,多为绒癌;萄胎排出在6~12个月的,则两者可能各占一半。凡在病理标本中肉眼或镜下可找到绒毛结构或葡萄胎组织者为侵葡,反之,若只见大片散在的滋养细胞,即不再见绒毛结构,才可诊断为绒癌。

3. 葡萄胎后再次妊娠 B超可鉴别。

(六) 治疗

1. 化疗 侵葡的处理以化疗为主,一般能治愈。常用药物有5-Fu、MTX、ACTD等。用药原则:多采用联合用药,如2个疗程后效果不明显,应改换其他药物。常用方案:5-Fu、KSM联合治疗。药量:5-Fu 26~28mg/(kg·d)、KSM 7~9μg/(kg·d),两药联合应用疗程为8天。单用5-Fu疗程为10天。三药联合应用7天。副作用:以造血功能障碍为主,其次为消化道反应,脱发、肝损也常见。停药指征:治疗需持续至无症状,HCG 每 10 天测定 1 次,连续 3 次在正常范围,再巩固 2 个疗程,观察 3 年无复发者为治愈。

2. 手术 病变在子宫、化疗无效者可切除子宫,年轻者保留正常卵巢。转移灶位于体表能切除者,可手术切除。

(七) 预后

侵葡几乎 100% 能化疗治愈。个别可死于脑转移和广泛性肺栓塞。病理分型中 3 型常发展为绒癌,预后较差。应劝告避孕、随访至少 2 年。影响预后的因素很多,见绒癌部分滋养细胞肿瘤预后评分表。

三、绒　　癌

(一) 流行病学

绒癌,可继发于正常或异常妊娠之后的滋养细胞肿瘤。50% 继发于葡萄胎之后,25% 继发于流产后,22.5% 继发于足月妊娠后,2.5% 发生于异位妊娠后。继发于葡萄胎者大多在一年后;继发于流产和足月妊娠者 50% 在一年内。

(二) 病因与发病机制

绝大多数绒癌与妊娠有关,分别继发于葡萄胎、流产或正常分娩之后。也有报道认为,可以直接由孕卵发生,甚至极个别来自畸胎瘤内所含卵子的滋养叶成分。发生于输卵管妊娠或腹腔妊娠者极少见。

绒癌多发生在子宫,但也有子宫内未发现原发病灶而只有转移灶出现,子宫绒癌可形成单个或多个宫壁肿瘤,呈深红、紫或棕褐色,直径 2~10cm,为出血坏死组织。肿瘤可突入宫腔、入侵宫壁或突出于浆膜层,质脆,极易出血,宫旁静脉中往往发现癌栓,卵巢可形成多囊性黄素囊肿。

(三) 病理特点

原发病灶一般在子宫,但也可以在子宫颈、阴道、输卵管或阔韧带内。诊刮标本一般情况下难以明确诊断绒癌,因为无法确定肌层浸润情况。成片的滋养细胞增生、异型性大,无绒毛,伴有肿瘤性坏死,结合临床病史有助于绒癌诊断。

1. 大体 肿瘤多为界限相对清楚的出血性结节状病灶,切面似胎盘、面筋、海绵样,质地偏软,较脆,暗红色,出血、坏死明显。

2. 镜检 镜检见滋养细胞高度增生伴明显出血、坏死,不形成绒毛或水泡状结构。因为绒癌自身不含血管,靠滋养细胞侵蚀宿主血管获取营养物质生存,所以恶性滋养细胞一般存在于病灶的边缘区,中心为大片的出血、坏死。肿瘤细胞主要由细胞滋养细胞和合体滋养细胞组成,滋养细胞聚集成片、巢状,呈浸润性、扩张性生长。核异型明显,核分裂多见。绒癌易于浸润血管形成瘤栓。

3. 免疫组化 上皮性标记、HCG 表达强阳性,HPL 也可阳性表达。

（四）临床表现

1. 不规则阴道流血　产后或流产后，尤其在葡萄胎排空后，出现不规则阴道流血，量多少不定。也可表现为一段时间月经正常，以后发生闭经，然后阴道流血。有时子宫原发灶已消失而继发灶发展，则无阴道流血症状。

2. 腹痛　癌组织侵及子宫壁或子宫腔积血引起下腹胀痛，也可因癌组织穿破子宫或器官转移灶破裂而致急腹痛。

3. 盆腔肿块　子宫内病灶可致子宫增大、阔韧带血肿或卵巢黄素囊肿，主诉下腹肿块，妇科检查时可触及肿块。有时原发灶消失，子宫可不增大，黄素囊肿也不如葡萄胎时明显。

4. 转移灶表现　肺、阴道、脑转移表现同侵葡。绒癌肝、脾、脑转移较侵葡多见，可出现肝脾肿大，以及上腹胀痛或黄疸等；若肿瘤破溃时可出现腹腔内出血，形成急腹症；消化道转移可出现呕血及黑便；肾及膀胱转移可出现血尿。严重者一处出血即可致患者死亡，但最常见的死亡原因为脑转移。若肺转移，并发有呼吸困难、贫血、肺动脉高压、发绀、双侧肺渗出或转移面积超过肺面积的50%，以及纵隔转移易致呼吸衰竭而死亡。

（五）诊断

凡产后、流产后出现上述临床症状或体征，并有HCG增高，可诊断为绒癌。葡萄胎后半年内发病者98%～99%为侵葡，1%～2%为绒癌，0.5～1年发病者则侵葡和绒癌均有可能，需经组织学检查以鉴别。葡萄胎1年以后发病者，90%的患者为绒癌。

1. 实验室检查　HCG测定是诊断绒癌的最重要手段。葡萄胎清除后β-HCG值下降至正常的时间不完全一致，有些患者可在3周之内降至正常，但更多的患者是在8周之内降至正常，少数患者在12～16周降至正常。人工流产后HCG降至正常约需3周，个别可长达4～8周。自然流产一般为1周左右，个别也可长达3周。足月分娩后1～3周降至正常，而异位妊娠在完全清除妊娠物后8～9天降至正常。若超过上述时间，HCG仍持续在高值并有上升，结合临床情况，绒癌诊断可以确定。组织学诊断转移灶组织送病检或切除子宫标本送病检，无绒毛结构，仅见滋养细胞异型增生或坏死，可确诊。

2. 超声检查　除B超用以诊断滋养细胞肿瘤子宫内病灶外，彩色多普勒超声因可反映绒癌所致的血流信号，故能进一步提高子宫绒癌诊断的正确性。

3. X线诊断　绒癌肺转移胸部X线表现：①边缘不规则的云片状阴影；②边缘模糊的球形阴影。结合血HCG增高，可确诊。

4. MRI检查　MRI能显示滋养细胞弥漫性侵入子宫肌层或子宫内局限性浸润，并能显示出子宫形态失常，故能确定子宫内绒癌的病变部位，且为无创性检查方法，也可用于随访绒癌。

5. 专科检查

（1）有组织学检查者，以组织学诊断为准。绒癌在组织学检查时仅见大量滋养细胞及出血、坏死，若见到绒毛，则可排除绒癌的诊断。

（2）无组织学检查者，凡流产、分娩、宫外孕以后出现症状或转移灶，并有HCG升高，可诊断为绒癌。葡萄胎清宫后间隔一年以上发生的，亦诊断为绒癌。

（3）疑有脑转移时，可作CT、MRI检查，可显示转移灶，但病灶小时，不一定能明确诊断，可作脑脊液与血浆的HCG测定，脑脊液HCG水平：血浆HCG水平>1：60，则提示有

HCG 直接泌入脑脊液,即可诊断为脑转移。

(六)分期

FIGO 2000 年关于滋养细胞肿瘤的分期和评分系统包括了滋养细胞肿瘤的诊断、解剖分期和预后指标,根据危险评分将患者分为低危组和高危组,这是第一个被普遍采用的分期系统(表 15-4、表 15-5)。该分期与预后评分系统更加客观地反映了妊娠滋养细胞肿瘤患者的实际情况,而且在疾病诊断的同时更加简明地指出了患者除分期之外的病情轻重及预后危险因素。一些期别较早的患者可能存在较高的高危因素,而一些期别较晚的患者可能仍属于低危组。该分期与评分系统则能一目了然地给予诊断,更有利于患者治疗方案的选择及对预后的评估。

表 15-4 滋养细胞肿瘤的临床分期(FIGO,2000)

分期	病变范围
Ⅰ期	病变局限于子宫
Ⅱ期	病变超出子宫但局限于生殖器官(宫旁、附件及阴道)
Ⅲ期	病变转移至肺,伴或不伴生殖器官转移
Ⅳ期	病变转移至脑、肝、肠、肾等其他器官

表 15-5 滋养细胞肿瘤的预后评分标准(FIGO,2000)

评分	年龄(岁)	末次妊娠	妊娠终止至化疗开始的间隔(个月)	HCG(IU/L)	肿瘤最大直径(cm)	转移部位	转移瘤数目☆	既往化疗失败史
0	≤39	葡萄胎	<4	$<10^3$				
1	>39	流产	4~6	$10^3\sim10^4$	3~4	脾、肾	1~4	
2		足月产	7~12	$10^4\sim10^5$	>5	胃肠道	5~8	单药化疗
4			>12	$>10^5$		脑、肝	>8	多药化疗

注:总分 0~6 低危,≥7 高危;☆肺内转移瘤超过 3cm 或者胸部 X 线可见者予以计数。

(七)治疗

自发现一系列有效化疗药物之后,化疗已成为治疗妊娠滋养细胞肿瘤的主要手段,化疗对这一恶性程度很高、病情凶险的妇科肿瘤可以取得根治性的效果。侵葡和绒癌的治疗原则以化疗为主,手术和放疗为辅。治疗方案的选择应根据 FIGO 分期与评分,患者的年龄、对生育的要求和经济情况综合考虑,实施分层或个体化治疗。手术在控制出血、感染等并发症及切除残余或耐药病灶方面仍具有重要的地位和作用。

1. 化疗 低危患者可首选单一药物化疗,常用的一线单一化疗药物有:MTX、Act-D、ACTD、5-Fu、DDP、CTX、VCR、VP-16 等。文献报道,单一药物化疗的完全缓解率为 70%~80%,如对一种药物耐药的患者可更换另一种药物,或者采用联合药物化疗。高危滋养细胞肿瘤患者的治疗原则是以联合化疗为主,结合手术等其他治疗的综合治疗。在化疗过程中应强调巩固化疗的重要性,FIGO 推荐低危患者的停药指征为 β-HCG 正常后至少再给予 1 个周期的化疗,而对于化疗过程中 β-HCG 下降缓慢和病变广泛的患者通常再给予 2~3 个周期的化疗。高危患者的停药指征为:β-HCG 阴性后再继续 3 个周期,且第 1 个周期必须为联合化疗。不论是耐药还是复发的患者，在诊断之后，接受进一步的治疗之前，需要先进行疾病程度的全面评估。即使发生耐药或复发，其总的治疗原则也是为了治愈而不是仅仅为了延长生存时间。治疗方案的选择和制订应根据患者既往的治疗方法及反应、疾病的程度综合考虑，制订个体化的治疗方案。化疗依然是耐药与复发患者的重要治疗方法。

化疗的疗效判断：完全缓解，连续 3 周血 β-HCG 正常，临床症状消失，转移灶消失；部分缓解，血 β-HCG 水平呈对数下降，但未降至正常，临床症状好转，可测量病灶缩小>50%；病情稳定，血 β-HCG 水平下降或上升≤10%，临床症状无明显变化，可测量病灶缩小<50%或增加≤25%；疾病进展，血 β-HCG 水平上升，临床症状加重，可测量病灶增加>25%或出现了新的病灶。

一般连续规范化疗 2 个疗程未见明显疗效，或开始有效，后未再见病情变化的患者，则宜及时换药或换方案。

2. 手术　手术治疗目前仅在有些情况下应用，如病灶大，或治疗过程中 HCG 下降缓慢者；多次化疗未能吸收的耐药肺孤立病灶；子宫穿孔、肝内转移灶出血等，为挽救患者的生命，手术仍然是治疗绒癌的重要方法。一般行次广泛子宫切除及双侧附件大网膜及宫旁静脉丛及卵巢静脉丛切除或肺切除等。

3. 放疗　放疗在妊娠滋养细胞肿瘤的治疗中应用极少。若肺部、盆腔、腹腔等孤立性病灶，手术有困难或经多个疗程化疗消退不明显者，可考虑放疗，用^{60}Co 或深部 X 线照射，脑转移者可行全脑照射，不能切除的阴道转移结节亦可用 Ra 局部治疗。绒癌适宜剂量为 3000～4000cGy/3～4 周，侵蚀性葡萄胎为 2000～3000cGy/2～3 周。

四、胎盘部位滋养细胞肿瘤

胎盘部位滋养细胞肿瘤（placental site trophoblastic tumor，PSTT）发生于妊娠后胎盘着床部位的中间型滋养细胞，表现为滋养细胞增生浸润，形态上像恶性新生物。本病极为罕见，其发病率在滋养细胞肿瘤中所占比率<1%。过去曾被称为滋养细胞假瘤、不典型绒癌、绒毛膜上皮病、合胞体瘤或不典型绒毛膜上皮瘤等。1981 年，Scully 等将其命名为 PSTT，并与葡萄胎、侵葡、绒癌并列为第四种滋养叶细胞肿瘤。本病大多数为良性病变，但有少数恶性度极高，约 20%的患者可死于此疾病。

（一）病理

1. 大体　表现形态不一，多表现为息肉状或向肌层内生长的出血性结节状肿块，边界不清或清晰，可单发也可多发。

2. 镜检　典型的生长方式为形态单一的单核（中间型）滋养细胞增生，成片状、条索状或单细胞穿插在平滑肌纤维之间，不破坏平滑肌组织结构，呈分离性的肌束间浸润。肿瘤细胞呈多边形、圆形，或梭形，胞浆较丰富，透亮或嗜酸性。可见少数瘤巨细胞。出血、坏死较少，伴有纤维素样物质沉积。

3. 免疫组化　上皮组织来源的标记物 EMA、CK 均为阳性，且多为++以上的强阳性；原始间叶细胞和肌细胞标志的 Vim、Act 均为阴性，支持 PSTT 是一种非间叶、非肉瘤性质的肿瘤。人胎盘生乳素（HPL）均为阳性并且多为++以上的强阳性，而 HCG 仅为个别细胞阳性，证实本瘤内大量单核瘤细胞类同妊娠中期胎盘的中间型滋养细胞，含有丰富的 HPL，而

HCG 则极微少或缺如。

（二）病因与发病机制

目前尚不清楚，可来源于正常妊娠（包括足月产和流产）后的胎盘着床部位的滋养细胞，也可来源于葡萄胎后。Newlands 等采用 PCR 分析了 7 例 PSTT 的细胞遗传物质，其中 4 例患者的 DNA 为双倍体，来自于双亲的遗传物质，3 例为父源性的肿瘤，继发于单精子妊娠的完全性葡萄胎。免疫组化分析表明，*p53* 基因产物、EGFR 和 Ki-67（MIB-1）在 PSTT 高表达。提示 *p53* 基因的灭活或失调及 EGFR 和 Ki-67（MIB-1）的上调可能与该疾病的发生有关。

（三）临床表现

1. 病史　患者年龄为 19～50 岁，均有妊娠史。继发于足月产、流产或葡萄胎后，发病时也可合并妊娠。

2. 症状　主要表现为不规则阴道出血或月经过多，有时闭经，常伴贫血、水肿。少数患者转移至肺、肾等，易致死亡。

3. 妇科检查　子宫可增大如孕 8～16 周大小，呈不规则或均匀增大。

（四）诊断

1. 诊断要点　根据产后子宫轻微增大，持续性出血或闭经，轻微 β-HCG 增高，刮宫组织病理学免疫组化染色 HPL 强阳性支持诊断。

2. 鉴别诊断

（1）绒癌：瘤细胞以细胞及合体滋养细胞为主，出血、坏死显著，血清 HCG 异常增高，免疫组化 HCG 强阳性，HPL 阴性。而 PSTT 的瘤细胞为单一的中间型滋养叶细胞，出血、坏死较少或较局限，免疫组化 HPL 中至强阳性，HCG 阴性或弱阳性。

（2）上皮型滋养细胞肿瘤：来源于绒毛膜型的中间型滋养细胞，瘤细胞较小，常形成巢状或条索状，以膨胀型结节的方式生长，免疫组化 HPL 和黑色素黏附因子通常局部阳性，而 PSTT 为弥漫阳性。

（3）胎盘结节：是一种体积小且边界清楚的良性病灶，与近期妊娠无关，通常在刮宫、子宫颈活检或其他原因切除子宫时偶尔发现，组织学可见广泛的透明样变，和绒毛膜型的中间型滋养细胞混合，而无滋养细胞浸润肌层，偶见或无核分裂象，免疫组化 HPL 和黑色素黏附因子通常局部阳性或阴性，与 PSTT 相反。

（4）超常胎盘反应：胎盘床拥有众多中间型滋养细胞，较难与 PSTT 的诊刮标本区分，需要 HCG 以鉴别，超常反应者的血清 HCG 值经数周后降至正常，而 PSTT 则持续不降或上升。

（5）子宫平滑肌肉瘤：易与 PSTT 梭形中间型滋养瘤细胞混淆，但平滑肌肉瘤肌源性抗体阳性，HPL 呈阴性。

（五）治疗

胎盘部位滋养细胞肿瘤彻底切除局部病灶，术后辅以化疗，是提高恶性患者生存率的关键。

1. 手术　一般为子宫全切除术，如有手术可能盆外病灶应予切除。对于年轻、希望保留生育功能的低危患者，可用锐性刮匙反复刮宫，清除宫腔内全部病灶后，给予化疗，但需严密随访，发现异常应及时手术。

2. 化疗　对于高危PSTT患者应考虑辅助化疗，高危因素有：①肿瘤细胞有丝分裂指数>5个/10HP；②距先前妊娠时间>2年；③有子宫外转移病灶。对于无高危因素的患者一般不主张给予辅助性化疗。PSTT患者对化疗敏感性不一，辅助化疗方案多采用MAC、PVB，或EMA/CO方案。对于复发和对EMA/CO方案耐药的病例可采用EMA/EP方案。

3. 放疗　适用于单个转移瘤或局部复发病变。

4. 介入治疗　介入治疗滋养细胞肿瘤主要用于化疗效果不好的难治性患者，也可用于原发灶或转移灶引起出血、肝转移、阴道转移的治疗。

（六）预后

多数患者可经子宫切除痊愈，有的经刮宫后即可治愈。若肿瘤穿透子宫或转移至肺、肾等处，可致死亡。死亡率约20%。预后与FIGO分期、肿瘤细胞核分裂象、有无远处转移、前次妊娠距发病的时间，以及前次妊娠的性质等因素有关。核分裂象>5个/10HP者预后不良。前次妊娠距发病的时间超过2年，则预后差。前次妊娠为足月产、FIGO分期为Ⅲ或Ⅳ期者预后也差。

（刘鹏英　周　勤）

第十六章 淋巴、造血系统恶性肿瘤

学习目标

1. 掌握恶性淋巴瘤的临床分期、分组及治疗原则。
2. 掌握白血病的分类、分型及定义。
3. 熟悉恶性淋巴瘤的临床诊疗手段。
4. 熟悉各型急慢性白血病的治疗原则。
5. 熟悉急性早幼粒细胞白血病的临床特点、细胞遗传学、分子生物学特点及治疗。
6. 了解恶性淋巴瘤的分类。

第一节 恶性淋巴瘤

一、流行病学

淋巴瘤(lymphoma)与淋巴组织的免疫应答反应中增殖分化产生的各种免疫细胞有关,是免疫系统的恶性肿瘤。淋巴瘤通常以实体瘤形式生长于淋巴组织丰富的组织器官中,淋巴结、扁桃体、脾及骨髓是最易受到累及的部位。淋巴瘤如累及血液及骨髓时可形成淋巴细胞白血病。组织病理学上淋巴瘤分为霍奇金淋巴瘤(Hodgkin lymphoma,HL)和非霍奇金淋巴瘤(non-Hodgkin lymphoma,NHL)两大类。共同的临床表现是无痛性的淋巴结肿大,可伴有发热、盗汗、消瘦及瘙痒等全身症状。晚期因全身组织器官受到浸润,可出现肝脾肿大及各系统受浸润的临床表现,最后可出现恶病质。

我国淋巴瘤的病死率为1.5/10万,居恶性肿瘤死亡的第11~13位。城市的发病率高于农村。总发病率明显低于欧美各国及日本。发病年龄以20~40岁为多,约占50%左右。HD仅占淋巴瘤的8%~11%,与国外HD占25%显然不同。

二、病因及发病机制

(一)病毒感染

1. EBV EB病毒是一种嗜B淋巴细胞的疱疹病毒。约90%的人类在成人早期已获得EBV感染。原位杂交研究显示,约50% HL患者的多核里斯(reed-sternberg,RS)细胞含有EBV编码的小RNA,并且EBV在这些患者的所有RS细胞内均呈阳性。在某些人群中,几乎所有HD患者均为EBV阳性。EBV感染在器官移植后或HIV感染时发生的NHL中发挥作用。EBV还与地方性Burkitt淋巴瘤的发病明确相关,后者多见于非洲撒哈拉附近地区的儿童。通过细胞生物学技术已经证实在98%的Burkitt淋巴瘤中可以找到EBV的基因组。另外,EBV的流行病学分布与结外NK/T细胞淋巴瘤的特有流行病学分布正好吻合,提示

EBV 在结外 NK/T 细胞淋巴瘤的发生过程中起着重要作用。

2. Hp 感染　胃黏膜相关淋巴组织(mucosa associated lymphoid tissue,MALT)淋巴瘤的发生与幽门螺杆菌(helicobacter pylori,Hp)感染相关。Hp 通过抗原特异性反应导致 B 淋巴细胞增殖,抗感染治疗可使肿瘤萎缩。90% 以上的胃 MALT 淋巴瘤存在 Hp 感染。Hp 感染人群的淋巴瘤发生率明显高于正常人群,清除 Hp 后肿瘤能获得缓解,说明 Hp 感染与胃 MALT 淋巴瘤密切的关系。

3. 嗜人类 T 淋巴细胞病毒 I(HTLV-Ⅰ)　HTLV-Ⅰ于 1980 年分离自成人 T 细胞白血病(adult T-cell leukemia,ATL)细胞株,可导致感染的 T 细胞不依赖 T 细胞受体而增殖。分子和血清流行病学的依据证实 HTLV-Ⅰ可导致 ATL,该病毒基因克隆性地整合于 ATL 细胞中,提示 ATL 起病早期有此病毒的参与。

4. 肝炎病毒 C　其通过类似免疫球蛋白受体致病,抗病毒治疗对肿瘤也有抑制作用。结内边缘区淋巴瘤是一种少见的疾病,占 NHL 的 1.5%~1.8%。有研究报道,结内边缘区 B 细胞淋巴瘤可能与肝炎病毒 C 感染有关,两者是否有因果关系还需进一步研究。

5. 人类疱疹病毒 8 型(human herpes virus-8,HHV-8)　Kaposi 肉瘤(Kaposi's sarcoma)组织中分离出 HHV-8,它是所有类型 Kaposi 肉瘤的病因。在原发胸腔积液的淋巴瘤和存在于体腔的淋巴瘤中常发现该病毒。

(二)化学毒物

化学暴露与 NHL 风险增高有一定关系。

1. 有机氯化合物制剂　有机氯的暴露被认为是 NHL 的高危因素,广泛接触有机氯的职业人员如林业工人发生 NHL 的可能性增加。

2. 染发剂　使用染发剂者是 NHL 的高危人群,使用染发剂尤其是长时间使用深色染发剂,NHL 发生率明显增高。

3. 替代激素的使用　既往曾使用过激素替代疗法的妇女与结节性 NHL 有关联,与结外病变无明显关系。激素替代疗法还是滤泡型 NHL 的高危因素,而非弥漫型、小细胞型 NHL 的高危因素。

(三)遗传

与双卵双生相比,单卵双生者患 HL 的概率高 100 倍以上,HL 患者的一级亲属患上 HD 的风险增高 5 倍。

(四)其他

淋巴瘤的发生与免疫抑制密切相关。因器官移植而长期服用免疫抑制剂的患者,淋巴瘤发生率明显高于正常人,且原发于结外的较多。HIV 感染者的 NHL 发生率较普通人群增加 60~100 倍。NHL 的发生率在自身免疫性疾病(如类风湿关节炎、系统性红斑狼疮和 Sjögren 综合征)患者中上升数倍。另外,社会经济因素、生育因素和职业因素也与 HL 的发生相关。

三、病理和分类

从 20 世纪 70 年代以来,淋巴瘤分类经历了巨大的变化,可以认为是肿瘤分类中最复杂的,但也是最成功的。淋巴瘤分类已经从单纯的临床加组织病理学阶段,发展到以临床表现、病理组织学改变、免疫表型检测(包括免疫组织学和流式细胞术等)及分子生物学手段(如基因重排分析、FISH 和基因表达谱分析等)四者结合的分类。1994 年国际淋巴瘤研究组提出了“修订的欧美淋巴瘤”分类(REAL Classification),2008 年世界卫生组织(WHO)在 REAL 分类方案的基础上,提出了新的 WHO 淋巴瘤分类方案并得到了全球广泛认可,主要类型简列如下。

(一) 霍奇金淋巴瘤

1. 结节性淋巴细胞为主型霍奇金淋巴瘤

2. 经典型霍奇金淋巴瘤

(1) 混合细胞型

(2) 淋巴细胞消减型

(3) 结节硬化型

(4) 富于淋巴细胞型

(二) 非霍奇金淋巴瘤

1. 前驱 B 淋巴细胞肿瘤 其为 B 淋巴母细胞白血病/淋巴瘤(B-ALL),非特殊类型。

2. 前驱 T 淋巴细胞肿瘤 其为 T 淋巴母细胞白血病/淋巴瘤(T-ALL)。

3. 成熟 B 细胞淋巴瘤

(1) 慢性淋巴细胞白血病/小淋巴细胞淋巴瘤(CLL/SLL)

(2) B-前淋巴细胞性白血病

(3) 脾边缘带淋巴瘤

(4) 毛细胞白血病

(5) 脾淋巴瘤/白血病,不能分类

(6) 淋巴浆细胞性淋巴瘤

(7) 浆细胞骨髓瘤/浆细胞瘤

(8) 结外黏膜相关淋巴组织淋巴瘤(MALT 淋巴瘤)

(9) 原发皮肤滤泡中心淋巴瘤

(10) 滤泡性淋巴瘤

(11) 结内边缘带 B 细胞淋巴瘤

(12) 套细胞淋巴瘤

(13) 弥漫大 B 细胞淋巴瘤

1) 弥漫大 B 细胞淋巴瘤,非特殊类型

2) 富于 T 细胞大 B 细胞淋巴瘤

3) 老年人 EBV 阳性弥漫大 B 细胞淋巴瘤

4) 慢性炎症相关弥漫大 B 细胞淋巴瘤

5) 原发性中枢神经弥漫大 B 细胞淋巴瘤

6) 淋巴瘤样肉芽肿

7) 原发纵隔(胸腺)大 B 细胞淋巴瘤

8) 血管内大 B 细胞淋巴瘤

9) 原发皮肤大 B 细胞淋巴瘤,腿型

10）浆母细胞性淋巴瘤

11）原发渗漏性淋巴瘤

12）间变性淋巴瘤激酶(anaplasticlymphoma kinase,ALK)阳性弥漫大B细胞淋巴瘤

13）起源于HHV-8阳性的多中心Castleman病的大B细胞淋巴瘤

(14）Burkitt淋巴瘤

(15）介于弥漫大B细胞淋巴瘤和Burkitt淋巴瘤之间的不能分类的B细胞淋巴瘤

(16）介于弥漫大B细胞淋巴瘤和经典霍奇金淋巴瘤之间的不能分类的B细胞淋巴瘤

4. 外周NK/T细胞淋巴瘤

(1）T前淋巴细胞白血病

(2）T大颗粒淋巴细胞白血病

(3）慢性NK细胞淋巴增殖性疾病

(4）侵袭性NK细胞白血病

(5）结外NK/T细胞淋巴瘤,鼻型

(6）成人T细胞白血病/淋巴瘤

(7）肠病相关T细胞淋巴瘤

(8）原发皮肤侵袭性嗜表皮CD8阳性细胞毒性T细胞淋巴瘤

(9）皮下脂膜炎样T细胞淋巴瘤

(10）蕈样霉菌病/Sézary综合征

(11）原发皮肤小/中CD4阳性T细胞淋巴瘤

(12）外周T细胞淋巴瘤,非特异型

(13）血管免疫母细胞T细胞淋巴瘤

(14）间变性大细胞淋巴瘤,ALK阳性

(15）原发皮肤间变性大细胞淋巴瘤

(16）间变性大细胞淋巴瘤,ALK阴性

(17）皮肤原发γ/δT细胞淋巴瘤

四、临床分期和分组

Ann Arbor分期已面世40余年,经过不断补充和完善,已成为恶性淋巴瘤最重要的分期系统。在早期分期中并未考虑到肿块大小和病变数目多少对预后的影响,随着CT、MRI诊断技术的应用,在1989年英国Cotswolds会议上对Ann Arbor分期作出了进一步修改和补充,成为国际公认的恶性淋巴瘤分期标准(表16-1)。

表16-1　Ann Arbor-Cotswolds分期系统

分期	侵犯范围
Ⅰ期	病变仅累及单一的区域淋巴结或病变仅侵及淋巴结以外的单一器官(ⅠE)
Ⅱ期	侵犯2个或2个以上淋巴结区域,但均在膈肌同侧(Ⅱ),可伴有同侧的局限性结外器官侵犯(ⅡE)
Ⅲ期	膈肌上下淋巴结区域均有侵犯(Ⅲ),可伴局限性结外器官侵犯(ⅢE)或脾侵犯(ⅢS)或两者均侵犯(ⅢES)
Ⅳ期	病变已侵犯多处淋巴结及淋巴结以外的部位(已定义为“E”的部位除外)

注:X. 大肿块,指纵隔肿块的最大直径大于$T_{5/6}$水平胸腔横径的1/3或淋巴结融合包块的最大直径>10cm;E. 邻近于已知淋巴结部位的单个结外部位累及。

各期按全身症状有无分为 A、B 两组。无症状者为 A,有症状者为 B。全身症状包括三个方面:① 不明原因的发热(38℃以上),连续 3 日以上;② 不明原因的体重下降,6 个月内减少 10% 以上;③ 盗汗,即入睡后出汗。

五、临床表现

(一) 霍奇金淋巴瘤

HL 多见于青年,儿童少见。典型表现为无痛性淋巴结肿大,似橡胶样坚韧,持续数月甚至数年,缓慢增大。颈部锁骨上淋巴结肿大 60% ~70% ,纵隔淋巴结病变 50% ~60% ,腋淋巴结受累 25% ~35% 。较少受侵的部位包括肺门、主动脉旁区及髂淋巴结和腹股沟淋巴结区。纵隔淋巴结增大压迫气道、血管、食管可导致呼吸困难、上腔静脉综合征、吞咽困难。腘窝、肠系膜、滑车上和臂丛淋巴结受累罕见。脾大 30% ,肝大较少见。5% 的患者韦氏环可能受累。常见全身症状有盗汗、发热及体重下降。HL 的发热常见于午后,呈 Pel-Ebstein 发热,为典型的周期性发热,持续数日不规则发热,继以几日到几周的无发热间隔,发热几乎为特异性症状,但并不常见。部分患者有局部皮肤瘙痒,多为年轻患者,特别是女性,在晚期患者中亦不少见。皮肤其他病变包括皮肤瘙痒所致的表皮脱落、荨麻疹、色素沉着或淋巴瘤直接侵犯。HL 患者饮酒后可致受累的骨和淋巴结部位疼痛,这是 HL 特有的,但并不是每一个 HL 患者都是如此。偶可见到小脑变性、运动和感觉异常的副瘤综合征。

(二) 非霍奇金淋巴瘤

非霍奇金淋巴瘤见于各年龄组,但随年龄增长而发病增多,男较女为多。NHL 大多以无痛性颈和锁骨上淋巴结肿大为首发表现,但较 HL 为少,易侵犯纵隔。肿大的淋巴结也可引起相应压迫症状。发热、消瘦、盗汗等全身症状仅见于晚期或病变较弥散者,全身瘙痒很少见。除淋巴细胞分化良好型外,NHL 一般发展迅速,易发生远处播散。咽淋巴环病变通常占恶性淋巴瘤的 10% ~15% ,发生部位最多在软腭、扁桃体,其次为鼻腔及鼻窦,临床有吞咽困难、鼻塞、鼻出血及颌下淋巴结肿大。NHL 较 HL 更有结外侵犯倾向。结外累及以胃肠道、骨髓及中枢神经系统为多。NHL 累及胃肠道部位以小肠为多,其中半数以上为回肠,其次为胃,结肠很少受累。临床表现有腹痛、腹泻和腹部包块,症状可类似消化性溃疡、肠结核或脂肪泻等,因肠梗阻或大量出血施行手术而确诊。肝经活体组织检查证实 1/4 ~1/2 受累,脾大仅见于较后期病例。胸部以肺门及纵隔受累最多,半数有肺部浸润和(或)胸腔积液。尸解中近 1/3 可有心包及心脏受侵。中枢神经系统病变多在疾病进展期,以累及脑膜及脊髓为主。骨髓累及者 1/3 ~2/3。骨骼损害以胸椎及腰椎最常见,股骨、肋骨、骨盆及头颅骨次之。皮肤表现较 HL 为常见,多为特异性损害,如肿块、皮下结节、浸润性斑块、溃疡等。

六、实验室检查

(一) 霍奇金病淋巴瘤

1. 血液 白细胞轻度或明显增加,以中性粒细胞为主,同时伴淋巴细胞减少。约 1/5

患者嗜酸粒细胞升高。常有轻或中等贫血，偶伴抗人球蛋白试验阳性。HL同时可伴发有特发性血小板减少性紫癜（idiopathic thrombocytopenia purpura，ITP）。骨髓被广泛浸润或发生脾功能亢进时，可有全血细胞减少。

2. 骨髓　检查大多为非特异性。如能找到RS细胞对诊断有助。RS细胞大小不一，20～60μm，多数较大，形态极不规则。胞质嗜双色性，核外形不规则，可呈“镜影”状，也可多叶或多核，偶有单核，核染质粗细不等，核仁可达核的1/3。结节硬化型HL中RS细胞由于变形、浆浓缩，两细胞核间似有空隙，称为腔隙型RS细胞。骨髓浸润大多由血源播散而来，骨髓穿刺涂片阳性率仅3%，若进行活检可使之提高至9%～22%。

3. 其他化验　晚期患者常红细胞沉降率增快，与疾病程度和复发相关。血清乳酸脱氢酶活力增高。乳酸脱氢酶升高提示预后不良。当血清碱性磷酸酶活力或血钙增加，提示累及骨骼。

（二）非霍奇金淋巴瘤

1. 血液和骨髓　白细胞数多正常，伴有淋巴细胞绝对和相对增多。约20% NHL患者在晚期并发急性淋巴细胞白血病。

2. 其他　患者可并发抗人球蛋白试验阳性的溶血性贫血。可有多克隆球蛋白增多，少数可出现单克隆IgG或IgM，以后者为多见。染色体易位t(14;18)和t(8;14)是NHL最常见的染色体标志。还可应用PCR技术检测bcl-2或T细胞受体的基因重排。

七、诊断及鉴别诊断

（一）诊断

淋巴瘤的诊断主要依靠病史、临床表现、影像学诊断及病理学诊断。对慢性、进行性、无痛性淋巴结肿大要考虑本疾病可能，应作淋巴结穿刺物涂片及病理切片检查。有皮肤损害可作皮肤活检。有时可在骨髓涂片或活检中找到淋巴瘤细胞。

1. 淋巴结活检　浅表淋巴结肿大临床考虑恶性淋巴瘤时，均应行淋巴结活检。淋巴结活检部位以颈部、腋下和滑车上较好；颌下、腹股沟小淋巴结以慢性淋巴结炎症较多见，如淋巴结肿大较明显，也可行活检。应将临床表现较典型的淋巴结完整切除，标本应尽快固定，手术及制片过程应尽量避免对组织的挤压。

2. 细胞学检查　细针穿刺细胞学检查因取材少，无法观察淋巴结结构，分型困难而不推荐用于初发患者的诊断（如需确诊复发可采用细针穿刺）。但如果淋巴结肿大部位有活检禁忌，或淋巴结位于体内深部（如纵隔、腹腔），空心针穿刺细胞学检查有助于获得病理诊断。体腔积液如胸腔积液、腹水和脑脊液中的脱落细胞学检查也有助于病理诊断。

3. 临床分期分组诊断　为作好临床分期和分组的诊断，宜详细询问病史并做好记录，确定有无全身症状存在；全面体检时应注意浅表淋巴结及肝脾肿大情况，并结合放射性核素扫描、B超、CT、MRI等辅助检查确定淋巴瘤分布范围。

恶性淋巴瘤首次分期对肿瘤的定位、明确累及范围、估计预后和选择治疗方案是非常关键的。由于影像学检查方法如CT、MRI、超声的广泛应用，分期准确性得到很大提高。目前淋巴瘤的影像学诊断首选CT，补充的检查方法包括MRI、超声。近年来，随着核医学的进展，^{18}F-FDG PET-CT 在淋巴瘤的分期、随诊、疗效预测中的应用越来越广泛。正电子发射断层扫描术（positron emission tomography，PET）是建立在解剖结构基础上的代谢显像和功能显像，组织细胞对显像剂摄取的多少表现为局部的放射性增高或降低，反映了组织细胞代谢水平的高低。传统显像技术如 CT、MRI、超声等利用病变位置、大小、形态及密度等的改变来对淋巴瘤作出判断有一定的局限性，而 PET-CT 则集中了 PET 的功能显像与 CT 解剖显像的双重优势，在淋巴瘤的准确分期、恶性程度评价、治疗疗效评估、肿瘤复发鉴别及预后判断等方面有着重要的临床应用价值。^{18}F-FDG 是目前淋巴瘤临床应用最多的 PET-CT 显像药。在血糖水平正常稳定的情况下，^{18}F-FDG 能反映体内葡萄糖利用状况，由于肿瘤细胞基因代谢异常，引起葡萄糖转运蛋白和己糖激酶高表达，造成肿瘤细胞内积聚大量^{18}F-FDG。肿瘤组织^{18}F-FDG 摄取多少，反映肿瘤细胞代谢和增殖的快慢。通过 PET-CT 扫描可显示处于增殖状态的淋巴瘤病灶的分布部位、形态、大小、数量及与周围组织的关系等。淋巴瘤病灶显示^{18}F-FDG 高代谢，说明淋巴瘤组织细胞增殖活跃，恶性程度更高，预后更差。然而，PET 在淋巴瘤各亚型中的应用有所不同，目前 PET 在弥漫大 B 细胞淋巴瘤及霍奇金病淋巴瘤中的应用价值已得到公认，其可靠性好，敏感性>90%；在滤泡性淋巴瘤及套细胞淋巴瘤中的应用还存在争议；在边缘区淋巴瘤、小淋巴细胞淋巴瘤及黏膜相关淋巴组织边缘区 B 细胞淋巴瘤中，PET 较传统 CT 无明显优势；外周 T 细胞淋巴瘤及间变性大细胞淋巴瘤不推荐应用。

目前^{18}F-FDG PET-CT 主要用于淋巴瘤的诊断与分期、淋巴瘤治疗后残存病灶判断、疗效的全程评估及预后判断等方面。

（1）诊断：恶性淋巴瘤的诊断主要包括两个方面，即确定是否是淋巴瘤及其组织学类型；通过各项影像学检查确定病变累及的部位及范围，确定其临床分期，以制定临床治疗方案。^{18}F-FDG PET-CT 显像作为一种人体宏观的全身性形态结构与功能代谢相融合的影像学方法在鉴别病灶的良、恶性和隐匿病灶探测方面具有重要价值。对于长期发热待查而临床常规检查无明确病变的患者，^{18}F-FDG PET-CT 显像可初步明确体内有无异常病变，阴性结果基本可排除恶性病变，阳性结果高度提示恶性肿瘤。此外，PET-CT 显示异常阳性病灶，可为活检提供定位信息，提高成功率。国际淋巴瘤影像学小组的指南对 PET-CT 阳性定义为：在不参照特定的标准摄取截断值的情况下，某部位出现异于其正常解剖或生理学特性的高于背景组织的局灶或弥漫性^{18}F-FDG 摄取，但必须排除其他原因引起的假阳性。淋巴瘤是一组异质性疾病，各个亚型的生物学特征和代谢特点均不相同。根据不同亚型淋巴瘤^{18}F-FDG 代谢特点的不同，对不同亚型淋巴瘤推荐的程度也有所不同：对于 HL、DLBCL、AIDS 相关性 B 细胞淋巴瘤、蕈样霉菌病/Sézary 综合征（皮肤 T 细胞淋巴瘤）、鼻型 NK/T 细胞淋巴瘤等亚型，由于病灶^{18}F-FDG 摄取阳性率几乎高达 100%，故建议 PET-CT 应作为高敏感亚型患者治疗前的基本检查项目；对于滤泡性淋巴瘤、非胃黏膜相关性淋巴瘤、淋巴结边缘区淋巴瘤、脾边缘区淋巴瘤、套细胞淋巴瘤、外周 T 细胞淋巴瘤亚型；^{18}F-FDG 摄取阳性率虽高，但仍有不少阴性患者存在，故建议；PET-CT 可以根据具体情况作为一种选做项目。

（2）淋巴瘤恶性程度的判断：正确评价淋巴瘤，尤其是 NHL 的恶性程度，对于治疗方案的制订及预后估计都有重要的影响。病灶^{18}F-FDG 摄取能力的高低与肿瘤的恶性程度相关，即病灶的葡萄糖代谢水平与肿瘤增殖活性呈正相关。高度恶性的 NHL 病灶标准摄取值（SUV）显著高于低度恶性 NHL，高^{18}F-FDG 摄取与肿瘤的高组织学恶性程度是显著相关的。但是，在高度恶性和低度恶性淋巴瘤的^{18}F-FDG 代谢活跃程度之间存在一定的交叉，因此代谢活性的高低只能作为判断恶性程度的参考。

(3) 淋巴瘤的分期和再分期：淋巴瘤诊断明确后需明确病变的范围，进行临床分期，有利于制订合理的治疗方案及评价疗效。准确的分期是拟定治疗方案和预后判断的基础，特别是对于 HL，早期以局部放疗为主，晚期以全身化疗为主，分期不同可能导致治疗方案的改变。^{18}F-FDG PET-CT 显像能够在解剖学基础上清楚显示病灶的代谢功能改变，具有对比明显、全身扫描等优势，往往可以发现一些小病灶和容易被忽略的病灶。因此 PET-CT 显像比常规检查发现更多病灶，更准确判断病灶的性质，使临床分期更加准确。

(4) 淋巴瘤的疗效评价：治疗后的恶性淋巴瘤常具有残留肿块，这是由于恶性细胞被选择性杀死，而肿瘤中的结缔组织和基质未受影响，以及治疗反应所造成的纤维化和坏死等所致。虽然 40% ~60% 的淋巴瘤患者治疗结束后仍存在残留肿块，但其中只有不到 20% 会最终复发。^{18}F-FDG PET-CT 的应用基本解决了淋巴瘤放化疗后如何鉴别病灶残留和纤维化瘢痕组织的难题，残存病灶仍可摄取^{18}F-FDG，而纤维瘢痕组织不摄取^{18}F-FDG，PET 图像呈阴性。治疗后^{18}F-FDG PET-CT 阳性与增加的复发率和降低的存活率呈正相关。2007 年国际淋巴瘤工作组修订了淋巴瘤疗效评价标准，指出对于^{18}F-FDG 高亲和性的淋巴瘤亚型或者治疗前 PET 扫描阳性的患者，在接受治疗后进行 PET 扫描为阴性，即使 CT 或 MRI 扫描发现治疗后残留的结节或包块，也认为达到完全缓解。对于^{18}F-FDG 亲和性不定的淋巴瘤亚型或者治疗前 PET 扫描阴性的患者，必须 CT 测量淋巴结大小恢复正常大小才认为达到完全缓解。

(5) 预后分析：恶性淋巴瘤的预后与多种因素有关，如性别、年龄、是否具有全身症状、是否累及结外器官、血清 LDH 水平、分期等，但这些仅仅反映治疗前患者的相关情况。对于单个患者来说，肿瘤对化疗药物的敏感程度关系到患者的最终治疗效果。在过去，对肿瘤治疗反应的检测和评估主要是依靠 CT 来评价肿瘤大小的改变，但是 CT 不能够区分有活性的肿瘤细胞和残留的纤维瘢痕组织。肿块体积的消退需要一定的时间，因此在治疗的早期依靠 CT 评估既不敏感又不可靠。^{18}F-FDG 在组织中的浓聚程度反映局部葡萄糖代谢情况，肿瘤生长对能量要求很高，治疗有效时，肿瘤细胞的葡萄糖代谢降低，这种代谢的改变一般早于肿瘤体积的缩小。^{18}F-FDG PET-CT 显像通过检测肿瘤组织治疗前后的代谢变化可以了解肿瘤对治疗的反应性，预测疗效。

(二) 鉴别诊断

在临床上应与淋巴结反应性增生、淋巴结急慢性炎症、传染性单核细胞增多症或淋巴结结核、结节病、巨大淋巴结增生、嗜酸性淋巴肉芽肿、急慢性白血病、淋巴结转移癌等进行鉴别诊断。

八、常见 NHL

(一) 弥漫大 B 细胞淋巴瘤

1. 流行病学　弥漫大 B 细胞淋巴瘤(diffuse large B-cell lymphoma，DLBCL)是恶性淋巴瘤中最常见 NHL，占成年人 NHL 的 30% ~40%，近几十年发病率有上升趋势。DLBCL 可发生于任何年龄，但以中老年为多，中位年龄为 50~70 岁，男女比例为 1.3 : 1。病理上以弥漫性分布的恶性大 B 淋巴细胞为特征，包括多种变异型、亚组和亚型。对于异质性病例无明确及公认的亚组分型标准，均归类为 DLBCL-非特异性（DLBCL，not otherwise specified，DLBCL-NOS）（表 16-2）。

表 16-2　DLBCL 的变异型、亚组和亚型

弥漫大 B 细胞淋巴瘤，非特指型	富于 T 细胞/组织细胞大 B 细胞淋巴瘤
常见形态变异型	原发性中枢神经系统弥漫大 B 细胞淋巴瘤
中心母细胞型	原发皮肤弥漫大 B 细胞淋巴瘤，腿型
免疫母细胞型	EBV 阳性老年弥漫大 B 细胞淋巴瘤
间变型	其他大 B 细胞淋巴瘤
罕见形态变异型	原发纵隔（胸腺）大 B 细胞淋巴瘤
分子亚组	血管内大 B 细胞淋巴瘤
生发中心 B 细胞样（GCB）	慢性炎症相关弥漫大 B 细胞淋巴瘤
活化 B 细胞样（ABC）	淋巴瘤样肉芽肿
免疫组织化学亚组	ALK 阳性弥漫大 B 细胞淋巴瘤
CD5 阳性的 DLBCL	浆母细胞性淋巴瘤
生发中心 B 细胞样	起源于 HHV-8 相关性多中心 Castleman 病的大 B
非生发中心 B 细胞样	细胞淋巴瘤
弥漫大 B 细胞淋巴瘤亚型	原发渗出性淋巴瘤

2. 临床特征　DLBCL 可原发于结内或结外，其临床表现多样，随原发部位和病变程度有所不同。初起时多表现为无痛性淋巴结肿大，起病时局限于结外病变的比例最高可达 40%。DLBCL 可以原发于任何结外组织器官，最常见结外部位为胃肠道（胃及回盲部），其他常见结外部位有骨、睾丸、脾、韦氏环、涎腺、甲状腺、肝、肾及肾上腺。骨髓受累见于 11%～27%的患者，约 1/3 骨髓受累患者外周血涂片可见恶性细胞。临床病程呈侵袭性，主要表现为单个或多个淋巴结或结外部位迅速增大的肿物，但经全面的分期检查后常发现更广泛的病变。约一半患者为Ⅰ期或Ⅱ期，Ⅳ期患者占 30%～40%。约 1/3 的患者出现 B 症状，50%以上的患者 LDH 升高。

3. 病理学　DLBCL 的主要病理特征是大的恶性淋巴细胞的弥漫性生长，而正常的淋巴结结构消失。大细胞的细胞核等于或超过正常巨噬细胞核，或超过正常淋巴细胞的 2 倍。

（1）大体病理学：大体标本上，结内 DLBCL 表现为淋巴结的正常组织被鱼肉样的恶性组织所取代，可伴出血或坏死。结外 DLBCL 通常表现为结外组织器官内的肿块，可伴有纤维化。

（2）组织和细胞形态学：镜下，恶性大淋巴细胞弥漫性侵及淋巴结或结外组织，淋巴结的正常结构消失；常发生淋巴结周围软组织的浸润，可见纤维化的条索。

（3）免疫表型：DLBCL 表达 B 细胞抗原，如 CD19、CD20、CD22、CD79a。50%～75%的病例表达表面或胞质免疫球蛋白（IgM>IgG>IgA）。CD30 阳性主要见于间变大 B 细胞淋巴瘤。10%的病例表达 CD5，这些 CD5 阳性的 DLBCL 常表现原发性肿瘤，罕见来自 SLL/CLL 的转化。CD10、BCL-6 及 IRF4/MUM1 的表达分别见于 30%～60%、60%～90%及 35%～65%的病例。Ki-67 增殖指数一般>40%，部分病例可高达 90%以上。联合应用抗 CD10、BCL-6 和 IRF4/MUM1 抗体进行免疫组化检测可将 DLBCL-NOS 分为生发中心样（germinal center-like，GCB）和非生发中心样（non-germinal center-like，non-GCB）亚群，前者为 CD10 阳性（>30%瘤细胞）或CD10 阴性、BCL-6 阳性、IRF4/MUM1 阴性，后者为 CD10 阴性、BCL-6 阴性、IRF4/MUM1 阴性或 CD10 阴性、BCL-6 阴性、IRF4/MUM1 阳性或 CD10 阴性、BCL-6 阳

性、IRF4/MUM1 阳性。需要注意的是：免疫表型分群和基因表达分型没有相关性，免疫表型分群不能决定治疗。

（4）细胞遗传学：DLBCL 并没有统一的特异性细胞遗传学标志。大多数病例有免疫球蛋白重链和轻链基因的重排，常见于可变区的体细胞突变。*BCL*-2 基因易位，即 t(14;18)，见于 20%～30%；在 DLBCL 中的阳性率为 20%～30%。*BCL*-6 基因易位(3q27)的发生率可达 30%～40%。少数患者存在 *C-myc* 基因重排，并伴有复杂的遗传学改变。

（二）滤泡性淋巴瘤

滤泡性淋巴瘤(follicular lymphoma，FL)是起源于滤泡中心 B 细胞(中心细胞或中心母细胞)的一种淋巴瘤。形态学上至少有部分滤泡存在。根据中心母细胞数量将其分为 3 级(表 16-3)。

表 16-3　滤泡性淋巴瘤的分级

分级	显微镜下表现
1 级	0～5 个中心母细胞/高倍视野
2 级	6～15 个中心母细胞/高倍视野
3 级	>15 个中心母细胞/高倍视野
3A	>15 个中心母细胞/高倍视野，但仍存在中心细胞
3B	>15 个中心母细胞/高倍视野，无中心细胞残存

1. 流行病学　FL 在西方国家较为常见，是第二大最常见的非霍奇金淋巴瘤，占全部 NHL 的 20%，占低度恶性淋巴瘤的 70%，在亚洲相对少见。该病以老年患者多见，多发于白色人种，而亚洲裔美国人少见。中位年龄为 60 岁，女性较男性稍多，吸烟人群中有发病率增高趋势。大部分病例属于 1 级或 2 级，而 FL 1、2 级患者的生物学行为较为惰性，预期生存期为 8～10 年。

2. 临床特征　1 级或 2 级 FL 简称为低级别滤泡性淋巴瘤。常表现为无痛性淋巴结肿大，如颈部、腋窝、腹股沟及股管旁淋巴结等。淋巴结肿大常出现较长时间，进展缓慢，并且可能出现消退，甚至完全消失后再次出现肿大。经常会累及肺门和纵隔淋巴结，但大纵隔肿块较少见。中枢系统侵犯较少见，但也有少数患者出现硬膜外肿块导致外周神经压迫而出现截瘫。当患者出现多于 1 个部位的淋巴结内病变时，分期检查可出现肝(40%)、脾(50%)及骨髓(60%～70%)的侵犯，肝脾病变常呈弥漫性而不是形成明确的肿块。只有 10%～20% 的患者出现 B 症状及乳酸脱氢酶(LDH)的升高。25% 患者可出现 β_2-微球蛋白(β_2-MG)增高，可作为病变播散的一种标记。FL 3 级即为滤泡大细胞淋巴瘤，与 1 级和 2 级相比，该类型较少出现骨髓侵犯，主要表现为淋巴结肿大，其临床表现、生物学特性及治疗模式与 DLBCL 相似。FL 可转化为 DLBCL。临床症状常表现为淋巴结迅速肿大、出现 B 症状、局部疼痛、贫血和 LDH 升高。预后不良。

3. 病理学

（1）镜下形态：多数 FL 有明显的滤泡结构，这些滤泡相互靠近并破坏淋巴结结构。肿瘤性滤泡边界欠清，缺乏外套层，失去极向和星空现象。有的肿瘤性滤泡大而不规则，并且呈弥漫生长。肿瘤性滤泡由中心细胞(有裂细胞)和中心母细胞(无裂细胞)组成，前者细胞小到中等大小，核成角，细长，扭曲或有裂沟，核仁不明显，胞质少而空亮，后者一般为中等或大细胞，核圆形或卵圆形，也可不规则，染色质泡状，有1～3个靠近核膜的核仁，胞质少。每高倍视野（HPF）可见中心母细胞数量是FL分级的依据。大多数病例以中心细胞为主，而中心母细胞少见，随着病情的发展，中心母细胞增多，甚至肿瘤性滤泡全部为中心母细胞。组织学分级可预测临床预后，肿瘤组织中心母细胞越多，侵袭性越强，常提示恶性程度越高，进展为DLBCL的可能性越大。

（2）免疫表型及遗传学检测：瘤细胞通常表达Slg、IgM多数阳性，IgD阳性，IgG阳性或偶有IgA阳性，BCL-2、BCL-6、CD10阳性，CD5、CD43、MUM-1阴性，并表达B细胞相关抗原（CD19、CD20、CD22、CD79a）。大多数病例有BCL-2表达，BCL-2阳性有助于区别滤泡性淋巴瘤与滤泡反应性增生，但在鉴别FL与其他低度恶性的B细胞淋巴瘤中没有价值。基因重排检测可见Ig重链和轻链基因的克隆性重排，可变区基因有广泛的体细胞突变并有克隆间的异质化，提示来源于生发中心细胞。FL细胞遗传学/FISH检测可发现t(14;18)和t(8;14)或变异型，其中，t(14;18)(q32;q21)导致原癌基因*BCL*-2插入到免疫球蛋白重链基因中，见于85%的患者；通过PCR检测发现*BCL*-2重排的FL患者约有90%。这些检测不仅可用于辅助诊断，也可以用于监测治疗效果。

（三）套细胞淋巴瘤

套细胞淋巴瘤（mantle cell lymphoma，MCL）是一种由形态一致、小到中等大、核型不规则、具有*C*yclinD1（简称*CCND*1）基因易位的淋巴样细胞组成的B细胞肿瘤。

1. 流行病学 MCL占所有NHL的3%～10%，每年新病例发生率为0.4/10万。患者以中老年居多，中位年龄60岁左右，男性稍多，男女比例约3∶1。最常见的病变部位是淋巴结，脾和骨髓次之。25%的病例发生于结外，包括胃肠道（所谓淋巴瘤样息肉病，88%累及下消化道，43%累及上消化道）、咽环等部位。不到5%的病例累及中枢神经系统。

2. 临床特征 发病时70%以上的患者临床分期已为Ⅲ期或Ⅳ期。大多数病例在疾病初期表现为全身淋巴结肿大和骨髓侵犯。韦氏环常受累及，75%～100%患者广泛性淋巴结肿大，近90%患者结外侵犯，60%～70%患者骨髓受累。20%～58%的患者外周血淋巴细胞增多，外周血受侵率与慢性淋巴细胞白血病相似，用流式细胞仪计数时发生率可高达92%，因此在出现持续性淋巴细胞增多时应考虑外周血受侵，淋巴细胞计数≥5×10^9/L时预后不佳。肝浸润约35%，脾大较常见，33%～75%。MCL有明显的胃肠道侵犯的倾向，发生率达15%～40%，多表现为胃肠道多发性淋巴瘤样息肉病，可出现腹痛和便血，中枢神经系统受侵较少见，通常是晚期并发症，几乎均表现为淋巴瘤脑膜炎，诊断后平均生存期为2～3个月。较少见的结外病变部位还包括皮肤、肺、乳腺、软组织、涎腺和眼眶。例如，皮肤受侵通常是疾病播散的一个表现，常与母细胞样变相关。50%的病例可出现贫血、LDH和β_2-MG升高，25%～50%的患者可出现B症状。

现在MCL被认为是侵袭性淋巴瘤，但确实有部分MCL患者进展缓慢，呈明显的惰性淋巴瘤特征，目前将这部分MCL定义为惰性套细胞淋巴瘤，其特点为：多数较年轻，一般身体状况较好；浅表淋巴结肿大少见；常以脾大为首发表现，并伴有白血病表现，脾切除有效；多发生*IGVH*基因突变，非复杂核型，不表达SOX11，较少发生*p*53基因突变。

3. 病理学

（1）镜下形态：经典的MCL是一种单形性的淋巴增生性病变。肿瘤由小到中等大的淋巴样细胞组成，细胞核形轻度或较不规则，大多数类似中心细胞，染色质弥散、核仁不清；缺乏肿瘤性的转化细胞（中心母细胞）、副免疫母细胞和增殖活跃的生发中心；常常可见透明变性的小血管；许多病例可见散在的单个上皮样组织细胞，偶尔呈"星空"现象。尽管没有对 MCL 进行分级，但是计数核分裂或评估 Ki-67 指数对预后估计有重要意义。核分裂>（10～37.5）/15HPF或>50/mm^2、Ki-67>40%或60%，预后较差。

（2）免疫表型和遗传学：免疫表型检测显示肿瘤细胞较强表达表面 IgM/IgD，λ 轻链限制较 κ 轻链限制更为多见。常常为 CD5 阳性、FMC-7 阳性、CD43 阳性、CD10 阴性、BCL-6 阴性、CD23 阴性或弱阳性。所有病例均表达 BCL-2，几乎所有病例表达 CyclinD1。遗传学检测示免疫球蛋白基因重排。大多数病例的可变区无突变，但是 15%～40%的病例可见免疫球蛋白基因的体细胞超突变。MCL 的分子遗传学异常表现为几乎所有病例发生 *IGH* 和 *CCND*1 基因之间的染色体易位 t（11；14）（q13；q32），这一易位被认为是 MCL 初始的遗传学改变。

（四）Burkitt 淋巴瘤

Burkitt 淋巴瘤（Burkitt lymphoma，BL）是一种少见的、高度侵袭性的 B 细胞淋巴瘤，倍增时间极短，常以结外部位或急性白血病起病。肿瘤由单一、中等大小 B 细胞组成，胞质嗜碱性，核分裂多见，男性多于女性。根据临床表现、组织形态学和分子生物学特点不同，BL 分为三种类型：地方性、散发性及免疫缺陷相关性。

1. 流行病学　BL 多见于儿童患者，约占儿童 NHL 的 40%，占全部 NHL 的 3%～5%，非洲赤道地区和巴西东北部为高发区。地方性 BL 主要见于赤道附近疟疾流行的非洲地区，发病与气候相关，为该地区恶性肿瘤最常见的类型，发病高峰年龄为 4～7 岁，男女比例为 2∶1，多累及颌骨，EBV阳性率高达 95%以上。散发性 BL 散发于世界各地，发病率低，儿童和青年多见。成年 BL 患者的中位年龄约为 30 岁，男女比例为 2∶1～3∶1。散发性 BL 中位发病年龄为 35～40 岁，腹部受累多见，EBV 阳性率低于 30%，发病与气候无关。免疫缺陷相关性 BL 主要发生于获得性免疫缺陷综合征（AIDS）患者，约占 AIDS 相关 NHL 的 30%，该型病例常累及淋巴结和骨髓，25%～40%的患者有 EBV 感染，淋巴瘤常为 AIDS 的首发表现。

2. 临床特征

（1）地方性 BL：约 50%患者有颌骨和其他面颅骨受侵，表现为颌骨肿瘤。回肠、盲肠、网膜、性腺、肾、长骨、甲状腺、涎腺和乳腺也可累及。无论有无颌骨侵犯，有时可发现骨髓侵犯，但外周血并没有白血病表现。

（2）散发性 BL：颌骨肿瘤在此类患者中非常罕见。大多数患者表现为腹部肿块，回盲部受累最常见，可导致腹痛或腹部膨隆、大便习惯改变、恶心呕吐、消化道出血、肠穿孔（罕见）。和地方性 BL 相似，卵巢、肾和乳腺也常受累。乳腺侵犯（常为双侧和巨大肿块）多发生在青春期、哺乳期女性和孕妇。腹膜后肿块可压迫脊髓引起截瘫。成人的淋巴结病变比儿童多见。

（3）免疫缺陷相关性 BL：多侵犯淋巴结和骨髓。由于肿瘤倍增时间短，BL 患者常表现为受累部位的巨大肿块和高肿瘤负荷，治疗时由于肿瘤细胞快速死亡可发生肿瘤溶解综合征。

Burkitt 白血病：有巨大肿块的患者可合并白血病表现，但只有极少数患者（主要为男性）完全表现为急性白血病，有外周血和骨髓侵犯。这类 Burkitt 白血病或急性淋巴细胞白血病 L3 型在诊断时或在疾病早期易侵犯中枢神经系统，由于其对化疗的高度敏感性易导致肿瘤溶解综合征。

3. 病理学

（1）形态学：肿瘤细胞呈镶嵌样排列，有时细胞胞质收缩出现界限清楚的边缘。核圆形，有呈细块状和疏松的染色质，核仁多个，中等大小，嗜碱性，位于核膜周围，可见大量核分裂象，胞质深嗜碱性，常含有脂质空泡，在印片中这些细胞的细微结构更容易观察。肿瘤细胞呈现高增殖比例，且凋亡比例高。大量良性巨噬细胞吞噬了凋亡的肿瘤细胞，且在肿瘤细胞间分散存在，形成了所谓“满天星”现象。部分病例可出现明显的肉芽肿反应，这些病例一般并不分期局限，预后特别好。

（2）免疫表型：所有 BL，肿瘤细胞中等偏强表达轻链限制区的膜 IgM 和 B 细胞相关抗原（如 CD19、CD20、CD22）、CD10、BCL-6、CD38、CD7、CD43。肿瘤细胞通常弱表达或不表达 BCL-2，TdT 阴性，近 100% 的细胞表达 Ki-67。

（3）细胞遗传学：肿瘤细胞表现为 *Ig* 基因的克隆性重排和体细胞超突变。大多数病例都存在 8q24 的 *MYC* 基因易位到 Ig 重链区、14q32 或少见 λ 链、22q11、κ 链、2q12 轻链的位点。BL 的其他遗传和后天改变，包括 p16、TP53、p73、BAX、p130/RB2 和 BCL-6，都可以促进细胞生长和（或）抑制细胞凋亡。

（五）黏膜相关淋巴组织边缘区 B 细胞淋巴瘤

黏膜相关淋巴组织边缘区 B 细胞淋巴瘤（extranodal marginal zone lymphoma of mucosa-associated lymphoid tissue，MALT 淋巴瘤）的概念最早是由英国的 Isaacson 和 Wright 等在 1983 年提出的，被认为是一种起源于黏膜相关淋巴组织的 B 细胞淋巴瘤。经历了 20 余年的研究，MALT 淋巴瘤已经被确认为一种具有独特病因、发病机制、病理和临床预后特征的低度恶性淋巴瘤。

1. 流行病学 MALT 淋巴瘤国外报道大约占所有 NHL 的 8%，成人多见，中位年龄为 60 岁，女性稍多，男女比例为 1 ∶ 1.6～1 ∶ 1.2。胃 MALT 淋巴瘤发生率最高的地方是意大利的东北部（年发生率为 13.2/10 万），提示其发生可能有地域特性。原发性胃淋巴瘤的发生与幽门螺杆菌（Hp）的感染密切相关。在胃 MALT 淋巴瘤的病例中 Hp 的感染率高达 90%。

2. 临床特征

（1）胃 MALT 淋巴瘤：胃是 MALT 淋巴瘤最常发生的器官。肿瘤多位于胃窦和胃体远侧，多灶性，常表现为黏膜下广泛浸润。肿瘤易侵犯胃周围区域淋巴结，而极少侵犯外周淋巴结。临床Ⅰ～Ⅱ期最多见，占 60%～80%，Ⅲ～Ⅳ期少见。远处转移发生时，胃 MALT 淋巴瘤易转移至其他黏膜部位，如小肠、腮腺和脾边缘带等。患者可出现消化不良或非特异性的上消化道症状，包括腹痛、恶心、疲乏和体重减轻，也可出现慢性失血，B 症状不常见。上消化道内镜检查常提示慢性炎症或溃疡，而肿块不明显。LDH 升高也少见。在有条件的医院，在初诊和随访时采用超声内镜（EUS）可以提供胃壁浸润深度和胃周淋巴结累及的信息，这对当前应用的分期系统是非常有必要的。胃壁浸润的深度越深，淋巴结累及的概率就越大，抗 Hp 治疗的疗效就越差。应用于胃 MALT 淋巴瘤有几个不同的分期系统。Ann Arbor 分期系统是目前淋巴瘤的常规分期系统，原来是为 HL 设计的，应用于复杂的 NHL 各种亚型存在一定的缺陷。TNM 分期系统与胃癌相一致。1993 年第五届国际恶性淋巴瘤大会(Lugano)上形成了胃肠道淋巴瘤的 Lugano 分期系统(Blackledg 分期系统)(表 16-4)。

表 16-4　胃肠淋巴瘤的不同分期

分期	Lugano 分期	TNM 分期	Ann Arbor 分期	肿瘤范围
Ⅰ	局限于胃肠道:单个原发病灶或	T1N0M0	ⅠE	黏膜、黏膜下
	不连续的病灶	T2N0M0	ⅠE	肌层
Ⅱ	扩散到腹腔	T3N0M0	ⅠE	浆膜层
	Ⅱ-1=局部淋巴结受累	T1~3N1M0	ⅡE	胃旁淋巴结
	Ⅱ-2=远处淋巴结受累	T1~3N2M0	ⅡE	更远部位的淋巴结
ⅡE	突破浆膜层累及邻近器官或组织	T4N0M0	ⅠE	侵及邻近结构
Ⅲ~Ⅳ	弥漫性结外受累或伴有膈上淋巴	T1~4N3M0	ⅢE	横膈两侧淋巴结或远处转移(骨
	结受累	T1~3N0~3M1	ⅣE	髓或其他结外部位)

(2)非胃 MALT 淋巴瘤:MALT 淋巴瘤还可以发生于各种胃外组织,如涎腺、皮肤、眼眶、结膜、肺、甲状腺、喉、乳腺、肾、肝、膀胱、前列腺、输尿管、小肠、结肠,甚至硬脑膜。最常见的胃外累及部位是肺,表现为咳嗽、呼吸困难、咯血和胸痛。常规胸片检查往往能发现边界欠清的病灶,肺不张和胸腔积液较少见。需要肺活检才能明确诊断。发生于其他部位的 MALT 淋巴瘤可伴随其他一些自身免疫性或炎症性疾病,如涎腺的 Sjögren 综合征或甲状腺的 Hashimoto 甲状腺炎。原发于皮肤的 MALT 淋巴瘤可能与伯氏疏螺旋体的感染有关。非胃 MALT 淋巴瘤疾病的发展是一个惰性的过程,尽管有 1/4 的患者诊断时已经是Ⅳ期,但不管治疗的手段如何,5 年的生存率仍接近 90%。多个部位、多处黏膜的播散并不影响患者的近期生存率。

3. 病理学

(1)组织形态学:尽管 MALT 淋巴瘤发生部位不同,但它们的组织学形态相似。瘤细胞通常为小到中等大小的淋巴细胞,带有中等量的胞质和不规则的核,类似于滤泡中心细胞,故被称为中心细胞样细胞。也有些细胞核可呈单核细胞样,胞质丰富、淡染,细胞边界清楚,也可呈小淋巴细胞样或类似于淋巴浆细胞样细胞。以上形态的细胞可单独存在,也可不同程度地混合出现。MALT 淋巴瘤的一个重要病理学特征是淋巴上皮病变,即簇状的肿瘤细胞浸润并部分破坏黏膜腺体的现象。淋巴上皮病变在胃、甲状腺、涎腺及肺 MALT 淋巴瘤中经常见到,并为诊断所必需。

(2)免疫表型:MALT 淋巴瘤表达全 B 细胞标记(CD19、CD20、CD79a),而不表达 CD5、CD10、CD23 和 CyclinD1,说明瘤细胞来源于边缘带细胞。瘤细胞同时表达 IgM,并表现为轻链限制(κ:λ>10:1,或相反)。BCL-10 的检测对 Hp 治疗的选择有指导意义,典型胃 MALT 淋巴瘤应进行 BCL-10 检测,瘤细胞核阳性提示抗 Hp 治疗无效。

(3)遗传学:目前还没有 MALT 淋巴瘤特异性免疫组化标志物。但 MALT 淋巴瘤所具有的三个特异性染色体易位,即 t(11;18)(q21;q21)、t(1;14)(p22;q32)、t(14;18)(q32;q21)作为 MALT 淋巴瘤的特异性分子标志物被用于鉴别诊断。目前,通常采用间期荧光原位杂交(interphase fluorescence in situhybridization,FISH)来检测以上几种染色体易位的存在。其中,t(11;18)(q21;q21)/*API* 2-*MALT* 1 是最常见的特异性染色体易位,占 30%~60%。

（六）结外鼻型 NK/T 细胞淋巴瘤

结外鼻型 NK/T 细胞淋巴瘤(extranodal NK/T cell lymphoma, nasal type)是一种主要发生于淋巴结外的 NHL,形态学多样,以血管中心性浸润为特征,常伴有血管破坏和组织坏死。肿瘤细胞表达细胞毒性颗粒相关蛋白,与 EBV 感染相关。之所以称之为 NK/T 细胞淋巴瘤,而不是 NK 细胞淋巴瘤,是因为尽管大多数病例为 NK 细胞肿瘤,即 EBV 阳性,CD56 阳性,但仍有少数病例表现为 EBV 阳性,CD56 阴性的细胞毒性 T 细胞表型。“鼻型”是指鼻腔为该肿瘤最常见的原发部位,但也可见于其他结外器官。

1. 流行病学 结外鼻型 NK/T 细胞淋巴瘤是一种少见的 NHL,好发于中年男性,儿童少见,男女比例 1.5∶1~4∶1,中位年龄为 40~50 岁。该种淋巴瘤具有较明显的地理分布和种族差异,并与 EBV 高度有关。多见于亚洲东部(如中国、日本、韩国)、墨西哥和中南美洲。以土著人群和黄色人种发病率较高,白色人种患病少见。亚洲地区本病的发病率占 NHL 的 3.3%~9.8%。

2. 临床特征 结外鼻型 NK/T 细胞淋巴瘤主要原发于淋巴结外部位,临床上以好发于面部中线伴有毁损性病变为特点。大于 80% 的病例原发于上呼吸道和消化道,早期主要发生于鼻腔内,特别是下鼻甲及鼻中隔等处的黏膜,也可发生于鼻腔外侧壁及鼻咽、口咽,以后逐渐侵及周围相邻组织,如鼻咽部、鼻窦、眼眶、口腔、腭部和口咽部。少数病例可原发于皮肤、胃肠道、睾丸或肺部等鼻外器官。NK/T 细胞淋巴瘤在诊断时局限期(Ⅰ/Ⅱ期)与晚期(Ⅲ/Ⅳ期)的比例,原发于上呼吸消化道的为 7∶3,原发于鼻外器官的为 4∶6。原发于鼻腔的 NK/T 细胞淋巴瘤主要症状是持续性进行性加重的鼻塞、鼻出血和伴有异味的分泌物增多。病变若发生于口咽或腭部时常有咽痛和吞咽困难。局部病变广泛受侵时,出现眼球突出、面部肿胀、脑神经麻痹及鼻中隔、硬腭等部位的穿孔、声嘶、耳鸣和听力下降等。由于广泛的鼻部组织坏死,出现鼻部、口腔分泌物恶臭,这是一个较为特异的临床表现。其主要体征是病变局部溃疡性新生物形成,溃疡表面常有干痂或脓痂覆盖。皮肤受累常表现为结节伴有溃疡,肠道病变引起腹痛、出血或肠穿孔,肺部病变出现咳嗽、咯血和肺部肿块。B 症状常见,约 30%。颈淋巴结受侵以颌下淋巴结最常见,远处转移以皮肤最常见。NK/T 细胞淋巴瘤发病初期或病程进展中均有可能合并淋巴瘤噬血细胞综合征(LAHS),发生 LAHS 后中位生存期仅为 1~2 个月。

3. 病理学

(1) 组织形态学:发生于各个部位的结外鼻型 NK/T 细胞淋巴瘤病例特征相似,表现为原发黏膜部位广泛溃疡形成和淋巴瘤细胞弥漫性浸润。瘤细胞血管中心性和血管浸润性生长及坏死灶是突出的组织学特征,均有范围和程度不等的凝固性坏死,可见凋亡小体,这是由于瘤细胞造成血管阻塞所致。结外鼻型 NK/T 细胞淋巴瘤的肿瘤细胞形态多样,表现为小、中、大或间变细胞特点,多数病例为中等大小细胞或大、小细胞混合。胞质中等,淡染至透亮。胞核呈不规则状或变长,较大的细胞可有泡状核,染色质呈颗粒状,核仁不明显或有小核仁,核分裂易见。多数结外鼻型 NK/T 细胞淋巴瘤,特别是那些以小细胞或混合细胞为主的淋巴瘤,常伴有大量的反应性炎性细胞(如小淋巴细胞、浆细胞、组织细胞或嗜酸粒细胞)浸润。

(2) 免疫表型:最典型的免疫表型是 CD2 阳性、CD56 阳性、胞膜表面 CD3 阴性和胞质 CD3ε 阳性。肿瘤细胞同时表达细胞毒性相关蛋白,如 TIA-1、颗粒酶 B 和穿孔素。其他 T

细胞核 NK 细胞相关抗原常阴性，如 CD4、CD5、CD8、TCDδ、TCRβ、CD16 和 CD57。肿瘤细胞不表达 B 细胞、组织细胞和网状细胞抗原。

（3）遗传学和分子生物学特征：大多数病例 T 细胞受体（TCR）和免疫球蛋白基因呈胚系构型。小部分来源于 CTL 的 NK/T 细胞淋巴瘤可以出现 TCR 重排。目前对于 NK/T 细胞淋巴瘤的遗传改变知之甚少，最常见的细胞遗传学异常是 del（6）（q21q25）和 i（6）（p10）。该类淋巴瘤 p53 突变的发生率明显增高，日本和印度尼西亚最高，可达 62%～63%，墨西哥和韩国最低，为 24%～31%。由于该肿瘤存在高水平的 EBV 隐性感染，几乎所有病例均可检出 EBV 隐性感染。PCR 方法检测 EBV 的 DNA，阳性检出率在 70% 左右。使用原位杂交方法检测 EBV 编码的小分子 mRNA 的方法最为普遍，且敏感性高，被认为是“金标准”。

（七）间变性大细胞淋巴瘤

近十年，国内外学者对间变性大细胞淋巴瘤（anaplastic large cell lymphoma，ALCL）的临床病理、病因及发病机制进行了深入的研究，确认 ALCL 为一类独立的淋巴瘤。2008 年 WHO 淋巴瘤分类中将 ALK 阳性 ALCL 和 ALK 阴性 ALCL 均归为成熟 T/NK 细胞淋巴瘤。

1. 流行病学　根据 WHO 淋巴瘤分类，ALCL 占成人淋巴瘤的比例为 3%，占儿童淋巴瘤的比例为 10%～30%。ALCL 在儿童和成年人均可见，在老年人中呈明显“双峰”特征。儿童 ALCL 发病年龄为 10.2～11 岁。绝大多数患者初诊时已为Ⅲ/Ⅳ期，5%～40% 的患者表现为纵隔淋巴结肿大。40%～50% 的 ALK 阳性及 ALK 阴性的 ALCL 患者表现为结外病变，常累及皮肤、骨及软组织。

2. 临床特征　ALCL 临床上可分为原发型和继发型。2008 年 WHO 分类中，根据分子学和临床特征，原发型 ALCL 又可分为原发系统型 ALK 阳性 ALCL、原发系统型 ALK 阴性 ALCL 和原发皮肤型 ALCL。继发型多继发于进展性淋巴细胞增殖性疾病，如淋巴瘤样丘疹病、蕈样霉菌病、HL，甚至可继发于 AIDS。

（1）原发系统型 ALK 阳性 ALCL：ALK 阳性患者占 ALCL 的 50%～60%，发病年龄多小于 30 岁，男女发病比例为 1.2∶1～2∶1，诊断时多为Ⅲ～Ⅳ期，75% 的患者伴有 B 症状。30%～54% 的患者表现为浅表或腹部淋巴结肿大，25% 的患者伴有脾大，60% 的患者见结外侵犯。而肠道和中枢神经系统罕见。免疫表型：CD30 阳性，约 2/3 的患者 CD43 阳性。CD2 和 CD4 大多阳性，而 CD3、CD8 常为阴性。化疗效果好，生存率较高。

（2）原发系统型 ALK 阴性 ALCL：发病年龄较大，多见于 45～60 岁，约 85% 的患者初诊时为Ⅱ期，约 60% 的患者侵犯纵隔，皮肤和骨骼受侵较少见。男女发病比例为 0.9∶1，结外病变发生率较低，常规放化疗疗效较差，预后不良。

（3）原发皮肤型 ALCL：主要见于老年人，发病中位年龄 60 岁，约占皮肤淋巴瘤的 9%。原发于皮肤，常为无症状的孤立性肿瘤，表面可形成溃疡。部分病例皮肤损害可以部分甚至全部自行消退。本病可反复发作，皮肤损害范围越大，发展为皮肤外病变的危险性越高，约 25% 的患者最终发展为全身性疾病，需要进行多药联合化疗。一般不表达 ALK 蛋白，与系统型 ALCL 相比预后较好。局限性病灶经手术切除后能获得较高的生存率。

3. 病理学

（1）组织形态学：所有病例均可出现不等量的怪异核、马蹄铁或肾形核伴有核旁的嗜酸性区域的细胞，这些细胞被认为是标志性细胞。由于切面不同，细胞核膜的凹陷可使一些细胞出现核内假包涵体,具有这些特征的细胞被称为“面包圈”样细胞。当淋巴结的结构存在时,肿瘤细胞呈现典型的窦内或 T 区黏着式生长,类似于癌。部分病例瘤细胞表现为在血管周围生长的特点。与 ALK 阳性 ALCL 相比,ALK 阴性 ALCL 的肿瘤细胞较大,而且形态更多,核浆比更高。

(2) 免疫表型:肿瘤细胞 CD30 阳性。75%以上的病例 CD3 阴性,70%的病例 CD2、CD5 和 CD4 为阳性,CD8 通常阴性,2/3 的病例 CD43 呈阳性表达,CD25 强阳性,CD15 表达较少见,BCL-2 阴性。ALK 表达对于确诊 ALK 阳性 ALCL 还是 ALK 阴性具有特异性。大细胞的 ALK 染色示胞质和胞核均可阳性,而在小细胞型 ALK 阳性信号通常局限于肿瘤细胞的胞核。

(3) 遗传学和分子生物学特征:约 90%的 ALCL 病例存在 T 细胞受体(TCR)基因的克隆性重排,与 T 细胞抗原的表达与否无关。位于不同染色体上的伙伴基因与 *ALK* 基因发生易位后形成不同的融合蛋白 X-ALK。最常见的染色体易位是 t(2;5)(p23;q35),由于位于 2 号染色体上的 *ALK* 基因和 5 号染色体上的 *NPM* 基因发生易位,形成融合基因 *NPM-ALK*。所有不同类型的染色体易位均可上调 ALK 蛋白表达,但不同染色体易位引起的 ALK 表达的部位不同。

九、治　疗

恶性淋巴瘤的治疗主要包括化疗、放疗和免疫治疗。手术仅用于病理诊断或少数结外淋巴瘤的治疗。除某些惰性淋巴瘤外,单纯放疗一般仅能达到短期肿瘤缓解,很快会复发。化疗是恶性淋巴瘤最主要的治疗手段,包括传统剂量化疗和大剂量化疗。大多数情况下,在化疗的同时联合放疗,不仅可以增加恶性淋巴瘤患者的局部控制,还可以延长患者的生存期。免疫治疗是全身治疗的另一种途径,如利妥昔单抗应用于 CD20 阳性的 NHL 的治疗。总之,恶性淋巴瘤的治疗应遵循综合治疗的原则。

(一) 霍奇金淋巴瘤

1. 早期霍奇金淋巴瘤 20 世纪 60 年代,Kaplan 等奠定了 HL 放射治疗学的基础,确定了肿瘤根治的照射剂量(36~44)Gy/(4~5)周。采用扩大野照射技术,扩大照射野包括病变淋巴结区及临床未发现病灶的邻近淋巴结区。放射治疗是早期(Ⅰ~Ⅱ期)HL 传统的标准治疗,多采取次全淋巴结照射(subtotal nodal irradiation,STNI)或全淋巴结照射(total nodal irradiation,TNI)。目前,早期霍奇金淋巴瘤的治疗主要根据临床分期结合患者预后因素制定治疗策略。欧洲癌症研究和治疗组织(European Organization for Research and Treatment of Cancer,EORTC)的研究认为预后不良因素为:①年龄≥50 岁;②巨大纵隔肿块(胸腔横径的 1/3);③病变受累≥4 个区域;④红细胞沉降率(ESR)≥50mm(第一小时末)无 B 症状或 ESR≥30mm 合并 B 症状。目前早期(Ⅰ~Ⅱ期)无预后不良因素的经典型 HL 的最佳治疗模式为 2~4 个周期的 ABVD 联合受累野放疗(involved-field radiotherapy,IFRT)20~30Gy;有化疗禁忌的患者可予斗篷野及腹主动脉旁和脾区放疗或单纯斗篷野放疗 30~36Gy,肿瘤累及区域 30~44Gy;有放疗禁忌的患者可予单纯化疗,化疗达 CR 后巩固 2 个疗程。对于有预后不良因素的Ⅰ~Ⅱ期经典型 HL 患者,由于膈下有隐匿病灶的风险较大,单纯放疗复发率较高,故应予联合化放疗。可采取 4 周期 ABVD 方案联合 20~30Gy 的 IFRT,伴巨大肿块的患者放疗剂量需达到30~36Gy。而6周期ABVD方案或Stanford V方案12周联合放疗对伴有巨大纵隔肿块的Ⅱ期患者是较为理想的治疗选择。

2. 晚期霍奇金淋巴瘤　晚期霍奇金淋巴瘤(Ⅲ~Ⅳ期)应采用以化疗为主的综合治疗。首次治疗方案的制订应综合考虑疗效和毒性。成功的治疗应达到完全缓解率高,复发、进展少,急性毒性低,治疗相关并发症少(包括急性和延迟性并发症),如中性粒细胞减少性败血症、继发肿瘤和心血管毒性等。晚期HL国际预后评分(international prognostic score,IPS)包括:①年龄大于45岁;②男性;③Ⅳ期;④血红蛋白<105g/L;⑤人血白蛋白<4.0g/dl;⑥白细胞升高>15×10^9/L;⑦淋巴细胞<0.6×10^9/L或<8%的白细胞。

虽然晚期HL是一种可治愈的恶性肿瘤,但仍有部分患者治疗失败,尤其有预后不良因素的患者。对于已治愈的患者,由于化放疗的远期毒性,如继发恶性肿瘤等,增加了患者的非肿瘤死亡,降低了生活质量。因此,为了提高治疗效果,减低毒性,尤其对预后不良的晚期经典型霍奇金淋巴瘤(CHL),可以通过新药的应用、交替或杂交化疗方案、提高剂量强度、通过每周给药缩短化疗总疗程的剂量密集疗法等方法达到最高的治愈率和最少的远期毒性(表16-5)。目前,ABVD方案仍是晚期HL标准的化疗方案。

晚期HL的治疗原则:①晚期无预后不良因素的患者,可予ABVD方案化疗;②不常规推荐使用MOPP方案、交替或杂交方案如MOPP-ABVD、MOPP-ABV等;③晚期有预后不良因素的患者,可考虑给予更强烈的化疗方案化疗,如BEACOPP剂量增强方案化疗;④无巨块并接受含蒽环类方案化疗达完全缓解的患者不接受辅助放疗;⑤化疗的疗程为完全缓解后再进行2周期化疗,总疗程至少6周期,同一种化疗方案连续使用不应超过8周期;⑥每化疗2周期应进行复查再分期,了解病灶变化情况,以决定进一步治疗策略;⑦联合化疗方案中,每种药物的剂量强度要足够,必要时可以在粒细胞集落刺激因子支持下强烈化疗,以避免因减量所导致的减效,从而影响长期生存;⑧对于治疗前有巨块或化疗后有残留的病灶可行局部放疗,放疗剂量为30~40Gy;⑨对于首程治疗(化疗±放疗)不能达到完全缓解者,可考虑大剂量化疗联合自体造血干细胞移植治疗;⑩若治疗期间肿瘤进展,应改用无交叉耐药方案化疗,并考虑行大剂量化疗联合自体造血干细胞移植治疗。

3. 进展或复发的HL治疗原则

(1) Ⅰ~Ⅱ期HL单纯放疗后复发:预后相当于Ⅲ~Ⅳ期HL初治的患者,10年生存率50%~70%。治疗以传统化疗为主,如ABVD方案。

(2) 首次化疗中进展:二线传统化疗疗效差,应予大剂量化疗加自体干细胞移植。

(3) 化疗后复发:化疗后近期复发的患者考虑对传统化疗产生耐药,对二线化疗的疗效差,应给予大剂量化疗加自体干细胞移植。化疗后远期复发的患者,一般认为复发不是因耐药所致,仍可予传统挽救方案化疗或大剂量化疗加自体干细胞移植。

4. 淋巴细胞为主型霍奇金淋巴瘤(LPHL)　LPHL是不同于经典型HL的一种独立的HL亚型,临床表现为惰性特征,因此有不同的治疗策略。

(1) Ⅰ~ⅡA期:累及野放疗或区域野放疗。

(2) Ⅰ~ⅡB期:累及野放疗。

(3) Ⅲ~ⅣA期:化疗±放疗,或姑息性局部放疗。未达CR患者,无症状者可观察随访,或应用挽救化疗。

(4) Ⅲ~ⅣB期:化疗±放疗。未达CR患者,无症状者可观察随访,或应用挽救化疗。

表 16-5　HL 常用化疗方案

化疗方案	药物及一般剂量用法	说明
MOPP	氮芥:6mg/m^2,d1、8 长春新碱:1.4mg/m^2(最大剂量 2mg),d1、8 丙卡巴肼:100mg/m^2,d1~14 泼尼松:40mg/m^2,d1~14	1. 如氮芥改用环磷酰胺(CTX)300mg/m^2,d1、8,即为 COPP 方案 2. 每 4 周重复一次
ABVD	多柔比星:25mg/m^2,d1、15 博来霉素:10U/m^2,d1、15 长春碱:6mg/m^2,d1、15 达卡巴嗪:375mg/m^2,d1、15	每 4 周重复一次
MOPP/ABV 杂交方案	氮芥:6mg/m^2,d1 长春新碱:1.4mg/m^2(最大剂量 2mg),d1 丙卡巴肼:100mg/m^2,d1~7 泼尼松:40mg/m^2,d1~14 多柔比星:35mg/m^2,d8 博来霉素:10U/m^2,d8 长春碱:6mg/m^2,d8	每 4 周重复一次
Stanford V 方案	长春碱:6mg/m^2,第 1、3、5、7、9、11 周 多柔比星:25mg/m^2,第 1、3、5、7、9、11 周 长春新碱:1.4mg/m^2(最大剂量 2mg),第 2、4、6、8、10、12 周 博来霉素:5mg/m^2,第 2、4、6、8、10、12 周 氮芥:6mg/m^2,第 1、5、9 周 依托泊苷:60mg/m^2,每周 2 次,第 3、7、11 周 泼尼松:40mg/m^2,隔天 1 次,第 1 到 10 周,第 11、12 周逐渐减量	化疗结束后 2~4 周开始局部放疗
BEACOPP 基线方案	环磷酰胺 650mg/m^2,d1 多柔比星:25mg/m^2,d1 长春新碱:1.4mg/m^2(最大剂量 2mg),d8 丙卡巴肼:100mg/m^2,d1~7 博来霉素:10mg/m^2,d8 氮芥:6mg/m^2,d1 依托泊苷:100mg/m^2,d1~3 泼尼松:40mg/m^2,d1~14	每 3 周重复一次
BEACOPP 剂量增强方案	环磷酰胺 1250mg/m^2,d1 多柔比星:35mg/m^2,d1 长春新碱:1.4mg/m^2(最大剂量 2mg),d8 丙卡巴肼:100mg/m^2,d1~7 博来霉素:10mg/m^2,d8 氮芥:6mg/m^2,d1 依托泊苷:200mg/m^2,d1~3 泼尼松:40mg/m^2,d1~14	1. 重组人粒细胞集落刺激因子第 8 日开始使用,至少用 3 日以减轻粒细胞减少症和感染 2. 每 3 周重复一次

(二) 非霍杰金淋巴瘤

虽然 Ann Arbor 分期系统有助于确定局限期病变或晚期患者以指导临床治疗,但由于 NHL 是一类个体特异性较强的恶性肿瘤,因此,以预后危险因素分层为基础区分患者更适于指导 NHL 治疗。国际 NHL 预后因素研究组用多因素回归方法分析了侵袭性 NHL 患者的预后并建立了一个适用于侵袭性 NHL 的预后预测模型,称为 NHL 的国际预后指数(international prognostic index,IPI)。年龄校正 IPI 评分(aaIPI)适合于年龄≤60 岁的患者(表 16-6)。而滤泡性淋巴瘤的预后评价则采取滤泡淋巴瘤国际预后指数(folicullar lymphoma IPI,FLIPI)(表 16-7);套细胞淋巴瘤根据年龄,体力状况评分、LDH 及白细胞计数将晚期 MCL 分为低危、中危、高危 3 组,形成了 MCL 的国际预后指数(MIPI)(表 16-8)。根据患者是否存在预后不良因素制订治疗计划。

表 16-6　NHL 的国际预后指数

		积分
年龄	>60 岁	1
血清 LDH	>1 倍正常值	1
一般状态评分	2~4	1
分期	Ⅲ或Ⅳ期	1
结外受累部位	>1 个	1
国际预后指数:		
低危:0 或 1		
低中危:2		
中高危:3		
高危:4 或 5		

表 16-7　滤泡淋巴瘤国际预后指数

		积分
年龄	≥60 岁	1
Ann Arbor 分期	Ⅲ~Ⅳ期	1
血红蛋白水平	<120g/L	1
血清 LDH 水平	>正常上限	1
受累淋巴结区数目	≥5 个	1
国际预后指数:		
低危:0~1		
中危:2		
高危:≥3		

表 16-8　MIPI 简化预后指数

分值	年龄	ECOG	与 LDH 正常值上限比值	白细胞数($\times10^9$)
0	<50 岁	0~1	<0.67	<6.7
1	50~59	—	0.67~0.99	6.7~9.99
2	60~69	2~4	1.0~1.49	10.0~14.99
3	≥70	—	≥1.5	≥15.0

根据 WHO 的 NHL 分型，每种亚型均具有其不同的临床表现、预后和对治疗的反应，应分别作为一种独立的疾病治疗。

1. 慢性淋巴细胞性白血病/小淋巴细胞性淋巴瘤（CLL/SLL） 局限性 SLL 少见，约占 4%，治疗可单纯局部放疗。进展缓慢或稳定的播散性 SLL，不需立即治疗。需要治疗的指征：自身免疫性血细胞减少、反复感染、出现症状、器官功能影响、血细胞减少、巨大肿块、疾病持续进展、患者要求治疗、组织学类型转变。需治疗患者可选择单药治疗，如氟达拉滨或 CLB；联合化疗 CVP、FC、FMD；单药利妥昔单抗或与化疗联合。

2. 结外边缘区黏膜相关淋巴组织（MALT）**淋巴瘤** MALT 淋巴瘤可发生于胃肠道、涎腺、乳腺、甲状腺、结膜、眼眶、皮肤、肺或其他少见组织。对于局限的病变局部治疗（如手术或放疗 30Gy）可长期控制病情。早期病变不需化疗，化疗仅用于晚期患者。播散性患者的治疗原则同 FL。

胃 MALT 淋巴瘤约占所有胃淋巴瘤的一半，经常与 HP 感染有关。ⅠE 期 HP 阳性患者的治疗为：抗生素治疗，3～6 个月后复查内镜，CR 患者随访，不必治疗，PR 患者在改用其他方法前再用抗生素治疗 1 个疗程。抗生素治疗后病灶不缓解的患者，局部放疗 30Gy。Hp 阴性的患者首选局部放疗。播散性患者的治疗原则同 FL。

3. 滤泡性淋巴瘤（FL）

（1）局限性 FL（Ⅰ～Ⅱ期）：病理分级为Ⅰ～Ⅱ级的早期 FL 患者单纯局部放疗可获得长期缓解，10 年无复发生存率为 40%。化疗对该类型患者的作用不确定，一般认为在放疗基础上加化疗可延长无复发生存率，但不延长总生存率。放疗剂量为 30～36Gy，病灶部位 36～40Gy。病理分级为Ⅲ级的 FL 或具有不良预后因素的Ⅱ期患者需行化疗联合累及野放疗。

（2）广泛播散性 FL（Ⅲ～Ⅳ期）：病理分级为Ⅰ～Ⅱ级的 FL 可选择观察等待，病情进展后再给予化疗。如出现症状、影响器官功能、淋巴瘤所致的血细胞减少、巨大肿块、疾病持续进展及患者要求治疗等情况发生可开始治疗。由于联合化疗在生存期上并不优于单药，并且含蒽环类药物的强烈方案虽可提高无病间隔但无生存优势，因此治疗可选择单药 CLB、CTX 和氟达拉滨。如需联合化疗，可选择 CVP、FC、FMD、CHOP 等方案。利妥昔单抗对于初治患者有效率达 47%，完全缓解率达 7%，适用于肿瘤负荷低的患者。利妥昔单抗和化疗联合应用疗效优于单用化疗，如 R-CVP，R-CHOP。病理分期为Ⅲ级的 FL 治疗方法同 DLBCL。

（3）复发患者的挽救治疗：老年无症状患者可观察等待。复发后仍为滤泡性淋巴瘤的患者还可对挽救治疗有效，长期生存。如复发在 12 个月以后，挽救治疗如用首次治疗的药物也可能有效，其他方法包括 IFN、利妥昔单抗、自体干细胞移植、放射免疫治疗等。挽救治疗缓解的患者可接受利妥昔单抗维持治疗。

4. 套细胞淋巴瘤（MCL） 至今对于新诊断和复发的 MCL 仍没有标准的治疗方法，用现有的治疗方法无法治愈。部分肿瘤学专家认为 MCL 的治疗可以参照 SLL/CLL 和 FL 的治疗原则。但更多的学者认为侵袭性淋巴瘤的治疗方案能够改善 MCL 的转归，应及早开始治疗或高剂量治疗。

极少数患者仅有局限病灶，可考虑联合化/放疗或单纯放疗。绝大部分患者诊断时为临床晚期，以联合化疗为主。Hyper-CVAD 是比较强烈的化疗方案，治疗 MCL3 年无复发生存率为 72%。化疗加利妥昔单抗可提高疗效。高剂量化疗联合造血干细胞移植作为 MCL 的巩固治疗已备受关注,越来越多的证据显示干细胞支持及移植物抗淋巴瘤作用均有利于治疗。所以年轻、体质好的患者应在首次化疗获得缓解后接受干细胞移植作为强化治疗。复发患者的挽救方案可采用氟达拉滨联合环磷酰胺(FC)±利妥昔单抗;硼替佐米单药治疗复发、难治性 MCL 的总有效率为 30% ~50% ,联合化疗药物具有协同性,且不增加毒性。

5. 弥漫大 B 细胞淋巴瘤(DLBCL)

(1) 局限性 DLBCL(Ⅰ~Ⅱ期):标准治疗为联合化疗+累及野放疗。无预后不良因素的患者接受 3 周期的 R-CHOP 化疗,随后给予累及野放疗 30~36Gy。有预后不良因素或巨块的患者接受 6~8 个周期的 R-CHOP 化疗,随后给予累及野放疗 30~36Gy,巨大肿块放疗 30~40Gy。对于化疗后疗效仅达 PR 的患者,应考虑干细胞移植或放疗剂量提高到 40~45Gy。

(2) 广泛性 DLBCL(Ⅲ~Ⅳ期):CHOP 为首选方案。CHOP ±利妥昔单抗可提高疗效和 5 年生存率。因此首选治疗为 R-CHOP 化疗 6~8 个疗程,化疗达 CR 后再加 2 个或以上疗程。有巨大肿块患者可予局部放疗。

(3) 挽救治疗:对于首次治疗后复发及一线治疗无效或仅达 PR 的患者,应选择和一线化疗无交叉耐药的化疗方案。挽救治疗方案包括 MINE、DHAP、ESHAP、Hyper-CVAD/MTX-Ara-C、DICE、ICE、EPOCH、GDP、GEMOX 等。挽救治疗有效的患者应接受大剂量化疗加外周干细胞移植。

6. Burkitt 淋巴瘤　积极、规范治疗及对症支持治疗是 BL 治疗的基本原则。BL 的治疗措施包括大剂量化疗和中枢神经系统的预防。化疗方案包括强烈的烷化剂、蒽环类药物、大剂量 MTX 和鞘内化疗±利妥昔单抗。常规剂量的 CHOP 方案对 BL 效果不佳。由于肿瘤细胞对化疗敏感,易出现肿瘤溶解综合征,故建议在第一疗程予以预防。一般可将初治的 BL 患者分成低危组和高危组。单个腹部病灶或非巨大结外病灶已切除而且 LDH 正常者为低危组,可以考虑用剂量调整的 EPOCH 或 Hyper-CVAD 等方案,其他为高危的患者,应考虑利妥昔单抗与强烈化疗联合方案治疗如 R-Hyper-CVAD/HD-MTX+Ara-C 等。复发患者治疗效果差,仅少数可经大剂量化疗+骨髓移植而治愈。

BL 是一种高度侵袭性的 NHL,多数患者通过大剂量联合化疗可以治愈。年龄大于 40 岁、Ⅳ期、LDH 高于正常、ECOG≥2 分、手术不可切除的直径>10cm 的包块、中枢神经系统侵犯、骨髓侵犯、HIV 阳性是 BL 的不良预后因素。密集大剂量联合化疗后,低危 BL 患者的治愈率可达 90% ,高危 BL 患者的治愈率 60% ~80% 。目前,有骨髓和中枢神经系统侵犯的患者通过大剂量联合化疗(包括大剂量 MTX、Ara-C 和地塞米松三联鞘内注射)仍有较高的治愈率。

虽然 BL 是可治愈的,但是仍有很多患者死于疾病进展和复发。

7. T 淋巴母细胞淋巴瘤(T-LBL)　对于没有出现骨髓或其他器官侵犯的 T-LBL 的初治可以选用 NHL 的标准治疗方案 CHOP,近年来发现更强的联合方案甚至用于治疗急性 T 淋巴细胞性白血病(T-ALL)的方案有利于提高 CR 及无疾病生存(DFS)。在治疗期间一旦出现肿块或累及骨髓及其他器官时,治疗原则同急性 T 淋巴细胞性白血病。诱导缓解阶段予 VCR、泼尼松或地塞米松联合 L-ASP 治疗的完全缓解率大于 95% 。如果患者经 4 周期治疗没有缓解,说明预后较差。达到 CR 后,开始强化治疗,包括大剂量 Ara-C、MTX 等强化方案。维持治疗可口服 6-MP 和 MTX,持续 18~24 个月,必要时加用 VCR 和皮质类固醇。虽然中枢神经系统受累并不常见,但一旦出现中枢神经系统受累,预后很差,故应积极预防。可予 MTX、Ara-C 和地塞米松鞘内注射或全颅照射(12~18Gy)。化疗后进行造血干细胞移植能够提高患者的长期生存率,包括异体造血干细胞移植(Allo-HSCT)和自体造血干细胞移植(Auto-HSCT)。Allo-HSCT 虽然疗效明确,但存在较高的移植病死率。没有 HLA 配型相合供体的患者,可以选用以大剂量 VP-16 加全身放疗作为预处理方案的 Auto-HSCT。

8. 结外 NK/T 细胞淋巴瘤(鼻型)　尽管本病发病时以局限期为主,但是疗效欠佳,预后不良,5 年总生存率仅为 17.6%~54.1%。

局限期(Ann Arbor 分期Ⅰ、Ⅱ期)鼻腔 NK/T 细胞淋巴瘤对放疗敏感,主要采用扩大受累野放疗为主的放化疗综合治疗。以化疗为首程治疗手段时,化疗后的完全缓解率仅为 0~59%,而以放疗为首程治疗或短程化疗(1~2 个疗程)后放疗的近期完全缓解率可达 52%~100%,显著高于化疗为主要治疗手段的疗效。进展期(Ann Arbor 分期Ⅲ、Ⅳ期)的患者以化疗为主,可辅以原发部位的放射治疗,中位生存期不足 1 年。由于化疗疗效差,需要考虑新的有效的治疗手段和临床研究。

鼻腔外鼻型 NK/T 细胞淋巴瘤的预后极差,化疗为主要的治疗手段,化疗后可行局部的放射治疗,但其预后比鼻腔 NK/T 细胞淋巴瘤差。

目前结外鼻型 NK/T 细胞淋巴瘤多采用含蒽环类抗生素的治疗方案,尤其是 CHOP 方案,一线常用的以蒽环类为主的化疗方案主要有 CHOP、EPOCH、CHOPE、ESHAP 等,非蒽环类方案有 CVP、COPP 等,主要用于年龄超过 60 岁的患者,而 EPOCH、IMVP16、DHAP 和 m-BACOD 等主要用于二线挽救化疗。另外,有研究者已尝试在初治Ⅳ期或复发难治的患者中使用含 L-ASP 的 SMILE 方案,初现疗效。L-ASP 为主的化疗方案已成为 NK/T 细胞淋巴瘤有希望的治疗手段。

9. 外周 T 细胞淋巴瘤(PTCL)　由于存在异质性、临床表现复杂多变、诊断困难、缺乏随机对照的研究等多种原因,PTCL 的最佳治疗方案一直存有争议。目前治疗策略参照 DLBCL,即以 CHOP 为基础的方案。但是采用 CHOP 治疗的长期生存率仅为 20%,一些临床研究显示高剂量强度的联合化疗可能有生存优势,故推荐参加临床试验或采用强烈的化疗方案。

目前推荐的治疗原则为:对 aaIPI 低危或低中危的Ⅰ、Ⅱ期患者首选临床试验或联合化疗 6~8 个周期加受累野局部放疗 30~40Gy;对于 aaIPI 高危或高中危的Ⅰ、Ⅱ期及Ⅲ、Ⅳ期患者首选临床试验或联合化疗 6~8 个周期加或不加局部放疗。对于复发难治的患者推荐临床试验或二线治疗方案或姑息性放疗。一线化疗方案有 CHOP、EPOCH 和 Hyper-CVAD/MTX-Ara-C,适合大剂量治疗患者的二线方案有 DHAP、ESHAP、GDP、GEMOX、ICE、MINE 等,不适合大剂量治疗患者的二线方案有阿仑单抗、硼替佐米、吉西他滨和放射治疗等措施。

10. 间变大细胞淋巴瘤(ALCL)　原发系统型 ALCL 是一种恶性程度较高的侵袭性淋巴瘤,由于 ALCL 发病率低,相关治疗及预后的报道较少,目前尚缺乏 ALCL 标准的治疗模式。对于 ALCL 的治疗目前主张采用常规化疗、联合化疗加放疗、大剂量化疗联合骨髓移植等方法。ALK 阳性 ALCL 对化疗敏感,5 年生存率可达 71%~93%,ALK 阴性 ALCL 对化疗不敏感,5 年生存率为 15%~40%。对于 ALCL 治疗方案的选择主要根据其分期和 IPI 预后指数。低危 ALK 阳性患者(IPI 为 0~1 分)采取常规化疗,高危 ALK 阳性患者(IPI≥2)或 ALK 阴性患者可行大剂量化疗后造血干细胞移植。

成年人采用以蒽环类为主的联合化疗方案,如 CHOP 方案(表 16-9)。由于儿童患者的病程类似 Burkitt 淋巴瘤,故倾向于治疗淋巴细胞白血病的强烈联合化疗方案,并需预防中枢神经系统侵犯。

对于儿童及青少年复发及难治性 ALCL,CD3 阴性的患者在一线治疗缓解后第一次复发时建议采取诱导化疗后 ASCT,一线治疗失败及 CD3 阳性的 ALCL 患者也可以从 ASCT 中获益。

表 16-9　NHL 常用化疗方案

化疗方案	药物及一般剂量用法	说明
CHOP±R	环磷酰胺 750mg/m²,d1 多柔比星:40~50mg/m²,d1 长春新碱:1.4mg/m²(最大剂量 2mg),d1 泼尼松:60mg/m²,d1~5 利妥昔单抗:375mg/m²,d2	每 3 周重复一次
MINE	异环磷酰胺(IFO):1333mg/m²,d1~3 美司那 IFO 总量的 60%,分三次,IFO 后 0,4,8h d1~5 米托蒽醌 8mg/m²,d1 依托泊苷:65mg/m²,d1~3	每 3 周重复一次
DHAP	顺铂:100mg/m²,d1 阿糖胞苷:2g/m²,q12h,d2 地塞米松:40mg/d,d1~4	每 3 周重复一次
ESHAP	依托泊苷:60mg/m²,d1~4 甲基泼尼松龙:500mg/d,d1~4 阿糖胞苷:2g/m²,d5 顺铂:25mg/m²,d1~4	每 3 周重复一次
Hyper-CVAD/ MTX-Ara-C	A 方案:环磷酰胺:300mg/m²,bid,d1~3 长春新碱:2mg,d4、11 多柔比星:50mg/m²(表柔比星 80~100mg/m²或 吡柔比星 50mg/m²),d4 地塞米松:40mg d1~4,d11~14 B 方案:甲氨蝶呤:200mg/m²,iv,随后 800 mg/m²,持续 ivgtt, 四氢叶酸解救,d1 阿糖胞苷:3g/m²,bid d2~3	A 方案:1、3、5、7 疗程 B 方案:2、4、6、8 疗程 所有疗程均需 G-CSF 支持 每 3 周重复一次
DICE	地塞米松:40mg,d1~4 异环磷酰胺:1.0g/m²,d1~4 美司那 IFO 总量的 60%,分三次,IFO 后 0,4,8h d1~4 顺铂:25mg/m²,d1~4 依托泊苷:0.1g/m²,d1~4	每 3 周重复一次
ICE	异环磷酰胺:5.0g/m²,24 小时持续静脉滴注 d5 美司那 IFO 总量的 60%,分三次,IFO 后 0,4,8h d5 卡铂:AUC=5:5×(25+CrCl)(最大剂量 800mg)d2 依托泊苷:100mg/m²,d1~3	每 3 周重复一次
EPOCH	依托泊苷:50mg/m²,持续静脉滴注 24h,d1~4 长春新碱:0.4mg/m²,持续静脉滴注 24h,d1~4 多柔比星:10mg/m²,持续静脉滴注 24h,d1~4 环磷酰胺:750mg/m²,d6 泼尼松:60mg/m²,d1~6	每 3 周重复一次
GDP	吉西他滨:1000mg/m² d1、8 顺铂:75mg/m² d1 地塞米松:40mg/d d1~4	每 3 周重复一次

十、疗效评价标准

淋巴瘤患者治疗期间需定期进行疗效评价，以调整治疗计划。一般情况下，每化疗 2 个周期评价疗效 1 次，全部化疗结束后 4 周评价和确认疗效；如果采取 PET-CT 检查，化疗期间的评价疗效检查时间为下一周期前 3 日之内，治疗结束后的评价疗效时间为末次化疗后 6~8 周，放疗后 8~12 周。疗效评价标准采用美国 NCCN 指南推荐的 Cheson 标准（表 16-10）。随着 PET-CT 诊断技术在临床的推广应用，2007 年版美国 NCCN 淋巴瘤指南中又推荐了以 PET-CT 作为评价手段的改良 Cheson 标准（表 16-11）。

表 16-10 淋巴瘤的 Cheson 疗效评价标准（不包括 PET-CT）

疗效	体格检查	淋巴结	融合淋巴结	骨髓
CR	正常	正常	正常	正常
	正常	正常	正常	未确定
CRu	正常	正常	缩小>75%	正常或未确定
	正常	正常	正常	受侵
PR	正常	缩小≥50%	缩小≥50%	无关
	肝/脾缩小	缩小≥50%	缩小≥50%	无关
复发/进展	肝/脾增大，出现新病灶	出现新病灶或原病灶增大	出现新病灶或原病灶增大	重新出现受侵

表 16-11 改良 Cheson 标准（包括 PET 检查）

疗效	定义	结节性肿块	肝脾	骨髓
CR	所有病灶证据均消失	a. 治疗前 FDG 高亲和性或 PET 阳性 b. FDG 亲和性不定或 PET 阴性，CT 显示病灶缩至正常大小	不能触及，结节消失	重新活检结果阴性：如果形态学不能确诊，需要免疫组化结果阴性
PR	可测量病灶缩小，没有新病灶	6 个最大病灶 SPD 缩小≥50%；其他结节大小未增加 a. 治疗前 FDG 高亲和性或 PET 阳性：原受累部位有 1 或多个 PET 阳性病灶 b. FDG 亲和性不定或 PET 阴性，CT 显示病灶缩小	结节 SPD（或单个结节最大横径）缩小≥50%；肝脾没有增大	如果治疗前阳性，则不作为疗效判断标准：细胞类型应该明确
SD	未达 CR/PR 或 PD	a. 治疗前 FDG 高亲和性或 PET 阳性：治疗后原病灶仍为 PET 阳性；CT 或 PET 显示没有新病灶 b. FDG 亲和性不定或 PET 阴性，CT 显示原病灶大小没有改变		
复发/PD	任何新增加的病灶或原病灶直径增大≥50%	出现任何径线>1.5cm 的新病灶；多个病灶 SPD 增大≥50%或治疗前短径>1cm 的单病灶的最大径增大≥50% 治疗前 FDG 高亲和性或 PET 阳性病灶在治疗后 PET 阳性	任何病灶 SPD 增大>50%	新发或复发

注：CR. 完全缓解；PR. 部分缓解；SD. 疾病稳定；PD. 疾病进展；SPD. 最大垂直径乘积之和

十一、预后及随访

(一) HL

治疗效果极佳,预后良好,即使具有最高风险因素的 HL 患者亦有 50%左右的机会获得长期缓解,5 年无进展生存率为 45%~95%。HL 的预后与组织类型及临床分期紧密相关。富于淋巴细胞型 CHL 预后最好,5 年生存率为 94.3%,而淋巴细胞消减型最差,5 年生存率仅为 27.4%。Ⅰ、Ⅱ期 HL 5 年生存率在 90%以上,Ⅳ期为 31.9%;有全身症状较无全身症状为差;儿童及老年预后一般比中青年为差;女性治疗后较男性为好。

(二) NHL

其预后与病理类型、分期等密切相关。淋巴细胞分化好者,6 年生存率为 61%,淋巴细胞分化差者,6 年生存率为 42%,淋巴母细胞型淋巴瘤 4 年生存率仅为 30%。Ⅲ、Ⅳ期 NHL 患者,采用化疗或放疗或两者综合治疗均不能达到治愈目的。NHL 早期即出现结外侵犯或血源性播散,预后很差。临床出现 B 组症状,肿块最大径>10cm,LDH>500U/L,结外病变部位在两处以上时,均提示预后不良。

一般而言,治疗结束后前 2 年每 3 个月复查 1 次,以后每 6 个月复查 1 次至 5 年。此后每年 1 次至终生。但是惰性淋巴瘤随着随访时间延长,复发风险增加,因此应每 6 个月复查 1 次至终生。Burkitt 淋巴瘤在治疗后第 1 年复发风险极高,故应每 2 个月复查 1 次,1 年后复发风险极低,每 6 个月复查 1 次至 2 年,此后每年复查 1 次至终生。复查包括病史、体格检查、常规实验室检查、影像学检查。随访超过 1 年的患者,尽量减少 CT 或 MRI 检查,而以胸片和 B 超代替。不推荐 PET/CT 作为随访检查手段。

(沈　茜　徐小红)

第二节　急性白血病

一、白血病概述

白血病(leukemia)是一类造血干细胞的恶性克隆性疾病。由于白血病细胞自我更新增强、增殖失控、分化障碍、凋亡受阻,而停滞在细胞发育的不同阶段。在骨髓、肝、脾、淋巴结等各脏器中,白血病细胞大量增生累积,使正常造血受抑制并浸润其他器官和组织,临床上主要表现为肝脾淋巴结肿大、贫血、出血和继发感染。

急性白血病(acute leukemia,AL)是造血干细胞的恶性克隆性疾病,发病时骨髓中异常的原始细胞及幼稚细胞(白血病细胞)大量增殖并抑制正常骨髓造血功能,广泛浸润肝、脾、淋巴结等各种脏器。主要表现为肝脾和淋巴结肿大、贫血、出血及感染等征象。

根据白血病细胞的成熟程度和自然病程,将白血病分为急性和慢性两大类。急性白血病(AL)的细胞分化停滞在较早阶段,多为原始细胞及早期幼稚细胞,病情发展迅速,自然病程仅几个月。慢性白血病(CL)的细胞分化停滞在较晚的阶段,多为较成熟幼稚细胞和成熟细胞,病情发展缓慢,自然病程为数年。同时,根据主要受累的细胞系列可将 AL 分为急性淋巴细胞白血病(简称急淋白血病或急淋,acute lymphoblastic leukemia,ALL)和急性髓细胞白血病(简称急粒白血病或急粒,acute myeloid leukemia,AML)。CL 则分为慢性髓细胞白血病(简称慢粒白血病或慢粒,chronic myeloid leukemia,CML)和慢性淋巴细胞白血病(简称慢淋白血病或慢淋,chronic lymphoblastic leukemia,CLL),以及少见类型的白血病,如毛细胞白血病(hairy cell leukemia,HCL)、幼淋巴细胞白血病(prolymphocyte leukemia,PLL)等。

我国白血病发病率为(3~4)/10 万。在恶性肿瘤所致的病死率中,白血病居第 6 位(男)和第 7 位(女);儿童及 35 岁以下成人中则居第 1 位。

我国 AL 比 CL 多见(约 5.5∶1),其中 AML 最多(1.62/10 万),其次为 ALL(0.69/10 万),CML(0.39/10 万),CLL 少见(0.05/10 万)。男性发病率略高于女性(1.81∶1)。成人 AL 中以 AML 多见。儿童以 ALL 多见。CML 随年龄增长而发病率逐渐升高。CLL 在 50 岁以后发病才明显增多。

我国白血病发病率与亚洲其他国家相近,低于欧美国家。尤其是 CLL 不足白血病的 5%,而在欧美国家则占 25%~30%。

二、病因和发病机制

人类白血病的病因尚不完全清楚。

(一) 病毒因素

病毒感染机体后,作为内源性病毒整合并潜伏在宿主细胞内,一旦在某些理化因素作用下,即被激活表达而诱发白血病;或作为外源性病毒由外界以横向方式传播感染,直接致病。部分免疫功能异常者,如某些自身免疫性疾病患者白血病危险度会增加。成人 T 细胞白血病/淋巴瘤(ATL)可由人类 T 淋巴细胞病毒Ⅰ型(human T lymphocytotrophic virus-Ⅰ,HTLV-Ⅰ)所致,这是至今为止发现的第一个与人白血病及淋巴瘤有关的反转录病毒。EB(Epstein-Barr virus)病毒为线性双链 DNA 病毒,已证实它与伯基特淋巴瘤和其他疾病的发生有关。

(二) 物理因素

包括 X 线、γ 射线等电离辐射。早在 1911 年首次报道了放射工作者发生白血病的病例。据国外调查的资料证实,1929~1942 年放射科医师白血病的发病率为非放射科医师的 10 倍,而后随着对防护的重视和防护措施的不断完善,发病率渐减少。日本广岛及长崎受原子弹袭击后,幸存者中白血病发病率比未受照射的人群高 30 倍和 17 倍,患者多为 AL 和 CML。此外,过去对强直性脊柱炎用放射治疗,真性红细胞增多症用 ^{32}P 治疗,其白血病发病率也较对照组高。研究表明,大面积和大剂量照射可使骨髓抑制和机体免疫力下降,DNA 突变、断裂和重组,导致白血病的发生。

(三) 化学因素

1. 苯及其他有机溶剂 多年接触苯及含有苯的有机溶剂与白血病的发生有关。早年制鞋工人(接触含苯胶水)的发病率高于正常人群的 3~20 倍。

2. 药物 有些药物可损伤造血细胞引起白血病,例如,氯霉素、保泰松所致造血功能损伤者发生白血病的危险性显著增高；乙双吗啉是乙亚胺的衍生物，具有极强的致染色体畸变和致白血病作用，与白血病发生有明显关系。抗肿瘤药物中烷化剂和拓扑异构酶Ⅱ抑制剂被公认为有致白血病的作用。化学物质所致的白血病以 AML 为多。

3. 染发剂　染发剂与恶性肿瘤的关系已受到人们的重视。

4. 吸烟　嗜烟者中白血病的发病率略有增加，故美国将白血病列为烟草相关性疾病。

（四）遗传因素

家族性白血病约占白血病的 0.7%。单卵孪生子，如果一个人发生白血病，另一个人的发病率为 1/5，比双卵孪生者高 12 倍。Downs 综合征（唐氏综合征）有 21 号染色体三体改变，其白血病发病率达 50/10 万，比正常人群高 20 倍。先天性再生障碍性贫血（Fanconi 贫血）、Bloom 综合征（侏儒面部毛细血管扩张）、共济失调-毛细血管扩张症及先天性免疫球蛋白缺乏症等白血病发病率均较高，表明白血病与遗传因素有关。

（五）其他血液病

某些血液病最终可能发展为白血病，如骨髓增生异常综合征、淋巴瘤、多发性骨髓瘤、阵发性睡眠性血红蛋白尿症等。

一般说来，白血病发生至少有两个阶段：①各种原因所致的单个细胞原癌基因决定性的突变，导致克隆性的异常造血细胞生成；②进一步的遗传学改变可能涉及一个或多个癌基因的激活和抑癌基因的失活，从而导致白血病。通常理化因素先引起单个细胞突变，而后因机体遗传易患性和免疫力低下，病毒感染、染色体畸变等激活了癌基因（如 *ras* 家族），并使部分抑癌基因失活（如 *p53* 突变或失活）及凋亡抑制基因（如 *bcl-2*）过度表达，导致突变细胞凋亡受阻，恶性增殖。

三、分类和分型

对 AL，目前临床并行使用法美英（FAB）分型和世界卫生组织（WHO）分型。FAB 分类法将急性白血病分为急性淋巴细胞白血病（acute lymphoblastic leukemia，ALL）及急性非淋巴细胞白血病（acute nonlymphoblastic leukemia，ANLL）两大类。WHO 髓系和淋巴肿瘤分类法（2001 年）将患者的临床特点与形态学（morphology）和细胞化学、免疫学（immunology）、细胞遗传学（cytogenetics）及分子生物学（molecular biology）结合起来，形成 MICM 分型。如 APL 的诊断，更强调染色体核型和分子学结果。在 FAB 分类基础上增设了有特定细胞遗传学和基因异常的 AML、伴多系增生异常的 AML 和治疗相关的 AML 等三组白血病亚型。

（一）ANLL 共分 8 型

M_0（急性髓细胞白血病微分化型，minimally differentiated AML）：骨髓原始细胞<30%，无嗜天青颗粒及 Auer 小体，核仁明显，光镜下髓过氧化物酶（MPO）及苏丹黑 B 阳性细胞<3%；在电镜下，MPO 阳性；CD33 或 CD13 等髓系标志可呈阳性，淋系抗原通常为阴性。血小板抗原阴性。

M_1（急性粒细胞白血病未分化型，AML without maturation）：原粒细胞（Ⅰ型+Ⅱ型，原粒细胞质中无颗粒为Ⅰ型，出现少数颗粒为Ⅱ型）占骨髓非红系有核细胞（NEC，指不包括浆细胞、淋巴细胞、组织嗜碱细胞、巨噬细胞及所有红系有核细胞的骨髓有核细胞计数）的 90% 以上，其中至少 3% 以上细胞为 MPO 阳性。

M_2（急性粒细胞白血病部分分化型，AML with maturation）：原粒细胞占骨髓 NEC 的 30%～89%，其他粒细胞≥10%，单核细胞<20%。

M_3（急性早幼粒细胞白血病 acute promyelocytic leukemia，APL）：骨髓中以颗粒增多的早幼粒细胞为主，此类细胞在 NEC 中≥30%。

M_4（急性粒-单核细胞白血病，acute myelomonocytic leukemia，AMMoL）：骨髓中原始细胞占 NEC 的 30% 以上，各阶段粒细胞≥20%，各阶段单核细胞≥20%。

M_4Eo（AML with eosinophilia）：除上述 M_4 型各特点外，嗜酸粒细胞在 NEC 中≥5%。

M_5（急性单核细胞白血病 acute monocytic leukemia，AMoL）：骨髓 NEC 中原单核、幼单核≥30%，且原单核、幼单核及单核细胞≥80%。如果原单核细胞≥80% 为 M_{5a}、<80% 为 M_{5b}。

M_6（红白血病，erythroleukemia，EL）：骨髓中幼红细胞≥50%，NEC 中原始细胞（Ⅰ型+Ⅱ型）≥30%。

M_7（急性巨核细胞白血病，acute megakaryoblastic leukemia，AMeL）：骨髓中原始巨核细胞≥30%。血小板抗原阳性，血小板过氧化酶阳性。

（二）ALL 共分 3 型。

L1：原始和幼淋巴细胞以小细胞（直径≤12μm）为主。

L2：原始和幼淋巴细胞以大细胞（直径>12μm）为主。

L3（Burkitt 型）：原始和幼淋巴细胞以大细胞为主，大小较一致，细胞内有明显空泡，胞质嗜碱性，染色深。

四、临床表现

AL 起病较急，往往以高热、进行性贫血、显著出血倾向或骨关节疼痛等为早期表现。起病稍缓慢的病例，往往以乏力、虚弱、苍白、劳动后气短、体重减轻、食欲缺乏或体内某处疼痛或肿胀等症状开始。少数病例可以出现抽搐、失明、牙龈肿胀、面神经麻痹、心包积液等首发症状。还有患者因皮肤紫癜、月经过多或拔牙后出血难止而就医时被发现。

（一）正常骨髓造血功能受抑制表现

1. 贫血 早期即可出现贫血，随病程发展迅速加重，常与出血程度不成比例。患者有贫血的症状，如苍白、乏力、心悸、气促、水肿等。半数患者就诊时已有重度贫血，尤其是继发于 MDS 者。多数病例可发生隐性溶血现象。红细胞生存时间缩短，而骨髓在生成红细胞方面又不能相应代偿，所以贫血常较明显。红细胞的无效生成也是一个因素，这在红白血病时比较明显。

2. 发热 半数患者以发热为早期表现。可低热，亦可高达 39～40℃及以上，伴有畏寒、出汗等。虽然白血病本身可以发热，但高热往往提示有继发感染。感染可发生在各个部位，以口腔炎、牙龈炎、咽峡炎最常见，可发生溃疡或坏死；肺部感染、肛周炎、肛旁脓肿亦常见，严重时可致败血症。最常见的致病菌为革兰阴性杆菌，如肺炎克雷伯菌、铜绿假单胞菌、大肠杆菌、产气杆菌等；革兰阳性球菌的发病率有所上升，如金黄色葡萄球菌、表皮葡萄球菌、粪链球菌、肠球菌等。长期应用抗生素及粒细胞缺乏者，可出现真菌感染，如念珠菌、曲霉菌、隐球菌等。因患者伴有免疫功能缺陷，可发生病毒感染，如单纯疱疹病毒、带状疱疹病毒、巨细胞病毒感染等。偶见卡氏肺孢子虫病。急性白血病之所以容易发生感染，除了成熟粒细胞减少或缺乏，并可伴有粒细胞功能异常外，尚有多种因素，包括白血病细胞在全身各部位广泛浸润、组织出血、免疫力减退等。

3. 出血　以出血为早期表现者近40%。AL的出血量可多可少，病情严重时出血可遍及全身，以皮肤瘀点、瘀斑、鼻出血、牙龈出血、月经过多为多见。眼底出血可致视力障碍。有时可发生致命性出血，如颅内出血、消化道或呼吸道的大出血。出血原因一般为血小板明显减少，早幼粒与单核细胞白血病容易并发弥散性血管内凝血（DIC）而出现全身广泛性出血。颅内出血时会发生头痛、呕吐、瞳孔大小不对称，甚至昏迷、死亡。感染细菌的多糖体有抑制凝血的作用，因此感染可成为AL出血的原因之一。AL还可继发个别凝血因子的缺乏，引起凝血功能障碍所致的出血。有资料表明AL死于出血者占62.24%，其中87%为颅内出血。因此，血小板减少、大量白血病细胞在血管中淤滞及浸润、感染和凝血异常是出血的主要原因。

（二）白血病细胞增殖浸润的表现

1. 肝脾肿大　肝脾肿大是常见的体征，约见于半数病例，肝大比脾大略多。急性淋巴细胞白血病肝大多见，尤其小儿，急性单核细胞白血病次之，急性粒细胞白血病少见。脾大通常在肋下4cm以内，但也有脾大达脐水平者。除慢性粒细胞白血病急性变外，巨脾罕见。肿大的肝脾质地均柔软或轻度充实，表面光滑，多无触痛，虽有肝大，但临床上常无明显肝功能损害，也很少发生脾栓塞。

2. 淋巴结肿大　常发生于急性淋巴细胞白血病，纵隔淋巴结肿大常见于T-ALL。1/3～1/2的急性髓细胞白血病也可有淋巴结肿大。淋巴结肿大多为轻度（直径<3cm），质地较软，且不融合。部位多限于颌下、颈部、腋下、腹股沟等处。也可出现全身广泛淋巴结肿大，并可有深部淋巴结肿大，如纵隔、腹膜后、脊柱旁等。

3. 神经系统表现　主要病变为出血和白血病细胞浸润。中枢神经出血多见于白血病细胞急剧增多，并发DIC或血小板明显减少者。出血可发生在脑、脑膜、蛛网膜下隙或脊髓，以脑出血最多见。常有头痛，眼底出血，癫痫样痉挛发作，进行性意识障碍。血性脑脊液约占60%，预后较差。脑部浸润者的表现与脑瘤相似。脑膜浸润较常见，临床表现类似脑膜炎，有颅内压增高的表现，如头痛、呕吐、视乳头水肿等；脑脊液压力增高，白细胞增多，可找到白血病细胞，蛋白轻度增高，糖减少。脑神经受损可引起视力障碍、瞳孔改变、面神经麻痹、眩晕等。脊髓若受压会出现截瘫，大小便障碍等。神经根及周围神经也可受累。中枢神经系统白血病（CNSL）可发生在疾病各个时期，可成为首发症状，但更多见于治疗后缓解期，这是由于化疗药物难以通过血脑屏障，隐藏在中枢神经系统的白血病细胞不能被有效杀灭，因而引起CNSL。以ALL最常见，儿童尤甚，其次为M_4、M_5和M_2。临床上轻者表现头痛、头晕，重者有呕吐、颈强直，甚至抽搐、昏迷。

4. 骨骼和关节表现　白血病细胞大量增生，使骨内张力增高，也可浸润破坏骨皮质和骨膜引起疼痛，常有胸骨下段局部压痛，可出现关节、骨骼疼痛，尤以儿童多见。发生骨髓坏死时，可引起骨骼剧痛。

5. 口腔和皮肤表现　AL尤其是M_4和M_5，由于白血病细胞浸润可使口腔溃疡，牙龈增生、肿胀,有时整个牙齿可淹没在极度肿胀增生的牙龈中;特异性皮肤损害为白血病浸润所致,在 M_4 较多见,皮肤可出现蓝灰色斑丘疹,局部皮肤隆起、变硬,呈紫蓝色结节。

6. 五官表现　鼻黏膜可被白血病细胞浸润,发生糜烂,破溃,并引起反复大量鼻出血。鼻窦可继发感染。眼睑或结膜出血较为常见。粒细胞白血病形成的粒细胞肉瘤(granulocytic sarcoma)或绿色瘤(chloroma)常累及骨膜,以眼眶部位最常见,可引起眼球突出、复视或失明。视网膜或玻璃体积血都可影响视力和视野,白血病的眼底变化很常见。白血病浸润内耳较常见,伴有出血,发生前庭和耳蜗功能障碍。中耳出血可形成血鼓室,听力下降,也常并发感染。

7. 肺与胸膜表现　肺部浸润主要在肺泡壁和肺泡间隙,也可浸润支气管、胸膜、血管等。X 线表现可酷似肺结核或粟粒性结核,胸膜浸润伴有胸腔积液,可为血性。临床症状有咳嗽、咯血、呼吸困难、胸痛等。

8. 胃肠道表现　白血病细胞浸润胃肠道可出现食欲缺乏、恶心、呕吐、腹胀、腹泻。胃肠道浸润发生穿孔者罕见,一旦发生其出血较常见。

9. 泌尿生殖系统表现　肾常被浸润,但症状较少见,可出现蛋白尿、血尿、管型尿、水肿等表现。子宫、卵巢、睾丸、前列腺都可被浸润,女性患者常有阴道出血和月经周期紊乱。男性可有性欲减退,阴茎异常勃起极为罕见。睾丸出现无痛性肿大,多为一侧性,另一侧虽无肿大,但在活检时往往也发现有白血病细胞浸润。睾丸白血病多见于 ALL 化疗缓解后的幼儿和青年,是仅次于 CNSL 的白血病髓外复发的根源。

10. 心脏表现　心脏心包膜及心内膜都可被浸润,临床症状可表现为心脏扩大、心动过速、传导阻滞、心包积液及心力衰竭。

五、实验室检查

(一) 血常规

白细胞数量可高可低或正常,增高者多见,$>10\times10^9/L$ 者称为白细胞增多性白血病。也有白细胞计数正常或减少,低者可$<1.0\times10^9/L$,称为白细胞不增多性白血病。血涂片分类检查可见数量不等的原始和幼稚细胞,但白细胞不增多型病例血片上很难找到原始细胞。

患者常有不同程度的红细胞和血红蛋白的减少,一般为正细胞、正色素性贫血,血片中红细胞大小不等,可找到幼红细胞,网织红细胞常减少。

患者在早期血小板可正常或轻度减少,随着病情进展血小板进行性减少,晚期血小板往往极度减少。除血小板数量减少外,可有质的异常。

(二) 骨髓象

骨髓象是诊断 AL 的主要依据和必做检查。FAB 协作组提出原始细胞≥骨髓有核细胞(ANC)的 30% 为 AL 的诊断标准,WHO 分类将骨髓原始细胞≥20% 定为 AL 的诊断标准,并提出原始细胞比例<20% 但伴有 t(15;17)、t(8;21)或 inv(16)/t(16;16)者亦应诊断为 AML。多数病例骨髓象有核细胞显著增生或极度活跃,以原始细胞为主,而较成熟中间阶段细胞缺如,并残留少量成熟粒细胞,形成所谓“裂孔”现象。M_3 以多颗粒的异常

早幼粒细胞为主，此类患者的原始细胞也可能<30%，正常的巨核细胞和幼红细胞减少。在原始和幼稚红细胞≥50%时，若非红系有核细胞（NEC）中原始细胞≥30%，即可诊断为 EL，不管这些原始细胞在 ANC 中是否大于 30%。约有 10%的患者骨髓增生低下但原始细胞仍占非红系细胞的 30%以上者称为低增生性急性白血病。白血病细胞与正常及幼稚细胞相比，常有形态异常或核、质发育不平衡，Auer 小体仅见于 AML，有独立诊断意义。

（三）细胞化学

细胞化学主要用于协助细胞形态学鉴别诊断各类白血病。糖原染色（PAS）除可用于鉴别急性白血病的类型外，还可用于鉴别急性红白血病（M_6）与巨幼细胞贫血，前者往往呈强阳性反应，后者反应不明显（表 16-12）。

表 16-12　常见 AL 的细胞化学鉴别

	急淋白血病	急粒白血病	急单白血病
髓过氧化物酶（MPO）	（-）	分化差的原始细胞（-）~（+） 分化好的原始细胞（+）~（+++）	（-）~（+）
糖原染色（PAS）	（+）成块或粗颗粒状	（-）或（+）弥漫性淡红色或细颗粒状	（-）或（+），弥漫性淡红色或细颗粒状
非特异性酯酶（NSE）	（-）	（-）~（+）NaF 抑制<50%	（+），NaF 抑制≥50%

（四）免疫学

根据白血病细胞表达的系列相关抗原，确定其来源。造血干/祖细胞表达 CD34，APL 细胞通常表达 CD13、CD33 和 CD117，不表达 HLA-DR 和 CD34，还可表达 CD9。其他常见的免疫分型标志见表 16-13。急性混合细胞白血病包括急性双表型（白血病细胞同时表达髓系和淋系抗原）和双克隆（两群来源各自干细胞的白血病细胞分别表达髓系和淋系抗原）或双系列（除白血病细胞来自同一干细胞外余同双克隆型）白血病，其髓系和一个淋系积分均>2。

表 16-13　白血病免疫积分系统（EGIL，1998）

分值	B 系	T 系	髓系
2	CyCD79a CyCD22 CyIgM	CD3 TCRα/β TCRγ/δ	CyMPO
1	CD19 CD20 CD10	CD2 CD5 CD8 CD10	CD117 CD13 CD33 CD65
0.5	TdT CD24	TdT CD7 CD1a	CD14 CD15 CD64

（五）染色体和分子生物学

白血病常伴有特异的染色体和基因改变。例如，90%的 M_3 有 t（15；17）（q22；q21），该易位使 15 号染色体上的 *PML*（早幼粒白血病基因）与 17 号染色体上 *RARa*（维 A 酸受体基因）形成 *PML-RARa* 融合基因。这是 M_3 发病及用全反式维 A 酸治疗有效的分子基础。因此，应用细胞遗传学方法可以发现克隆性细胞染色体异常，后者可见于 AL 的各个亚型，不仅有助于诊断，还有判断预后的价值（表 16-14，表 16-15）。

表 16-14 AML 常见的染色体和分子学异常的预后意义

预后	染色体	分子学异常
良好	t(15;17)(q22;q21) t(8;21)(q22;q22) inv(16)(p13q22)/t(16;16)(p13;q22)	正常核型伴孤立的 NPM1 突变
中等	正常核型 孤立的+8 孤立的 t(9;11)(p22;q23) 其他异常	t(8;21)或 inv(16)伴有 C-KIT 突变
不良	复杂核型(≥3 种异常) t(6;9)(p23;q34) 11q23 异常,除外 t(9;11) del(5q)、-5、del(7q)、-7、t(9;22)	正常核型伴有单独的 FLT3-ITD

表 16-15 ALL 常见的染色体和分子学异常的检出率

染色体核型	基因	发生率(成人)	发生率(儿童)
超二倍体	-	7%	25%
亚二倍体	-	2%	1%
t(9;22)(q34;q11.2):Ph^+	*BCR-ABL*1	25%	3%
t(12;21)(p13;q22)	*TEL-AML*1	2%	22%
t(v;11q23)、t(4;11)、t(9;11)、t(11;19)	*MLL*	10%	8%
t(1;19)	*E2A-PBX*1	3%	5%
t(5;14)(q31;q32)	*IL3-IGH*	<1%	<1%
t(8;14)、t(2;8)、t(8;22)	*c-myc*	4%	2%
t(1;14)(p32;q11)	*TAL*1	12%	7%
t(10;14)(q24;q11)	*HOX*11	8%	1%
t(5;14)(q35;q32)	*HOX*11*L*2	1%	3%

(六) 骨髓细胞培养

正常粒-单系集落生成单位(CFU-GM)严重受抑或不生长,而白血病祖白血病细胞集落生成单位(CFU-L)却明显增多。缓解时,CFU-L 不生长或仅见极少量集落,CFU-GM 则恢复到正常的水平。

(七) 血液生化改变

血清尿酸浓度增高,特别在化疗期间。尿酸排泄量增加,甚至出现尿酸结晶。患者发生 DIC 时可出现凝血象异常。M_4和 M_5血清和尿溶菌酶活性增高,其他类型 AL 不增高。血清乳酸脱氢酶(LDH)可增高。

出现中枢神经系统白血病时,脑脊液压力增高,白细胞数增多(>0.01×10^9/L),蛋白增多(>450mg/L),而糖含量减少,涂片中可找到白血病细胞。

六、诊断和鉴别诊断

根据临床表现、血象和骨髓象特点，诊断白血病一般不难。但因白血病细胞类型、染色体改变、免疫表型和融合基因的不同，治疗方案及预后亦随之改变，故初诊患者应尽力获得全面 MICM 资料，以便评价预后，指导治疗，并应注意排除下述疾病。

（一）骨髓增生异常综合征

该病的 RAEB 及 RAEB-t 型除病态造血外，外周血中有原始和幼稚细胞，全血细胞减少和染色体异常，易与白血病相混淆。但骨髓中原始细胞小于 20%。WHO 分类法已将 RAEB-t（原始细胞 20%～30%）划为 AL。

（二）某些感染引起的白细胞异常

如传染性单核细胞增多症，血象中出现异形淋巴细胞，但形态与原始细胞不同，血清中嗜异性抗体效价逐步上升，病程短，可自愈。百日咳、传染性淋巴细胞增多症、风疹等病毒感染时，血象中淋巴细胞增多，但淋巴细胞形态正常，病程良性，多可治愈。骨髓原幼细胞不增多。

（三）巨幼细胞贫血

巨幼细胞贫血有时可与红白血病混淆。但前者骨髓中原始细胞不增多，幼红细胞 PAS 反应常为阴性，予以叶酸、维生素 B_{12}治疗有效。

（四）再生障碍性贫血及特发性血小板减少性紫癜

血象与白细胞不增多性白血病可能混淆，但骨髓涂片检查可明确鉴别。

（五）急性粒细胞缺乏症恢复期

在药物或某些感染引起的粒细胞缺乏症的恢复期，骨髓中原、幼粒细胞增多。但该病多有明确病因，血小板正常，原、幼粒细胞中无 Auer 小体及染色体异常。短期内骨髓成熟粒细胞恢复正常。

七、治　疗

近年来，AL 治疗已有显著进展。联合化疗是诱导缓解的主要手段。异体与自体的骨髓移植可使部分 AL 患者获得较高的治愈率与长期生存率。

白血病确诊后，医生应根据患者的 MICM 结果及临床特点，进行预后危险分层，按照患者意愿及经济能力，选择系统的治疗方案。适合行异基因造血干细胞移植（allo-HSCT）者应抽血做 HLA 配型。

（一）一般治疗

1. 紧急处理高白细胞血症　当循环血液中白细胞数>200×10^9/L，患者可产生白细胞淤滞(Leukostasis),表现为呼吸困难,低氧血症,呼吸窘迫,反应迟钝、言语不清、颅内出血等。病理学显示白血病血栓栓塞与出血并存,高白细胞不仅会增加患者早期病死率,也增加髓外白血病的发病率和复发率。因此当血中白细胞>100×10^9/L时,就应紧急使用血细胞分离机,单采清除过高的白细胞(M_3型一般不推荐),同时给以化疗和水化。可按白血病分类诊断实施相应的方案化疗,也可先用所谓化疗前短期预处理:ALL用地塞米松10mg/m^2,静脉注射;AML用HU(1.5~2.5)g/6h[总量(6~10)g/d]约36小时,然后进行联合化疗。需预防白血病细胞溶解诱发的高尿酸血症、酸中毒、电解质紊乱、凝血异常等并发症。

2. 防治感染 白血病患者常伴有粒细胞减少,特别在化疗、放疗期间粒细胞缺乏持续时间较长,此时,患者可戴口罩,以呋喃西林液漱口以保持口腔清洁,1∶5000高锰酸钾液坐浴,病房每日以紫外线照射30分钟,有条件者住层流病房或消毒隔离病房。可使用G-CSF以缩短粒细胞缺乏期。发热应做细菌培养和药敏试验,并迅速进行经验性抗生素治疗。

3. 纠正贫血 严重贫血可吸氧、输浓缩红细胞,使血红蛋白维持在60g/L以上,但白细胞淤滞时不宜马上输红细胞以免进一步增加血黏度。白血病获得缓解是纠正贫血最有效的方法。

4. 控制出血 血小板计数过低会引起出血,需输注单采血小板悬液,使血小板维持在30×10^9/L左右。但若多次输入不同供者的血小板,受者体内易于产生抗血小板的抗体,使输入的血小板寿命缩短,甚至发生血小板输注无效。为防止异体免疫反应所致无效输注和发热反应,输血时可采用白细胞滤器去除成分血中的白细胞。为预防输血相关移植物抗宿主病(TA-GVHD),输血前应将含细胞成分血液辐照25~30Gy,以灭活其中的淋巴细胞。如出血系DIC所致(如M_3),应立即给予适当的抗凝治疗。鼻及牙龈出血可予局部止血处理。

5. 防治高尿酸血症肾病 由于白血病细胞大量破坏,特别在化疗时更甚,血清和尿中尿酸浓度增高,积聚在肾小管,引起阻塞而发生高尿酸血症肾病,临床可出现少尿,无尿甚全急性肾衰竭。因此应鼓励患者多饮水及碱化尿液,并予静脉补液,使每小时尿量>150ml/m^2。高白细胞性白血病在化疗同时给予别嘌醇,每次100mg,每日3次,以抑制尿酸合成。当患者出现少尿、无尿、肾功能不全时,应按急性肾衰竭处理。

6. 维持营养 白血病系严重消耗性疾病,特别是化疗、放疗引起患者消化道黏膜炎及功能紊乱。应注意补充营养,维持水、电解质平衡,给患者高蛋白、高热量、易消化食物,必要时经静脉补充营养。

(二) 抗白血病治疗

白血病细胞增殖周期大致为5日左右。有些抗白血病药物作用于细胞周期中的特定阶段,故多采用联合化疗,并遵循以下药物组合原则:①作用于细胞周期不同阶段的药物;②各药物间有相互协同作用,以最大程度地杀灭白血病细胞;③各药物副作用不重叠,对重要脏器损伤较小。每一疗程用药需持续7~10天,致使各增殖周期的白血病细胞都有机会被药物杀灭。每一疗程结束后,间隔2周后再进入第二疗程,目的是使正常造血恢复,并且诱导休止期(G_0期)白血病细胞进入增殖周期,有利于药物杀灭白血病细胞。

抗白血病治疗的第一阶段是诱导缓解治疗,主要方法是联合化疗,目标是使患者迅速获得完全缓解(complete remission,CR)。所谓CR,即白血病的症状和体征消失,外周血中性粒细胞绝对值≥1.5×10^9/L,血小板≥100×10^9/L,白细胞分类中无白血病细胞;骨髓中原始粒Ⅰ型+Ⅱ型(原单+幼单或原淋+幼淋)≤5%,M_3型原粒+早幼粒≤5%,无 Auer 小体,红细胞及巨核细胞系正常,无髓外白血病。理想的 CR 为初诊时免疫学、细胞遗传学和分子生物学异常标志消失。

达到 CR 后进入抗白血病治疗的第二阶段,即缓解后治疗,主要方法为化疗和造血干细胞移植(HSCT)。诱导缓解获 CR 后,体内的白血病细胞由发病时的 10^{10}~10^{12}降至 10^8~10^9,这些残留的白血病细胞称为微小残留病灶(MRD)。必须进一步降低 MRD,以防止复发、争取长期无病生存(DFS)甚至治愈(DFS 持续 10 年以上)。

1. ALL 治疗　成人 ALL 的疗效低于小儿 ALL,也低于成人 ANLL。随着支持治疗的加强、多药联合方案的应用、大剂量化疗和 HSCT 的推广,目前儿童 ALL 的长期 DFS 可达到 80%以上,成人 ALL 的预后也有很大改善,CR 率可达到 80%~90%。ALL 治疗方案选择需要考虑年龄、ALL 亚型、治疗后的 MRD 和耐药性、是否有干细胞供体及靶向治疗的药物等。

(1)诱导缓解:目前常用方案为 DVLP 方案,由 DNR、VCR、L-ASP 和泼尼松 4 种药物组成。70%~90%的病例可以得到 CR,在 DVLP 基础上加用其他药物,包括 CTX 或 Ara-C,可提高 T-ALL 的 CR 率和 DFS。伴有 t(9;22)的 ALL(Ph^+)可以合用酪氨酸激酶抑制剂(TKIs,如伊马替尼或达沙替尼)进行靶向治疗,采用化疗联合 TKIs 对 Ph^+ALL 进行诱导治疗,CR 率可提高至 90%~95%。异基因 HSCT 联合 TKIs 也可使无事件生存率(EFS)进一步提高。L-ASP 的主要副作用为肝功能损害、胰腺炎、凝血因子及白蛋白合成减少和过敏反应。蒽环类药物有心脏毒性作用,对儿童尤甚。DNR、ADM、去甲氧柔红霉素(IDA)、EPI 的累积量分别达 $1000mg/m^2$、$500mg/m^2$、$300mg/m^2$ 和 $900mg/m^2$ 时,心脏毒性风险为 1%~10%。HD MTX 的主要副作用为黏膜炎,肝肾功能损害,故在治疗时需要充分水化、碱化和及时 CF 解救。

(2)缓解后治疗:缓解后强化巩固、维持治疗和中枢神经系统白血病(CNSL)防治十分必要。强化巩固治疗主要有化疗和 HSCT 两种方式,如未行异基因 HSCT,ALL 巩固维持治疗一般需 3 年。多采取间歇重复原诱导方案,定期给予其他强化方案的治疗。强化治疗时化学药物剂量宜大,且需不同种类药物交替轮换使用以避免蓄积毒性。如 HD MTX、Ara-C、6-MP 和 L-ASP。定期检测 MRD 并根据亚型决定巩固和维持治疗强度和时间。成熟 B-ALL 采用含大剂量(HD)CTX 和 HD MTX 方案反复短程强化治疗,总生存率已由不足 10%上升至 50%以上,且缓解期超过 1 年者复发率很低,故行维持治疗价值有限。而除成熟 B-ALL 以外的 ALL 即使给予强烈的诱导及巩固治疗仍必须予维持治疗。口服 6-MP 和 MTX 的同时给予 VP 方案化疗是目前普遍采取的有效维持的治疗方法。一般控制白细胞在 $3\times10^9/L$ 以下,以控制 MRD。CNSL 的预防应贯穿于 ALL 治疗的整个过程。CNSL 的防治措施包括颅脊椎照射、鞘内注射化学药物(如 MTX、Ara-C、糖皮质激素)及给予大剂量的全身化疗药物(HD MTX、HD Ara-C)。由于颅脊椎照射可导致患者认知障碍、脑白质变性、继发肿瘤、内分泌受损等不良反应,故目前临床上多采取早期大剂量全身化疗和鞘内化疗以预防 CNSL 发生。颅脊椎照射可作为 CNSL 发生时的挽救治疗。对于睾丸白血病患者,即使仅为单侧睾丸白血病也应行双侧照射和全身化疗。

(3)复发与难治:复发指 CR 后在外周血中重新出现白血病细胞或骨髓中原始细胞>5%或髓外出现白血病细胞浸润,可发生在维持治疗中或之后,多在 CR 后两年内发生,以骨髓复发最常见。此时可选择原诱导化疗方案再诱导,如 DVP 方案,CR 率可达 29%~69%。若选用 HD Ara-C 或其他药物如氟达拉滨,效果更好。如复发在首次 CR 18 个月后,再次诱导化疗缓解概率相对高。但 ALL 一旦复发,不管采用何种化疗方案和再缓解率多高,总的二次缓解期通常短暂(中位 2~3 个月),长期生存率<5%。髓外白血病中以 CNSL 最常见。单纯髓外复发者多能同时检出骨髓 MRD,血液学复发会随之出现。因此在进行髓外局部治疗的同时,需行全身化疗。一旦发生 CNSL,未接受过照射者采用 HD MTX(或 HD Ara-C)联合 CNS 照射,至少半数病例有效;否则可联合鞘内给药。

HSCT 对治愈成人 ALL 至关重要。异基因 HSCT 可使 40%~65% 的患者长期存活。主要适应证为:①复发难治 ALL;②CR2 期 ALL;③CR1 期高危 ALL:如染色体为 t(9;22)、t(4;11)、+8 者;亚二倍体者;*MLL* 基因重排阳性者;WBC≥$30×10^9$/L 的前 B-ALL 和 $100×10^9$/L 的 T-ALL;获 CR 时间>4~6 周,CR 后 MRD 偏高,在巩固维持治疗期持续存在或仍不断增加。

2. AML(非 APL)治疗 近年来,由于强烈化疗、HSCT 及有力的支持治疗,60 岁以下 AML 患者的预后有很大改善,30%~50% 的患者可望长期生存。

(1) 诱导缓解:采用蒽环类药物联合标准剂量 Ara-C 100mg/(m^2·d),第 1~7 日的化疗方案(即 3+7 方案),最常用的是 DA 方案,即 DNR45mg/(m^2·d),第 1~3 日或 IA(I 为 IDA,即去甲氧柔红霉素)方案,用米托蒽醌(NVT)(8~12)mg/(m^2·d)替代 DNR,效果相等,但心脏毒性低。用 IDA 12mg/(m^2·d)代替 DNR,年轻患者中 CR 率增加。国内用 HOAP 或 HA[H 高三尖杉酯碱(3~6)mg/d,静脉滴注 5~7 日]方案诱导治疗 AML,CR 率为 60%~65%。IDA+Ara-C+VPl6 联合应用可使年轻 AML 患者获得 80% CR 率。HD Ara-C 方案不增加 CR 率,但对延长缓解期有利。剂量增加的诱导化疗能提高该疗程 CR 率和缓解质量,但相关毒性亦随之增加。1 个疗程获 CR 者 DFS 长,经过 2 个疗程诱导才达 CR 者 5 年 DFS 仅 10%。达 CR 所用的诱导时间越长则 DFS 越短。2 个标准疗程仍未 CR 者提示患者原发耐药存在,需换方案或进行异基因 HSCT。

(2) 缓解后治疗:诱导 CR 是 AML 长期 DFS 关键的第一步,但此后若停止治疗,则复发几乎不可避免。复发后不行 HSCT 则生存者甚少。AML 缓解后治疗的特点为:①AML 的 CNSL 发生率不到 3%,对初诊高白细胞(WBC≥$100×10^9$/L)、伴髓外病变、M_4/M_5、t(8;21)或 inv(16)、$CD7^+$和 $CD56^+$者应在 CR 后做脑脊液检查并鞘内预防性用药至少一次,较 ALL 预防次数明显减少。②AML 比 ALL 治疗时间明显缩短。

年龄小于 60 岁的 AML 患者,高危组(表 16-15)首选异基因 HSCT;低危组首选 HD Ara-C 为主的强烈化疗,复发后再行异基因 HSCT;中危组 HD Ara-C 为主的化疗和配型相合的异基因 HSCT 均可。无法行异基因 HSCT 的高危组、中危组及部分低危组患者均可考虑行自体 HSCT。值得注意的是,在属于中危组的正常核型 AML 中,也存在基因突变,*NPM*1 和 *CEBPA* 突变对预后有利,而 *FLT3-ITD*、*MLL-PTD* 突变等对预后不利。

巩固强化治疗方法有:①原诱导方案巩固 2~3 个疗程。②以中剂量 Ara-C 为主的强化治疗。Ara-C 可单用,也可加其他药物(如 DNR、安吖啶、NVT 等)。③用与原诱导治疗方案无交叉耐药的新方案(如 VP16+NVT 等)。每 1~2 个月化疗 1 次,共计 1~2 年。之后密切随访,如有复发再行治疗。HD Ara-C 的最严重并发症是小脑共济失调,发生后必须停药。皮疹、发热、眼结膜炎也常见,可用糖皮质激素常规预防。因贫困,年龄>55 岁或有并发症不能采用上述治疗者,也可用常规剂量的不同药物组成化疗方案,每 1~2 个月轮换巩固维持 2 年,但仅 10%~15% 的患者能够长期生存。

(3) 复发和难治 AML 的治疗:难治性白血病的定义:①经常规方案(如 DA、HA)全量治疗2个疗程无效的初治病例;②完全缓解后经巩固强化治疗,在6个月内首次复发或在6个月后复发但经常规治疗无效的病例;③再次或多次复发的病例。

治疗上可选用:①中大剂量Ara-C联合化疗,对年龄55岁以下,支持条件较好者。②新方案,如氟达拉滨、Ara-C和G-CSF±IDA(FLAG±I)。③对于年龄偏大或继发性AML,可采用预激化疗(CAG方案),G-CSF 300μg/d皮下注射,1~14日;阿柔比星20mg/d,静脉注射,1~4日;Ara-C (10~15)mg/m^2,每12小时一次,皮下注射,1~14日。④HSCT,除HLA相合的HSCT外还包括HLA部分相合或半相合的移植。⑤临床试验,如耐药逆转剂、新的靶向药物、生物治疗等。再诱导达CR后应尽快行HSCT。

3. 老年AL的治疗 多数患者化疗需减量用药,以降低治疗相关病死率,少数体质好,支持条件佳者可采用类似年轻患者的方案治疗,有HLA相合同胞供体者可行NST。大于60岁,由MDS转化而来、继发于某些理化因素、耐药、重要器官功能不全、不良核型者,更应强调个体化治疗。

4. APL的治疗 急性早幼粒细胞白血病(acute promyelocyte leukemia,APL)是一种有着特异基因与染色体核型改变的特殊类型急性白血病。临床表现凶险,起病及治疗过程中容易发生出血和栓塞而引起死亡。近二十年来,由于全反式维A酸(ATRA)及砷剂的临床应用,APL已成为可以治愈的白血病之一。APL易见于中青年人,平均发病年龄为39岁,流行病学研究证实国外APL发病率占同期白血病的5.0%~23.8%,占AML的6.2%~40.2%。国内报道发病率占同期急性白血病的3.3%~21.2%。具有典型的APL细胞形态学表现,细胞遗传学检查t(15;17)阳性或分子生物学检查PML-RARa阳性者为典型APL(非典型APL显示为少见的PLZF-RARα、NuMA-RARα、NPM-RARα、Stat5b-RARα、FIP1L1-RARα、PRKAR1A-RARα、BCOR-RARα等分子改变)。

(1) 诱导缓解:ATRA可诱导带有t(15;17)(q22;q21)/PML-RARα融合基因的早幼粒白血病细胞分化成熟。ATRA+化疗的CR率为70%~95%。砷制剂对M_3诱导CR率可达65%~98%,其作用机制可能是通过"原浆毒"作用诱导白血病细胞凋亡。

诱导治疗需按危险度(WBC、PLT)分层,根据患者具体情况适当调整药物使用剂量。低/中危组:诱导治疗前外周血WBC≤10×10^9/L。低危组:PLT>40×10^9/L,中危组:PLT≤40×10^9/L。方案包括:①ATRA+DNR或IDA;②ATRA+亚砷酸或口服砷剂+蒽环类药物;③ATRA+亚砷酸或口服砷剂双诱导治疗。高危组:诱导前外周血WBC>10×10^9/L。方案包括:①ATRA+亚砷酸或口服砷剂+蒽环类药物;②ATRA+蒽环类药物;③ATRA+蒽环类药物±Ara-C。危险度不同的患者化疗起始时间不同,低危组患者化疗可于ATRA或双诱导治疗72小时后开始,而高危组患者可考虑与ATRA或双诱导治疗同时进行。ATRA的诱导分化作用可以维持较长时间,在诱导治疗后较早行骨髓评价可能不能反映实际情况。因此,骨髓评价一般在第4~6周、血细胞计数恢复后进行,此时,细胞遗传学一般正常。分子学反应一般在巩固2个疗程后判断。

ATRA联合蒽环类药物初始诱导失败的APL患者可选用亚砷酸或口服砷剂再诱导或选择临床研究,有条件者可行异基因HSCT。ATRA+亚砷酸或口服砷剂±蒽环类药物初始诱导失败的APL患者可选择临床研究或异基因HSCT。

(2) 巩固治疗:经诱导缓解后的APL患者仍需根据危险分层行相应的巩固治疗。①ATRA联合蒽环类药物达到CR者,低/中危组患者可继续给予ATRA+蒽环类药物2个疗程。而高危组患者则需要行多药联合的治疗方案,如ATRA+亚砷酸+蒽环类药物+Ara-C;

ATRA+HHT+Ara-C。②ATRA+亚砷酸或口服砷剂达到 CR 者,可继续采取原治疗方案;也可选择以蒽环类为主的化疗方案。巩固治疗结束后进行患者骨髓细胞融合基因的定性或定量 PCR 检测。融合基因阴性者进入维持治疗;融合基因阳性者 4 周内复查,复查阴性者进入维持治疗,复查阳性者按复发处理。

(3) 维持治疗:APL 患者经诱导缓解及巩固治疗后应根据危险分层进行维持治疗。低/中危组患者可予 ATRA-亚砷酸交替使用,高危组患者予 ATRA-亚砷酸-MTX 或 6-MP 轮流使用,均需完成 5 个循环周期。或者予 ATRA-口服砷剂交替使用,完成 8 个循环周期(共 2 年),如以口服砷剂达到 CR 的 APL 患者,需用 3 个疗程的蒽环类药物进行巩固维持治疗。2 年内每 3 个月应用 PCR 检测融合基因,融合基因持续阴性者继续维持治疗,融合基因阳性者 4 周内复查,复查阴性者继续维持治疗,确实阳性者按复发处理。

(4) 治疗后患者随访:完成维持治疗后患者第一年建议每 3~6 个月进行 1 次融合基因检测,第二年以后间隔 6~12 个月检测。融合基因持续阴性者,继续观察;融合基因阳性者,4 周内复查阴性者进入维持治疗阶段,复查阳性者按复发处理。对于长期生存患者随访中应关注治疗药物(包括蒽环类和砷剂)的长期毒性,包括心脏毒性和继发性第二肿瘤等。

(5) 首次复发 APL 患者的治疗:一般采用亚砷酸±ATRA 进行再次诱导治疗。诱导缓解后必须进行鞘内注射预防 CNSL。达二次缓解(细胞形态学)者进行融合基因检测,融合基因阴性者行自体 HSCT 或亚砷酸巩固治疗(不适合移植者)6 个疗程,融合基因阳性者行异基因 HSCT 或进入临床研究。再诱导未缓解者可加入临床研究或行异基因 HSCT。

(6) 支持治疗:APL 常伴有原发纤溶亢进,合并出血者除治疗原发病外,同时应予输注单采血小板以维持 PLT≥30×10^9/L,输注冷沉淀、纤维蛋白原(Fg)、凝血酶原复合物和冰冻血浆以维持 Fg>1500 mg/L,PT 和 APTT 值接近正常。每日监测 DIC 直至凝血功能正常。对于有高凝及血栓的患者可应用抗凝药物进行治疗。

高白细胞 APL 患者一般不推荐白细胞分离术,可给予水化及化疗药物。

APL 治疗时可出现维 A 酸综合征,多见于单用 ATRA 诱导过程中,发生率为 3%~30%,发生机制可能与细胞因子大量释放和黏附分子表达增加有关。临床表现为发热、体重增加、肌肉骨骼疼痛、呼吸窘迫、肺间质浸润、胸腔积液、心包积液、皮肤水肿、低血压、急性肾衰竭甚至死亡。初诊时白细胞较高及治疗后迅速上升者易发生 ATRA 综合征。治疗包括暂时停服 ATRA,吸氧,利尿,地塞米松 10mg 静脉注射,每日 2 次,白细胞单采清除和化疗等。ATRA 的其他不良反应有头痛、颅内压增高、骨痛、肝功能损害、皮肤与口唇干燥、阴囊皮炎溃疡等。

CNSL 的预防和治疗:诊断时为低中危组患者应进行 2~4 次预防性鞘内治疗;诊断为高危组或复发患者,因发生 CNSL 的风险增加,对这些患者应进行 6 次预防性鞘内治疗。对于已诊断 CNSL 患者可连续鞘内给药及予以大剂量 MTX 和 Ara-C 治疗。

APL 诱导治疗期间一般不主张应用 G-CSF,但出现严重粒细胞缺乏伴发感染患者也可酌情应用。

八、预　　后

急性白血病若不经特殊治疗,平均生存期仅 3 个月左右,短者甚至在诊断数日后即死亡。经过现代治疗,已有不少患者获得病情缓解以至长期存活。对于 ALL,1~9 岁且白细胞<50×10^9/L 并伴有超二倍体或 t(12;21)者预后最好,完全缓解后经过巩固与维持治疗,80%以上患者能够获得长期生存甚至治愈。女性 ALL 预后好于男性。年龄偏大、白细胞计数较高的 AL 预后不良。APL 若能避免早期死亡则预后良好,多可治愈。染色体及一些分子标志能提供独立预后信息,Ph^+ ALL 患者且白细胞>25×10^9/L 者预后差,继发性 AL、复发及有多药耐药者和需较长时间化疗才能缓解者,预后均较差。合并髓外白血病预后也较差。需要指出的是,某些预后指标意义随治疗方法的改进而变化,如 T-ALL 和 L3 型 B-ALL,经有效的强化治疗预后已大为改观,50%~60%的成人患者可以长期存活。

(沈　茜　徐小红)

第三节　慢性白血病

一、慢性粒细胞白血病

慢性粒细胞白血病(chronic myelogenous leukemia,CML),简称慢粒,是一种起源于造血干细胞的恶性克隆性疾病。外周血粒细胞显著增多并有不成熟性,在受累的细胞系中,可找到 Ph 染色体和(或)*BCR-ABL* 融合基因。病程发展缓慢,伴有脾大。按照发展过程,CML 分慢性期(chronic phase,CP)(血液、骨髓和脾中成熟粒细胞和幼稚粒细胞显著增多)、加速期(accelerated phase,AP)(外周血和骨髓中出现未分化的原始细胞)、急变期(blastic phase or blast crisis,BP/BC)(急性白血病阶段)。中位生存期 3~4 年,大多数患者因急变而死亡。

(一) 流行病学

CML 在全球的年发病率约为 1.25/10 万,占全部白血病的 15%左右,发病率随年龄而增加,以 50~60 岁为高峰,男性略多,男女比率为 1.6∶1。CML 在我国的年发病率为(0.3~0.99)/10 万,各年龄组均可发病,以中年最多见,中位发病年龄为 45~50 岁,男性多于女性。起病缓慢,早期常无自觉症状。患者可因健康检查或因其他疾病就医时才发现血象异常或脾大而被确诊。射线是唯一已知的流行病学因素,辐射潜伏期 4~11 年不等。

(二) 病因及发病机制

病因尚不明确。但放射线的致病作用十分明确。日本广岛、长崎受原子弹袭击后幸存者患白血病中有 30%为 CML,部分进行放疗的患者,CML 和急性白血病的发病率明显升高。放疗后 4 年发生的白血病中 20%为 CML。另外,抗肿瘤药物可诱发 CML,如烷化剂、蒽环类抗生素、拓扑异构酶Ⅱ抑制剂等。大剂量免疫抑制剂也能诱导继发性 CML。

CML 是单克隆恶性起源的造血干细胞获得性遗传异常。可能是由于 9 号和 22 号染色体的长臂各有一段发生断裂并互相易位 t(9;22)(q34;q11),形成特异性的 Ph 染色体,即费城染色体,使 9 号染色体 *ABL* 原癌基因片段与 22 号染色体 *BCR* 基因片段之间形成 *BCR-ABL* 融合基因,其编码的蛋白主要为 P_{210},P_{210}具有酪氨酸激酶活性,导致粒细胞转化和增殖而发生 CML。另外,*p*53 基因的突变、$CD34^+$细胞的异常、整合素受体功能异常及细胞黏附成分的缺陷等因素均参与 CML 的发病。

（三）临床表现和实验室检查

1. 慢性期（CP）　30%的患者症状不明显。一般情况下，患者有乏力、低热、多汗或盗汗、体重减轻等代谢亢进的症状。脾中度或重度肿大，由于脾大而自觉左上腹坠胀感，往往就医时已达脐或脐以下，质地坚实，平滑，无压痛。如果发生脾栓塞和脾周围炎，可出现局部剧烈腹痛及脾区压痛，并有摩擦音。治疗后病情缓解时脾往往缩小，病情进展会再度肿大。肝明显肿大较少见。部分患者因骨髓细胞增生，骨髓内压力增加，骨膜下浸润出现胸骨中下段压痛。当白细胞显著增高时，可有眼底充血及出血。白细胞极度增高时，可发生"白细胞淤滞症"，表现为呼吸窘迫、头昏、言语不清，中枢神经系统出血、阴茎异常勃起等表现，慢性期1~4年，以后逐渐进入加速期，最后进入急变期。

（1）血象：白细胞数明显增高，常超过$50\times10^9/L$，半数患者在$(100\sim600)\times10^9/L$，少数患者可达$1000\times10^9/L$。血片中粒细胞显著增多，可见各阶段粒细胞，以中性中幼和晚幼粒细胞为主，分别占15%~40%和20%~40%，杆状核和分叶核粒细胞亦多见，原始粒细胞在5%以下，一般为1%~3%，嗜酸粒细胞、嗜碱粒细胞也有不同程度的增多，分别达5%~10%和3%~5%，如嗜碱粒细胞超过15%~20%，提示预后不良。淋巴细胞和单核细胞常减少。血红蛋白在病变早期可正常，随着疾病的发展而逐渐减低，一般为中度贫血，血红蛋白在80g/L左右，进入急变期后红细胞及血红蛋白迅速下降。血小板在疾病早期可显著增多，晚期明显下降，骨髓中可见大量网状纤维，与巨核细胞增殖有关。

（2）骨髓象：骨髓增生明显至极度活跃，粒细胞显著增生，核左移，其中中性中幼及晚幼粒细胞明显增多，粒红比例明显增高，可增至10∶1~50∶1，原始细胞<10%。嗜酸、嗜碱粒细胞增多。红细胞相对减少，各阶段幼稚红细胞均可见到，晚期增生受抑。巨核细胞正常或增多，血小板易见，晚期减少。偶见Gaucher样细胞。

（3）中性粒细胞碱性磷酸酶（NAP）：活性减低或呈阴性反应。治疗有效时NAP活性可以恢复，疾病复发时又下降，合并细菌性感染时可略升高。

（4）细胞遗传学及分子生物学改变：95%以上的CML患者Ph染色体（费城染色体）阳性，显带分析为t(9;22)(q34;q11)，形成*BCR-ABL*融合基因。Ph染色体可见于粒、红、单核、巨核及淋巴细胞中。5%的CML有*BCR-ABL*融合基因阳性而Ph染色体阴性。

（5）免疫表型：骨髓细胞免疫表型在慢性期为髓系表达。

（6）血液生化：血清及尿中尿酸浓度增高。血清乳酸脱氢酶增高。血清维生素B_{12}浓度及维生素B_{12}结合力显著增高，且与白血病细胞增多程度呈正比。

2. 加速期（AP）　在加速期患者常有不明原因发热、虚弱、进行性体重下降、骨骼疼痛等症状，白细胞计数迅速增加，成熟粒细胞减少，原始细胞增加，逐渐出现贫血和出血。脾持续和进行性肿大，对原来治疗有效的药物无效。AP可维持几个月到数年。外周血或骨髓原始细胞≥10%，外周血嗜碱粒细胞>20%，不明原因的血小板进行性减少或增加。除Ph染色体以外可出现其他染色体异常，如：+8、双Ph染色体、17号染色体长臂的等臂（i17q）等，粒-单系祖细胞（CFU-GM）培养，集簇增加而集落减少，骨髓活检显示胶原纤维显著增生。加速期的免疫表型中CD34或CD33或HLA-DR明显高于正常，并先于形态学变化。

3. 急变期（BP/BC）　急变期为CML的终末期，临床与AL类似。多数急粒变，少数为急淋变或急单变，偶有巨核细胞及红细胞等类型的急性变。外周血中原粒+早幼粒细胞>30%，骨髓中原粒细胞或原淋+幼淋或原单+幼单>20%，出现髓外原始细胞浸润。红细胞系和巨核细胞系严重受抑,急变期的免疫表型因急变类型不同可出现相应的免疫学标志。急性变预后极差,往往在数月内死亡。

(四) 诊断

1. 诊断标准

(1) Ph 染色体阳性和(或)*BCR-ABL* 融合基因阳性者:伴有以下任何一项可诊断。

1) 外周血白细胞升高,以中性粒细胞为主,不成熟细胞>10%,原始细胞(Ⅰ型+Ⅱ型)<5%~10%。

2) 骨髓粒细胞高度增生,以中性中幼、晚幼粒细胞、杆状核粒细胞增多为主,原始细胞(Ⅰ型+Ⅱ型)<10%。

(2) Ph 染色体阴性和 *BCR-ABL* 融合基因阴性者:须伴有以下前四项中的三项加第五项可诊断。

1) 脾大。

2) 外周血白细胞持续升高>30×10^9/L,以中性粒细胞为主,不成熟细胞>10%,原始细胞(Ⅰ型+Ⅱ型)<5%~10%。

3) 骨髓增生明显至极度活跃,以中性中幼粒细胞、晚幼粒细胞为主,原始细胞(Ⅰ型+Ⅱ型)<10%。

4) 中性粒细胞碱性磷酸酶(NAP)积分降低。

5) 排除类白血病反应,慢性粒单细胞白血病(CMML)或其他类型的骨髓增生异常综合征(MDS),其他类型的骨髓增殖性疾病。

2. 分期标准

(1) 慢性期

1) 临床表现:无明显症状或有低热、乏力、多汗、消瘦等症状。

2) 外周血:白细胞增高,以中性中幼粒细胞、晚幼粒细胞和杆状核粒细胞为主,原始细胞(Ⅰ型+Ⅱ型)<5%~10%,嗜酸粒细胞和嗜碱粒细胞增多,可见少量有核红细胞。

3) 骨髓象:增生明显至极度活跃,以粒系增生为主,中幼粒细胞、晚幼粒细胞和杆状核粒细胞增多,原始细胞(Ⅰ型+Ⅱ型)<10%。

4) Ph 染色体阳性。

5) 粒单祖细胞培养:集落和集簇明显增加。

(2) 加速期:具备下列两项者可考虑。

1) 不明原因的发热、贫血、出血加重和(或)骨骼疼痛。

2) 脾进行性肿大。

3) 不明原因的血小板进行性下降或升高。

4) 骨髓或外周血中原始细胞(Ⅰ型+Ⅱ型)>10%。

5) 外周血中嗜碱粒细胞>20%。

6) 发生骨髓纤维化。

7) 出现 Ph 染色体以外的其他染色体异常。

8) 对传统的治疗 CML 的药物失效。

9) 粒单祖细胞增生和分化缺陷,集簇增多,集簇与集落的比值增高。

(3) 急变期:具备下列之一可诊断。

1）外周血和骨髓中原始细胞（Ⅰ型+Ⅱ型）或原始淋巴细胞和幼稚淋巴细胞，或原单细胞和幼单细胞>20%。

2）外周血原始+早幼粒细胞>30%。

3）骨髓中原始+早幼粒细胞>50%。

4）存在骨髓外原始细胞浸润。

5）粒单祖细胞培养呈小簇生长或不生长。

（五）鉴别诊断

1. 其他原因引起的脾大 血吸虫病、慢性疟疾、黑热病、肝硬化、脾功能亢进等均有脾大。但各病均有各自原发病的临床特点，并且血象及骨髓象无 CML 的典型改变。Ph 染色体及 *BCR-ABL* 融合基因均阴性。

2. 类白血病反应 常并发与严重感染、恶性肿瘤等基础疾病，并有相应原发病的临床表现，白细胞数可达 $50\times10^9/L$。粒细胞胞质中常有中毒颗粒和空泡。嗜酸粒细胞和嗜碱粒细胞不增多。NAP 反应强阳性。Ph 染色体及 *BCR-ABL* 融合基因阴性。血小板和血红蛋白大多正常。原发病控制后，白细胞恢复正常。

3. 骨髓纤维化 原发性骨髓纤维化脾大显著，血象中白细胞增多，并出现幼粒细胞等，易与 CML 混淆。但骨髓纤维化外周血白细胞数一般比 CML 少，多不超过 $3\times10^{10}/L$，且波动不大。NAP 阳性，此外有红细胞持续出现于外周血中，红细胞形态异常，特别是泪滴状红细胞易见。Ph 染色体及 *BCR-ABL* 融合基因阴性。部分患者存在 *JAK2V617F* 基因突变。多次多部位骨髓穿刺干抽。骨髓活检网状纤维染色阳性。

（六）治疗

CML 治疗应着重于慢性期早期，避免疾病转化，力争细胞遗传学和分子生物学水平的缓解，一旦进入加速期或急变期则预后很差。对 CML 无须急症处理，除非患者因巨脾、脾区疼痛或伴有白细胞滞留或白细胞数急骤增多。

1. 慢性期治疗

（1）化学治疗：化疗虽可使大多数 CML 患者血象及异常体征得到控制，但中位生存期（40 个月左右）并未延长，化疗时宜保持每日尿量在 2500ml 以上和尿液碱化，加用别嘌醇 100mg，每 6 小时一次，防止高尿酸血症肾病。至白细胞数正常后停药。

1）HU：为核苷酸还原酶的抑制剂，抑制核糖核酸还原成脱氧核糖核酸，能选择性阻止 DNA 合成，杀伤 S 期细胞。起效快，但持续时间短。用药后两三日白细胞即下降，停药后又很快回升，降低肿瘤负荷效果好。一般成人开始剂量为（2～3）g/d，待白细胞减至（5～10）×$10^9/L$ 左右时可考虑停药，停药后白细胞数可很快上升。故一般在血白细胞数正常后用 HU（0.5～1）g/d 作为维持治疗。随着白细胞数下降，患者自觉症状有所好转，外周血幼稚细胞数减少或消失，增高的血小板有所下降，贫血改善，脾也迅速缩小，但对细胞遗传学和病程无影响。用药期间需经常检查血常规，以便调节药物剂量。副作用少，耐受性好，与烷化剂无交叉耐药性。对患者以后接受 HSCT 也无不良影响。

2）BU（马利兰）：是既往治疗 CML 慢性期的首选药物。是一种烷化剂，为细胞周期非特异药物，主要作用于 G1 期，血液学缓解率为 85%～90%。BU 起效慢且后作用长，剂量不易掌握。初始 4mg/d，口服，每周检查一次血常规，白细胞一般在 3 周后开始下降，如 3～4 周后白细胞数不下降，剂量可加至每日 6mg，在 1~3 个月内白细胞数可降至 $(10 \sim 15) \times 10^9/L$，血液中幼稚细胞基本消失。首次缓解可达数月甚至数年。用药过量常致严重骨髓抑制，且恢复较慢。敏感者即使小剂量也可出现骨髓抑制，应提高警惕。BU 长期用药可出现皮肤色素沉着、精液缺乏及停经、肺纤维化等，现已较少使用。

3）其他药物：Ara-C、高三尖杉酯碱（homoharringtonine，HHT）、靛玉红（indirubin）、异靛甲、二溴卫茅醇、6-MP、美法仑、6TG、CTX，砷剂及其他联合化疗亦有效，FFN-α 与 Ara-C 联合使用可提高有效率，以上措施多在 HU、BU 无效时才考虑使用。

（2）靶向药物治疗

1）甲磺酸伊马替尼：为 2-苯胺嘧啶衍生物，能特异性阻断 ATP 在 ABL 激酶上的结合位置，使酪氨酸残基不能磷酸化，从而抑制 BCR-ABL 阳性细胞的增殖。伊马替尼也能抑制另外两种酪氨酸激酶：c-kit 和 PDGF-R（血小板衍生的生长因子受体）的活性。伊马替尼对大部分 CML 慢性期患者表现出显著的血液学和细胞遗传学反应，伊马替尼治疗 1 年后完全血液学反应（CHR）、完全分子学反应（CMR）和完全细胞遗传学反应（CCR）分别为 96%、85% 和 69%，随治疗时间延长疗效提高，5 年 CCR 87%，总生存率达 90%。治疗剂量为 400mg/d，治疗期间应定期检测血液学、细胞遗传学及分子生物学反应，以便调整治疗方案。伊马替尼常见的非血液学不良反应包括：水肿、肌痉挛、腹泻、恶心、肌肉骨骼痛、皮疹、腹痛、疲劳、关节痛和头痛等，但一般症状较轻微。血象下降较常见，可出现粒细胞缺乏、血小板减少和贫血，严重者需减量或暂时停药。随意减、停药容易产生 BCR-ABL 激酶区的突变，发生继发性耐药。使用伊马替尼的患者 10%~15% 出现疾病进展，伊马替尼耐药与基因点突变、*BCR-ABL* 基因扩增和表达增加、P 糖蛋白过度表达有关。疗效欠佳和病情进展的患者可将伊马替尼加量至 600mg/d 或 800mg/d，部分也能获益，也可用新的酪氨酸激酶抑制剂，如达沙替尼等或行 Allo-SCT。

2）达沙替尼：是一种 ABL 与 Src 双向激酶抑制剂，以活化的构型结合到 ABL，对 ABL/Src 激酶有高度选择性，达沙替尼对 *BCR-ABL* 融合基因阳性细胞的抑制作用比伊马替尼强 100~300 倍，降低 *BCR-ABL* 磷酸化活性的作用比伊马替尼强 1000 倍。除 T315I 突变外，达沙替尼对 ABL 激酶其他多种点突变均有临床疗效。目前，达沙替尼已被 FDA 批准用于治疗伊马替尼耐药或不能耐受的 CML 患者。达沙替尼的骨髓抑制较普遍，但并非剂量限制性，可出现贫血、中性粒细胞减少和血小板减少，但不常出现非血液学毒性。

3）尼洛替尼：是一种选择性酪氨酸激酶抑制剂，其结构与伊马替尼相似，作用位点相同，对 *BCR-ABL* 融合基因突变造成的 STI571 耐药无效。由于尼洛替尼与酪氨酸激酶结合的亲和力更强，对结合位点的形状和电荷要求更低，故尼洛替尼能抑制 *BCR-ABL* 融合基因的自磷酸化作用和 *BCR-ABL* 融合基因 32/33 点突变细胞的增殖能力，包括复发患者出现的绝大多数变异类型（T315I 除外）。

4）造血干细胞移植：自体干细胞移植（Auto-HSCT）的效果优于常规化疗，部分患者可达到完全血液学反应。自体移植后大多数患者重建 Ph 染色体阴性造血，其中一部分患者 Ph 染色体阴性造血可维持 2 年或 2 年以上，但一部分患者较早的再现 Ph 染色体阳性细胞。异基因造血干细胞移植（Allo-HSCT）是目前根治 CML 的首选治疗手段。CML 慢性期、加速期及急变期异基因骨髓移植的复发率分别为 20%、50% 及 75%。骨髓移植应在 CML 慢性期待血象及体征控制后尽早进行。常规移植患者年龄以 45 岁以下为宜。HLA 相合同胞间移植后患者 3~5 年无病存活率为 60%~80%。对脾大显著者，移植前先切除脾或脾区照射可能会避免造血恢复延迟。采用无血缘关系志愿者(包括脐血)的移植明显扩大了 Allo-HSCT 的应用,长期无病生存率 35%~57%。此类移植较 HLA 相合同胞间移植风险大,主要原因为 GVHD 和相关感染。若对年龄<35 岁患者,采用高分辨率 HLA 配型相合的供者,在诊断后 1 年内进行移植,其移植相关病死率降低,长期无病生存接近 HLA 相合同胞间移植。对于高危患者,也可采用 HLA 不全相合的 Allo-HSCT。伊马替尼不增加移植相关发病率和病死率,对 Allo-HSCT 后复发患者仍然有效。

2. 加速、急变期的治疗 晚期患者对药物耐受性差,缓解率低且缓解期很短。加速期如有急变倾向者原则上使用联合化疗,但如果患者出现进行性全血细胞减少和骨髓纤维化,可考虑使用雄激素、输注红细胞及血小板,不宜使用强烈化疗。CML 急性粒细胞白血病病变患者可采取 DA、HA、中剂量或大剂量 Ara-C 等 AML 的联合化疗方案,CML 急性淋巴细胞白血病病变患者可采用 DVLP 等 ALL 的化疗方案。也可用伊马替尼加量至每日 600~800mg 口服,但加速期患者的 CHR、CMR 和 CCR 分别为 34%、11%~25% 和 11%~19%,急变期患者的 CHR、CMR 和 CCR 仅为 8%、3%~8% 和 0~2%,且疗效维持短暂。异基因移植是加速期和急变期 CML 患者唯一提高生存率和治愈率的方法。

(七) 预后

CML 的病程长短差距较大,一般存活 3 年,进入加速期经治疗后,仅少数患者可重新回到慢性期,大多数进入急变期。化疗后中位生存期 39~47 个月,5 年生存率 25%~35%,8 年生存率 8%~17%,个别可生存 10~20 年。影响 CML 的主要预后因素:①性别、年龄对长期生存无明显影响。②脾大是影响预后的原因之一,脾大,生存期短。③白细胞总数增高者预后差,外周血和骨髓中原始粒细胞和早幼粒细胞比例增高者预后不佳。

总之,近年来,Allo-SCT 和伊马替尼治疗 CML 已经改变了 CML 的预后和生存。总的来说,对于 CML 慢性期患者,伊马替尼优于 IFN-α±Ara-C,后者又优于 HU。Allo-SCT 是公认的根治方法,适合移植者长期的 CMR 和治愈率约 50%。伊马替尼和 Allo-SCT 是目前优先选用的治疗方式。

二、慢性淋巴细胞白血病

慢性淋巴细胞白血病(chronic lymphocytic leukemia,CLL)是一种淋巴细胞克隆性增殖的恶性疾病,淋巴细胞在骨髓、血液、淋巴结、肝、脾和其他器官扩增、蓄积浸润,最终导致正常造血功能衰竭。其特点为外周血、骨髓、肝脾和淋巴结均可见到大量的、形态单一的小圆形淋巴细胞聚集。95%以上的 CLL 为 B 细胞的克隆性增殖(B-CLL),仅不到 5%的病例为 T 细胞表型(T-CLL)。

(一) 流行病学

CLL 是西方国家发病率最高的成人白血病,年发病率为(2~6)/10 万,约占所有白血病的 30%。发病年龄一般大于 50 岁,约 80%的患者初诊时年龄超过 60 岁,并且随着年龄的增加发病率也呈上升趋势,50 岁以下仅占 10%,30 岁以下发病罕见。男性多于女性,男女比例为 1.5∶1~2∶1。在亚洲国家如日本、中国和印度比较少见,在所有白血病中的比例不超过 5%。

（二）病因及发病机制

CLL 病因不详。目前尚无证据说明病毒感染、电离辐射、化学致癌物、杀虫剂可引起本病，虽然 CLL 患者中男性明显多于女性，但未发现性激素与 CLL 发病之间有相关。目前发现有几种因素与该病密切相关。

1. 遗传因素　有 CLL 或其他淋巴系统恶性疾病家族史者，直系亲属发病率较一般人群高 3 倍。CLL 患者的亲属自身免疫疾病的发生率也明显增加。CLL 发病率在白色人种和黑色人种高，在亚洲黄色人种低，其发病率并不因人种的迁居而变化。提示不同种族的某些遗传因素与 CLL 发病相关。

2. 染色体异常　约 50% 的 CLL 患者具有染色体异常，常累及 12 或 4 号染色体，可存在-8、i(7)、i(2p)、t(13;21)、18、6q-、14q-、-x 等异常。染色体异常与病程有关，疾病早期染色体异常占 20% 左右，晚期病例可达 70%。

3. 特殊基因改变

（1）*p*53 基因：*p*53 基因为一种重要的肿瘤抑制基因，位于 17p13.1 部位，编码 53-kD 核酸磷酸蛋白。其突变或缺陷可能为近半数肿瘤患者的致病原因。17 号染色体短臂缺失仅见于 10%～15% 的 CLL 患者。此外，还有 10%～15% CLL 患者有 *p*53 基因突变，伴有 *p*53 基因突变患者多为进展型，具有白血病细胞高增生率，生存期短，对一线治疗药物抵抗的临床特点，提示预后不良，见于半数 Richter 综合征和 B 细胞幼淋细胞白血病，*p*53 基因突变可能是某些 CLL 患者病程中获得性改变。

（2）多药耐药基因（*MDR*）：约 40% CLL 患者 *MDR*-1 基因表达增高，*MDR*-1 位于 7q21.1，编码 170kD 跨膜部糖蛋白。在 CLL 患者 B 细胞中 *MDR*-1 表达增加而在正常 B 细胞中表达不增加，此外由于治疗或其他因素也可诱导 *MDR*-1 基因表达增加，*MDR* 基因异常表达更多是促进 CLL 患者病程进展原因而不是 CLL 原发病因。

（3）*bcl*-2：*bcl*-2 基因位于染色体 18q21，大多数 CLL 患者由于 *bcl*-2 基因重排而表达增加。约有 5% 左右 CLL 患者 *bcl*-2 基因重排是位于 2 号和 8 号染色体上的 Igκ 或 λ 轻链基因与位于 18 号染色体 *bcl* 基因易位。但除基因重排外，CLL 白血病细胞 *bcl*-2 表达增加与其基因位点的低甲基化有关。可能还有一些尚未了解的基因亦参与作用，使 CLL 细胞抵抗凋亡。

（4）细胞因子：CLL 细胞具有分泌多种细胞因子的能力，如 TNF-α，TGF-β（转移生长因子 β）、IL-7（白细胞介素-7）、IL-5、IL-2 等，这些因子具有直接或间接刺激 CLL 白血病细胞增生或防止 CLL 细胞凋亡作用，同时具有抑制正常淋巴细胞和骨髓造血有关细胞增生作用，因而细胞因子与 CLL 患者发病和疾病进展均相关。

（三）临床表现

1. 一般症状　约 1/4 患者无症状，因检查血常规而偶然发现。疲乏、体力下降和虚弱为常见症状。多在患者发生贫血或淋巴结、肝、脾肿大前发生。其他少见症状包括 CLL 细胞鼻黏膜浸润所致慢性鼻炎，感觉运动神经的多发性神经病变，对蚊虫叮咬过敏等。后期可出现食欲减退、消瘦、低热、盗汗及贫血等症状。此外，CLL 患者多为老年人，可合并有肺、心脏和脑血管疾病的表现。

2. 淋巴结肿大　80% 的 CLL 患者诊断时有无痛性淋巴结肿大。最常见的部位为颈部、锁骨上、腋窝淋巴结区及腹股沟等处。肿大的淋巴结无压痛,较坚实,可移动,但在合并感染时可有触痛。高度淋巴结肿大可引起局部压迫症状和影响器官功能,如口咽部淋巴结肿大可引起上呼吸道梗阻,腹腔淋巴结肿大可引起泌尿道梗阻和肾盂积水,压迫胆管引起阻塞性黄疸。但 CLL 患者纵隔淋巴结肿大很少引起上腔静脉综合征。

3. 肝、脾肿大 约半数 CLL 患者诊断时有轻度或中度肝、脾肿大,常伴有饱满感和腹胀。病程中部分患者脾大可超过脐水平,甚至延伸至盆腔,少数脾大者可伴有脾功能亢进,造成贫血和血小板减少。部分 CLL 患者可有肝大。肝大者肝功能异常多为轻度,黄疸少见。但如腹腔淋巴结肿大压迫胆管者可产生阻塞性黄疸。

4. 结外累及 对 CLL 患者尸检时常发现有脏器浸润表现,但引起器官功能异常者少见。在某些器官和组织伴有白血病细胞浸润时可产生症状,如在眼球后、咽部、表皮、前列腺、性腺及淋巴组织,白血病细胞浸润可引起突眼、上呼吸道阻塞、头皮结节、尿道梗阻等相应症状。肺间质浸润者肺 X 线片显示结节或粟粒样改变,可致肺功能障碍。胸膜浸润可产生血性或乳糜样胸腔积液。白血病细胞浸润可致消化道黏膜增厚,产生溃疡、出血、吸收不良。CLL 中枢神经系统浸润少见,可产生头痛、脑膜炎、脑神经麻痹、反应迟钝、昏迷等症状。

5. 感染 CLL 患者死亡和病情恶化的主要原因之一是感染,可累及约 40% 的患者。低 γ 球蛋白血症是感染和病情恶化的主要原因之一。此外,还有粒细胞缺乏、T 细胞功能异常等。最常见的是细菌感染,病毒感染(尤其是疱疹病毒感染)约占 15%,真菌感染较少见。

6. 少见临床表现

(1) 转化为侵袭性淋巴瘤/白血病:10% ~ 15% 患者转化为侵袭性淋巴瘤/白血病。最常见转化为 Richter 综合征,即转化成弥漫大 B 细胞淋巴瘤,表现为进行性肝、脾、淋巴结增大,发热,腹痛,体重减轻,进行性贫血和血小板减少,外周血淋巴细胞迅速增多。通过免疫表型、细胞遗传学、免疫球蛋白重链基因重排、DNA 序列分析等研究,证明有 50% Richter 综合征患者其大淋巴细胞来源于 CLL 的单一克隆。Richter 综合征患者对全身化疗反应很差,一般生存期 4~5 个月。CLL 还可转为幼淋巴细胞白血病、急性淋巴细胞白血病、浆细胞白血病、毛细胞白血病、多发性骨髓瘤、霍奇金淋巴瘤等。

(2) 自身免疫性疾病:约 20% 的 CLL 患者可合并 Coombs 试验阳性的自身免疫性溶血性贫血,其中一半患者有明显临床表现。2% CLL 患者合并免疫性血小板减少。CLL 临床病情严重程度与是否合并免疫性贫血和血小板减少无相关。合并自身免疫性溶血和血小板减少患者一般对肾上腺皮质激素反应良好。对肾上腺皮质激素若无效者可试用大剂量静脉注射丙种球蛋白、脾切除或脾区照射。

(3) 纯红细胞再生障碍性贫血:CLL 合并纯红细胞再障患者可高达 6%,临床表现为严重贫血,骨髓幼红细胞和外周血网织红细胞减低,但不伴有粒细胞和血小板减少。肾上腺皮质激素可有短暂疗效。大多数患者对化疗有效,可升高血红蛋白数值,同时伴 CLL 病情减轻。环孢素 A 并用或不用肾上腺皮质激素对合并纯红细胞再障的 CLL 患者也有效,但常仅为血红蛋白量升高,CLL 病情无改善。

(4) 继发恶性肿瘤:9% ~ 20% 的 CLL 患者可因自身免疫缺陷或化疗导致继发性恶性肿瘤。最常见为软组织肉瘤、肺癌和恶性黑色素瘤等,其他肿瘤有霍奇金淋巴瘤、急性髓细胞性白血病、慢性髓细胞性白血病、多发性骨髓瘤等。

（四）诊断与鉴别诊断

1. 病理诊断

（1）形态学：淋巴结肿大，结构消失，在弥漫性小细胞的背景下呈淡染的片状灶，形成“假滤泡”，此为增殖中心。往往只累及滤泡间区域。主要的异常细胞为小淋巴细胞，此类细胞比正常淋巴细胞稍大，核多为圆形，染色质聚集，偶有1个小核仁。有丝分裂少。增生中心含大小不一的细胞，其中幼淋巴细胞小至中等大小，染色质相对聚集，有小核仁。在脾、白髓累及较明显，但红髓亦可累及。增生中心也可出现但不如淋巴结明显。典型的CLL细胞的形态学特点为小的成熟淋巴细胞，胞质少，核形规整，类圆形，染色质致密、颗粒状，核仁不明显。CLL的一个典型特征是涂片上存在涂抹细胞，即所谓Gumprecht现象。此现象在高白细胞患者更常见，在其他B细胞疾病即使淋巴细胞增多也罕见。

（2）免疫表型：肿瘤细胞共表达T细胞抗原CD5及B细胞表面抗原CD19、CD20及CD23，和正常B淋巴细胞相比，sIg、CD20及CD79a表达水平低，典型CLL不表达CD10及FMC7。每个克隆的白血病细胞限制性表达κ或λ免疫球蛋白轻链。在组织切片上，胞质Ig可呈阳性，Cyclin D1阴性，但是增生中心细胞Cyclin D1可呈阳性。

（3）预后相关的分子生物学标志：CLL的临床病程呈高度异质性，生存时间2年至20多年不等。用于判断CLL预后的参数主要为：疾病临床分期、外周血淋巴细胞计数、淋巴细胞倍增时间、骨髓浸润模式等。这些指标尽管对于诊断的确立并非必须，但有利于判断预后和评估肿瘤负荷。

1）分子遗传学异常：应用荧光原位免疫杂交（FISH）技术可以发现超过80%的CLL患者存在1种或1种以上分子遗传学异常。基因异常是CLL进展和生存期的独立预后因素。最常见的染色体异常有：del（13q14.1）、del（11q）、+12、del（6q）、del（7p）等。del（13q14.1）见于50%以上的CLL患者，预后较好。del（7p）的患者涉及*p*53，*p*53基因突变可以造成疾病进展，故预后较差。

2）免疫球蛋白重链（IgVH）重排：60%～70%的CLL患者的*IgVH*基因发生体细胞突变，*IgVH*基因突变状态是CLL患者一个最可靠的预后因素。无*IgVH*基因突变的CLL患者易出现不典型的细胞形态，临床分期多为晚期，即使采取多种方法进行积极治疗，患者的病情进展快速且生存期短。有*IgVH*基因突变的患者多为典型成熟B细胞形态，临床分期多在早期，病程进展缓慢，生存期长。但有*VH*3.21基因者预后不良。

3）ZAP-70和CD38的表达：ZAP-70和CD38两种蛋白的表达与非*IgVH*基因突变具有相关性，提示预后不良。

2. 临床诊断和分期

（1）CLL的诊断标准：根据国际CLL工作会议（IWCLL）2008年指南，CLL的诊断标准为：外周血淋巴细胞绝对值$\geqslant 5\times 10^9/L$，至少持续3个月，白血病细胞形态特征为成熟的小淋巴细胞，染色质较凝聚，核仁不明显，胞质少。可能混有较大或不典型细胞、有切迹细胞或幼淋巴细胞，后者最高可占外周血淋巴细胞的55%，可见Gumprecht现象。循环B细胞的克隆性经流式细胞术证实为轻链限制性，且特征性弱表达。骨髓淋巴细胞占有核细胞≥30%。若有典型形态学与免疫表型特征，可不需骨髓检查。

（2）CLL的临床分期：目前普遍采用Binet（表16-16）或Rai（表16-17）的分期标准。

表 16-16　Binet 分期

分期	临床特征	中位生存期(年)
A	血和骨髓中淋巴细胞增多,无贫血和血小板减少,同时有少于 3 个区域的淋巴组织肿大	12
B	血和骨髓中淋巴细胞增多,超过 3 个或 3 个以上区域的淋巴组织肿大明显,仍无贫血和血小板减少	5
C	患者出现贫血(男性 Hb<110g/L、女性 Hb<100g/L)或血小板减少 PLT<100×10^9/L)	2

注:受累淋巴器官包括 5 组:单侧或双侧的颈部、腋窝和腹股沟淋巴结,肝和脾。

表 16-17　Rai 分期

分期	临床特征	预后	中位生存期(年)
0	外周血和骨髓淋巴细胞增多	低危	>12.5
Ⅰ	外周血淋巴细胞增多伴淋巴结肿大	中危	8.5
Ⅱ	外周血淋巴细胞增多伴肝或脾肿大	中危	6
Ⅲ	外周血淋巴细胞增多伴贫血	高危	1.5
Ⅳ	外周血淋巴细胞增多伴血小板减少	高危	1.5

3. 鉴别诊断

(1) 成人良性淋巴细胞增多症:见于以下几种原因:①病毒感染:特别是肝炎病毒、巨细胞病毒、EB 病毒感染,传染性单核细胞增多症。临床上常表现为淋巴结、肝脾轻度肿大,通过相应的病毒学检查,可鉴别。②细菌感染:布氏杆菌病、伤寒、副伤寒和其他慢性感染,均有其相应感染病原学诊断和相应临床表现,可鉴别。③自身免疫性疾病、药物和其他过敏反应。④甲状腺功能亢进和肾上腺皮质功能不全。⑤脾切除术后。

(2) 幼淋巴细胞白血病:发生于老年人,病程较 CLL 急,脾明显肿大,白细胞数往往很高,血和骨髓涂片上有较多的带核仁的幼淋巴细胞,其细胞体积较 CLL 细胞大,胞质呈淡蓝色。电镜下细胞表面绒毛较 CLL 细胞表面多,细胞表面免疫球蛋白表达水平高。其他特点见表 16-18。

表 16-18　B 细胞来源慢性淋巴细胞白血病/淋巴瘤的免疫表型

疾病	sIG	CD5	CD10	CD11c	CD19	CD20	CD22	CD23	CD25	CD103
慢性淋巴细胞白血病	+/−	++	−	−/+	+	+/−	−/+	++	−/+	−
幼淋细胞白血病	++	+	−	−/+	+	+/−	+	+/−	−	−
多毛细胞白血病	+/−	−/+	−	++	+	+	++	−/+	+	++
外套细胞淋巴瘤	+	++	−	−	+	+	+	−/+	−	−
脾边缘型淋巴瘤	+	−/+	−/+	+	+	+	+/−	−/+	−	−
淋巴浆细胞样淋巴瘤	+/−	−/+	−	−	+	+/−	+/−	−/+	+/−	−
滤泡中心型淋巴瘤	+	−	+	−	+	++	+	−/+	−	−

(3) 多毛细胞白血病:大多为 B 细胞来源,T 细胞来源者极罕见,与 CLL 为两种不同疾病。临床上以脾中高度肿大伴血中出现典型的毛细胞,其含有酸性磷酸酶同工酶 5,呈现耐酒石酸酸性磷酸酶染色阳性特点。具体鉴别见表 16-18。

(4) 小淋巴细胞淋巴瘤：与 CLL 在临床和生物学表现最接近。其预后及治疗亦相似。因而最新临床分型标准均把两者划为一类。从淋巴结病理检查无法区分两者，但小淋巴细胞淋巴瘤开始不一定浸润骨髓，骨髓淋巴细胞比例<40%，即使有骨髓浸润也以结节状浸润为主，而 CLL 多为弥漫型。

(5) 非霍奇金淋巴瘤白血病期：非霍奇金淋巴瘤转为淋巴瘤白血病时，其细胞胞体均大，核有折叠，细胞表面有高表达免疫球蛋白，CD5 为阴性，以上这些特点均易与 CLL 相区分。

(6) 皮肤 T 细胞淋巴瘤：常伴有广泛皮肤浸润，其细胞核为脑回状，为来源于辅助 T 细胞(CD4)的非霍奇金淋巴瘤。

(7) 大颗粒淋巴细胞白血病(LGL)：通常淋巴细胞较 CLL 细胞大，有丰富的边界清楚的半透明胞质，内有大小不等的嗜天青颗粒，卵圆形或不规则胞核。其组织来源于 NK/T 细胞，来源于 T 抑制细胞(CD8)者免疫表型为 CD3、$CD4^-$、CD8、CD16、$CD56^-$，有 *TCR* 基因重排；来源于 NK 细胞者，$CD3^-$、$CD4^-$、$CD8^-$、CD16、$CD56^-$，无克隆性基因异常。T 细胞 LGL 临床病情呈惰性、慢性病程，常伴全血细胞减少和脾大。NK 细胞 LGL 部分患者可呈急性暴发性起病，部分则呈慢性病程。

(五) 治疗

1. 治疗时机　CLL 是一种预后较好的疾病，尽管尚无治愈的病例报道，但其 5 年生存率可达 50%。20%的患者诊断时即为晚期，平均生存期约 2 年。治疗的目的是减少并发症，改善生存质量。新诊断的无症状的早期 CLL 患者(Rai 0、Binet A)，应随访观察，除非出现疾病进展的证据，否则不需要治疗。Rai Ⅲ和 Binet B、C 期的患者通常能从治疗中获益。2008 年 IWCLL 提出的 CLL 开始治疗的标准至少应该满足以下一个条件。

(1) 进行性骨髓衰竭的证据，表现为贫血和(或)血小板减少进展或恶化。

(2) 巨脾(如左肋缘下>6cm)或进行性或有症状的脾大。

(3) 巨块型淋巴结肿大(如最长直径>10cm)或进行性或有症状的淋巴结肿大。

(4) 进行性淋巴细胞增多，如 2 个月内增多>50%，或淋巴细胞倍增时间小于 6 个月。

(5) 自身免疫性贫血和(或)血小板减少对皮质激素或其他标准治疗反应不佳。

(6) 至少存在下列一种疾病相关症状：①在以前的 6 个月内无明显原因的体重下降≥10%。②严重疲乏，如 ECOG 体能状态≥2。不能工作或不能进行常规活动。③无其他感染证据，发热 38℃达 2 周或以上。④无感染证据，夜间盗汗>1 个月。

2. 药物治疗

(1) 烷化剂

1) CLB(瘤可宁)：CLB 是治疗 CLL 的经典药物，CLB 治疗 CLL 的总有效率为 45%~86%，但 CR 很低，一般小于 3%。持续或间断给药疗效无明显差别。CLB 的用法有以下几种：①0.4mg/kg，第一日，每 14 日 1 个疗程，每个疗程增加 0.1mg/kg，直至缓解最大剂量为 0.8mg/kg；②0.3mg/kg，加泼尼松 $40mg/m^2$，第 1 至第 5 日，每 4 周一个疗程，连续治疗 3 年；③间断给药：$40mg/m^2$，每 4 周一次，缓解后或连续两个月病情无变化停药，最长应用 1 年；④小剂量连续给药：0.1mg/(kg·d)，直至出现耐药；⑤大剂量连续给药 15mg/d，直至缓解、出现毒性反应或用药时间达 6 个月停药。缓解后 5~15mg，每周 2 次维持治疗。联合其他烷化剂在内的化疗(COP、CHOP)与单独应用 CLB 相比，并没有显示任何优势。CLB 的应用并不能延长 Binet A 期患者的生存时间。增加药物剂量会提高缓解率、延长缓解间期和生存时间,但会带来更大的副作用。加用糖皮质激素并不会提高缓解率和生存期,目前多用于伴随有溶血等自身免疫异常的患者。CLB 的缓解间期较短,平均为 14 个月,但由于其疗效确切,应用方便,并发症少,比较安全,目前仍是治疗 CLL 的主要药物之一,尤其适用于无症状的老年患者。

2) 苯达莫司汀(bendamustine):苯达莫司汀是 20 世纪 60 年代开发的一种双功能抗癌药物,具有烷基化基因和潜在抗代谢物性能的咪唑环。苯达莫司汀对传统烷化剂无效的患者仍具有临床疗效。其治疗初治 CLL 的 CR 和总缓解率分别为 29% 和 68%,高于 CLB。2008 年 FDA 已批准苯达莫司汀用于治疗 CLL。用法:每日 100mg/m^{2}静脉注射,2 日,每 4 周 1 个疗程。

(2) 嘌呤类似物:目前治疗 CLL 主要有三种嘌呤类似物:氟达拉滨、克拉曲滨和喷司他丁。

1) 氟达拉滨:单药治疗相比于其他的包含烷化剂或糖皮质激素的治疗方案具有更高的缓解率。氟达拉滨的用法一般为每日 20~30mg/m^2,连续 5 日,每 4 周 1 个疗程,共 8~12 个疗程。总缓解率 50%~90%,完全缓解率约 20%。与其他传统化疗方案,如 CHOP、CAP、或 CLB 相比,氟达拉滨作为一线药物治疗进展期 CLL 方面具有较高的 CR 和较长的缓解间期,但对长期生存率似乎并无明显影响。氟达拉滨联合 CTX±米托蒽醌(FC 或 FCM 方案)比单用氟达拉滨疗效更好。

氟达拉滨的主要毒副作用是骨髓受抑和 CD4$^+$T 细胞受损,所以机会性感染的发生率比较高,特别是联合应用糖皮质激素时。在起始治疗时,如果白细胞数较高,容易并发肿瘤溶解综合征,应注意预防。氟达拉滨的另一个并发症为自身免疫性溶血性贫血,虽然发生率很低,但在治疗前或治疗过程中发生了自身免疫性溶血性贫血,应避免应用或停用氟达拉滨。

2) 克拉曲滨:克拉曲滨在结构上同氟达拉滨类似,对 CLL 的疗效也与氟达拉滨相仿,常规用法为 0.1mg/(kg·d),连续输注 7 日,或 0.12mg/(kg·d),连续输注 2 小时,5 日 1 个疗程。一般应用 6 个疗程。对于初治的病例,有效率为 60%~75%,CR 率为 38%~47%。近半数病例缓解期为 2 年,远好于 CLB,但长期生存率仍无明显区别。克拉曲滨与烷化剂比较,副作用严重,所以目前对是否将其作为治疗 CLL 的一线药物尚存在较大争议。克拉曲滨作为二线药物治疗难治性或复发性 CLL 的效果也与氟达拉滨相仿,平均有效率为 38%,CR 率 7%。

3) 喷司他丁(DCF):喷司他丁治疗难治性和复发性 CLL 的疗效尚不确定。常用剂量 4mg/m^2,每周或每 2 周静脉用药一次。有效率为 20%~30%,CR 率不超过 5%。主要副作用是严重感染。

应用嘌呤类似物时如需输血,则应输注经过照射的血制品,以防止输血相关的移植物抗宿主病。

(3) 单克隆抗体

1) 利妥昔单抗:利妥昔单抗(rituximab,R 美罗华)是人工合成的抗 CD20 单克隆抗体,单用美罗华剂量为 375mg/m^2,静脉滴注,每周一次,连用 4 周。对初治病例总反应率(ORR)可达 85%,对复发和难治性 CLL 的 ORR 为 30%~50%,多数为部分缓解(PR),缓解期为 3~10 个月,增加剂量能提高缓解率。

美罗华的主要副作用是发热、寒战、低血压、皮疹等症状，少数有肾功能受损。

2）阿伦单抗：阿伦单抗（alemtuzumab，Campath-IH）是一种重组的抗 CD52 的单克隆抗体。CD52 表达于几乎所有正常和肿瘤性 B 和 T 淋巴细胞，也见于单核细胞、巨噬细胞和 NK 细胞，但不表达于红细胞和造血干细胞。阿伦单抗的常规用法为每次 30mg，静脉滴注 2 小时，每周 3 次，共需 4～12 周，最多可用到 18 周。起始剂量为 3mg，如可耐受再提高至 10mg，最后增至 30mg，达到治疗剂量的时间一般为 2～3 周。目前多将其作为二线药物治疗复发和难治性 CLL，在先前使用过烷化剂并且使用氟达拉滨二线治疗失败或复发的进展期患者中，阿伦单抗单药治疗可获得 33%～53%的缓解率，中位缓解持续时间为 8.7～15.4 个月。

阿伦单抗与氟达拉滨联合应用可提高缓解率，并且对两者均耐药的病例也有效。在以氟达拉滨为基础的化疗后，使用阿伦单抗巩固治疗，也可以改善缓解的质量，取得分子水平的缓解，并且比未进行进一步治疗的患者无进展时间（PFS）延长。

阿伦单抗的主要副作用：寒战、发热、恶心、呕吐、腹泻、乏力、肌肉疼痛和头痛等，中性粒细胞减少、贫血和血小板减少、低血压、高血压、皮疹等也常见。对症处理和减量可获缓解，必要时须停药。输注反应（发热、寒战和皮肤反应）一般发生在患者第一次用药过程中，大多数患者反应轻微。皮下给药比静脉给药耐受性好，皮下给药的主要问题是局部出现红斑等。由于中性粒细胞和淋巴细胞减少而发生的感染是较严重的并发症，须积极预防和及时治疗。通过预防性使用 TMP/SMZ、阿昔洛韦和氟康唑等，能减少感染风险。

3. 造血干细胞移植（hematopoietic stem cell transplantation，HSCT）：CLL 患者的中位发病年龄为 65 岁，其中 40%的患者小于 60 岁，12%的患者发病时小于 50 岁，因此对于高危组极低危组部分年轻患者也可考虑行 HSCT。

（1）自体造血干细胞移植（Auto-HSCT）：疗效优于传统化疗，移植相关病死率为 4%～10%，移植后 4 年总生存（OS）为 65%～94%。对于高危患者行大剂量化疗联合 Auto-HSCT 能明显延长 OS，无 *IgVH* 突变者可在 Auto-HSCT 中获益。早期治疗和移植时肿瘤负荷低的患者预后较好，故认为患者应在第一次 CR 或 PR 后尽早行 Auto-HSCT。自体移植早期治疗相关病死率较低，而移植后机会感染发生率较其他疾病高。

（2）异基因造血干细胞移植（Allo-HSCT）：尽管常规治疗方法往往有效，但却难以根治 CLL。Allo-HSCT 由于具有移植物抗白血病（graft versus leukemia，GVL）效应，是目前唯一可能治愈 CLL 的手段。对于具有不良预后因素，如 17p13 阴性、11q22 阴性及非突变 *IgVH* 的患者可以从 Allo-HSCT 获得生存益处。这些患者反复多次进行相对无效的化疗会加速克隆演变，并导致患者的免疫功能低下，因此应争取在疾病早期进行 Allo-HSCT。预处理方案以大剂量 CTX+TBI 为主；部分病例可用单克隆抗体（CD19、CD20、CD10 等）净化。常规预处理强度的 Allo-HSCT 可能更适用于年轻患者。近年来随着降低剂量的预处理方案的应用、预处理毒性的降低及支持治疗的改善，使老年患者 Allo-HSCT 成为可能，更多的 CLL 患者能够获得移植机会。最佳的移植策略需要更广泛的前瞻性临床研究的支持，包括病例的选择、最佳的预处理方案、支持治疗及移植后的供者淋巴细胞输注等。

4. 特异性并发症治疗　随着患者生存期的延长，疾病特异性并发症越来越常见，治疗过程中的风险也增加。

（1）感染的防治：静脉注射丙种球蛋白（IVIg）能降低感染发生率，但 IVIg 并不能提高生活质量和生存率。对于有明显的低丙种球蛋白血症，并伴有严重的细菌感染需要入院治疗的患者,可常规每 4~6 周给予 IVIg。只要 Ig 下降而没有感染的患者不推荐常规给予 IVIg。

在疾病的早期接种疫苗有效,因为此时的 Ig 仍维持在较高的水平。用蛋白或结合型疫苗多数患者有效,应用雷尼替丁作为佐剂能加强疫苗反应。应该注意 CLL 患者使用活疫苗有潜在危险,包括脊髓灰质炎疫苗、伤寒疫苗、黄热病疫苗、麻疹疫苗、腮腺炎疫苗、风疹疫苗、卡介苗及带状疱疹疫苗。注意预防性治疗,监控病毒感染,早期治疗都能减少感染的发病率和病死率。

(2) 自身免疫病

1) 自身免疫性溶血性贫血(autoimmune hemolytic anemia, AIHA):支持治疗很重要,如输注红细胞、口服叶酸、输注红细胞前给予 IVIg。泼尼松作为最广泛的一线治疗药物多数患者反应较好,大剂量的甲基泼尼松龙或 IVIg 可以取得快速短期的疗效。应用糖皮质激素的同时应给予胃黏膜保护剂和监测血糖,激素无效或停药后复发的患者可给予环孢素或麦考酚酯(骁悉),低剂量的环磷酰胺作为免疫抑制剂很有效。脾切除在难治性 AIHA 是有效的,对于严重的患者能挽救其生命。不能耐受手术者可行腹腔镜或脾照射。可给予部分疫苗及预防性抗生素。利妥昔单抗已经用于自身免疫性疾病的治疗,包括 AIHA。

2) 免疫性血小板减少症(immune thrombocytopenia, ITP):一线治疗药物糖皮质激素或 IVIg 的有效率 50%~60%,20% 的患者复发。约 70% 的患者对脾切除术长期有效。和 AIHA 相似,利妥昔单抗效果较好,VCR 也有效。

3) 纯红细胞再障(pure red cell aplasia, PRCA)和自身免疫性中性粒细胞减少症:治疗与 AIHA 类似。网织红细胞作为检测 PRCA 对糖皮质激素的反应指标,利妥昔单抗效果较好,但对自身免疫性中性粒细胞减少症效果不佳。

(六) 预后

CLL 临床病程异质性很大,中位生存期 2~20 年。CLL 患者 5 年生存率为 73%。预后取决于临床分期、外周血淋巴细胞计数、骨髓浸润模式、细胞遗传学异常、ZAP-70 和 CD38 的表达、*IgVH* 基因状态、*p53* 等。其中临床分期系统是最有价值的预后判断参数。既往由于 CLL 患者年龄较大,治疗目标为姑息性治疗,用烷化剂作为一线治疗,CR 率低,生存期无延长。近年随着人们对 CLL 生物学、分子遗传学及预后因素的认识不断加深,CLL 的治疗也从姑息性治疗向根治性治疗转变,尤其对于年轻患者。嘌呤类似物、单克隆抗体及造血干细胞移植等新的治疗方法使 CLL 的 CR 率提高,缓解持续时间延长,部分患者甚至达到分子学缓解。这将延长 CLL 的无病生存期,使"治愈"成为可能。

(沈 茜 徐小红)

第四节 多发性骨髓瘤

多发性骨髓瘤(multiple myeloma, MM)是单克隆浆细胞异常增生的恶性肿瘤。其特征是单克隆浆细胞恶性增殖并分泌大量单克隆免疫球蛋白。恶性浆细胞无节制地增生、广泛浸润和大量单克隆免疫球蛋白的出现及沉积,正常多克隆浆细胞增生和多克隆免疫球蛋白分泌受到抑制,从而引起广泛骨质破坏、反复感染、贫血、高钙血症、高黏滞综合征、肾功能不全等一系列临床表现并导致不良后果。本病常见于中老年,多为 50~60 岁,发病率随年龄增长而增高,40 岁以下的患者少见。男性比女性多见。本病的年发病率约为 3/10 万。约占造血系统肿瘤的 10%,为所有恶性肿瘤的 1%左右。

一、病　　因

多发性骨髓瘤的发病原因不明,可能与放射线暴露有关。多发性骨髓瘤在遭受原子弹爆炸影响的人群和在职业性接受或治疗性接受放射线人群的发病率显著高于正常,而且接受射线剂量愈高,发病率也愈高,提示电离辐射可诱发本病。其潜伏期较长,有时长达 15 年以上。临床观察、流行病学调查和动物实验提示,电离辐射、慢性抗原刺激、遗传因素、病毒感染、基因突变可能与多发性骨髓瘤的发病有关。据报告化学物质如石棉、砷、杀虫剂、石油化学产品、塑料及橡胶类的长期接触可能诱发本病,但此类报告大都比较零散,尚缺乏足够令人信服的证据。临床观察到患有慢性骨髓炎、胆囊炎、脓皮病等慢性炎症的患者较易发生 MM。动物试验(向小鼠腹腔注射矿物油或包埋塑料)证明慢性炎症刺激可诱发腹腔浆细胞瘤。MM 在某些种族(如黑色人种)的发病率高于其他种族,居住在同一地区的不同种族的发病率也有不同,以及某些家族的发病率显著高于正常人群,这些均提示 MM 的发病可能与遗传因素有关。病毒与 MM 发病有关已在多种动物试验中得到证实,早先有报告 EB 病毒与人多发性骨髓瘤发病有关,近年来又报道 Human Herpes Virus-8(HHV-8)与 MM 发病有关。MM 可能有多种染色体畸变及癌基因激活,但未发现特异的标志性的染色体异常。染色体畸变是否是 MM 发病的始动因素,尚待研究证实。恶性肿瘤是多因素、多基因、多步骤改变导致的疾病,MM 也不例外。

二、发 病 机 制

关于骨髓瘤细胞的起源,最初依据细胞形态及分泌免疫球蛋白的特点,认为源于浆细胞的恶变。尔后的免疫学和分子生物学研究提示骨髓瘤细胞起始于早期前 B 细胞(pre-B cell)恶变,其根据是 MM 患者除有单克隆恶变浆细胞外,尚有单克隆淋巴细胞,该淋巴细胞表面的免疫球蛋白及免疫球蛋白基因重排与瘤细胞相同,早期前 B 细胞胞质 IgM 可与抗 M 蛋白抗体发生特异结合反应。但是,近年来的研究又发现骨髓瘤细胞不仅具有浆细胞和 B 细胞特征,而且还表达髓系细胞、红系细胞、巨核细胞及 T 细胞表面抗原。还有研究提示 T 细胞和 B 细胞的共同前体细胞发生了与瘤细胞相同的免疫球蛋白基因重排,某些 MM 患者的 T 细胞亚群能和 M 蛋白发生特异交叉反应。目前认为 MM 瘤细胞虽然主要表达 B 细胞-浆细胞特点,但其起源却是较前 B 细胞更早的造血前体细胞(hematopoiesis precursor cell)的恶变。

淋巴因子细胞因子、生长因子、白细胞介素、集落刺激因子与骨髓瘤的关系在近年来受到重视。B 细胞的增生、分化、成熟至浆细胞的过程与多种淋巴因子有关:白细胞介素-1(IL-1)可激活 *IL*-2 基因表达;IL-2 和 IL-3 促使早期 B 细胞增生、分化;IL-4 可以激活休止期 B 细胞,促进 B 细胞增生;IL-5 促使 B 细胞进一步增生、分化;IL-6 刺激 B 细胞增生并最终分化为产生免疫球蛋白的浆细胞;IL-10 可促进 B 细胞向浆细胞分化并直接刺激骨髓瘤细胞增生,但 IL-10 水平在 MM 中很低而在浆细胞白血白血病中显著升高,故推测 IL-10 与 MM 的晚期病变有关。其中 IL-6 受到特别注意,因为无论在体内还是在体外,IL-6 均可促使浆细胞和骨髓瘤细胞增生，而处于进展期的多发性骨髓瘤患者体内，尤其是骨髓中 IL-6 水平显著高于正常。有实验证明 IL-6 可促进 BCL-XL 表达，抑制瘤细胞凋亡。根据多种淋巴因子，尤其是 IL-6，是 B 细胞-浆细胞的生长因子和分化因子，进展性多发性骨髓瘤患者骨髓中 IL-6 水平异常升高，因而推测 IL-6 等淋巴因子分泌的调节异常可能与 MM 的发病有关。

溶骨性病变是多发性骨髓瘤的重要特征之一。目前认为，溶骨性病变主要并非由瘤细胞直接侵蚀骨质引起。而是由瘤细胞分泌一些因子激活破骨细胞所致，这些因子包括 IL-1、淋巴细胞毒素、肿瘤坏死因子（TNF）及破骨细胞激活因子（OAF），OAF 的活性需经 IL-1、淋巴细胞毒素、TNF 介导。这些因子能够激活破骨细胞，导致骨质疏松、骨质破坏。另有研究指出，6 号染色体长臂缺失可促使 TNF、OAF 增多，加重溶骨性病变。干扰素 γ 和肾上腺皮质激素则可抑制这些因子的产生。

多发性骨髓瘤的多种多样的临床表现是由于恶变克隆浆细胞无节制地增生、浸润及其分泌的大量单克隆免疫球蛋白所引起：瘤细胞在原发部位骨髓的过度增生，导致骨髓造血功能抑制；瘤细胞广泛浸润可累及淋巴结、脾、肝、呼吸道及其他部位，引起受累组织器官的功能障碍；瘤细胞分泌的一些因子引起溶骨性病变及相关的症状；瘤细胞分泌的大量单克隆免疫球蛋白出现于血中引起血液黏度增高及凝血因子功能障碍，而过量轻链自肾排泄引起肾损害，轻链沉积于组织器官造成淀粉样变性损害，而同时正常多克隆浆细胞增生和多克隆免疫球蛋白合成受到抑制，使机体免疫力减低，易招致继发感染。

三、病　理　学

根据瘤细胞的形态多发性骨髓瘤可分为“分化好”和“分化差”两个亚型。“分化好”的瘤细胞与较成熟的浆细胞相似。“分化差”的瘤细胞分裂相多见，偶见双核，多核，多叶核瘤巨细胞或免疫母细胞样细胞。

大部分多发性骨髓瘤有多种复杂的核型改变。荧光原位杂交（FISH）技术显示大部分患者有 14 染色体上免疫球蛋白重链基因位点的易位，以及少量非免疫球蛋白配体染色体。最常见非免疫球蛋白转效点位置包括第 11 号染色体上周期素 D 位置，第 16 号染色体 *c-MAF* 原癌基因和第 4 号染色体上的成纤维细胞生长因子受体 3。近 20% 患者有第 16 号染色体长臂的丢失，20% 有 *ras* 基因突变，这些患者的预后较差。此外 15% ~ 25% 患者常常在晚期和疾病进展时发生 *p*53 突变。*c-myc* 原癌基因的异常也不少见。

四、临床表现

（一）骨痛

骨痛是 MM 的主要症状之一。疼痛程度轻重不一，早期常是轻度的、暂时的，随着病程进展可以变为持续而严重。疼痛剧烈或突然加剧，常提示发生了病理性骨折。绝大多数患者在全病程中都会有不同程度的骨痛症状。除骨痛、病理骨折外，还可出现骨骼肿物，瘤细胞自骨髓向外浸润，侵及骨皮质、骨膜及邻近组织，形成肿块。在多发性骨髓瘤，这种骨骼肿块常为多发性，常见部位是胸肋骨、锁骨、头颅骨、鼻骨、下颌骨及其他部位。

（二）贫血及出血倾向

贫血是 MM 另一常见临床表现。贫血程度不一，一般病程早期较轻、晚期较重，血红蛋白可降到<50g/L。造成贫血的主要原因是骨髓中瘤细胞恶性增生、浸润，排挤了造血组织，影响了造血功能。此外，肾功能不全、反复感染、营养不良等因素也会造成或加重贫血。出血倾向在本病也不少见。出血程度一般不严重，多表现为黏膜渗血和皮肤紫癜，常见部位为鼻腔、牙龈、皮肤，晚期可能发生内脏出血及颅内出血。导致出血的原因是血小板减少和凝血障碍。血小板减少是因骨髓造血功能受抑，凝血障碍则因大量单克隆免疫球蛋白覆盖于血小板表面及凝血因子（纤维蛋白原，凝血酶原，因子Ⅴ、Ⅶ、Ⅷ等）表面，影响其功能，造成凝血障碍。免疫球蛋白异常增多使血液黏度增加，血流缓慢不畅，损害毛细血管，也可造成或加重出血。

（三）反复感染

MM 患者易发生感染，尤以肺炎球菌性肺炎多见，其次是泌尿系感染和败血症。病毒感染中以带状疱疹、周身性水痘为多见。对晚期 MM 患者而言，感染是重要致死原因之一。易发感染的原因是正常多克隆 B 细胞-浆细胞的增生、分化、成熟受到抑制，正常多克隆免疫球蛋白生成减少，而异常单克隆免疫球蛋白缺乏免疫活性，致使机体免疫力减低。此外，T 细胞和 B 细胞数量及功能异常，以及化疗药物和肾上腺皮质激素的应用，也增加了发生感染的机会。

（四）肾损害

肾病变是 MM 比较常见而又具特征性的临床表现。患者可有蛋白尿、本周（Bence Jones）蛋白尿、镜下血尿，易被误诊为“肾炎”。最终发展为肾功能不全。肾衰竭是 MM 的致死原因之一。在大多数情况下，肾衰竭是慢性、渐进性的，但少数情况下可发生急性肾衰竭。

（五）高钙血症

高钙血症可引起头痛、呕吐、多尿、便秘，重者可致心律失常、昏迷甚至死亡。钙沉积在肾造成肾损害，重者可引起急性肾衰竭，威胁生命。血钙升高是由于骨质破坏使血钙逸向血中、肾小管对钙外分泌减少及单克隆免疫球蛋白与钙结合的结果。

（六）高黏滞综合征

常见症状有头晕、头痛、眼花、视力障碍、肢体麻木、肾功能不全，严重影响脑血流循环时可导致意识障碍、癫痫样发作，甚至昏迷。眼底检查可见视网膜静脉扩张呈结袋状扩张似“香肠”，伴有渗血、出血。因免疫球蛋白包裹血小板及凝血因子表面，影响其功能，加之血流滞缓损伤毛细血管壁，故常有出血倾向，尤以黏膜渗血（鼻腔、口腔、胃肠道黏膜）多见。在老年患者，血液黏度增加、贫血、血容量扩增可导致充血性心力衰竭发生。雷诺现象也可发生。

（七）神经系统损害

瘤细胞浸润、瘤块压迫、高钙血症、高黏滞综合征、淀粉样变性及病理性骨折造成的机械性压迫，均可成为引起神经系统病变和症状的原因。神经系统症状多种多样，既可表现为周围神经病和神经根综合征，也可表现为中枢神经系统症状。胸椎、腰椎的压缩性病理性骨折可造成截瘫。

五、实验室及特殊检查

（一）实验室检查

1. 血液学检查 所有患者都有不同程度的贫血，随病情加重而贫血严重。外周血表现为正常色素，正常细胞性贫血。血片中红细胞呈缗钱样。白细胞和血小板正常或减少。红细胞沉降率增快。浆细胞白血病时浆细胞占血细胞总数 20% 以上，或浆细胞绝对数高于 $20\times10^9/L$。

2. 血浆蛋白电泳和免疫球蛋白测定 本病可见高球蛋白血症、电泳示球蛋白区呈窄底高峰的单株 Ig（即 M 蛋白）。免疫电泳可确定异常 Ig 的种类和含量，如 IgG、IgA、IgM、IgD、IgE 及轻链 K 或 λ 型。本病示某种 Ig 呈单克隆性增高而其他 Ig 合成受抑，水平低于正常。

3. 血清生化 患者可有不同程度的肾功能异常、低白蛋白血症、血尿酸增高、LDH 升高，病理性骨折愈合时碱性磷酸酶增高。

4. β2 微球蛋白 血尿 β2 微球蛋白的量反映肾排泄功能和肿瘤细胞增殖情况。肾功能正常的情况下 β2 微球蛋白增高提示预后差。

5. 尿液检查 40%～70% 患者的尿本周蛋白（Bence Jones 蛋白，凝溶蛋白）阳性。这是一种小分子蛋白，经肾小球滤出。pH 4.5～5 的尿加热至 50～60℃ 时出现混浊沉淀物蛋白凝固，继续加热至 90℃，此种蛋白会溶解。待尿冷却到 50～60℃ 时又会出现蛋白凝固。

6. 骨髓检查 正常骨髓中浆细胞数 < 2%，骨髓涂片中浆细胞数 > 15% 是确诊多发性骨髓瘤的依据之一。多发性骨髓瘤累及骨髓呈片块状。浆细胞分布不均衡，呈弥漫状，局灶性的，间质性或以上几种情况混合表现。浆细胞白血病的骨髓显示浆细胞弥漫替代正常造血细胞。浆细胞的形态可从幼稚的到成熟。骨髓瘤细胞分化程度和弥漫程度决定预后好坏。分化差者预后差，生存期短。多部位多次穿刺或在影像学检查阳性的部位穿刺可提高阳性率。

（二）影像学检查

1. X 线检查 X 线检查在本病诊断上具有重要意义。常见有四种表现：①弥漫性骨质疏松：瘤细胞浸润及瘤细胞分泌激活破骨细胞因子（IL-1、淋巴细胞毒素、TNF、OAF）引起普遍性骨质疏松。脊椎骨、肋骨、盆骨、颅骨常表现明显，也可见于四肢长骨。②溶骨性病变：骨质疏松病变的进一步发展即造成溶骨性病变。多发性圆形或卵圆形、边缘清晰锐利似穿凿样溶骨性病变是本病的典型 X 线征象，常见于颅骨、盆骨、肋骨、脊椎骨，偶见于四肢骨骼。③病理性骨折：骨折在骨质破坏的基础上发生，最常见于下胸椎和上腰椎，多表现为压缩性骨折。其次见于肋骨、锁骨、盆骨，偶见于四肢骨骼。④骨质硬化：此种病变少见，一般表现为局限性骨质硬化，出现在溶骨性病变周围。弥漫性骨质硬化罕见。IgD 型骨髓瘤较易并发骨质硬化。

2. MRI　其可准确评价肿瘤负荷，特别对检出骨的孤立性病变较敏感，95%多发性骨髓瘤在MRI检查中有异常。

3. 核素　由于多发性骨髓瘤大多仅有溶骨改变而无骨化改变，核素骨扫描阴性率较高。在有骨折部位可阳性，所以在诊断中作用有限。

六、诊断与鉴别诊断

（一）多发性骨髓瘤的诊断标准

1）骨髓中浆细胞>15%并有异常浆细胞（骨髓瘤细胞）或组织活检证实为浆细胞瘤。

2）血清中出现大量单克隆免疫球蛋白（M成分）：IgG>35g/L，IgA>20g/L，IgD>2.0g/L，IgE>2.0g/L，IgM>15g/L，或尿中单克隆免疫球蛋白轻链（本周蛋白）>10g/24h。少数病例可出现双克隆或三克隆性免疫球蛋白。

3）无其他原因的溶骨性病变或广泛性骨质疏松。

符合上述3项或符合1、2或1、3项，即可诊断为MM。但是诊断IgM型MM时，除符合1项和2项外，尚需具备典型的MM临床表现和多部位溶骨性病变。只具有1项和3项者属不分泌型MM，需进一步鉴别属不合成型或合成而不分泌型。

（二）多发性骨髓瘤的诊断还包括分型及分期

MM的分型与治疗及预后相关，因此确定MM诊断后，也应明确其分型。根据骨髓瘤细胞是否分泌和分泌的单克隆免疫球蛋白类型的不同，可将多发性骨髓瘤分为下述8个类型：

1. IgG型　其单克隆免疫球蛋白的重链是γ链，轻链是κ链或λ链。IgG型是最常见的MM亚型，约占MM的50%左右。此型具有MM的典型临床表现。此外，正常免疫球蛋白减少在此型尤为显著，继发感染更为常见。

2. IgA型　其单克隆免疫球蛋白的重链是α链，轻链是κ链或λ链。IgA型占MM的15%～20%。除具有MM的一般表现外，尚有骨髓瘤细胞呈火焰状、IgA易聚集成多聚体而引起高黏滞血症、易有高钙血症和高胆固醇血症等特点。在血清蛋白电泳上，单克隆IgA所形成的M成分常处于α2区而非γ区。

3. IgD型　其单克隆免疫球蛋白的重链是δ链，轻链是κ链或λ链。国外报告此型仅占MM的1%～2%。但国内报告此型占MM的8%～10%，并不少见。此型除具有MM的一般表现外。尚具有发病年龄相对较年轻、髓外浸润、骨质硬化病变相对多见等特点。

4. IgM型　其单克隆免疫球蛋白的重链是μ链，轻链是κ链或λ链。此型少见，仅占MM的1%左右。除具有MM的一般临床表现外，因其分子量较大（分子量950 000）且易形成五聚体而使血液黏滞性增高，故易发生高黏滞综合征是其特点。

5. IgE型　其单克隆免疫球蛋白的重链是δ链，轻链是κ链或λ链。此型罕见，至今国际上仅有数例报告，国内尚未见有报告。据国外报告，此型患者血清中单克隆IgE可高达45～60g/L，轻链多为λ链，溶骨性病变少见，但外周血中浆细胞增多，可呈现浆细胞白血病的征象。

6. 轻链型　其单克隆免疫球蛋白是单克隆κ链或单克隆λ链，而重链缺如。此型占MM的15%～20%。由于轻链的分子量仅23 000，远小于人血白蛋白（分子量69 000），故在血清蛋白电泳上不出现 M 成分，必须应用免疫电泳和轻链定量测定，方可发现患者血和尿中存在大量单克隆轻链(尿本周蛋白阳性)。此型瘤细胞常分化较差，增殖迅速，骨骼破坏多见，肾功能损害较重。

7. 双克隆或多克隆型 此型少见，仅占 MM 的 1% 以下。双克隆常为单克隆 IgM 联合单克隆 IgG，或单克隆 IgM 联合单克隆 IgA，双克隆免疫球蛋白的轻链多属于同一类型(κ 或 λ 链)，偶为两种轻链即 κ 链和 λ 链。双克隆轻链型 MM(即单克隆 κ 链联合单克隆 λ 链)虽有病例报告，但属罕见。多克隆(三克隆或四克隆)型 MM 罕见。双克隆免疫球蛋白既可来自单一克隆浆(瘤)细胞的分泌，也可来自 2 个克隆浆(瘤)细胞的分泌。

8. 不分泌型 此型约占 MM 的 1%。患者有骨髓中浆(瘤)细胞增生显著、骨痛、骨质破坏、贫血、正常免疫球蛋白减少、易发生感染等 MM 的典型临床表现。但血清中无 M 成分，尿中无单克隆轻链(尿本周蛋白阴性)，此型骨髓瘤可用免疫荧光法进一步分为不合成型和不分泌型，前者的瘤细胞不合成免疫球蛋白，后者的瘤细胞虽有单克隆免疫球蛋白合成，但却不能分泌出来。

(三) 分期

MM 分期多采用国际分期体系(ISS)(表 16-19)。

表 16-19 ISS 分期体系

分期	ISS 分期标准	中位生存期(个月)
Ⅰ	β2-MG<3.5mg/L，白蛋白≥35g/L；	62
Ⅱ	不符合Ⅰ和Ⅲ期的所有患者	45
Ⅲ	β2-MG≥5.5mg/L。	29

(四) 鉴别诊断

多发性骨髓瘤应与以下三种疾病相鉴别。

(1) 良性单克隆免疫球蛋白病：老年人多发，血清中有 M 蛋白，但无骨破坏，骨髓中浆细胞 < 20%，尿本周蛋白阴性。数年后部分患者可能发展为多发性骨髓瘤。

(2) 淋巴浆细胞性淋巴瘤：较少见，占所有非霍奇金淋巴瘤的 1.4%。中位发病年龄 63 岁。男女比例相仿。73% 有骨髓侵犯。淋巴结活检见大量浆细胞样淋巴细胞。骨髓穿刺见淋巴细胞。

(3) 骨转移：多发性溶骨或骨化性改变，骨髓穿刺见癌细胞。大多数能找到原发灶。无 M 蛋白，尿本周蛋白阴性。

七、治　疗

(一) 治疗原则

1) 无症状骨髓瘤或 D-S 分期Ⅰ期患者可以观察，每 3 个月复查 1 次。

2) 有症状的 MM 或没有症状但已出现骨髓瘤相关性器官功能衰竭的骨髓瘤患者应早治疗。

3）年龄≤65岁，适合自体干细胞移植者，避免使用烷化剂和亚硝基脲类药物。

4）适合临床试验者，应考虑进入临床试验。

（二）化疗

多发性骨髓瘤的最基本的治疗方法是化疗。

1. 有效单药　烷化剂是最常用的药物，MEL，CTX，NH_2，CLB对多发性骨髓瘤的有效率30%左右，各药相互之间无完全交叉耐药，其他有效药物包括蒽环类：ADM，EPI；亚硝脲类：洛莫司汀（Lomustine，CCNU），BCNU；长春碱类：VCR，长春地辛（Vindesin，VDS）；铂类：DDP；其他：丙卡巴肼（Procarbazine，PCB），六甲蜜胺（Altretamine，HMM），6-MP，肾上腺皮质激素等。近年来沙利度胺、硼替佐米、利妥昔单抗在MM治疗上取得较好的疗效。

（1）沙利度胺（Thalidomide）：可治疗慢性移植物抗宿主病。对耐化疗药的多发性骨髓瘤有30%的疗效。沙利度胺治疗多发性骨髓瘤的确切机制不明，可能同时有免疫调节和抑制血管生成双重作用。它通过增加TNF-α-mRNA来抑制TNF-的产生，并增加α_1-酸化糖蛋白减低TNF-α活性。此外它还可刺激细胞毒T细胞增殖，增加干扰素和IL-2分泌，增加Ⅱ型T辅助细胞，抑制Ⅰ型T辅助细胞起免疫作用。它抑制血管生成的机制可能是阻断纤维母细胞生长因子b（bFGF）和血管生成因子（VEGF）的作用。单药200mg/日开始，每2周增加200mg/日，直到800mg/日，中位耐受剂量400mg/日。主要副反应是便秘，乏力，皮疹，嗜睡，外周神经毒性。

（2）硼替佐米（Bortezomib）：是第一个用于临床的蛋白酶体抑制剂，作用机制是通过影响NF-κB信号调节通路，达到抑制肿瘤细胞生长的目的。成人常用剂量为单次注射1.3 mg/m^2，每周注射2次，连续注射2周（即在第1、4、8和11日注射），3周为1个疗程，两次给药至少间隔72小时。主要毒副作用有周围神经病变，血小板减少，消化不良等。

（3）美罗华（Rituximab）：浆细胞通常不表达CD20，但20%的多发性骨髓瘤克隆性浆细胞有CD20抗原的表达。Treon用美罗华治疗19例多发性骨髓瘤，6例达PR。体外γ-INF可诱导浆细胞表达CD20。γ-INF加美罗华治疗多发性骨髓瘤的临床试验已在进行中。

2. 联合化疗　治疗多发性骨髓瘤常用联合化疗。

（1）MP方案：MEL加强的松（Pred）应用于临床已有40年。目前仍是治疗多发性骨髓瘤的标准方案。有效率50%～60%。其中完全缓解率3%～5%，中位缓解期18个月，总生存24～36个月，长期应用MP方案容易导致骨髓抑制和骨髓增生异常综合征，故不宜作为大剂量化疗加造血干细胞移植前的诱导治疗，以免影响干细胞动员的数量和质量。

（2）VAD方案：在对多发性骨髓瘤治疗中发现肾上腺皮质激素可使IL-6降低，诱导肿瘤程序性死亡。由大剂量地塞米松（DXM）加VCR、ADM组成的长时间滴注的VAD方案显示了它的优越性，有效率55%。ADM采用静脉持续滴注方法后心脏毒性减少。此方案对骨髓抑制较轻，无蓄积性毒性。起效快，有效者在3周内可见到骨疼痛减轻，高钙血症缓解，肾功能改善。可作为大剂量化疗加造血干细胞移植前的诱导治疗方案。VAD对肾功能异常者无须作剂量调整。对VAD耐药的患者在此方案上加CTX，可有40%的有效率。

多发性骨髓瘤常用的化疗方案

1）MP	MEL	$10mg/m^2$ po d1～4	q4～6w
	Pred	$60mg/m^2$ po d1～4	

2）VAD　VCR　0.4mg/d CI d1～4　q4w
ADM　9mg/m² CI d1～4
DXM　40mg po d1～4,9～13,17～21

3）EC　Vp-16　100mg/m² IV d1～3　q4w
CTX　1000mg/m² IV d1

4）BD　硼替佐米　1.3mg/m²d1、4、8、11　q3w
地塞米松　20mg d1～4

5）PAD　硼替佐米　1.3mg/m²d1、4、8、11　q3w
多柔比星 10mg d1～4
地塞米松　20mg d1～4

6）BTD　硼替佐米　1.3mg/m²d1、4、8、11　q3w
地塞米松　20mg d1～4
沙利度胺 100mg qd

（三）放疗

高剂量(40～50Gy)可作为局部病变、髓外浆细胞瘤、局灶性骨破坏的根治性治疗。低剂量放疗(10～20Gy)用于脊髓神经根压迫、局部骨疼痛、病理性骨折的姑息性治疗。对小的皮下肿瘤或小区的疼痛性溶骨病变可给予一次 8Gy 照射。有明显溶骨破坏的长骨在骨折前可给予 20Gy/5 次。

（四）造血干细胞移植

造血干细胞移植是适合移植治疗的 MM 患者的重要选择。包括同基因、异基因、自身骨髓(包括外周血干细胞)移植等。

1. 同基因骨髓移植　美国西雅图研究中心报告 7 例本病患者接受了单卵双生兄弟的同基因骨髓移植,其中 2 例已分别无病生存 8 年和 15 年以上(1994)。瑞典报告 6 例同基因骨髓移植,其中 3 例已存活 6 年以上。表明骨髓移植可能治愈本病。

2. 异基因骨髓移植　欧洲骨髓移植组织报告 90 例、美国西雅图报告 50 例、意大利报告 27 例、加拿大报告 17 例本病患者接受了异基因骨髓移植,结果相近:4 年生存率约 30%,10 年生存率约 20%,但移植相关病死率高达 40%～50%。对异基因骨髓移植后复发患者输注供者去 CD8 的 T 淋巴细胞,产生移植物抗肿瘤效应(GVL)可能使部分患者重获缓解。目前一般认为,异基因骨髓移植对本病虽有肯定疗效并有望治愈部分患者,但此疗法有一定的危险性,特别是移植物抗宿主病(GVHD)的发生率和骨髓移植相关病死率较高,故应注意选择合适病例进行异基因骨髓移植。多数学者主张对年龄 55 岁以下、有 HLA 相合血缘相关供髓者、预后较差的本病患者应争取尽早进行骨髓移植,而对具有上述条件但预后较好的患者,则应推迟至第一次复发时再进行骨髓移植。

3. 自体骨髓移植　由于目前采用的预处理方案难于保证彻底清除患者体内瘤细胞,同时又缺少有效的体外净化骨髓的方法,因而进行自体骨髓移植后的复发率较高,疗效有限。虽有研究报告肯定自体骨髓移植可提高缓解率,但对能否延长缓解期则无定论。自体骨髓移植对本病疗效的提高有赖于预处理方案的改进和体外骨髓净化研究的进展。

4. 自体外周血干细胞移植　本病患者外周血中仅有少量瘤细胞是应用此法治疗本病

的有利之处。

(五) 对症支持治疗

对多发性骨髓瘤病程中出现的并发症,如高钙血症、肾功能不全、感染、出血、骨折、脊髓压迫、贫血应及早发现,及时处理,提高生存质量。应鼓励患者适量活动,多饮水,服苏打碱化尿液。慢性贫血(常伴有肾衰竭)可给予皮下注射促红细胞生成素,5 000~10 000U,隔日一次,或 40 000U,每周一次。发生感染时应及早应用抗生素,避免应用有肾毒性的抗生素。在中性粒细胞减少时可予集落生长刺激因子(G-CSF)。有骨痛,骨折时予双氯磷酸盐,局部放疗。高钙血症时应给予水化利尿、双氯磷酸盐,光辉霉素,肾上腺皮质激素。血透可迅速降低血钙。发生急性肾衰竭时应行透析。

八、预　　后

多发性骨髓瘤的自然病程为 6~12 个月。化学治疗后,生存期可延长至 24~50 个月,少数长达 7 年,中位生存期为 3 年。

与本病预后有关的因素有:临床分期(包括肾功能)、免疫球蛋白分型、浆(瘤)细胞分化程度、血清 β2-微球蛋白水平、血清乳酸脱氢酶水平及浆细胞标记指数。临床分期 IA 的中数生存期可达 5 年,而临床分期ⅢB 的中数生存期则短于 2 年。免疫球蛋白类型对预后也有影响。轻链型预后较差,IgA 型预后也逊于 IgG 型。浆(瘤)细胞分化不良者预后劣于浆(瘤)细胞分化较好者。β2-微球蛋白(β2-microglobulin,β2-MG)系低相对分子质量(11 800)蛋白,是 HLA-A、B、C 组织相容性抗原复合物的轻链部分,β2-MG 是本病的重要预后因素,血清 β2-MG 明显升高为高危因素之一。

多发性骨髓瘤的病程在不同患者之间有很大差异。按上述预后因素分析,可将本病患者分为低危组、中危组和高危组。低危组在诊断时临床分期为Ⅰ期,如 β2-M<2.7mg/L、PCLI<1%,此组中数生存期>5 年;中危组在诊断时临床分期为Ⅱ期,β2-M≥2.7mg/L 或 PCLI≥1%,此组中数生存期约为 3 年;高危组在诊断时临床分期为Ⅲ期,β2-M≥2.7mg/L,同时 PCLI≥1%,此组中数生存期约为一年半。

(曹永峰　徐小红)

附　造血干细胞移植

一、概　　述

造血干细胞移植(hemopoietic growth factors,HSC)是应用健康或基本健康的造血干细胞(骨髓、外周血干细胞、脐血)移植到患者体内,重建造血及免疫功能的治疗方法。过去,造血干细胞移植主要指骨髓移植(bone marrow transplantation,BMT),根据所移植骨髓来源将 BMT 分为同种 BMT 和异种 BMT,异种 BMT 目前暂无临床意义。同种 BMT 又可分为:①同基因骨髓移植(syngeneic-bone marrow transplantation,Syn BMT),属单卵双生子女之间的骨髓移植;②异基因骨髓移植(allogeneicbone marrow transplantation,Allo-BMT)是将 HLA 相容的健康人骨髓移植到患者体内；③自体骨髓移植（autologousbone marrow transplantation，Auto-BMT）是先采取自体骨髓进行体外净化处理，在患者进行了根治性化疗和（或）全身放疗（totalbodily irradiation，TBI）之后回输；④非清除性造血干细胞移植，与传统的移植不同，其只抑制机体的免疫功能而不需彻底清除骨髓，通过降低 TBI 剂量、阻断 T 细胞刺激反应，形成混合嵌和体及移植后过继免疫应答，达到使移植物植活，治愈恶性疾病的目的。

近年来，外周血干细胞移植（peripheral blood stem cell transplantation，PBSCT）的实验研究和临床应用发展较快，且与传统骨髓移植比较具有如下优点：①供者不需麻醉，不需采髓，痛苦小，风险小；②外周血干细胞输入后造血重建快，减少了感染的风险；③分离出的造血干细胞悬液中红细胞量较低，适用于 ABO 血型不合的移植；④移植后产生较强的移植物抗白血病作用，更适合于高危、难治病例。因此大有取代 BMT 之势。外周血干细胞移植包括自体 PBSCT（APBSCT）、异体 PBSCT（allogeneic PBSCT，allo-PBSCT）、脐带血干细胞移植（cord blood stem cell transplantation，CBSCT）及 $CD34^+$ 细胞移植等。其基本原理是患者在移植前接受超大剂量的放、化疗预处理，以清除体内的恶性细胞及免疫细胞，使造血干细胞容易植活；造血干细胞植入后可重建造血及免疫功能，发挥移植物抗白血病作用，从而达到根治白血病的目的。虽然由于造血干细胞移植技术的进步，急性白血病的无病生存率由 45% 升至 57%，移植相关病死率由 39% 下降到 25%，但仍然是一种高风险的治疗方法。以下重点介绍外周血干细胞移植。

二、造血干细胞移植的病例选择

（一）病例类型

（1）恶性血液病：包括急慢性白血病、淋巴瘤、多发性骨髓瘤、恶性组织细胞病等。

（2）恶性非血液病：包括各种实体瘤，如乳腺癌、肺癌、卵巢癌、神经母细胞瘤、睾丸癌等。

（3）获得性疾病：包括再生障碍性贫血、阵发性睡眠性血红蛋白尿、骨髓纤维化、骨髓增生异常综合征、系统性红斑狼疮、急性放射病及淀粉样变性等。

（4）先天性疾病：包括先天性免疫性疾病、先天性造血功能异常、脂质代谢病、海洋性贫血等。

（5）其他：抢救核事故的一些患者。

（二）移植时机

（1）自体 PBSCT：急性白血病、淋巴瘤等疾病在移植前应在原发病达到 CR 后再治疗 4~6 个疗程（CR 后 3~6 个月），恶性细胞最少时。

（2）异体 PBSCT：慢性粒细胞白血病在慢性期尽早移植；急性白血病在第一次完全缓解后进行，无中枢神经系统白血病；其他恶性疾病应尽早进行移植；再生障碍性贫血尽可能在输血前或少输血的情况下进行移植。

（三）适应证

（1）年龄 45 岁以下、40 岁以上者，根据患者具体情况，包括禁忌证，移植效果和经济费用等情况。自体移植年龄可超过 60 岁。

(2) 白血病病情处于完全缓解期,无中枢神经系统白血病。

(3) 与供髓者 ABO 血型相合或供者为 O 型,HLA 相配,混合淋巴细胞培养(MLC)刺激指数小于 3,交叉淋巴细胞毒性试验阴性。

(4) 无影响移植的心、肝、肺、肾等方面的疾病。

(5) 移植前输血少,若输血较多但时间超过 3 个月。

(6) 血清学及病毒学检查阴性,无过敏体质。

(四) 禁忌证

(1) 患者除白血病外的其他疾病严重影响其寿命的。

(2) 有严重心、肝、肺、肾疾病的患者。

(3) 疾病为终末期。

(4) 有某种并发症,对患者死亡威胁大于白血病复发者。

(5) 6 个月内进行过中枢神经系统或其他器官的放疗,剂量已达最大耐受量者。

三、异基因造血干细胞移植供者的选择

供者的选择极为重要,关系到移植的方法、预处理方案、移植后的处理及预后等。

(1) 供者年龄在 8~60 岁较合适,身体健康。无严重心、肝、肾及骨髓疾病。

(2) 精神病患者不适宜作 BMT 供者。

(3) 对有活动性 CMV 感染者最好先作适当治疗后再供髓。

(4) B 型及 C 型肝炎活动时不宜作供者,携带状态不应列为 BMT 供者的禁忌证。

(5) HLA 全相合即分子生物学配型相合或血清学、基因学配型两者均相合的同胞供者(sibling donor)最佳;若不成,则可从近亲中寻找,最后从非血缘关系供者(unrelated donor)中寻找。

四、外周血干细胞移植前的准备

(一) 移植受者的准备

(1) 受者全身系统的检查:心、肺、肝、肾等功能检查,排除眼、耳、口、鼻、外阴等部位潜在感染灶,女性常规妇科检查。

(2) 实验室检查:包括骨髓穿刺及活检判断原发病的状况,染色体检查、白血病免疫分型及分子标志物等;供受者 HLA 配型;血、尿、便常规(SAA 患者血红蛋白应在 9g 以上),出凝血时间及 ABO 和 Rh 血型;心、肝、肾免疫功能方面的生化检查;肝炎及 CMA 等病毒检查;微生物的检查;脑脊液生化常规和涂片查找白血病细胞及鞘内注射预防可能的中枢神经系统白血病。

(3) 全环境保护:包括药浴;口服肠道不吸收抗生素;无菌饮食、皮肤清洁消毒和眼、耳、口、鼻、阴道等部位的消毒;住空气层流病房等。

(4) 感染的预防:目的是尽量减少患者体内致病菌的负荷,使移植中的感染发生率降至最低。包括联合应用抗革兰阳性菌的抗生素;制霉菌素预防霉菌感染;更昔洛韦等预防病毒感染;复方新诺明预防卡氏肺囊虫;抗结核病药物的预防性应用。

(5) 移植前:3~5 日颈静脉置管,保证静脉通道顺畅。

(二) 移植供者准备

(1) 详细了解过去个人史中有无影响供髓的因素。

(2) 全身各系统器官功能状态检查。

(3) 实验室检查:主要是 HLA 配型,ABO 及 RH 血型,染色体分析等有助于判定植活的指标及外周血、骨髓象检查,尤其注意肝炎及巨细胞病毒等的检查。

(4) 供者献髓前后给予高营养食物,同时给予铁剂及复合维生素口服至献髓后 1 个月,以促进造血恢复。可适当加用维生素预防感染。

(三) 其他相关准备

(1) 移植相关人员培训。

(2) 移植室的消毒。

(3) 移植前药物的^{60}Co 照射,且保证移植过程中所输血制品全部经^{60}Co2500rad 照射。

(4) 预处理全身放疗准备。

(5) 家属及患者心里和经费的准备:对患者及家属讲明移植过程中可能出现的并发症及克服办法,力争患者及家属很好配合。充足的经费保证移植的顺利进行。

五、移植预处理方案

(一) 目的

强烈抑制受体免疫功能,保证供体细胞的植入;尽可能的杀灭白血病细胞;为新植入的供体造血干细胞提供增殖场所。

(二) 具体方案

预处理方案在不同来源的造血细胞中的应用是不同的。具体见表 16-20、表 16-21。

表 16-20 骨髓移植预处理方案

方案	具体用法
含有 TBI 的方案	(1) CY+TBI:①环磷酰胺(CY):60mg/kg,-7d,-6d;②TBI:2Gy/d,-5d,-4d,-3d,-2d,-1d
	(2) Mel+TBI:①马法兰(Mel):140mg/m^2,-1d;②TBI:9. 5~11. 5Gy,-1d
	(3) CY+Ara-C+TBI:①CY 45mg/kg,-7d,-6d;②Ara-C 3. 0/m^2,12h 1 次,-8d,-7d,-6d;③TBI2. 5~3GY,-3d,-2d,-1d
	(4) CY+Bu+TBI:①CY:60mg/kg,-7d,-6d;②马利兰(Bu)1. 7mg/kg,-12d,-11d,-10d,-9d;③TBI:2GY,-5d,-4d,-3d,-2d,-1d,0d
不含全身照射	(1) CBV:①CY1. 5g,持续静脉滴注,-5d,-4d,-3d,-2d;②卡氮芥(BCNU)300mg/m^2,-5d;③鬼臼乙叉甙(VIP-16):30mg/kg,-4d
	(2) Bu/CY:①Bu(马利兰):4mg/kg,-8d,-7d,-6d,-5d;②CY:50mg/kg,-5d,-4d,-3d,-2 d
	(3) BACT:①BCNU:200mg/m^2,-6d;②Ara-C:200mg/m^2,-5d,-4d,-3d,-2d;③CY:50mg/kg,-5d,-4d,-3d,-2d;④6-硫苷鸟嘌呤(6-TG):200mg/m^2,-5d,-4d,-3d,-2d
	(4) Bu/Mel:①Bu:4mg/d,-4d,-3d,-2d,-1d,0d;②Mel(马法兰):110mg/m^2,-2d

表 16-21　不同疾病常用的骨髓移植预处理方案

疾病	具体用法
急性白血病	(1)CY+TBI:①环磷酰胺(CY):60mg/kg,-7d,-6d;②TBI:2Gy/d,-5d,-4d,-3d,-2d,-1d (2)BACT:①BCNU:200mg/m²,-6d;②Ara-C:200mg/m²,-5d,-4d,-3d,-2d;③CY:50mg/kg,-5d,-4d,-3d,-2d;④6-TG:200mg/m²,-5d,-4d,-3d,-2d (3)Bu/CY:①Bu:4mg/kg,-8d,-7d,-6d,-5d;②CY:50mg/kg,-5d,-4d,-3d,-2d
恶性淋巴瘤	(1)CBV:①Cy 1.5g,-5d,-4d,-3d,-2d,持续静脉滴注;②卡氮芥(BCNU)300mg/m²,-5d;③VP-16:30mg/kg,-4d (2)BACT:①BCNU:200mg/m²,-6d;②Ara-C:200mg/m²,-5d,-4d,-3d,-2d;③CY:50mg/kg,-5d,-4d,-3d,-2d;④6-TG:200mg/m²,-5d,-4d,-3d,-2d (3)BEAM:①BCNU 300mg/m²,-1d;②VP-1 675 mg/m²,-4d,-3d,-2d,-1d;③Ara-C 200 mg/m²,-4d,-3d,-2d,-1d;④Mel 140 mg/m²,-4d (4)CY+TBI:①环磷酰胺(CY):60mg/kg,-7d,-6d;②TBI:2Gy/d,-5d,-4d,-3d,-2d,-1d
多发性骨髓瘤	HDM Mel:120~1800mg/m²,-1d
乳腺癌	CVP:①CY1.5/m²,-3d,-2d,-1d;②VP-16 250~400mg/m²,-3d,-2d,-1d;③顺铂 60mg/m²,-3d,-2d,-1d

(三) 全身照射的基本条件及要求

(1) 目前仪器多选用直线加速器,优点是平面剂量分布均匀、稳定,缺点是因精密而易损坏,维修保养复杂,技术要求高。

(2) 常规剂量的 TBI 易致放射性肺炎、白内障、腮腺炎等,TBI 过程中应注意对上述部位进行铅块屏蔽。

(3) 总剂量 8~12Gy,剂量率 3~5cGy/min 为宜。分次全身照射(3~4 次)对组织器官损伤小,可更多地杀灭白血病细胞,目前多采用此法;但一次全身照射可减少多次搬运,也减少了感染机会,问题是损伤效应大;还有全淋巴区照射,主要是骨髓抑制,不强调骨髓组织细胞的破坏,适用于再生障碍性贫血的骨髓移植及无骨髓侵犯的淋巴瘤患者。

六、外周血干细胞的采集及回输

(一) 造血干细胞采集

造血干细胞的动员根据移植方式不同多采用单纯化疗动员;化疗与 G-CSF 或 CM-CSF 联合动员;单纯用 G-CSF 或 GM-CSF 动员。外周血白细胞达到多少时开始采集干细胞尚无统一的说法,但近年越来越多的学者认为当外周血中 $CD34^+$ 细胞含量达到(20~40)$\times10^6$/L 开始外周血干细胞采集。对 G-CSF 或 GM-CSF 动员的干细胞采集时间比较固定,通常供者移植前 5 日开始,皮下注射 G/GM-CSF (4~5)μg/(kg·d),一般 300μg/d,国外剂量较大。第 5、6、7 日开始采集,且于采集前 3 小时给供者静脉注射地塞美松 10mg,以促进骨髓内干/祖细胞释放至外周血。用 CS 3 000 或 COBE 血细胞分离机,全血流速 50~55ml/min,终点量 8 000ml,历时 3~4 小时。循环采血 2~3 次。要求细胞浓度为(2~9)$\times10^7$ MNCs/ml,并取出 3ml 细胞悬液用流式细胞仪分析外周血单个核细胞 MNC 数($>3\times10^8$ MNC/kg,按受者体重计算),测定 $CD34^+$ 细胞含量($>2\times10^6$/kg)和 CFU-GM($>10\times10^4$/kg)集落培养。

分离供者外周血干细胞时应尽可能去除悬液中的红细胞(一般在 10ml 以下),以避免发生溶血反应。

(二) 造血干细胞的输注

时机一般在预处理后 24~72 小时,多经颈外静脉插管处,脐血也可通过股动脉插管至主动脉注射。输注前静脉注射地塞米松 5~10mg,减轻可能的过敏或溶血反应。保证输血器不带尼龙滤网,以免黏附造血干细胞。室温或 4℃保存的脐血、骨髓或外周血干细胞,即使 ABO 血型不合,可直接输注。速度宜先慢后快,一般 50ml/h,输注前应将装有骨髓血的采血袋或采集瓶倒置 30 分钟,待骨髓中脂肪浮于上层,输注将完时,弃去上层脂肪滴,以免发生脂肪栓塞。-80℃冻存的骨髓、外周血或脐血,取出后立即置于 41~43℃水中融化,不要超过 1 分钟,然后不经稀释或洗涤,直接输注。30 分钟内输完 200ml 为宜。输注后破坏的红细胞可出现血红蛋白尿,应注意水化和碱化尿液,以免损伤肾脏。输注中应密切观察患者的心率、血压、呼吸变化,防止肺水肿的发生。开始输注同时应打开另一静脉通路,根据所用肝素的总量,输用等量的鱼精蛋白对抗(1mg 鱼精蛋白对 lmg 肝素)。

七、常见并发症的防治

(一) 出血性膀胱炎

1. 病因

1) 大剂量 CTX 预处理时,其代谢产物丙烯醛刺激膀胱黏膜。

2) BU 亦可导致出血性膀胱炎。

3) 病毒感染,特别是 CMV、腺病毒等易发生。放射性损伤膀胱区黏膜。

2. 临床分级

1 级:镜下血尿;2 级:肉眼血尿;3 级:肉眼血尿伴血块;4 级:肉眼血尿伴泌尿系统梗阻。

3. 治疗

1) 水化、碱化尿液。液体总量 3000ml/m^2,CTX 输注前即开始水化,输注后继续水化 3 日。

2) 美司钠在 CTX 应用的 0、3、6、9 小时输入,总量为 CTX 的 160%,用量为 1200mg/次。

3) 必要时应用利尿剂和痉挛药物。

(二) 肝静脉闭塞病(HVOD)

1. 病因 其主要是由于大剂量化疗后致肝静脉窦血管内皮细胞受损,微血管阻塞,血栓形成而致。与移植后凝血因子改变,血小板在肝窦内聚集增多,化疗药对肝细胞损害等也有一定关系。

2. 临床表现 其多发生在移植后 2 周左右,表现为体重增加 10%,肝区疼痛、肝大、黄疸、腹水;肝功能异常等。

3. 措施

(1) 每周测体重,量腹围,检测肝功。

(2) 预处理后应用丹参、肝素及前列腺素 E 等预防。

（三）巨细胞病毒(CMV)感染

1. 临床表现 最常见的临床表现是间质性肺炎(IP)，多发生在移植后100日左右，发生率在30%~60%，病死率80%。主要症状是发热、呼吸困难、进行性低氧血症、扩散的肺部浸润。

2. 治疗

1）输血小板和红细胞时加用白细胞过滤器，最好选择CMV阴性血。

2）丙种球蛋白2.0~4.0/g静脉滴注。

3）抗CMV病毒药物(赛美维)，-8d~-1d预防应用。

（四）移植物抗宿主病(GVHD)

（1）出现时间：通常在造血恢复时出现，急性GVHD约出现在移植后2~5周，慢性GVHD可直接从急性GVHD转化而来，也可在急性GVHD缓解后一段时间出现，或仅出现慢性GVHD。

（2）主要表现：皮疹、胃肠道症状(腹泻)、肝功异常。

（3）治疗

1）短期疗程标准量MTX + 小剂量CsA。

MTX：+1d，15mg静脉滴注；+3d、+7d 10mg静脉滴注；+41d，每周10mg静脉滴注，直至102d。或0.5mg/kg，+1、+3、+7、+11、+18d，静脉注射，以后每周1次至6个月。

CsA：1.25~1.9mg/(1.5mg)/(kg·12h)，静脉滴注，能口服时口服该药5~6mg/(kg·12h)，后逐渐减量，每周递减5%，总用药时间半年左右。

2）输血小板、红细胞前^{60}Co照射25Gy。

3）丙种球蛋白2.0~4.0g静脉滴注。

4）FK506(tancrolimus)是一种大环内酯类药物，与CSA机制相似，也能抑制T淋巴细胞活性，抑制细胞介导的免疫反应，抑制淋巴细胞因子(IL-2)的合成和释放。用法：15~12mg/kg，静脉注射，血药浓度宜控制在10~20ng/ml。

5）骁悉(mycophenolate mofetil，MMF)，一种化学免疫制剂，通过抑制次黄嘌呤核苷磷酸脱氢酶(TMPDH)从而阻断鸟嘌呤核苷磷酸的合成途径，间接抑制T淋巴细胞。用法：1~2g/d，静脉注射。多与CsA和泼尼松连用。

6）皮质激素类药物：由于大量使用会并发严重感染，目前多用小剂量，常与CsA等免疫制剂合用。用法：0.5~1.0mg/(kg·d)。

7）单克隆抗体的应用：作为二线治疗，目前有报道的有抗CD3抗体、抗IL-2受体抗体、鼠抗的TNF-α抗体，疗效还有待进一步临床总结。

（五）移植的感染

1. 感染 贯穿移植的始终，也是严重威胁患者生命的并发症。一般移植后一个月内称早期感染，100日内称中期感染，100日以后称晚期感染。各期感染程度及感染特点见表16-22。

表 16-22　各期感染程度及感染特点

分期	病原菌	常见病原菌发生率	感染程度
早期	单纯疱疹病毒	+++	+
	革兰阳性菌	+++	+
	革兰阴性菌	+++	+++
	真菌(念珠菌、曲霉菌)	+++	
中期	巨细胞病毒	+++	+++
	卡氏肺孢子虫	+	++
	革兰阳性菌	++	+
	革兰阴性菌	+	++
	真菌(念珠菌、曲霉菌)	++	+++
晚期	带状疱疹病毒	++	++
	夹膜细菌	++	++
	肝炎病毒	++	+
	曲霉菌	+	+++

2. 预防及治疗

(1) 早期全环境保护,包括患者置于无菌的空气层流病房,无菌饮食,口服肠道不吸收的抗生素,皮肤消毒,消除潜在的感染灶,严格医疗护理操作等。

(2) 预处理后即给予 ACV 等抗病毒治疗,一般连用 14 日。

(3) 加强抗生素预防性使用。针对细菌感染,包括抗革兰阳性菌和抗革兰阴性菌抗生素的联合应用。

(4) 在连续 3 日发热超过 38.5℃,应考虑加抗真菌的药物;超过 7 日可考虑加用两性霉素 B 或氟康唑静脉滴注等。

(5) 注意卡氏肺孢子虫的预防性治疗。

(6) 注意结核的预防性治疗。

八、造血干细胞植活证据

1. 直接证据

(1) 红细胞抗原:根据供、受者血型不同及受者血型的改变确定是否植活。

(2) 红、白细胞同工酶谱:用电泳手段分析同工酶的多态性,检测细胞是否来源于供者。

(3) 细胞遗传学:供、受者性别不同时,植活后造血干细胞中可出现与供者相同的性染色体。

(4) 同种异型免疫球蛋白:利用酶标和电泳手段检测受者免疫球蛋白型,分辨其造血起源。

(5) 分子遗传学标志:应用 PCR 方法在移植早期检测受者体内造血干细胞的来源或移植后的嵌合状态,是比较敏感的植入证据。

2. 间接证据

(1) 移植后存活时间大于 21 日。

(2) 各系统造血恢复正常,包括粒、红、巨、淋系。

(3) 临床上发生急慢性 GVHD。

九、移植失败

(一) 移植失败的证据

(1) 早期识别标准是移植后 14~16 日,WBC≤0.2×10^9/L。

(2) 晚期植入失败(LGF):移植后患者获完全造血重建后出现全血细胞减少和骨髓增生低下<10%。常见于 HLA 半相合移植及再障患者移植前有多次输血史的患者。

(二) 移植失败的处理

(1) 造血生长因子的治疗:机制是促进 HSC 向髓系、多系分化,延长粒单核系细胞寿命,减少感染并发症。常用 G-CSF 或 GM-CSF,3~5μg/kg 皮下注射 1 次/d,直至 WBC>2×10^9/L 停药。

(2) 供者白细胞输注(DLI):为一种过继的免疫治疗方法。现一致认为 DLI 对慢性期 CML 疗效最好,尤其在分子水平及染色体水平复发的 CML、DLI 的疗效达到 100%。对急性白血病即使近期有效,远期疗效也较差。对多发性骨髓瘤介于 CM 和急性白血病之间,一般输注的细胞量是 2.4×10^8/kg,输注时给予 CsA+泼尼松+MTX 的 GVHD 预防方案。其主要并发症是 GVHD 和全血细胞减少。

(3) 进行二次移植。

十、非清除性造血干细胞移植

(一) 机制及临床应用

非清除性移植只是抑制机体的免疫功能而不彻底摧毁骨髓,通过降低 TBI 的剂量,阻断 T 细胞共刺激反应,形成混合嵌合体及移植后过继免疫应答,达到使移植物植活,治愈恶性疾病的目的。特别适合于年龄大,有器官功能不全不能耐受清除性移植者。对 CVT 敏感的疾病有效,如慢性粒细胞性白血病和低度的恶性淋巴瘤等。

(二) 预处理常用方案

(1) FBA:氟哒拉滨(Fluda)30mg/m^2,-10~-5d,静脉注射;BU 4mg/(kg·d),口服,-6~-5d;ALG:10mg/(kg·d),-4~-1d。

(2) 改良的 BU/Cy:BU0.6mg/kg,每 6 小时 1 次,-9~-6d;CTX 30mg/(kg·d),-5~-2d。

(3) TBI+ Cy+ ALG:TBI 3Gy;CTX 20mg/kg,-2d;ALG lmg/kg,-3d。

(4) Flu+TBI+CsA+MMF(骁悉):氟哒拉滨(Fluda)30mg/m^2,-6～-2d,静脉注射;TBI 3Gy,-1d;CsA 8～12mg/(kg·d),-1d 开始,共 3 个月;MMF (1.0～1.5)g/d,分次服,0～28d。

十一、脐血移植

脐血移植因其来源丰富,采集方便;造血干细胞增殖力强;免疫源性低;GVHD 发生率及严重程度低等优点受到越来越多学者的关注,成为今后移植发展的方向之一。但也存在脐血 T 细胞功能不成熟,脐血移植的 GVL 效应较骨髓和外周血弱,造血恢复慢,骨髓抑制期长的缺点,虽前景广阔,但还有待深入进行基础及临床研究。

(徐小红)

第十七章　骨软组织恶性肿瘤

学习目标

1. 掌握软组织肿瘤的内科治疗。
2. 熟悉骨肉瘤的化疗。
3. 了解骨肿瘤的诊断。
4. 了解软组织肿瘤诊断。

第一节　骨　肿　瘤

(一) 疾病简介

骨骼是人体的支架，产生人类牵扯行动之重要组织。虽然骨头占了身体重要部分，每张 X 线片上几乎都可见到骨头，但很少骨肿瘤会在无意中发现。

骨骼系统与其他器官一样会罹患来自任何组织成分的肿瘤或来自其他器官的转移性病变。侵犯骨骼的肿瘤，可发生于骨细胞、骨骼的造血成分、软骨及纤维性或滑膜成分。其他的肿瘤可来自骨骼的肌肉神经、血管与脂肪组织等。

(二) 流行病学

原发性恶性骨肿瘤的发生率为(2~3)/10 万，占全部恶性肿瘤的 2% 左右，男性发病率高于女性。骨肉瘤及尤文肉瘤多发生于儿童和青少年，是除多发性骨髓瘤之外最常见的原发性恶性肿瘤。骨肉瘤的发病高峰在青少年期，发病第二高峰为老年期。软骨肉瘤多发生于中老年患者。恶性纤维组织细胞瘤多发于成年人。

(三) 发病原因

骨肿瘤的发病可能与骨骼过度生长、慢性炎症刺激、遗传因素、特殊病毒的感染、骨内血液回流不顺畅及放射线照射等因素有关，也可能与损伤尤其是慢性损伤，以及慢性感染有关，同时一些化疗药物，如烷化剂和蒽环类药物等也可能与骨肿瘤的发病有关。

患者的年龄、性别与发生部位，对骨肿瘤良性与恶性之鉴别诊断很有帮忙。软骨母细胞瘤常见于幼儿，骨肉瘤、骨软骨瘤常见于少年，骨巨细胞瘤常见于成人，转移性骨肿瘤常见于老年。膝关节和肘关节以远骨骼常见原发良性肿瘤，股骨下端、胫骨上端常见原发恶性骨肿瘤，脊柱、骨盆、肩胛骨常见转移性骨肿瘤。

(四) 分类

骨肿瘤种类繁多，但是一般可以分为以下 14 种：①成软骨性肿瘤；②成骨性肿瘤；③纤维源性肿瘤；④纤维组织细胞性肿瘤；⑤尤文肉瘤/原始神经外胚瘤；⑥造血系统肿瘤；⑦巨细胞瘤；⑧脊索肿瘤；⑨脉管肿瘤；⑩平滑肌肿瘤；⑪脂肪源性肿瘤；⑫神经性肿瘤；⑬造釉细胞瘤；⑭骨转移瘤。细分来说：

（1）成软骨性肿瘤可分为骨软骨瘤、软骨瘤、软骨母细胞瘤、软骨黏液样纤维瘤、软骨肉瘤，其中骨软骨瘤、软骨瘤、软骨肉瘤最为常见。一般骨软骨瘤、软骨瘤、软骨母细胞瘤、软骨黏液样纤维瘤为良性肿瘤，软骨肉瘤为恶性肿瘤。

（2）成骨性肿瘤分为骨样骨瘤、骨母细胞瘤、骨肉瘤。其中骨样骨瘤、骨肉瘤常见，骨样骨瘤、骨母细胞瘤为良性肿瘤，骨肉瘤为恶性肿瘤。

（3）纤维源性肿瘤分为骨成纤维性纤维瘤、骨纤维瘤。

（4）纤维组织细胞性肿瘤分为良性纤维组织细胞性肿瘤和恶性纤维组织细胞性肿瘤。

（5）尤文肉瘤/原始神经外胚瘤包括尤文肉瘤和骨原始神经外胚瘤。

（6）造血系统肿瘤包括多发性骨髓瘤和骨恶性淋巴瘤，其中多发性骨髓瘤和骨恶性淋巴瘤均为恶性肿瘤。

（7）巨细胞瘤包括巨细胞瘤和恶性巨细胞肿瘤，其中巨细胞瘤为良性，恶性巨细胞肿瘤为恶性。

（8）脉管肿瘤包括血管瘤和骨血管肉瘤，其中血管瘤为良性，骨血管肉瘤为恶性。

（9）平滑肌肿瘤包括骨平滑肌瘤和骨平滑肌肉瘤，其中骨平滑肌瘤为良性，骨平滑肌肉瘤为恶性肿瘤。

（10）脂肪源性肿瘤包括骨脂肪瘤和骨脂肪肉瘤，其中骨脂肪瘤为良性，骨脂肪肉瘤为恶性肿瘤。

（11）神经性肿瘤包括骨神经鞘瘤等。

（12）骨转移瘤为恶性肿瘤。其中骨软骨瘤、软骨瘤、软骨肉瘤、骨肉瘤、骨纤维肉瘤、尤文肉瘤、多发性骨髓瘤、巨细胞瘤、恶性巨细胞肿瘤、骨转移瘤这 10 种肿瘤最为常见。

（五）分期

目前临床上面常用的分期有 Enneking 和 AJCC 分期。

1. Enneking 分期　Enneking 等介绍了一种较好的良、恶性骨骼肿瘤分期系统。所有良、恶性骨骼肿瘤均能按 Enneking 系统进行分期，良性肿瘤的分期以阿拉伯数字标记，恶性肿瘤的分期以罗马数字标记。

良性肿瘤：

1 期，潜隐性；2 期，活动性；3 期，侵袭性。

恶性肿瘤见表 17-1：

表 17-1　恶性肿瘤分期

分期	分级	部位	转移
ⅠA	低度恶性	间室内	无
ⅠB	低度恶性	间室外	无
ⅡA	高度恶性	间室内	无
ⅡB	高度恶性	间室外	无
Ⅲ	任何分级	任何部位	局部或远处转移

良性肿瘤的分期为：1 期，潜隐性，稳定存在或者自愈。1 期肿瘤为囊内病变，通常无症状，常偶然发现。此种肿瘤因不影响骨的强度，不需治疗，症状常自行消失。2 期，活动性，进行性生长，但限制在自然屏障中。2 期，肿瘤也为囊内病变，但生长活跃，因而出现症状或导致病理性骨折。其边界较清楚，但有骨皮质膨胀、变薄。通常病灶周边反应骨圈非常薄。需行扩大的刮除术治疗。3 期，侵袭性，进行性生长，超出自然屏障。3 期肿瘤为囊外病变，常穿破周边反应骨甚至骨皮质。MRI 上可出现软组织包块，高达 5% 的此类患者还会出现转移灶。其治疗包括扩大刮除术、边缘切除术甚至广泛切除术，常出现局部的复发。

肌肉骨骼的恶性肿瘤也可按 Enneking 外科分期系统进行分期。此系统包含了影响肿瘤预后的重要的因素，按渐进加重的顺序进行分期。能指导手术及辅助治疗方法的选择。它以肿瘤的组织学分级、病灶范围、有无转移灶为基础。Ⅰ期为低度恶性肿瘤，分化较好、有丝分裂少见、非典型细胞不多，转移的可能性小（<25%）。Ⅱ期为高度恶性肿瘤，分化较差、有丝分裂率高、细胞/基质比率高。还可根据病灶生长范围对Ⅰ、Ⅱ期进一步分期。ⅠA、ⅡA 期的肿瘤其病灶局限于边界完好的解剖间室中。解剖间室指的是能阻隔肿瘤生长的自然解剖屏障，如皮质骨、关节软骨、筋膜间隔或关节囊。

ⅠB、ⅡB 期的肿瘤已突破其原发间室。任何肿瘤，无论其原发病灶的大小或组织分级如何，只要出现转移灶即定义为Ⅲ期肿瘤，对淋巴结转移、远处转移未作区分，因为两种情况下预后均较差。

2. AJCC 分期　AJCC 的分期中Ⅰ期肿瘤为低度恶性，Ⅱ期肿瘤为高度恶性，Ⅰ、Ⅱ期根据肿瘤的大小再分别分为 A、B 两期，ⅠA 和ⅡA 期肿瘤最大直径≤8cm，ⅠB 和ⅡB 期肿瘤最大直径>8cm；Ⅲ期为同一骨段上病灶不连续的肿瘤，无淋巴结及远隔转移；ⅣA 期为仅有肺转移的肿瘤，ⅣB 期为其他脏器转移的肿瘤。

AJCC 分期系统主要侧重于指导肿瘤的预后（表 17-2）。

表 17-2　骨肿瘤 AJCC 分期

期	级	肿瘤大小	局部淋巴结转移	远隔转移
ⅠA	G 1~2低度恶性	T 1	N 0	M 0
ⅠB	G 1~2低度恶性	T 2	N 0	M 0
ⅡA	G 3~4高度恶性	T 1	N 0	M 0
ⅡB	G 3~4高度恶性	T 2	N 0	M 0
Ⅲ	任何 G	T 3	N 0	M 0
ⅣA	任何 G	任何 T	N 0	M 1a
ⅣB	任何 G	任何 T	N 1	任何 M
	任何 G	任何 T	任何 N	M 1b

（1）肿瘤组织学分级（G）对外科计划及预后意义重大。Greene F. L. 按分化级别的高低分为：G 1（高分化，低度恶化）；G 2（中分化，低度恶性）；G 3（低分化，高度恶性）；G 4（未分化，高度恶性）。

（2）肿瘤的大小（T）。T 0：无原发肿瘤的证据；T 1：肿瘤的直径<8cm；T 2：肿瘤的直径〉8cm；T 3：在同一骨段上不连续的肿瘤。

（3）引流区淋巴结（N）。N 0：无肿大者，N 1：有肿大者。

（4）远端转移（M）。M 0为无转移者，M 1为有转移者，且再分为 M 1a（仅有肺转移）和 M 1b（其他部位转移）。

（六）临床表现

1. 症状

（1）疼痛

1）良性肿瘤一般无痛或轻度。

2）疼痛是恶性肿瘤早期症状，进行性加重。

3）休息时疼痛反而加重，考虑恶性病损。

4）夜间疼痛是恶性骨肿瘤的重要特征。

（2）肿胀：一般发生在疼痛之后，根据肿瘤的性质、部位不同，骨肿瘤的肿胀程度不同。其中肿瘤位于骨膜下或表浅部的较明显。良性肿瘤如发生恶变，则肿胀部位多呈突然性持续加重。

（3）损伤：损伤可诱发骨肿瘤症状的出现，也可引起功能障碍或病理性骨折从而进一步加重骨肿瘤症状。

（4）畸形：由于骨肿瘤的存在，处于生长发育期的患者可能会引起发育不对称，有的也会引起压迫骺板引起畸形。

（5）压迫症状：因骨肿瘤的发病部位不同，会引起不同的压迫症状，如发生在脊柱可引起截瘫。

2. 体征

（1）全身症状：早期和良性骨肿瘤的全身症状少，但是发展到后期后全身症状逐渐显现，可出现疼痛、消瘦、食欲缺乏、贫血、体重下降、发热等恶病质表现。

（2）局部表现：①皮肤，良性肿瘤均无明显皮肤改变，无粘连；恶性肿瘤有明显的皮肤表现，如皮肤苍白，肿块，有粘连等症状；②肿块，良性肿瘤常表现为坚硬无压痛的肿块，良性肿瘤边缘清楚。生长快速的恶性肿瘤常表现为弥散性的肿胀，边缘不清，且有压痛、皮肤发热、静脉怒张等；③畸形，发生于生长年龄的患者或出现病理性骨折的患者可出现畸形症状，如多发性软骨瘤可致肢体弯曲，不等长。

（七）诊断

骨肿瘤的诊断与患者的全面评估要坚持临床、影像、病理学科及其他相关学科相结合的原则。不同的年龄段有其好发的病变，自发的肢体疼痛或与外伤（常是轻度）有联系的疼痛、步态的改变、最近的感染史、体重减轻，均是重要信息。描述肿物的部位、大小要准确，并测量长、宽、厚度，包括 X 线片上的测量。痛与压痛是炎症的表现。因此，感染有锐痛及强烈压痛；骨肿瘤能引起周围软组织的反应性炎症，可有轻、中度疼痛及压痛。但出现病理骨折即有剧痛。判断骨肿瘤的部位，要注意牵涉痛（异位痛），例如，髋部病变引起的疼痛常沿闭孔神经分支，牵涉膝部，医生会误诊为膝部有病变，对神经系统、关节运动、局部淋巴结都应循序检查。

1. 影像学诊断　骨肿瘤影像学检查的目的：其一，确定有无骨与软组织肿瘤；其二，确定肿瘤发生的部位与性质（肿瘤与非肿瘤，良性与恶性）；其三，鉴别诊断及确定下一步的检查与治疗的参考、化疗效果评价、肿瘤的分期、手术计划和术后观察等。骨肿瘤的 X 线检查是最主要的检查方法。影像学检查是骨肿瘤的化疗的效果评价的重要的手段。平片可以观察骨破坏修复及骨增生情况，骨破坏边界变清楚、骨膜反应增加并变得清楚、骨密度增加都是好转的表现，而骨破坏加剧、软组织肿块增大是恶化征象。CT 和 MRI 扫描则可以对病灶进行定量分析，可以测量肿瘤体积和坏死区体积，并与化疗前比较。肿瘤变小和坏死区变大是化疗好的征象，反之是恶化征象。

（1）常规 X 线：这是影像诊断基础，用以分析 4 个问题。①病变的部位，包括骺端、干骺端、骨干骨膜下、皮质内、骨膜内；②破坏的形状，如地图形（即一处或多处相连边缘清晰的骨破坏），虫蚌样，渗透浸润（即皮质有无数极小透明区，中心较多外围少）；③正常组织的反应带；④能否提供组织学及组织发生学的参考资料。以骨质矿化状况为例，如钙化（软骨肉瘤）、骨化（骨肉瘤）、磨砂玻璃样。纤维异常增殖平片在早期诊断是有限度的，因为每单位体积骨质要有 30%～40% 破坏才能显示出来，同时躯干（中轴）骨显像不如肢体骨。平片不能发现的病变，核素扫描、CT、MR1 常能发现。

骨肿瘤侵入骨膜下，能引起反应，表现为单纯、层（葱皮）状、针状和袖套状（Codman 三角）等反应。细长针状多见于恶性病变，而短钝针状多见于良性者。Codman 三角多见于恶性及侵袭性病变。骨外肿物压迫骨质，其缺损边缘平滑且常有硬化，而肿瘤侵袭骨质，多产生不规则边缘。原发骨肿瘤好发在同类正常细胞与组织最大活动性的部位及年龄，如胫骨近端、股骨 远端、肱骨近端的干骺端。起源于结缔组织或骨髓细胞的肿瘤，可见于骨骼的任何部位。血源性骨髓炎好发于干骺端是因为该部位有弯曲的血管样。因此，发生部位，无论是骺端、干骺端或骨干，是诊断的重要参数。

良恶性骨肿瘤的 X 线鉴别：

良性骨肿瘤，生长缓慢，不侵及邻近正常组织，但可压迫使之位移、畸形或破坏，无软组织肿块形，一般骨膜不受累，界限分明，骨皮质保持完整或膨胀性改变，无转移，肿瘤影局限，形状规则，与正常组织界限清楚。

恶性骨肿瘤，生长快，侵及邻近组织，软组织肿胀，有骨膜反应，肿瘤与正常组织无明显界限，侵及软组织使肿块边缘不清，皮质或髓腔内破坏缺损，少有膨胀扩张，多可转移，界限不清，边缘不规则。

（2）CT 检查：由于较平片有更高的分辨率和能展示横断面解剖两个特点，CT 对诊断骨骼病变尤其是躯干骨病变极为有用。它能显示骨皮质及小梁、骨肿瘤对软组织侵犯范围和软组织肿瘤，虽然后者不如 MRI 准确。对比剂增强能判定骨肿瘤的血运和它与软组织肿块及主要血管的关系。CT 显示瘤内钙化比 MRI 好，特别是躯干骨的结构及钙化。CT 还能明确髓内侵犯的范围和骨肿瘤对化疗的反应，也能测定组织的密度，骨内密度的减弱提示肿瘤的侵入或炎症。在较复杂解剖的部位，如肩、脊柱、骨盆、髋，能解决 X 线片中影像重叠、看不清或不能发现病变的问题。

CT 的缺点是：①评估软组织或骨关节病变不如 MRI；②除非采用螺旋式 CT，不能获得肢体纵轴像；③不能有效地扫描大的解剖区域；④会漏诊某些椎体压缩骨折。

CT 及 MRI 都能做三维重建，这一技术对骨外生的及关节周围的骨病变检查特别有用。还可去除部分结构，使某一特殊部分清楚显像，也可在任何平面上进行体层摄影，对手术方案常有决定性意义。螺旋式 CT 最适于二维或三维重建并在对比剂强化的高峰时获得大量数据。

（3）MRI 检查：MRI 对骨髓异常十分敏感，因此它在骨肿瘤疗效评估中极其重要，信号强度的变化可以提供病灶骨化和纤维组织成分的变化，动态增强 MRI 不仅能反映肿瘤强化效果和肿瘤实际轮廓，还能显示肿瘤不同的增强类型，反映肿瘤内部不同的血管化程度与灌注状态。MRI 独特成像原理使其具有许多优势，但也有明显不足，如显示骨质破坏，尤其是骨质破坏与钙化等明显逊于传统 X 线或 CT 检查。

多平面成像是 MRI 的突出优点，只有螺旋式 CT 在一定程度上能与之相比，它在冠状面及矢状面的长轴成像能测定病变部位、范围和跳跃病灶。MRI 的横断面成像能明确肿瘤、骨、软组织、神经血管束的解剖关系，骨皮质破坏类型和骨膜新骨形成，其突出缺点是不能准确地显示钙化的量及类型。

（4）超声检查：超声检查是可多次重复的非介入性方法，可对骨肿瘤外侵周围软组织情况作出描述和判断，还可了解周围淋巴结转移情况。增加多普勒（Doppler）一些装置，还可测肿瘤的血流及化疗后血流减少的程度。

（5）放射闪烁成像（核素扫描）：本法是扫描骨转移瘤及多发骨肿瘤的首选方法，骨扫描可用以评估化疗效果，病变骨部位在 ECT 显像中多表现出放射性异常浓聚。

2. 临床实验检查 外周血液及免疫学化验对骨肿瘤的诊断，只有有限的价值。然而，红细胞沉降率可帮助鉴别感染与肿瘤，因前者红细胞沉降率升高，后者多为正常。必须注意，尤文肉瘤、白血病、淋巴瘤、LangerKans 组织细胞增生症，红细胞沉降率可升高。

血清碱性磷酸酶（ALP）在半数的骨肉瘤患者中升高，ALP 的正常数值有一范围，儿童发育时期也升高。因之，评估时要加以分析。有报道分析发现瘤组织 ALP 高表达与血清值平行。ALP 高表达的肿瘤更多的有转移。

血尿常规对骨肿瘤的诊断不甚重要，但有助于鉴别。良性肿瘤的血常规一般正常，恶性骨肿瘤可能有变化。骨髓瘤尿中含有本周蛋白，骨髓穿刺对骨髓瘤的诊断很有帮助。

3. 病理检查 病理学检查是骨肿瘤获得明确诊断的最可靠和最准确的方法，而且也是进行术后病理分期的重要依据，对指导临床治疗和判断预后具有十分重要的价值。病理学检查最基本和最重要的方法仍然是常规组织学检查，对于一些罕见的或疑难病例还可借助于免疫组织化学、电镜、遗传学和分子生物学检查技术来作出诊断。骨肿瘤的诊断需临床、影像学、病理诊断学三者结合，病理诊断是其中最重要的部分，是临床和影像学诊断不能替代的。

病理学检查的途径是活组织检查，包括闭合活检（细针、套针）和切开活检（切开、切除）。

（八）治疗

骨肿瘤治疗原则是采用手术、化疗、放疗相结合的多学科的综合治疗，全面细致评估后实行个体化治疗。总的治疗原则如下：

1）良性的采用手术治疗。

2）恶性采取以手术为主的联合治疗方法，术前术后化疗、放疗、免疫疗法、中药等。

下面是一些主要的治疗方式

1. 手术治疗 手术为主的综合治疗是目前治疗骨科肿瘤最公认的方式。手术是治疗骨科肿瘤最重要的方式，但是化疗、放疗、免疫和分子疗法及中医药等方法也可以起到同步治疗的目的，尤其是大剂量的联合化疗和一些辅助化疗，能够进一步提升骨肿瘤的保肢率和生存率。

骨肿瘤的治疗迄今仍是临床骨科领域的难点之一。骨肿瘤的手术治疗的原则是“先生命(完整切除肿瘤),后肢体(尽量保肢),再功能”,即在骨肿瘤或瘤样病手术刮除的手术中,手术应力求彻底,以免复发或引起恶变,但应尽量保留肢体功能。对于恶性肿瘤则应以抢救生命为主,只有在不降低生存率的前提下,才可考虑保留肢体的问题。目前常用的手术方法有刮除术、切除术、截除术、骨瘤段肢体切除和远端再植术、截肢术和关节离断术。

1）刮除术将包含肿瘤的骨壁切开,将其中的肿瘤组织刮除干净。本手术适用于掌指骨的内生软骨瘤、骨囊肿、骨嗜伊红肉芽肿和范围较小的骨巨细胞瘤。

2）切除术将向骨外突出生长的肿瘤自其基底部切除的手术,主要适用于骨软骨瘤。

3）截除术将肿瘤所在的一段骨干整段切除。适用于破坏范围较大的巨细胞瘤和一些低度恶性的肿瘤如纤维肉瘤、软骨肉瘤等。骨干截除后所遗留的缺损大多数需要用人造关节、异体骨或自体骨进行修补,少数不需修补如腓骨近端和尺骨远端。

4）肿瘤段肢体切除和远端再植术是断肢再植术的新发展。本术适用于上肢低度恶性的肿瘤如纤维肉瘤、软骨肉瘤等。手术将肿瘤所在的一段肢体包括皮肤、肌肉、神经、血管和骨骼整段切除,再将远端肢体移植到近端去。

5）截肢术或关节离断术是残废性手术,必须经过周密研究讨论后,确属必要才能施行。手术目的在于抢救生命,因此应尽早施行。对于已有内脏转移的晚期恶性肿瘤,为了减少痛苦,也可做姑息性截肢。

6）修复重建术。重建术的常用方法有:①人工假体置换;②植骨;③骨转运;④功能性游离移植肌皮瓣;⑤旋转成形术。

2. 放射治疗

（1）骨肿瘤放疗方式及适应证如下

1）术前放疗:由于肿瘤过大,估计切除困难的患者,可在术前行放射治疗,待肿块缩小后再行手术治疗,术前放疗可为保肢创造条件。

2）术后放疗:肿瘤术后残留及因解剖关系手术范围不够者,术后放疗以减少或预防肿瘤复发,提高患者生存率。

3）单纯放疗:第一,用于不能手术的肿瘤或术后复发难以再次手术者;第二,此种方式亦可用于一些对放疗较为敏感的肿瘤,如尤文肉瘤;第三,用于一些转移性的骨肿瘤。

（2）常见恶性骨肿瘤的放疗方法

1）骨肉瘤:骨肉瘤对放疗不敏感,但辅助放疗对改善患者的生存率仍有一定的疗效。可全骨病变处的全骨照射 40~45Gy 后,再缩野至局部病灶区加量,总剂量 66~70Gy。骨肉瘤治疗失败的主要原因为肺转移,所以术前化疗反应较差及 AKP 持续高水平的患者可以对肺进行预防性放疗。

2）尤文肉瘤:放疗敏感,容易发生肺转移,如果仅仅进行放疗治疗则生存率很低。如果采用手术及放化疗综合治疗,既可提高保肢率,又能增加局部控制率,提高生存率。放疗时包括病骨的全部骨髓腔及软组织病变外照射 45Gy 以后,在瘤床两端 5cm 和 1cm 处各增加 5Gy 一次,保证总剂量 55Gy。

3）骨恶性淋巴瘤:Ⅰ、Ⅱ期患者以放疗为主,照射野包括全部病骨,区域淋巴结与原发病灶相邻时也应包括在内,全骨照射剂量为 45Gy。然后缩野针对原发病变区加量,总量达到 55 Gy,Ⅲ、Ⅳ期的患者治疗以化疗为主,辅以局部放疗,照射范围包括病变区即可,总剂量 30Gy 左右。

4）转移性骨肿瘤：目前认为适当的大剂量和大分割治疗转移性骨肿瘤疗效比较好，可以减轻疼痛症状，减少骨质破坏，一般照射 30Gy/10 次或单次照射 8Gy～10Gy。

3. 化学药物治疗 骨肿瘤的化学治疗分新辅助化疗和辅助化疗两种。一是新辅助化疗：适用于体积较大恶性程度高的骨肿瘤，术前化疗可使瘤体缩小，提高手术切除率，减少、避免截肢率；二是辅助化疗：手术后加用化学药物治疗，已被广泛应用于临床各种恶性肿瘤的治疗。骨恶性肿瘤术后应尽早化疗，以减少复发和远处转移的可能。如时间相隔太久，将难以奏效。

现将几种常见骨肿瘤介绍如下。

（1）骨肉瘤：骨肉瘤是最常见骨的原发恶性肿瘤。普通型骨肉瘤好发于男性，男女比例约为 1.5∶1～2∶1，75%病例在 10～30 岁发病。其好发部位是长骨干骺端，依次为股骨远端、胫骨近端、肱骨近端，在起病初期无典型症状。在数周内，疼痛可渐加剧，并持续发作。局部可在早期出现肿胀。肿胀常可迅速地，也可相对缓慢地加重。在病变进展更快时，肿瘤附近的关节功能障碍，并呈现软组织浸润发红、水肿及明显的浅表静脉网状怒张现象。少数病例在其疼痛部位出现骨质溶解，当其进展迅猛时，可并发病理性骨折。

目前骨肉瘤采用以手术和化疗为主的综合治疗。手术治疗包括截肢和保肢。早期、低度恶性骨肉瘤外科手术广泛切除原发肿瘤是主要的治疗方法，大多数骨肉瘤患者可达到保留肢体的目的。高度恶性的四肢长骨骨肉瘤经过单纯截肢术或保肢治疗后的远期效果不佳，化疗作为综合治疗的一部分，可明显改善骨肉瘤的无病生存和总生存。当前大多数的骨肉瘤采用术前、术后全身化疗和保留肢体手术，晚期或远处转移患者可采用化疗、放疗和姑息性手术治疗。其中化疗常用的药物有 DOX、DDP、MTX、IFO 等。骨肉瘤对放疗不敏感，但辅助放疗对改善患者的生存率仍有一定的疗效。术前化疗反应较差及 AKP 持续高水平的患者可以对肺进行预防性放疗，提高生存率。

常用的化疗方案介绍如下。

1）AP 方案：

ADM90 mg/m^2持续静脉滴注 96 小时，（第 1～4 日）；

DDP120 mg/m^2静脉滴注，第 1 日。

每 4 周重复。

2）MAID 方案：

IFO 6g/m^2持续静脉滴注 72 小时，（第 1～3 日）；

Mesna 10g/m^2持续静脉滴注 96 小时，（第 1～4 日）；

ADM60 mg/m^2持续静脉滴注 72 小时，（第 1～3 日）；

DTIC lg/m^2持续静脉滴注 72 小时，（第 1～3 日）。

每 3 周重复。

3）大剂量 MTX 加 CF 解毒方案：MTX 3～20g/m^2，静脉注射，CF 在 MTX 用完后 2～24 小时内给 9～50mg，6 小时一次，连用 12 次。在用 MTX 后要注意水化补液要充分，静脉补液维持 24 小时，在 48 小时内要大量口服液体；同时要碱化尿液，使尿液 pH 在 7 以上。

（2）尤文肉瘤：尤文肉瘤是一种小圆细胞肉瘤，多发生于长骨的骨干或干骺端与骨干之间的部分，发病高峰在 20 岁，且具有高度转移倾向，对化放疗均很敏感。临床表现疼痛和肿块是最常见的临床症状。

治疗原则以全身联合化疗和放射治疗为主,达到最大限度保存肢体功能,减少长期并发症,提高生存率。对无转移病例应先进行化疗,待肿瘤缩小后再做放疗。对放疗不能控制的肿瘤,或肿瘤复发或出现放疗后遗症者行手术切除,手术前后辅以放疗和化疗。对转移病例则以化疗为主,局部姑息放疗和减症手术治疗。

常用的化疗方案介绍如下。

1) VACA 方案一,IESS-Ⅰ方案(尤文肉瘤研究协作组):

VCR1.5mg/m^2,静脉注射,每周 1 次,第 1~6 周,第 8~13 周;

ACD 15μg/kg,静脉滴注,每日 1 次,第 1~5 天,每 12 周后重复;

CTX 500mg/m^2,静脉注射,每周 1 次;

AMD 30mg/m^2,静脉注射,第 1~3 日,3 周重复。

2) VACA 方案二:

VCR1.5mg/m^2,静脉注射,第 8 周开始每周 1 次,连用 4 次;

ACD 450μg/ m^2,静脉滴注,第 1、5、15、29 日;

CTX 1200mg/m^2,静脉注射,每周 1 次,连用 2 次;

AMD 20mg/m^2,静脉注射,第 1~3 日。

3 个月为 1 个周期,共 8 个周期。5 年生存率为 75%。

3) IE 方案:

IFO1.6g/m^2,静脉滴注,第 1~5 日(加 Mesna 解救);

VP-16 100mg/m^2,静脉滴注,第 1~5 日,每 3 周重复。

(3) 多发性骨髓瘤:多发性骨髓瘤(multiple myeloma)是浆细胞异常增生的恶性肿瘤,临床特征是浆细胞(骨髓瘤细胞)异常增生,引起骨骼疼痛和破坏,血清及尿中出现异常的单克隆免疫球蛋白,伴有贫血、高钙血症和肾功能损害。多发性骨髓瘤虽然多发,但肿瘤破坏一般均局限在病灶内,病灶以外的骨髓是正常的。

无全身症状且影像检查未见其他病灶的单发骨髓瘤患者应以局部外科治疗为主。同其他原发恶性肿瘤一样,手术应尽可能做到广泛切除或更大范围。

多发骨髓瘤患者的主要治疗方法是全身的化疗。患者对化疗的敏感性不同决定其预后及生存情况。50%的患者将于 2 年内死亡,死亡原因一般为肾衰竭、严重贫血、合并感染或全身消耗。另有少部分化疗效果良好的患者可长期带瘤存活。

多发性骨髓瘤的患者局部放疗主要作用为减轻局部的疼痛,控制局部病灶的发展,间接减轻脊髓压迫的作用。外科治疗后结合局部的放疗对局部肿瘤的控制有更加明显的效果。

常用的化疗方案介绍如下。

1) MP 方案:早期、初治病例,体弱者。

美法仑 8mg/m^{2}口服,每日 1 次,第 1~4 日;

或 4mg/m^{2}口服,每日 1 次,第 1~7 日;

泼尼松 60~80mg/d 口服,每日 1 次,第 1~7 日。

4 周为一个周期,4~6 周期为 1 疗程。

RR 率 60%,缓解期为 18 个月,中位生存期 24~30 个月。

2) M_2方案:中晚期,初复治病例,或难治复发病例。

BCNU 0.5mg/kg,静脉滴注,第 1 日;

CTX 10mg/kg,静脉注射,第 1 日;

Melphalan 0. 25mg/kg 口服,每日 1 次,第 1~4 日;

Prednisone 1mg/kg 口服,每日 1 次,第 1~7 日;

0. 5mg/kg 口服,每日 1 次,第 8~14 日;

VCR 0. 03mg/kg,静脉滴注,第 21 日。

每 5 周为 1 周期。

(4) 转移性骨肿瘤:癌和肉瘤均可因血道播散而出现骨转移,以癌多见。骨转移瘤好发于中老年人,以 40~60 岁多见,骨转移瘤的原发疾病多为乳腺癌、肺癌、前列腺癌、肾癌、甲状腺癌等约占 80%。骨转移癌为多发,很少有单发病灶,一般由血行播散而来。骨转移瘤好发于脊柱、骨盆和长骨干骺端。常见的临床表现有:疼痛(常为骨转移癌的首发症状)、病理性骨折和运动障碍、脊髓压迫、高钙血症(是骨转移癌的致死原因之一)、骨髓功能抑制(患者易合并感染,对生长因子治疗不佳),晚期可出现精神不振、消瘦、乏力、贫血、低热等症状。

X 线检查是骨转移癌诊断的“金标准”。多数骨转移癌均为溶骨性改变,X 线上形成虫蚀样、穿凿样骨质缺损,少数骨转移为成骨性破坏。ECT 检查,CT、磁共振检查也是骨转移诊断的重要标准。

治疗应与原发癌及其他并发症一并考虑,治疗方法包括放疗、化疗、内分泌、双磷酸盐类药物治疗、矫形外科等,目的是为了减轻症状、提高生活质量。

1) 内科治疗骨转移癌的双磷酸盐类药物有唑来磷酸、帕米磷酸等,其作用机制是抑制破骨细胞的活性,促进骨骼的修复,防止进一步的破坏和发生新的骨转移。第一代抗骨转移的药物为氯磷酸盐,第二代为帕米磷酸,第三代为唑来磷酸。

2) 外科治疗主要适用于承重骨或关节破坏明显,包括即将发生病理性骨折的预防性固定和已发生病理性骨折的固定处理,可采用外固定、内固定和关节置换等。

3) 放疗治疗可抑制骨转移灶的进一步破坏,有明显的止痛作用,常规的照射方法为 300cGy/次,共 10 次。或选择单次大剂量的方法,为 800~1000cGy/次,放射性核素治疗对骨转移癌也有一定的疗效。

4) 化学治疗针对原发肿瘤选用有效的化疗方案。

5) 内分泌治疗对激素相关性肿瘤有较好的疗效。

6) 骨痛的药物治疗,吗啡及非甾体类药物和地塞米松等均有止痛作用。

(卞伟钢　陈　平)

第二节　软组织肿瘤

软组织肿瘤起源于间叶组织,包括黏液、纤维、脂肪、平滑肌、滑膜、横纹肌、血管淋巴管等,可发生于任何部位,病理分类繁多。周围神经系统和自主神经系统,虽非起源于间叶组织,但常与间叶组织来源的组织交织生长,故也列入软组织肿瘤中。而神经胶质细胞、网状内皮组织和各实质器官的支持组织不属于软组织肿瘤范畴。

软组织肿瘤笼统分为良性和恶性两大类。良性软组织肿瘤包括各类组织起源,如:纤维瘤、纤维组织肿瘤、血管瘤、血管球瘤、脂肪瘤、平滑肌瘤、横纹肌瘤、腱鞘巨细胞瘤、纤维性间皮瘤、神经鞘瘤、间叶瘤等,一般病程较长,生长缓慢,有时数十年不长,切除后多不复发,也不转移。软组织恶性肿瘤又称软组织肉瘤,病因至今未明,被认为是起源于一群多潜能、未分化的原始细胞,随着分子生物学研究的发展,已知间叶干细胞的基因突变与肉瘤发生相关。病理分型比较困难,多需通过免疫组化的标记来确定组织类型起源。具有独特的生物学特征,切除不彻底容易复发,易发生血道转移,临床治疗以手术为主。本节将重点讨论软组织恶性肿瘤。

一、流行病学

软组织良性肿瘤非常常见,而软组织肉瘤是一种少见肿瘤,在所有恶性肿瘤中的比例<1%,软组织肉瘤的年发病率平均为(2.4~5)/10万,占成人恶性肿瘤的1%,儿童恶性肿瘤的15%。软组织肉瘤可发生于任何年龄,好发年龄30~50岁。儿童软组织肉瘤发病率在所有恶性肿瘤中占第四位,主要为神经母细胞瘤和横纹肌肉瘤。除一些特殊类型的肿瘤(如平滑肌肉瘤)外,男性略多于女性,可发生于身体的任何部位,其中约59%发生于肢体部位,19%发生在躯干部,其他部位还有腹膜后、头颈部等。目前已知的亚型有100多种,其中以多形性未分化肉瘤、脂肪肉瘤和平滑肌肉瘤较为多见。

二、病　　因

软组织肿瘤的病因及发病机制不明,可能与环境因素、致瘤病毒、免疫、遗传易患性等因素有关。例如,矿工和接触绝缘材料的工人长期吸入石棉粉尘后可引起肺纤维化、肺癌和胸膜间皮瘤;AIDS患者伴发Kaposi肉瘤,大多数Kaposi肉瘤中含有人类疱疹病毒8序列;肾移植的患者长期服用免疫抑制剂如环孢素可诱发软组织肉瘤,NF1、Rb及p53等基因突变可能与某些肿瘤发生有关。

三、临床表现

(一)发生部位

不同病理类型的肿瘤好发部位不同,良性软组织肿瘤通常发生于浅表部位,而肉瘤好发于深部组织。例如,纤维瘤病通常好发于指趾掌跖处;纤维肉瘤好发于肢体、胸腹壁、头颈及腰背等处;滑膜肉瘤通常不累及关节腔,好发于下肢关节;胚胎性横纹肌肉瘤发生于儿童的泌尿生殖系统;腺泡型横纹肌肉瘤通常发生于成人的头颈部;多形性横纹肌肉瘤好发于成人的四肢。

(二)症状体征

1. 肿块　大多数的良性软组织肿瘤表现为浅表的无痛性肿块,缓慢生长,最常见的良性肿瘤为脂肪瘤,其次为血管瘤和纤维组织细胞瘤,软组织肉瘤则具有所有恶性肿瘤的快速生长的特点,可以表现为进行性增大的软组织肿块。

2. 疼痛　软组织肿瘤通常是无痛性肿块,而肉瘤因为生长较快,可以有钝痛,位于深部的良性肿瘤会出现相应的对邻近脏器的压迫症状,表现为疼痛,肉瘤累及神经时可以疼痛为首发症状,瘤体较大出现感染出血时可以出现急性发作性疼痛。

3. 功能障碍　良性肿瘤通常无功能障碍,大多数肉瘤早期不会出现功能障碍,中晚期肿瘤侵及周围血管神经和关节等重要组织结构时会出现相应部位的功能障碍,如发生于椎管的肉瘤早期就可出现功能障碍。

4. 肿块的皮温、质地和活动度　良性肿瘤皮温通常正常,体表位置的肉瘤及生长迅速的恶性程度较高的肉瘤皮肤温度通常较高。软组织肿瘤的质地与组织成分和血供有关,血管、淋巴管和脂肪组织较多者质地较软,而肿瘤中纤维、平滑肌成分较多者质地较硬。肿块的活动度和肿块的大小、部位及与周围组织的关系相关,良性和低度恶性的肿瘤位于浅表部位,生长缓慢,通常活动度大,而位置较深,与周围组织粘连的活动度差。

5. 区域淋巴结　良性肿瘤无区域淋巴结肿大,而软组织肉瘤以血行转移为多,部分可通过淋巴系统转移,表现为区域淋巴结肿大。

6. 其他　肉瘤侵犯胸膜时可表现为胸腔积液,常见于胸膜或心包膜间皮瘤的患者,而腹膜间皮瘤和后腹膜肿瘤等均可引起腹水。恶性程度较高,肿瘤生长快速或病期晚的肉瘤可有发热、体重下降等全身表现。

四、临床检查

(一) 摄片

局部X线片主要显示软组织肿块与周围组织关系,有无钙化,局部有无骨质异常(皮质破坏、骨膜反应、骨髓侵犯等),对判断病灶侵及骨或骨病变侵及周围软组织有所帮助。

(二) B超

使用B超主要了解肿瘤质地、大小、边界、与周围血管关系,病灶边缘不规则、回声不均匀或邻近组织结构变形通常为恶性诊断标准。另外位于深部的肿瘤可以在超声引导下行针吸细胞学检查,同时也可以作为术后随访的简单经济的检查方法。

(三) CT

CT能更清晰地显示肿块全貌,与邻近组织结构的关系。随着螺旋CT的应用,可采用重叠图像,进行三维重建,还可以发现肿大的淋巴结,指导穿刺。软组织肉瘤约80%血行转移到肺和纵隔,胸部CT主要用于分期,了解肺和纵隔有无转移病灶。

(四) MRI

MRI与CT比较,更能从多角度描述肿瘤与邻近组织的异同,能将肿瘤组织和邻近肌肉脂肪区分开,对肿瘤内部结构的分辨率优于CT,且能分辨肿瘤和血管的关系,尤其适用于软组织肉瘤的诊断和术前检查,在显示肿瘤复发方面优于CT。

(五) 动脉造影

动脉造影主要用于了解肿瘤血管分布情况,近年常用DSA代替常规造影,目前较少用,在保肢或疑难病例的手术方案制定及作血管栓塞方面的准备仍有一定作用。

（六）ECT检查

ECT检查可早期发现骨受累。

（七）PET-CT检查

目前PET-CT检查也开始用于软组织肉瘤的诊断及寻找原发灶和转移灶，同时用于化疗后疗效的评估。

（八）病理学检查

病理是软组织肉瘤诊断的金标准。临床检查考虑为软组织肉瘤的病例可通过活检手段获得组织标本，推荐空芯针穿刺活检以获得足够多的组织标本，有些医院也进行细针穿刺活检，对于深部的肿瘤建议在CT引导下穿刺。为避免针道种植转移，建议在准备手术的医院进行穿刺，穿刺部位应设计在手术范围之内。穿刺不能提供足够的组织标本时可行切开活检术，尽量避免切除活检。活检时要注意尽量不要污染周围组织。病理形态学诊断仍是软组织肿瘤的金标准。软组织肿瘤组织起源复杂，有高度异质性，目前软组织肉瘤就有19个组织类型和100多个亚型，病理学检查需结合免疫组化及分子生物学技术作为诊断和鉴别诊断的重要手段，并注意与临床的结合。完整的病理学报告应包括肿瘤的诊断、发生部位、大小、深度，组织学分级、核分裂指数、有无脉管癌栓、切缘情况及淋巴结状态，免疫组化和分子病理可作为辅助诊断方法。目前软组织肿瘤的免疫组化标记及分子生物学的基因研究是研究的热点。

五、病　　理

软组织肿瘤的病理组织学类型主要是根据肿瘤组织和细胞形态，并参考免疫组化、分子生物学及其他有助于诊断的辅助技术来划分。

根据生物学行为的不同，软组织肿瘤可分为良性、中间性（又称交界性）、恶性肿瘤（也称肉瘤）三大类。其中中间性肿瘤又包括局部侵袭性和偶有转移性两种亚型。良性病变包括良性肿瘤和瘤样病变，局部切除后一般不会发生局部复发。中间性局部侵袭型是指肿瘤可在局部形成侵袭性和破坏性生长，易发生局部复发，但不具备发生转移的潜能，临床上需做局部扩大切除术以控制局部复发，以韧带瘤样纤维瘤病和隆突性皮纤维肉瘤为代表。中间性偶有转移性是指肿瘤除在局部呈侵袭性生长外，还具备远处转移的能力，多转移至淋巴结和肺，但转移率<2%，并无可靠的组织学指标可供预测，这一类以丝状纤维组织细胞瘤、血管瘤样纤维组织细胞瘤和炎性肌纤维母细胞瘤为代表。恶性是指肿瘤除可在局部形成侵袭性和破坏性生长并易发生局部复发外，还可发生远处转移，根据组织学类型和分级，远处转移率不等，低度恶性肿瘤的远处转移率低，但复发时可以向高度恶性转化，远处转移率也随之升高。

2013年出版的WHO肿瘤分类对所有肿瘤均采用了病理学和遗传学分类来取代了原来的组织学分类。表17-3列出了2013年WHO部分软组织肿瘤分类。

表 17-3 软组织肿瘤组织学分类(WHO 2013)

脂肪细胞肿瘤(adipocytic tumours)

良性

脂肪瘤(lipoma)

脂肪瘤病(lipomatosis)

神经脂肪瘤病(lipomatosis of nerve)

脂肪母细胞瘤(lipoblastoma)/脂肪母细胞瘤病(lipoblastomatosis)

血管脂肪瘤(angiolipoma)

平滑肌脂肪瘤(myolipoma)

软骨样脂肪瘤(chondroid lipoma)

肾外血管平滑肌脂肪瘤(extrarenal angiomyolipoma)

肾上腺外髓性脂肪瘤(extra-adrenal myelolipoma)

梭形细胞/多形性脂肪瘤(spindle/pleomorphic lipoma)

冬眠瘤(hibernoma)

中间性(局部侵袭性)

非典型脂肪瘤性肿瘤(atypical lipomatous tumour)/ 分化好的脂肪肉瘤(well differetiated liposarcoma)

恶性

去分化脂肪肉瘤(dedifferentiated liposarcoma)

黏液样脂肪肉瘤(myxoid liposarcoma)

多形性脂肪肉瘤(pleomorphic liposarcoma)

混合型脂肪肉瘤(mixed-type liposarcoma)

脂肪肉瘤,无其他特异性(liposarcoma, not otherwise specified)

成纤维细胞/肌纤维母细胞肿瘤(fibroblastic/myofibroblastic tumours)

良性

结节性筋膜炎(nodular fasciitis)

增生性筋膜炎(proliferative fasciitis)

增生性肌炎(proliferative myositis)

骨化性肌炎(myositis ossificans)

指(趾)纤维骨性假瘤(fibro-osseous pseudotumour of digits)

缺血性筋膜炎(ischaemic fasciitis)

弹力纤维瘤(elastofibroma)

婴儿纤维性错构瘤(fibrous hamartoma of infancy)

颈纤维瘤病(fibromatosis colli)

幼年性透明性纤维瘤病(juvenile hyaline fibromatosis)

包涵体纤维瘤病(inclusion body fibromatosis)

腱鞘纤维瘤(fibroma of tendon sheath)

纤维组织增生性纤维母细胞瘤(desmoplastic fibroblastoma)

乳腺型肌纤维母细胞瘤(mammary-type myo fibroblastoma

钙化性腱膜纤维瘤(calcifying aponeurotic fibroma)

血管肌纤维母细胞瘤(angiomyo fibroblastoma)

细胞性血管纤维瘤(cellular angiofibroma)

项型纤维瘤(nuchal-type fibroma)

Gardner 纤维瘤(Gardner fibroma)

钙化性纤维性肿瘤(calcifying fibrous tumour)

中间性(局部侵袭性)

掌/跖纤维瘤病(palmar/plantar fibromatoses)

续表

韧带样型纤维瘤病(desmoid-type fibromatoses)
脂肪纤维瘤病(lipofibromatosis)
巨细胞纤维母细胞瘤(giant cell fibroblastoma)
中间性(偶见转移型)
隆突性皮肤纤维肉瘤
纤维肉瘤样隆突性皮肤纤维肉瘤
色素性隆突性皮肤纤维肉瘤
孤立性纤维性肿瘤(solitary fibrous tumour)
恶性孤立性纤维性肿瘤(solitary fibrous tumour,malignant)
炎性肌纤维母细胞性肿瘤(inflammatory myofibroblastic tumour)
低级别肌纤维母细胞肉瘤(low grade myofibroblastic sarcoma)
黏液样炎性成纤维细胞肉瘤(myxoinflammatory fibroblastic sarcoma)/
非典型性黏液样炎性成纤维细胞肿瘤(atipical myxoinflammatory fibroblastic tumor)
婴儿纤维肉瘤(infantile fibrosarcoma)
恶性
成人纤维肉瘤(adult fibrosarcoma)
黏液纤维肉瘤(myxofibrosarcoma)
低级别纤维黏液样肉瘤(low grade fibromyxoid sarcoma)
透明性梭形细胞肿瘤(hyalinizing spindle cell tumour)
硬化性上皮样纤维肉瘤(sclerosing epithelioid fibrosarcoma)
所谓的纤维组织细胞性肿瘤(so-called fibrohistiocytic tumours)
良性
腱鞘巨细胞肿瘤(tenosynovial giant cell tumour)
局限型(localized type)
弥漫型(diffuse type)
恶性(malignant)
深部良性纤维组织细胞瘤(deep benign fibrous histiocytoma)
中间性(偶见转移型)
丛状纤维组织细胞肿瘤(plexiform fibrohistiocyticv tumour)
软组织巨细胞肿瘤(giant cell tumour of soft tissues)
平滑肌肿瘤(smooth muscle tumours)
良性
深部平滑肌瘤(deep leiomyoma)
恶性
平滑肌肉瘤(leiomyosarcoma)(不包括皮肤)
周细胞(血管周细胞)肿瘤[pericytic(perivascular)tumoues]
血管球瘤(和变型)(glomus tumour and variants)
血管球血管瘤病(glomangiomatosis)
恶性血管球瘤(malignant glomus tumour)
肌周细胞瘤(myopericytoma)
肌纤维瘤(myofibroma)
肌纤维瘤病(myofibromatosis)
血管平滑肌瘤(angioleiomyoma)

续表

骨骼肌肿瘤(skeletal muscle tumours)
良性
横纹肌瘤(rhabdomyoma)
成人型(adult type)
胎儿型(fetal type)
生殖道型(genital type)
恶性
胚胎性横纹肌肉瘤(embryonal rhabdomyosarcoma)(包括葡萄簇状、间变性)
腺泡状横纹肌肉瘤(alveolar rhabdomyosarcoma)(包括实性、间变性)
多形性横纹肌肉瘤(pleomorphic rhabdomyosarcoma)
梭形细胞/硬化性横纹肌肉瘤(spindle cell/sclerosing rhabdomyosarcoma)
脉管肿瘤(vascular tumours)
良性
血管瘤(haemangiomas)
滑膜(synovial)
静脉性(venous)
动静脉性(arteriovenous)
肌内(intramuscular)
上皮样血管瘤(epithelioid haemangioma)
血管瘤病(angiomatosis)
淋巴管瘤(lymphangioma)
中间性(局部侵袭性)
卡波西样血管内皮瘤(kaposiform haemangioendothelioma)
中间性(偶见转移性)
网状血管内皮瘤(retiform haemangioendothelioma)
淋巴管内乳头状内皮瘤(papillary intralymphatic angioendothelioma)
组合性血管内皮瘤(composite haemangioendothelioma)
假肌源性(上皮样肉瘤样)血管内皮瘤[pseudomyogenic(epithelioid sarcoma-like)haemangioendothelioma]
卡波西肉瘤(kaposi sarcoma)
恶性
上皮样血管内皮瘤(epithelioid haemangioendothelioma)
软组织血管肉瘤(angiosarcoma of soft tissue)
软骨-骨肿瘤(chondro-osseous tumours)
软组织软骨瘤(soft tissue chondroma)
骨外间叶性软骨肉瘤(extraskeletal mesenchymal chondrosarcoma)
骨外骨肉瘤(extraskeletal osteosarcoma)
胃肠道间质肿瘤(gastrointestinal stromal tumors)
良性胃肠道间质瘤(gastrointestinal stromal tumor)
胃肠道间质瘤,不能确定恶性潜能(gastrointestinal stromal tumor,uncertain malignant potential)
恶性胃肠间质瘤(gastrointestinal stromal tumor,malignant)
神经鞘膜肿瘤(nerve sheath tumours)
良性
神经鞘瘤(及其变型)[Schwannoma(including variants)]
色素性神经鞘瘤(melanotic Schwannoma)
神经纤维瘤(及其变型)[neurofibroma(including variants)]

续表

从状神经纤维瘤(plexiform neurofibroma)
神经束膜瘤(perineurioma)
恶性神经束膜瘤(malignant perineurioma)
颗粒细胞瘤(granular cell tumour)
皮肤神经鞘黏液瘤(dermal nerve sheath myxoma)
孤立性局限性神经瘤(solitary circumscribed neuroma)
异位脑膜瘤(ectopic meningioma)
鼻神经胶质异位(nasal glial heterotopia)
良性蝾螈瘤(benign Triton tumour)
混杂性神经鞘肿瘤(Hybrid nerve sheath tumours)

恶性

恶性外周神经鞘膜瘤(malignant peripheral nerve sheath tumour)
上皮样恶性外周神经鞘膜瘤(epithelioid malignant peripheral nerve sheath tumour)
恶性蝾螈瘤(malignant Triton tumour)
恶性颗粒细胞瘤(malignant granular cell tumour)
间叶瘤(ectomesenchymoma)

分化不确定的肿瘤(tumurs of uncertain differentiation)

良性

肢端纤维黏液瘤(acral fibromyxoma)
肌内黏液瘤(包括细胞性变型)(intramuscular myxoma,including cellular variant)
关节旁黏液瘤(juxta-articular myxoma)
深部("侵袭性")血管黏液瘤[deep("aggressive")angiomyxoma]
多形性透明变性血管扩张性肿瘤(pleomorphic hyalinizing angiectatic tumour)异位错构瘤性胸腺瘤(ectopic haemartomatous thymoma)

中间性(局部侵袭性)

含铁血黄素沉着性纤维组织细胞脂肪瘤性肿瘤(hemosiderotic fibrohistiocytic lipomatous tumor)

中间性(偶见转移性)

非典型性纤维黄色瘤(atypical fibroxanthoma)
血管瘤样纤维组织细胞瘤(angiomatoid fibrous histocytoma)
骨化性纤维黏液样肿瘤(ossifying fibromyxoid tumour)
恶性骨化性纤维黏液样肿瘤(ossifying fibromyxoid tumour,malignant)
混合瘤,非特殊性(mixed tumour,NOS)
恶性混合瘤,非特殊性,(mixed tumour NOS,malignant)
肌上皮瘤(myoepithelioma)
高磷酸盐尿性间叶组织肿瘤,良性(phosphaturic mesenchymal tumour,benign)高磷酸盐尿性间叶组织肿瘤,恶性(phosphaturic mesenchymal tumour,malignant)

恶性

滑膜肉瘤,非特殊性(synovial sarcoma NOS)
滑膜肉瘤,梭形细胞型(synovial sarcoma,spindle cell)
滑膜肉瘤,双相分化(synovial sarcoma,biphasic)
上皮样肉瘤(epithelioid sarcoma)
腺泡状软组织肉瘤(alveolar soft-part sarcoma)
软组织透明细胞肉瘤(clear cell sarcoma of soft tissue)
骨外黏液样软骨肉瘤(extraskeletal myxoid chondrosarcoma)
骨外尤文肿瘤(extraskeletal Ewing sarcoma)

续表

促纤维组织增生性小圆细胞肿瘤(desmoplastic small round cell tumour)
肾外横纹样肿瘤(extra-renal rhabdoid tumour)
恶性间叶瘤(malignant mesenchymoma)
具有血管周上皮样细胞分化的肿瘤(neoplasms with perivascular epithelioid cell differentiation,PEComa)
良性具有血管周上皮样细胞分化的肿瘤(PECOma NOS,benign)
恶性具有血管周上皮样细胞分化的肿瘤(PECOma NOS,malignant)
血管内膜肉瘤(intimal sarcoma)
未分化/不能分类的肉瘤(Undifferentiated/Unclassified Sarcomas)
未分化梭形细胞肉瘤(Undifferentiated spindle cell sarcoma)
未分化多形性肉瘤(Undifferentiated pleomorphic sarcoma)
未分化圆形细胞肉瘤(Undifferentiated round cell sarcoma)
未分化上皮样肉瘤(Undifferentiated epithelioid cell sarcoma)
未分化肉瘤,非特殊性(Undifferentiated sarcoma NOS)

六、分级与分期

1）软组织肉瘤的分级是临床病理分类系统的最重要参数,主要参数是核分裂指数和肿瘤坏死范围,NCI 系统(United States National Cancer Institute)和 FNCLCC 系统(French Federation Natinale des centres de Lutte Cotre le Cancer)应用最为广泛(表 17-4)。

表 17-4　FNCLCC 分级系统

肿瘤分化
1 分:与正常成人间叶组织非常类似的肉瘤(如低度恶性平滑肌肉瘤)
2 分:组织学类型明确的肉瘤(如黏液样脂肪肉瘤)
3 分:胚胎性和未分化肉瘤、类型不明确的肉瘤、滑膜肉瘤、骨肉瘤、PNET
核分裂计数
1 分:0~9/10HPF(＊)
2 分:10~19/10HPF
3 分:≥20/10HPF
肿瘤坏死
0 分:无坏死
1 分:肿瘤坏死<50%
2 分:肿瘤坏死≥50%
组织学分级
1 级:总分 2 或 3
2 级:总分 4 或 5
3 级:总分 6、7、8

注:WHO(2002)依据 Trojani 等的分级系统修改;PNET:原始的神经外胚层肿瘤;＊ 一个高倍野(HPF)测量面积为 0. 1734mm^2

2）软组织肿瘤的分期较为复杂,目前应用广泛的有美国癌症联合会(The American joint committee on cancer,AJCC)和 Enneking 的外科分期系统。AJCC 分期系统按照肿瘤大小(T)、累及区域淋巴结(N)和(或)远处转移(M)进行分类(表 17-5)。

表 17-5　AJCC 软组织肉瘤分期

原发肿瘤(T)	N0 区域淋巴结无肿瘤转移
TX 原发肿瘤不能评估	N1 区域淋巴结有肿瘤转移
T0 无原发肿瘤证据	M——远处转移
T1 肿瘤最大径≤125px	MX 远处转移不能评估
T1a 浅表性肿瘤	M0 无远处转移
T1b 深部肿瘤	M1 有远处转移
T2 肿瘤最大径>125px	组织病理学分级(G)
T2a 表浅肿瘤	GX 病理分级无法评价
T2b 深部肿瘤	G1 1 级
区域淋巴结(N)	G2 2 级
NX 区域淋巴结不能评估	G3 3 级

AJCC 软组织肉瘤分期系统(2010 年第 7 版)分为Ⅰ-Ⅳ期,具体如下(表 17-6)。

表 17-6　AJCC 软组织肉瘤分期系统

ⅠA 期	T1a、	N0	M0	G1,GX
	T1b、	N0	M0	G1,GX
ⅠB 期	T2a	N0	M0	G1,GX
	T2b	N0	M0	G1,GX
ⅡA 期	T1a	N0	M0	G2,G3
	T1b	N0	M0	G2,G3
ⅡB 期	T2a	N0	M0	G2
	T2b	N0	M0	G2
Ⅲ期	T2a,T2b	N0	M0	G3
	任何 T	N1	M0	任何 G
Ⅳ期	任何 T	任何 N	M1	任何 G

Enneking 的外科分期系统根据恶性程度(G)、局部侵袭(T)和转移(M)分为Ⅰ、Ⅱ、Ⅲ期。具体如下(表 17-7)。

表 17-7　Enneking 的外科分期

Ⅰ期	低恶无转移	A 间室内	B 间室外
Ⅱ期	高恶无转移	A 间室内	B 间室外
Ⅲ期	低恶或高恶有转移	A 间室内	B 间室外

七、治　　疗

现代软组织肿瘤的治疗,仍以手术为主,强调多学科协作的个体化的综合治疗。治疗前，全面检查以了解肿瘤浸润情况，由外科、放疗、化疗科等医生共同会诊，制定合理的全面的综合治疗方案，目的在于有效彻底切除原发肿瘤，预防和控制局部复发和血行播散，尽量保存肢体及脏器功能。

（一）手术治疗

手术治疗前需要了解肿瘤分级高低，肿瘤浸润范围，是否累及周围组织，以便决定手术范围及深度，能否保留肢体，胸腹腔的肿瘤需考虑切除周围脏器之可能。

1. 局部切除术 常用于良性肿瘤的切除及位于表浅肉瘤的切除活检。某些位于特殊位置的肿瘤，紧邻血管神经，常使切除范围受限，局部切除后容易造成日后的复发，切除活检应尽量避免。

2. 广泛切除术 近80%的肢体肉瘤需接受此类手术，此类手术被视为肉瘤的最基本及标准术式。适应证包括位于头颈、躯干、四肢及腹膜后的肉瘤。手术切缘应至肿瘤周围3～5cm正常组织，一般不需要作淋巴结引流区的清扫，除非术前怀疑有淋巴结转移者。UICC提出3种手术切除边缘标准：R0切除，显微镜下无肿瘤残留；R1切除，显微镜下肿瘤残留；R2切除，肉眼肿瘤残留。为减少局部复发风险，外科的手术应以R0切除为目标。广泛切除术后需根据肿瘤情况决定后续治疗，术后拟用放疗者需术中即刻留置银夹标记以提示放疗范围。

3. 根治性间室切除术 这是近年提出的以间室概念为基础的手术方法。肢体肉瘤通常采用间室切除术。手术的关键是切除肿瘤所在间室的全部肌肉，保留重要的血管神经。间室切除术的局部复发率明显低于广泛切除术，但临床上能开展间室切除的很少，近年来上海复旦大学肿瘤医院标准的间室切除仅用于横纹肌肉瘤，而对其他类型肉瘤采用缩小的间室切除，即将一束肌肉起始点保留，而行围绕肿瘤外围的广泛切除及肌肉间室长径大部分切除，短径全部切除，累及多束肌群者，采用三维及周边肌群的广泛切除，术后应用放化疗，疗效不低于根治性间室切除。

4. 修复重建术 该术式的适应证包括：间室切除或广泛切除后造成重要的循环、支撑和动力性功能障碍，自体能力无法替代的；肿瘤切除后创面无法直接缝合的；或者放疗损伤致溃疡不愈、组织坏死及重要组织外露者。需要注意无瘤原则。

5. 截肢术 随着医学的发展，肿瘤可以早期发现，早期手术，加之放疗及化疗技术的综合应用，很多以前需要截肢的病例，已被保肢的综合治疗措施所替代。近代截肢术只有在综合治疗措施无法实行时才考虑。外科医生行截肢术时必须谨慎，严格掌握适应证，同时要考虑术后假肢的制作和安装。

6. 肢体功能性切除及新技术的应用 是指最大限度地切除肿瘤，同时保留肢体功能。术中保留必要的功能性的肌肉、血管、神经和骨。肉瘤切除后血管神经周围可能有肿瘤残留，可结合术中放疗，如高剂量率^{192}Ir后装近距离内照射。

（二）放疗

过去认为肉瘤对放疗不敏感，部分肉瘤周围毗邻重要脏器组织，放疗难度大，近年来，随着三维适形放疗和调强适形放疗及组织间近距离放疗技术的发展，提高了肿瘤靶区治疗剂量，减少了周围组织受量，减少了放疗的并发症，放疗在软组织肉瘤的综合治疗中发挥了重要作用。

1. 术前放疗 对肉瘤体积较大、深在、生长较快、恶性程度较高者，直接手术有困难或需截肢者,可考虑予术前放疗。术前放疗的主要目的在于刺激形成致密的纤维组织取代假包膜,从而经术前放疗的患者在纤维包壳外切除即可获得广泛的外科边界。目前术前放疗剂量在(50~55Gy)/(5~6周),休息2~4周后手术。同时可考虑联合应用化疗药物作为放疗增敏剂。它的主要缺点在于增加了伤口的并发症。

2. 术中放疗　通常用于手术切除大体肿瘤后,术中应用中电压X线或高能电子线直接照射暴露的瘤体或瘤床的方法,用加速器产生的电子线(6~12MeV)一次性照射15~20Gy.主要用于腹膜后、盆腔软组织肉瘤。术中放疗的优势在于可以在术中照射感兴趣的解剖结构,对射线敏感的正常组织可以暂时置于照射野外,但照射范围无法精确。

3. 术后放疗　术后放疗的取舍应综合肿瘤部位、手术范围、切缘情况、恶性程度等各方面因素。主要是接受完整手术切除的高度恶性和部分体积较大的低度恶性软组织肉瘤、手术切口病理阳性或仅做边缘切除的低度恶性应予术后放疗,但对经充分切除且手术边界距肿瘤>10cm的体积较小的低度恶性软组织肉瘤可不放疗。放射靶区一般包括瘤床及术区,手术瘢痕及积液引流区也严格包括在内,淋巴结引流区一般不需要照射,剂量一般建议常规分割下63Gy以上较高的照射剂量。

(三) 化疗

软组织肉瘤的化疗可以作为手术和放疗的辅助手段,减少了局部复发和远处转移,提高了肉瘤治疗的有效率,其中横纹肌肉瘤、恶性纤维组织细胞瘤和滑膜肉瘤对化疗较为敏感。对软组织肉瘤有效的单药有多柔比星、表柔比星、异环磷酰胺、氮烯咪胺等,多药联合可取得比单药更好的疗效。

1. 术前化疗　术前化疗的优点在于:①提供药物敏感的证据,为术后化疗提供用药参考;②可以缩小病灶,提供更好的手术切除的机会;③对亚临床病灶有治疗作用,降低复发转移率。但目前术前新辅助化疗的相关报道很少,仍有争议,不作为常规推荐,通常用于对化疗相对敏感的软组织肉瘤,如骨肉瘤、横纹肌肉瘤、多形性未分化肉瘤、滑膜肉瘤及去分化脂肪肉瘤;肿瘤>125px;与重要血管神经关系密切,直接切除有困难者;局部复发或出现肺转移者。常用化疗药物有多柔比星和(或)异环磷酰胺,可联合或序贯给药,术前化疗的疗效评估推荐用RECIST标准。

2. 术后化疗 术后化疗始于20世纪70年代,随着药物进展,越来越多的临床试验证实了术后辅助化疗能提高患者生存,降低了局部复发率和远处转移率。术后化疗的适应证:对化疗相对敏感;年轻患者(<35岁);肿瘤>125px;肿瘤位于四肢,分化程度差,病理分级Ⅲ级;局部复发二次手术后。通常使用的药物为多柔比星和(或)异环磷酰胺,可选药物为达卡巴嗪、吉西他滨、脂质体ADM、替莫唑胺等,可推荐序贯或联合给药,强调一定的药物剂量强度。例如:ADM 75~90mg/m^2·2w,异环磷酰胺12~15mg/m^2·3w,可联合或序贯给药。

(四) 分子靶向治疗

随着对软组织肉瘤的分子学研究的深入,越来越多的靶向药物进入软组织肉瘤的治疗领域,特别是TKI药物的出现,改善了部分进展期的软组织肉瘤患者的生存。2014年NCCN指南推荐了索拉菲尼、舒尼替尼和贝伐珠单抗用于治疗血管肉瘤,舒尼替尼单药用于治疗腺泡状软组织肉瘤,说明了分子靶向治疗是未来的发展方向。

八、随访和复查

因为软组织肉瘤具有复发转移的特点，所以密切的随访复查非常必要。仍强调多学科介入，治疗结束后即开始随访。随访内容包括肿瘤有无复发转移、手术有无后遗症、放化疗的短期和长期的不良反应。随访时间要求为：Ⅰ期肿瘤，术后2~3年，每3~6个月1次，后每年1次至术后10年，胸部影像学检查每6~12月1次；Ⅱ~Ⅳ期肿瘤，最初2~3年，每3~6个月1次，以后2年，每6月1次，随后每年1次至术后10年。因为软组织肉瘤容易血行转移至肺，复查内容包括胸部CT、局部MRI/CT、局部B超及功能评分等。

九、预　　后

软组织肉瘤的预后和多种因素有关，总5年生存率在60%~80%，预后和发病的年龄及肿瘤的性质、部位、分级、是否应用化放疗有关，首次治疗的正确性是关键。早期发现、早期诊断、早期治疗对软组织肉瘤与其他肿瘤一样重要，对病程长、生长缓慢的、症状较轻的软组织肿瘤要提高警惕，尽可能明确病理，及时给予治疗。

（陈　平）

第十八章　恶性黑色素瘤

学习目标

1. 掌握恶性黑色素瘤的治疗方法。
2. 熟悉恶性黑色素瘤的诊断。

一、概　　述

恶性黑色素瘤(malignant melanoma)是指来源于神经嵴的黑素细胞在免疫缺陷、遗传因素及多种理化因素等影响下恶变而形成的一种恶性肿瘤。临床上恶性黑色素瘤可发生在皮肤、口腔、消化道、生殖系统的黏膜,眼球的睫状体、虹膜、脉络膜及脑膜的脉络膜等处,由于本病多发生于皮肤也有称为皮肤恶性黑色素瘤。

二、流行病学特征

恶性黑色素瘤由于早期容易发生淋巴和血行转移,预后差。它的发病率随地区种族不同而各异。多发生于白色人种,我国发病率较低,澳大利亚是世界上发病率最高的国家。近年来,无论国内国外恶性黑色素瘤的发病率均呈快速增长趋势。根据美国国家癌症研究所杂志(JNCl)1997 年发表的资料,1973~1993 年 20 年间,美国男女两性恶性黑色素瘤的发病率分别增高了 40.5% 和 13.7%。其中男性皮肤恶性黑色素瘤发病率增高了 142.9%,仅次于前列腺癌(175.9%);女性皮肤恶性黑色素瘤的发病率也增高了 82.8%。2000 年,美国恶性黑色素瘤的年发病率达到 15/10 万;全球白色人种在过去的 30 年中呈每年 3%~7% 的速度增长,每 10~20 年发病率增长 1 倍。我国恶性黑色素瘤的发病率虽然较低,但同样也呈增长趋势。根据上海市居民恶性肿瘤统计资料,1988 年上海市居民皮肤恶性黑色素瘤的年发病率为 0.37/10 万,1994 年上海市男女性居民皮肤黑色素瘤的年发病率分别升高至 0.5/10 万和 0.47/10 万,2008 年资料统计,2005 年上海男性恶性黑色素瘤发病率为 0.96/10 万;女性则为 0.78/10 万,增长十分明显。本病高发年龄为 30~60 岁。

三、病　　因

恶性黑色素瘤的确切病因目前尚不清楚,正常成人皮肤的恶性黑色素瘤是如何异常增殖、恶变、高度浸润,最终成为导致患者死亡的恶性肿瘤,其病因及生物化学的异常改变目前仍不十分明确。大量研究结果表明,黑色素瘤的致病因素存在家族特征,与紫外线照射、发育不良痣综合征密切相关。家族遗传因素是近几年得到证实的一个明确致病因素,澳大利亚的研究表明有家族史的人群发病率是无家族史的人群 1.7 倍。紫外线照射是目前唯一有证据的病因,长期的紫外线照射通过 DNA 突变增加了人群患恶性黑色素瘤的危险性,是恶性黑色素瘤发生的一个主要危险因素。美国国立癌症研究所(NIC)统计显示:恶性黑色素瘤发病率增高与长时间的日光浴有关。恶性黑色素瘤可由表皮基底层内黑色素细胞变化而来,也可在原来存在的黑痣基础上恶变而来,这种痣称为结构不良痣(dysplasia nevus, DN),当这种痣组织形态学有异型时就称为结构不良痣综合征(dysplasia nevus syndrome, DNS),它是本病发生的一个重要原因。其他可能的发病原因还有外伤、内分泌紊乱、皮肤类型、性别、年龄、免疫功能异常等。

四、临床表现

临床上恶性黑色素瘤可发生在皮肤、口腔、消化道、生殖系统的黏膜,眼球的睫状体、虹膜、脉络膜及脑膜的脉络膜等处,但多发生于皮肤。

(一) 皮肤恶性黑色素瘤

皮肤恶性黑色素瘤与黑色素细胞有关的皮损有关。正常人几乎人人都有色痣。色痣又称痣细胞痣、黑素细胞痣、痣黑色细胞痣。由痣细胞构成的良性肿瘤,按痣细胞聚集部位的不同,在组织病理学上分为交界痣、皮内痣和复合痣。此外,与黑色素细胞有关的皮损还包括发育不良性痣、单纯雀斑痣、太田痣和蓝痣等近 20 种。当这些皮损有下列改变时,常提示有早期皮肤恶性黑色素瘤的可能:①颜色改变,尤以蓝黑色、灰色、棕色和杂色最为重要。②表面不规则隆起、粗糙、脱屑和渗液等。③周边参差不齐呈锯齿状。④病灶周围皮肤出现水肿,丧失光泽或变白色、灰色等。⑤局部感觉异常,出现瘙痒、疼痛、压痛。另外不同部位普通痣的数量等许多危险因素也与皮肤恶性黑色素瘤的发病有关(表 18-1)。

表 18-1　恶性黑色素瘤的危险因素

>2mm 普通痣的总量	非黑色素瘤皮肤癌病史
1~5mm 之间的痣>120 个	黑色素瘤家族史
5~10mm 之间的痣>5 个	痣发育异常史
1 个非典型痣	光化学雀斑史
雀斑倾向	有白皙或光亮的皮肤
晒伤倾向	

皮肤恶性黑色素瘤的临床特点可分为以下 4 型:

1. 浅表扩散型黑色素瘤　浅表扩散型黑色素瘤(SSM)是黑色素瘤的主要类型,约占所有皮肤恶性黑色素瘤的 70%。可发生于青春期后的任何年龄,好发于 50 岁左右。无性别差异,但女性多发生于肢体,男性多发生于躯干。其恶性程度介于雀斑型和结节型之间。辐射生长的癌细胞浸润在皮肤及真皮乳头层内,同时伴有机体反应性炎性细胞浸润、纤维组织增生和新生血管形成。隆起明显,早期为扁平状,表现为棕黄色、棕色、蓝色或黑色,也可表现为玫瑰红或桃红色;其边缘呈锯齿状,并使皮肤纹理消失。垂直生长期时皮损进一步增大,表现为局部结节形成,呈红色、白色或蓝色。

2. 结节型黑色素瘤　结节型黑色素瘤(NM)是第二个常见的恶性黑色素瘤,其恶性程度最高,占全部的 12% 左右。平均发病年龄 50 岁左右,男女比例为 2∶1,好发于背部,垂直生长为唯一生长方式。侵袭性较强,其发展速度较 SSM 要快,可以发生于没有病变的皮肤,而不一定出现在原有痣的区域。NM 的颜色比 SSM 要黑,比较均一,典型者为蓝黑色,像个血泡或血管瘤。也有红色、灰色或紫色,5% 的 NM 无色素。

3. 恶性雀斑型黑色素瘤　雀斑型黑色素瘤(LMM)为一类单独存在的黑色素瘤,占全部的10%~15%,恶性程度最低。好发于头、颈、手背等暴露部位,多见于60~70岁,女性多见。与其他类型的黑色素瘤不同,较少出现转移。病变形成需要5~15年的时间,典型的LMM为棕黄色病损,在雀斑区可见暗褐色区或黑色区。LMM的周边纤细迂曲并呈锯齿形。诊断LMM需要在患者的表皮和真皮中找到与光晒有关的病变。

4. 肢端色斑样黑色素瘤　肢端色斑样黑色素瘤(ALM)主要发生于手掌、足底或甲床下。也有辐射生长期和垂直生长期两个过程,然而并非所有发生于手掌或足底的黑色素瘤都是ALM,它们之中有小部分是SSM或NM。ALM占皮肤恶性黑色素瘤的2%~8%,但是在深色皮肤的人群中如黑色人种、亚洲人和拉丁美洲人中有较高比例,早期病灶表现为棕黄、棕褐或黑色,不高于皮面,如呈结节状隆起,提示已进入垂直生长期。

(二) 发生于皮肤以外其他部位的恶性黑色素瘤

由于恶性黑色素瘤是来源于神经外胚层组织的肿物,因而可发生于皮肤及皮肤以外的其他部位如口腔、消化道、生殖系统的黏膜、眼球的睫状体、虹膜、脉络膜及脑膜的脉络膜和呼吸道等处。其中有10%的不产生黑色素的黑色素瘤称为无色素性黑色素瘤。

1. 头颈部恶性黑色素瘤

(1) 葡萄膜恶性黑色素瘤:是成年人最常见的眼内恶性肿瘤,多发生于40~60岁,以脉络膜黑色素瘤最多,约占全部葡萄膜恶性黑色素瘤患者的85%,睫状体和虹膜黑色素瘤分别为9%和6%,男性多于女性。根据肿瘤临床表现可分为局限性和弥漫性2种;根据肿瘤部位可分为虹膜、睫状体和脉络膜恶性黑色素瘤3种。葡萄膜恶性黑色素瘤的预后较皮肤恶性黑色素瘤为好。虹膜恶性黑色素瘤一般生长缓慢,恶性程度较低,易早期发现。如果肿瘤细胞以梭型细胞为主、网状组织较多、瘤体较小、能及时摘除患眼者预后较好。

(2) 眼睑恶性黑色素瘤:临床较少见,女性多于男性,发病年龄平均55岁,由痣或色素沉着症恶变者病程较长。肿瘤多为结节状且血管丰富,早期形成溃疡是其恶性的临床表现。

(3) 鼻咽恶性黑色素瘤:鼻咽恶性肿瘤占全身恶性肿瘤的1%~2%,诊断主要依据症状、X线、CT、MRI及活组织检查。

(4) 颅内恶性黑色素瘤:诊断和治疗均较困难,转移性多于原发性。原发性恶性黑色素瘤多位于脑底,少数位于脑凹里,可出现头痛、呕吐及视乳头水肿,治疗困难,很难手术切净。

(5) 口腔恶性黑色素瘤:口腔恶性肿瘤包括唇、舌前、硬腭、齿龈及口底的恶性肿瘤。齿龈、颊黏膜和硬腭也有恶性黑色素瘤发生。

2. 生殖器恶性黑色素瘤　生殖器恶性黑色素瘤不太常见,国外有研究者统计百余个医疗单位收治的主要妇科肿瘤71 388例,其中外阴恶性黑色素瘤仅为112例,占0.15%,不到同期外阴癌的4%。

3. 消化道恶性黑色素瘤

(1) 原发食管恶性黑色素瘤:发病率很低,约占食管恶性肿瘤的0.1%以下,多见于老年人。其特点为肿瘤呈息肉状,向腔内生长,典型者为黑色或黑褐色,少数为无色肿物。由于肿物位于黏膜下,食管镜下活检或刷检常为阴性,或误为异型鳞癌或腺癌。临床表现和X

线检查与食管癌腔内型相似。

（2）肛门直肠恶性黑色素瘤：本病的发病率相对较高，在恶性黑色素瘤中位于皮肤和眼之后，居第三位。多发生于齿状线附近或肛管中部，容易向上蔓延，淋巴结常受累，主要累及直肠上血管淋巴结，肠系膜淋巴结和髂腹股沟淋巴结，以肠系膜淋巴结受累多见。肛门恶性黑色素瘤的临床表现无特异性症状，主要有肛门出血、疼痛及肿块。手术切除是主要的治疗方法。

五、诊断和鉴别诊断

临床上除了典型的恶性黑色素瘤容易诊断外，绝大多数的恶性黑色素瘤单凭眼观很难明确诊断，应根据患者的年龄、病变的特点、发病的部位综合考虑。同时了解患者有无恶性黑色素瘤发病的相关因素，确诊需依靠病理学检查，一旦怀疑可疑病灶时应立即活检以明确诊断。美国国立癌症研究所（NIC）提出的 ABCDE 方法是一种诊断早期恶性黑色素瘤的简单有效的方法。所谓 ABCDE 是代表五种征象，利用这五种征象鉴别普通痣和恶性黑色素瘤的区别。A（asymmetry）：不对称性；B（border）：边缘；C（color）：颜色；D（diameter）：直径；E（elevation）：隆起。A：普通痣常对称为圆形，恶性黑色素瘤多不对称；B：普通痣边缘光滑规则，与周围皮肤界清楚，恶性黑色素瘤常参差不齐，边缘锯齿状改变；C：普通痣多为棕黄色、棕色或黑色，恶性黑色素瘤多掺杂红色、白色、蓝黑色等多种色彩；D：普通痣一般<5mm，恶性黑色素瘤多>5mm；E：早期的恶性黑色素瘤通常会局部隆起。影像学检查及实验室检查主要为了解全身状况及为后续治疗做准备。

恶性黑色素瘤还应与其他含有色素的皮肤病损如老年性色素性疣、硬化性血管瘤、甲下血肿及色素性基底细胞瘤等鉴别。主要参考病史、病程进展予以区别。恶性黑色素瘤进展快，常区域淋巴结肿大，需要进行病理检查或免疫组化来协助诊断。

六、恶性黑色素瘤的分期

临床分期包括原发恶性黑色素瘤的镜下分期和转移的临床上实验室和影像学检查结果；病理分期包括原发恶性黑色素瘤的镜下分期和部分或完全区域淋巴结切除的病理结果。目前通用的分期标准为 2010 年美国癌症联合会（American Joint Committee on Cancer, AJCC）根据 TNM 第 7 版分期法。

临床分期：

0 期：TisN0M0

ⅠA 期：T1aN0M0

ⅠB 期：T1bN0M0　T2aN0M0

ⅡA 期：T2bN0M0　T3aN0M0

ⅡB 期：T3bN0M0　T4aN0M0

ⅡC 期：T4bN0M0

Ⅲ期：anyTN1M0　anyTN2M0　anyTN3M0

Ⅳ期：anyTanyNM1

病理分期

0 期：TisN0M0

ⅠA 期：T1aN0M0

ⅠB 期：T1bN0M0　T2aN0M0

ⅡA 期：T2bN0M0　T3aN0M0

ⅡB 期：T3bN0M0　T4aN0M0

ⅡC 期：T4bN0M0

ⅢA 期：T1～4aN1aM0　T1～4aN2aM0

ⅢB 期：T1～4bN1aM0　T1～4bN2aM0　T1～4aN1bM0　T1～4aN2bM0　T1～4aN2cM0

ⅢC 期：T1～4bN1bM0　T1～4bN2bM0　T1～4bN2cM0　anyTN3M0

Ⅳ期：　anyTanyNM1

T——原发肿瘤

Tx：原发灶无法评价

T0：无肿瘤证据

Tis：原位癌

T1a：肿瘤厚度≤1.00mm，无溃疡，有丝分裂率$<1/mm^2$

T1b：肿瘤厚度≤1.00mm，有溃疡，有丝分裂率$\geq 1/mm^2$

T2a：1.01～2.00mm 无溃疡

T2b：1.01～2.00mm 有溃疡

T3a：2.01～4.00mm 无溃疡

T3b：2.01～4.00mm 有溃疡

T4a：>4.00mm　无溃疡

T4b：>4.00mm　有溃疡

N——区域淋巴结

Nx：区域淋巴结无法评估

N0：无淋巴结转移

N1：1 个淋巴结转移

N1a 隐性转移（病理诊断）

N1b 显性转移（临床诊断）

N2：2～3 个淋巴结转移

　N2a 隐性转移（病理诊断）

　N2b 显性转移（临床诊断）

　N2c 移行转移或卫星灶（但无移行转移）

N3：≥4 个淋巴结转移，或簇样转移结节/移行转移，或卫星灶合并区域淋巴结转移

M——远处转移

Mx：远处转移无法评估

M0：无远处转移

M1a：皮肤、皮下组织或远处淋巴结转移

M1b：肺转移

M1c：其他内脏转移或任何远处转移伴 LDH 伸高

七、恶性黑色素瘤的治疗和预后

(一) 手术治疗及术后辅助治疗

一旦疑有恶性黑色素瘤就立即考虑手术切除,这已达成共识。但是如何制订手术方案确需谨慎考虑:距原发肿瘤的边缘多宽才是安全的?是否需要行淋巴结清扫术?虽然原发恶性黑色素瘤患者的组织病理学特点对决定其预后很重要,但是区域淋巴结转移的情况对患者的预后更有影响。

早期的恶性黑色素瘤一定要完整切除病灶,以获取准确的T分期,除颜面部等特殊部位的肿瘤可以考虑全层活检外,其余部位应尽量避免局部活检或针吸活检。一旦明确诊断后应尽快行原发灶扩大切除手术,扩大切除手术的安全边缘应根据病理报告中的肿瘤浸润深度决定,当浸润深度为≤1.00mm时,皮肤恶性黑色素瘤的手术治疗包括原发肿瘤的切除,连同周围1.00cm的皮肤和皮下脂肪一并切除,当浸润深度为1.01~2.00mm时,切除范围为1.01~2.00cm,浸润深度>2.00mm时,安全切缘为2.00cm,当浸润深度>4.00mm时,有学者认为安全切缘为3.00cm,但目前的循证学证据还是支持切缘为2.00cm就足够,目的是保证去除隐藏的病灶从而使局部复发或转移的危险降至最低。如果疑有原发灶影响到淋巴结或活检淋巴结受侵,在切除肿瘤同时,应行区域淋巴结清扫术(LND);对于浸润深度≥1.00mm或有溃疡的患者推荐做前哨淋巴结活检,这有助于准确获得T分期,一旦发现前哨淋巴结阳性,应及时进行区域淋巴结清扫,对于前哨淋巴结阴性患者,不建议行预防性淋巴结清扫。现有研究表明,对有淋巴结转移患者,行LND可显著改善存活。但是Ⅰ期患者近80%经LND检查阴性,LND对这些患者不但无益,反而会增加淋巴水肿、黏液性水肿和感染的危险。

目前多数作者认为,术后辅助治疗可减少复发、改善存活、提高生活质量。恶性黑色素瘤根据病灶浸润深度、有无溃疡及淋巴结是否转移,一般将术后患者分为四期:1期,ⅠA期(低危);2期,ⅠB~ⅡA期(中危);3期,ⅡB~ⅢA期(高危);4期,ⅢB~Ⅳ期(极高危);目前对低、中、高危患者的术后治疗已达成共识,极高危患者的辅助治疗还存在争议。低危患者倾向以观察为主,中高危患者建议大剂量干扰素治疗为主,但大量的临床研究显示黑色素瘤疫苗、低中剂量干扰素、化疗、生物化疗等治疗方法也显示较好的疗效,但长期生存效果并不明显。美国ECOG(东部肿瘤协作组)介绍的一项临床研究证实,ⅡB期和Ⅲ期的恶性黑色素瘤患者术后应用IFN-α-2b 1年,中位存活时间可达3.82年,5年存活率46%,5年无复发存活率37%。与观察组相比,经统计学处理和调整生活质量存活分析均有明显益处。放疗由于对恶性黑色素瘤并不敏感,除了对极早期的雀斑型黑色素瘤有疗效外,对其他的原发灶一般疗效不佳,因此对原发灶一般不采用放疗。但放疗很早就应用于临床,M. D. Anderson肿瘤中心很早就开展恶性黑色素瘤患者在淋巴结清扫术后行局部放疗的研究。224例肿瘤厚度>1.50mm,其中27%的患者肿瘤厚度>4.00mm,局部放疗后中位随访38个月。结果5年局部控制率86%,5年存活率63%,其中病变厚度1.60~4.00mm的患者5年存活率71%。对临床淋巴结阳性的患者术前术后给予局部放疗,可使患者的5年局部控制率达92%,5年存活率41%。

(二) 有转移或复发的恶性黑色素瘤患者的治疗

1. 手术治疗 对于Ⅳ期恶性黑色素瘤患者如果表现为孤立的转移灶,也可以考虑手术切除。美国 M. D. Andersone 肿瘤中心等报告转移灶根治性切除后 2 年存活 15%～31%(表 18-2)。2008 年 ASCO 报道的一项回顾性研究显示Ⅳ期恶性黑色素瘤远处孤立转移灶切除的患者 5 年生存率远远高于未切除的患者。

表 18-2　恶性黑色素瘤患者远处转移灶获根治性切除后的中位存活时间(月)

转移部位	M. D. A	MH	AH	RP	转移部位	M. D. A	MH	AH	RP
皮肤、皮下	23	25	17	31	胃肠	18	15	8	8
肺	16	19	9	9	2 年存活率	15%	21%	16%	31%
脑	15	7.5	8	5					

注:M. D. A 为 M. D. Anderson 肿瘤中心;MH 为 Memorial 医院;AH 为 Alabamat 医院;RP 为 Roswell Park 医院

2. 放射治疗　在过去的 20 年间,许多回顾性调查研究证实放射治疗对转移性恶性黑色素瘤患者有益,特别对皮肤和淋巴结转移,超分割放射治疗较常规放射治疗有较高的 CR 率。Hiaris 等报道,总量 20～40Gy 对皮肤转移灶的有效率为 48%,对脑转移灶的有效率为 67%,对有内脏等部位转移者应仔细权衡放射治疗的利弊。

3. 化学治疗　恶性黑色素瘤几乎可转移至全身各个器官组织。当发生多处内脏转移时,中位存活时间极短。根据尸检报告,常见前五位远处转移部位分别是肺、肝、胃肠、脑和心脏。临床报告的转移检出率低于尸检的结果(表 18-3)。

表 18-3　晚期恶性黑色素瘤的常见远处转移部位

部位	临床(%)	尸检(%)	部位	临床(%)	尸检(%)
淋巴结	42～59	50～75	心脏	<1	40～45
肺	18～36	70～87	胰腺	<1	38～53
肝	14～20	54～77	肾上腺	<1	36～54
脑	12～20	36～54	肾	<1	35～48
骨	11～17	23～49	甲状腺	<1	25～39
胃肠道	1～7	26～58			

大多数晚期恶性黑色素瘤患者有多器官转移,常因呼吸衰竭和脑并发症而死亡。所以全身化疗是晚期恶性黑色素瘤患者姑息治疗手段之一,但是多数抗肿瘤药物治疗晚期恶性黑色素瘤的有效率不超过 20%(表 18-4)。

表 18-4　对转移的恶性黑色素瘤有效的化疗药物

药物	可评价患者数	CR+PR(%)	95%CI(%)	药物	可评价患者数	CR+PR(%)	95%CI(%)
DTIC	1936	382(20)	18～22	VCR	52	6(10)	3～20
BCNU	122	22(18)	11～25	VLB	62	8(13)	5～21
CCNU	270	35(13)	9～17	VDS	273	39(14)	14～18
Fotemustine	153	37(24)	17～29	Dihyomodulcito	205	28(14)	9～18
PDD	188	43(23)	5～27	Detorubicin	42	8(13)	7～31
CBP	43	7(16)		Piritrexim	31	7(23)	8～37

既往大量的研究结果显示,DTIC 由于其总生存期上的优势,长期以来是晚期恶性黑色

素瘤化疗的“金标准”，但新的化疗药物替莫唑胺和福莫斯汀由于能够透过血脑屏障，因此在欧洲和北美许多国家作为一线治疗药物。联合化疗一般以 DTIC/TMZ 为主，再结合其他的化疗药物。二线治疗目前一般推荐 Taxol 联合 CBP 方案。

4. 生物治疗　生物治疗是通过调节机体的抗癌能力，杀灭机体内肿瘤细胞，控制肿瘤生长达到延长生存时间的目的。其中以重组 DNA 技术生产的细胞因子如 IFN、IL-2，继承性细胞免疫、单克隆抗体和肿瘤疫苗应用较多。

（1）IFN-α：是 FDA 较早批准用于治疗恶性黑色素瘤的生物反应调节剂，单药总有效率 15%～16%，持续治疗可减轻与 IFN 有关的全身反应。IFN-α 对黑色素瘤有明显的抗肿瘤活性，根据已发表的 IFN-α 治疗恶性黑色素瘤的结果，其疗效与治疗计划、是否连续给药、给药途径及剂量强度有关。有作者认为 IFN-α 的最低有效剂量为 500 万 U/m^2，每周 3 次。虽然 IFN-α 的有效率偏低，但是有效者中近 1/3 可获 CR 并持续 2～5 年。对化疗无效或复发的恶性黑色素瘤患者应用 IFN-α 后可见肿瘤缩小甚至消失。

（2）IL-2：是较早治疗恶性黑色素瘤的免疫调节剂，单用 IL-2 治疗 RR 达 15%～20%，部分患者可持续缓解。IL-2 治疗主要机制是活化 CTL 细胞、NK 细胞和 LAK 细胞，还可刺激单核细胞和 T 细胞释放多种细胞因子，如 IL-4、IL-5、IL-6、IL-8、INF-α、GM-CSF、IFN-γ 等，这些因子均有直接或间接的抗肿瘤活性。

（3）LAK 细胞（lymphokine-activated cells）：虽然较早动物试验发现高剂量 IL-2 联合 LAK 细胞治疗恶性黑色素瘤可见肿瘤消退，但多数临床试验结果疗效不佳。一组前瞻性随机研究 54 例转移性恶性黑色素瘤患者应用高剂量 IL-2（72 万 U/kg，q8h）加或不加 LAK 细胞输注治疗，结果两组疗效和存活均无明显差别。国内近有报告应用 IL-2 联合 LAK 细胞治疗黑色素瘤等晚期恶性肿瘤，平均有效率仅 9%，多数病例评价稳定。由于花费较大，疗效并不比单用 IL-2 为高，因此目前 LAK 细胞已渐停止应用。

（4）TIL（tumor infiltrating lymphocyte）细胞：细胞毒 T 细胞可选择性地杀伤自身黑色素瘤细胞。动物试验提示，TIL 细胞的抗肿瘤活性，是 LAK 细胞的 50 倍到 100 倍，而且 TIL 细胞较易集中于转移瘤部位。NCI 较早曾报告应用高剂量 IL-2 和 TIL 细胞治疗 20 例有转移的恶性黑色素瘤患者，RR55%，以后较少有人能重复出这样高的疗效。近有报告高剂量 IL-2 联合抗 CD3 单抗激活的 TIL 细胞获持续 CR 达 19%，无病存活>30 个月。临床上见到的 TIL 细胞治疗的疗效与 TIL 细胞在体内对自身黑色素瘤细胞的溶解作用和 GM-CSF 的分泌有关。

（5）免疫靶向治疗：动物试验证明，全身应用单克隆抗体后，可见肿瘤部位富含单克隆抗体。已知包括恶性黑色素瘤在内的许多癌细胞的表面有 GM2 和 GD2 的表达，GM2 作为免疫源可诱导抗 GM2 抗体来改善Ⅲ期恶性黑色素患者的存活。有试验应用抗神经节苷脂 GD2 和 GD3 单抗治疗后可见疗效，2011 年 FDA 批准了 Ipilimumab 上市，这是近 30 年来第一个被证明能延长晚期恶性黑色素瘤生存的药物，也初步奠定了免疫靶向治疗在晚期恶性黑色素瘤治疗中的地位。2013 年报道的肿瘤疫苗 T-VEC（OPTiM）的疗效，成为第一个在Ⅲ期临床研究中可延长 OS 的黑色素瘤疫苗。2014 年抗程序性死亡分子 1（PD-1）抗体因为有较高的临床有效率和缓解率，把晚期恶性黑色素瘤的治疗推到了一个新的高度。个体化靶向治疗和免疫靶向治疗是目前研究的方向并取得了较好的疗效。

5. 生物化学治疗　生物化学治疗是指利用生物反应调节剂与化疗药物之间的协同作用，在化学治疗的同时联合应用生物反应调节剂。利用生物化学治疗治疗转移恶性黑色素瘤是基于:①尽管目前有许多治疗方法可用于晚期恶性黑色素瘤,但是多数中位生存期偏低,1 年及 5 年存活率不高。联合化疗以 DTIC 和 TMZ 为主,缓解期较短。②大量临床研究表明,单用 IFN 或 IL-2 均有直接或间接的抗肿瘤活性,它们与化疗药物的作用机制不同,无交叉耐药,不良反应也不相同。IFN-a 和 IL-2 联合化疗有协同作用,细胞因子与化疗药物合用不仅可提高疗效(RR>50%),而且有较高的 CR 率。

(三) 恶性黑色素瘤的预后

已知有许多预后因素影响恶性黑色素瘤患者是否会发生转移,其中包括最常被认为与预后有关的肿瘤的厚度、浸润的范围、原发肿瘤的解剖部位、患者的年龄、性别、肿瘤细胞有丝分裂的比例、有无溃疡形成、微小卫星结节、TIL 细胞出现的情况及有无肿瘤血管形成等。近有作者分析 599 例恶性黑色素瘤的预后因素,随访 8 年,结果肿瘤呈辐射性生长的患者 8 年存活 100%,支持辐射期黑色素瘤无转移倾向;而 264 例垂直生长期肿瘤的患者则全部发生转移并死亡。他们认为:肿瘤厚度≤0. 76mm 黑色素细胞不典型增生患者几乎均为辐射状生长期细胞,T1 可能是辐射状生长期细胞,也可能为垂直生长期细胞;肿瘤厚度>0. 76mm T3 或 T4 患者,通常为垂直生长期细胞。

(陈　平)

第十九章 原发灶不明的恶性肿瘤

学习目标

1. 掌握原发灶不明的恶性肿瘤的诊治策略。
2. 熟悉各种原发灶不明的恶性肿瘤的诊断、治疗。
3. 了解原发灶不明的恶性肿瘤的临床特征及预后。

第一节 原发灶不明的恶性肿瘤的概述

一、概 述

原发灶不明的恶性肿瘤约占全部恶性肿瘤的3%～10%。虽然在理论上所有的转移性肿瘤都有原发病灶存在，但在临床上部分患者只有转移性肿瘤的特征和临床表现，而无法找到其原发病灶，我们将这类恶性肿瘤称为原发灶不明的恶性肿瘤(cancer of unknown primary site，CUP)。这类疾病异质性很强，其组织类型、播散范围、疗效及预后均各不相同。其中最多见的为原发灶不明的转移癌。本节主要对原发灶不明的转移癌进行阐述。

CUP中位发病年龄为60岁，其在不同性别中的发病率相似，其临床表现常为非特异性的症状，如乏力、疲劳、消瘦、食欲减退等，随着疾病的发展，患者可能出现与转移灶相关的表现，如局部肿块对器官的压迫、疼痛、咳嗽、头痛、恶心呕吐等。CUP最常见的转移部位有淋巴结、肝、肺、骨等，多数患者在初次就诊时出现两个以上的转移部位(表19-1)。

表19-1 原发灶不明的恶性肿瘤常见转移部位

部位	发生率(%)	主要器官来源
淋巴结	20～42	各类上皮来源的肿瘤及血液系统恶性肿瘤
肝	33～43	消化道、肺、乳腺、头颈部肿瘤
肺	26～31	乳腺、消化道、泌尿生殖系统、骨肉瘤
骨	29	前列腺、乳腺、肺、肉瘤、类癌
胸膜	11～12	乳腺、肺、消化道
腹膜	9	消化道、泌尿生殖系统
肾上腺	6	肺、消化道
脑	6	乳腺、肺、黑色素瘤
皮肤	4	肺、乳腺、肾、卵巢、黑色素瘤

二、诊 治 策 略

（一）分层诊断

原发灶不明的恶性肿瘤这个诊断可能随着检查的完善、患者病情的演变而出现变化，初诊为原发灶不明的恶性肿瘤的患者，通过详细的询问病史、体格检查、影像学及病理学检查，从而找到原发病灶，确诊为转移性肺癌、胃癌、乳腺癌等。所以有学者提出，对 CUP 的诊断应该应用不同层次的动态诊断。2010 年，来自英国的英国国家卫生与临床优化研究所（NICE）公布了《原发灶不明转移癌诊治指南》，将该疾病分成三个诊断层次。

1. 原发灶未定癌（malignancy of undefined primary origin，MUO）　经过初步检查暂未发现明确原发灶的恶性肿瘤。

2. 暂定原发灶不明癌（provisional CUP）　虽经初步细胞或组织病理学诊断为暂未发现原发灶的转移性上皮来源癌或神经内分泌肿瘤，但尚未经过专家的进一步研究判定。

3. 确定原发灶不明癌（confirmed CUP）　经过组织病理学最终确认的转移性上皮来源癌或神经内分泌肿瘤，并且经过全面、系统的检查及专家的进一步研究判定，仍未找到原发病灶。

在对 CUP 患者的原发灶进行鉴别诊断时，需要充分考虑到患者的临床特征，如腋窝淋巴结转移多见于乳腺癌；腹股沟淋巴结转移多来源于腹盆腔脏器、生殖系统肿瘤；女性患者的转移癌要重点排查乳腺、卵巢等器官来源的可能；男性患者要注意前列腺、生殖系统肿瘤的可能；年龄较小的患者需考虑到生殖系统肿瘤及其他非上皮源性肿瘤的可能。如果经过这些检查仍难以鉴别肿瘤性质的，可以借助于免疫组化技术对肿瘤的来源进行鉴别（表 19-2）。

表 19-2　常见的肿瘤类型及其免疫标志物

免疫标志物	CK	S100	EMA	PLAP	LCA
癌	+	+/−	+	+/−	−
黑色素瘤	−	+	−	−	−
淋巴瘤	−	−	−	−	+
生殖系统肿瘤	+/−	−	−	+	−
肉瘤	−	−	+/−	−	−

（二）诊断要点

英国国家卫生与临床优化研究所（NICE）发布的《原发灶不明转移癌诊治指南》，对三个诊断层次详细说明了各个层次的诊断要点。

1. 第一层次（MUO）

（1）详细询问病史及全面体格检查，包括皮肤、淋巴结、头颈部、乳腺、外阴、肛门及盆腔检查。

（2）尿常规、肝肾功能、电解质、乳酸脱氢酶（LDH）的检测。

（3）肿瘤标志物：前列腺特异性抗原（PSA，男性）；糖类抗原 125（CA125，女性腹膜病变或有腹水的患者）；甲胎蛋白（AFP）和人绒毛膜促性腺激素（HCG），尤其是存在中线淋巴结疾病者。

(4) 胸部 X 线检查。

(5) 胸部、腹部及盆腔 CT 扫描。

(6) 骨髓瘤相关检查(出现孤立或多发性溶骨性病变的患者)。

(7) 内镜检查。

(8) 睾丸超声(疑似存在生殖细胞瘤的男性)。

(9) 活检和标准组织学检查,必要时行免疫组化检查。

2. 第二层次(provisional CUP) 经过第一层次的检查后,患者被分为以下各种情况,并给予相应的处理:确诊为非恶性疾病者,转为接受相应学科治疗;已经明确原发灶来源或者确诊为非上皮来源的肿瘤(肉瘤、黑色素瘤、淋巴瘤或生殖细胞瘤)者,转到相应学科接受进一步治疗;原发来源仍然不明者,即属于 Provisional CUP,若患者全身情况很差,不能耐受更为详细的检查,或即使明确了原发灶来源也不可能接受更有效的治疗,则由 CUP 小组临床组长给予试验性化疗或姑息治疗,并注意给予一定的心理学支持。

Provisional CUP 的处理原则:根据患者病情探讨进一步的检查是否可能使其获益,是否会影响其治疗决策的制订,并征求患者的意愿,以使其了解进一步检查的风险及可能的获益。

如果患者仍有必要接受进一步检查,则进入第三层次。

3. 第三层次(confirmed CUP)

(1) 一系列肿瘤生物标志物的检测。

(2) 对组织标本进行一系列免疫组化检查[包括 TTF-1、PLAP、CK7、CK20、ER(女性),PSA(男性)等],如果检查后仍未明确原发灶来源,则根据上述结果及患者的临床表现,增加其他免疫标志物的检查。

(3) 若症状、组织学及影像学检查提示肿瘤可能为来源于胃肠道,则进行上、下消化道的内镜检查。

(4) 对于胸腔内可疑原发病灶,若其不适合接受经皮穿刺活检,考虑可行胸腔镜检查及活检。

(5) 对于有颈淋巴结肿大,但五官科全内镜检查未发现病灶者,考虑进行 PET/CT 检查是否存在结外病灶。

(6) 对于腋窝淋巴结转移性腺癌,可进行乳腺癌多学科会诊,若仍不能发现原发病灶,则行增强造影乳腺 MRI 检查,以寻找适宜行病理活检的病灶。

(7) 对有腹水者,建议行组织标本活检进行组织学检查。

(三) 治疗要点

(1) 当决定给予进一步检查及治疗时,要考虑患者预后因素,尤其是体能状态(PS)、肝转移灶、血清乳酸脱氢酶及人血白蛋白。

(2) 加强与患者及其家属的沟通,讨论疾病相关信息。

(3) 不主张使用基因表达谱来确定 confirmed CUP 患者的治疗。

(4) 请头颈多学科协作组会诊上、中颈转移性鳞癌的患者。

(5) 请乳腺癌多学科协作组会诊腋窝淋巴结转移性腺癌的患者。

(6) 对于局限于腹股沟的鳞癌,请外科医师会诊决定其是否可手术,若可手术则考虑予淋巴结清扫+术后放疗。

(7) 对肝、脑、骨、皮肤或肺内孤立转移病变，请多学科协作组讨论是否给予根治性局部治疗。

(8) 对于可能有脑转移的患者，请神经肿瘤多学科协作组会诊。应该告知患者，目前没有证据表明任何治疗可改善生存，仅有限的证据表明手术和(或)全脑放疗可控制神经系统症状，除外患者参加临床试验的情况，一般不给予化疗。

(9) 应慎重考虑原发肿瘤的来源及转移灶的处理。

(10) Confirmed CUP 患者的化疗：若患者具备某种可治疗综合征的临床和(或)实验室特征，且 PS 评分≤2 分，则考虑给予化疗；若不具备则告知化疗可能的获益和风险；给患者提供参加临床试验的机会；当决定给予患者化疗时，应考虑其肿瘤的临床和病理学特征、药物的毒副作用和药物的疗效。

三、预　后

目前国际上尚无对 CUP 患者的预后因素达成统一共识。CUP 患者的预后与多种因素相关，如患者的一般情况、病灶播散的范围、病理类型及其接受的治疗等。部分患者经过合理的治疗后可以得到长期生存，而另外的患者则对治疗反应不佳，生存时间较短，预后较差。目前现有的一些因素变量分析结果显示，PS 评分较差、肝转移以及 LDH 水平升高可能与预后差相关。总之，约 20% 原发灶不明的恶性肿瘤预后较好，80% 的患者预后不佳，总体患者 1 年生存率约为 50%，5 年生存率约为 10%。

第二节　原发灶不明的转移性腺癌

一、临床特征

腺癌是组织学诊断原发灶不明的恶性肿瘤中最常见的一种类型，约占 70%，大多数原发灶不明转移性腺癌的患者诊断时已经存在多部位的转移灶。其临床表现是转移瘤所决定的，最常见的转移部位为肝、肺、骨及淋巴结。

在疾病发展的过程中，只有 15%～20% 的患者会出现原发灶的症状，即使进行尸检，仍有 20%～30% 的患者找不到原发病灶。在活检组织病理学得到的结果中，大多数原发病灶来源于肺、胰腺及肝胆系统，约占总数的 40%～50%。另外胃肠道肿瘤也较为常见，偶尔可见来源于其他原发灶的广泛多样性的腺癌。

很多患者在诊断为原发灶不明的转移性腺癌时已经存在广泛转移，且全身情况较差，通常发展较快，预后差，中位生存时间仅为 4～6 个月。但是也存在一部分预后较好的患者，合理的初始评价可以使这部分预后好的患者得以鉴别出来。另外，近年来经验性化疗联合新药能够提高治疗的反应率，使患者维持良好的状态，延长生存时间。

二、病　理

在光镜下原发灶不明的转移性腺癌常表现为分化良好和分化中等的腺癌，其共同的特点为肿瘤细胞呈腺体样排列，所以在光镜下诊断腺癌并不困难。有些肿瘤具备特殊的病理学特点，如乳头状瘤与卵巢癌及甲状腺癌相关，印戒细胞癌与胃癌和结肠癌相关。尽管如此，仅通过光镜往往不够特异去确诊原发病灶，免疫组化及电镜对于确定肿瘤的来源具有一定的意义，如 CK7、CK20、TTF-1、ER/PR、PSA 等。低分化腺癌在生物学行为及对治疗的反应都具有不同的表现，因而常将其与高分化腺癌区别对待，免疫组化在这类患者中用来鉴别肿瘤原发部位显得尤为重要。

三、诊　　断

对于原发灶不明的转移性腺癌患者来说，确定原发灶是非常困难的，因此，应当按照初始的评估来评价出现的症状及体征，并确定转移灶的范围。初始的评估包括详细询问病史、全面体格检查及标准的实验室及器械检查。

对于男性患者均要行血清 PSA 检查，女性患者如有可能为乳腺癌转移的表现需行乳腺钼靶检查，因为姑息性治疗对于晚期前列腺癌及晚期乳腺癌都是有效的。

CT 及 PET/CT 对于寻找原发病灶和确定转移灶的范围均有一定的意义。对于有症状及体征的部位需要行相应的影像学检查进行评估，而在无症状的区域进行大范围的影像学检查对于原发灶的确定意义不大，甚至有可能出现干扰或假阳性结果。对于存在腹腔转移的患者应当进行胃镜和结肠镜检查。

对于肿瘤标志物的检查（如 CEA、CA125、CA19-9、CA15-3、HCG、AFP 等），对于诊断和判断预后的意义均不大，但是这些肿瘤标志物的治疗前后的变化，可能对判断患者治疗反应率有提示作用。

四、治　　疗

对原发灶不明的转移性腺癌的治疗，应当结合肿瘤侵犯的范围及患者的全身情况来制订治疗方案。对于局限于区域内的淋巴结转移性腺癌，应在积极局部治疗的基础上联合全身治疗。而对于原发灶不明的转移性腺癌，部分患者可根据患者的临床特征，如年龄、性别、转移部位、病理特点等信息推断其可能来源的原发部位，从而进行针对性的治疗。目前可以将原发灶不明的转移性腺癌分为几个亚组，每个亚组可以进行针对性治疗，对于不属于这些亚组的患者可以进行经验性化疗。

（一）存在腋窝淋巴结转移癌的女性患者

女性患者存在腋窝淋巴结转移首先要怀疑乳腺癌。对于乳腺钼靶阴性的患者，行乳腺 MRI 检查有时能发现乳腺病灶。淋巴结活检需要进行 ER、PR 及 Her-2 的测定，这些检查都是诊断乳腺癌的有力证据。对于只有孤立性腋窝淋巴结转移的患者，应当依据Ⅱ期乳腺癌进行处理，首先应当进行改良根治术或乳腺放疗后的腋窝淋巴结清扫术，术后辅助治疗也应当按照淋巴结阳性的乳腺癌的治疗指南进行。经过恰当的治疗，其预后与Ⅱ期乳腺癌基本相似。

（二）存在腹膜转移癌的女性患者

这部分患者原发病灶大多数来源于卵巢，偶见于来源于乳腺或胃肠道。如果组织病理学有典型的卵巢癌的特点，如乳头状瘤或砂样瘤，并且血清中 CA125 水平升高，则卵巢癌的可能性更大。除非有明确的乳腺癌或胃肠道恶性肿瘤的证据，否则此类患者应当按照Ⅲ期或Ⅳ期卵巢癌来处理。可先进行肿瘤减灭术，再行术后辅助化疗。紫杉醇联合铂类(顺铂或卡铂)方案具有较好的疗效，其疗效及预后与卵巢癌类似，完全缓解率达到30%～40%，中位生存时间可达36个月。

(三) 存在骨转移的男性患者

男性原发灶不明的转移性腺癌主要转移到骨组织时首先考虑转移性前列腺癌，尤其在较早就出现骨转移的情况下，且为成骨性转移时，前列腺癌的可能性更大。这种情况下应当检测血清PSA水平，或对肿瘤组织进行PSA染色以确诊前列腺癌。治疗上也应该依据晚期前列腺癌的治疗指南进行，先行内分泌治疗，如内分泌治疗失败，可行全身化疗。如果原发灶不明的转移性腺癌存在骨转移的男性患者血清PSA阴性，且存在溶骨性病变，那么这部分患者对内分泌治疗不会有反应，有可能是来源于肺、肾、结肠或甲状腺的原发肿瘤，只能进行经验性治疗。

(四) 原发灶不明的转移性腺癌的经验性化疗

大部分原发灶不明的转移性腺癌不属于以上任何临床亚型。近年来各种新的广谱抗肿瘤药物的问世，改变了既往常见上皮癌的标准治疗方案，这些药物包括紫杉类、拓扑异构酶Ⅰ抑制剂(伊立替康和拓扑替康)、长春瑞滨、吉西他滨等。经验性的应用紫杉类联合铂类的方案可较传统的方案提高应答率及生存率。目前多数报道应用紫杉类联合铂类的方案中位生存时间为9～11个月，2年生存率为14%～24%。在紫杉类联合铂类的基础上加入第三种药物未能提高有效率及生存率。有学者回顾性分析了对于经验性化疗应答率高的肿瘤患者所具有的临床及病理学特征，其包括转移灶位于淋巴结或软组织、女性、病理分化较差、转移灶少。累及肝或骨者相对预后较差。

虽然目前无大规模临床试验证实最有效的化疗方案，但对于全身情况较好的原发灶不明的转移性腺癌的患者，应当考虑给予经验性化疗，而紫杉类联合铂类的方案疗效较好。对于全身情况较差的患者从化疗中获益小，应当给予最佳支持治疗。

第三节　原发灶不明的转移性鳞癌

一、临床特征

原发灶不明的转移性鳞癌较为少见，约占原发灶不明的恶性肿瘤的5%～10%，其中颈部淋巴结是最常见转移的部位。与其他类型的CUP一样，无论转移性鳞癌出现在哪个部位，病史、体格检查及有针对性的实验室及器械检查都是寻找原发病灶的重要线索。不同部位的转移性鳞癌治疗效果差异很大，部分患者疗效显著，可以长期生存，而另一部分患者则预后不佳。我们可以根据患者的年龄、性别、受累部位、肿瘤的分化程度等将患者分为若干亚组，这有利于治疗方案的制订及预后的判断。

二、诊　　断

1. 颈部淋巴结鳞癌　颈部淋巴结是原发灶不明的转移性鳞癌最常见转移的部位。这类患者常为中老年人，多有烟酒嗜好。当病变位于上中颈部时，应当首先考虑头颈部肿瘤的转移,最佳诊查手段包括直视下及纤维内镜下鼻咽、口咽、下咽、喉及食管上段的全面检查,对所有可疑的部位进行活检。行头颈部的 CT 或 MRI 检查对于识别原发病灶、了解病变累及的范围是很有帮助的。对于其他检查未找到原发病灶的,可行 PET/CT 检查寻找原发病灶。当病变位于下颈部或锁骨上时,应当怀疑原发性肺癌,如果胸片、胸部 CT 扫描及头颈部检查均未发现异常,则考虑行纤维支气管镜检查。通常下颈部及锁骨上淋巴结转移性鳞癌预后较差,因为它们是隐匿性肺癌常见的转移部位。

2. 腹股沟淋巴结鳞癌 大部分累及腹股沟淋巴结的鳞癌患者有明确的来自于生殖器或肛门直肠的原发病灶。对于女性应当仔细检查宫颈、阴道及外阴,男性要仔细检查阴茎,无论男性女性都应当进行肛门指检以排除肛门或直肠的肿瘤,对可疑的部位要进行活检病理学检查。对于腹股沟淋巴结鳞癌的患者来说,找出原发灶至关重要,因为宫颈、阴道、外阴、肛门的肿瘤即使出现腹股沟淋巴结转移,也是有潜在治愈的可能的。

3. 其他部位的转移性鳞癌 除去颈部及腹股沟淋巴结之外转移性鳞癌,最常见的原发病灶是肺,如其临床特征提示肺癌可能,需进一步行胸部 CT 扫描及纤维支气管镜检查。对于临床上不符合肺癌诊断的患者,如年轻、不吸烟的患者,需进一步行乳腺检查,必要时加做免疫组化帮助判断来源,必要时也可行 PET/CT 寻找原发病灶。

三、治　　疗

1. 颈部淋巴结鳞癌 此类患者应高度怀疑原发灶来源于头颈部,可以按照局部晚期头颈部肿瘤的治疗指南进行处理,其治疗的关键在于行综合抗肿瘤治疗,需要化疗科、放疗科及外科的共同参与,在治疗前应当行多学科会诊制定个体化综合治疗方案,并严格执行,才能提高患者的疾病控制率及治愈率。对咽部所在的轴线及双侧颈部进行放疗、根治性颈部淋巴结清扫、同步放化疗,或这些方法的综合应用,使得很多患者取得长期生存。颈部淋巴结广泛累及、组织分化差是预后不良的因素。

2. 腹股沟淋巴结鳞癌 此类患者原发灶多来源于生殖系统、肛门及直肠等部位,对于不能确定原发病灶的腹股沟淋巴结转移性鳞癌,推荐行腹股沟淋巴结清扫术联合或不联合局部放疗,通过局部治疗部分患者也能获得长期生存。另外以顺铂为基础的同步放化疗可以改善宫颈癌、肛门癌、膀胱鳞癌患者的生存,故对于原发灶不明的腹股沟转移性鳞癌也可以考虑给予类似的治疗。

3. 其他部位的转移性鳞癌 对于此类患者应当根据具体情况给予个体化治疗。在仅有单个转移灶的患者中,可考虑采用局部治疗来控制局部病变,改善患者的症状。对于多发转移性鳞癌的患者,PS 评分≤2 分者,可选择全身化疗,在此基础上可以联合应用姑息治疗及最佳支持治疗。化疗方案多为以铂类为基础的双药或三药方案,常用的化疗方案有:DDP 联合 5-Fu,DDP 联合 TXT,DDP 联合 Gem,DDP、5-Fu 联合 TXT,DDP 联合 PTX 等。总有效率约为 25%～55%,中位生存期约 9～12 个月。

第四节　原发灶不明的神经内分泌癌

一、临床特征

原发灶不明的神经内分泌癌在临床上较为少见,它是一类在生物学行为及临床特征上表现差异很大的肿瘤。随着病理学的发展，病理诊断技术的不断提高，人们对神经内分泌癌有了越来越深入的认识。神经内分泌癌可以分为三类：低级别神经内分泌癌、低分化神经内分泌癌及小细胞癌。

二、诊治策略

1. 低级别神经内分泌癌　这类肿瘤表现为惰性的生物学行为，且具有典型的组织学特征（如类癌、副神经节瘤、胰岛细胞瘤、嗜铬细胞瘤）。原发灶多来源于小肠、直肠、胰腺或支气管等，常见转移部位为肝、肺、骨等。这类肿瘤通常发展较慢，症状较轻，多表现为肿块压迫症状，由于肿瘤分泌生物活性物质，患者会表现为心率加快、多汗等临床综合征。这类患者应当行腹部 CT 或 MRI 及内镜检查，以确定有无消化道肿瘤。低级别神经内分泌癌对化疗不敏感，应根据不同的情况，合理使用局部治疗，包括孤立性转移灶切除术、射频消融术、肝动脉化疗栓塞术等。如患者临床综合征症状明显，可应用生长抑素及其类似物治疗。也可应用以 5-Fu 为基础的方案化疗及对症治疗。

2. 低分化神经内分泌癌　在分化差的转移性肿瘤中，约有 10% 的患者在电镜下可以见到神经内分泌颗粒，其免疫组化特点为神经特异性烯醇化酶、突触素、CD56、嗜铬蛋白染色阳性。低分化神经内分泌癌的起源至今尚未明确，其恶性程度高，生长迅速，多数在诊断时就出现广泛转移，如不进行有效干预，患者会在短时间内死亡。由于细胞分化差，低分化神经内分泌癌对化疗敏感，尽管目前对这类肿瘤的本质认识还很有限，病理诊断为低分化神经内分泌癌即具有可治疗的价值，所有患者应接受 EP 方案（依托泊苷/铂类）的试验性治疗。通过化疗肿瘤可得到显著缓解，小部分患者可以获得长期生存。

3. 小细胞癌　在病理学上，小细胞癌肿瘤细胞有丝分裂迅速，具有高度侵袭性，多数患者诊断时即出现全身播散。有吸烟史且转移部位病理证实为小细胞癌的患者其原发部位最常见的为肺，应当进行胸部 CT 扫描及纤维支气管镜检查。肺外原发灶为小细胞癌也有大量报道，如腮腺、食管、卵巢、膀胱、宫颈、前列腺等。对于有局部症状的患者应当进行合理的检查以明确原发病灶。如未发现原发病灶，小细胞癌的治疗同小细胞肺癌一样采取联合化疗。这类肿瘤起初对化疗应答率高，但很快就出现耐药，其中位缓解时间仅为 2~4 个月。对于仅有单个转移灶的患者，化疗可辅以局部放疗或手术切除。

（丛智荣　徐小红）

第二十章　肿瘤内科急症及并发症

学习目标

1. 掌握恶性胸腔积液的诊断和治疗。
2. 掌握恶性腹腔积液的诊断和治疗。
3. 熟悉肿瘤相关性高钙血症的治疗。
4. 了解肿瘤溶解综合征的病因、临床表现及治疗。
5. 了解肿瘤引起的脊髓压迫症的治疗。

第一节　肿瘤溶解综合征

肿瘤溶解综合征(tumor lysis syndrome,TLS):是指由抗癌治疗引起肿瘤细胞短期内大量溶解,释放细胞内代谢产物,引起以高尿酸血症、高血钾、高血磷、低血钙和急性肾衰竭为主要表现的一组临床综合征。可发生于任何肿瘤细胞增殖速度快及治疗后肿瘤细胞大量死亡的患者,一般常见于急性白血病、高度恶性淋巴瘤,较少见于实体瘤患者,如小细胞肺癌、生殖细胞恶性肿瘤等。肿瘤溶解综合征具有以下特征:高尿酸血症、高钾血症、高磷血症而导致的低钙血症等代谢异常。少数严重者还可发生急性肾衰竭、严重的心律失常如室性心动过速和心室颤动。

一、病　因　学

TLS的发病率依据恶性肿瘤种类的不同而有很大的差异。TLS最常发生于对化疗有良好应答的白细胞增多性急性白血病和恶性淋巴瘤,极少发生于未行治疗的肿瘤患者。TLS的高危因素为肿瘤负荷高,细胞增殖快,化疗敏感。治疗前乳酸脱氢酶水平升高是发生TLS的重要预测因子。治疗前肾功能不全的存在也增加发生TLS的危险。据报道,放射治疗、皮质类固醇激素制剂、单克隆抗体等也可引起TLS。TLS的发生不限于系统治疗给药,罕见于鞘内化疗和化疗药物栓塞治疗。

二、发病机制

对TLS的发病机制的研究认为主要是由于大量的细胞破坏,细胞内离子及代谢产物进入血液,导致代谢异常及电解质紊乱。

(一) 细胞凋亡

多数化疗药物通过诱导细胞凋亡而清除肿瘤细胞,如烷化剂、蒽环类、抗代谢类以及激素类等。当肿瘤细胞高度敏感或药物浓度超过一定程度时,就会引起大量细胞坏死,其代谢产物和细胞内有机物质进入血流，引起明显的代谢和电解质紊乱，尿酸、磷酸盐、戊糖和β-氨基丁酸在血中浓度急剧增高。另外大量细胞崩解，细胞内的钾大量释放血液中，引起血钾增高，严重的病例还会引起肾功能不全，最终导致 TLS 的发生。

（二）高尿酸血症

大量肿瘤细胞溶解，核酸分解而使尿酸生成增多。体内尿酸等电点为 5.14，达等电点时，尿酸以游离形式存在。而在肾小管尤其是集合管腔内 PH 接近 5.10，肾排泄尿酸有赖于肾小管过滤、近曲小管分泌和重吸收，排出量与尿酸在尿中的溶解度有直接关系。当肾脏不能清除过多尿酸，尤其是尿 pH 低时，尿酸则以尿酸结晶的形式存在。尿酸结晶在肾远曲小管、肾集合管、肾盂、肾盏及输尿管迅速沉积，或形成尿酸盐结石，导致严重尿路堵塞而致急性肾功能不全。主要表现为少尿、无尿及迅速发展为氮质血症，如不及时处理，病情恶化可危及生命。

（三）高钾、高磷、低钙血症

细胞迅速溶解后大量钾进入血液，导致高钾血症。另外 TLS 发生代谢性酸中毒，使 K^+-H^+交换增加，未裂解的细胞中钾离子大量进入细胞外，以及肾功能不全使钾排出减少均可导致高钾血症。肿瘤细胞溶解，大量无机盐释放致高磷血症。血磷增高多伴有低钙血症。因此，高磷酸血症及低钙血症也较常见，高磷酸血症与高尿酸血症症状相似。

（四）代谢性酸中毒

TLS 常伴有代谢性酸中毒，其机制是：①肿瘤负荷增加，氧消耗增加，肿瘤患者血黏稠度增高，微循环障碍，组织灌流不畅，而形成低氧血症，使糖代谢中间产物不能进入三羧循环被氧化，而停滞在丙酮酸阶段并转化为乳酸。②高热、严重感染可因分解代谢亢进而产生过多的酸性物质。③肿瘤细胞的溶解，释放出大量磷酸，加之排泄受阻，从而使机体内非挥发性酸增多。④肾功能不全时，肾脏排出磷酸盐、乙酰乙酸等非挥发性酸能力不足而在体内潴留，肾小管分泌 H^+和合成氨的能力下降，HCO_3^-重吸收减少。

（五）急性肾功能不全

肾功能不全是 TLS 最严重的并发症，并且是导致死亡的主要原因。发生肾功能不全可能与血容量减少及尿酸结晶或磷酸钙沉积堵塞肾小管导致肾功能急性损害有关。恶性肿瘤患者血容量减少的原因主要与患者的消化道症状有关，加之在接受放疗或化疗期间消化功能进一步紊乱，如恶心、呕吐、食欲下降，经口摄入量减少，血容量减少，有效循环血量随之减少而引起肾脏缺血，肾血灌注量减少，肾小球滤过率降低，引起少尿、无尿，肌酐、尿素氮升高。

三、临床表现

TLS 的特点是高尿酸血症、高钾血症、高磷血症而导致的低钙血症。可以单独出现，亦可同时出现。高尿酸血症及高磷血症可以导致急性肾衰竭，表现为少尿，无尿，嗜睡，恶心呕吐等；高钾血症可引起致死性心律失常，低钙血症可导致肌肉痉挛、心律失常、手足抽搐。

四、诊断与鉴别诊断

TLS 常无显著症状,多数在化疗后复查发现代谢异常而明确诊断。主要有下列指标:①化疗后 1~7 天内出现血钾、血磷、血清尿酸、尿素氮升高 25%。②或血清钙降低 25%。③血清钾大于 6mmol/L。④或血肌酐大于 221μmol/L。⑤或血清钙小于 1.5mmol/L。⑥急性肾衰竭。TLS 的主要鉴别诊断为急性肾衰(ARF),须排除血容量耗竭、盆腔或腹膜后肿瘤引起的肾后性尿路梗阻所致的肾衰竭,以及化疗药物或抗生素的肾毒性、造影剂性肾病、血管炎及冷球蛋白血症性肾小球等引起的肾衰竭。

五、治　　疗

TLS 的治疗原则为:①鉴定高危患者并立即开始预防性治疗;②尽早识别肾代谢并发症并迅速实施包括血液透析在内的支持治疗。治疗方法包括服用别膘呤醇、碱化尿液、补液和甘露醇、呋塞米等,监护出入液量、血清尿酸、电解质、尿素氮和肌酐,如无尿,须作腹膜或血液透析。

(一) 一般治疗

心电监护,每 12~24h 监测肾功、电解质直到正常。

(二) 充分水化

24~48h 内开始静脉补液水化,稀释血液中的各种离子浓度,增加肾血流量,液体量大于 3000ml/d;必要时予以利尿剂,保持尿量 3000ml/d 以上。

(三) 碱化尿液

5%碳酸氢钠 100~150ml 静脉滴注 1/日,使尿 pH 维持在 7.0~7.5,一旦高尿酸血症纠正,应停止碱化尿液。

(四) 纠正电解质紊乱

(1) 高磷:补液,利尿,口服氢氧化铝凝胶抑制肠道吸收磷。

(2) 低钙:补钙。

(3) 高钾:可用多种方法治疗高钾血症,但从机制上可分为两种方式:一是促进钾离子向细胞内转移(葡萄糖、胰岛素或碳酸氢钠);二是使钾快速排出体外,应用袢利尿剂等。出现高钾血症或低钙血症者,应做心电图检查,并长期监测心律,直至高钾血症纠正。

(五) 控制尿酸

(1) 别嘌醇:竞争性抑制黄嘌呤氧化物,阻断黄嘌呤和次黄嘌呤转化为尿酸,高危患者应在开始治疗前 24~48 小时口服,常用剂量 300~500mg/d,肾功能受损时应减少其用量。

(2) 尿酸氧化酶:可以直接降解尿酸,不会造成尿酸前体黄嘌呤的堆积。尿酸氧化酶可使尿酸氧化成尿囊素,其溶解度是尿酸的 5~10 倍,不仅可以预防高尿酸血症,还可用于治疗尿酸性肾病。

（六）透析

对出现严重的肾功能不全，电解质紊乱及符合下列之一者应尽早进行血液或腹膜透析。主要指征有：血钾≥6.5mmol/L，持续性高尿酸血症≥0.6mmol/L，血磷>0.1g/L 血尿素氮 21.4~28.6mmol/L，血清肌酐 442μmol/L 以上、少尿两天以上伴有液体过多者。

六、预　　防

对 TLS 处理的首要关键在于预防。TLS 危险因素患者，即肿瘤负荷大、增值比率高而对化疗药敏感的患者，进行放化疗前即采取充分水化、利尿、碱化尿液及服用别嘌醇等措施，以防止或减少 TLS 发病的可能性。同时定期监测出入量、电解质、肌酐、尿素氮、尿酸、钙、磷及心电图等。对肾功能不全的患者，应减少抗肿瘤药物的用量。

（曹永峰　徐小红）

第二节　恶性浆膜腔积液

一、恶性胸腔积液

恶性胸腔积液（malignant pleural effusion，MPE）是指原发于胸膜的恶性肿瘤或其他部位的恶性肿瘤转移至胸膜引起的胸腔积液。

（一）流行病学

目前国内外尚缺乏 MPE 流行病学的调查研究资料，据统计，美国每年发生 MPE 的患者数超过 150 000 人。恶性胸腔积液可占成人胸腔积液的 1/3~1/2，几乎所有的恶性肿瘤均可出现 MPE。肺癌是最常见的病因，约占 MPE 的 1/3，乳腺癌次之，淋巴瘤也是导致出现 MPE 的重要原因，卵巢癌和胃肠道癌出现 MPE 者也不少见，5%~10%的 MPE 找不到原发肿瘤病灶。出现 MPE 表明肿瘤播散或已进展至晚期，患者预期寿命将显著缩短。MPE 从确立诊断开始计算，中位生存期为 3~12 个月，这与原发肿瘤类型和分期有关。已有证据显示，肺癌所致 MPE 患者生存期最短，卵巢癌所致 MPE 生存期最长，无法找到原发灶的 MPE 患者生存期介于上述两者之间。

（二）临床表现

临床表现可作为诊断 MPE 的重要线索。大部分 MPE 患者均有临床症状，但约 25%的患者也可无症状，通过体检或 X 线检查偶然发现 MPE。呼吸困难是最常见的症状，反映出胸壁顺应性下降、同侧膈肌活动受限、纵隔移位和肺容积减少。胸痛不常见，是否出现胸痛通常与恶性肿瘤累及壁层胸膜、肋骨及其他肋间组织结构有关。除呼吸系统症状外，常伴有体重减轻、乏力、食欲减退等全身症状，晚期可出现恶病质。其他临床症状可能与肿瘤类型相关。恶性胸膜间皮瘤患者常可胸痛，多局限在病变部位，一般表现为钝痛。MPE 患者出现咯血高度提示为支气管源性肿瘤。既往病史亦很重要，如吸烟史、职业暴露史，尤其是石棉或其他致癌物质的接触史等。MPE 的量达至一定程度时,胸部体检可发现相应的异常体征。

(三) 诊断

首先强调,确定 MPE 诊断的“金标准”是在胸腔积液细胞沉淀中找到恶性细胞,或在胸膜活检组织中观察到恶性肿瘤的病理变化。

1. 影像学检查 大多数 MPE 患者胸部 X 线检查均能观察到中至大量的胸腔积液,一般 500~2000ml,其中约 10% 的患者表现为大量胸腔积液(胸腔积液占一侧胸腔的一半以上),约 15% 的患者胸腔积液<500ml。大量 MPE 的患者如果纵隔未向对侧移位,提示纵隔固定、支气管主干被肿瘤堵塞而出现肺不张、或胸膜广泛浸润(常见于恶性胸膜间皮瘤)。CT 有助于发现恶性肿瘤患者少量 MPE,有助于判断 MPE 是否伴有纵隔淋巴结转移,并能对潜在的肺实质病变进行评估。CT 发现胸膜斑提示患者曾有石棉暴露史。超声检查有助于了解 MPE 患者的胸膜受累情况,并有助于少量 MPE 胸腔穿刺术的定位,从而减少胸腔穿刺术的并发症。MRI 对 MPE 的诊断价值有限,但 MRI 可能有助于评估肿瘤侵袭纵隔或胸壁范围。初步的研究显示,氟脱氧葡萄糖正电子发射 CT 扫描(PET-CT)对 MPE 具有良好的预测价值,但有待更多的循证医学证据支持。

2. 诊断性胸腔穿刺术 进行胸腔穿刺无绝对禁忌证,相对禁忌证包括胸水量过少(单侧卧位胸水平面距离胸壁<1cm)、出血倾向、正在接受抗凝治疗和机械通气等。胸腔穿刺术不会增加轻中度凝血障碍或血小板减少患者出血的机会。胸腔穿刺术的主要并发症包括胸膜反应、气胸、出血、感染及脾或肝的刺伤。

考虑 MPE 时应进行胸腔积液检查,常规检测项目包括有核细胞计数和分类、总蛋白、葡萄糖、乳酸脱氢酶及肿瘤细胞学等。

绝大多数 MPE 为渗出液,细胞分类以淋巴细胞为主,但也有极少数是漏出液。肿瘤旁胸腔积液的原因通常是纵隔淋巴结受累、支气管阻塞所致的肺膨胀不全或合并非恶性疾病等,其中部分患者合并充血性心力衰竭。在原发病明确的情况下,漏出液不必进行常规细胞学检查。

胸腔积液细胞学是诊断 MPE 最简单的方法,其诊断效率与原发性肿瘤的类型及其分化程度有关,波动在 62%~90%。多次细胞学检查可提高阳性率。某些肿瘤标志物如癌胚抗原、细胞角蛋白片段 21-1、糖类抗原(如 CA125、CA15-3、CA19-9 等)有助于 MPE 的诊断。这些可溶性指标的敏感度普遍不高,多为 40%~60%,但特异度相对较高,可达到 80%~90%,因此具有一定的参考价值。联合检测多种肿瘤标志物可提高其诊断效率。

其他方法如应用单克隆抗体对肿瘤标志物进行免疫组化染色及染色体分析等,有助于胸腔积液的鉴别诊断。由于其敏感性和特异性相对较低,因此不能单凭这些方法确诊。染色体分析可能有助于淋巴瘤和白血病的诊断,特别是初次细胞学检查结果为阴性时,可应用流式细胞术检测 DNA 非整倍体以协助诊断。

3. 闭式胸膜活检术 闭式胸膜活检术对 MPE 诊断的敏感度低于细胞学检查,其诊断率为 40%~75%。如果 CT 发现胸膜异常(如间皮瘤),建议在超声或 CT 引导下行经皮闭式胸膜活检。闭式胸膜活检的诊断率相对较低的原因与下述因素有关:肿瘤累及胸膜的范围较小、胸膜活检未能取至肿瘤部位、操作者经验不足等。然而有研究显示,细胞学检查阴性的 MPE 患者仍有 7%~12% 可通过闭式胸膜活检术确诊。

闭式胸膜活检术的禁忌证包括出血倾向、正在接受抗凝治疗、胸壁感染及患者不配合等。主要并发症有气胸、血胸和胸膜反应等。气胸常常是由于活检时空气经穿刺针进入胸腔所致,患者无特别不适,一般无须处理。

4. 内科胸腔镜检查术 内科胸腔镜检查术主要用于不明原因渗出性胸腔积液的鉴别诊断;也可通过内科胸腔镜喷洒滑石粉行胸膜固定术治疗 MPE。与外科胸腔镜检查相比,内科胸腔镜检查具有某些优势,如只需要进行局部麻醉或镇静,可对胸壁、隔膜、纵隔、心包膜及肺脏的病灶进行活检,比外科胸腔镜检查创伤性小且价格便宜等。

内科胸腔镜检查出现假阴性结果的原因包括活检组织块太小或未能活检至病变组织,这主要取决于操作者的经验。此外,胸腔内出现组织粘连导致胸腔镜无法到达肿瘤组织部位,也会限制内科胸腔镜的应用。胸腔镜可确定肺癌患者的胸腔积液是 MPE 还是肿瘤旁胸腔积液,从而避免由于肿瘤的分期不确定而进行开胸探查术,或在明确肿瘤旁积液之后有助于针对患者采取更积极的治疗手段。

由于内科胸腔镜检查可获取更大、更具有代表性的病变组织,因此比闭式胸膜活检术更利于对胸膜恶性肿瘤作出较早期诊断、组织学分类及临床分期。另外,胸腔镜还可发现胸膜肥厚、串珠样病变、钙化等异常变化,此时可考虑良性石棉性胸腔积液,并排除间皮瘤或其他恶性疾病。

经内科胸腔镜检查后,90%以上的胸腔积液将得到明确的病因诊断。极少数患者胸腔镜检查后仍难以确诊,可考虑行外科活检术包括外科胸腔镜术或开胸活检术。

5. 外科活检术 外科活检术可采用胸腔镜或开胸两种方式。外科胸腔镜活检术通常要求全身麻醉和双腔气管插管,由于术中单侧肺通气,因此外科胸腔镜的可视范围比内科胸腔镜广阔,可同时进行诊断与治疗操作。患者不能耐受单肺通气是外科胸腔镜活检术的禁忌证,此时应考虑开胸活检术。胸腔有粘连时进行胸腔镜检查有一定的风险,操作时应格外注意。术前胸部 X 线检查或胸腔超声检查发现明显的胸膜粘连则应行开胸活检术。

6. 支气管镜检查术 当怀疑存在肺内占位、出血、肺膨胀不全、支气管黏膜病变或大量胸腔积液无纵隔移位时则应行支气管镜检查术。支气管镜检查术也可用于排除胸膜固定术后肺膨胀不全的支气管管腔阻塞。

(四)治疗

MPE 的诊断一旦明确,应尽早考虑姑息治疗。对患者的症状、一般情况及预期生存时间进行全面评估,然后再制订治疗方案。治疗的主要目的是减轻呼吸困难症状。

MPE 治疗方案的选择取决于多种因素,包括患者的症状和体能状况、原发肿瘤类型及对全身治疗的反应、胸腔积液引流后肺复张程度等。治疗方法包括临床观察、治疗性胸腔穿刺、肋间置管引流及胸膜固定术、门诊长期留置胸腔引流管、胸腔镜及其他治疗等。

1. 临床观察 临床观察是指针对 MPE 本身不做任何治疗干预,推荐用于原发肿瘤已明确但无症状的 MPE 患者。对有症状的 MPE 患者,需咨询呼吸科专科医生的意见,决定是否采取单纯的观察。

2. 治疗性胸腔穿刺术 随着疾病的进展,绝大多数 MPE 患者至某一阶段均会出现症状而需进一步治疗。尚无证据表明,早期胸腔穿刺术会影响导管引流后胸膜固定术的疗效,但反复胸腔穿刺易导致壁层和脏层胸膜粘连包裹,而影响内科胸腔镜检查术的操作视野。

胸腔穿刺排液后 1 个月内 MPE 复发率较高,因此不推荐用于预期寿命超过 1 个月的患者。

反复行治疗性胸腔穿刺术可暂时缓解呼吸困难,使部分预期生存时间短、体能状况差的患者避免住院,适用于体质虚弱和终末期患者。小口径的胸腔引流管因疗效明显、不适感轻微而应用更广。胸腔穿刺排液量取决于患者的症状(咳嗽、胸部不适),第一次穿刺排液量应控制在 600ml 内,最多不超过 1000ml,并注意放液速度不能过快。建议治疗性胸腔穿刺术应在超声定位或引导下进行。

穿刺后胸腔积液迅速增多提示需要尽快采取其他治疗措施。如果胸腔穿刺后呼吸困难不缓解,则要考虑淋巴管扩散、肺膨胀不全、心功能不全、肺栓塞及肿瘤压迫或侵袭血管等情况。

3. 肋间置管引流及胸膜固定术 对预期寿命极短的患者一般不推荐反复行胸腔穿刺术,可于肋间置入小口径引流管引流胸腔积液,以缓解呼吸困难症状。

大量 MPE 的引流量应逐步增加,首次排液不应超过 1L。随后每隔 2 小时可引流 1L,引流过程中患者一旦出现胸部不适、持续性咳嗽或血管迷走神经性症状应停止引流。复张性肺水肿是一种较少见的严重并发症,往往由于肺脏长期受压,首次引流胸水量过大、过快,或早期过度使用胸腔负压吸引使萎陷的肺脏快速复张所致。

如果肺脏无明显萎陷,肋间置管引流后应行胸膜固定术以防止 MPE 复发。胸膜固定的原理是胸膜腔内注入硬化剂引起胸膜弥漫性炎症反应,及局部凝血系统激活伴纤维蛋白沉积等,从而引起壁层和脏层胸膜粘连,最终导致胸膜腔消失而达至治疗 MPE 的目的。肿瘤广泛胸膜转移可使胸膜纤维蛋白溶解活性增加,造成胸膜固定术失败。单纯肋间置管引流术而不实施胸膜固定术的患者 MPE 复发率高,故应避免单纯行肋间置管引流术。

胸膜固定术成功的最重要条件为影像学证实脏层和壁层胸膜闭锁满意。肺膨胀不全可能与脏层胸膜过厚(肺萎陷所致)、胸膜多发小腔形成、近端大气道阻塞或持续漏气有关。脏层和壁层胸膜完全不接触会造成胸膜固定术失败,这种情况下推荐留置胸腔引流管。当超过一半以上的壁层、脏层胸膜发生接触时,可考虑再次胸膜固定术。对有临床症状而胸膜不能闭锁的患者,留置胸腔引流导管优于反复胸腔穿刺。

(1) 肋间引流管的口径:传统的方法是使用大口径(24~32F)引流管进行肋间置管,理由是其不易被纤维蛋白沉积物堵塞,但迄今无证据支持此观点。此外,置入大口径引流管时不适感明显。近来的 RCT 研究比较了大口径和小口径(10~14F)引流管控制 MPE 的疗效,结果发现两者疗效相似。经小口径胸腔穿刺引流管注入常用硬化剂的成功率与大口径引流管相当,且不适感轻微。推荐在超声定位引导下置入小口径肋间引流管行胸腔积液引流和胸膜固定术。

(2) 镇痛和术前用药:胸腔内注射硬化剂可致疼痛,行胸膜固定术前经引流管注射局麻药可减轻不适感。利多卡因是胸腔注射最常用的局麻药,其起效迅速,应在注射硬化剂前即时给药。利多卡因常用剂量为 3mg/kg,一次最大剂量为 250mg。

行胸膜固定术前应考虑用药缓解患者的焦虑情绪及减轻疼痛,恰当的镇静水平应该在减轻焦虑的同时保证患者能充分配合医生。给予镇静剂时应对患者行持续的脉搏、血氧饱和度监测,并备好心肺复苏抢救设备。

(3) 硬化剂的选择:胸腔内注射硬化剂后最常见的不良反应是胸膜炎性胸痛和发热。理想的硬化剂必须具备以下几个特征:分子量大、有化学极性、局部清除率低、全身清除迅速、剂量－反应曲线陡峭、人体可耐受且无或仅有轻微的不良反应等。硬化剂的选择取决于硬化剂的成功率、可获取性、安全性、给药便利性、完全起效所需给药次数及费用等。

多项研究显示，滑石粉是最有效的胸膜固定硬化剂。相对非均粒滑石粉，均粒滑石粉可减少胸膜固定术所致低氧血症的风险，应当优先选用。注射滑石粉匀浆或喷洒滑石粉粉末控制 MPE 的疗效相当，每次剂量为 2.5～10g。遗憾的是，我国目前不生产也不销售可供用于胸膜固定的医用滑石粉。

博来霉素是另一种可选择的硬化剂，疗效中等，每次剂量为 45～60mg。其他可供选择的硬化剂还有短小棒状杆菌、多西环素、四环素等，疗效不一。

胸膜固定术后患者转动体位与否不影响药物在胸腔内的分布，且操作耗时较长，给患者带来不便和不适感，因此无论选择何种硬化剂，胸腔注射后患者均不需要转动体位。

（4）夹闭和拔除肋间引流管：胸腔内注射硬化剂后可短暂夹闭肋间引流管（1 小时），以防药物迅速流出胸腔。由于尚无研究证实延长引流时间效果更好，且考虑至延长引流时间给患者带来不适感，推荐注射硬化剂 24～48 小时内拔除引流管，前提是胸部 X 线证实肺完全复张且 MPE 引流量<150ml/d。如未达至拔管指征应适当延长引流时间。

（5）胸膜固定术失败：肺萎陷是胸膜固定术失败的最主要原因。目前尚无可靠的方法来预见胸膜固定术的失败，亦无研究提示胸膜固定术失败后下一步应采取何种治疗措施。推荐继续引流胸腔积液，并根据肺复张情况决定是否再次行胸膜固定术或肋间置管引流。

（6）肋间引流置管通道处肿瘤细胞种植转移：对怀疑或已证实为恶性胸膜间皮瘤的患者，应在大口径胸腔引流管置入处、胸腔镜检查操作部位及外科手术切口处给予预防性放疗，目前尚无证据支持胸腔穿刺处或胸膜活检处需要采取这种治疗。

对非胸膜间皮瘤所致的 MPE，诊断性或治疗性胸腔穿刺术、胸膜活检、肋间置管引流和胸腔镜操作导致局部肿瘤复发或肿瘤细胞种植并不常见，各种胸腔有创检查后不推荐行预防性放疗。

4. 门诊长期留置胸腔引流管　留置胸腔引流管是控制复发性 MPE 的一种有效方法，尤其对肺萎陷的或希望缩短住院时间的患者。尽管与引流管相连接的一次性真空引流瓶会增加费用，但该治疗方法可缩短住院时间，减少住院次数，可能减少治疗费用。

每隔一段时间将导管与真空引流瓶连接进行引流，可促进肺复张和胸腔闭锁，大多数引流管短期留置后可拔除。

5. 胸腔内注射纤维蛋白溶解剂　胸腔内注射纤维蛋白溶解剂是通过降解胸膜腔中的纤维蛋白，从而降低胸腔积液的黏稠度，清除胸膜粘连及分隔，避免或减少多房性包裹性胸腔积液形成。与全身用药不同，胸腔内注射纤维蛋白溶解剂极少出现免疫介导的不良反应或出血倾向等并发症。对多房性 MPE、单纯引流效果不佳的患者，推荐胸腔内注射纤维蛋白溶解剂如尿激酶、链激酶等减轻胸膜粘连、改善 MPE 引流以缓解呼吸困难症状。

6. 经胸腔镜治疗　胸腔镜术是一项安全、并发症发生率低的操作，在镇静或全麻状态下行胸腔镜术已广泛用于 MPE 的治疗。对体能状况良好的患者，推荐用于可疑 MPE 的诊断，也推荐用于已确诊 MPE 的患者行胸腔积液引流及胸膜固定术。患者在选择行胸腔镜检查及滑石粉喷洒术时需考虑其有创性。胸腔镜的明显优势在于一次操作中可同时进行诊断、胸腔积液引流和胸膜固定术。

对已明确诊断的 MPE 且胸部影像学提示肺萎陷的患者，行胸腔镜术获益相对较少。然而，全麻状态下经胸腔镜可直视肺脏再膨胀情况、明确肺脏是否有萎陷，进而指导下一步治疗,包括行滑石粉喷洒或置入胸腔引流管。胸腔镜术便于处理分隔小腔、清除血性胸腔积液的血凝块、松解胸膜粘连,因此有助于肺复张及滑石粉喷洒后的胸膜固定。

胸腔镜术的围术期病死率低(< 0.5%)。最常见的并发症为脓胸和继发于感染或复张性肺水肿的急性呼吸衰竭;分次缓慢引流胸腔积液可预防复张性肺水肿。

7. 其他治疗

(1) 全身治疗:某些肿瘤如小细胞肺癌胸膜转移所致的 MPE,可能对化疗有较好的反应,如无禁忌证可考虑全身治疗,同时联合胸腔穿刺或胸膜固定术。化疗对乳腺癌和淋巴瘤合并的 MPE 也有较好的疗效,对前列腺癌、卵巢癌、甲状腺癌、胚细胞瘤有关的 MPE 可能有效。此外,可选择适合的患者试用靶向治疗。

(2) 外科治疗:胸膜切除术是 MPE 的一种治疗手段。开放性胸膜切除术是一种侵入性操作,其并发症包括脓胸、出血、心功能不全、呼吸衰竭;有资料显示,术中病死率为 10% ~ 19%。已有少数研究报道,外科胸腔镜下胸膜切除术用于胸膜间皮瘤的治疗。由于目前循证医学证据不充分,暂不推荐应用胸膜切除术替代胸膜固定术或留置胸腔导管治疗复发性胸腔积液或肺萎陷。

与单独采用胸膜固定术相比,较大的外科手术如壁层胸膜切除术、胸膜剥脱术或胸膜全肺切除术等创伤大、病死率高,目前极少使用。然而,联合外科手术与滑石粉胸膜固定术和(或)胸腹膜分流术可减轻症状,可通过外科胸腔镜小切口开胸进行。

(3) 胸腔内治疗:当恶性肿瘤局限于胸腔内时,胸腔内注射抗肿瘤药物除了可减少胸腔积液渗出外,还可治疗肿瘤本身。为了达到最大的抗瘤活性且全身副作用最小,需要胸腔内注射局部分布浓度高而全身分布浓度低的化疗药物。然而,目前尚无足够的循证医学证据支持此种疗法。

可尝试将细胞因子直接注入胸腔内治疗 MPE。既往有学者将 IL-2、IFN-β、IFN-γ 等直接注入胸腔治疗 MPE 及间皮瘤。国内也有学者尝试胸腔内注入金黄色葡萄球菌素或香菇多糖等,还有学者试用胸腔局部热灌注治疗 MPE。所有这些方法疗效不一,均未得到多中心大样本 RCT 研究证实,有必要开展严格的临床研究以收集到可靠的证据。

二、恶性腹水

(一) 流行病学

恶性腹水是晚期肿瘤患者严重的并发症之一,从诊断腹水之日起中位生存期为 5.7 个月。1 年生存率<10%。引起恶性腹水的原发疾病以卵巢癌最常见,占 30% ~ 54%,其次为胃肠道肿瘤、还可由胰腺癌、肝癌、子宫癌等引起,腹腔外恶性肿瘤如乳腺癌、肺癌和淋巴瘤等也可引起恶性腹水。此外,有约 20% 患者的原发病灶不明。

(二) 病因及机制

恶性腹水的形成是一个复杂、多因素的过程,其形成机制目前尚不完全清楚,目前公认的恶性腹水形成机制可能有以下几个方面:

(1) 受侵组织毛细血管通透性增加致组织液外渗。

(2) 癌栓阻塞静脉及淋巴管致组织液回流障碍。

(3) 肿瘤所致低蛋白血症影响组织液回收导致腹水的生成。

（4）免疫调节剂渗透诱导因子基因的异常表达在恶性腹水形成中起重要作用：如白细胞介素（IL）-2、肿瘤坏死因子（TNF）和干扰素（IFN），以及血管内皮生长因子（VEGF）、基质金属蛋白酶（MMP）等。

IL-2是一种T细胞源性淋巴因子，能引起T淋巴细胞增殖，其产生的淋巴因子激活杀伤细胞（LAK），溶解肿瘤细胞，体内给予LAK和高剂量IL-2能抑制肿瘤生长与转移，同时在IL-2的级联刺激下产生IFN-γ与TNF，TNF通过自然杀伤细胞或刺激外周免疫系统发挥其直接的细胞毒作用，杀伤肿瘤细胞的免疫激活效应也可由链球菌所致抗体引起，该抗体也可使恶性腹水减少。这些抗体激活细胞介导的免疫效应并对恶性细胞有着直接的细胞毒作用。

VEGF具有细胞趋化作用，是恶性胸腔积液及腹水形成的关键介质。VEGF刺激毛细血管生成并对血管内皮细胞产生促有丝分裂和趋化作用。在增强血管通透性作用方面，VEGF所起的效应是组胺的50 000倍。大量研究证实肿瘤患者血清及胸腔积液及腹水中VEGF水平局域性升高，可能是VEGF与其受体相互作用，刺激癌细胞、间皮细胞分泌所致。腹水VEGF升高，肿瘤细胞浸润活性增加，促进腹水形成。

基质金属蛋白酶（matrix metalloproteinases，MMPs）：MMP不仅通过降解细胞外基质而且通过一些信号功能来促进肿瘤增长。MMP抑制凋亡，编码血管的发生，调节自然免疫，促进肿瘤转移与生长。其最基本的作用还包括提高血管通透性，导致液体滤过增加。因此MMP也在恶性腹水的形成中起重要作用。

显然，恶性腹水的形成是一个复杂的、多因素的过程。

（三）诊断

1. 临床表现　主诉腹胀，查体可有不同程度腹部膨隆，移动性浊音阳性。

2. 影像学检查　B超、CT可发现腹水，且可有助发现原发肿瘤。

3. 腹水性质　大多数为血性腹水，腹水中找到癌细胞，检测腹水中恶性细胞的产物：

（1）端粒酶：各类恶性肿瘤中几乎都有端粒酶的异常高表达，而正常组织和体细胞均不能检出端粒酶活性，其敏感性60%～90%，明显高于常规细胞学检查（40%～65%）。特异性接近90%。

（2）VEGF：Nascimento等通过酶联免疫吸附（ELISA）法测定32例恶性及31例良性腹水VEGF，发现恶性腹水中VEGF水平明显高于良性。统计数据表明此法可用于筛检、区分良恶性腹水。

（3）糖类抗原：糖类抗原是肿瘤表面的抗原，其在消化道肿瘤标志物中较有代表意义的有CA19-9、CAl25、CA50、CA242、CA724等。此类肿瘤标志物特异性不高，一般不单独用于肿瘤诊断，多与其他标志物和辅助检查联合应用。

（4）钙黏附素：钙黏附素（Cad）主要参与介导特定器官组织细胞间黏附。其表达减少为肿瘤细胞脱离原发灶的重要原因。

（5）酪氨酸激酶受体EphB4：EphB4是跨膜酪氨酸激酶受体大家族中的一员。在正常卵巢上皮几乎无表达，但在86%的卵巢癌中表达，其表达与疾病分型和腹水的出现有重要关系。EphB4过表达预示着低生存率。

（6）免疫组化：在腹水中发现肿瘤细胞仍然是恶性积液诊断的“金标准”。但肿瘤可以不将大量的恶性细胞释放入腹水，普遍认为足以用于细胞学诊断的腹水（>500ml）敏感性仅

40% ~60%。免疫组化染色联合细胞学检查可提高诊断的敏感性。

（7）腹腔镜：对于女性患者，腹腔镜检查用于评估腹腔不明原因的腹水，可选择性地活检标本，明确原发灶的诊断，是较有价值的诊断手段。但对男性患者意义不大。

（四）治疗

（1）利尿剂：对恶性腹水有效率仅约 43%，通常首选螺内酯或可联用呋塞米。

（2）腹腔穿刺置管引流术：腹腔内一次性置入 PICC 导管，可行多次放液，引流过程中如有不适可随时调节速度或关闭引流系统，还可动态观察腹水控制情况。选择合适时机应用抗癌药物，既安全又方便。

（3）腹腔静脉分流术：包括 LeVeen 或 Denver 分流，可避免反复腹腔穿刺放液引起大量蛋白丢失，适用于反复放液仍不能控制症状及低蛋白血症患者。

（4）腹腔内化疗：腹腔内化疗比全身给药浓度高 2.5~8 倍，可延长药物与肿瘤直接接触时间，并不增加不良反应。

常用腹腔内化疗的药物包括顺铂、卡铂、氟尿嘧啶、丝裂霉素、噻替派、甲氨蝶呤等。但哪种药物对哪种肿瘤引起的积液最为有效及最适给药剂量、给药间隔均缺乏大样本、随机对照研究。

腹腔内化疗可发生药物直接毒性作用引起的发热、腹痛，长期应用可引起肠粘连。

（5）腹腔内放射性同位素治疗：^{32}P 组织穿透力强（8mm），且半衰期长（14 日），临床多被采用。剂量为 740MBq，多用于广泛腹膜种植或腹水细胞学阳性但无肉眼肿瘤者。最严重的不良反应为肠坏死。

（6）抗 VEGF 靶向治疗：特异阻断 VEGF 的生物学作用，均可抑制腹水形成或增长。积液中凋亡细胞数增加，VEGF 显著减少。

证明针对 VEGF 为靶点的治疗可能是治疗恶性腹水的有效途径，尚需进一步临床证明。

（7）MMP 抑制剂：第 1 代 MMP 抑制剂巴马司他（batimastat）600~1050mg/m^2 治疗 23 例恶性腹水，16 例治疗后 4 周内不需穿刺放液，5 例生存达 16 周，腹水未增长，7 例 6 周内死亡者腹水未增多。

第 2 代 MMP 抑制剂马立马司他（marimastat）生物利用度有所升高，但缺乏相应临床数据。上述结果提示抑制 MMP 活性对治疗恶性腹水确有一定疗效，值得进一步研究。

（8）免疫治疗：

1）沙培林（OK.432）：溶血链球菌冻干制剂，为一种非特异性免疫增强剂，是一种经热处理的 Su 株链球菌制剂。可诱导细胞因子的产生，而杀伤肿瘤细胞及减少腹水产生，此外还具有直接抗肿瘤作用，能抑制肿瘤细胞 DNA、RNA 合成，诱导肿瘤细胞凋亡。

2）IFN-α：腹腔注射可提高腹腔内自然杀伤细胞活性。但对恶性腹水的疗效不甚明确。常见不良反应：有发热、腹痛等，无明显骨髓抑制作用。

3）TNF：是一种有效的恶性腹水姑息治疗方法。但机制尚不清楚，患者反应可能与自然杀伤细胞活性及可溶性 TNF 受体有关。

国内使用剂量多为每次 1.5×10^7 IU，每周 2~3 次腹腔注射。不良反应包括发热、腹痛等。

4）removab（catu-maxomab）：鼠杂合性单克隆抗体，有两处不同的抗原结合点：一支臂识别并结合 T 细胞；另一支与多种上皮癌症中过度表达的上皮细胞黏附分子

(EpCAM)结合。对肿瘤细胞生成强烈的免疫反应。不良反应包括发热、恶心、呕吐,大多可逆。

单抗有望成为卵巢癌腹水患者治疗选择之一。

目前,临床采用的治疗恶性腹水方法颇多,但缺乏大样本、随机、对照研究,总体疗效有限,各有优缺点。基础及临床研究表明 VEGF、MMP 抑制剂等靶向及生物免疫治疗在恶性腹水治疗中起着越来越重要的作用。烟曲霉醇(TNP-470)、血管内皮抑制素(恩度)等血管生成抑制剂可能给恶性腹水患者带来更多福音。血管生成抑制剂联合化疗药物治疗肿瘤成为目前研究热点之一。联合治疗如腹腔穿刺放液加腹腔内化疗及免疫治疗可提高疗效,改善生活质量,且有望延长患者生存期。

(季丛飞　徐小红)

第三节　高钙血症

高钙血症(hypercalcemia)是常见且危及生命的肿瘤代谢急症,当骨骼中动员出的钙水平超出了肾脏排泄的阈值就会发生高钙血症。

一、病　　因

高钙血症是最常见的伴癌内分泌综合征,在恶性肿瘤患者中,国外报道高钙血症的发生率为 10%~20%,国内报道的发生率远低于国外。而在恶性肿瘤中发生的高钙血症中,肺癌占 26%~28%,乳腺癌占 24%~26%,多发性骨髓瘤占 5%~8%。但我国报道的发病率低得多。高钙血症影响多器官功能,并引起许多病理、生理改变,甚至要比癌症本身更加容易危及生命,应早期诊断及紧急治疗。

二、发病机制

肿瘤相关性高钙血症发病机制较复杂,目前研究认为主要有两种机制参与其中。约 80% 的肿瘤相关性高钙血症主要由原发肿瘤释放某些体液因子及相关产物引发,如通常由鳞癌细胞产生的甲状旁腺激素相关蛋白(PTHrP),以及 1,25-$(OH)_2D$ 或甲状旁腺激素(较少见)。几乎在所有无骨转移的肿瘤相关性高钙血症患者血液中均发现了 PTHrP 的存在;另外约有 20% 主要是由骨转移导致破骨细胞发生骨重吸收引起。研究发现,肿瘤细胞与破骨细胞间的相互作用主要由 PTHrP 调节。肿瘤细胞释放的 PTHrP 可刺激破骨细胞释放细胞核因子 κB(NF-κB)受体活化因子(RANK)配基(RANKL)及破骨细胞前体细胞。RANK-RANKL 反应可激活某些重要的核因子,如 NF-κB、C-Jun N 末端激酶(c-JunN-terminus kinase,JNK)和 p38 丝裂原活化蛋白激酶(mitogen-activated protein tyrosine kinase,MAPK)等,进而激活一系列细胞内信号通路,从而发挥诱导破骨细胞分化、活化破骨细胞及延长其生存时间的作用。亦有研究证实 PTHrP 除可直接介导高钙血症发生外,还可参与促进肿瘤骨转移、发挥调节肿瘤细胞生长的作用。此外,亦有研究表明,钙离子敏感受体与肺癌相关性高钙血症的发生发展密切相关,可能是一种潜在的发病机制及治疗靶点。

三、临床表现及诊断

高钙血症的临床表现几乎包括各个系统(表 20-1),极易与药物的不良反应或晚期患者的衰竭症状,特别是中枢神经系统转移的表现相混淆。

表 20-1 与癌症相关的高钙血症临床表现

全身症状	脱水、体重减轻、厌食、瘙痒、烦渴
神经肌肉症状	疲劳、嗜睡、肌无力、反射减退、神经病、癫痫发作、意识丧失、昏迷
胃肠道症状	恶心、呕吐、便秘、顽固性便秘、肠梗阻
肾脏	多尿、肾功能不全
心脏	心动过缓、P-R 间期延长、Q-T 间期缩短、T 波宽、房性及室性心律失常

对所有高钙血症患者应进行一系列有关的检查,包括血清钙、磷酸盐、碱性磷酸酶、电解质、血 BUN、Cr 等。血清钙正常值为 2. 25~2. 74mmol/L,2. 75~3. 0mmol/L 为轻度升高,3. 1~3. 5mmol/L 为中度升高,>3. 5mmol/L 可导致一系列严重的临床征象,即称高钙危象,可危及生命。免疫学检查伴有低磷酸血症的甲状旁腺激素水平升高,可能提示有异位的激素分泌。白蛋白水平低下、营养不良的患者测定离子钙的水平对决定是否治疗有帮助。因为高钙血症的症状与游离钙的升高有关,与结合钙无关。判断血钙水平时应注意使用人血白蛋白水平校正。人血白蛋白浓度低于 40 g /L(4 g /dl)时,每降低 10 g /L(1. 0 g /dl)会引起血钙水平降低 0. 20 mmol /L(0. 8 mg /dl)。计算方法:经人血白蛋白校正血钙(mg /dl)= 实测血钙(mg /dl)+ 0. 8 × [4. 0-实测人血白蛋白(g /dl)]。多发性骨髓瘤患者由于过量产生的副蛋白与血清钙异常结合可以有血清钙水平升高,但游离钙的水平并不升高。而低蛋白血症的患者也可产生高钙血症症状,心电图经常显示 Q-T 间期缩短、T 波宽大,心动过缓及 P-R 间期延长。

四、治　　疗

(一) 一般措施

理想的治疗是针对引起高钙血症的原发疾病,但高钙血症大多发生在细胞毒药物治疗失败的晚期癌症患者身上。为此,通常采用的治疗方法是通过增加尿中钙的排泄或减少骨的重吸收直接使血清钙减少。如可能,应尽量做些最小程度的活动,因不活动可加剧高钙血症。尽可能停用抑制尿钙排泄的药物(如噻嗪类)或使肾血流减少的药物及 H 受体拮抗药。此外,还应停止高钙饮食、维生素 D、维生素 A 或其他维 A 酸类药物。

(二) 特殊处理

1. 生理盐水与利尿剂的应用　所有高钙血症患者都会因为肾小管功能障碍引起多尿及呕吐等而产生脱水,常规生理盐水水化将增加尿钙的排泄。因为尿中钙清除率和钠是平行的,当血钙高至威胁生命时,应该进行大量的水化(如 250~300ml/h)并静脉注射呋塞米来减少钙的重吸收。呋塞米和依他尼酸可作用于肾小管髓袢升支粗段,抑制钠和钙的重吸收,促进尿钙排泄,同时防止细胞外液容量补充过多。呋塞米应用剂量为 20～40mg 静脉注射;当给予大剂量呋塞米加强治疗(每 2～3 小时 80～120mg)时,需注意补充水和电解质,尽可能监测中心静脉压、血及尿电解质以防止发生水、电解质紊乱。目前,利尿剂常与抗骨吸收药物一同使用,一般仅用 1～3 日,在抗骨吸收药物起效后即可停用。由于噻嗪类利尿剂可减少肾脏钙的排泄进而加重高血钙,因此绝对禁忌使用。

2. 糖皮质激素　是治疗多发性骨髓瘤、淋巴瘤、乳腺癌和白血病引起的高钙血症的有效药物。糖皮质激素可以阻止破骨细胞激活因子(OAF)引起的骨重吸收。大剂量激素还可以通过增加尿中钙的排泄,抑制维生素 D 的代谢,减少钙的吸收,发挥降钙作用。长期用药还可以引起骨骼的负钙平衡。通常需要几日大剂量激素治疗,直至出现明显的降钙效果,大多数患者每日需要泼尼松 40～100mg。

3. 双磷酸盐类药物　又称骨溶解抑制剂。主要用于治疗高钙血症,减少和预防溶骨性骨折的相关骨事件的可能性,同时也是适用于预防肿瘤骨转移发生不良事件的基本药物。其主要作用机制为:①能有效抑制破骨细胞的活性,进而阻止由肿瘤引起的溶骨性破坏及恶化;②通过抑制甲醛戊酸生物合成通路,进而诱导破骨细胞发生凋亡;③能紧密的吸附在骨的羟磷灰石表面,减少钙离子的释放入血;④抑制破骨细胞合成及释放前列腺素等炎性介质。临床常用的有帕米磷酸二钠、伊班磷酸钠、唑来磷酸钠和因卡磷酸二钠。后三种为第三代双磷酸盐,较前者有更好的疗效及更轻的不良反应。按临床作用强度由强至弱依次为唑来磷酸钠、伊班磷酸钠和帕米磷酸钠。有研究表明,因卡磷酸二钠对恶性肿瘤引起的高钙血症的作用不亚于伊班磷酸钠。用药前需要检查患者的肾功能,要求肌酐清除率>35ml/min。用药后少数患者可发生注射部位刺激、发热和流感样症状,无须处理可自动消退,但是除了唑来磷酸外,其他双磷酸类药物均须缓慢静脉滴注,以免发生严重过敏反应。并且将一定剂量的双磷酸盐溶解于 500ml 以上溶液中静脉滴注,维持 4 小时以上,以防双磷酸盐和钙的复合物沉积造成肾损害。其不良反应主要为肾脏损害及抑制矿化,少数可引起下颌骨坏死,其他极少见的不良事件包括结膜炎、葡萄膜炎、巩膜炎、眼睑水肿、眼眶感染和脑神经麻痹等,发生率低于 0. 05%。

4. 降钙素　降钙素可以迅速抑制骨的重吸收,给药后数小时内血钙降低。虽然可以获得快速的降钙效果,但应用降钙素的同时伍用糖皮质激素,否则机体会很快产生抗体。如果用降钙素治疗时血清钙升高,改用其他药物。降钙素的用法为 2～8u/kg。

5. 口服磷酸盐　目前临床应用的口服双磷酸盐有固令和艾本两种,对控制轻度的高钙血症是有效的和相对安全的。但是,无论口服或静脉滴注双磷酸类药物,均需监测患者的血钙、血磷,特别是肾功能检查尤为重要。

6. 光辉霉素(mithromycin)　是治疗高钙血症的有效药物,它主要是通过降低溶骨细胞数目和活性而减少骨的重吸收。光辉霉素对骨转移或异位激素物质引起的高钙血症患者均有效。由于光辉霉素对血管的刺激较大,应采用静脉冲入法给药。高钙血症患者通常每周注射一次光辉霉素(15～20μg/kg),直到开始有效的抗肿瘤治疗。血清钙的水平将在 6～48 小时内开始下降。如果在两日内没有起效,应该考虑第二次给药。

当转移性乳腺癌患者进行治疗时发生高钙血症,患者应加用水化、皮质激素,如果需要再加光辉霉素。乳腺癌进行激素治疗发生严重高钙血症时,应该立即停用激素。一旦血钙水平恢复正常,激素治疗可重新开始并从低剂量逐渐增加。用激素治疗如发生轻度高钙血症,并没有什么危险时,通常可以继续用激素加水化处理(表 20-2)。

表 20-2 癌症相关高钙血症的治疗

药物	剂量	适应证	起效时间	疗效	优点	缺点
生理盐水	200~400ml/h	血溶量减少、脱水	12~24 小时	20%	纠正脱水	肺水肿高钙血症液体潴留
泼尼松	40~100mg/d	多发性骨髓瘤和淋巴瘤引起的高钙血症	3~5 日	0%~40% 疗效与原发病有关	服用方便	高钙血症胃炎骨质减少
阿可达	60~90mg,静脉缓慢滴注超过 24 小时	中、重度高钙血症	24~48 小时	60%~75%	疗效好、减少骨重吸收	发热静脉刺激
降钙素	2~8U/kg,皮下或肌内注射,每 6~12 小时一次	轻、中度高钙血症的快速控制	1~4 小时	30%	起效迅速	恶心和一过性高钙血症
口服磷酸盐	1~3g/d 分次口服	轻、中度高钙血症、低磷酸血症	24~48 小时	30%	服用方便毒性小	恶心、腹泻、骨外的钙化
光辉霉素	251xS/kg,静脉注射,每周一次	中、重度高钙血症	24~48 小时	50%	中度有效	恶心,肾毒性,肝毒性,血小板减少,凝血症

大多数高钙血症患者可通过水化和有效的抗肿瘤治疗抑制骨溶解,在此基础上可逐渐减少光辉霉素、降钙素或肾上腺皮质激素的用量。如需继续使用光辉霉素及降钙素,应逐渐延长每次的给药间隔,以减少药物的不良反应。

目前,治疗肿瘤相关性高钙血症的新药已进入临床试验阶段。Denosumab(AMG162)是一种人源性 IgG2 单克隆抗体,作用于 RANK-RANKL 通路。研究表明,Denosumab(AMG162)应用于骨质疏松症可抑制骨的重吸收,可抑制乳腺癌骨转移,且耐受性较好。体外实验表明,重组人骨保护素(OPG)可抑制 RANKL 活性。小鼠实验亦表明,该药物不仅可以预防肿瘤性高钙血症的发生,还可恢复骨组织的正常结构。另外,目前仍在研究中的新药包括抗 PTHrP 抗体、酪氨酸激酶抑制剂(如达沙替尼)、组蛋白酶 K 抑制剂 Odanacatib、内皮素 1 抑制剂 Atrasentan、抗糖蛋白 Dickkopf(DKK1)及抗活化素 A 的单克隆抗体等。

(彭春雷 徐小红)

第四节 脊髓压迫症

脊髓压迫症(spinal cord compression,SCC)是指脊髓受到占位性病变压迫而引起的脊髓、脊神经根或马尾神经受压迫而产生的脊髓神经功能障碍的一组临床综合征。临床上比较常见,10% 的肿瘤急症患者首先表现为脊髓压迫症。脊髓压迫 95% 以上发生在髓外,其中 70% 发生在胸段,20% 在腰段,10% 在颈段脊髓。硬膜外隙肿瘤转移所致的脊髓压迫,极易造成永久性损害,应当尽快争取有力的急救措施,以逆转已存在的神经损害及保护残存的脊髓功能。

（1）急性压迫型：多由急性硬膜外血肿、外伤后椎管内血肿、椎管内出血等引起，病变发展快，在较短时间内（1～3天内）迅速压迫脊髓，使脊髓动脉血供减少，静脉回流受阻，受损区神经细胞、胶质细胞及神经轴突水肿、变性，若不能及时解除病因，可出现脊髓坏死。

（2）慢性压迫型：常由先天性脊柱畸形和椎管内良恶性肿瘤引起，病变发展速度较慢，可在一定的时间内不表现出相应的临床症状。发病后期出现失代偿症状，机械压迫表现为神经根脊髓半切或横贯性损害。脊髓受压后，脊髓表面静脉怒张，血液中蛋白质渗出，脑脊液蛋白质含量增多。

一、病　　因

（一）肿瘤

肿瘤是脊髓压迫症中较常见的病因，引起脊髓压迫最常见的肿瘤依次是乳腺癌、肺癌、淋巴瘤、前列腺癌和骨髓瘤。

（二）外伤

脊柱骨折脱位或椎管内血肿压迫脊髓、神经根及马尾神经，是脊髓压迫较常见的病因。

（三）炎症

炎症可分为急性或慢性炎症和细菌性或非细菌性的。如硬脊膜外脓肿、脊柱结核、粘连性蛛网膜炎。

（四）畸形

可引起脊髓压迫症的病因有脊髓血管畸形、颈椎融合症等。

（五）其他

引起脊髓压迫症的其他病因有脊髓增生性疾病、寄生虫（如囊虫症、包虫等）。

二、临床表现

因病因、起病急缓及病程长短不同等，临床表现有很大差别。急性脊髓压迫症病情进展迅速，脊髓功能可于数小时或数日内完全丧失，多表现为脊髓横贯性损害，常有脊髓休克。慢性脊髓压迫症起病隐袭，进展缓慢，典型的临床表现经过可分三期：根痛期（又称神经根刺激期），表现为脊神经根痛及脊膜刺激症状；脊髓部分受压期，表现为脊髓半切综合征，同侧损害节段以下上运动神经元性瘫痪，腱反射亢进、病理征阳性，同侧深感觉障碍及病变对侧损害节段以下痛温觉减退或丧失，而触觉良好，病变侧损害节段以下血管舒缩功能障碍；脊髓完全受压期，出现脊髓完全横贯性损害。以上三期的表现并非各自独立，常可相互重叠。不同的肿瘤发生硬膜外转移的部位有所不同，一般认为与解剖部位及静脉和淋巴引流有关。乳腺癌和肺癌往往造成胸段脊髓压迫，胃肠道肿瘤大多转移至腰骶部，淋巴瘤造成的脊髓压迫，常因肿瘤的局部直接侵犯所致。

（一）一般症状

（1）感觉障碍：疼痛常为脊髓压迫症的早期症状，可分为根性、传导囊性及脊柱性等，以根性疼痛最为重要。感觉异常也是脊髓病变时引起注意的早期症状，可呈束带状、肢体发麻、烧灼或针刺感。脊髓丘脑束受损出现受损平面以下对侧躯体痛温觉减失；后索受压出现受损平面以下同侧身体深感觉缺失；横贯性损害上述两束均受损，表现为受损节段平面以下一切感觉均丧失。髓外压迫，感觉障碍由下肢向上发展；髓内压迫，感觉障碍自病变节段向下发展，鞍区感觉保留至最后才受累。因此感觉障碍对判断髓内外病变有重要参考价值。

（2）运动障碍：一般较感觉障碍出现晚，单侧锥体束受压，引起病变以下同侧肢体痉挛性瘫痪；双侧锥体束受压，则引起双侧肢体痉挛性瘫痪，初期表现为伸直性截瘫，后期表现为屈曲性截瘫。急性脊髓损害早期表现为脊髓休克，2～4周后表现为痉挛性瘫痪。

（3）反射异常：受压节段因后根、前根或前角受损出现相应节段的腱反射减弱或消失，锥体束受损则损害水平以下同侧腱反射亢进、病理反射阳性、腹壁反射及提睾反射消失。脊髓休克时各种反射均引不出。

（4）自主神经功能障碍：主要为膀胱和直肠功能障碍，起初为排尿费力，继之为尿潴留及充溢性尿失禁，最后形成自动性膀胱。绝大多数有便秘和排尿困难，马尾圆锥处病变时，尿便障碍出现较早。受累阶段以下皮肤初期出汗增多，晚期少汗或无汗，皮肤干燥或落屑等。

（5）脊膜刺激症状：表现为与病灶对应的椎体叩痛、压痛和活动受限，多由硬膜外病变引起。

（二）脊髓不同部位损害的表现

（1）颈髓：高颈髓（$C_{1\sim3}$），根性疼痛在颈后部和枕部。上下肢痉挛性瘫痪，损害平面以下感觉障碍，膈神经受累时，轻者呃逆，重者呼吸困难，甚至完全麻痹。颈膨大（$C_4\sim T_1$），根性疼痛在肩部或上肢，上肢为迟缓性瘫痪；下肢为痉挛性瘫痪，受累平面以下感觉障碍，一侧交感神经损害时，引起同侧瞳孔缩小，眼睑下垂、眼球内陷、面部无汗及血管扩张即Horner综合征。

（2）胸髓（$T_2\sim T_{12}$）：根性疼痛可表现为肋间神经痛和疼痛在腹部，有束带感；受累平面以下感觉障碍，下肢为痉挛性瘫痪。

（3）腰膨大（$L_1\sim S_{1,2}$）：下肢可有根性疼痛，迟缓性瘫痪和感觉障碍。

（4）圆锥病变：膀胱、直肠和性功能障碍为主，鞍区感觉障碍。

（5）马尾病变：脊髓圆锥与马尾病变症状相似，但多以神经根疼痛起病，疼痛剧烈，单侧多见，即使累及双侧亦常不对称，晚期可出现下肢肌肉萎缩和迟缓性瘫痪。

（三）体征

大约90%的病例首发症状是背部或颈部的疼痛，可放散到胸部两侧。常见的肢体感觉的异常变化是胸部和上腹的束带感，常呈持续性。但约10%的患者无疼痛，而仅存在运动和感觉的改变，例如，肢体无力、麻木或针刺感、鞍区麻木、足反射伸性，甚至跛行。可出现排尿困难、尿潴留，常发生较晚。

三、诊断及鉴别诊断

脊髓造影可显示脊髓的形态位置及脊髓腔状态，是硬膜外脊髓压迫的标准诊断和定位方法，但随着CT、MRI应用，这种方法很少应用。CT或MRI能更清楚显示脊髓压迫影像，可提供脊髓的病变部位、上下缘界线及性质等有价值的信息，硬膜外转移瘤的定位准确且无创伤，是最优良的检查方法。首先明确脊髓损害为压迫性或非压迫性；而后明确受压部位及平面，病变是髓内、髓外硬膜内、髓外硬膜外；最后确定压迫性病变的病因及性质。

髓内与髓外病变鉴别：髓内病变较早出现脊髓功能破坏症状而脊神经根刺激症状少见，椎管阻塞程度轻，脑脊液改变不明显，MRI可明确病变部位及性质；髓外硬膜内病变对脊神经根的刺激或压迫明显，出现典型根痛症状，椎管阻塞严重时，脑脊液蛋白含量明显升高，脊髓造影可见脊髓移向病变对侧；髓外硬膜外病变有神经根及脊膜刺激表现，脊髓损害相对出现较晚，程度较轻，MR可发现硬脊髓囊移位。

四、治　　疗

治疗原则是尽快去除脊髓受压的病因解除压迫，能手术切除者，力争彻底切除。急性压迫应力争在起病6小时内减压。不能完全切除者，应作减压术。同时积极配合药物及理疗，促进脊髓功能恢复，同时加强护理，预防并发症。恶性肿瘤或转移瘤针对患者不同情况可进行手术，术后进行放疗、化疗。对高龄及瘫痪患者应注意防治肺炎、褥疮和尿路感染等并发症。

1. 内科治疗　对神经系统检查中提示有脊髓压迫的患者，应立刻静脉内给高剂量的甲泼尼龙，首次15分钟用30mg/kg体重，45分钟后的23小时使用5.4mg/kg体重持续泵入，可以迅速缓解疼痛及改善神经功能。如果临床情况许可，在放射治疗或外科治疗后应逐渐减少用量，以避免高剂量皮质激素引起的严重并发症，如感染、溃疡等。

2. 放射治疗　放射治疗是硬膜外脊髓压迫最常用且有效的方法，其目的是通过减少肿瘤细胞的负荷达到缓解神经结构的压迫，防止神经损害的进展，缓解疼痛和防止局部复发。放疗后70%的患者疼痛减轻，45%~60%的患者可以恢复行走功能。

3. 外科治疗　椎板切除术常可迅速解除脊髓压迫，但往往不能切除全部肿瘤，预后大多不良，且手术的病死率在9%左右。手术后大多数患者仍需放射治疗，很多研究证实，手术后加放疗与单纯放疗相比无统计学差异。但对放射抗拒、不明组织学诊断及仅1、2个椎体受累，椎体被肿瘤侵犯塌陷或不稳定者，可考虑手术治疗以切除病灶重建脊椎。一般认为对放射敏感性高的肿瘤，如淋巴瘤，无论手术或单纯放疗均可获较好效果；相反，对放疗敏感性低的肿瘤如肺癌、胃癌等，无论如何治疗，其效果均差。

4. 化学治疗　总的来说，对于脊髓压迫症化疗的效果不如放疗和手术治疗，但那些对化疗敏感的肿瘤如淋巴瘤、生殖细胞肿瘤、神经细胞肿瘤和尤文肉瘤，化疗也可以取得很好疗效，有时并不比放疗或椎板切除术的效果差。

五、预　　后

在治疗之前神经损伤程度是衡量预后的最重要因素。如果开始就出现瘫痪症状，神经损伤将在几个小时内迅速发展，脊髓损伤恢复的可能性将减小。如果在治疗开始时，患者还能够活动，那么恢复运动功能的可能性将有 70%。如果在患者出现肢体无力后 48 小时内没有及时治疗，运动恢复的可能性将只有 7%。肿瘤引起的脊髓压迫症还与疾病本身的分期及恶性程度等有关。

（苏小琴　徐小红）

第二十一章　恶性肿瘤的营养支持治疗

学习目标

1. 掌握肿瘤化疗及终末期患者的营养支持治疗。
2. 熟悉肠外营养支持治疗。
3. 了解恶性肿瘤患者营养不良的原因。

随着人们对恶性肿瘤认识的不断深入及肿瘤治疗手段的不断增加和成熟,肿瘤治疗的观点和方法在不断更新、发展和完善,恶性肿瘤患者的生存时间不断延长,世界卫生组织(WHO)已于2006年将肿瘤归类为慢性疾病,恶性肿瘤逐步成为一种可控可治的慢性疾病,如何进一步提高恶性肿瘤患者的生存质量已成为肿瘤学研究的重要内容。

营养是生命的基础,是机体生长发育、新陈代谢、组织修复、维持并调节正常生理功能的物质基础,是人类正常生长、活动的源泉,是患者机体康复的必要条件。营养不良是恶性肿瘤患者的常见并发症,40%~80%的肿瘤患者存在不同程度的营养不良。

营养不良使恶性肿瘤患者对手术、化疗、放疗等抗肿瘤治疗手段的耐受性、应答性下降、毒副作用增加、体力状态下降、生活质量低下、生存时间缩短。因此通过营养支持改善肿瘤患者的营养状况具有非常重要的临床意义。营养支持治疗被誉为20世纪与抗生素的发展、麻醉学的进步、重症监护和器官移植并重的医学进展。由于分子靶向药物等新药的不断涌现,综合治疗水平的不断提高,肿瘤患者的生存期有了显著的提高,营养支持在恶性肿瘤患者治疗中的价值已越来越显现。在目前肿瘤患者治疗的方方面面,如围手术期,放化疗过程、间期及姑息治疗期,都需要肿瘤营养支持治疗。恶性肿瘤患者的营养支持治疗已成为恶性肿瘤多学科综合治疗的重要组成部分。

肿瘤营养学是一门研究恶性肿瘤患者营养不良的发生机制、探讨适合肿瘤患者的营养风险和营养状况的评估方法,通过营养支持治疗以提高抗肿瘤治疗的疗效,改善生存质量、延长生存时间的新兴交叉学科。肿瘤营养学有异于一般意义的营养学,在临床实践中肠内外营养距离有效、合理、经济的使用还有着很大的差距,亟待肿瘤专科临床医生、药师和营养师为之共同努力。

一、营养不良的定义及原因

营养不良是指因能量、蛋白质及其他营养素缺乏或过剩,对机体功能乃至临床结局造成不良影响,其包括营养不足和肥胖(超重)。营养不足通常指蛋白质-能量缺乏型营养不良,指能量或蛋白质摄入不足或吸收障碍、消耗明显增加者,造成特异性的营养缺乏症状,往往同时伴有其他营养素缺乏症(如维生素和矿物质等)。主要以患者体重指数(BMI)<18.5kg/m^2,并结合临床情况作为判定标准;肥胖 BMI>28kg/m^2;超重 BMI 在 25~28kg/m^2。机体的营养状况与肿瘤类型、部位、大小和分期等密切有关。不同类型的患者营养不良发生率相差很大,文献报道从9%~85%不等。

恶性肿瘤患者的营养不良的原因是多方面的,其中恶性肿瘤的局部作用、肿瘤导致的代谢改变和伴随抗肿瘤治疗的负面作用是导致恶性肿瘤患者营养不良和生活质量下降的主要因素。

(一)肿瘤因素

恶性肿瘤除直接引起营养物质摄入不足、吸收障碍外,还造成患者的物质代谢紊乱,全面的影响机体正常功能。

1. 局部影响 肿瘤对机体营养状况的局部影响依肿瘤部位而异,生长在头颈部、食管的肿瘤会在口腔、咽喉、上消化道生长浸润,主要会引起进食通路的部分或完全梗阻,带来咀嚼疼痛或吞咽困难,导致头颈部肿瘤、食管癌患者进食明显减少,营养物质摄取不足;胃癌、肠癌等消化道癌则可引起部分或完全性消化道梗阻或出血,导致腹痛、腹胀、呕吐、失血、进食后饱胀以致摄食减少或贫血等;肝癌肝内广泛转移常伴有消化道淤血、胰腺癌常伴胰酶分泌不足,影响营养物质摄取;肺癌纵隔淋巴结转移、卵巢癌腹腔转移等均可能导致消化道压迫性或机械性梗阻,影响营养物质摄入及吸收等。有研究表明消化系统恶性肿瘤(胰腺癌、贲门癌、胃癌、食管癌、结肠癌、肝癌和直肠癌等)营养风险和营养不足的发生率普遍高于非消化系统恶性肿瘤(肺癌和乳腺癌),表明消化系统恶性肿瘤更易产生营养障碍。

2. 全身影响 肿瘤不仅会给患者带来局部影响,还会产生各种各样的全身影响。肿瘤作为快速生长细胞,其增殖需要大量的原料和能量,竞争性抑制机体正常组织的生长代谢。恶性肿瘤患者的能量、糖类、脂肪及蛋白质代谢均有很大程度的改变。能量消耗增加和低效率的能量利用通常被认为是肿瘤机体营养不良的重要原因。

糖代谢异常主要表现为葡萄糖的氧化和利用降低、葡萄糖转化增加、胰岛素抵抗和胰岛素分泌相对不足。大多数正常组织在有氧条件下通过糖的有氧分解获取能量,只有在缺氧时,才进行无氧糖酵解。肿瘤组织则不同,即使在有氧条件下也主要以无氧糖酵解获取能量,并且其最终产品乳酸被运到肝,作为糖异生的底物,参与新的葡萄糖合成,肿瘤细胞中约50%的ATP来源于糖酵解途径。1mol葡萄糖通过有氧呼吸可产生36~38mol ATP,无氧分解则仅产生2mol ATP,产出率极低。而由乳酸再合成葡萄糖却要消耗6mol ATP。无氧代谢所产生的乳酸供肝糖异生合成新的葡萄糖的过程被称为Cori循环。研究显示肿瘤组织葡萄糖消耗量为正常组织的7倍;估计荷瘤患者通过Cori循环每日要额外丢失250~300kcal能量。

蛋白质代谢异常主要表现为骨骼肌大量消耗。表现为自小腿腓肠肌起始的全身性骨骼肌、平滑肌甚至心肌的萎缩。肌肉群消耗主要是因为蛋白质分解增加、合成减少、蛋白转化率升高等。肿瘤组织可有选择性的摄入必需氨基酸用于其蛋白质的合成和糖异生,其不以机体营养供给状况为转移,以固定的增长斜率获得必需氨基酸进行合成代谢,其对氨基酸的竞争力比宿主肝强得多。糖异生致蛋白质裂解,释放氨基酸,从而增加能量消耗并产生乳酸,导致机体出现进行性低血糖、肝糖原消耗和体重减少。蛋白质分解增加要早于机体消耗和相关代谢紊乱临床表现的出现。当蛋白摄入不足时,荷瘤患者肌蛋白及肝蛋白(如白蛋白)的分解速率均加速,释放蛋白分解产物,为肿瘤细胞分裂、增殖提供原料,进而导致宿主肌群大量丢失,出现血浆总蛋白及白蛋白降低、机体负氮平衡。

肿瘤患者的脂肪代谢改变主要表现为内源性脂肪动员和脂肪氧化增加、脂肪合成减少、三酰甘油(TG)转化率增加、高三酰甘油血症和脂肪酸合成增加等。这是由于机体的肽类激素(GH、ATCH、TSH、儿茶酚胺和高血糖素等)的相应增加,肿瘤组织释放血中的肿瘤因子与激素敏感脂肪酶三者相互作用的结果,导致机体脂肪储存的损耗速度明显增高。有学者将荷瘤鼠血清注入健康鼠血管内,可见健康鼠血清游离脂肪酸水平增高,说明荷瘤鼠血清内含有促进脂肪动员的物质;而输注葡萄糖不能抑制脂肪动员,说明荷瘤状态脂肪动员并不是由于外源性供能不足;切除肿瘤后脂肪动员可终止。

肿瘤患者的内分泌激素异常变化也是导致营养不良的一个重要方面,包括肾上腺髓质激素和皮质激素、胰高血糖素升高和机体对胰岛素的"抵抗"等。另外,恶性肿瘤患者可分泌多种细胞因子,其可作用于下丘脑,引起食欲下降,抑制食物摄入。最具代表性的是肿瘤坏死因子(tumornecrosis factor,TNF),1975 年 E. A. Carswell 等人发现接种卡介苗的小鼠注射细菌脂多糖后,血清中出现一种能使多种肿瘤发生出血性坏死的物质,将其命名为 TNF;80 年代人们发现其在恶性肿瘤消耗中起了重要作用,有刺激骨骼肌蛋白质分解和促进脂肪动员的作用,可诱发机体发生恶病质,又称其为恶病质素。研究发现 TNF 主要由活化的巨噬细胞、NK 细胞及 T 淋巴细胞产生。1985 年 Shalaby 把巨噬细胞产生的 TNF 命名为 TNF-α,把 T 淋巴细胞产生的淋巴毒素(lymphotoxin,LT)命名为 TNF-β。虽然 TNF-α 与 TNF-β 仅有约 30% 的同源性,但它们却拥有共同的受体。TNF-α 的生物学活性占 TNF 总活性的 70% ~95 %,因此目前常说的 TNF 多指 TNF-α,其他有关的细胞因子还包括 IL-1、IL-6 和 IFN。IL-1 是引起恶性肿瘤患者代谢紊乱的重要因子,主要由巨噬细胞和淋巴细胞所分泌,是一种促炎性细胞因子,可直接作用于下丘脑饱食中枢和外周部位,诱导厌食;IL-6 是一种典型的多效应细胞因子,作用于不同细胞产生多种生物学效应,可促进急性期蛋白的产生,引起发热,使患者增加能量消耗,进食减少,在许多淋巴瘤、肺癌、结直肠癌患者中发现,IL-6 水平升高与体重减轻有关;IFN 和 TNF 有某些相似的生物学特性,可协同作用。

(二) 抗肿瘤治疗因素

手术、放疗和化疗等作为有效的抗肿瘤措施,也会对人体正常器官功能造成损伤,影响营养物质的摄取、吸收。

1. 手术治疗 恶性肿瘤具有远处转移、局部复发的特性,恶性肿瘤的手术不同于其他普通手术。对于可根治性切除的患者,规范切除恶性肿瘤保证疗效的同时,最大限度地保留正常器官的功能,提高生活质量;对于姑息性手术切除的患者,主要为迅速缓解可能危及患者生命的情况,如大出血、完全性肠梗阻等,切除适当范围的肿瘤,尽可能减少对机体的影响。恶性肿瘤患者手术范围通常较大,对全身机体状态影响大,手术对绝大多数患者来说为一重大应激,围手术期的机体能量消耗大大增加。例如,胃癌手术可导致明显胃肠结构改变,一般有进食减少、恶心、反酸等症状,严重影响营养物质的摄取及吸收;头颈部及腹部恶性肿瘤的患者术前营养不足较常见,其术后感染的风险较高,术后由于吻合口水肿、梗阻或胃排空障碍等常导致延迟经口进食等;术前 10 ~ 12 小时禁食,这一传统的准备措施可使患者过早进入分解代谢状态,不利于患者术后康复。

2. 放射治疗 放疗用于治疗或姑息性治疗实性肿瘤,它损害细胞的 DNA,使得细胞不能继续分裂和成长。由于放射线对肿瘤细胞和正常组织细胞均有毒性作用,因此凡快速分裂的组织细胞,如血细胞、毛囊、消化道表面的细胞,均对放射线损害非常敏感。接受放疗的肿瘤患者受电离辐射作用,组织分解增多,蛋白质消耗增加,加重营养不良,进而损害免疫功能,增强机体对电离辐射的敏感性。放射治疗的不良反应大小取决于接受治疗的部位和剂量。例如,颅内肿瘤全脑放疗患者可产生恶心、呕吐;头颈部放疗后可引起放射性黏膜炎导致咽痛、口干、吞咽困难、口腔黏膜溃疡、味觉损伤导致食欲下降、涎腺损坏导致唾液分泌减少;颈下部和纵隔放疗数星期后会诱发食管炎,伴有食管狭窄和纤维性病变而引起吞咽困难;腹、盆腔放疗的不良反应有恶心、呕吐、腹胀、腹痛、腹泻、膀胱炎、营养吸收障碍及完全性或部分性肠梗阻。另外,放疗还会破坏牙齿结构,使其中的有机物质变性,患者会出现牙齿对冷、热、甜的食物敏感。

3. 化学治疗 化疗为目前抗肿瘤治疗最主要的全身治疗手段,其同手术、放疗有较大的不同之处,由于肿瘤细胞与正常细胞间缺少根本性的代谢差异,所有的抗癌药都不能完全避免对正常组织的损害,化疗药物在杀灭肿瘤细胞的同时,正常组织也受到了很大损害,尤其是生长、增殖较迅速的组织,如口腔黏膜、胃肠道黏膜、骨髓等。不同化疗药物的毒副作用有所不同,绝大多数化疗药物均有轻重不等的消化道反应及全身反应,如恶心、呕吐、腹痛、腹泻、黏膜炎及食欲缺乏、味觉异常改变等。例如,伊立替康可导致严重的迟发性腹泻,甚至血性腹泻;大剂量顺铂、蒽环类抗肿瘤药物均可导致严重的恶心、呕吐、食欲下降;持续性静脉滴注 5-Fu 黏膜炎较明显等。

(三) 精神因素

恶性肿瘤患者常有焦虑、恐惧、失望、抑郁、忧郁、悲观、绝望、压抑等负性情绪,造成中枢神经过度紧张,如果缺乏有效的支持和调节,常会导致食欲减低、厌食,导致营养不良的发生。

(四) 其他

恶性肿瘤在中老年患者常见,生理功能减退,常合并有糖尿病、长期便秘等其他基础疾病;部分患者经济条件有限,长期营养摄入不足或不均衡等。

二、肿瘤患者的营养风险筛查及评定

要进行合理的营养治疗,首先需要正确评定每个肿瘤患者的营养状况,进行初步筛查,了解其营养风险,然后进行综合评定。

(一) 营养风险的筛查

营养风险是指因疾病、手术和营养因素等对患者临床结局(如感染相关并发症、费用和住院天数等)发生不利影响的风险,并非发生营养不良(不足)的风险。营养风险筛查是临床医护人员用来判断肿瘤患者是否需要进一步进行全面营养评定和制定营养治疗计划的一种快速、简便的方法。

体重、体质指数(body mass index,BMI)和人血白蛋白水平是评判营养状况的最常用指标。理想体重(kg)= 身高(cm)-105 或[身高(cm)-100]×0.9。除此之外,3 个月内非自愿的体重减轻也是评价营养状况的有效指标(1 个月内体重减轻 5% 或 3 个月内减轻 15%)。BMI 的计算公式为 BMI=体重(kg)/[身高(m)]^2,BMI 临床价值已被认可,因受年龄、性别、种族和疾病等影响,单纯的 BMI 评定营养状况存在局限性。BMI 与人体组成和机体功能之间的关系难以确定,也难以反映近期体质量下降量、难以预见未来体质量变化趋势。中国人适宜的 BMI 范围为 18.5~23.9 kg/m^2。BMI 在 17.0~18.4kg /m^2 为轻度营养不良，16.0~16.9kg /m^2 为中度营养不良，<16.0kg/m^2 为重度营养不良。一般认为人血白蛋白 30~35g/L 为轻度营养不良，25~30g/L 为中度营养不良，<25g/L 为重度营养不良。人血白蛋白水平可受血容量、肝功能等指标的影响。持续的低白蛋白血症是营养不足的指标，却不是养分补给足量与否的指标。而前白蛋白生物半衰期短，血清含量少，在判断蛋白质急性改变方面较白蛋白更敏感；持续的低白蛋白血症还是肿瘤不佳预后的重要指标，充足营养支持难以逆转低位的蛋白水平，除非肿瘤疾病得到有效控制，才会恢复正常。

目前常用的营养筛查工具包括：主观全面评定量表（subjective globe assessment，SGA）、患者自评主观全面评定量表（patient-generated subjective global assessment，PG-SGA）、微型营养评定量表（mini nutritional assessment，MNA）、营养不良通用筛查工具（malnutrition universal screening tools，MUST）及营养风险筛查量表（nutritional risk screening 2002，NRS2002）。

NRS2002 为欧洲临床营养和代谢学会（ESPEN）推荐，适用于住院患者营养风险筛查。主要包括 3 方面内容：①营养状况受损评分（0~3 分）；②疾病的严重程度评分（0~3 分）；③年龄评分，在以上评分基础上年龄≥70 岁者加 1 分；总分为 0~7 分。NRS 评分≥3 分为具有营养风险，需要根据患者的临床情况，制定基于个体化的营养改善计划，给予营养干预。营养干预对下列患者是必需的：①严重的营养不良（3 分）；②严重疾病（3 分）；③中度营养不良（2 分）+ 轻度疾病（1 分）；④轻度营养不良（1 分）+中度疾病（2 分）。NRS2002 是目前循证医学依据最充分的营养风险筛查工具。

此外，预后营养指数（PNI）：整合人血白蛋白、三头肌皮摺厚度、血清转铁蛋白、迟发性超敏皮肤反应实验四项评定指标，用于测定手术危险增加与术后并发症发生及病死率升高相关。营养风险指数（NRI）：整合人血白蛋白、淋巴细胞计数、血清锌水平、年龄四项评定指标，用于腹部大手术和胸外科手术患者的营养评定。

由于缺乏能针对性用于恶性肿瘤患者营养评价“金标准”工具，肿瘤患者可依据筛查对象特点和评估目的选择适当工具。恶性肿瘤住院患者营养风险筛查和营养不足评估，可使用 PG-SGA 或 NRS2002，门诊患者营养风险初级筛查，可使用 MUST。无论是否住院，老年肿瘤患者的营养风险筛查和营养不足评估均可考虑选用 MNA。

（二）综合营养评定

经过筛查后，有营养风险的患者需进行营养治疗，但还要进行营养评定（nutritional assessment），营养评定是由营养专业人员对患者的营养代谢、机体功能等进行全面检查和评估，用于制订营养治疗计划，考虑适应证和可能的副作用。

（1）病史：肿瘤疾病史、既往疾病史、膳食调查、药物史、社会生活习惯、生活方式、医疗保障、宗教及文化背景、经济状况等会影响患者对营养治疗的接受程度。

（2）体格检查：观察脂肪组织、肌肉组织消耗程度，水肿和腹水、头发和指甲的质量、皮肤和口腔黏膜等，有助于评价能量和蛋白质缺乏的严重程度。

（3）实验室检查：主要检测脏器功能，对于肿瘤治疗本身也是必不可缺的。血浆蛋白、血尿素、肌酐、血浆 C 反应蛋白（CRP）及免疫功能等可作为非特异性的参考指标。

（4）机体测量：动态监测体重是最方便、最直接的临床指标，但易受干扰，如液体潴留、患者昏迷、瘫痪、水肿、巨大肿瘤等。其他指标有上臂围（AC）、肱三头肌皮褶厚度（TSF）、上臂肌围(AMC)等,反应脂肪、骨骼肌储备等。另可根据CT或MRI评估肌肉量。

(5) 机体功能及机体组成的测定:机体功能及组成变化可为营养状况评价提供参考。

肿瘤患者营养不足和营养风险问题十分突出,营养风险筛查和营养状态评估是识别肿瘤患者营养问题,判断其是否需要营养干预的重要手段。恶性肿瘤患者一经明确诊断,即应进行营养风险筛查,客观评价肿瘤患者营养状况,分析业已存在的营养不足和潜在的可能发展为营养不足的风险,排除患者营养状况、疾病严重程度及年龄等因素的干扰,可减少主观因素引发的评价误差,客观反映患者营养风险,正确评估患者的营养需求状况,制订恰当的营养支持方案,达到适时适度营养支持。并在营养干预后不断进行营养疗效评价,调整营养支持治疗方案。另营养风险筛查及综合营养评定应与抗肿瘤治疗的影像学疗效评价同时进行,以全面评估抗肿瘤治疗的受益。

恶性肿瘤的进展是一动态过程,根据恶性肿瘤患者病情的不同发展阶段进行营养支持的目的有所不同。在积极的抗肿瘤治疗阶段,营养支持的目的是增加抗肿瘤治疗的效果、维持器官功能、减少并发症和副作用的发生;在晚期姑息治疗阶段,营养支持的目的是维持日常家居生活、改善生活质量。

三、手术肿瘤患者的营养治疗

营养不良一直是影响外科手术患者结局的重要因素。重度营养不良患者创伤愈合缓慢、免疫应答能力受损、手术耐受能力下降、术后并发症的发生率20倍于无营养不足者,并且住院时间长、花费多、病死率高。营养支持能改善患者的营养状况、提高对手术的耐受能力、减少术后并发症、提高康复率和缩短住院时间。因此,对营养不足患者进行围手术期营养支持是必要的,但不适当的营养治疗同样会给患者带来危害。

肿瘤患者的手术治疗分为根治性手术和姑息性手术,根治性手术的目的为力求达到根除疾病;姑息性手术目的是延长生存时间、改善生活质量。恶性肿瘤的手术一般较大,恶性肿瘤患者中营养不良比例较高,可手术肿瘤患者营养治疗的目的在于改善患者的营养状况,提高其对手术创伤的承受能力,减少或避免术中、术后并发症的发生和手术病死率,维护脏器、组织和免疫功能,促进脏器组织的修复,加速患者康复,降低病死率,提高治愈率。

围手术期营养支持可分为3类:①术前需要营养支持;②术前开始营养支持,并延续至手术后;③术前营养状况良好,术后发生并发症,或者是手术创伤大、术后不能经口进食的时间较长,或者术后摄入的营养量不足而需要营养支持。

术前10~12小时禁食,这一传统的术前准备措施可使患者过早进入分解代谢状态,不利于患者术后康复。有证据表明术前2~3小时进食流食并不增加反流与误吸的风险。许多国家的麻醉学会已将择期手术患者术前禁食时间改为6小时,而术前禁水只需2小时。

研究表明,对于中、重度营养不良的大手术患者,术前10~14日的营养治疗能降低手术并发症的发生率;对轻度营养不良患者术前肠外营养治疗无益处,还可能增加感染并发症;无营养不良或术后7日内可获取足量肠内营养的患者无法从肠外营养治疗获益。

目前多个随机对照试验和系统评价显示,对于大多数无营养风险的患者,围手术期接受单纯糖、电解质输液已经足够,对于这类患者使用肠外营养可能会导致感染和代谢并发症的增加,并增加不必要的医疗费用。现多数随机对照试验显示接受低热量肠外营养支持的患者其高血糖的发生率明显低于“标准” 热量对照组,部分研究显示低热量肠外营养支持能降低患者的术后住院日、住院费用及感染相关并发症。

营养不良是术后并发症发生率的独立危险因素，并与病死率、住院时间及住院费用相关。有学者提出术后营养支持的指征包括：①术前行营养支持者，术后继续营养支持；②术后估计禁食超过3日以上者；③术后可能出现严重并发症；④代谢严重紊乱者；⑤肠内营养与肠外营养应联合运用。

营养支持的有效性不尽人意，甚至增加了并发症。这可能与营养适应证选择不当、支持方案设计不合理、应用不规范等有关。临床上常见问题有两方面：①术前需要营养支持的患者，支持时间不够；②术后营养支持应用不规范甚至滥用。因此，使得不需要营养支持的患者给予支持，需要营养支持的患者出现支持不足。大量临床实践表明：对无营养不足或应用状况接近正常的择期或限期手术患者，短期营养支持是无益的。即使术后获得一些蛋白质节省作用和某些生化指标的改善，但对术后并发症、病死率和住院时间均无影响，并使住院费用增加。从循证医学的角度来看这种支持是无效的，从卫生经济学的角度来看是浪费的。

肠内营养与肠外营养相比，前者更符合生理、有利于维持肠道黏膜细胞结构与功能完整性，可以有效地避免全肠外营养导致的肠黏膜废用、萎缩、屏障功能障碍等缺点，同时并发症少且价格低廉。排除肠梗阻、血流动力学不稳定及肠缺血等肠内营养的禁忌证，只要患者存在部分胃肠道消化吸收功能，应尽可能首先考虑肠内营养，肠内营养应采用剂量和速度递增的方法，逐步增加肠内营养的量和滴入的速度。许多手术肿瘤患者的胃肠道由于解剖或功能的原因无法承受肠道喂养，或单一肠内营养远不能满足代谢的需要，此时肠外营养成为实现机体代谢支持的必要手段。但一旦肠道功能恢复时，应尽早利用肠道，及时采用肠内营养，使肠外营养逐渐过渡到肠内营养。

管饲营养是手术患者最常采用的一种肠内营养方式，头颈部及腹部恶性肿瘤的患者术前营养不足较常见，其术后感染的风险较高，术后由于吻合口水肿、梗阻或胃排空障碍等常导致延迟经口进食，这些患者应考虑应用管饲喂养，在术后24小时内可进行管饲营养。腹部大手术患者术中置经皮空肠穿刺放置喂养管是安全的；胰十二指肠切除术患者置鼻空肠营养管也是安全的。近端胃肠道吻合术后，可通过顶端位于吻合口远端的营养管进行肠内营养。由于肠道耐受力有限，应以较低的滴速(如10~20ml/h)开始管饲营养，但对于那些有营养治疗的适应证，而经由肠内途径无法满足能量需要(<60%的热量需要)时，可以考虑联合应用肠外营养。

在心、肝、肾、肠的器官功能严重障碍时，应该使用相适应的营养治疗。标准的大分子聚合物(整蛋白)配方适合大部分患者的肠内营养治疗。

对于术后无法肠内营养而需完全肠外营养的患者，必须每日补充维生素和微量元素。在应激状态下，机体代谢的变化是内分泌改变和炎性细胞因子的共同作用所致，某些特殊的营养素(包括谷氨酰胺、精氨酸、ω-3脂肪酸、核酸和膳食纤维等)有不同程度调节炎症、代谢和免疫的作用，可能有助于改善患者营养支持的效果。但对于有全身性感染、危重症患者，含有精氨酸的“免疫肠内营养”可能反而导致病死率增加。

围手术期接受营养治疗的患者，住院期间应常规进行营养状况再评估，术后出院患者如无法从正常饮食获取足够营养，肠内营养补充对患者的营养改善，并发症减少有益。肿瘤患者能量与蛋白质需求与健康者相差不大，可以按20~25kcal/(kg·d)来估算卧床患者，25~30kcal/(kg·d)来估算能下床活动的患者。

四、放疗肿瘤患者的营养治疗

肿瘤放射治疗是利用放射线如放射性同位素产生的α、β、γ射线和各类X线治疗机或加速器产生的X线、电子线、质子束及其他粒子束等治疗恶性肿瘤的一种方法。放射治疗已经历了一个多世纪的发展历史。在伦琴发现X线、居里夫人发现镭之后,很快就分别用于临床治疗恶性肿瘤,直到目前放射治疗仍是恶性肿瘤重要的局部治疗方法。大约70%的恶性肿瘤患者在整个病程中需要用放射治疗,约有40%的恶性肿瘤患者可以用放疗根治。

放射治疗是由于射线对肿瘤组织DNA直接和间接损伤,DNA单链或双链断裂后产生对肿瘤的杀伤效应。直接损伤主要由射线直接作用于有机分子而产生自由基引起DNA分子出现断裂、交叉;间接损伤主要由射线使人体组织内水发生电离,产生自由基,这些自由基再和生物大分子发生作用,导致不可逆损伤。两种效应有同等的重要性。但在杀灭肿瘤细胞的同时会对肿瘤周围的正常组织带来损伤,同期联合的化疗可增加此作用。

放疗或放化疗的毒性反应按部位可分为全身反应和局部反应,全身反应为非特异性,如乏力、食欲减退、发热等;局部反应为局部放疗区域内出现的正常器官的反应,如头颈部肿瘤放疗时的口腔黏膜反应、胸部肿瘤放疗时的放射性食管损伤、腹部肿瘤放疗后出现胃肠道黏膜损伤等。按出现时间分为放疗早期毒副作用和放疗晚期毒副作用,早期毒副作用主要表现为黏膜损伤、骨髓抑制等;放疗晚期毒性可有腺体分泌障碍、消化道纤维性狭窄、梗阻等。肿瘤放疗患者中,营养不良主要与照射范围和照射剂量有关。肿瘤放疗患者营养不良的常见原因有:头颈部肿瘤放疗后导致的口腔黏膜炎、咽部疼痛、食欲下降、味觉改变等反应,从而引起了摄入量不足;胸部肿瘤放疗后导致的放射性食管炎,正常食管黏膜可发生充血水肿、糜烂,表现为局部疼痛或胸骨后烧灼感、反酸、胃灼热、吞咽困难等,进食后更明显,导致摄入量不足;腹部肿瘤放疗后出现胃肠道黏膜损伤,引起的食欲下降、胃灼热、反酸、消化不良、恶心、呕吐、腹痛、腹泻等反应,甚至出现消化道梗阻、穿孔等,从而导致摄入不足或吸收障碍。放疗患者这些副作用约在放疗的第3~4周出现,并可持续到放疗结束后2周以上。根治性放疗后出现的远期毒性长期影响患者的生活质量。同时肿瘤疾病的因素也影响患者食欲或进食过程,而导致营养不良,降低对治疗的耐受性,甚至患者出现治疗中断或提前终止,从而影响总体疗效。

头颈部肿瘤和食管癌等恶性肿瘤患者在放化疗期间伴随的黏膜炎可导致体重下降已被广泛接受。放疗导致的体重下降可通过营养支持治疗预防。口服营养补充或管饲可以增加头颈部癌或食管癌放疗患者的能量和蛋白质的摄入,积极的肠内营养有助于保持体重、提高生活质量、减少入院次数,并保证放疗顺利完成。在发生严重黏膜炎或严重急性放射性肠炎时肠外营养的价值被广泛肯定,根据放疗后口腔黏膜反应分级,对于3级及以上者都应积极用营养治疗。而在亚急性或慢性放射性肠炎的患者中,长期的肠外营养也被广泛认可。但营养支持不应在放疗中常规应用,营养支持适用于接受积极的抗肿瘤治疗,同时存在营养不足或营养风险的放疗患者。对于没有胃肠道功能障碍者,首选肠内营养;肠外营养推荐用于不能耐受肠内营养且需要营养治疗的患者,如放疗后严重黏膜炎和严重放射性肠炎患者。放疗患者的每日消耗和正常人相似,一般以25~30kcal/(kg·d)来估算一般放疗患者的每日所需量。

放疗患者的营养治疗目标是:①评估、预防和治疗营养不良/恶病质;②提高患者抗肿瘤治疗的耐受性和依从性；③控制某些抗肿瘤治疗的不良反应；④提高生活质量。

五、化疗患者的营养支持治疗

化疗，是通过用细胞毒药物杀灭癌细胞的疗法。由于紫杉类、喜树碱类等新药的不断问世和高效低毒，以及支持治疗的进步，合理有效的联合化疗方案在临床实践中显示了强大生命力，多种恶性肿瘤化疗的疗效都较前有明显提高，其发展十分迅速，疗效日益提高，是当前恶性肿瘤临床研究中最活跃的一个领域，人们已承认它是肿瘤临床上最重要、最具有发展前途的学科之一。化疗除应用于晚期恶性肿瘤的姑息性化疗外，还用于术前（新辅助化疗）、术中、术后（辅助化疗）以及放疗的同步化疗等。

化疗是一种全身性的杀灭肿瘤细胞的治疗手段，常会引起明显的毒性反应，尤其是消化道反应如恶心呕吐、腹痛腹泻和消化道黏膜损伤等，会严重地削弱患者的食欲或影响进食过程，摄入量减少；化疗同时致机体生长旺盛细胞的大量坏死，组织修复对热量和营养素需求量增加。围化疗期胃肠功能的部分甚至全部丧失加上化疗的其他副作用对机体的影响需要一定时期的恢复，化疗引起的消化道副作用是化疗最常见的剂量限制性毒性之一，对于本来就需要营养支持治疗的恶性肿瘤患者来讲，化疗加重了业已发生的热量-蛋白质缺乏性营养不良的程度。同时，营养不足会降低患者对化疗的耐受程度，致使患者无法完成化疗计划，化疗提前终止，从而影响患者的抗肿瘤治疗效果。因此，临床医生要重视化疗给肿瘤患者带来的营养风险，积极评估，及早应对，维持患者营养水平，积极防治化疗毒副作用，为化疗提供良好的代谢、营养环境。

目前对于常规化疗患者而言，营养治疗能提高患者的生活质量。就增加化疗期间能量摄入来看，营养治疗对化疗期间的肿瘤患者是有帮助的；就临床结局来看，对于常规化疗的患者，无论是消化道肿瘤还是非消化道肿瘤，营养治疗与否对患者结局影响极为有限。对没有营养不良的化疗患者不建议常规营养治疗。当化疗患者每日摄入能量低于每日能量消耗 60% 的情况超过 10 天时，或者预计患者将有 7 天或者以上不能进食时，或者患者体重下降时，应开始营养治疗，以补足实际摄入与理论摄入之间的差额，营养支持首选肠内营养，如果患者因为治疗产生了胃肠道黏膜损伤，可以采用短期的肠外营养支持。

以往动物实验中，特别是使用肠外营养支持的研究发现：营养支持有促进肿瘤细胞生长的现象，但不能简单外推到肿瘤内科临床实践中，因人实体瘤增长速度较实验动物移植瘤慢，营养支持不可能在短期内明显促进肿瘤增长；另外，即使不营养支持治疗恶性肿瘤仍会持续性生长，目前尚无任何一项临床研究表明营养支持对肿瘤生长有促进作用，担心营养对肿瘤的支持作用而放弃营养治疗缺乏依据，如果存在临床指征，仍应该使用营养支持。

肿瘤化疗患者的营养治疗目标是：预防和治疗营养不良或恶病质；提高对化疗的耐受性与依从性；控制化疗的副作用；改善生活质量。

六、终末期肿瘤患者的营养支持

终末期肿瘤患者系指已经失去常规抗肿瘤治疗（包括手术、放疗、化疗和分子靶向药物治疗等）指征的患者，一般来说，预计生存期不足三个月。终末期恶性肿瘤患者往往伴随有严重的恶病质（cachexia）。恶病质是存在于癌症患者中的一种表现复杂的综合征，恶病质是以短期内体重下降、脂肪和肌肉群进行性消耗为特征，同时伴有厌食、贫血、水肿、衰竭等表现的综合征。50%肿瘤患者、80%终末期肿瘤患者发生癌性恶病质。癌性恶液质的发生机制尚不完全明了，曾有人认为恶病质的原因是患者进食减少和肿瘤消耗增加，但营养支持疗法如全肠外营养作用甚微，近年的研究表明癌症恶病质的发生是多种调节物质（包括细胞因子）失衡所致。恶液质的诱因通常有两类，一为营养摄入下降，可能因为肿瘤对消化道的直接侵犯，或是间接通过细胞因子及类似食欲抑制物等来干扰消化功能；二为机体促炎症因子激活引起的异常代谢状态，包括患者机体对肿瘤组织反应性产生的细胞因子，促分解代谢的激素和调节短肽，以及由肿瘤组织产生的肿瘤脂质活动因子（LMF）和蛋白分解诱导因子（PIF）等。这些因子均会向机体传递加强分解代谢的信号，而系统性的炎症反应则会削弱食欲，减轻体重。恶病质可分为三期：恶病质前期，即体重下降≤5%并存在厌食或糖耐量下降等；恶病质期，即 6 个月内体重下降>5%，或基础 BMI<20 者体重下降>2%，或有肌肉减少症者体重下降>2%；难治期，即预计生存<3 个月，PS 评分低，对抗肿瘤治疗无反应的终末状态。

终末期患者治疗原则：减除肿瘤负荷，联合应用胃肠功能调理、营养素及能量补充、代谢调理剂治疗，延缓恶病质进展，以达到改善生活质量的治疗目的。

终末期治疗患者的营养治疗是否给予不仅仅是一个医学问题，还更多地涉及伦理、患者及家属意愿的层面。营养治疗可提高终末期恶性肿瘤患者生活质量，而能否延长其生存期尚无定论。在亚洲国家的许多终末期肿瘤患者在无希望延长生存期的情况下仍在接受营养治疗。医生应以临床指征和社会伦理学理论为依据，对于每一个患者均应认真评估营养治疗的风险效益比，掌握营养治疗适应证，在尊重患者的权利，兼顾公平合理地使用有限的医疗资源的条件下，决定是否实施营养治疗。

在下列情况时不建议予营养治疗：①接近生命终点时，大部分患者只需极少量的食物和水来减少饥渴感，并防止因脱水而引起的精神错乱，此时，过度营养治疗反而会加重患者的代谢负担，影响其生活质量；②体征不稳（血压、心率、呼吸、脉搏）和多脏器衰竭者，此类患者原则上不考虑系统性的营养治疗。除此之外，对终末期患者应尽量联合有效的抗肿瘤药物，如时效依赖性化疗、分子靶向治疗。在无有效抗肿瘤治疗前提下的营养支持治疗对生存获益存在争议，倾向认为生存获益不明显，因而不作为极力推荐，但积极营养治疗会为化疗、分子靶向治疗提供机会，使失去指征的患者再获得治疗机会，目前认为两者联合应有益于生存质量提高和生存期延长。

关注特殊情况下的营养支持：慢性机械性恶性消化道梗阻者，不应放弃积极的抗肿瘤治疗，对于那些对化疗尚且敏感的患者，在胃肠外营养支持基础上联合应用代谢调理、积极审慎的抗癌药物治疗、规范的肠梗阻对症处理等一整套积极有效的综合性治疗方案，尚有可能解除局部梗阻、纠正全身代谢紊乱状态，减轻肿瘤负荷，从而延长患者生存时间。

类似情况还可以见到。肿瘤源性进食障碍者：①重度蛋白质-能量缺乏性营养不良、恶病质者；②头颈部恶性肿瘤致吞咽障碍者；③癌性浸润或手术严重损伤喉返神经致进食呛咳者；④肿瘤占位引起消化道瘘及穿孔、麻痹性梗阻者；⑤腹腔大量恶性积液或肠管扩张者。此外还有医源性进食障碍者：①化放疗导致重度口腔黏膜溃烂而吞咽障碍者，化疗致消化道黏膜炎、重度腹泻、胃肠功能暂时性完全或部分丧失者；②肿瘤手术后消化道功能紊乱和（或）消化道功能部分或完全丧失者；③肿瘤放疗后组织粘连致消化道梗阻者；④大剂量化疗后胃肠功能发生短期急性障碍者。以上两种情况均可以在积极营养支持前提下，积极开展含营养支持在内的综合治疗措施来挽救生命。

晚期恶性肿瘤患者存在多种平衡紊乱、代谢异常的问题，肠外营养更容易发生代谢性并发症，如糖代谢紊乱、代谢性酸中毒、血钾异常、脂肪超载现象、高氨血症、感染性并发症等。无论肠内或肠外营养治疗患者，都需要监测出入量、水肿或脱水的症状和体征、电解质水平等，并及时调整剂量，根据病情，选择肠内或肠外途径补充。

七、肠外营养支持

营养支持使用原则：肿瘤患者遵循一般或危重症患者营养支持原则，即胃肠道有功能时首选肠内营养，胃肠道功能不全或障碍时使用肠外营养。肠内营养的适宜途径依次为经口营养支持、经鼻胃管或内镜胃造瘘管饲。

肠外营养（parenteralnutrition，PN），又称人工胃肠支持、人工营养支持或静脉营养，是通过消化道以外的途径为无法经胃肠摄取和利用营养素的患者提供包括氨基酸、脂肪、糖类、维生素及矿物质在内的各种营养素，以达到预防或纠正热能、蛋白质缺乏所致的营养不良，维持正常机体生理功能，促使患者康复。因此，凡需维持或加强营养支持而不能从胃肠道摄入或摄入不足的患者，都应视为肠外营养支持的适应证。肠外营养按照患者的生理需要，遵循“全面、均衡、足量却不过量”的原则，输入包括脂肪、糖类、氨基酸、维生素、电解质、微量元素、水等全部营养物质。肠外营养的输注方式推荐以全合一营养液输注，所需的营养物质经混合后可同时均匀输入体内有利于更好的代谢。

1. 途径选择　胃肠外营养支持可通过中心静脉和周围静脉两种途径：①周围静脉：通常选择手背或前臂静脉进行穿刺；②中心静脉：可通过锁骨下静脉、颈内静脉、颈外静脉、头静脉或贵要静脉置入导管插入上腔静脉。

2. 营养配制　人工营养支持的营养液主要由葡萄糖、氨基酸、脂肪、维生素、电解质、微量元素和水组成。

（1）热量计算：机体的热量主要用于维持机体细胞和组织存活、维持基础代谢、保证食物的消化和吸收、维护身体的生长发育和生理活动。机体在静息时的热量需要即基本需要量与性别、年龄和身体大小有关，当发热、肿瘤、手术时热量的需求量明显增大。机体的热量来源在人工营养支持时来自糖类、脂肪和复合氨基酸。复合氨基酸（蛋白质）产生的热量应占总热量需求的20%～40%，糖类、脂肪应占总热量需求的60%～80%。基于恶性肿瘤组织的代谢特点，因为糖本身是肿瘤生长的潜在刺激物，合理的用量应是机体内依赖糖的组织（中枢神经系统、红细胞）对糖进行无氧酵解的需求量，脂肪应成为静脉营养液中的重要组成成分，脂肪来源热量比例合适可以减少无氧酵解底物葡萄糖的用量，脂肪来源热量应占总需求量的40%～60%。

（2）氮量的需求量：蛋白质是生物体内最重要的2个基本成分之一，是由20多种氨基酸以不同形式连接而成的共价多肽链。氨基酸是蛋白质的基本组成单位。恶性肿瘤患者对氮的需求量增加幅度较大。围手术（放疗、化疗）期内由于手术的应激或放化疗对机体（包括癌细胞）的增殖较快细胞的大量杀伤，导致机体通过尿和粪排出的氮量大量增加，因而，在充分注意恶性肿瘤患者已经增加了的对氮的需求量的这一事实的同时，对机体的消化道黏膜细胞和骨髓造血细胞等的再生即机体用于修复所需氮量的增加部分也应给予重视。

围手术（放疗、化疗）期内人工营养支持的氮来源应是比例合适的复合氨基酸。外源性蛋白质在体内的半衰期长达20天,直接大量输注外源性蛋白质可在较长时间内反馈性抑制机体肝对自身蛋白质的合成,并且由于缺乏色氨酸和异亮氨酸等必需氨基酸,几乎不能用于蛋白质的再合成,且其分解代谢产物经由肾脏排除,增加了肾脏负担。

(3) 其他营养素的补充:微量营养素是指身体中所需的量和膳食中所含的量都极少的营养素,却是保证机体正常代谢和健康必不可少的营养素,包括维生素、矿物质、微量元素。电解质(钠、钾、镁、钙等)容易出现波动且幅度较大,应加强监测;水分补充依据患者体表面积、进食情况、失水情况、心肺功能、浆膜腔积液情况等临床指征,通常补充水分1500~4000ml不等。

八、不足与展望

在营养学家和外科学家的不懈努力下,我国肿瘤手术患者的营养治疗已经引起了充分的重视,并取得了长足的发展;但是放疗、化疗及姑息治疗的患者,其营养治疗有待重视和进一步规范。目前临床医生在治疗肿瘤患者时对营养支持治疗的认识还不够。对肿瘤患者营养补充问题的考虑,大多仅限于饮食的忠告和鼓励口服进食,很少积极地在肠内与肠外营养支持层面很好地设计营养治疗的方案。多数肿瘤患者是在饥饿状态下进行手术、放化疗等抗肿瘤治疗,只有当患者达到恶病质状态或极少甚至完全不能进食时才应用营养支持治疗。对肿瘤患者进行正确地营养评估显得很重要,如果评估结果显示存在营养不良现象就应该给予适当的营养补充。

目前,单独通过营养支持疗法不能达到抗肿瘤的疗效,但能帮助改善患者营养状况,提高免疫功能,纠正器官功能不全,营养支持应成为肿瘤综合治疗中的重要组成部分。恶性肿瘤患者往往处于免疫抑制状态,除传统营养支持物质外,营养配方中某些免疫增强型成分的添加如谷氨酰胺、不饱和脂肪酸等逐渐受到关注,至今,尚无足够资料证实癌症患者需要特殊营养配方,也未建立该类营养配方,免疫营养治疗是营养支持治疗发展的一个重要方向。

(王纯斌)

附　　录

附录一　患者一般状况的评分标准

Karnofsky(卡氏,KPS)功能状态评分标准及美国东部肿瘤协作组(Eastern Cooperative Oncology Group,ECOG)体力状况(Performance Status,PS)评分标准:

KPS 体力状况	KPS 评分	PS 评分	ECOG 体力状况
正常,无症状和体征	100 分	0 分	能正常活动
能进行正常活动,有轻微症状和体征	90 分	1 分	有症状,但几乎可完全正常活动
勉强进行正常活动,有一些症状或体征	80 分		
生活能自理,但不能维持正常生活和工作	70 分	2 分	有时卧床,但白天卧床时间不超过 50%
生活能大部分自理,但偶尔需要别人帮助	60 分		
常需要人照料	50 分	3 分	需要卧床,白天卧床时间超过 50%
生活不能自理,需要特别照顾和帮助	40 分		
生活严重不能自理	30 分		
病重,需要住院和积极的支持治疗	20 分	4 分	卧床不起
重危,临近死亡	10 分		
死亡	0 分	5 分	死亡

附录二　实体肿瘤疗效评定标准

欧洲癌症研究与治疗协会、美国国立癌症研究所及加拿大国立癌症研究所在世界卫生组织(World Health Organization,WHO)疗效评价标准的基础上进行了必要的修改和补充,于1998 年提出了抗肿瘤药对实体肿瘤客观疗效评定新标准,实体瘤疗效评价标准(Response Evaluation Criteria in Solid Tumors,RECIST)。该标准的发展已有近 40 年的历史,2000 年公布的 RECIST 1.0 版,已成为目前国际肿瘤界采用的新标准。与 WHO 标准相比,RECIST 标准更强调测量的易重复性和易追踪。2009 年,修订版 RECIST 1.1 首次公布,主要针对靶病灶的数目、疗效确认的必要性及淋巴结的测量等方面作了更新。

1. 肿瘤病灶基线的定义　肿瘤病灶基线分为可测量病灶和不可测量病灶。①可测量病灶:用常规技术,病灶直径长度 20mm 或螺旋 CT 10mm 的可以精确测量的病灶。②不可测量病灶:所有其他病变(包括小病灶即常规技术长径<20mm 或螺旋 CT<10mm)包括骨病灶、脑膜病变、腹水、胸腔积液、心包积液、炎症乳腺癌、皮肤或肺的癌性淋巴管炎,影像学不能确诊和随诊的腹部肿块和囊性病灶。

2. 肿瘤病灶基线的评价 要确立基线的全部肿瘤负荷，对此在其后的测量中进行比较，可测量的目标病灶至少有一个，如是有限的孤立的病灶需组织病理学证实。①可测量的目标病灶，应代表所有累及的器官，每个脏器最多5个病灶，全部病灶总数最多10个作为目标病灶，并在基线时测量并记录。目标病灶应根据病灶长径大小和可准确重复测量性来选择。所有目标病灶的长度总和，作为有效缓解记录的参考基线。② 非目标病灶，所有其他病灶应作为非目标病灶并在基线上记录，不需测量的病灶在随诊期间要注意其存在或消失。

3. 目标病灶的评价

完全缓解(complete response，CR)：所有目标病灶消失。

部分缓解(partial response，PR)：基线病灶长径总和缩小30%，至少维持4周

疾病进展(progressive disease，PD)：基线病灶长径总和增加20%或出现新病灶

疾病稳定(stable disease，SD)：基线病灶长径总和有缩小但未达PR或有增加但未达PD。

4. 非目标病灶的评价

CR：所有非目标病灶消失和肿瘤标志物水平正常。

SD：一个或多个非目标病灶和(或)肿瘤标志物高于正常持续存在。

PD：出现一个或多个新病灶和(或)存在非目标病灶进展。

5. 总疗效评价 最佳总疗效是指从治疗开始到疾病进展或复发之间所测量到的最小值。

总疗效评价

目标病灶	非目标病灶	新病灶	总疗效
CR	CR	无	CR
CR	未达 CR/SD	无	PR
PR	无 PD	无	PR
SD	无 PD	无	SD
PD	任何	有/无	PD
任何	PD	有/无	PD
任何	任何	有	PD

在RECIST 1.1版中，用于判断疗效的可测量靶病灶数目从最多10个、每个器官5个改为最多5个、每个器官2个。PD的定义不仅仅为原靶病灶长径总和增加20%，还包括其绝对值增加5mm，出现新病变也视为PD。有病理意义淋巴结疗效评估RECIST 1.1版将短径<10mm的淋巴结视为正常淋巴结而不给予记录和随访。短径≥10mm和<15mm的淋巴结被视为有病理意义的不可测量非靶病灶。CT扫描中短径≥15mm的淋巴结可作为有病理意义的可测量靶病灶，疗效评估时靶病灶总数目可将其包括进去。应特别注意的是，如果将淋巴结作为靶病灶进行疗效评估，则在基线及随访中淋巴结应在同一解剖区域，淋巴结即使缩小到<10mm的正常范围，其总长径之和也不能记录为0，在评估CR时必须确认每一个淋巴结均<10mm。在新病灶出现时，PDG-PET检查可补充CT扫描用于评价PD。基线FDG-PET为阴性、随访为阳性是出现新病变

的信号。如无基线 PDG-PET，而随访中出现 PDG-PET 阳性但未被 CT 证实，则应增加随访 CT 扫描，如此部位确实出现新病变，PD 日期应为首次出现 PDG-PET 阳性的日期。若随访 PDG-PET 阳性病灶与此前的 CT 扫描所示病灶部位一致，而且解剖成像显示其为非进展，则不能评价为 PD。对于以客观有效率为主要研究终点的临床研究，必须进行疗效确认。但以总生存为主要研究终点的随机对照Ⅲ期临床研究不再需要疗效确认。

附录三　抗肿瘤药物不良反应分级标准

抗癌药物常见毒副作用分级标准（WHO）

毒副作用指标	分级（度）				
	0	Ⅰ	Ⅱ	Ⅲ	Ⅳ
血液系统					
血红蛋白（g/L）	≥110	95～109	80～94	65～79	<65
白细胞（$\times10^9$/L）	≥4.0	3.0～3.9	2.0～2.9	1.0～1.9	<1.0
粒细胞（$\times10^9$/L）	≥2.0	1.5～1.9	1.0～1.4	0.5～0.9	<0.5
血小板（$\times10^9$/L）	≥100	75～99	50～74	25～49	<25
出血	无	瘀点	轻度失血	明显失血	严重失血
消化系统					
胆红素	≤1.25×N	（1.26～2.50）×N	（2.6～5.0）×N	（5.1～10.0）×N	>10×N
谷丙转氨酶	≤1.25×N	（1.26～2.50）×N	（2.6～5.0）×N	（5.1～10.0）×N	>10×N
碱性磷酸酶	≤1.25×N	（1.26～2.50）×N	（2.6～5.0）×N	（5.1～10.0）×N	>10×N
口腔	无异常	红斑、疼痛	红斑、溃疡，可进食	溃疡，只能进流食	不能进食
恶心呕吐	无	恶心	暂时性呕吐	呕吐，需治疗	难控制的呕吐
腹泻	无	短暂（<2 日）	能忍受（>2 日）	不能忍受，需治疗	血性腹泻
肾、膀胱					
尿素氮	≤1.25×N	（1.26～2.50）×N	（2.6～5.0）×N	（5.1～10.0）×N	>10×N
肌酐	≤1.25×N	（1.26～2.50）×N	（2.6～5.0）×N	（5.1～10.0）×N	>10×N
蛋白尿	无	+，<0.3g/100ml	++，+++，（0.3～1.0g）/100ml	++++，>1.0g/100ml	肾病综合征
血尿	无	镜下血尿	严重血尿	严重血尿，带血块	泌尿道梗阻
肺	无症状	症状轻微	活动后呼吸困难	休息时呼吸困难	需完全卧床
发热（药物性）	无	<38℃	38～40℃	>40℃	发热伴低压
过敏	无	水肿	支气管痉挛，不需注射治疗	支气管痉挛，需注射治疗	过敏反应
皮肤	无	红斑	干性脱皮，水疱、瘙痒	湿性皮炎，溃疡	剥脱性皮炎、坏死，需手术
头发	无	轻度脱发	中度、斑状脱发	完全脱发，可再生	脱发，不能再生
感染（特殊部位）	无	轻度感染	中度感染	重度感染	重度感染伴低血压

续表

毒副作用指标	分级(度)				
	0	Ⅰ	Ⅱ	Ⅲ	Ⅳ
心脏					
节律	正常	窦性心动过速,休息心率>100 次/分	单灶 PVC,房性心律失常	多灶性 PVC	室性心律不齐
心功能	正常	无症状,但有异常心脏征象	短暂的心功能不足,但不需治疗	有症状,心功能不足,治疗有效	有症状,心功能不足,治疗无效
心包炎	无	有心包积液,无症状	有症状,但不需抽积液	心包压塞,需抽积液	心包填塞,需手术治疗
神经系统					
神志	清醒	短暂时间嗜睡	嗜睡时间不及清醒的 50%	嗜睡时间超过清醒的 50%	昏迷
周围神经	正常	感觉异常或腱反射减退	严重感觉异常或轻度无力	不能忍受的感觉异常或显著运动障碍	瘫痪
便秘	无	轻度	中度	腹胀	腹胀,呕吐
疼痛(非肿瘤引起)	无	轻度	中度	严重	难控制

注:N=正常值上限

附录四　体表面积计算图

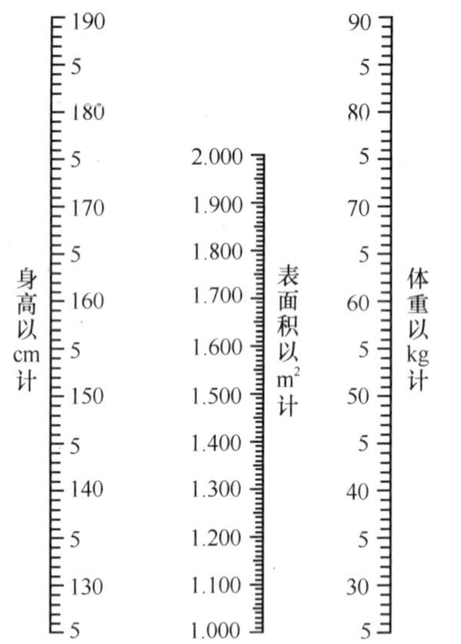

体表面积计算公式:$S_{男} = 0.0057 \times H + 0.0121 \times W + 0.0882$;

$S_{女} = 0.0073 \times H + 0.0127 \times W - 0.2106$;

$S_{通用} = 0.0061 \times H + 0.0124 \times W - 0.0099$。

(S:体表面积,单位:m^2;H:身高,单位:cm;W:体重,单位:kg)

附录五　常用抗癌药物中英文名称和缩写

aclacinomycin　ACLA　阿克拉霉素
all-trans retinoic acid, ATRA, RA　全反式维甲酸, 全反式维A酸
aminoglutethimide　AG　氨基导眠能, 氨鲁米特, 氨苯哌酮
anastrozole, Arimidex　瑞宁得, 阿纳托唑, 阿那曲唑
arsenic trioxide　AS2O3　三氧化二砷
asparaginase　L-ASP　门冬酰胺酶
bevacizumab, avastin　BEV　抗血管内皮生长因子单克隆嵌合抗体
bicalutamide, casodex　比卡鲁胺
bleomycin　BLM　博来霉素
busulfan, myleran　BUS, BSF　白消安, 马利兰
camptothecin　CPT　喜树碱
carboplatin, paraplatin　CBP　卡铂
carmofur　HCFU　卡莫氟
carmustine　BCNU　卡莫司汀
cetuximab, Erbitux　西妥昔单抗, 爱必妥
chlorambucil, Leukeran　CLB　苯丁酸氮芥
cisplatin　PDD, CDDP　顺铂
cladribine, 2-chlorooxyadenosine　CDA, 2-Cd　A 2-氯脱氧腺苷, 克拉屈滨
colchicine　COL　秋水仙碱
colchicine amide　COLM　秋水仙酰胺
compound diphenoxylate　tablets　苯乙哌啶
cyclocytidine　CCY　环胞苷, 安西他滨
cyclophosphamide　CTX　环磷酰胺
cytarabine, cytosine arabinoside　Ara-C　阿糖胞苷
dacarbazine　DTIC　达卡巴嗪, 氮烯咪胺
dactinomycin, actinomycin D　ACD　放线菌素 D, 更生霉素
daunorubicin　DNR　柔红霉素, 正定霉素
dexamethasone　DXM　地塞米松
dexrazoxane　右丙亚胺
doxorubicin, Adriamycin　ADM　阿霉素, 多柔比星
dasatinib　达沙替尼
epirubicin, Epidoxorubicin　EPI　表阿霉素, 表柔比星
erlotinib, tarceva　厄洛替尼
estramustine　EM　雌二醇氮芥
etoposide, VP-16　足叶乙苷, 鬼臼乙叉甙, 依托泊苷, 足叶已甙
exemestane　EXE　依西美坦
femara, letrozole　LTZ　来曲唑
floxuridine　FUDR　5-氟脱氧尿苷, 氟尿苷
fludarabine　FA　氟达拉宾
fluorouracil, fluoracil　5-Fu　氟尿嘧啶
flutamide, eulexin　氟硝丁酰胺
folic acid　叶酸
ftorafur, tegafur　FT207　替加氟, 喃氟啶, 呋氟尿嘧啶
gemcitabine, gemzar　GEM　吉西他滨
gefitinib, Iressa,　ZD1839　吉非替尼
glivec, Imatinib　STI 571　甲磺酸伊马替尼
homoharringtonine　高三尖杉酯碱
hydrocortisone　氢化可的松
hydroxycamptothecin　HCPT　羟基喜树碱
hydroxyurea, hydroxycarbamide　HU　羟基脲
idarubicin　IDA　去甲氧柔红霉素
ifosfamide ifosphamide　IFO　异环磷酰胺
irinotecan　CPT-11　伊立替康
leucovorin, calcium folinate　CF, LV　亚叶酸钙
leuprolide　乙酸亮丙瑞林
liposomal Doxorubicin　阿霉素脂质体
lomustine　CCNU　洛莫司汀, 环已亚硝脲
mechlorethamine, mustine, chlormethine　HN_2　盐酸氮芥, 氮芥
megace　MA　甲地孕酮
melphalan　美法仑
melphalan, alkeran　MEL　苯丙氨酸氮芥
methotrexate　MTX　甲氨蝶呤
methylprednisone　MPED　甲基强的松
mitomycin　CMMC　丝裂霉素
mitoxantrone, novantrone　MIT, NVT　米托蒽醌
mitramycin　MTH　光辉霉素
nilutamide　尼鲁特米
nimustine　ACNU　尼莫司汀, 嘧啶亚硝脲
oxaliplatin　L-OHP, OXA　草酸铂, 奥沙利铂
panitumumab, vectibix　帕尼单抗
pemetrexed　培美曲塞
pingyangmycin　PYM　平阳霉素
prednisone　PED, PDN　强的松, 泼尼松
procarbazine　PCB, PCZ　甲基苄肼
provera　MPA　甲孕酮, 乙酸甲羟孕酮
raltitrexed, tomudex　雷替曲塞
retinoic acid　RA　维甲酸, 维 A 酸
rituximab　利妥昔单抗, 美罗华
sunitinib, Sutent　舒尼替尼
sorafenib, nexavar　索拉非尼
tamoxifen　TAM　三苯氧胺
taxol, paclitaxel　TAX, PTX　紫杉醇, 泰素
taxotere, docetaxel　DOC, DTX　多西紫杉醇
temozolomide, temodal　TEM, TMZ　替莫待尔
teniposide　VM-26　替尼泊苷
thalidomide　沙利度胺
topotecan　TPT　拓扑替康
trastuzumab, Herceptin　曲妥珠单抗
uracil,　UFT　优福定
vinblastine　VLB　长春花碱, 长春碱
vincristine, Oncovin　VCR　长春新碱
vindesin　VDS　长春地辛
vinorelbine　NVB　长春瑞滨
xeloda, Capecitabine　Cap, BOF-A2　卡培他滨
zoladex, Goserelin depot　戈舍瑞林

参 考 文 献

毕新刚,韩仁强,周金意,等.2013. 2009 年中国前列腺癌发病和死亡分析.中国肿瘤,22(6):417-422
陈龙邦,刘福坤.2004. 循证肿瘤治疗学.郑州:郑州大学出版社
陈孝平,汪建平.2013. 外科学.第 8 版.北京:人民卫生出版社
程蕾,许亚萍,毛伟敏.2014. 恶性胸膜间皮瘤靶向治疗进展.国际肿瘤学杂志,41(1):52-55
储大同.2010. 当代肿瘤内科治疗方案评价.第 3 版.北京:北京大学出版社
董志伟,谷铣之.2002. 临床肿瘤学.北京:人民卫生出版社
高黎,徐国镇.2007. 鼻咽癌.北京:北京大学医学出版社
郝希山.2010. 实体肿瘤免疫细胞治疗.北京:人民卫生出版社
郝希山.2010. 肿瘤学.北京:人民卫生出版社
胡雁,陆箴琦.2007. 实用肿瘤护理.上海:上海科学技术出版社
蒋国梁,叶定伟,李进.2011. 常见恶性肿瘤的多学科综合诊断和治疗.上海:复旦大学出版社
蒋国梁,朱雄增.2013. 临床肿瘤学概论.上海:复旦大学出版社
李进.2007. 肿瘤内科诊治策略.上海:上海科技出版社
李德爱.2011. 肿瘤内科治疗药物的安全应用.北京:人民卫生出版社
李俊英,罗艳丽,余春华.2013. 外周中心静脉导管技术临床应用.北京:科学出版社
李少林,周琦.2014. 实用临床肿瘤学.北京:科学出版社
刘琦.2011. 妇科肿瘤诊疗新进展.北京:人民军医出版社
欧阳涛.2005. 皮肤恶性黑色素瘤.见:张天泽,徐光炜.肿瘤学.天津科学技术出版社:2224-2231
孙燕,石远凯.2011. 临床肿瘤内科手册.第 5 版.北京:人民卫生出版社
孙燕.2011. 临床肿瘤学高级教程.北京:人民军医出版社
汤钊猷.2011. 现代肿瘤学.第 3 版.上海:复旦大学出版社
唐劲天,郭亚军,顾晋,等.2011. 临床肿瘤学概论.北京:清华大学出版社
万德森.2010. 临床肿瘤学.第 3 版.北京:科学出版社
王冠军,赫捷.2013. 肿瘤学概论.北京:人民卫生出版社
王佳玉,王臻,牛晓辉.2014. 肢体软组织肉瘤临床诊疗专家共识.临床肿瘤学杂志,19(7):633-636
王建荣.2012. 输液治疗护理实践指南与实施细则.北京:人民军医出版社
王紫颖.2014. 最新肿瘤专科护理技术创新与护理精细化查房及健康宣教指导实用全书.北京:人民卫生出版社
吴蓓雯.2012. 肿瘤专科护理.北京:人民卫生出版社
吴欣娟.2011. 临床护理技术操作并发症与应急处理.北京:人民卫生出版社
吴玉芬,彭文涛,罗斌.2012. 静脉输液治疗学.北京:人民卫生出版社
胥少汀,葛宝丰,徐印坎.2012. 实用骨科学.北京:人民军医出版社
徐瑞华,姜文奇,管忠震.2014. 临床肿瘤内科学.北京:人民卫生出版社
徐万鹏.2012. 骨与软组织肿瘤.北京:北京大学医学出版社
殷蔚伯,谷铣之.2008. 肿瘤放射治疗学.第 4 版.北京:中国协和医科大学出版社
于世英.2006. 临床肿瘤学.北京:科学出版社
袁玲,陈湘玉.2008. 肿瘤内科护理手册.南京:江苏科学技术出版社
曾益新.2012. 肿瘤学.第 3 版.北京:人民卫生出版社
张保宁.2013. 乳腺肿瘤学.北京:人民卫生出版社
章真.2011. 如何在放化疗同期进行肿瘤患者的营养干预.临床营养学现状,3(3):51-52
中国抗癌协会乳腺癌专业委员会.2013. 中国抗癌协会乳腺癌诊治指南与规范(2013 版).中国癌症杂志,23(8):637-693

中华人民共和国国家卫生和计划生育委员会.2014. 静脉治疗护理技术操作规范.WS/T 433

钟南山.2009. 内科学. 第7版. 北京:人民卫生出版社

周际昌.2013. 实用肿瘤内科治疗. 北京:北京科学技术出版社

Albers P,Albrecht W,Algaba F,et al. 2011. EAU guidelines on testicular cancer:2011 update. Eur Urol,60(2):304-319

Anne F R,Marie R L,Carole I,et al. 2013. ESPEN endorsed recommendations:Nutritional therapy in major burns. Clinical Nutrition. 32:497-502

Barber E L,Schink J C,Lurain J R. 2014. Hepatic metastasis in gestational trophoblastic neoplasia:patient characteristics,prognostic factors,and outcomes. J Reprod Med,59(5~6):199-203

Biondi A. 2012. Imatinib after induction for treatment of children and adolescents with Philadelphia-chromosome-positive acute lymphoblastic leukaemia(EsPhALL):a randomised,open-label,intergroup study. Lancet Oncol,13(9):036-945

Bozzetti F. 2013. Nutritional support of the oncology patient. Critical Reviews in Oncology/Hematology,87(2):172-200

Chavan S,Bray F,Lortet-Tieulent J,et al. 2014. International variations in bladder cancer incidence and mortality. Eur Urol,66(1):59-73

Clark D. 2007. From margins to centre:a review of the history of palliative care in cancer. Lancet Oncol,8:430-438.

Colleoni M. 2014. Neoadjuvant chemotherapy for breast cancer:any progress. Lancet Oncol,15(2):131-132

de Angelis R. 2014. Cancer survival in Europe 1999-2007 by country and age:results of EUROCARE-5-a population-based study. Lancet Oncol,15(1):23-34

De Gramont A. 2012. Bevacizumab plus oxaliplatin-based chemotherapy as adjuvant treatment for colon cancer(AVANT):a phase 3 randomised controlled trial. Lancet Oncol,13(12):1225-1233

Deng L, Zhang J, Wu T, et al. 2013. Combination chemotherapy for primary treatment of high-risk gestational trophoblastic tumour. Cochrane Database Syst Rev,31:1

Dobrila-Dintinjana R,Trivanovic D,ZelićM,et al. 2013. Nutritional support in patients with colorectal cancer during chemotherapy:does it work. Hepatogastroenterology,60(123):475-480

Farhangfar A,Makarewicz M,Ghosh S,et al. 2014. Nutrition impact symptoms in a population cohort of head and neck cancer patients:Multivariate regression analysis of symptoms on oral intake,weight loss and survival. Oral Oncology,50(9):877-883

Fearon K,Strasser F,Anker SD,et al. 2011. Definition and classification of cancer cachexia:an international consensus. Lancet Oncology,12(5):489-495

Fletcher C D, Bridge J A, Hogendoorn P C, et al. 2013. World Health Organization classification of soft tissue and bone tumours. Lyon:IARC Press.

Gardner J. 2014. Effects of exercise on treatment-related adverse effects for patients with prostate cancer receiving androgen-deprivation therapy:a systematic review. J Clin Oncol,32(4):335-346

Goncalves A. 2012. Antibody-drug conjugates in oncology:from the concept to trastuzumab emtansine(T-DM1). Bull Cancer,99(12):1183-1191

Gueye M,Kane-Gueye S M,Ndiaye-Gueye M D,et al. 2014. Gestational trophoblastic neoplasia after achieving a nondetectable serum human chorionic gonadotrophin level. BJOG,121(11):1415-1419.

Hehlmann R. 2014. Deep molecular response is reached by the majority of patients treated with imatinib,predicts survival,and is achieved more quickly by optimized high-dose imatinib:results from the randomized CML-study IV. J Clin Oncol,32(5):415-423

Jemal A,Bray F,Center M M,et al. 2011. Global cancer statistics. Cancer statistics. CA Cancer J Clin,61(2):69-90

Kalemkerian G. 2014. Chemotherapy for small-cell lung cancer. Lancet Oncol,15(1):13-14

Kanda T. 2012. Gastrectomy as a secondary surgery for stage IV gastric cancer patients who underwent S-1-based chemotherapy:a multi-institute retrospective study. Gastric Cancer,15(3):235-244

Lescut N,Personeni E,Desmarets M,et al. 2013. Evaluation of a predictive score for malnutrition in 10. patients treated by irradiation for head and neck cancer:a retrospective study in 127 patients. Cancer Radiotherapy,17(7):649-655

Mackey J. 2013. Adjuvant docetaxel,doxorubicin,and cyclophosphamide in node-positive breast cancer:10-year follow-up of the phase 3 randomised BCIRG 001 trial. Lancet Oncol,14(1):72-80

Mahale P. 2012. The effect of transcatheter arterial chemoembolization on hepatitis C viremia. Oncologist,17(9):e21-23

Maki R G, Moraco N, Antonescu C R, et al. 2013. Toward better soft tissue sarcoma staging: building on American Joint Committee on Cancer staging systems versions 6 and 7. Annals of surgical oncology, 20(11): 3377-3383

Mandrekar S. 2014. Dose-finding trial designs for combination therapies in oncology. J Clin Oncol, 32(2): 65-67

Marks L, Prosnitz L. 2014. Reducing local therapy in patients responding to preoperative systemic therapy: are we outsmarting ourselves. J Clin Oncol, 32(6): 491-493

McGlynn K A, Trabert B. 2012. Adolescent and adult risk factors for testicular cancer. Nat Rev Urol, 9(6): 339-349

Ning Y M, Pierce W, Maher V E, et al. 2013. Enzalutamide for treatment of patients with metastatic castration-resistant prostate cancer who have previously received docetaxel: U. S. food and drug administration drug approval summary. Clin Cancer Res, 19(22): 6067-6073

Palmieri C. 2012. A randomized feasibility study of docetaxel versus vinorelbine in advanced breast cancer. Oncologist, 17(11): 1429-1447

Parsons J. 2014. Prostate cancer and the therapeutic benefits of structured exercise. J Clin Oncol, 32(4): 271-272

Peters S. 2012. Metastatic non-small-cell lung cancer(NSCLC): ESMO clinical practice guidelines for diagnosis, treatment and follow-up. Ann Oncol, 23(7): 56-64

Reardon D A, Zalutsky M R. 2010. Antitenascin-c monoclonal antibody radioimmunotherapy for malignant glioma patients. Expert Rev Anticancer Ther, 7: 675-687

Schmitt C, Doret M, Massardier J, et al. 2013. Risk of gestational trophoblastic neoplasia after HCG normalisation according to hydatidiform mole type. Gynecol Oncol, 130(1): 86-89

Seo KW, Yoon KY. 2013. Nutritional assessment and perioperative nutritional support in gastric cancer patients. The Korean Journal

Shanmugalingam T, Soultati A, Chowdhury S, et al. 2013. Global incidence and outcome of testicular cancer. Clin Epidemiol, 5: 417-427

Siegel R, Ma J, Zou Z, et al. 2014. Cancer statistics. CA Cancer J Clin, 64: 9-29

Siegel R, Naishadham D, Jemal A. 2013. Cancer statistics, 2013. CA Cancer J Clin, 63(1): 11-30

Sobin L H, Gospodarowicz M K, Wittekind C. 2011. TNM classification of malignant tumours. New York: John Wiley & Sons

Stupp R, Hegi M E. 2011. Methylguanine methyltransferase testing in glioblastoma: when and how? J Clin Oncol, 25: 1459-1460

Tewari K S, Sill M W, Long H J, et al. 2014. Improved survival with bevacizumab in advanced cervical cancer. N Engl J Med, 370: 734-743

Vermorken J B, Remenar E, van Herpen C, et al. 2007. Cisplatin, fluorouracil, and docetaxel in unresectable head and neck cancer. N Engl J Med, 357(17): 1695-1704

Xiao B Y, Qiang L, Xiong Q, et al. 2014. Efficacy of early postoperative enteral nutrition in supporting patients after esophagectomy. Minerva Chirurgica, 69(1): 37-46

Yamada Y. 2013. Leucovorin, fluorouracil, and oxaliplatin plus bevacizumab versus S-1 and oxaliplatin plus bevacizumab in patients with metastatic colorectal cancer(SOFT): an open-label, non-inferiority, randomised phase 3 trial. Lancet Oncol, 14(13): 1278-1286

Zhang L, Lu Y, Fang Y. 2014. Nutritional status and related factors of patients with advanced gastrointestinal cancer. The British Journal of Nutrition, 111(7): 1239-1244